Kandarpa

MANUAL DE Procedimientos en Radiología intervencionista

6.ª EDICIÓN

Kandarpa
MANUAL DE Procedimientos en Radiología intervencionista

6.ª EDICIÓN

Robert Lewandowski, MD
Lindsay Machan, MD
Parag J. Patel, MD, MS
Krishna Kandarpa, MD, PhD

Wolters Kluwer

Philadelphia • Baltimore • New York • London
Buenos Aires • Hong Kong • Sydney • Tokyo

Av. Carrilet, 3, 9.ª planta – Edificio D
Ciutat de la Justícia
08902 L'Hospitalet de Llobregat
Barcelona (España)
Tel.: 93 344 47 18
Fax: 93 344 47 16
e-mail: consultas@wolterskluwer.com

Traducción
Wolters Kluwer

Revisión científica:
Miguel Casares Santiago, radiólogo vascular intervencionista, MD PhD. Juaneda Hospitales

Dirección editorial: Carlos Mendoza
Editora de desarrollo: Núria Llavina
Gerente de mercadotecnia: Pamela González
Adaptación de portada: Alberto Sandoval
Maquetación: Griselda González / Alfonso Romero
Impresión: Mercury / Impreso en Estados Unidos

ISBN de la edición en español: 978-84-19663-80-1

Depósito legal: M-7932-2024

Edición española de la obra original en lengua inglesa *Kandarpa handbook of interventional radiologic procedures*, 6.ª ed., publicada por Wolters Kluwer.

Two Commerce Square
2001 Market Street
Philadelphia, PA 19103

ISBN de la edición original: 9781975146269

MPP0424

Dedicado al espíritu innovador

de los radiólogos intervencionistas.

COLABORADORES

Hani H. Abujudeh, MD, MBA, FSIR, FACR, FASER
Director of Quality Assurance
Chairman Clinical Quality Committee
Radiology, Envision Physician Services
Detroit, Michigan

Osman Ahmed, MD
Associate Professor of Vascular and Interventional Radiology
Radiology
University of Chicago
Chicago, Illinois

Sun Ho Ahn, MD, FSIR
Assistant Professor of Radiology
The Warren Alpert Medical School of Brown University
Providence, Rhode Island

Mohammed T. Alshammari, MD
Consultant Interventional Radiologist
Security Forces Hospital Program
Riyadh, Saudi Arabia

Parag Amin, MD
Assistant Professor of Radiology
Loyola University Medical Center
Maywood, Illinois

Ronald S. Arellano, MD, FSIR
Associate Professor of Radiology
Massachusetts General Hospital/Harvard Medical School
Boston, Massachusetts

David R. Bamshad, MD
Resident Physician
Diagnostic, Molecular, and Interventional Radiology
Mount Sinai Health System
New York, New York

Debra Barnes, BS, RT(R), CV
Interventional Radiology Supervisor
Interventional Radiology, The Froedtert & the Medical College of Wisconsin
Milwaukee, Wisconsin

James F. Benenati, MD
Clinical Professor of Radiology
Miami Cardiac and Vascular Institute
Herbert Wertheim College of Medicine
Florida International University
Miami, Florida

Zachary Berman, MD
Assistant Clinical Professor of Interventional Radiology
University of California, San Diego
San Diego, California

Michael A. Bettmann, MD, FSIR, FACR, FAHA
Professor of Radiology Emeritus
Wake Forest University School of Medicine
Winston-Salem, North Carolina

Shivank Bhatia, MD
Chairman of Interventional Radiology
The University of Miami Miller School of Medicine
Miami, Florida

Peter R. Bream, Jr., MD, FSIR
Clinical Professor of Radiology
Department of Radiology
The University of North Carolina at Chapel Hill
Chapel Hill, North Carolina

William F. Browne, MD
Assistant Professor of Clinical Radiology
Department of Radiology, Division of Vascular and Interventional Radiology
Weill Cornell Medicine/NewYork-Presbyterian Hospital
New York, New York

Ahsun Riaz, MD
Associate Professor of Radiology
Co-Director
Complex Hepatobiliary Interventions and Portal Hypertension
Interventional Radiology
Northwestern University
Chicago, Illinois

Leonardo A. Campos, MD
Post Ddoc Research Scholar
Charles T. Dotter Department of Interventional Radiology
Oregon Health and Sciences University
Portland, Oregon

Leandro Cardarelli-Leite, MD
Adult and Pediatric Interventional Radiologist
Assistant Professor, Department of Medical Imaging
Western University
London, Canada

Leigh Casadaban, MD
Assistant Professor
Department of Radiology
University of Colorado, Anschutz Medical Center
Aurora, Colorado

Francisco Cesar Carnevale, PhD
Chief of the Vascular Interventional Radiology
Radiology Institute
University of Sao Paulo Medical School
Sao Paulo, Brazil

Arais Cavada, ARNP, RN
Miller School of Medicine
University of Miami
Miami, Florida

Matthew D. Cham, MD
Associate Professor of Radiology
Icahn School of Medicine at Mount Sinai
New York, New York

Danny Chan, MD
Precision Vascular
Dallas, Texas

Maye M. Chan, PA-C
Division of Abdominal Imaging and Intervention
Brigham and Women's Hospital
Boston, Massachusetts

Katharine J. Henderson, MS
Genetic Counselor
Radiology and Biomedical Imaging
Yale University School of Medicine
New Haven, Connecticut

Jared D. Christensen, MD
Assistant Professor of Radiology
Duke University Medical Center
Durham, North Carolina

John Chung, MD, FRCPC
Clinical Instructor of Radiology
The University of British Columbia
Vancouver, British Columbia, Canada

Roberto Cioni, MD
Interventional Radiologist, Chief
Division of Interventional Radiology
University of Pisa - Azienda Ospedaliero Universitaria Pisana
Pisa, Italy

Timothy W.I. Clark, MD, FSIR
Associate Professor of Clinical Radiology and Surgery
Perelman School of Medicine at the University of Pennsylvania
Philadelphia, Pennsylvania

Meghan R. Clark, MD
Interventional Radiology Resident
Division of Vascular and Interventional Radiology
Department of Radiology and Medical Imaging
University of Virginia Health System
Charlottesville, Virginia

Shannon Coleman, RN, BSN
Clinical Nurse Educator
Interventional Radiology
Vancouver General Hospital
Vancouver, British Columbia, Canada

Joshua Cornman-Homonoff, MD
Assistant Professor
Radiology and Biomedical Imaging
Yale School of Medicine
New Haven, Connecticut

Daniel I. Glazer, MD
Medical Director of CT
Radiology
Brigham and Women's Hospital
Boston, Massachusetts
Medical Director of Cross-Sectional Interventional Radiology
Radiology
Harvard Medical School
Boston, Massachusetts

Laura Crocetti, MD, PhD, EBIR, FCIRSE
Associate Professor of Radiology
Interventional Radiologist
Division of Interventional Radiology
University of Pisa - Azienda Ospedaliero Universitaria Pisana
Pisa, Italy

John Crowe, MD
Assistant Professor of Anesthesiology
College of Medicine
University of Cincinnati
Cincinnati, Ohio

Michael D. Dake, MD
Senior Vice-President for Health Sciences and Professor
Medical Imaging, Medicine, and Surgery
University of Arizona
Tucson, Arizona

Michael Darcy, MD
Professor of Radiology
Mallinckrodt Institute of Radiology
Washington University in St. Louis
St. Louis, Missouri

André Moreira de Assis, MD
Vascular Interventional Radiology Radiology
University of São Paulo
São Paulo, Brazil

Kush R. Desai, MD, FSIR
Associate Professor of Radiology, Surgery, and Medicine
Director, Deep Venous Interventions
Division of Interventional Radiology
Feinberg School of Medicine
Northwestern University
Chicago, Illinois

Elizabeth H. Dibble, MD
Assistant Professor of Diagnostic Imaging
The Warren Alpert Medical School of Brown University
Providence, Rhode Island

Elena Bozzi, MD
Interventional Radiologist
Division of Interventional Radiology
University of Pisa - Azienda Ospedaliero Universitaria Pisana
Pisa, Italy

Pouya Entezari, MD
Department of Radiology
Division of Interventional Radiology
Northwestern Memorial Hospital
Chicago, Illinois

Jeremy J. Erasmus, MD
Professor of Diagnostic Radiology
MD Anderson Cancer Center
Houston, Texas

Joseph P. Erinjeri, MD, PhD
Vice Chairman
Department of Radiology
Memorial Sloan Kettering Cancer Center
New York, New York

Khashayar Farsad, MD, PhD
Assistant Professor
Dotter Interventional Institute
Oregon Health and Science University
Portland, Oregon

Dimitrios K. Filippiadis, MD, PhD, MSc, EBIR
Associate Professor of Diagnostic and Interventional Radiology
2nd Department of Radiology, University General Hospital "ATTIKON"
Medical School, National and Kapodistrian University of Athens
Attikon, Greece

Siobhan M. Flanagan, MD
Assistant Professor of Radiology
Division of Interventional Radiology and Vascular Medicine
University of Minnesota
Minneapolis, Minnesota

Michael G. Flater, RN
Territory Manager
ZOLL LifeVest
Pittsburgh, Pennsylvania

Brian Funaki, MD
Professor of Radiology
University of Chicago
Chicago, Illinois

Ahmed Gabr, MD
Radiology Resident
Department of Radiology
Northwestern University
Chicago, Illinois

Ripal T. Gandhi, MD, FSVM
Associate Clinical Professor
Miami Cardiac and Vascular Institute
Herbert Wertheim College of Medicine
Florida International University
Miami, Florida

Joseph J. Gemmete, MD, FACR, FSIR, FCIRSE, FAHA
Professor of Radiology, Neurosurgery, Neurology, and Otolaryngology
Program Director, Neurointerventional Radiology Fellowship
Department of Radiology
Divisions of Neuroradiology and Vascular/Interventional Radiology
Michigan Medicine
Ann Arbor, Michigan

Christos S. Georgiades, MD, PhD, FSIR, FCIRSE
Associate Professor of Radiology and Surgery
Johns Hopkins University
Baltimore, Maryland

Patrick Gilbert, MD
Interventional Radiologist
Department of Radiology
Centre Hospitalier de l'Université de Montréal (CHUM)
Université de Montréal
Montreal, Quebec, Canada

Marie France Giroux, MD
Interventional Radiologist
Department of Radiology
Centre Hospitalier de l'Université de Montréal (CHUM)
Université de Montréal
Montreal, Quebec, Canada

Anne M. Covey, MD, FSIR
Associate Professor of Radiology
Memorial Sloan Kettering Cancer Center
Weill Cornell Medical Center
New York, New York

Mahmood K. Razavi, MD, FSIR, FSVM
Director
Centre for Clinical Trials and Research
Heart and Vascular Centre
Providence St. Joseph Hospital Orange
Orange, California

Karen Marshall-Grace, RN, MSN, CRN
Program Manager
Northwestern Memorial Hospital
Lombard, Illinois

Alexey Gurevich, MD
Interventional Radiology Resident
Hospital of the University of Pennsylvania
Philadelphia, Pennsylvania

Zuhal Haidari, MPH
Director of Quality and Performance Improvement
Society of Interventional Radiology
Fairfax, Virginia

Carolyn Hammen, MS, RT(R), PA-C
Physician Assistant
Department of Radiology
Medical College of Wisconsin
Milwaukee, Wisconsin

Rulon L. Hardman, MD, PhD
Assistant Professor of Radiology
University of Utah
Salt Lake City, Utah

Ziv J. Haskal, MD, FSIR, FAHA, FACR, FCIRSE
Professor of Radiology
University of Virginia School of Medicine
Charlottesville, Virginia

Peter B. Hathaway, MD
Utah Imaging Associates
Utah Vascular Clinic
Salt Lake City, Utah

Denise Hegemann, BSN, RN, CRN
Staff RN
Interventional Radiology
Froedtert Hospital
Milwaukee, Wisconsin

Sirish A. Kishore, MD
Assistant Professor
Department of Radiology
Weill Cornell Medical Center
New York, New York

Danny Cheng, MD
Assistant Clinical Professor of Radiology
UC Davis Medical Center
Sacramento, California

Claudia I. Henschke, PhD, MD
Professor of Radiology
Icahn School of Medicine at Mount Sinai
New York, New York

Manraj K.S. Heran, MD, FRCPC
Associate Professor of Radiology
University of British Columbia
Vancouver, British Columbia, Canada

Stephen G.F. Ho, MD, FRCPC
Clinical Professor
Department of Radiology
University of British Columbia
Vancouver, British Columbia, Canada

David M. Hovsepian, MD
Clinical Professor of Radiology
Stanford University School of Medicine
Stanford, California

Maxim Itkin, MD
Associate Professor of Radiology and Surgery
University of Pennsylvania Medical Center
Philadelphia, Pennsylvania

Hamed Jalaeian, MD
Assistant Professor of Clinical Interventional Radiology
Interventional Radiology
University of Miami
Miami, Florida

Michele H. Johnson, MD, FACR, FASER
Professor of Radiology and Biomedical Imaging
Department of Radiology and Biomedical Imaging
Yale University School of Medicine
New Haven, Connecticut

Kyle Jones, PhD
Professor
Imaging Physics
The University of Texas MD Anderson Cancer Centre
Houston, Texas

Rathachai Kaewlai, MD
Department of Diagnostic and Therapeutic Radiology
Mahidol University
Bangkok, Thailand

John A. Kaufman, MD, MS
Professor of Interventional Radiology
Department of Interventional Radiology
School of Medicine
Oregon Health and Science University
Portland, Oregon

Alexios Kelekis, MD, PhD
Professor of Diagnostic and Interventional Radiology
National and Kapodistrian University of Athens
2nd Dpt of Radiology, University Hospital Attikon
Athens, Greece

Andrew Kesselman, MD, RPVI
Assistant Professor of Vascular and Interventional Radiology
Department of Radiology
Weill Cornell Medicine
New York, New York

Brandon M. Key, MD
Assistant Professor of Radiology
Vascular and Interventional Radiology
Medical College of Wisconsin
Milwaukee, Wisconsin

Neil M. Khilnani, MD, FSIR, FAVLS
Associate Professor of Clinical Radiology
Weill Cornell Medicine
New York, New York

Jin Hyoung Kim, MD, PhD
Professor of Radiology
Department of Radiology
Asan Medical Centre
Seoul, South Korea

Ye Joon Kim, MD
Resident Physician
Department of Radiology
Section of Vascular and Interventional Radiology
University of Chicago
Chicago, Illinois

Michael B. Heller, MD
Assistant Professor
Department of Radiology and Biomedical Imaging
University of California, San Francisco
San Francisco, California

Darren Klass, MBChB, MD, MRCS, FRCR, FRCPC
Interventional Radiologist
University of British Columbia and Cleveland Clinic London
Vancouver, Canada and London, United Kingdom

Maureen P. Kohi, MD, FSIR, FCIRSE, FAHA
Ernest H. Wood Distinguished Professor and Chair
Department of Radiology
University of North Carolina at Chapel Hill
Chapel Hill, North Carolina

Edward F. Patz, Jr., MD
James and Alice Chen Professor of Radiology
Professor of Pharmacology and Cancer Biology
Duke University Medical Center
Durham, North Carolina

K. Pallav Kolli, MD
Assistant Professor of Clinical Radiology
University of California, San Francisco
San Francisco, California

Sebastian Kos, EBIR, FCIRSE
Chairman
Institute of Radiology and Nuclear Medicine
Hirslanden Klinik
St. Anna, Luzern, Switzerland

Alexander H. Lam, MD, RPVI
Assistant Professor
Department of Radiology
Weill Cornell Medicine
New York, New York

Marcus A. Lehman, MD, MBA
Assistant Professor of Anesthesiology
Anesthesiology
University of Cincinnati
Cincinnati, Ohio

Andrew R. Kolarich, MD
Diagnostic and Interventional Radiology Resident
Department of Radiology
The Johns Hopkins Hospital
Baltimore, Maryland

Jeffrey Leichter, MD
Assistant Professor of Clinical Interventional Radiology
University of Miami
Miami, Florida

David M. Liu, BSc, MD, FRCPC
Clinical Associate Professor
MultiCare Tacoma General Hospital
Tacoma, Washington

Joseph Zikri, MD
Assistant Professor
Department Interventional Radiology
University of Miami Miller School of Medicine
Miami, Florida

David C. Madoff, MD, FSIR, FACR, FCIRSE
Professor of Radiology, Medicine (Oncology) and Surgery (Oncology)
Vice Chair for Clinical Research
Section Chief, Interventional Radiology
Co-Director, Yale Interventional Oncology Research Lab
Department of Radiology and Biomedical Imaging
Yale School of Medicine
New Haven, Connecticut

Katherine Marchak, MD
Resident
Interventional Radiology
University of Colorado Anschutz
Aurora, Colorado

Miklos Marosfoi, MD
Assistant Professor
Tufts University School of Medicine
Division of Neurointerventional Radiology
Lahey Hospital and Medical Center
Burlington, Massachusetts

Michael L. Martin, BMSc, MD, FRCPC
Clinical Associate Professor of Radiology
University of British Columbia
Vancouver, British Columbia, Canada

Mesha L. Martinez, MD
Director of Pediatric Neurointerventional Radiology
Indiana University School of Medicine
Indianapolis, Indiana

John T. Matson, MD
Resident Physician
Vascular and Interventional Radiology
University of Virginia Health System
Charlottesville, Virginia

Alan H. Matsumoto, MD, FACR, FSIR, FAHA
Chair and Theodore E. Keats Professor of Radiology
University of Virginia Health System
Charlottesville, Virginia

DéAnn O. McNamara, MS, ACNP-BC, CRN
Clinical Educator
Division of Interventional Radiology
Brigham and Women's Hospital
Boston, Massachusetts

Donald L. Miller, MD, FSIR, FACR
Chief Medical Officer
Office of Radiological Health
Center for Devices and Radiological Health, U.S. Food and Drug Administration
Silver Spring, Maryland

Robert J. Min, MD, MBA, FSIR, FACR
Chair of Radiology
Medicine
Weill Cornell Medicine
New York, New York

Heather Molina, PA-C, MMS
Physician Assistant
Interventional Radiology
Northwestern Memorial Hospital
Chicago, Illinois

Aìrton Mota Moreira, MD, PhD
Interventional Radiologist
Hospital Sirio-Libanes
Sao-Paulo, Brazil

Timothy P. Murphy, MD
Chief Executive Officer
Summa Therapeutics, LLC
Providence, Rhode Island

Josée Dubois, MD, MSc, FRCPC
Interventional Radiologist
Department of Medical Imaging
CHU Sainte-Justine
Montreal, Quebec, Canada

Andrew S. Niekamp, MD
Vascular Interventional Radiologist
Radiology Associates of South Florida
Miami, Florida

Emanuele Orrù, MD
Assistant Professor
Tufts University School of Medicine
Division of Neurointerventional Radiology
Lahey Hospital and Medical Center
Burlington, Massachusetts

Johanna M. Ospel, MD, PhD
Radiologist
University Hospital Basel
Basel, Switzerland

Siddharth A. Padia, MD
Professor of Radiology
Interventional Radiology
David Geffen School of Medicine at UCLA
Los Angeles, California

Aneeta Parthipun, MBBS, FRCR
International Radiology Consultation
Guy's and St Thomas' NHS Foundation Trust
London, United Kingdom

Neil V. Patel, MD
Assistant Professor
Tufts University School of Medicine
Division of Neurointerventional Radiology
Lahey Hospital and Medical Center
Burlington, Massachusetts

Sheena Patel, MPH
Senior Manager
Guidelines and Standards
Society of Interventional Radiology
Fairfax, Virginia

Aalpen A. Patel, MD, MBA
Chair, Department of Radiology: Medical Director of AI
Professor of Radiology, School of Medicine
Geisinger Medical Center
Danville, Pennsylvania

Evan Lehrman, MD
Assistant Professor of Radiology and Biomedical Imaging
University of California, San Francisco
San Francisco, California

Joseph F. Polak, MD, MPH, FAIUM, FACR
Professor of Radiology
Tufts University School of Medicine
Adjunct Professor of Radiology
Boston University School of Medicine
Boston, Massachusetts

Jeffrey S. Pollak, MD
The Robert I. White, Jr. Professor of Interventional Radiology
Yale University School of Medicine
New Haven, Connecticut

Suraj Prakash, MD, MBA
Interventional Radiology Resident
Medical College of Wisconsin
Milwaukee, Wisconsin

Martin R. Prince, MD, PhD, FACR
Professor of Radiology
Cornell and Columbia Universities
New York, New York

Bradley B. Pua, MD
Assistant Professor of Radiology
New York-Presbyterian Hospital
Weill Cornell Medicine
New York, New York

Tracy Puttre, MSN, APNP, AGPCNP-C
Manager of Advanced Practice Providers
Department of Radiology
Vascular and Interventional Radiology
Diagnostic Radiology
Medical College of Wisconsin
Milwaukee, Wisconsin

Lawlor Quinlan, BA, JD
Attorney
Connors & Vilardo, LLP
Orchard Park, New York

Crystal Razavi, MD
University of Arizona
College of Medicine
Tucson, Arizona

Jafar Golzarian, MD
Professor Interventional Radiology
Radiology
University of Minnesota Medical School
Minneapolis, Minnesota

Shilpa Reddy, MD
Assistant Professor of Clinical Radiology and Surgery
Radiology
Perelman School of Medicine at the University of Pennsylvania
Philadelphia, Pennsylvania

Sidney Regalado, MD
Clinical Assistant Professor of Radiology
NorthShore University HealthSystem
University of Chicago Hospitals
Evanston, Illinois

Stephen P. Reis, MD, MBA, FSIR
Assistant Professor of Radiology
Division of Interventional Radiology
Columbia University Irving Medical Center
New York, New York

Rakesh Navuluri, MD, FSIR
Associate Professor
IR Residency Program Director
Director, IR Clinic
Vascular and Interventional Radiology
The University of Chicago
Chicago, Illinois

William S. Rilling, MD, FSIR
Professor
Interventional Radiology
Medical College of Wisconsin
Milwaukee, Wisconsin

Anne Roberts, MD
Professor of Radiology
Interventional Radiology
University of California, San Diego
La Jolla, California

Arthur Oliver Romero, MD, MSC, FCCP
Assistant Professor
Department of Internal Medicine
Kirk Kerkorian School of Medicine
University of Nevada
Las Vegas, Nevada

David A. Rosenthal, MHP, PA-C, DFAAPA
Chief Physician Assistant
Division of Interventional Radiology
Brigham and Women's Hospital
Boston, Massachusetts

Wael E. A. Saad, MD, FSIR
Professor and Director of Vascular & Interventional Radiology
Vice Chair of Image-guided Procedures
Department Radiology & Imaging Sciences
University of Utah
Salt Lake City, Utah

Tarun Sabharwal, MBBCh, FRCSI, FRCR, FSIR, FCIRSE, EBIR
Consultant Interventional Radiologist
Department of Interventional Radiology
Guy's and St. Thomas' Hospitals
London, United Kingdom

Riad Salem, MD, MBA
Professor of Radiology, Medicine, and Surgery
Northwestern University
Chicago, Illinois

Matthew J. Scheidt, MD
Assistant Professor of Radiology
Associate Program Director of Interventional Radiology Residency
Vascular Interventional Radiology
Medical College of Wisconsin
Milwaukee, Wisconsin

Kimberly L. Scherer, DO
Assistant Professor of Radiology
Division of Interventional Radiology
Weill Cornell Medicine
New York, New York

Todd Schlachter, MD
Assistant Professor
Department of Radiology and Biomedical Imaging
Yale University School of Medicine
New Haven, Connecticut

Kristofer Schramm, MD
Radiology, INC
Mount Carmel Health System
Columbus, Ohio

Robert Lookstein, MD, MHCDL, FSIR, FAHA, FSVM
Professor
Department of Diagnostic, Molecular and Interventional Radiology
Icahn School of Medicine at Mount Sinai
New York, New York

Eric J. Seeley, MD
Interventional Pulmonologist
Bronchoscopy and Interventional Pulmonary Medicine
University of California, San Francisco
San Francisco, California

J. Anthony Seibert, PhD, FAAPM, FACR
Professor
Department of Radiology
University of California Davis Health System
Sacramento, California

Daniel P. Sheeran, MD
Interventional Radiologist
Department of Radiology and Medical Imaging
The University of Virginia
Charlottesville, Virginia

Ji Hoon Shin, MD
Section Director
Professor of Radiology
Interventional Radiology
Asan Medical Center
University of Ulsan
Seoul, South Korea

Andrew Sideris, MD
Resident
Interventional Radiology
New York-Presbyterian Columbia University
New York, New York

Stuart G. Silverman, MD, FACR
Professor of Radiology
Brigham and Women's Hospital
Harvard Medical School
Boston, Massachusetts

Ajay K. Singh, MD
Assistant Professor of Radiology
Massachusetts General Hospital
Harvard Medical School
Boston, Massachusetts

Akhilesh K. Sista, MD, FSIR, FAHA
Associate Professor
Vascular and Interventional Radiology
Radiology
NYU Grossman School of Medicine
New York, New York

Stephen B. Solomon, MD
Chief of Interventional Radiology
Memorial Sloan Kettering Cancer Center
New York, New York

Ho-Young Song, MD, PhD
Professor of Radiology
Asan Medical Center
University of Ulsan
Seoul, South Korea

Michael C. Soulen, MD, FSIR, FCIRSE
Professor of Radiology and Surgery
University of Pennsylvania
Philadelphia, Pennsylvania

Gilles Soulez, MD, MSc, FRCPC, FSIR
Professor of Radiology
Centre Hospitalier de l'Université de Montréal
Montreal, Quebec, Canada

James B. Spies, MD, MPH
MPH Professor of Radiology
Georgetown University School of Medicine
Washington, DC

Brian Stainken, MD
Interventional Radiologist
Stamford Hospital
Stamford, Connecticut

Keith J. Strauss, MSc, FAAPM, FACR
Assistant Professor of Radiology
University of Cincinnati School of Medicine
Cincinnati, Ohio

Reza Talaeie, MD
Associate Professor and Associate Program Director IR/DR Residency
Department of Radiology
University of Minnesota
Minneapolis, Minnesota

Alda Tam, MD, MBA
Professor
Interventional Radiology
The University of Texas MD Anderson Cancer Center
Houston, Texas

Ashraf Thabet, MD
Radiologist
Radiology
Massachusetts General Hospital
Boston, Massachusetts

Iakovos Theodoulou, BSc (Hons), MBBS, FHEA
Interventional Radiologist
Guy's and St Thomas' NHS Foundation Trust
London, United Kingdom

Nanda Deepa Thimmappa, MD
Assistant Professor of Clinical Radiology
University of Missouri School of Medicine
Columbia, Missouri

Lindsay Marie Thornton, MD
Assistant Professor
Clinical Interventional Radiology
University of Miami Miller School of Medicine
Miami, Florida

Scott O. Trerotola, MD
Stanley Baum Professor of Radiology and Professor of Radiology in Surgery
Vice Chair for Quality, Radiology
Associate Chair and Chief, Interventional Radiology
Director, Penn HHT Center of Excellence
Perelman School of Medicine at the University of Pennsylvania
Philadelphia, Pennsylvania

David W. Trost, MD
Associate Professor of Clinical Radiology
New York-Presbyterian Hospital/Weill Cornell Medical Center
New York, New York

Sean M. Tutton, MD, FSIR, FCIRSE
Professor of Radiology and Orthopedics
University of California
San Diego, California

Zachary M. Wilseck, MD
Fellow, Neuroradiology and Neurointerventional Radiology
Division of Neuroradiology
Department of Radiology
Michigan Medicine
Ann Arbor, Michigan

Venu Vadlamudi, MD, RPVI, FSIR, FSVM, FASA, FACC
Associate professor
Department of Radiology
The University of Tennessee Health Science Centre
Memphis, Tennessee

Thuong G. Van Ha, MD
Professor of Radiology
University of Chicago Medicine
Chicago, Illinois

Emily Vande Slunt, BSRT (R)(VI)
Interventional Radiology Technologist
Froedtert Hospital
Milwaukee, Wisconsin

Suresh Vedantham, MD
Professor of Radiology and Surgery
Washington University School of Medicine
St. Louis, Missouri

Vibhor Wadhwa, MD, EBIR
Interventional Radiology Fellow
Department of Radiology
NewYork-Presbyterian/Weill Cornell Medical Center
New York, New York

Ajay K. Wakhloo, MD, PhD, FAHA
Professor
Tufts University School of Medicine
Chief
Division of Neurointerventional Radiology
Lahey Hospital and Medical Center
Burlington, Massachusetts

David S. Wang, MD
Clinical Assistant Professor of Radiology
Stanford University School of Medicine
Stanford, California

Shantanu Warhadpande, MD
Assistant Professor, Interventional Radiology
University of Michigan Medical Center
Ann Arbor, Michigan

Joshua L. Weintraub, MD, FSIR
Professor of Radiology
New York-Presbyterian Hospital/ Columbia University Medical Center
New York, New York

Evelyn P. Wempe, MBA, MSN, ARNP, ACNP-BC, AOCNP, CRN
Director of Nursing, Interventional Radiology
University of Miami Miller School of Medicine
Miami, Florida

Luke R. Wilkins, MD
Assistant Professor of Radiology
University of Virginia
Charlottesville, Virginia

Alexander Ushinsky, MD
Assistant Professor of Interventional Radiology
Department of Radiology
Washington University in St. Louis
St. Louis, Missouri

Ronald S. Winokur, MD, FSIR, RPVI
Assistant Professor of Radiology
Weill Cornell Medicine
New York, New York

David F. Yankelevitz, MD
Professor of Radiology
Icahn School of Medicine at Mount Sinai
New York, New York

Don C. Yoo, MD
Associate Professor of Radiology (Clinical)
The Warren Alpert Medical School of Brown University
Providence, Rhode Island

Chang Jin Yoon, MD
Professor
Department of Radiology
Seoul National University College of Medicine
Seoul, South Korea

Jessica H. Yoon, MD, MBA
Interventional Radiology Resident
Department of Diagnostic Imaging
Brown University
Providence, Rhode Island

Beth A. Schueler, PhD
Medical Physics Division
Department of Radiology
Mayo Clinic
Rochester, Minnesota

SOBRE LOS EDITORES

ROBERT J. LEWANDOWSKI, MD

Profesor de Radiología, Medicina y Cirugía en la Facultad de Medicina Feinberg de la Universidad Northwestern, director de Oncología intervencionista en el Robert H. Lurie Comprehensive Cancer Center de la Universidad Northwestern. El Dr. Lewandowski se incorporó a la plantilla de la Universidad Northwestern en 2006 tras completar una beca de formación en Radiología vascular e intervencionista. Se licenció en Medicina en la Facultad de Medicina Humana de la Universidad Estatal de Michigan en 1999, y en 2005 completó la residencia en Radiología diagnóstica en el Hospital William Beaumont, Royal Oak (Michigan).

LINDSAY MACHAN, MD

Profesor asociado de Radiología en la Universidad de British Columbia y radiólogo intervencionista del Hospital de Vancouver (Canadá). Anteriormente, fue jefe regional de Radiología intervencionista de Vancouver Coastal Health y radiólogo intervencionista en el Hospital Hammersmith de Londres (Reino Unido) y en el Hospital de la Universidad de Pensilvania en Filadelfia (Pensilvania). Se licenció en Medicina en la Universidad de Alberta, Edmonton, Canadá. Completó la residencia en Radiología diagnóstica y una beca en intervencionismo en la Universidad de British Columbia. Fue Presidente de la Western Angiographic and Interventional Society y miembro fundador de la Canadian Interventional Radiology Association. Fue cofundador de Angiotech Pharmaceuticals, Inc. y de Ikomed Medical (Vancouver, Canadá), ambas empresas de dispositivos médicos.

PARAG J. PATEL, MD, MS

Profesor de Radiología y Cirugía en el Medical College of Wisconsin, Froedtert Hospital (Milwaukee, Wisconsin). Obtuvo el doctorado, licenciatura y formación en Radiología diagnóstica en la Facultad de Medicina Stritch de la Universidad de Loyola en Maywood (Illinois). Completó su formación en Radiología vascular e intervencionista en el Miami Cardiac & Vascular Institute de Miami (Florida). Es director del programa de residencia de Radiología intervencionista del Medical College of Wisconsin y fue Medical Education Councilor para licenciados de la Society of Interventional Radiology antes de ocupar el cargo de presidente de la misma sociedad.

KRISHNA KANDARPA, MD, PhD

Director de Research Sciences and Strategic Directions, National Institute of Biomedical Imaging and Bioengineering, National Institutes of Health (Bethesda, Maryland). Anteriormente, fue director médico y científico de Delcath Systems, Inc., Nueva York; profesor y catedrático de Radiología de la

Facultad de Medicina de la Universidad de Massachusetts y radiólogo jefe del UMass Memorial Medical Center (Worcester, Massachusetts); profesor de Radiología de la Facultad de Medicina de Cornell y jefe del servicio de Radiología cardiovascular e intervencionista de la Universidad de Nueva York; radiólogo intervencionista del New York-Presbyterian Hospital (Nueva York); profesor asociado de Radiología en la Facultad de Medicina de Harvard; y codirector de Radiología intervencionista y cardiovascular del Brigham and Women's Hospital (Boston, Massachusetts). Se doctoró en Ciencias de la Ingeniería en la Universidad Estatal de Pensilvania (State College, Pensilvania) y en Medicina en la Universidad de Miami (Miami, Florida). Ha sido Presidente de la SIR Research & Education Foundation y del Consejo de administración de la Academy of Radiology Research.

PRÓLOGO

El campo de la radiología intervencionista sigue creciendo y cambiando. El ámbito de la atención prestada por esta disciplina médica fundamental ha experimentado transformaciones significativas en las tres décadas transcurridas desde la primera edición de este *Manual* en 1989. Pocas disciplinas han cambiado tanto en tan poco tiempo. El alcance de este cambio se hace evidente con el crecimiento del índice de contenidos a más de 100 capítulos, y lo que es más importante, el *Manual* sigue haciendo hincapié no solo en los procedimientos que se han descrito en ediciones anteriores, sino también en la creciente relevancia de las terapias intervencionistas endovasculares y no vasculares para una multitud de estados de enfermedad.

En esta edición, que refleja los cambios en la prestación de asistencia sanitaria, se han ampliado importantes capítulos sobre garantía y mejora de la calidad, manejo de riesgos, así como seguridad (incluidos control de la radiación y de las infecciones), en consonancia con la maduración del campo y su papel en la medicina organizada. La práctica clínica de la radiología intervencionista ha seguido creciendo, y se ofrecen secciones centradas en el manejo del paciente, tanto durante el procedimiento (obviamente) como antes y después del mismo. Este abordaje completo proporciona un compendio completo de la información necesaria en un formato conciso y de fácil navegación.

Es difícil imaginar cómo el manual podría mejorar con respecto a sus ediciones anteriores. Desde su publicación inicial, este *Manual se* ha convertido en una referencia esencial para los intervencionistas de todos los niveles de experiencia. Sin duda, será esencial para residentes y becarios durante su formación, así como debería seguir siendo una referencia importante para profesionales, quienes podrán beneficiarse de la valiosa información práctica contenida en este volumen.

El ámbito de la radiología intervencionista continúa avanzando y consolidándose tanto en aspectos clínicos como procedimentales. El reto de crear un manual exhaustivo con información práctica en un solo volumen que pueda llevarse encima se ha hecho más difícil con la continua expansión del alcance y el número de procedimientos intervencionistas. Sin embargo, los editores y colaboradores han logrado mantener un estilo ágil y centrado, extremadamente bien organizado y catalogado, para facilitar al lector el acceso a información crítica cuando sea necesaria, tanto en formato impreso como electrónico, en el tratamiento de pacientes específicos. Este manual es una herramienta en manos de los intervencionistas, tan útil como cualquiera de los dispositivos que puedan utilizarse en procedimientos específicos.

Como en ediciones anteriores, estoy seguro de que la 6.ª edición de *Kandarpa. Manual de procedimientos en radiología intervencionista* se consolidará como herramienta y recurso indispensables en la bata de laboratorio de todos los radiólogos intervencionistas y del personal que lleva a cabo estos procedimientos.

Barry T. Katzen, MD, FACC, FACR, FSIR

PREFACIO

Desde la renuencia a permitir que las cosas vayan bien; desde un fervor excesivo por lo innovador y un desdén por lo ancestral; desde anteponer el conocimiento a la sabiduría, la ciencia al arte y la astucia al sentido común; desde ver a los pacientes meramente como casos, y desde hacer que el tratamiento de una enfermedad sea más arduo que enfrentarla, buen Señor, protégenos.

Sir Robert Hutchinson

Correspondencia sobre el tratamiento moderno en el *British Medical Journal*, 12 de marzo de 1953, p. 671.

La radiología intervencionista (RI) es un campo dinámico y en expansión. Ha evolucionado rápidamente debido, en gran parte, al ingenio de sus profesionales. Aunque es muy probable que la necesidad sea el origen de muchos inventos, en el caso de la RI, los avances científicos y tecnológicos, y las presiones competitivas han contribuido en gran medida a motivar un espíritu innovador. El éxito futuro dependerá no solo de que los profesionales sigan innovando, sino, y lo que es más importante, de que adopten una actitud proactiva en el manejo clínico de los pacientes. Afortunadamente, el acelerado avance de las innovaciones y el desarrollo de habilidades clínicas en la especialidad justifican la creación de la 6.ª edición de *Kandarpa. Manual de procedimientos en radiología intervencionista*. En realidad, la cantidad y diversidad de procedimientos de RI han crecido de tal manera que la versión impresa, inicialmente diseñada para ser portátil, estaba en camino de convertirse en un simple «sujeta puertas». Sin embargo, gracias a los progresos en tecnología de la información y las tendencias editoriales, hemos migrado hacia formatos electrónicos. Para esta edición, al igual que la anterior, contamos con una versión impresa compacta y ofrecemos acceso a capítulos en línea, que albergan valiosa información adicional no esencial para la práctica diaria. Estos capítulos adicionales continúan siendo esenciales en el repertorio de los profesionales.

El libro está diseñado para servir como recurso para radiólogos intervencionistas en ejercicio, becarios de RI residentes de radiología en formación y radiólogos generales expertos que continúan realizando procedimientos de RI. De manera similar, este libro ha sido útil para personal enfermero y tecnólogos de procedimientos especiales, que pueden complementar sus propios conocimientos y habilidades vitales que aportan a la especialidad.

Somos plenamente conscientes de que no hay un único método para llevar a cabo un procedimiento y no buscamos imponer una fórmula estricta. Nuestro objetivo es brindar un marco que el intervencionista pueda adaptar y enriquecer conforme gane experiencia. Tal como en ediciones previas, cada capítulo se ha estructurado siguiendo un esquema lógico, lo que facilita la consulta de secciones específicas sobre indicaciones, contraindicaciones, preparación previa al procedimiento, protocolos del procedimiento, cuidados posteriores al procedimiento y resultados esperados. Todo ello orientado a *mejorar la seguridad del paciente*, anticipando o manejando las complicaciones de manera adecuada. Esta información es de gran valor al conversar con el paciente antes de obtener el consentimiento informado. En la medida de lo posible, hemos hecho esfuerzos para rectificar errores y omisiones de ediciones pasadas.

Estamos eternamente agradecidos a todos los colaboradores de alrededor del globo por su generosidad y esmerados esfuerzos en la creación de lo que esperamos sea otro exitoso manual. Agradecemos al Dr. Barry Katzen su amabilidad al escribir el prólogo. Y a Eric McDermott, de Wolters Kluwer, por guiarnos a lo largo del proceso.

K. K.
L. M.
P. P.
R. L.

CONTENIDO

SECCIÓN IV: PROCEDIMIENTOS NO VASCULARES

Biopsia y drenaje

Ablación tumoral

APÉNDICES

Los siguientes capítulos pueden consultarse en línea.

SECCIÓN VII: INTERVENCIONES ESPECIALES

SECCIÓN VIII: MATERIALES Y MÉTODOS

SECCIÓN IX: MANEJO DE RIESGOS

SECCIÓN X: MANEJO DE ENFERMERÍA

ABREVIATURAS

AAA	Aneurisma aórtico abdominal
AAS	Ácido acetilsalicílico
AASLD	American Association for the Study of Liver Diseases
AAT	Aneurisma de aorta torácica
AAV	Aneurismas arteriales viscerales
ACAS	*Asymptomatic Carotid Atherosclerosis Trial*
ACC	Arteria carótida común
ACE	Antígeno carcino-embrionario
ACI	Arteria carótida interna
ACP	Analgesia controlada por el paciente; Arteria cerebral posterior
ACR	American College of Radiology
ACV	Accidente cerebrovascular
AD	Aurícula derecha
ADC	Convertidor analógico-digital
ADH	Hormona antidiurética
ADP	Difosfato de adenosina
AFC	Arteria femoral común
AFP	α-Fetoproteína
AFS	Arteria femoral superficial
AGD	Arteria gastroduodenal
AH	Arteria hepática
AHRQ	Agency for Healthcare Research and Quality
AI	Aurícula izquierda; Auricular izquierdo
AIC	Arteria ilíaca común
AIE	Arteria ilíaca externa
AII	Arteria ilíaca interna
AINE	Antiinflamatorio no esteroideo
AIT	Accidente isquémico transitorio
AM	Ablación por microondas
AMFPI	Generador de imágenes de pantalla plana de matriz activa
AMI	Arteria mesentérica inferior; Arteria mamaria interna
AML	Angiomiolipoma
AMS	Arteria mesentérica superior
Ao	Aorta
AOS	Apnea obstructiva del sueño
AP	Anteroposterior; Arteria pulmonar
APD	Arteria pulmonar diastólica
ARF	Ablación por radio-frecuencia
ARM	Angiografía por resonancia magnética
ARM-Gd	Angiografía por resonancia magnética mejorada con gadolinio
ARM-PC	Angiografía por resonancia magnética con contraste de fase
ARNP	Profesional de enfermería superior certificado
ASA	American Society of Anes-thesiologists
ASD	Angiografía por sustracción digital
ASI	Arteria subclavia izquierda
ASPECTS	*Alberta Stroke Program early computed*
ATC	Angiografía por tomografía computarizada
ATCm	Angiografía por tomografía computarizada multifásica
ATIII	Antitrombina III
atm	Atmósferas
ATP	Angioplastia transluminal percutánea (con balón)
AV	Arteriovenoso/a; Auriculoventricular

AVI	Arteria vesical inferior
AVP	Tapón vascular de Amplatzer
BCLC	Barcelona Clínic Liver Cancer
BE	Balón expandible
BIPAP	Bipresión positiva en las vías respiratorias
BLF	Balón liberador de fármaco
BRTO	Obliteración transvenosa retrograda con balón de oclusión
BSRN	Bloqueo selectivo de la raíz nerviosa
BUN	Nitrógeno ureico en sangre
CAM	Cuidados anestésicos monitorizados
CAVATAS	*Carotid and Vertebral Artery Transluminal Angioplasty Study*
CBA	Carcinoma bronquioloalveolar
CCIP	Catéter central de inserción periférica
CCR	Cáncer colorrectal; Carcinoma de células renales
CCRm	Cáncer colorrectal metastásico
CDC	Centers for Disease Control and Prevention
CdV	Calidad de vida
CE	Cuerpo extraño
CGG	Catéter guía con balón
CHC	Carcinoma hepatocelular
CIA	Comunicación interauricular
CID	Coagulopatía intravascular diseminada
CIE-10	*Clasificación Internacional de Enfermedades,* 10.ª revisión
CM	Compresión manual
CMS	Centers for Medicare and Medicaid Services
COX	Ciclooxigenasa
CPAP	Presión positiva continua en las vías respiratorias
CPNM	Cáncer de pulmón no microcítico
CPRE	Colangiopancreatografía retrógrada endoscópica
CPRM	Colangiopancreatografía por resonancia magnética
CPT	*Current Procedural Terminology*
CQ	Cisterna del quilo
Cr	Creatinina (suero)
CREST	*Carotid Revascularization Endarterectomy versus Stenting Trial*
CsI	Yoduro de cesio
CT	Conducto torácico
CTP	Colangiografía transhepática percutánea
CV	Cuerpo vertebral
CVC	Catéter venoso central
D5W	Dextrosa al 5 % en agua
DAP	Producto de dosis por área
DCEA	Desfibrilador cardioversor externo automático
DCV	Dispositivo de cierre vascular
DE	Diámetro exterior
DI	Diámetro interior
DIPS	Derivación portocava intrahepática directa
DIR	Recuperación de doble inversión
DM	Diabetes *mellitus*
DMSO	Dimetilsulfóxido
DOQI	*Disease Outcomes Quality Initiative*
DP	Diálisis peritoneal
DPE	Dispositivo de protección embólica
DTPA	Ácido dietilentriaminopentaacético
EAB	Embolización de la arteria bronquial
EAP	Embolización de la arteria prostática; Enfermedad arterial periférica
EAR	Espasmo de la arteria radial; Estenosis de la arteria renal

EASL	European Association for the Study of the Liver
EAU	Embolización de la arteria uterina
EC	Endarterectomía carotídea
ECA	Ensayo controlado aleatorizado; Enzima convertidora de angiotensina
ECG	Electrocardiografía
ECOG	Eastern Cooperative Oncology Group
ECST	*European Carotid Surgery Trial*
ECT	Embolización del conducto torácico
EE	Ecografía endoscópica
EGFR	Receptor del factor de crecimiento epidérmico
EIV	Ecografía intravascular
ELA	Esclerosis lateral amiotrófica
ELF	Endoprótesis liberadora de fármacos
EMAE	Endoprótesis metálica autoexpandibles
EMU	Embolización de miomas uterinos
ENC	Endoprótesis metálicas no cubiertas
EP	Embolia pulmonar
EPAC	Colocación de endoprótesis en la arteria carótida
EPI	Electroporación irreversible
EPOC	Enfermedad pulmonar obstructiva crónica
ERC	Enfermedad renal crónica
ESCAPE	*Endovascular Treatment for Small Core and Anterior Circulation Proximal Occlusion with Emphasis on Minimizing CT to Recanalization Times*
ETA	Embolización transarterial
ETE	Ecografía transesofágica
EVA-3S	*Endarterectomy versus angioplasty in patients with symptomatic severe carotid stenosis*
EVAR	Reparación endovascular del aneurisma aórtico
EVC	Enfermedad venosa crónica
EVOH	Etilenvinilalcohol
EVP	Embolización de la vena porta; Estenosis de la vena porta
FA	Fibrilación auricular
FAP	Fístula arterioportal
FAV	Fístula arteriovenosa
FAVD	Fístula arteriovenosa dural
FC	Frecuencia cardíaca
FDA	Food and Drug Administration de Estados Unidos
FDG-PET	Tomografía por emisión de positrones con F^{18}-fluorodesoxiglucosa
FDP	Fracción de derivación pulmonar
FER	Fístula esofagorrespiratoria
^{18}F-FDG	^{18}F-fluorodesoxiglucosa
FG	Filtración glomerular
FGe	Filtración glomerular estimada
FOP	Foramen oval permeable
FOV	Campo de visión
FR	Frecuencia respiratoria
FRH	Futuro remanente hepático
FRHe	Futuro remanente hepático estandarizado
FRM	Flebografía por resonancia magnética
FSC	Flujo sanguíneo cerebral
FSN	Fibrosis sistémica nefrógena
FTC	Flebografía por tomografía computarizada
GABA	Ácido γ-aminobutírico
GC	Garantía de calidad
Gd	Gadolinio
GH	Grado de hipertrofia
GP	Gastrostomía percutánea
GPVH	Gradiente de presión venosa hepática
GYDL	Gastroyeyunostomía de doble luz

GYP Gastroyeyunostomía percutánea
HASTE Adquisiciones de Fourier parcial (*Half-Fourier*) con eco de turboespín en disparo único
HBPM Heparina de bajo peso molecular
HCl Clorhidrato
Hct Hematocrito
HD Hemodiálisis
HDA Hemorragia digestiva aguda
HDB Hemorragia digestiva baja
Hgb Hemoglobina
HIC Hemorragia intracerebral
HMPAO Hexametilpropilenamina oxima
HNF Hiperplasia nodular focal
HPB Hiperplasia prostática benigna
HPP Hemorragia posparto
HR Cociente de riesgos instantáneos
HSA Hemorragia subaracnoidea
HSG Histerosalpingografía
HTN Hipertensión
i.m. Intramuscular; Por vía intramuscular
i.v. Intravenoso; Por vía intravenosa
IAV Injerto arteriovenoso
IC Índice de confianza
ICC Insuficiencia cardíaca congestiva
ICM Isquemia crítica de los miembros
ICSS *International Carotid Stenting Study*
IDU Instrucciones de uso
IEE Inyección epidural de esteroides
IHI Institute for Healthcare Improvement
IIC Intervalo intercuartílico
IIEF Índice internacional de la función eréctil
IM Infarto de miocardio
IMA Isquemia mesentérica aguda
IMC Índice de masa corporal
IMNO Isquemia mesentérica no obstructiva
INR Cociente internacional normalizado
IPSS Puntuación internacional de síntomas prostáticos
IR Insuficiencia renal; Índice de resistencia
ISAT *International Subarachnoid Aneurysm Trial*
ISQ Infección del sitio quirúrgico
ITB Índice tobillo-brazo
ITSAVC Infección del torrente sanguíneo asociada a la vía central
IVU Infección de las vías urinarias
kVp Kilovoltaje pico
LCD Monitor plano de cristal líquido
LCR Líquido cefalorraquídeo
LDH Lactato deshidrogenasa
LDL Lipoproteína de baja densidad
MAA Macroagregados de albúmina
MAO Monoaminooxidasa
MAV Malformación arteriovenosa
MAVP Malformación arteriovenosa pulmonar
MCAO Medios de contraste de alta osmolalidad
MCBO Medio de contraste de baja osmolalidad
MD Licenciado en Medicina
MELF Microesfera liberadora de fármaco
ML Malformaciones linfáticas
mRECIST *Modified Response Evaluation Criteria in Solid Tumors*
MV Malformaciones venosas
NAC *N*-acetilcisteína
$NaHCO_3$ Bicarbonato sódico

NASCET *North American Symptomatic Carotid Endarterectomy Trial*
NBCA *N*-cianoacrilato de butilo
NG Nasogástrico
NIC Nefropatía inducida por contraste
NIH National Institutes of Health
NIHSS Escala de ACV de los National Institutes of Health
NINDS National Institute of Neurological Disorders and Stroke
NKF-KDOQI *Kidney Disease Outcomes Quality Initiative* de la National Kidney Foundation
NLST *National Lung Screening Trial*
NP Nefrostomía percutánea
NPH Insulina isófana (*Neutral Protamine Hagedorn*)
NPS Nódulos pulmonares solitarios
NPT Nutrición parenteral total
NR Nefrectomía radical
NTG Nitroglicerina
ntx Neumotórax
OAD Oblicuo anterior derecho
OAI Oblicuo anterior izquierdo
OGV Obstrucción de grandes vasos
OMS Organización Mundial de la Salud
OTC Obstrucción total crónica
PA Asociado médico; Presión arterial
PAAF Punción aspirativa con aguja fina
PACS Sistema de comunicación y archivo de imágenes
PAM Presión arterial media
PAP Presión arterial pulmonar
PARTO Obliteración transvenosa retrógrada asistida por tapón/oclusión
PAS Presión arterial sistólica
PC Contraste de fase
PCORI Patient-Centered Outcomes Research Institute
PCR Proteína C reactiva
PEC Presión de enclavamiento capilar
PECP Presión de enclavamiento capilar pulmonar
PEG Polietilenglicol
PET Tomografía por emisión de positrones
PFC Plasma fresco congelado
PFH Prueba de función hepática
PIC Presión intracraneal
PIM Proyección de intensidad máxima
PIOPED *Prospective Investigation of Pulmonary Embolism Diagnosis*
PITV Modelo con plataforma integrada de torsión en «V»
PKA Producto kerma-área
PMMA Polimetilmetacrilato
PPFE Presión positiva al final de la espiración
PSA Antígeno prostático específico
PTDVD Presión telediastólica del ventrículo derecho
PTDVI Presión telediastólica del ventrículo izquierdo
PTFE Politetrafluoroetileno
PVA Alcohol polivinílico
PVHE Presión venosa hepática enclavada
PVHL Presión venosa hepática libre
QETA Quimioembolización transarterial
QETAc Quimioembolización transarterial convencional
QISS *Quiescent interval slice-selective*
RAPTURE *Radiofrequency Ablation of Pulmonary Tumors Response Evaluation*
RF Radiofrecuencia

RI Radiología intervencionista; Radiólogo intervencionista
RLO Revascularización de lesión objetivo
RM Resonancia magnética
RMI Rösch mesentérico inferior
RN Profesional de enfermería titulado
r-tPA Activador tisular del plasminógeno recombinante
RTUP Resección transuretral de próstata
RU Retención urinaria
RVP Resistencia vascular pulmonar; Registro de intensidad de pulso
RVS Resistencia vascular sistémica
RxT Radiografía de tórax
s.c. Subcutáneo; Por vía subcutánea
SAP Seudoaneurisma de la arteria hepática
SBRT Radioterapia corporal estereotáctica
SCP Sedación controlada por el paciente
SDMO Síndrome de disfunción multiorgánica
SDRA Síndrome de dificultad respiratoria del adulto
SHP Síndrome hepatopulmonar
SIR Society of Interventional Radiology
SN Solución salina normal
SNC Sistema nervioso central
SNOHAH Síndrome no obstructivo de hipoperfusión de la arteria hepática
SPACE *Stent-supported Percutaneous Angioplasty of the Carotid Artery versus Endarterectomy*
SPECT Tomografía computarizada de emisión monofotónica
SPGR Eco de gradiente con interferencia (o destrucción) del estado de equilibrio
SPT Síndrome postrombótico
SRIS Síndrome de respuesta inflamatoria sistémica
SSFP Precesión libre en estado estacionario
SSFSE Eco de espín rápido en disparo único
STS Tetradecil sulfato de sodio
SUV Valor de captación normalizado
SVB Soporte vital básico
SVS Society of Vascular Surgery
SVUI Síntomas de las vías urinarias inferiores
TA Tibial anterior
TAH Trombosis de la arteria hepática
TC Tomografía computarizada
TCA Tiempo de coagulación activado
TCDB Tomografía computarizada de dosis baja
TCP Tomografía computarizada de perfusión
$TcPO_2$ Presión transcutánea de oxígeno
TDC Trombólisis dirigida por catéter
TDCF Trombólisis dirigida por catéter farmacomecánica
TEV Tromboembolia venosa
TEVAR Reparación endovascular aórtica torácica
TFT Transistor de película delgada
THH Telangiectasia hemorrágica hereditaria
TIH Trombocitopenia inducida por heparina
TIHT Trombocitopenia inducida por heparina con trombosis
TIPS Derivación portosistémica intrahepática transyugular
TMO Tratamiento médico óptimo
TMP Trombectomía mecánica percutánea
TMT Tiempo medio de tránsito
TNM Tumor, nódulo, metástasis

TOB	Tolerancia a la oclusión con balón
TOF	Tiempo de vuelo
TOPAS	*Thrombolysis or peripheral arterial surgery*
TP	Tiempo de protrombina; Tibial posterior; Tiempo hasta el pico
TR	Tiempo de repetición
TRICKS	*Time resolved imaging of contrast kinetics*
TTP	Tiempo de tromboplastina parcial
TTPa	Tiempo de tromboplastina parcial activado
TV	Taquicardia ventricular
TVDC	Trombólisis venosa dirigida por catéter
TVP	Trombosis de la vena porta; Trombosis venosa profunda
TVS	Trombosis venosa superficial
UCI	Unidad de cuidados intensivos
UH	Unidad Hounsfield
v.o.	Por vía oral
v.r.	Por vía rectal
V˙/Q˙	Ventilación/perfusión
VC	Venas centrales
VCC	Velocidad de crecimiento cinético
VCI	Vena cava inferior
VCS	Vena cava superior
VD	Ventrículo derecho
VEGF	Factor de crecimiento endotelial vascular
VEI	Vena espermática interna
VES	Vena epigástrica superficial
VFC	Vena femoral común
VH	Venas hepáticas
VHD	Vena hepática derecha
VHT	Volumen hepático total
VHTe	Volumen hepático total estimado
VI	Ventrículo izquierdo; Ventricular izquierdo
VIPR	*Vastly undersampled isotropic projection reconstruction*
VMI	Vena mesentérica inferior
VMS	Vena mesentérica superior
VP	Vertebroplastia percutánea; vena porta/venosa
VSc	Vena subclavia
VSC	Volumen sanguíneo cerebral
VSE	Vena safena externa
VSI	Vena safena interna
VTDVI	Volumen telediastólico del ventrículo izquierdo
VYI	Vena yugular interna
YP	Yeyunostomía percutánea

SECCIÓN I
ACCESO VASCULAR

1 Acceso vascular

Khashayar Farsad, MD, PhD

Toda intervención endovascular, sin importar su grado de complejidad, se inicia con la obtención de un acceso vascular. Este esencial paso, aunque a menudo se da por sentado, resultó ser un salto revolucionario cuando Sven Seldinger, en 1953, tuvo su autodenominado «serio ataque de sentido común», dando vida a la secuencia de acceso: aguja, guía a través de la aguja y cambio de la aguja por un catéter. Este logro, reproducible en la obtención de acceso vascular, estableció los cimientos de lo que acabaría convirtiéndose en la especialidad de la radiología intervencionista. La evolución de las opciones para el acceso vascular ha continuado, hasta alcanzar técnicas tales como la guía de imágenes de alta precisión y los dispositivos de acceso de dimensiones reducidas.

Acceso retrógrado a la arteria femoral común y cateterismo inicial

Preparación y punción

1. Preparación estéril del punto de punción (afeitado de la zona inguinal si es necesario, seguido de un lavado con solución yodada o de clorhexidina) y colocación del paciente en decúbito supino.
2. Localizar por palpación la arteria femoral y el ligamento inguinal (que va desde la espina ilíaca anterosuperior hasta el tubérculo del pubis) (fig. 1-1). La verdadera posición del ligamento inguinal se encuentra entre 1 cm y 2 cm por debajo de la localización estimada por palpación o fluoroscopia. La arteria femoral común debe ser palpable aproximadamente 1 cm a 2 cm por debajo y medial a un punto a mitad de camino a lo largo del ligamento inguinal.
3. Identificar la cabeza femoral inferior mediante fluoroscopia utilizando una pinza metálica para marcar el lugar de entrada en la piel (fig. 1-1). La punción arterial debe realizarse por encima de la mitad del tercio medial de la cabeza femoral, lo que permitirá una eficaz compresión de la arteria contra la misma cabeza femoral al finalizar el procedimiento. Una incisión en la piel por encima de la parte inferior de la cabeza femoral facilita que la punción arterial se realice directamente sobre la cabeza femoral una vez que la aguja ha atravesado los tejidos subcutáneos. En el caso de pacientes más delgados, el punto de entrada a través de la piel puede estar más directamente por encima del centro de la cabeza femoral, mientras que los pacientes con más tejido subcutáneo pueden requerir un punto de entrada en la piel más inferior. Se cuenta con un margen de entre 3 cm a 5 cm para realizar una punción segura de la arteria femoral común (fig. 1-1).
4. Es importante localizar el punto de punción mediante fluoroscopia sobre la cabeza femoral o con técnicas de palpación específicas para la ubicación anatómica:
   a. Evitar la entrada arterial alta (cefálica al ligamento inguinal), que no se puede comprimir de manera adecuada y puede, por tanto, provocar una hemorragia interna incontrolable.
   b. Evitar la entrada arterial baja (p. ej., arteria femoral superficial o femoral profunda), que puede dar lugar a un seudoaneurisma debido a la dificultad de la compresión manual.
5. Inducir la anestesia local con lidocaína al 1 % o 2 % (sin epinefrina). Considerar la adición de 1 mL de bicarbonato sódico al 8.4 % en la jeringa con cada 10 mL de lidocaína para reducir al mínimo la sensación de ardor durante la inyección:
   a. Formar un habón cutáneo en el punto de entrada (con una aguja de calibre 25 y 5/8″) y realizar una inyección más profunda a cada lado de la arteria.

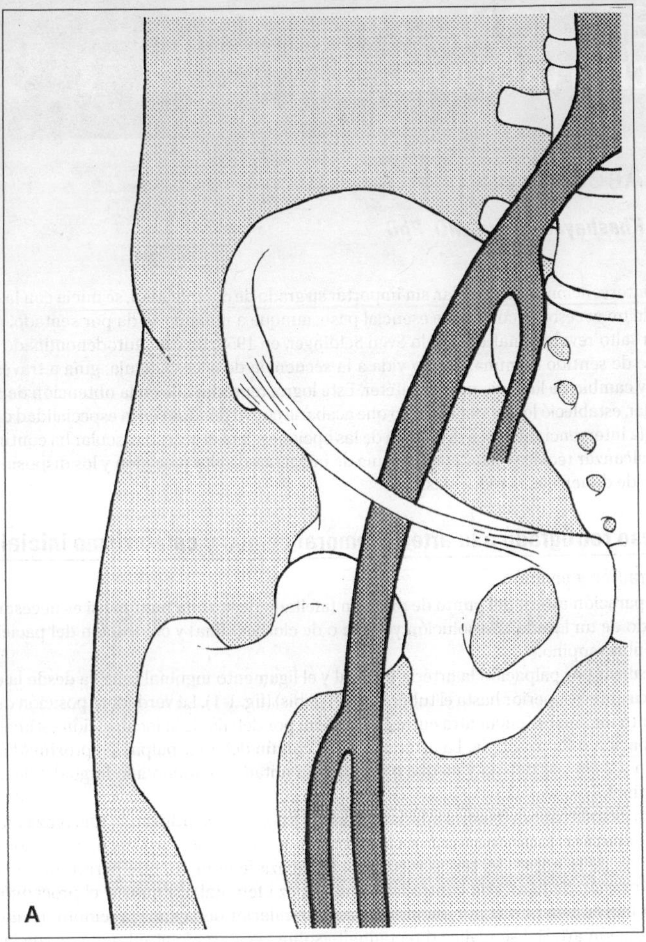

FIGURA 1-1 • Relaciones anatómicas de la arteria femoral. **A:** se muestra la arteria femoral común sobre el tercio medial de la cabeza femoral. La vena (no se muestra) está aproximadamente a 0.5-1.5 cm medial a la arteria femoral. Los puntos de punción arteriales y venosos deben hallarse por encima de la cabeza femoral y muy por debajo del ligamento inguinal, que se muestra cruzando en diagonal desde la espina ilíaca anterosuperior hasta el tubérculo del pubis superior. Se coloca una pinza hemostática para definir la cabeza femoral y se comprueba la posición correcta mediante fluoroscopia. (*Continúa*)

b. Aspirar suavemente a medida que la aguja avanza, e inyectar el anestésico al retirar la aguja para evitar la inyección intravascular de lidocaína. Una inyección lenta y suave minimizará el dolor asociado. La anestesia se inicia 2 min después de la inyección.

c. Realizar una incisión cutánea superficial (3 mm de longitud × 3 mm de profundidad) con un bisturí de hoja núm. 11. Utilizar una pinza mosquito curva de 5″ para deparar los tejidos subcutáneos. La disección adecuada de los tejidos subcutáneos de esta manera facilita la colocación de los catéteres y los introductores, permite la salida de la sangre fuera de la piel, en lugar de internamente, y también es importante cuando se considera el uso de un dispositivo de cierre arterial para permitir que el dispositivo se desplace

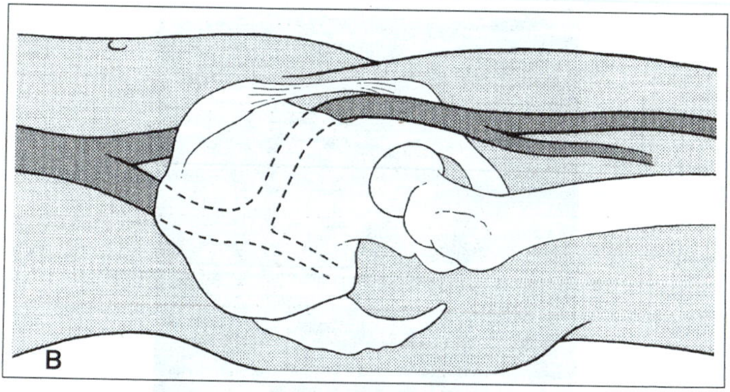

FIGURA 1-1 • (*Continuación*) **B:** la proyección lateral de la misma región ilustra cómo la arteria y la vena ilíacas externas (no se muestran) entran profundamente en la pelvis por encima del ligamento inguinal. Un punto de punción por encima del ligamento no puede comprimirse y podría provocar una gran hemorragia pélvica. El punto de entrada cutáneo en la cabeza femoral inferior permite el acceso arterial directamente sobre la cabeza femoral.

fácilmente hasta el sitio de la arteriotomía (incisión de la arteria) y no quede atascado por los tejidos subcutáneos.

6. **Punción guiada por palpación (fig. 1-2):**
   a. Colocar dos dedos (p. ej., el dedo corazón y el índice) para palpar la arteria por encima y por debajo del punto de punción previsto. Aplicar anestesia local, realizar la dermatotomía y separar los tejidos subcutáneos como se ha descrito anteriormente. Avanzar la aguja de acceso, en paralelo al curso de la arteria femoral y a unos 45° con respecto a la piel, hasta que se perciban las pulsaciones arteriales transmitidas a través de la aguja. Entrar en la arteria con un empuje constante hacia adelante.
   b. En pacientes con obesidad y en aquellos con cirugía local previa, los puntos de referencia anatómicos pueden distar mucho de lo esperado.
   c. Si se encuentran dificultades en la punción de la arteria, puede utilizarse la fluoroscopia para dirigir la aguja a lo largo de los puntos de referencia previstos. Otra opción es utilizar la ecografía (*v.* más adelante).
   d. En ocasiones, la calcificación de la pared arterial proporciona un objetivo mediante fluoroscopia.
7. Las punciones de una sola pared son preferibles e importantes cuando se accede directamente a injertos vasculares, cuando el paciente presenta parámetros de coagulación anómalos o para prevenir hemorragias en el punto de punción. La punción cuidadosa de una sola pared también es importante si se está considerando la posibilidad de utilizar un dispositivo de cierre arterial percutáneo. Una técnica inadecuada puede provocar un traumatismo de la pared vascular, con independencia del tipo de aguja utilizada (para conocer las agujas disponibles, *v.* cap. e-94).
8. Una vez que hay un buen retorno sanguíneo pulsátil a través de la aguja, debe hacerse avanzar, suavemente, una guía por la arteria femoral sin resistencia, a través de las arterias ilíacas y hacia la aorta, bajo guía fluoroscópica:
   a. Posibles causas de retorno sanguíneo no pulsátil: punción venosa (punción más lateral si es necesario), aguja parcialmente intraparietal (recolocar) y enfermedad obstructiva grave. La suave inyección manual de contraste antes de continuar puede identificar una posible enfermedad obstructiva (fig. 1-3).
   b. En caso de enfrentar dificultades para sacar la guía por la punta de la aguja, **no debe forzarse la guía.** Se permite una suave manipulación, pero es mejor sacar la guía y la aguja, mantener la presión en la zona de punción de 3 min a 5 min y volver a empezar.

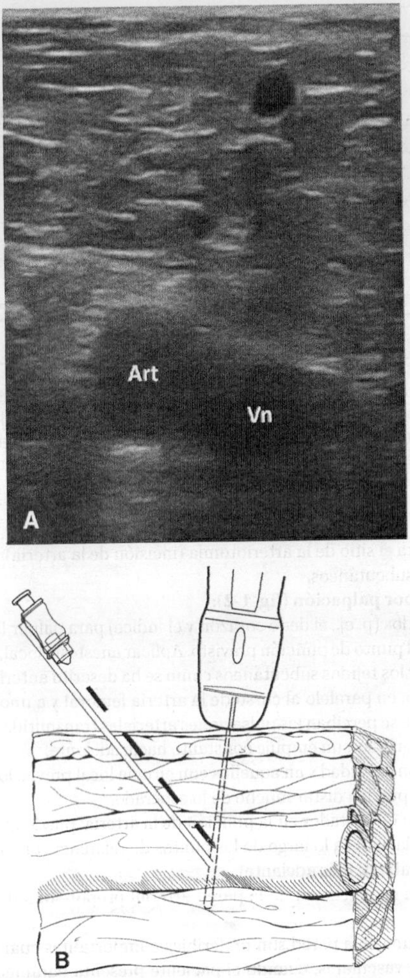

FIGURA 1-2 • **A:** proyección transversal ecográfica en escala de grises de la arteria femoral común (*Art*) mediante un transductor lineal. **B:** orientación del transductor y la aguja durante la punción guiada por ecografía. (*Continúa*)

c. Si no puede hacerse avanzar la guía a través de las arterias ilíacas, puede introducirse un dilatador de 5 Fr en la arteria femoral por encima de la guía y, si se obtiene retorno sanguíneo intenso, puede inyectarse medio de contraste, suavemente, para evaluar el problema.

d. Conocer bien las guías disponibles y sus aplicaciones será útil para progresar sobre las arterias ilíacas tortuosas o difíciles (*v.* cap. e-94).

9. Guía ecográfica: su uso sistemático ha mostrado una menor frecuencia de complicaciones relacionadas con el sitio de acceso en grandes series retrospectivas y prospectivas (1,2), y se recomienda para todas las punciones. Esta técnica permite la identificación precisa

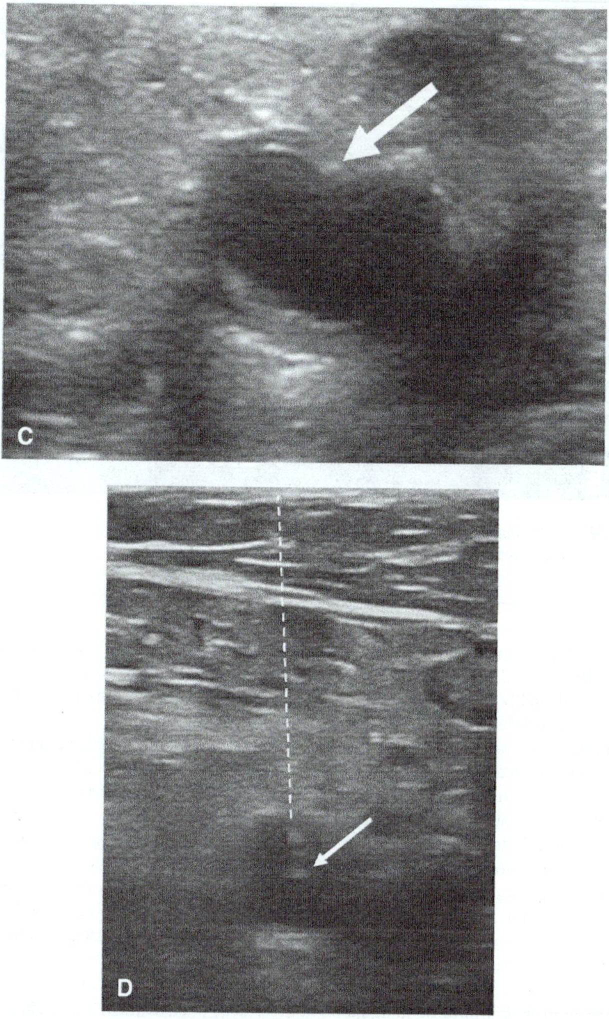

FIGURA 1-2 • (*Continuación*) **C:** arteria puncionada por la aguja (*flecha*). **D:** punta de la aguja (*flecha*) en la arteria. (*Continúa*)

de la arteria femoral común y punción directa de un solo paso. La guía ecográfica es ideal para pacientes con pulsos palpables débiles y pacientes con obesidad o con mayor riesgo de hemorragia. La técnica es la siguiente (fig. 1-4):

a. Localizar la cabeza femoral bajo fluoroscopia, como se ha descrito anteriormente.
b. Utilizar un transductor lineal de alta frecuencia protegido con una sonda estéril.
c. Identificar la arteria y la vena femorales comunes. La vena femoral común se identifica por la confluencia con la vena safena interna, y se comprime fácilmente en ausencia de trombo. La arteria femoral común, es pulsátil y no se comprime con facilidad. La bifurcación de la arteria femoral común debe identificarse por la escala de grises o de

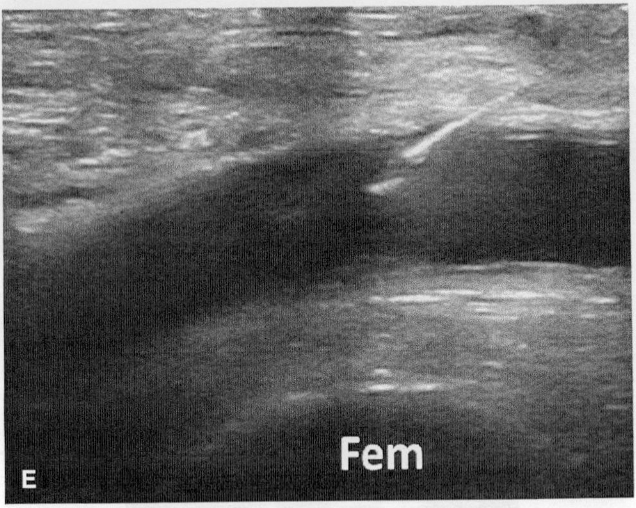

FIGURA 1-2 • (*Continuación*) **E:** proyección longitudinal utilizada para ilustrar el trayecto subcutáneo y la punción de la aguja directamente sobre la cabeza femoral (*Fem*).

color Doppler para confirmar una punción de la arteria femoral común por encima de la bifurcación. La sombra acústica de la placa calcificada puede obstaculizar la visualización de la luz arterial. Se puede usar el Doppler en color en este caso para confirmar la permeabilidad y el punto de la punción, si es necesario.

d. La arteria se punciona con la sonda ecográfica transversalmente y la aguja se coloca en el medio del transductor. Pueden utilizarse agujas de acceso vascular estándar o ecogénicas (de paredes delgadas, de calibre 18 a 19 y 2.75" de longitud) o agujas de micropunción de calibre 21. Se debe tener cuidado de perforar la pared arterial anterior y no la lateral, debido a la mala visualización de la trayectoria de la aguja mediante ecografía.
e. Las herramientas para micropunción incluyen una aguja ecogénica de calibre 21, una microguía con punta de platino de 0.018", así como un dilatador de micropunción de 4 Fr o 5 Fr que incorpora un estilete interno rígido y una funda externa. Esta última es capaz de acomodar una guía estándar de 0.889 mm (0.035") o 0.965 mm (0.038") una vez que la microguía y el estilete interno han sido retirados.
f. Tras confirmar la punción arterial por el retorno de la sangre e, idealmente, por confirmación de la punta de la aguja en la arteria, se hace avanzar una guía a través de la aguja. La inyección de contraste también puede utilizarse para confirmar el acceso a la arteria femoral común (fig. 1-5).

Cateterismo

1. Una vez introducida la aguja en la aorta, puede introducirse un dilatador adecuado sobre la aguja, si es necesario, y después cambiar el dilatador por el catéter deseado. Si se utiliza una aguja de micropunción, el dilatador transicional de micropunción, de 4-5 Fr, se introduce sobre la guía de 0.018", se retiran el estilete interior y la microguía, y se cambia por una guía más grande (0-035-0.038") para catéteres o introductores posteriores:
   a. El avance del catéter puede resultar difícil si el ángulo de entrada es agudo o si los tejidos subcutáneos no se han abierto adecuadamente.
   b. En los pacientes con obesidad, con arterias enfermas o con cicatrices de intervenciones vasculares previas, el uso de una guía rígida puede reducir el acodamiento subcutáneo.

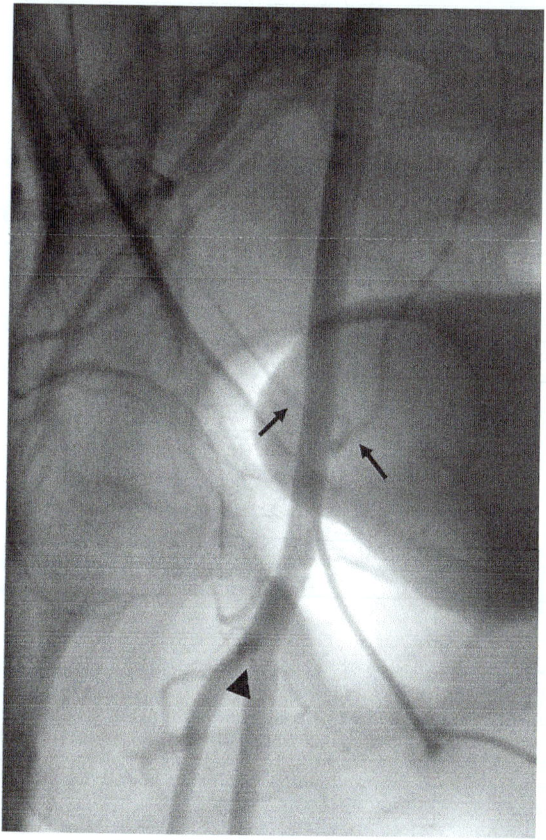

FIGURA 1-3 • Inyección de contraste que confirma el acceso a la arteria femoral común. Los puntos de referencia angiográficos para la arteria femoral común incluyen la arteria epigástrica inferior profunda (medial) y la arteria ilíaca circunfleja profunda (lateral) por encima (*flechas*), y la bifurcación femoral por debajo hacia las arterias femoral superficial y femoral profunda (*punta de flecha*).

Una guía con un diámetro que coincida con el diámetro de la luz interior del catéter angiográfico, a menudo funciona mejor debido a que permite una transición más suave entre la guía y el catéter. Traccionar con una cinta el panículo abdominal inferior para alejarlo de la ingle también resulta útil para el avance de los catéteres.

c. Puede utilizarse un introductor de tamaño adecuado para reducir al mínimo el riesgo de traumatismo arterial si se prevén múltiples intercambios de catéteres. Si se utiliza un introductor, es importante lavarlo con frecuencia o conectarlo a una bolsa de presión con solución salina heparinizada para evitar la formación de trombos en su interior.

2. Confirmar siempre la posición de la punta del catéter mediante fluoroscopia antes de la inyección mecánica:
   a. Comprobar si hay reflujo libre, aspirar y lavar.
   b. Inyectar a mano una pequeña cantidad de contraste para confirmar la localización del vaso.
   c. Evitar la inyección en las arterias intercostales y lumbares.

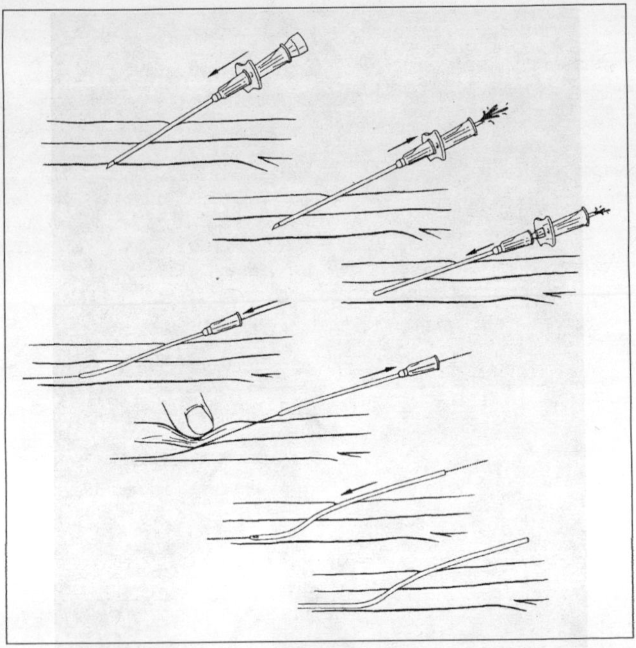

FIGURA 1-4 • Representación de la técnica de punción de Seldinger con aguja biselada abierta. De arriba abajo: (1) se introduce la aguja en la arteria hasta que se observa un reflujo de sangre pulsátil y enérgico; (2) se introduce una guía a través de la aguja; (3) se fija la guía y se retira la aguja con compresión sobre el punto de punción; (4) se dilata la vía sobre la guía (o se avanza el juego de dilatadores de micropunción si se utiliza el sistema de micropunción); y (5) se coloca un catéter sobre la guía de trabajo. (Reimpresa con permiso de Johnsrude IS, Jackson DS, Dunnick NR. *A Practical Approach to Angiography (A Practical Approach to Angiography*). 2nd ed. Boston, MA: Little, Brown; 1987:36).

d. **Inyección y obtención de imágenes:** determinar el volumen de contraste y la velocidad de flujo deseados en función de la ubicación del catéter y seleccionar la secuencia de filmación adecuada (*v.* en tablas siguientes los protocolos de angiografía recomendados).

Punción anterógrada de la arteria femoral común

1. **Procedimiento (fig. 1-6):** la incisión cutánea (no el punto de punción arterial) puede tener que efectuarse por encima del ligamento inguinal en algunos pacientes. Al igual que en la punción retrógrada, el objetivo es tener la arteriotomía directamente sobre la cabeza femoral después de atravesar los tejidos subcutáneos. Un buen punto de referencia anatómico para la incisión de la piel es el acetábulo. Por lo demás, el punto de punción arterial, el ángulo de entrada y la técnica son similares a los del abordaje retrógrado. En los pacientes obesos, el panículo adiposo debe separarse y asegurarse en dirección cefálica; sin embargo, un acceso ascendente puede resultar poco práctico en muchos pacientes obesos debido al reto que impone pasar por el panículo abdominal inferior para acceder de manera apropiada a la arteria sobre la cabeza del fémur.
2. **Conversión de una punción retrógrada de la arteria femoral en una punción anterógrada:** puede utilizar una combinación guía-catéter con curva invertida o en forma de «cayado de pastor» para pasar la guía de forma anterógrada por el punto de punción, y retirar con cuidado la combinación guía-catéter hasta que el ángulo de orientación sea favorable para hacer avanzar el catéter hacia abajo, seguido del avance del catéter sobre

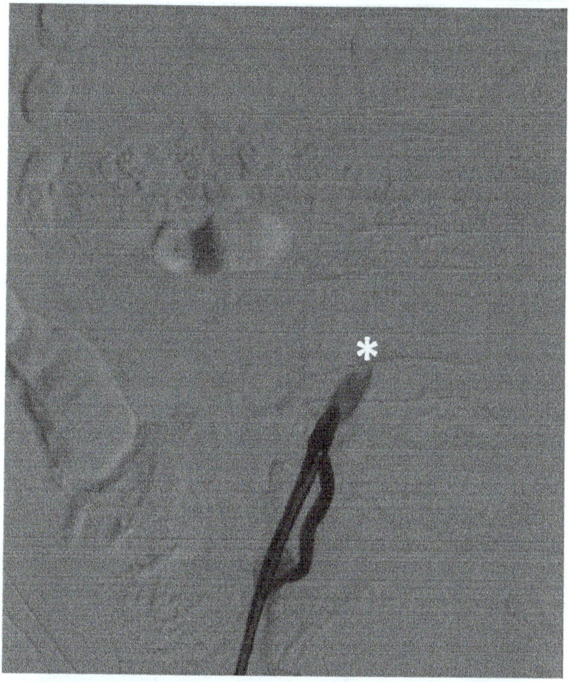

FIGURA 1-5 • Obstrucción de la arteria ilíaca común (*asterisco*) observada con inyección de contraste. Si el paso suave de la guía está obstruido, la inyección de contraste puede revelar una obstrucción como causa subyacente. (Imagen cortesía del Dr. Jesse Liu).

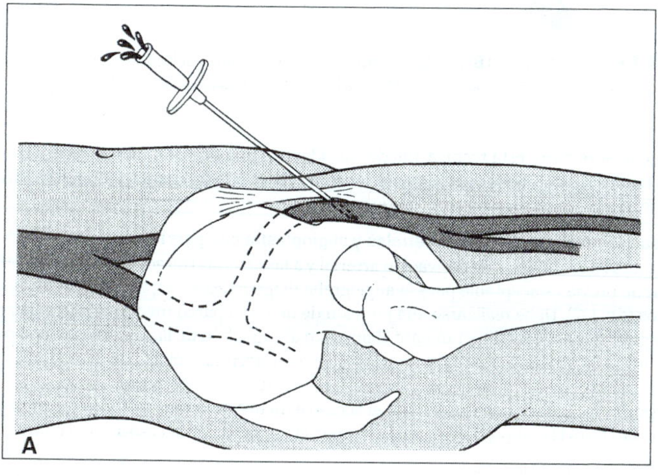

FIGURA 1-6 • **A:** posición correcta de la aguja para una punción femoral anterógrada en vista lateral. (*Continúa*)

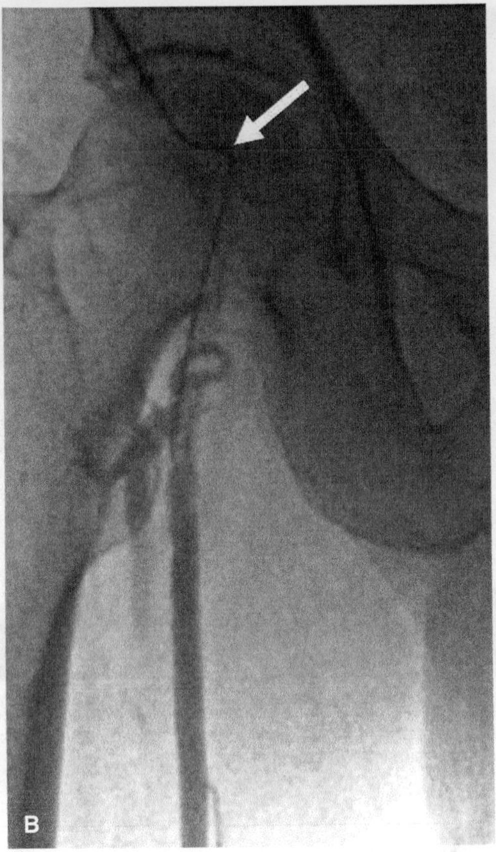

FIGURA 1-6 • (*Continuación*) **B:** angiograma tras acceso anterógrado y colocación del introductor de micropunción que muestra el sitio de punción sobre la arteria femoral (*flecha*).

la guía. Si se prevé esta técnica, puede considerarse una punción más vertical a través de los tejidos subcutáneos directamente sobre la cabeza femoral para facilitar el cateterismo de forma tanto retrógrada como anterógrada.

Acceso vascular para injertos arteriales y angioplastia con parche

1. El acceso a los injertos de derivación arterial y a las arterias tratadas con angioplastia con parche previa es aceptable para la angiografía diagnóstica y los procedimientos terapéuticos (fig. 1-7). Debe realizarse una punción de una sola pared mediante palpación o guía ecográfica, y acceder directamente al injerto o al capuchón de la angioplastia con parche. Debido a cicatrices por cirugías previas, puede ser necesario el uso de dilatadores y guías más rígidas para facilitar el paso del catéter o el introductor de acceso.
2. El protocolo para la hemostasia tras el acceso a un injerto o vaso tratado con angioplastia con parche es la compresión manual estándar, la usada para el acceso arterial convencional.

Acceso de la arteria tibiopedia

1. El acceso de la arteria tibiopedia ha ampliado las opciones terapéuticas para procedimientos complejos de revascularización arterial. Dicho acceso puede formar parte de una

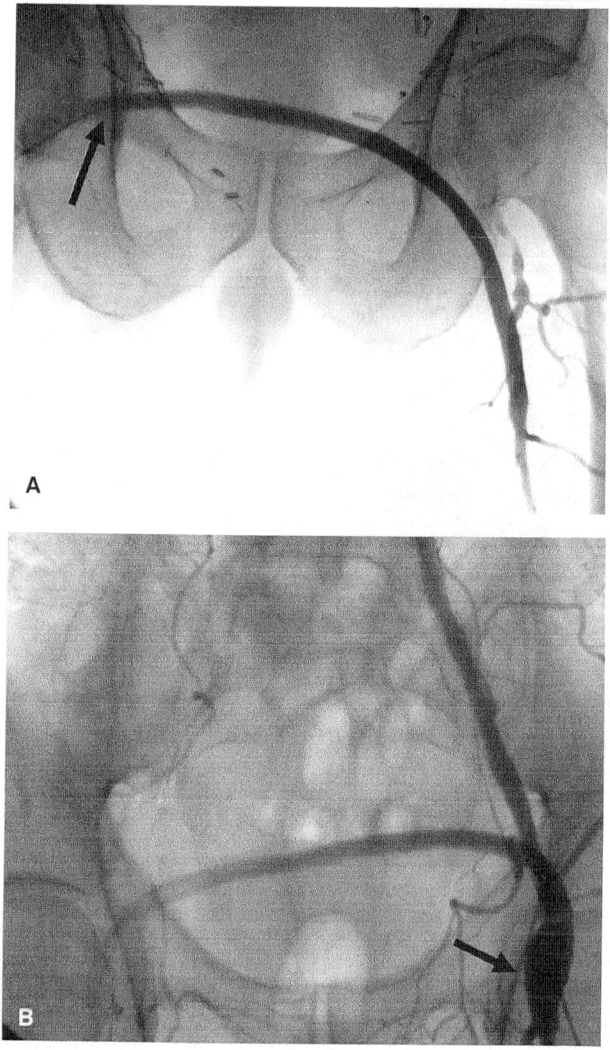

FIGURA 1-7 • **A:** punción de un injerto de derivación femoral-femoral sobre la ingle derecha (*flecha*) para angiografía de drenaje del miembro inferior izquierdo. (Imagen cortesía del Dr. Kenneth J. Kolbeck) **B:** punción del «capuchón» anastomótico de la angioplastia con parche de la arteria femoral común izquierda para angiografía. Las *flechas* muestran los sitios de acceso.

combinación de revascularización anterógrada y retrógrada. En dicha combinación, una guía avanzada en dirección retrógrada para recanalizar un vaso tibiopedal es atrapada mediante un asa desde un abordaje anterógrado, para su posterior angioplastia o colocación de endoprótesis a través de introductores de acceso de mayor tamaño.

2. Se han desarrollado herramientas específicas para micropunción para el acceso pedal, que permiten el acceso y la intervención directamente desde un abordaje tibiopedal.

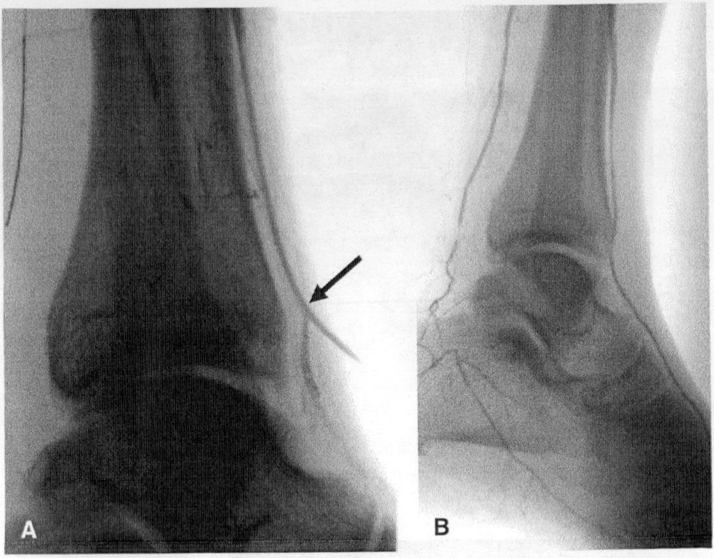

FIGURA 1-8 • Acceso a la arteria tibial. **A:** acceso retrógrado guiado por ecografía a la arteria tibial anterior/dorsal distal (*flecha*) con inyección de contraste a través del introductor de acceso. **B:** angiograma del acceso anterógrado (no se muestra) tras retirar el introductor de acceso pedal.

3. Las opciones de acceso incluyen la arteria tibial anterior distal o la dorsal del pie (fig. 1-8), la tibial posterior, la peronea (o fibular), así como diversos vasos pedios directamente. Normalmente se utiliza la guía ecográfica (1), aunque, con vasos calcificados, algunos operadores optan por la guía fluoroscópica. El paso intraluminal de la guía puede controlarse mediante ecografía o fluoroscopia. Tras el acceso puede administrarse un combinado de medicamentos con un antagonista de los canales de calcio (p. ej., 2.5 mg de verapamilo), un vasodilatador (p. ej., 0.25 mg de nitroglicerina) y heparina (p. ej., 2 500-5 000 UI) para reducir al mínimo el vasoespasmo y la trombosis vascular.
4. La hemostasia tras el acceso arterial tibiopedal puede realizarse mediante compresión manual directa, inflado de un balón de angioplastia desde un acceso anterógrado independiente realizado durante la retirada del introductor de acceso/catéter tibiopedal, o el posible uso de una banda de compresión (*v.* más adelante Acceso de la arteria radial).

Acceso arterial al miembro superior

1. **Acceso transradial.** El acceso transradial (ATR) se ha convertido rápidamente en un estándar para muchas intervenciones cardíacas, y se utiliza cada vez más para procedimientos diagnósticos y terapéuticos en otros terrenos vasculares. Las indicaciones incluyen enfermedad obstructiva aortoilíaca, infecciones o irritación en las regiones inguinales, preferencia del operador basada en cateterismos previstos, deseo de pronta deambulación, necesidad de antiplaquetarios y anticoagulantes, o preferencia del paciente:
   a. Existen en el mercado equipos para el acceso arterial radial. Suelen incluir una aguja de acceso de calibre 20 a 22 de 1.5″ con un bisel corto, una microguía de 0.018″ a 0.025″ e introductores hidrófilos de 4-6 Fr con una transición cónica entre el introductor y el introductor de acceso.
   b. Pacientes óptimos: diámetro de la arteria radial mayor que el del catéter/introductor de acceso de acceso previsto, evidencia de arco palmar intacto (prueba de Allen o de Barbeau normal), ausencia de vasoespasmo (p. ej., Raynaud) y ausencia de fístula arteriovenosa (AV) presente o prevista en el mismo brazo para diálisis. Puede utilizarse la

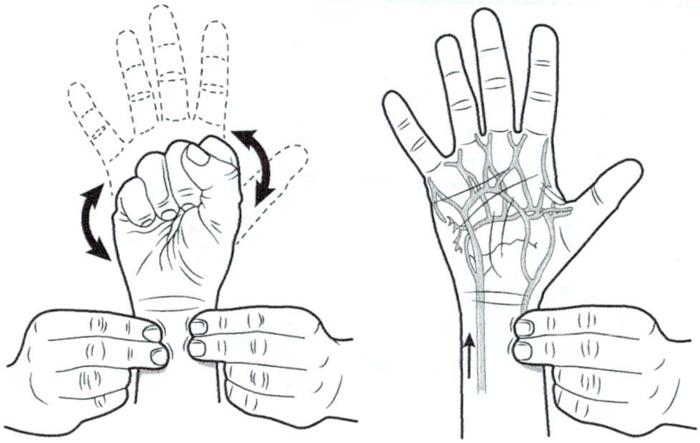

FIGURA 1-9 • Prueba de Allen. La compresión sobre las arterias radial y cubital se realiza mientras se cierra la mano en un puño, lo cual blanquea la piel. Luego, se abre la mano y la compresión sobre la arteria cubital se libera para ver si el flujo cubital arterial es suficiente para reperfundir la mano.

arteria cubital (o ulnar), pero la hemostasia adecuada por compresión puede ser más complicada debido a la relación de la arteria cubital con los huesos del carpo.

c. La prueba de Allen se realiza mediante compresión manual de las arterias radial y cubital mientras el paciente cierra su puño hasta que la mano palidece (fig. 1-9). Se abre la mano y se libera la compresión de la arteria cubital, y se observa la presencia de relleno capilar en la mano. Una prueba de Allen normal muestra reperfusión en 7 s, mientras que una prueba anómala tarda más de 10 s. La pletismografía en forma de onda con un oxímetro de pulso en el dedo pulgar (prueba de Barbeau) es un método más sensible para monitorizar la reperfusión y permite una monitorización continua durante el procedimiento. No está claro si los resultados anómalos de las pruebas de Allen o Barbeau son contraindicaciones relativas para el ATR, ya que los riesgos de isquemia de la mano y pérdida de función no se han asociado a la obstrucción de la arteria radial (3).

d. La mano se coloca en decúbito supino sobre un apoyabrazos y se sujeta en posición de dorsiflexión con una toalla enrollada o un soporte específico bajo la muñeca (fig. 1-10). El acceso se realiza mediante palpación o guía ecográfica, y un ángulo de 45° a 70° de la aguja. La guía se hace avanzar suavemente mediante guía ecográfica o fluoroscopia, sobre la cual se avanza y se limpia el introductor de acceso radial. Inmediatamente se administra una combinación de fármacos con un antagonista de los canales de calcio (p. ej., 2.5 mg de verapamilo), un vasodilatador (p. ej., 0.25 mg de nitroglicerina) y heparina (p. ej., 2 500-5 000 UI) a través del introductor de acceso de la arteria radial para reducir al mínimo el vasoespasmo y la trombosis del vaso. La combinación de fármacos suele mezclarse con sangre o solución salina para reducir el dolor provocado por la irritación de los vasos.

e. Los operadores deben conocer perfectamente las posibles variantes anatómicas de la arteria radial, la más importante de las cuales es el asa radial, una tortuosidad que puede encontrarse cerca del origen de dicha arteria (fig. 1-11). Esta tortuosidad puede identificarse con antelación mediante ecografía o inyección de contraste tras el acceso inicial. Si se identifica esta variante, en general puede reducirse al pasar suavemente una guía hidrófila a través del segmento.

f. Tras el procedimiento, el introductor puede retirarse rápidamente, incluso con el paciente totalmente anticoagulado. Los dispositivos de compresión radial con un manguito inflable están diseñados para mantener la hemostasia sin obstruir el flujo sanguíneo (fig. 1-12). Los dispositivos de compresión restringen la flexión de la muñeca y se utilizan entre 1 h y 4 h, durante las cuales el paciente puede sentarse o deambular.

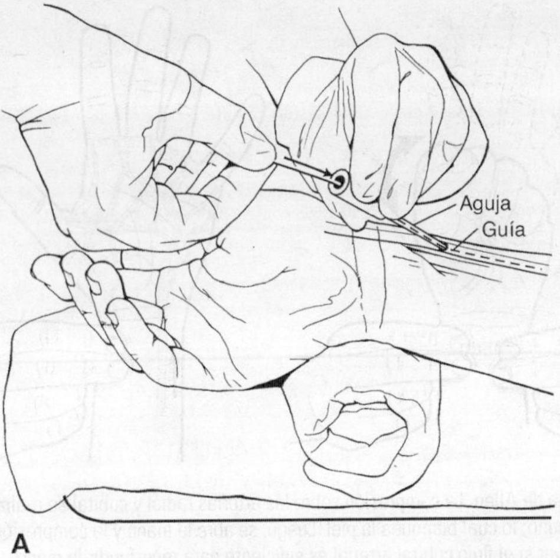

FIGURA 1-10 • A: la mano se coloca en decúbito supino y en ligera dorsiflexión con una toalla o férula específica. A continuación, a través de palpación o guía ecográfica se accede a la arteria radial mediante micropunción. Imagen ecográfica de la arteria radial en (B) vistas axial y (C) longitudinal. **D:** con la técnica de Seldinger, se avanza un introductor de acceso sobre la guía para obtener un acceso estable a la arteria. (*Continúa*)

g. Las complicaciones son infrecuentes, pero incluyen espasmo, disección, obstrucción de la arteria radial, isquemia digital, lesión nerviosa, fístula AV traumática, hematoma y síndrome compartimental. Las complicaciones son más frecuentes cuando existen variantes anatómicas.

2. **Acceso transradial distal.** El acceso transradial distal (ATRd) implica el acceso a la arteria radial en la región de la tabaquera anatómica (fig. 1-13):
   a. En lugar de estar en posición supina, la mano del paciente se coloca en decúbito prono, a menudo colocada sobre la parte inferior del abdomen.
   b. Mediante guía ecográfica o palpación, se punciona la arteria sobre la tabaquera anatómica con las mismas herramientas de trabajo que para el acceso radial.

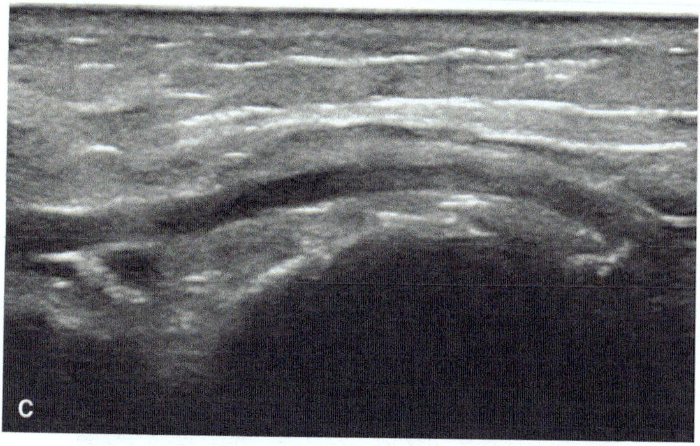

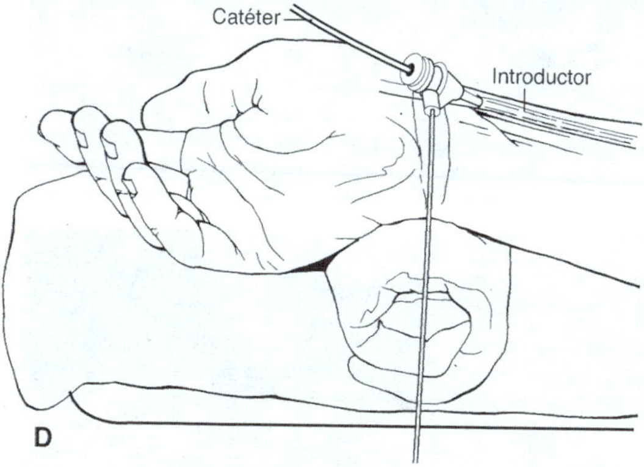

FIGURA 1-10 • (*Continuación*)

c. La hemostasia se alcanza con compresión manual o con un dispositivo de compresión específico para el ATRd.

d. Supuestas ventajas del ATRd sobre el ATR: comodidad para el paciente y el operador, ya que la mano puede estar en posición neutra o en pronación, y la posición del operador y del equipo puede ser similar a la del acceso femoral. El acceso es distal a la rama palmar superficial de la arteria radial, que irriga el arco palmar superficial, lo que en teoría reduce el riesgo de isquemia de la mano con la obstrucción de la arteria radial distal (4).

3. **Acceso a la arteria braquial**. Antes del ATR, el acceso arterial braquial era frecuente cuando estaba indicado. De hecho, sigue siendo una opción viable si el ATR/ATRd está contraindicado debido al tamaño del vaso, el espasmo o la falta de longitudes adecuadas del catéter del dispositivo (fig. 1-14). Se realizan exámenes bilaterales de presión arterial y pulso. Se coloca el brazo en posición supina y se prepara y cubre la fosa antecubital. Se recomienda el acceso por micropunción y la guía ecográfica por seguridad, así como para evitar lesiones nerviosas directas, aunque también puede utilizarse el acceso solo con palpación. Si el paciente experimenta una sensación de descarga eléctrica que desciende por el brazo, es posible que la aguja haya invadido un nervio, casos en los que debe retirarse y avanzarse a lo largo de la arteria, con cuidado, en dirección más caudal o cefálica:

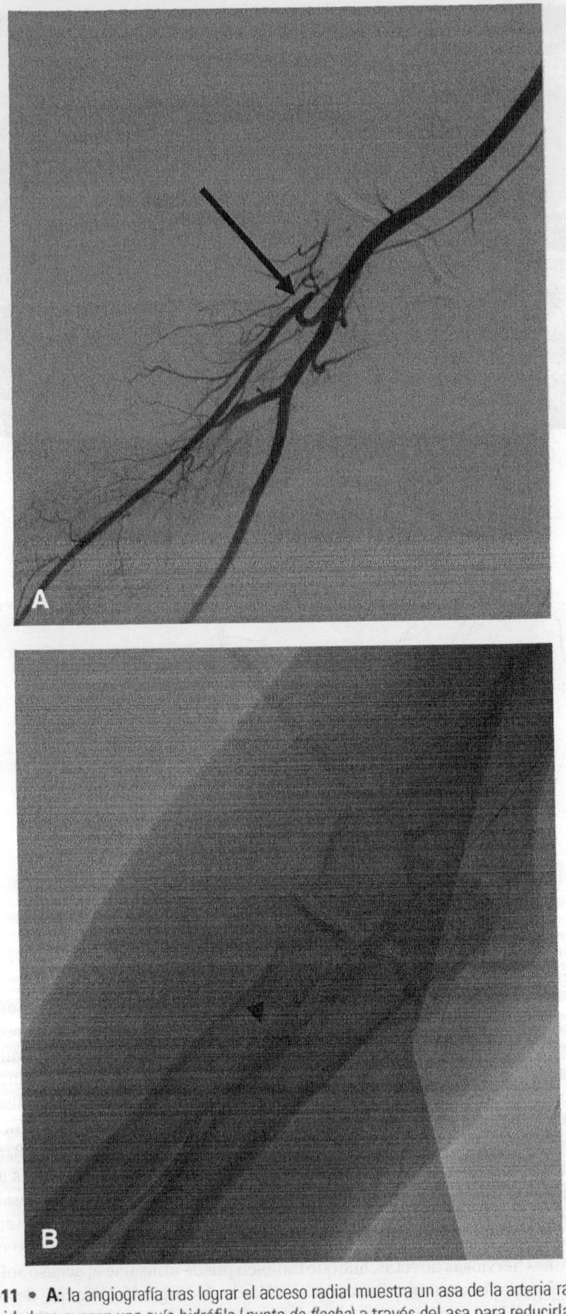

FIGURA 1-11 • **A:** la angiografía tras lograr el acceso radial muestra un asa de la arteria radial (*flecha*). **B:** con suavidad, se avanza una guía hidrófila (*punta de flecha*) a través del asa para reducirla y realizar el cateterismo deseado. (Imagen cortesía del Dr. Jesse Liu).

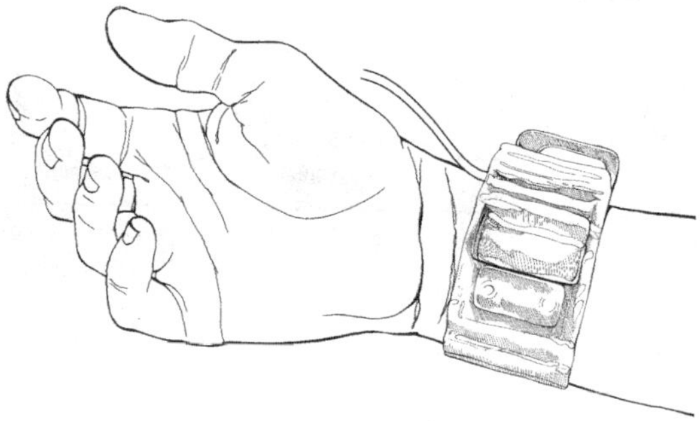

FIGURA 1-12 • Un manguito blando lleno de aire proporciona compresión a la arteria radial cuando este se infla hasta la presión arterial media para proporcionar hemostasia con preservación del flujo sanguíneo, lo que se denomina hemostasia patente (permeable).

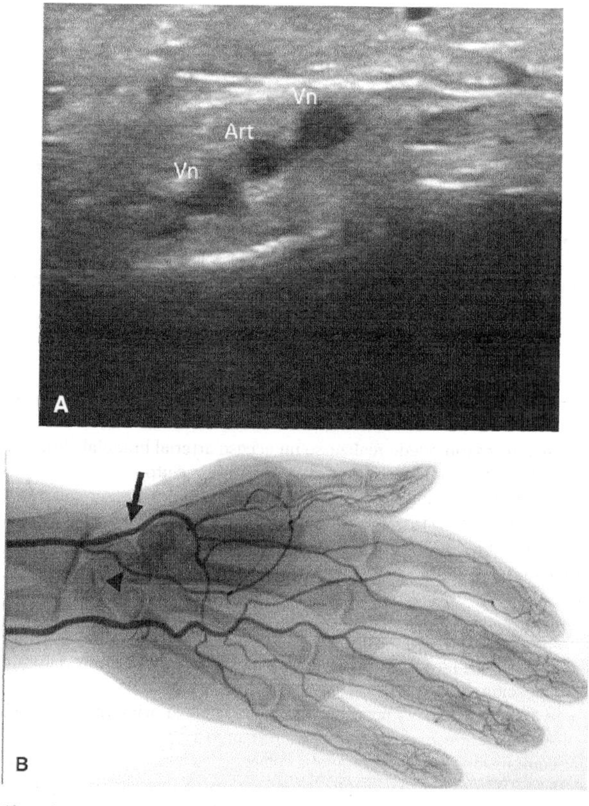

FIGURA 1-13 • Acceso radial distal (ATRd). **A:** imagen ecográfica de la arteria radial (*Art*) y las venas pares (*Vn*) en la tabaquera anatómica. **B:** angiograma de la mano que muestra la arteria radial en la tabaquera anatómica (*flecha*) distal al origen de la rama palmar superficial (*punta de flecha*), que proporciona flujo colateral al arco palmar. (Imagen cortesía del Dr. John A. Kaufman).

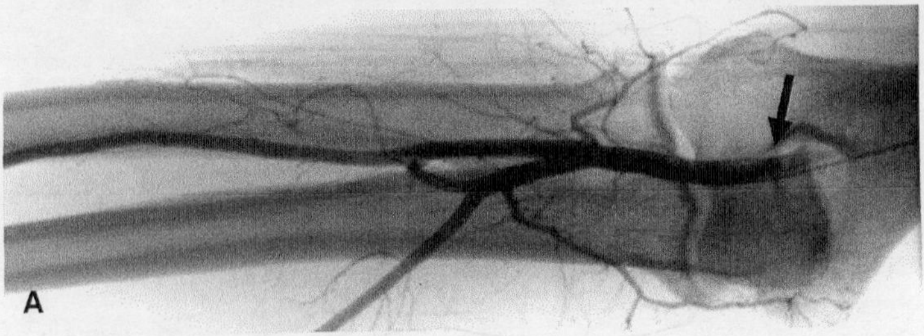

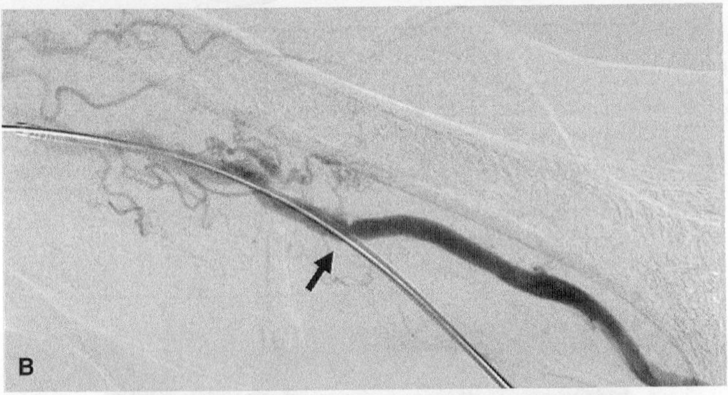

FIGURA 1-14 • **A:** acceso de la arteria braquial bajo, cerca de la porción distal del húmero. (Imagen cortesía del Dr. Robert E. Barton). **B:** acceso de la arteria braquial alto a lo largo de la porción media del húmero. (Imagen cortesía del Dr. Ramsey Al-Hakim). Las *flechas* señalan los sitios de acceso arterial.

a. El acceso arterial braquial bajo, inmediatamente cefálico a la fosa antecubital, puede facilitar la hemostasia posprocedimiento al permitir la compresión contra el húmero distal.
b. Cuando sea necesario puede realizarse un acceso arterial braquial alto, con un riesgo potencialmente mayor de hematoma tras el procedimiento.
c. Los hematomas derivados del acceso arterial braquial pueden ser peligrosos debido a la compresión de los nervios mediano y cubital en el interior del compartimento medial de la fascia braquial, con posibilidad de lesiones a largo plazo si no se descomprimen de inmediato. Este riesgo es mayor para el acceso arterial braquial alto y el acceso arterial axilar (*v.* más adelante).
d. Es importante señalar que las lesiones nerviosas compresivas pueden no deberse a un hematoma visible, pueden producirse en presencia de pulsos distales continuos, y su presentación puede retrasarse varios días. Los síntomas del paciente deben determinar la intensificación de los cuidados.

4. **Acceso a la arteria axilar.** El acceso arterial axilar fue la primera arteria del miembro superior utilizada para la angiografía percutánea, pero perdió favor debido a los riesgos de lesión por compresión del plexo braquial a causa de los hematomas. Más recientemente, ha aumentado el interés por su uso como sitio de acceso al miembro superior, en particular para dispositivos de gran calibre inadecuados para lugares de acceso arterial braquial o radial. En este caso, la planificación previa al procedimiento con angiografía por tomografía computarizada (ATC) puede ser muy útil para trazar la anatomía y descartar una enfermedad obstructiva que pueda dificultar el procedimiento:

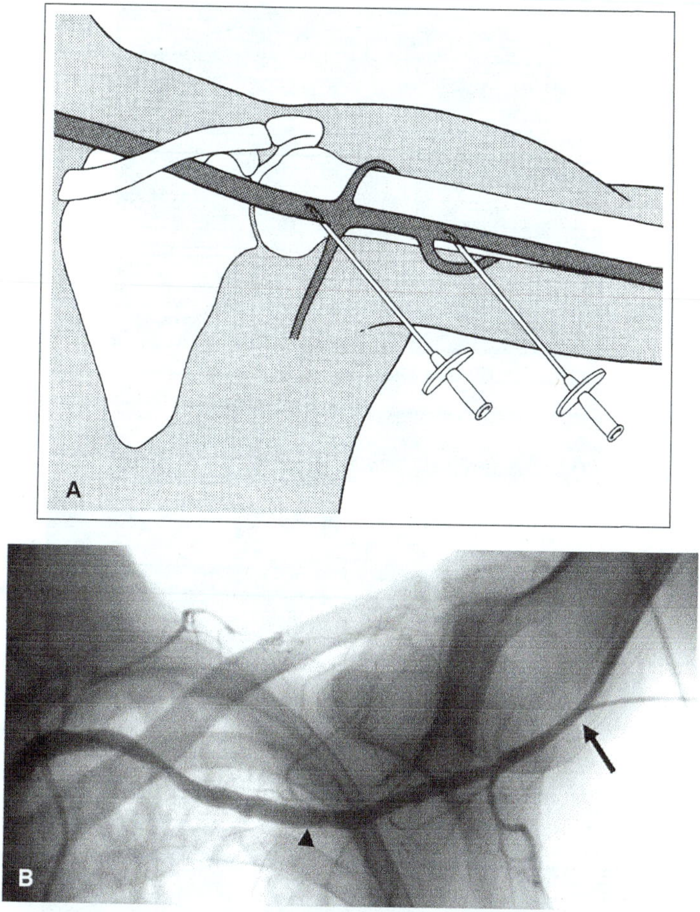

FIGURA 1-15 • **A:** relación anatómica de la arteria axilar con la cabeza humeral y localización de los puntos de punción de la arteria axilar y braquial inferior. **B:** ejemplo de acceso periférico a la arteria axilar cerca de la cabeza humeral (*flecha*) para la compresión posterior al procedimiento. Un acceso más central (*punta de flecha*) requeriría compresión contra la segunda costilla. (Imagen por cortesía del Dr. Robert E. Barton).

a. Abducir el brazo izquierdo y colocar la mano debajo de la cabeza del paciente. Preparar y cubrir la región axilar.
b. Se recomienda la guía ecográfica y el acceso con micropunción por seguridad y para evitar la lesión directa del nervio del plexo braquial. Administrar anestesia local con cuidado y evitar la penetración profunda debido a la proximidad del plexo braquial.
c. El segmento proximal de la arteria axilar, a lo largo del surco deltopectoral, puede facilitar la compresión contra la segunda costilla; un segmento más periférico, a lo largo del pliegue axilar lateral, requeriría compresión contra la cabeza humeral (fig. 1-15).
d. Las arterias axilares (y braquiales) son relativamente móviles y pueden rotar durante el acceso. Puede ser útil estabilizar la arteria en el punto de punción previsto con los dedos a ambos lados.

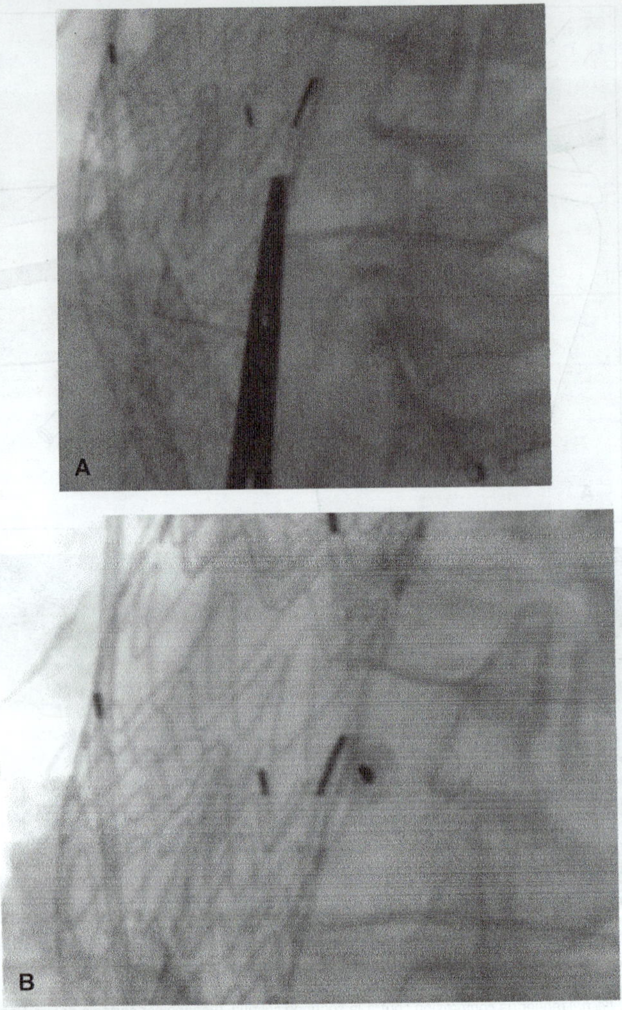

FIGURA 1-16 • **A-C:** aortografía translumbar para embolización de endofuga tras reparación endovascular de aneurisma (EVAR) mediante angulación y fluoroscopia. (Imágenes cortesía del Dr. John A. (*Continúa*)

e. El uso de un introductor de acceso puede facilitar los intercambios de catéteres y proporcionar un medio para la infusión, en caso necesario, de vasodilatadores y antagonistas de los canales de calcio.

f. También se ha descrito el uso de dispositivos de cierre con acceso arterial axilar.

Acceso directo a la aorta

1. La aortografía translumbar diagnóstica ha sido reemplazada en gran medida por las opciones de acceso al miembro superior. Sin embargo, el acceso aórtico translumbar sigue siendo una técnica valiosa para la embolización de endofugas (fig. 1-16) tras la reparación endovascular de un aneurisma aórtico (EVAR) (*v.* cap. 18).

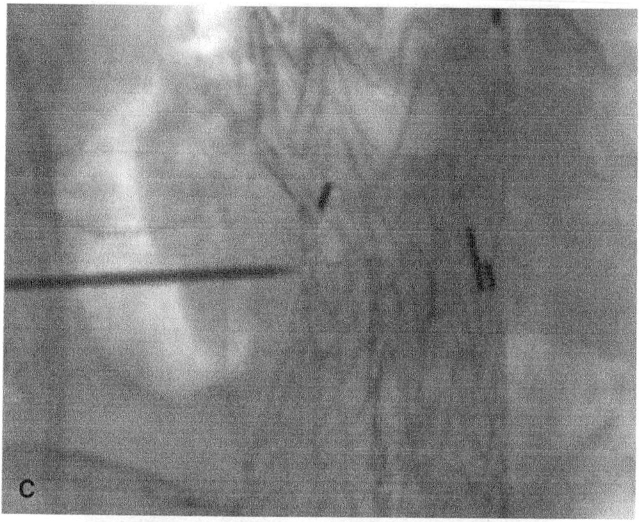

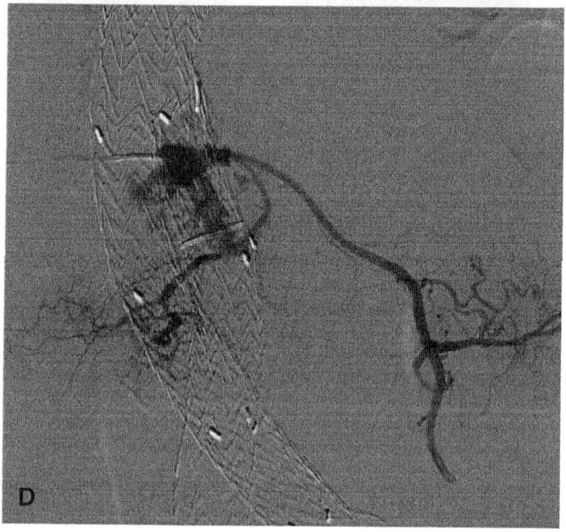

FIGURA 1-16 • (*Continuación*) **D:** aortografía translumbar que muestra la endofuga y las arterias lumbares comunicantes.

2. También se ha descrito el acceso aórtico directo desde un abordaje transcava para intervenciones cardíacas percutáneas y embolización de endofugas. Cuando se han utilizado dispositivos de gran calibre, como para la reparación transcatéter de la válvula aórtica (RTCVA), la comunicación aortocava se ha cerrado con un dispositivo de obstrucción cardíaca. Para el acceso, puede utilizarse un dispositivo de derivación portosistémica intrahepática transyugular (TIPS) o un cable de radiofrecuencia para puncionar la aorta a través de un abordaje transfemoral o transyugular, con guía ecográfica intravascular desde un sitio de acceso venoso alternativo (fig. 1-17).

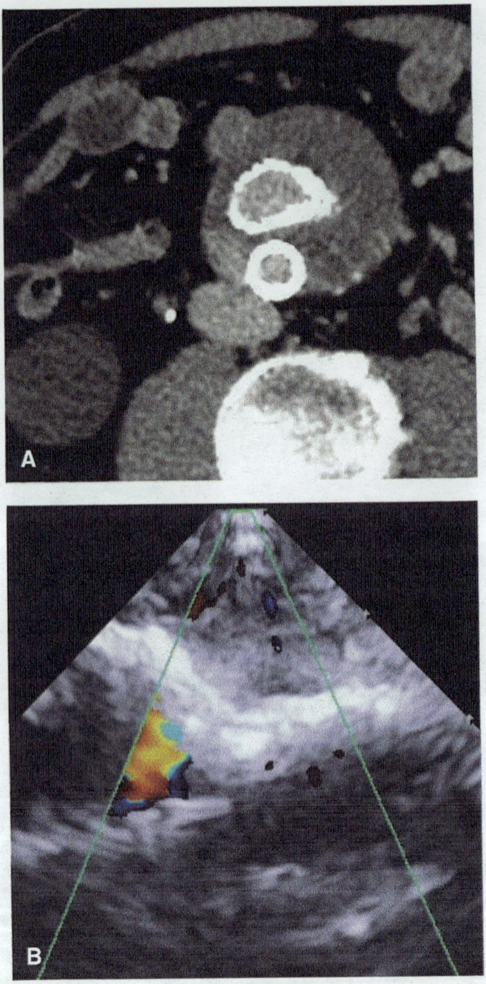

FIGURA 1-17 • A: tomografía computarizada con contraste y (B) ecografía intravascular de una sonda en la vena cava inferior de endofuga de aneurisma aórtico abdominal. (*Continúa*)

Acceso a las venas abdominales y al miembro inferior

1. Acceso a la vena femoral común:
   a. La vena femoral común se encuentra entre 0.5 cm y 1.5 cm medial a la arteria femoral (*v.* fig. 1-1). El punto de referencia de la vena femoral común por ecografía es la confluencia de la vena safena interna (fig. 1-18).
   b. **Técnica de aguja de una sola pared**: la guía ecográfica permite la visualización directa de la punción y reduce al mínimo la posibilidad de traumatismo arterial. Suele utilizarse una aguja de micropunción de calibre 21 para el acceso. Algunos operadores prefieren acoplar la aguja con una jeringa medio llena con suero salino heparinizado. Este procedimiento se realiza con un tubo de conexión corto para confirmar el acceso intraluminal con aspiración de sangre con todos los accesos venosos. La maniobra de

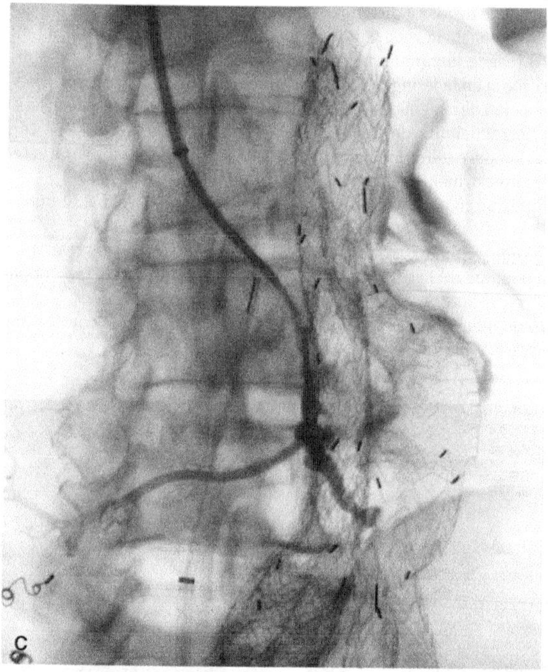

FIGURA 1-17 • (*Continuación*) **C:** angiograma de endofuga tras un abordaje transcava. (Imágenes cortesía del Dr. Ramsey Al-Hakim).

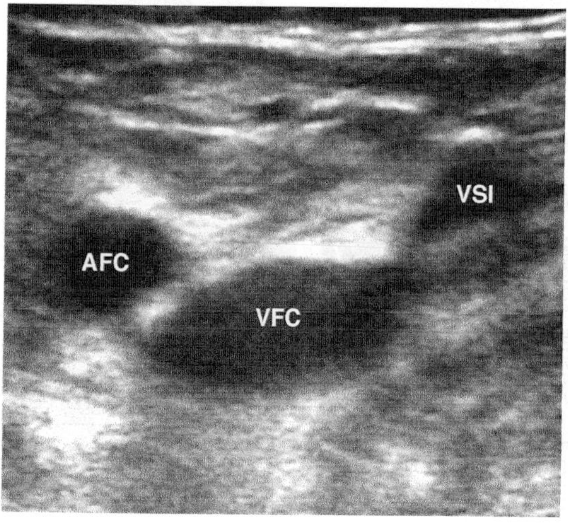

FIGURA 1-18 • La vena femoral común (*VFC*) se sitúa medial a la arteria femoral común (*AFC*) por debajo del ligamento inguinal. La confluencia con la vena safena interna (*VSI*) es un punto de referencia para la ecografía.

Valsalva puede ayudar a distender la vena, durante la cual se hace avanzar el conjunto aguja-jeringa hacia la vena femoral, con una suave aspiración intermitente. Cuando se haya atravesado la pared anterior de la vena, se observará, con la aspiración, sangre venosa oscura en la jeringa. Debe separarse suavemente la jeringa y, a la vez, mantener fija la posición de la aguja. Si se observa que sale sangre venosa no pulsátil del centro de la aguja, introducir una del tamaño adecuado en la vena femoral. La posterior dilatación y colocación del catéter mediante la técnica de Seldinger es similar a la técnica arterial descrita anteriormente.

c. La compresión manual tras el procedimiento durante 5 min a 10 min suele ser suficiente.

2. Acceso a la vena poplítea:

a. La vena poplítea suele situarse lateral y superficialmente a la arteria poplítea en la fosa poplítea, entre las cabezas del músculo gastrocnemio.

b. El punto de referencia de la vena poplítea por ecografía es la confluencia con la vena safena externa (fig. 1-19).

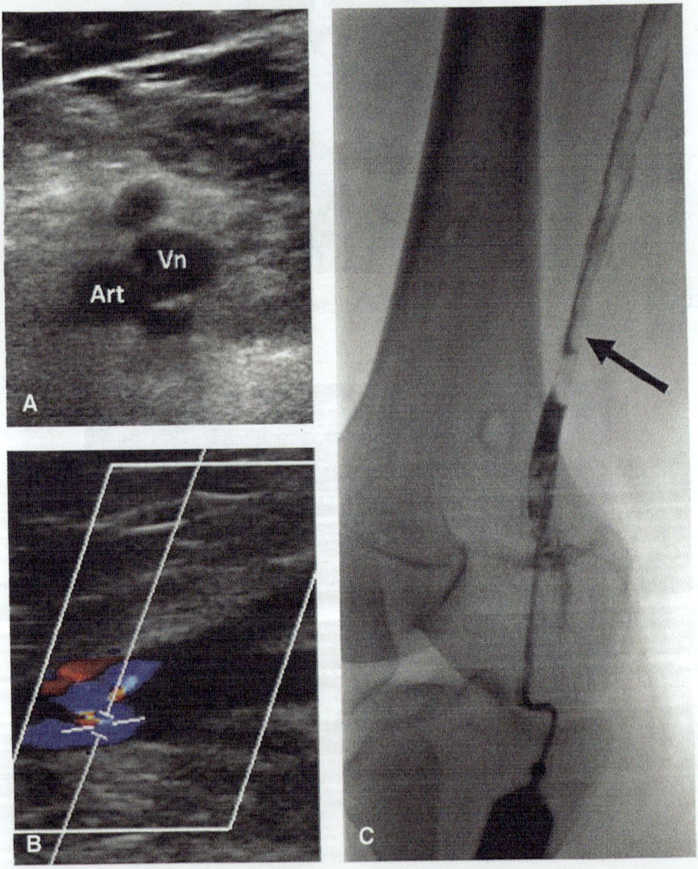

FIGURA 1-19 • **A:** la vena poplítea (*Vn*) se encuentra superficial a la arteria poplítea (*Art*) en la fosa poplítea. **B:** la ecografía puede utilizarse para acceder a una porción permeable de la vena en caso de trombo. **C:** la flebografía muestra defectos de llenado compatibles con un trombo (*flecha*).

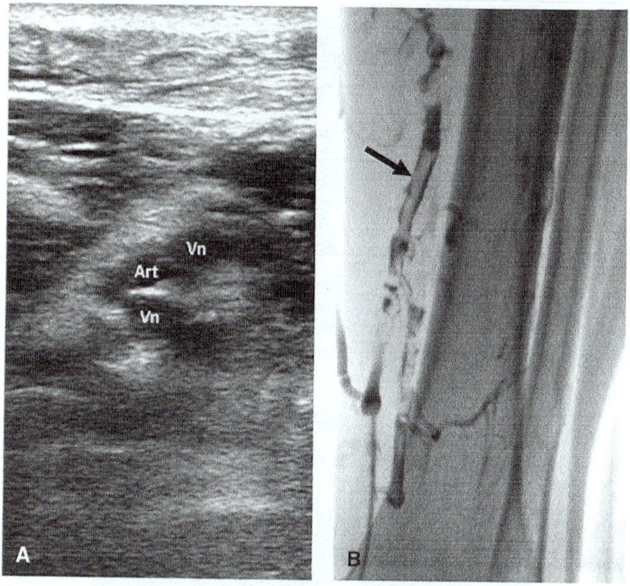

FIGURA 1-20 • **A:** venas tibiales posteriores pares (*Vn*) adyacentes a la arteria tibial posterior (*Art*) a nivel del tobillo. **B:** la flebografía muestra defectos de llenado compatibles con trombo (*flecha*).

c. Al igual que con el acceso venoso femoral común, suelen utilizarse guía ecográfica y un equipo de acceso con micropunción. Hay que tener cuidado de evitar la punción del nervio tibial, que se encuentra en la parte posterior (superficial por guía ecográfica desde el hueco poplíteo) de la vena poplítea.
d. *La compresión manual tras el procedimiento durante 5 min a 10 min suele ser suficiente.*

3. Acceso a la vena tibial:
   a. Útil para el acceso potencial a segmentos trombosados más centrales para flebografía o intervención. Las venas tibiales posteriores son los lugares de acceso más frecuentes (fig. 1-20).
   b. Las venas tibiales posteriores pares se sitúan superficialmente a ambos lados de la arteria tibial posterior, a lo largo de la parte medial del tobillo.
   c. El pie se rota lateralmente y se utilizan guía ecográfica y acceso con micropunción.
   d. La intervención puede realizarse directamente a través del acceso de la vena tibial, o puede conectarse una guía desde un segundo acceso a una vena más grande, centralmente, para una intervención posterior.
4. Acceso translumbar a la vena cava inferior:
   a. El acceso translumbar a la vena cava inferior (VCI) es una opción valiosa en pacientes con venas centrales cervicales y de los miembros superiores obstruidas que requieren un acceso venoso a largo plazo (fig. 1-21):
   b. Inicialmente puede colocarse una guía o un catéter en J a través de un abordaje a través de la vena femoral común en la VCI con el paciente en decúbito supino para que sirva como punto de referencia bajo fluoroscopia. El catéter se asegura y luego se coloca al paciente en posición prona.
   c. El lugar de inserción cutánea es de 8 cm a 10 cm lateral a la línea media hacia la derecha, y por encima de la cresta ilíaca.
   d. Se avanza una aguja de calibre 18 a 22 y de 15 cm a 20 cm hacia el cuerpo vertebral L3, en ángulo superomedial desde el punto de entrada en la piel hacia el punto de referencia del

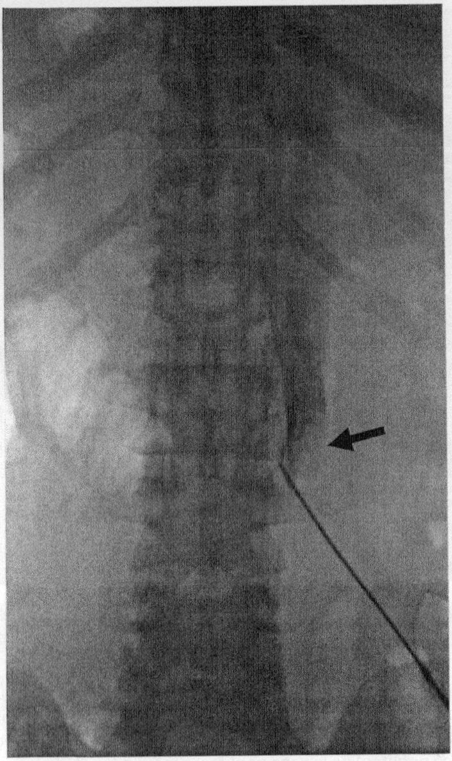

FIGURA 1-21 • Acceso translumbar a la vena cava inferior (*VCI*). Con el paciente en decúbito prono, se avanza una aguja de calibre 18 a 22 desde un punto 8-10 cm a la derecha de la línea media por encima de la cresta ilíaca, apuntando superior y centralmente en ángulos de cerca de 45° hacia el cuerpo vertebral L3. Si se produce contacto con el cuerpo vertebral, la aguja se retira ligeramente y se redirige hacia adelante. También puede utilizarse como objetivo una guía o catéter en J colocado en la VCI desde un abordaje por la vena femoral común. La inyección de contraste confirma el acceso a la VCI (*flecha*).

catéter/guía permanente colocado previamente. Si se entra en contacto con un cuerpo vertebral, la aguja se retira ligeramente, se redirige y se avanza anteriormente.

e. Tras confirmar el acceso a la vena cava con una inyección de contraste a través de la aguja, se avanza una guía hasta la unión cavoatrial inferior para completar el procedimiento.

Acceso venoso al miembro superior

1. Acceso a las venas cefálica o basílica:
   a. Se trata de venas superficiales del miembro superior utilizadas habitualmente para realizar flebografías o colocar un catéter central de inserción periférica (CCIP). La vena cefálica se encuentra superficial al bíceps, a lo largo de la cara lateral del brazo, y drena en la vena axilar junto al hombro; la vena basílica discurre a lo largo de la cara medial del brazo y drena en la vena braquial o directamente en la vena axilar.
   b. Debido a su localización superficial, estas venas pueden enrollarse y colapsarse con facilidad. La colocación más central de un torniquete facilita la distensión de la vena para la punción con un equipo de acceso para micropunción, tras lo cual se libera el torniquete para el paso de la guía.

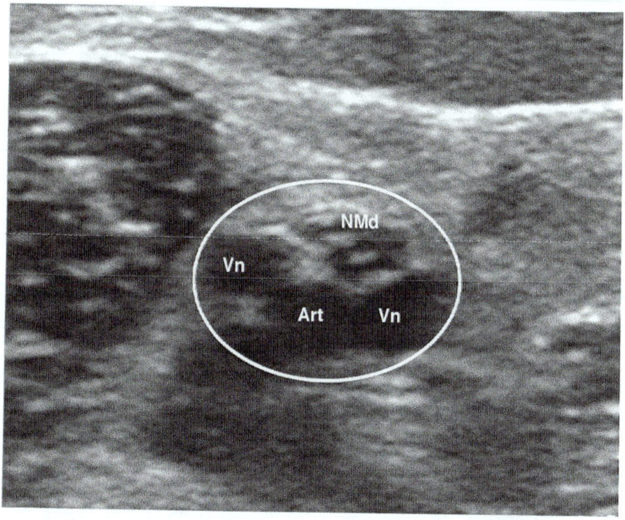

FIGURA 1-22 • Imagen ecográfica del miembro superior izquierdo que muestra las venas braquiales pares (*Vn*) adyacentes a la arteria braquial (*Art*) en el haz neurovascular (*círculo*). Obsérvese la localización del nervio mediano (*NMd*) anterior a la arteria.

2. Acceso a la vena braquial:
   a. La vena braquial es una vena profunda, se encuentra a mayor profundidad en los tejidos subcutáneos y está más próxima al haz neurovascular, lo que aumenta el riesgo potencial de su acceso (fig. 1-22).
   b. El acceso a la vena braquial puede ser una alternativa si las venas superficiales son inaccesibles.
3. Acceso a la vena subclavia:
   a. Para el acceso venoso subclavio, aunque tradicionalmente se han utilizado la palpación y los puntos de referencia, la ecografía permite la visualización directa y evitar la arteria, los nervios y la pleura.
   b. El transductor de ecografía se coloca en dirección transversal con respecto al trayecto de la vena y la arteria, inmediatamente caudal a la parte media de la clavícula, o ligeramente más periférico. La vena subclavia se sitúa anterior a la arteria. El borde pleural se observa como una delgada línea ecogénica (fig. 1-23).
   c. Tras instilar anestesia local, se utiliza una aguja de micropunción para puncionar directamente la vena subclavia desde un abordaje subclavicular, y se pasa una guía central bajo fluoroscopia.

Acceso a la vena cervical

1. Acceso a la vena yugular interna:
   a. La vena yugular interna (VYI) se utiliza habitualmente como sitio de acceso para las vías centrales, la vena cava superior o la inferior, las venas ilíacas y las venas hepáticas o renales.
   b. La vena es superficial y lateral a la arteria carótida común, cerca del nivel de la glándula tiroides (fig. 1-24).
   c. La guía ecográfica y el acceso con micropunción suelen utilizarse como se ha descrito anteriormente.
   d. El transductor de ecografía se coloca en dirección transversal con respecto a la orientación de los vasos. El posicionamiento justo por encima de la clavícula es importante para lograr un recorrido suave de los catéteres venosos centrales tunelizados, con

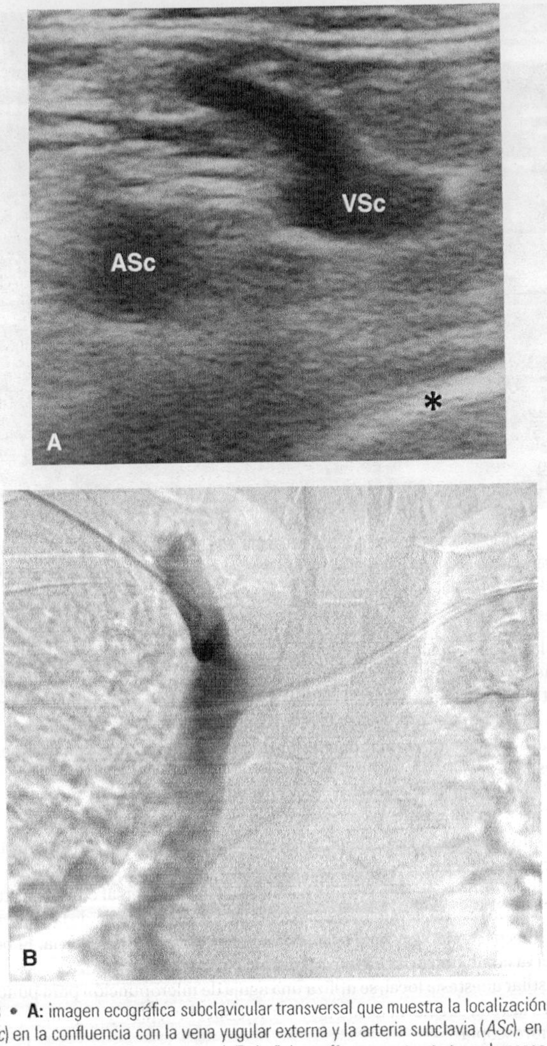

FIGURA 1-23 • **A:** imagen ecográfica subclavicular transversal que muestra la localización de la vena subclavia (*VSc*) en la confluencia con la vena yugular externa y la arteria subclavia (*ASc*), en relación con el borde pleural en el campo lejano (*asterisco*). **B:** la flebografía con contraste tras el acceso confirma la permeabilidad de la vena cava superior. (Imagen cortesía del Dr. Masahiro Horikawa).

orientación de la aguja a lo largo del acceso largo del transductor de ecografía para facilitar la entrada lateral del catéter. La punción anterior directa es adecuada cuando la VYI se utiliza como sitio de acceso para otros procedimientos.

2. Acceso a la vena yugular externa:
   a. La vena yugular externa (VYE) es una vena superficial situada a lo largo del músculo esternocleidomastoideo, en la fosa supraclavicular, y que drena en la vena subclavia central.
   b. La VYE es un sitio de acceso alternativo cuando la VYI está obstruida. Para acceder a la VYI se utilizan la guía ecográfica y la micropunción.

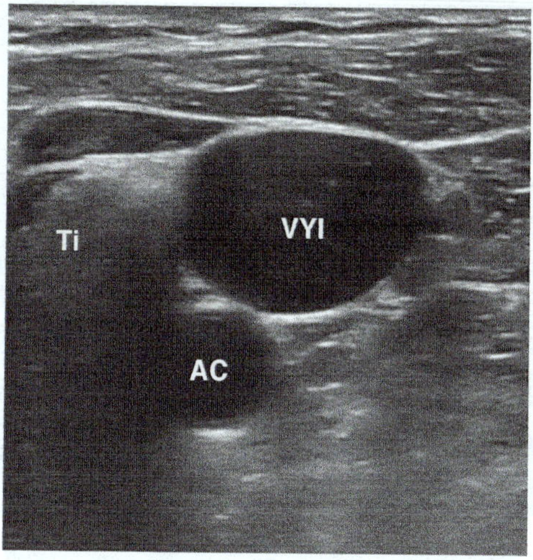

FIGURA 1-24 • Imagen ecográfica de la vena yugular interna (*VYI*) en relación con la arteria carótida común (*AC*) profunda y medialmente, y la glándula tiroides (*Ti*) medialmente.

c. El paso de la guía central puede ser más difícil con un abordaje de VYE debido a la existencia de un ángulo relativamente agudo en la confluencia con la vena subclavia (fig. 1-25).

Manejo posterior al procedimiento (1)

1. **Compresión de la punción arterial** (15 min): si se ha tratado al paciente con heparina durante el procedimiento, los parámetros de coagulación deben haberse normalizado (tiempo de tromboplastina parcial [TTP] cercano al valor de control o tiempo de coagulación activado [TCA] de unos 150 s) antes de retirar el catéter y comprimir el punto de punción:
   a. Hay que asegurar que el paciente esté cómodo durante la compresión, porque su cooperación es esencial. Administrar lidocaína adicional alrededor del punto de la punción, según sea necesario.
   b. Retirar el catéter mientras se comprime la arteria. Para enderezar la curvatura de un catéter en J, debe colocarse una guía antes de retirarlo para reducir el riesgo de lesión de los vasos.
   c. No deben utilizarse gasas grandes ni toallas mientras se comprime la zona de acceso, de modo que cualquier hemorragia sea visible. Retirar los paños quirúrgicos para verificar que no se está formando un hematoma que de otro modo no se detectaría.
   d. Comprimir en, por encima y por debajo del punto de punción real para maximizar la hemostasia (fig. 1-11). No obstruir el pulso. Los pulsos distales deben ser ligeramente palpables.
   e. Aplicar presión moderada y constante durante 10 min. A continuación, reducir suavemente la presión durante los 5 min siguientes. No quitar nunca la compresión de forma repentina.
   f. Si se produce una nueva hemorragia, se repite la compresión durante 15 min.
   g. Los dispositivos para la compresión prolongada de la ingle sin supervisión (p. ej., pinzado en C, manguitos de compresión neumática) ahorran trabajo en pacientes seleccionados que cooperan, pero requieren familiaridad por parte del personal. Es recomendable utilizar un protocolo terapéutico.
   h. Al finalizar la compresión, palpar todos los pulsos distales y comparar con el examen inicial.

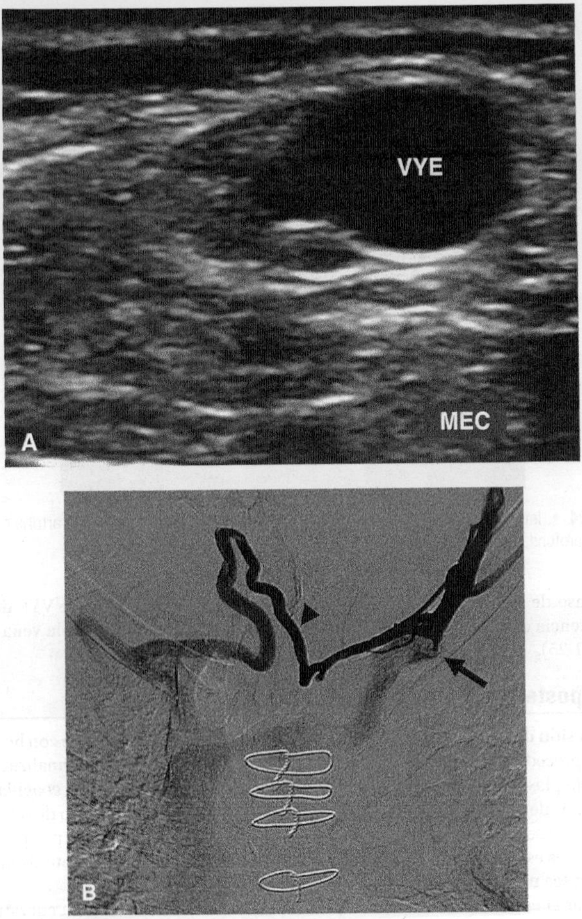

FIGURA 1-25 • A: ecografía de la vena yugular externa (VYE) superficial al músculo esternocleidomastoideo (MEC) en los tejidos subcutáneos. **B:** la flebografía tras el acceso muestra el ángulo en la confluencia con la vena subclavia (*flecha*) y el llenado colateral de la vena yugular anterior (*cabeza de flecha*). (Imagen cortesía de la Dra. Teodora Bochnakova).

i. Debe indicarse reposo en cama con las piernas extendidas durante 4 h a 6 h (la cabecera de la cama puede elevarse ligeramente); puede permitirse que el paciente «gire» con ayuda.
j. Revisar la ingle por si hay hemorragia o hematoma cada 15 min durante 1 h, después cada 30 min durante 1 h y después cada hora durante 4 h.
k. Revisar la presión arterial y el pulso cada 30 min durante 2 h y después cada hora durante 4 h.
l. Pueden administrarse líquidos por vía intravenosa hasta que el paciente pueda ingerir alimentos y líquidos por vía oral. Ajustar la administración de líquidos según el estado cardiopulmonar y renal del paciente.
m. Si el paciente no puede orinar y presenta molestias urinarias, puede colocarse una sonda urinaria hasta que pueda deambular.

2. **Dispositivos de cierre de punciones arteriales**: véase el capítulo 3.
3. **Compresión de la punción venosa** (5-10 min): aplicar presión constante como se ha descrito anteriormente, y disminuir suavemente hacia el final. En el caso de punciones venosas no complicadas de calibre pequeño, el reposo en cama puede limitarse a 1 h a 2 h, mientras que, para accesos de mayor tamaño, pueden ser necesarias de 4 h a 6 h.

Prevención y tratamiento de las complicaciones

1. La incidencia de complicaciones (tabla 1-1) puede aumentar con la gravedad del estado clínico subyacente del paciente y la duración del procedimiento (5,6).
2. Trombosis:
   a. Los factores relacionados con el catéter incluyen el tamaño (en relación con la luz arterial), el tipo de material y el tiempo de permanencia intravascular.
   b. Entre los factores relacionados con el paciente se incluyen la extensión del daño de la íntima vascular, el vasoespasmo y el estado de coagulación.
   c. La heparinización sistémica reduce el riesgo de trombosis.
3. Hemorragia (hematoma en el punto de punción):
   a. Localizar el punto de punción con precisión sobre la cabeza femoral, porque la compresión de la arteria es mejor en ese lugar; las punciones arteriales por encima y por debajo de la cabeza femoral son difíciles de comprimir de forma adecuada.
   b. Comprimir por encima y por debajo del punto de entrada de la piel para evitar hemorragias anterógradas y retrógradas.
   c. El uso de accesos de menor tamaño (5 Fr e inferiores) puede reducir el riesgo de complicaciones.
   d. La inversión de la anticoagulación mediante la monitorización del TCA puede reducir al mínimo el riesgo de hemorragia.
   e. Manejo del hematoma en el punto de punción o de la hemorragia incontrolable:
      (1) Si hay un hematoma en la ingle, marcar sus márgenes con tinta y controlar el aumento de tamaño.
      (2) Notificar a un cirujano vascular en caso de hemorragia incontrolable en el punto de punción, disminución o pérdida de pulsos, síntomas neurológicos en el miembro o sospecha de hematoma retroperitoneal (en este caso, obtener una TC abdominal para confirmar o descartar rápidamente el diagnóstico).

Tabla 1-1 Tasas de complicaciones y umbrales para la angiografía diagnóstica (5,6)

Complicación	Tasas (%)	Umbrales de reacciones adversas (%)
Hematoma en el sitio de acceso (que requiere intensificación de la atención)	0.0-1.7	0.5-3.0
Obstrucción del sitio de acceso	0.0-0.76	0.2-1.0
Seudoaneurisma o fístula arteriovenosa	0.04-0.30	0.2
Disección de vasos	0.43	0.5-1.0
Inyección de contraste por debajo de la íntima	0.0-0.44	0.5-1.0
Embolia distal	0.0-0.10	0.2-0.5
Reacción importante a los medios de contraste	0.0-3.58	0.5-5.0
Nefropatía poscontraste	0.2-3.0	0.2-5.0

ACR–SIR–SPR Practice Parameter for the Performance of Arteriography Revised 2017 (Resolution 14) 2017 [actualizada en 2017]. Disponible en: https://www.acr.org/-/media/ACR/Files/Practice-Parameters/Arteriog.pdf. Dariushnia SR, Gill AE, Martin LG, Saad WE, Baskin KM, Caplin DM, et al. Quality improvement guidelines for diagnostic arteriography. *J Vasc Interv Radiol.* 2014;25(12):1873-81.

4. Seudoaneurisma: evitar la punción de la arteria femoral superficial (punción baja); la compresión adecuada de la ingle es difícil sin apoyo del fémur por debajo. Véase el capítulo 3 para el tratamiento.
5. Embolización: para prevenir secuelas de embolización distal, considerar:
   a. Trombectomía percutánea o quirúrgica inmediata.
   b. Trombólisis selectiva dirigida por catéter, en función de la gravedad y la progresión de los síntomas.
6. Nefropatía inducida por medio de contraste: véase el capítulo 65.

Velocidad de inyección y programas de adquisición de imágenes

Angiografía por catéter

Las velocidades de inyección y los programas de adquisición de imágenes deben adaptarse al paciente cuando esté indicado; sin embargo, para la gran mayoría de los estudios, los programas sistemáticos son útiles (tablas 1-2 a 1-5). Los volúmenes y las velocidades de inyección

Tabla 1-2 Angiografía visceral y periférica (directrices generales)

Estudio (sitio de la inyección)	Volumen total y velocidad[a]	Programa de adquisición de imágenes[b]
Aortografía abdominal (por encima del tronco celíaco)	40 mL a 20 mL/s	3/s × 2 s 1/s × 3 s
Aortografía del cayado	50 mL a 25 mL/s	3/s × 3 s 1/s × 3s
Escurrimiento bilateral de los miembros inferiores (aorta distal)	96 mL a 8 mL/s	1/s × 3 s = pelvis 1/s × 2 s = muslo 1/s × 4 s = rodilla Tardías = pantorrilla/pie
Arteriografía pélvica (aorta distal)	30 mL a 15 mL/s	2/s × 3 s 1/s × 3 s
Filtración unilateral del miembro inferior (arteria ilíaca común ipsilateral)	60 mL a 6 mL/s	1/s × 3 s = pelvis 1/s × 2 s = muslo 1/s × 3 s = rodilla Tardías = pantorrilla/pie
Trasplante renal (fosa ilíaca; arteria ilíaca común ipsilateral)	12 mL a 6 mL/s	3/s × 2 s 2/s × 2 s Tardías según sea necesario
Trasplante renal (fosa ilíaca; arteria hipogástrica ipsilateral selectiva)	10 mL a 4 mL/s	3/s × 2 s 2/s × 2 s Tardías según sea necesario
Arteriografía renal unilateral (arteria renal ipsilateral proximal)	12 mL a 4-6 mL/s	3/s × 2 s 1/s × 2 s Tardías según sea necesario
Arteriografía celíaca (selectiva)	30 mL a 4-6 mL/s	2/s × 3 s Tardías para la fase venosa portal
Arteriografía hepática (selectiva)	5-20 mL a 1-3 mL/s	2/s × 3 s 1/s × 3 s Tardías según sea necesario
Arteriografía gastroduodenal (selectiva)	10-15 mL a 2-3 mL/s	2/s × 2 s 1/s × 3 s Tardías según sea necesario

(Continúa)

Tabla 1-2 **Angiografía visceral y periférica (directrices generales) (*Continuación*)**

Estudio (sitio de la inyección)	Volumen total y velocidad[a]	Programa de adquisición de imágenes[b]
Arteriografía esplénica (selectiva)	10-20 mL a 2-4 mL/s	2/s × 3 s Tardías según sea necesario
Arteriografía gástrica izquierda (selectiva)	10-15 mL a 2-3 mL/s	1/s × 4 s Tardías según sea necesario
Arteriografía mesentérica superior (selectiva)	30 mL a 4-6 mL/s	1/s × 4 s Tardías de la fase venosa portal
Arteriografía mesentérica inferior (selectiva)	15 mL a 3 mL/s	2/s × 2 s 1/s × 3 s Tardías según sea necesario
Arteriografía lumbar (selectiva)	5 mL mano	1/s
Arteriografía frénica inferior (selectiva)	8-12 mL a 1-3 mL/s	1/s × 8 s
Arteriografía subclavia (distal a las arterias cefálicas)	18 mL a 6 mL/s	1/s estaciones a mano
Arteriografía de la mano (arteria braquial media)	16 mL a 4 mL/s	1/s hasta alcanzar la fase venosa

[a]Basado en angiografía por sustracción digital (ASD) con contraste isoosmolar.
[b]Tardías = una imagen cada segundo o cada 2 s para las fases parenquimatosa y venosa.

sugeridos son aplicables a la angiografía digital si se utiliza un medio de contraste suficientemente diluido. Cuando se utiliza contraste sin diluir, tanto las velocidades como los volúmenes pueden ajustarse a la baja de forma significativa, especialmente para inyecciones selectivas en vasos más pequeños (p. ej., arterias viscerales, renales y de los miembros). La inyección debe realizarse a una velocidad y volumen suficientes para visualizar adecuadamente el segmento de interés (en general, la longitud del vaso incluida en el marco de adquisición), teniendo en cuenta al mismo tiempo el lavado y la dilución debido a la sangre entrante.

Tabla 1-3 **Angiografía venosa**

Estudio (sitio de la inyección)	Volumen total y velocidad	Programa de adquisición de imágenes
Flebocavografía inferior (desde confluencia de la vena ilíaca)	40 mL a 20 mL/s	4/s × 4 s
Vena femoral común	24 mL a 6 mL/s	2/s × 4 s
Flebografía renal (selectiva)	25 mL a 10 mL/s tras inyectar epinefrina en la arteria renal	2/s × 4 s 1/s × 2 s
Flebografía suprarrenal (selectiva)	Izquierda: 8 mL a mano Derecha: 5 mL a mano	2/s 2/s
Flebocavografía superior (vena antecubital unilateral o bilateral)	30 mL a 15 mL/s	0 × 3 s 1/s × 12 s
Flebografía hepática de enclavamiento	5 mL a mano	2/s

Tabla 1-4 Angiografía pulmonar

Estudio (punto de la inyección)	Volumen total y velocidad	Programa de adquisición de imágenes
Arteriografía pulmonar unilateral	50 mL a 25 mL/s	4/s × 3 s 1/s × 3 s
Arteriografía pulmonar lobular	18 mL a 6 mL/s	4/s × 3 s 1/s × 3 s
Ventriculografía derecha (intracavitaria)	50 mL a 15 mL/s	Cine
Auriculografía derecha (intracavitaria)	50 mL a 25 mL/s	Cine

Tomografía computarizada de haz cónico

La TC de haz cónico puede utilizarse en la angiografía rotacional para definir el suministro vascular y las característica anatómicas, así como en la tomografía de tejidos blandos para evaluar la perfusión tisular. Las aplicaciones incluyen la identificación de la irrigación arterial y la evaluación de la embolización tumoral durante la quimioembolización transarterial, la identificación de la irrigación arterial a aneurismas o malformaciones vasculares, la identificación de la vena suprarrenal durante la toma de muestras de la vena suprarrenal, y la identificación y el tratamiento de endofugas relacionadas con la reparación endovascular de aneurismas aórticos abdominales. Tras el cateterismo, el paciente y el brazo en C se colocan en la posición adecuada para la adquisición de TC de haz cónico (TCHC). A menudo se utiliza una inyección mecánica con medio de contraste no diluido o diluido, según la indicación, y las recomendaciones del fabricante. Según la ubicación del catéter, las velocidades de inyección son de 1 mL/s a 12 mL/s, y se selecciona un retraso de adquisición inicial de 2 s a 10 s para la fase arteriográfica, seguida por varias fases tardías para resaltar el parénquima y las estructuras venosas. En la tabla 1-6 (7) se presenta un ejemplo de protocolo para imágenes hepáticas durante la quimioembolización transarterial. Una vez que se obtienen las imágenes,

Tabla 1-5 Proyecciones oblicuas útiles para la angiografía periférica

Anatomía de interés	Proyección
Bifurcación de la carótida	Lateral y AP (con la cabeza girada en sentido contrario)
Sifón carotídeo	Lateral
Polígono de Willis	Vistas AP variables en diferentes proyecciones craneocaudales
Arco aórtico (para abrir el arco)	AP e inclinada (70°) OAI
Arco aórtico (para los vasos braquiocefálicos)	OAI a 45° con la cabeza en posición lateral, la barbilla levantada y los hombros caídos
Arteria pulmonar selectiva	AP y lateral; OAI izquierda a 45-60°; OAD a 45-60° Oblicua opuesta para las ramas del lóbulo inferior
Origen de los vasos mesentéricos	Aorta lateral
Ramas de la arteria hepática	Izquierda: OAD a 30-45° Derecha: OAI a 30-45°
Origen de las arterias renales	OAI a 10-15°
Bifurcación ilíaca común	Oblicua contralateral 45°
Bifurcación femoral común	Oblicua ipsilateral 45°

AP, anteroposterior; OAD, oblicua anterior derecha; OAI, oblicua anterior izquierda.

Tabla 1-6 Ejemplo de protocolo de tomografía computarizada de haz cónico para angiografía hepática (7)

Ubicación del catéter	Contraste Volumen	Velocidad de inyección	Dilución	Tiempo de exploración	Retraso en la adquisición	Hallazgos
Arteria hepática propia o selectiva	12-64 mL	1-3 mL/s	100-370 mg de yodo/mL	5-10 s	2-10 s fase arterial seguida de 20-40 s fase parenquimatosa/venosa	Suministro tumoral en la primera fase; realce parenquimatoso o seudocápsula en las fases tardías

Tacher V, Radaelli A, Lin M, Geschwind JF. How I do it: Cone-beam CT during transarterial chemoembolization for liver cancer. *Radiology.* 2015;274(2):320-34.

un programa informático especial procesa los datos en las distintas proyecciones en una estación de trabajo de reconstrucción para proporcionar imágenes procesadas multiplanares y en tres dimensiones (3D). La tecnología para esta aplicación sigue evolucionando para mejorar la resolución de contraste de las partes blandas, aumentar el campo de visión, adquirir las imágenes más rápidamente y reducir la radiación.

Consideraciones para la preparación previa al procedimiento antes de obtener un acceso arterial o venoso

1. **Riesgos de hemorragia y trombosis.** Pueden encontrarse directrices de manejo consensuadas en los estándares de práctica clínica publicadas por la Society of Interventional Radiology (SIR), respaldadas por la Cardiovascular and Interventional Radiology Society of Europe (CIRSE) y la Canadian Association for Interventional Radiology (CAIR) (8). Los procedimientos se han clasificado como de bajo riesgo hemorrágico frente a alto riesgo. Las recomendaciones para la monitorización de los parámetros de coagulación, el uso de hemoderivados y el manejo de la medicación anticoagulante y los antiagregantes plaquetarios están relacionadas con los riesgos del procedimiento y el sitio de acceso.
2. **Disfunción renal** (*v.* cap. 66).
3. **Reacción previa documentada a medios de contraste yodados** (*v.* cap. 65).
4. **Hipersensibilidad a la lidocaína (infiltración local)** (*v.* cap. 63).

Referencias bibliográficas

1. Mustapha JA, Diaz-Sandoval LJ, Jaff MR, et al. Ultrasound-guided arterial access: outcomes among patients with peripheral artery disease and critical limb ischemia undergoing peripheral interventions. *J Invasive Cardiol.* 2016;28(6):259–264.
2. Seto AH, Abu-Fadel MS, Sparling JM, et al. Real-time ultrasound guidance facilitates femoral arterial access and reduces vascular complications: FAUST (Femoral Arterial Access With Ultrasound Trial). *JACC Cardiovasc Interv.* 2010;3(7):751–758.
3. van Leeuwen MAH, Hollander MR, van der Heijden DJ, et al. The ACRA anatomy study (assessment of disability after coronary procedures using radial access): a comprehensive anatomic and functional assessment of the vasculature of the hand and relation to outcome after transradial catheterization. *Circ Cardiovasc Interv.* 2017;10(11):e005753.
4. Koury A Jr, Monsignore LM, de Castro-Afonso LH, et al. Safety of ultrasound-guided distal radial artery access for abdominopelvic transarterial interventions: a prospective study. *Diagn Interv Radiol.* 2020;26(6):570–574.
5. ACR–SIR–SPR Practice Parameter for the Performance of Arteriography. Revised 2017 (Resolution 14) [updated 2017]. Available from https://www.acr.org/-/media/ACR/Files/Practice-Parameters/Arteriog.pdf
6. Dariushnia SR, Gill AE, Martin LG, et al. Quality improvement guidelines for diagnostic arteriography. *J Vasc Interv Radiol.* 2014;25(12):1873–1881.

7. Tacher V, Radaelli A, Lin M, et al. How I do it: cone-beam CT during transarterial chemoembolization for liver cancer. *Radiology.* 2015;274(2):320–334.
8. Patel IJ, Rahim S, Davidson JC, et al. Society of Interventional Radiology Consensus Guidelines for the periprocedural management of thrombotic and bleeding risk in patients undergoing percutaneous image-guided interventions-Part II: Recommendations: Endorsed by the Canadian Association for Interventional Radiology and the Cardiovascular and Interventional Radiological Society of Europe. *J Vasc Interv Radiol.* 2019;30(8):1168–1184.e1.

2 Dispositivos de cierre vascular

Evan Lehrman, MD, Andrew Sideris, MD
Stephen P. Reis, MD, MBA, FSIR y Joshua L. Weintraub, MD, FSIR

Introducción

El acceso arterial es necesario para una amplia variedad de procedimientos, desde la oncología intervencionista y la enfermedad arterial periférica hasta la reparación de aneurismas y traumatismos. Los introductores de acceso arterial en estos procedimientos varían de cerca de 4 Fr para la angiografía diagnóstica y entre 12 Fr y 25 Fr para la colocación de endoinjertos. El objetivo de los radiólogos intervencionistas es el cierre seguro y eficaz y la hemostasis posteriores. Aunque la compresión manual (CM) ha sido el patrón de referencia para lograr la hemostasia en arteriotomías pequeñas desde el inicio de la radiología intervencionista, los dispositivos de cierre vascular (DCV) se introdujeron a principios de la década de 1990 para ayudar al mismo fin en arteriotomías más grandes. Las ventajas principales de estos dispositivos son la reducción del tiempo hasta la hemostasia y la deambulación, así como la mejora de la comodidad y la satisfacción de los pacientes. Más recientemente, también se han desarrollado dispositivos de DCV totalmente externos para el cierre y la hemostasia del sitio de acceso transradial (ATR). Aunque ha habido dudas relacionadas con la tasa de fracasos o complicaciones de los DCV frente a la CM, en la actualidad se ha acumulado un gran número de evidencia y pruebas empíricas que respaldan su uso habitual. Ambos métodos de cierre de la arteriotomía presentan ventajas e inconvenientes (tabla 2-1).

Indicaciones

Los DCV han sido aprobados para el cierre del sitio de acceso arterial y la hemostasia tras la punción retrógrada de la arteria femoral común (AFC) o la arteria radial:

1. En la AFC, los DCV se emplean con mayor frecuencia para el cierre de arteriotomías de 6 Fr o más, pero también pueden utilizarse para arteriotomías más pequeñas.
2. En la arteria radial, los únicos DCV empleados son totalmente externos (como ayudas de compresión mecánica o parches hemostáticos) debido al menor tamaño del vaso.

Usos extraoficiales del dispositivo de cierre vascular

Muchos manuales de instrucciones de uso (IDU) de DCV no incluyen estas situaciones, pero existe una base de evidencia cada vez mayor para su uso más allá del acceso retrógrado a la AFC retrógrada o el acceso radial (1):

1. Punción alta de la arteria ilíaca externa:
   a. La CM puede ser ineficaz: riesgo de hematoma retroperitoneal que puede poner en riesgo la vida.
   b. Hay informes sobre el uso de un dispositivo hemostático de cierre de la punción percutánea (Angio-Seal®) en esta situación clínica cuando las características de los pacientes son favorables.
   c. Puede ser necesario el tratamiento quirúrgico.

Tabla 2-1 Ventajas y desventajas de la compresión manual y los dispositivos de cierre vascular

Método	Ventajas	Desventajas
Compresión manual	-Parámetro de referencia -Sin coste por dispositivo -Curva de aprendizaje limitada	-Retraso para alcanzar la hemostasia -Retraso en la deambulación -Malestar del paciente -La anticoagulación debe ser revertida (TCA < 180) -Disminución del flujo de trabajo y mayor duración de la estancia del paciente
Dispositivos de cierre vascular	-Hemostasia inmediata -Disminución del tiempo de deambulación -Mayor comodidad y satisfacción del paciente -Hemostasia posible con anticoagulación	-Coste del dispositivo -Curva de aprendizaje para cada dispositivo -No se recomienda una nueva punción inmediata para todos los dispositivos -Potencial de complicaciones relacionadas con el dispositivo

TCA, tiempo de coagulación activado.

2. Baja punción en la arteria femoral superficial (AFS):
   a. Cierre de la punción de la AFS bien si > 5 mm.
3. Punción anterógrada:
   a. Varios informes respaldan el uso de DCV tras la punción anterógrada (AFC o AFS).
4. Se ha descrito el cierre de punciones arteriales no femorales mediante DCV:
   a. Arteria braquial.
   b. Arteria poplítea.
   c. Arteria axilar.

Contraindicaciones

La única contraindicación absoluta para el uso del DCV es la hipersensibilidad/alergia al material del dispositivo. Si se da alguna de las condiciones siguientes, considerar una estrategia alternativa o **CM**:

1. Situaciones generales:
   a. Campo contaminado (el DCV infectado debe tratarse mediante cirugía, con una elevada morbilidad y una mortalidad no desdeñable).
   b. Hipertensión no controlada: presión arterial sistólica (PAS) > 180 mm Hg.
   c. Obesidad mórbida: índice de masa corporal (IMC) > 40.
   d. Enfermedad arterial periférica ateroesclerótica grave (algunos informes sugieren que el DCV puede ser seguro en esta población).
2. Situaciones relacionadas con la AFC:
   a. La AFC es tortuosa, pequeña (menos de 5 mm) o existe una bifurcación femoral alta (por encima de la cabeza femoral):
      (1) Considerar acceso contralateral a la AFC o a la AFS ipsilateral.
   b. Si hay angioplastia previa, o presencia de endoprótesis o injerto de derivación:
      (1) Considerar acceso AFC contralateral o AFS ipsilateral.
   c. Gran placa ateroesclerótica en la pared anterior del sitio de acceso:
      (1) Considerar punción guiada por ecografía para evitar la placa.
   d. Se requiere punción de la pared posterior o múltiples intentos de punción para el acceso inicial.

Procedimiento

Antes de la colocación de un dispositivo como parte del procedimiento para el DCV, deben seguirse los siguientes pasos generales:

1. Realizar una angiografía de la AFC ipsilateral para evaluar la localización del punto de punción y el calibre del vaso (fig. 2-1):
   a. Inyección manual de 5 mL a 10 mL de medio de contraste a través del introductor.
   b. Puede realizarse al principio mediante un introductor de micropunción antes de adaptarlo para el procedimiento.
   c. A menudo se requieren proyecciones oblicuas para separar el introductor y la AFC para identificar claramente el sitio de acceso.
2. Considerar la posibilidad de volver a preparar la dermatotomía con un alcohol isopropílico (ChloraPrep®) y gasas húmedas estériles.
3. Considerar el cambio de guantes o la retirada de los externos en caso de doble enguantado.
4. Considerar volver a administrar lidocaína subcutánea en los tejidos blandos para la anestesia.
5. Considerar la disección roma del tracto de tejido blando entre la piel y la arteriotomía:
   a. Es crucial para el éxito de la colocación de varios DCV.
   b. Ayuda a alertar en caso de hemostasia incompleta, que se aprecia fácilmente por la hemorragia en la zona de punción.
6. Intercambiar con una guía el introductor colocado por el DCV o introducir este último en el introductor, según el dispositivo que se utilice.
7. Aplicar el dispositivo: véanse las secciones siguientes para instrucciones específicas y diagramas de varios de los dispositivos más usados en cada categoría.

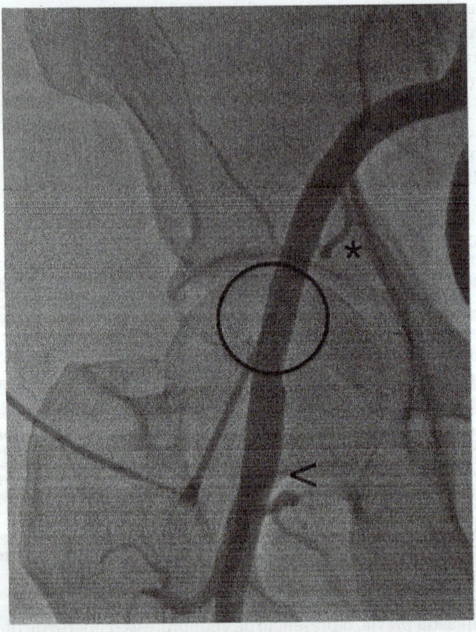

FIGURA 2-1 • Angiografía femoral común realizada a través de un introductor permanente. La punción (*círculo negro*) es adecuada para un dispositivo de cierre, entre el origen de la arteria epigástrica inferior (*asterisco*) y la bifurcación femoral (<), en un vaso de calibre > 5 mm. Obsérvese que esta punción también podría cerrarse con compresión manual, ya que entra en la arteria femoral común directamente sobre la cabeza femoral. (Angiografía cortesía del Hospital General de San Francisco, San Francisco, CA).

8. Reposo en cama de 1 h a 2 h, seguido de una prueba de deambulación.
9. Evaluar la zona de la arteriotomía en busca de evidencia de hematoma tardío o seudoaneurisma antes de dar el alta.

Pasos específicos para el cierre del ATR:

1. Aplicar el dispositivo: véanse las secciones siguientes para instrucciones específicas y diagramas de las ayudas a la compresión mecánica más utilizadas.
2. El dispositivo se lleva durante 1 h o 2 h, durante las cuales el paciente puede deambular.
3. Evaluar la muñeca en busca de evidencia de hematoma tardío o seudoaneurisma antes de dar el alta.

Tipos de dispositivos

Actualmente se fabrican varias categorías de los DCV, cada una con su propio mecanismo de acción, aplicaciones y curvas de aprendizaje:

1. **Aproximadores activos (dispositivos mecánicos de sutura o clip) (tabla 2-2)**
   Estos dispositivos permiten el cierre físico de la arteriotomía mediante materiales basados en suturas o clips de nitinol, que se fijan firmemente a la pared vascular para lograr una forma limitada de cierre quirúrgico. Con estos instrumentos, el cierre de la arteriotomía se efectúa mediante una cincha. Se considera que los aproximadores activos son el método más seguro de los DCV para arteriotomías de gran tamaño. Teóricamente, no sería necesaria la CM adicional.
2. **Aproximadores pasivos (dispositivos de tapón mecánico) (tabla 2-3)**
   Estos dispositivos aplican un sellador, gel o tapón en la zona de la arteriotomía que crea una barrera mecánica para lograr la hemostasia. Algunos de estos dispositivos potencian la hemostasia mediante un tapón de colágeno, que favorece la formación de coágulos. Habitualmente, la CM adyuvante se mantiene entre 1 min y 3 min.
3. **Dispositivos de asistencia a la compresión (tabla 2-4)**
   Esta variedad de dispositivos promueve la hemostasia de forma mecánica, sin dejar residuos materiales tras el procedimiento. Con su uso, se reduce teóricamente el riesgo de infección, embolización u obstrucción arterial debido a la ausencia de material implantado. Aunque es necesario mantener la CM complementaria, el período requerido es menor que el necesario con el uso exclusivo de la CM sola.
4. **Parches hemostáticos (tabla 2-5)**
   Estos parches se colocan externamente sobre la dermatotomía al final del procedimiento. Con estos productos, las sustancias interactúan con los hemoderivados para aumentar la hemostasia. La CM adyuvante debe mantenerse, pero durante menos tiempo que con la CM sola.
5. **Ayudas a la compresión mecánica (tabla 2-6)**
   Estos dispositivos totalmente externos permiten que la CM sea realizada por el dispositivo, en lugar de por un operador. Con estos dispositivos se requiere una duración estándar de la CM.

Tabla 2-2 Aproximadores activos (dispositivos mecánicos de sutura y de clip)

Dispositivo	Fabricante	Mecanismo	Tamaño de introductor (Fr)	Comentarios
StarClose® SE	Abbott Vascular	Clip	5, 6	El clip de nitinol extravascular cierra la arteriotomía
Perclose®-ProGlide®	Abbott Vascular	Sutura	5-8 (hasta 21 con técnica de precierre)	Sutura de polipropileno monofilamento
Prostar XL®	Abbott Vascular	Sutura	8.5-10	Sutura de poliéster trenzado, utilizada para introductores más grandes

Tabla 2-3 Aproximadores pasivos (dispositivos mecánicos de tapón)

Dispositivo	Fabricante	Mecanismo	Tamaño del introductor (Fr)	Comentarios
Mynx® -Agarre -Control	Cordis	Sellador	5-7	Tapón de polietilenglicol desplegado extraluminalmente mientras el balón intravascular crea una hemostasia temporal
EXOSEAL®	Cordis	Sellador	5-7	Tapón de ácido poliglicólico con aplicación intraluminal
FISH®	Morris Innovative	Sellador	5-8	Parche de matriz bioabsorbible premontado en introductor de procedimiento
VASCADE®	Cardiva Medical	Tapón de colágeno	5-7	El tapón de colágeno es aplicado mientras el disco intravascular crea una hemostasia temporal
Angio-Seal®	Terumo	Tapón de colágeno/anclaje implantado	5-8	Tapón de colágeno fijado por una placa intraluminal implantada

Perfiles de los dispositivos seleccionados

1. Aproximador pasivo **Angio-Seal®** (Terumo, Somerset, NJ):
   a. **Mecanismo:** una placa intravascular y un tapón de colágeno extravascular se intercalan alrededor de la arteriotomía y se ajustan con una sutura.
   b. **Características:**
      (1) La hemostasia se aumenta mediante el uso de un tapón a base de colágeno para promover la formación de coágulos.
      (2) Todos los componentes, incluida la fijación intravascular, se absorben completamente entre 60 y 90 días.
      (3) Si es necesario reingresar en un plazo de 90 días, se recomienda que el acceso se realice al menos a 1 cm del sitio anterior.
   c. **Aplicación del Angio-Seal® (modelo con plataforma integrada de torsión en «V» [PITV]) (fig. 2-2):**
      (1) El introductor para el procedimiento se intercambia sobre una guía por el introductor del Angio-Seal®.
      (2) El flujo sanguíneo a través del localizador confirma visualmente la posición correcta del introductor en la arteria.
      (3) Introducir el dispositivo Angio-Seal® PITV en el introductor hasta que oiga un «clic».
      (4) Traccionar suavemente el tapón de cierre hasta que oiga otro «clic».

Tabla 2-4 Dispositivos de asistencia a la compresión

Dispositivo	Fabricante	Mecanismo	Tamaño del introductor (Fr)	Comentarios
CATALYST® -CATALYST® II -CATALYST® III	Cardiva Medical	Disco obstructivo temporal recubierto de fármaco		El disco intravascular se deja en su sitio bajo tensión hasta que se alcanza la hemostasia, y luego se retira. CATALYST II está recubierto de caolín/quitosán. CATALYST III añade sulfato de protamina

Tabla 2-5 Parches hemostáticos

Dispositivo	Fabricante	Mecanismo	Comentarios
Syvek Excel®	Marine Polymer Technologies	Parche	La poli-N-acetilglucosamina activa las plaquetas
Clo-Sur® P.A.D.	Merit Medical Systems	Parche	Un biopolímero de acetato de poliprolato con carga positiva atrae a los eritrocitos
D-Stat® Dry®	Teleflex	Parche	La trombina activa los factores de coagulación y las plaquetas
Chitoclot Pad®	Anscare	Parche	Las moléculas de quitosano cargadas positivamente atraen a los eritrocitos y las plaquetas
StatSeal® Disc	Biolife	Parche	El biopolímero concentra los factores de coagulación y el ferrato de potasio fija los eritrocitos
QuikClot®	Z-Medica	Parche	El caolín activa los factores de coagulación

(5) El anclaje (fijación) está ahora asegurada en su lugar y el dispositivo está listo para ser desplegado.
(6) Traccionar el dispositivo Angio-Seal®.PITV hasta que la sutura haya dejado de enrollarse.
(7) Mantener la tensión ascendente en el dispositivo y hacer avanzar suavemente el tubo de compactación hasta sentir resistencia.
(8) Cortar la sutura y retirar el dispositivo.

2. Aproximador activo **StarClose® SE®** (Abbott Vascular, Abbott Park, IL):
   a. **Mecanismo**: se coloca un clip de nitinol alrededor de la arteriotomía para cerrar la abertura.
   b. **Liberación manual**: si el dispositivo no puede traccionarse después de aplicar el clip, será necesario realizar la liberación manual. Se introduce un pequeño dilatador en el orificio de liberación manual situado en el lado del dispositivo (*v.* IDU para la colocación exacta).
   c. **Características:**
      (1) Cierre mecánico seguro.
      (2) Posibilidad de acceso inmediato.
      (3) Comprobar si existe hipersensibilidad conocida al níquel-titanio (clip de nitinol) antes de su uso.
   d. **Aplicación de StarClose® (fig. 2-3):**
      (1) Cambiar el introductor operativo por uno StarClose® sobre una guía de 0.889 mm (0.035″).

Tabla 2-6 Ayudas a la compresión mecánica

Dispositivo	Fabricante	Mecanismo	Sitio de acceso	Comentarios
Femostop®	Abbott Vascular	Compresión con balón	Femoral	El dispositivo se coloca alrededor del paciente y luego se infla el balón
CompressAR® ExpressAR®	Advanced Vascular Dynamics	Compresión con disco	Femoral	El dispositivo se coloca alrededor del paciente y luego se aprieta el disco
Safeguard®	Merit Medical Systems	Compresión con balón	Femoral/radial	El dispositivo se coloca alrededor del paciente y luego se infla el balón
TR Band®	Terumo	Compresión con balón	Radial	El dispositivo se coloca alrededor del paciente y luego se infla el balón

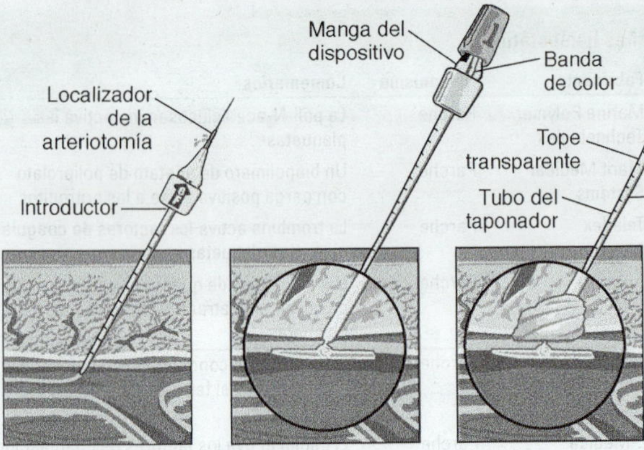

FIGURA 2-2 • Aplicación de Angio-Seal®. Véase la sección 1.c para instrucciones detalladas. (Cortesía de St. Jude Medical).

(2) Retirar el dilatador interior y la guía.
(3) Introducir el dispositivo StarClose® hasta que encaje en el introductor.
(4) Aplicar la aleta del localizador presionando hacia abajo el émbolo azul situado en la parte posterior del dispositivo: se oirá un «clic».
(5) Traccionar el dispositivo hasta encontrar resistencia en la pared del vaso.
(6) Desplazar el pulgar de avance hacia adelante para separar el introductor: se oirá un «clic».
(7) Aplicar el clip aumentando el ángulo del dispositivo y pulsando el botón azul: se oirá un «clic».

3. Aproximador activo **Perclose**® (Abbott Vascular, Abbott Park, IL):
   a. **Mecanismo**: las suturas se colocan a ambos lados de la zona de la arteriotomía con un nudo preformado. El nudo se aprieta y se bloquea con el empujanudos que viene en el dispositivo.
   b. **Características:**
      (1) La guía de acceso puede mantenerse durante toda la aplicación. Si no se logra la hemostasia, puede colocarse otro Perclose® o un dispositivo diferente.
      (2) Pueden utilizarse dos dispositivos para el precierre de grandes arteriotomías de hasta 21 Fr.

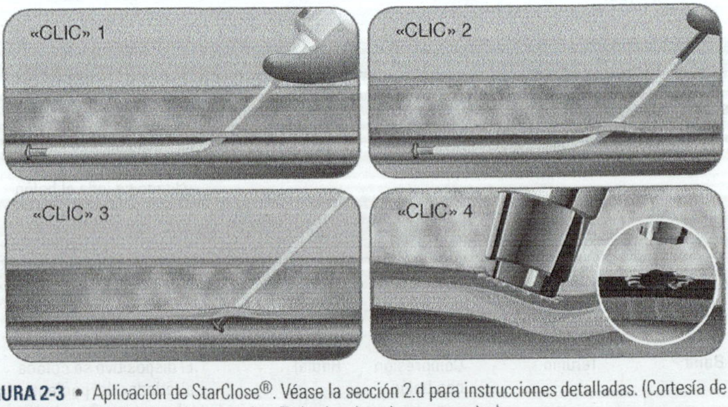

FIGURA 2-3 • Aplicación de StarClose®. Véase la sección 2.d para instrucciones detalladas. (Cortesía de Abbott Vascular. 2010 Abbott Laboratories. Todos los derechos reservados).

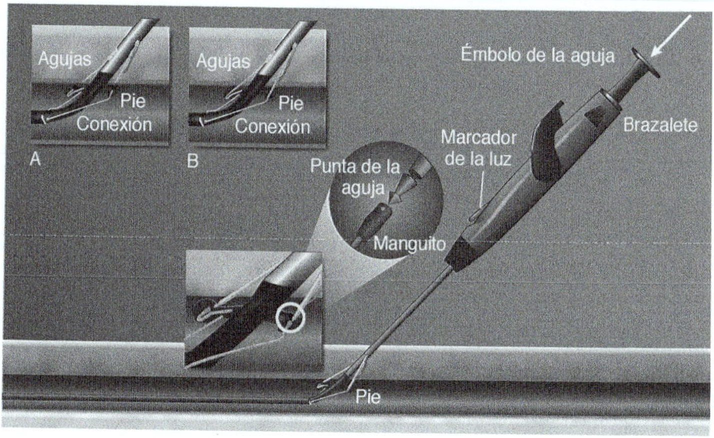

FIGURA 2-4 • Aplicación del Perclose®. Véase la sección 3.c para instrucciones detalladas. (Cortesía de Abbott Vascular. 2010 Abbott Laboratories. Todos los derechos reservados).

(3) Posibilidad de acceso inmediato.
(4) La aplicación del nudo es simple por tener un nudo preformado.

c. **Aplicación de Perclose ProGlide® (fig. 2-4):**
(1) Intercambiar el introductor operativo por el dispositivo Perclose® sobre una guía de 0.889 mm (0.035″).
(2) Cuando el orificio de salida de la guía esté cerca de la dermatotomía, retirar la guía.
(3) Empujar el dispositivo hasta que se observe un flujo sanguíneo pulsátil desde la luz del marcador.
(4) Desplegar la placa y tirar hasta encontrar resistencia.
(5) Presionar el émbolo hasta oír un «clic», desplegando las agujas (fig. 2-4A,B).
(6) Tirar del émbolo hacia atrás hasta que la sutura que sale por la parte trasera del dispositivo se encuentre en tensión.
(7) Cortar la sutura con la herramienta de recorte situada en la parte frontal del dispositivo.
(8) Colapsar la placa.
(9) Traccionar el dispositivo (opcional: volver a insertar la guía a través del orificio de salida para la guía).
(10) Utilizar el empujanudos para hacer avanzar el nudo a lo largo de la sutura azul a medida que se retira el dispositivo.
(11) Bloquear el nudo tirando de la sutura blanca.

4. Aproximador activo **Prostar XL®** (Abbott Vascular, Abbott Park, IL):
a. **Mecanismo**: dos suturas de poliéster trenzado y cuatro agujas de nitinol se despliegan desde la luz arterial y se extraen a través del tejido para luego ajustarse manualmente.
b. **Características:**
(1) Puede utilizarse para cerrar arteriotomías más grandes (IDU, hasta 10 Fr).
(2) Las suturas pueden anudarse con la guía ya colocada; si no se logra la hemostasia, puede colocarse un segundo Prostar u otro dispositivo.
(3) Posibilidad de acceso inmediato.
(4) Tiene la curva de aprendizaje más pronunciada.
c. **Aplicación de Prostar XL® (fig. 2-5):**
(1) Prolongar ligeramente la incisión cutánea y efectuar una disección roma en el trayecto tisular.
(2) Cambiar el introductor por un dispositivo Prostar XL® sobre una guía de 0.889 mm (0.035″).

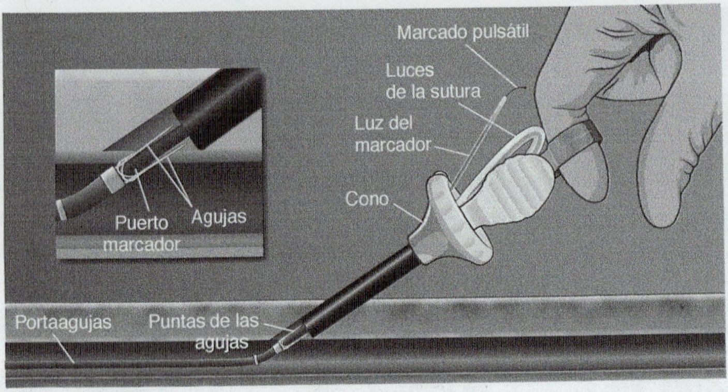

FIGURA 2-5 • Aplicación del Prostar XL®. Véase la sección 4.c para instrucciones detalladas. (Cortesía de Abbott Vascular. 2010 Abbott Laboratories. Todos los derechos reservados).

(3) Hacer avanzar el dispositivo hasta que el puerto de salida de la guía alcance la dermatotomía y, a continuación, retirar la guía y avanzar el dispositivo hasta la piel.
(4) Presionar los enclavamientos blancos con el pulgar y el índice para desbloquear el cañón.
(5) Hacer avanzar el cilindro mientras se gira hacia adelante y hacia atrás hasta que vuelva a haber sangre pulsátil.
(6) Rotar el mango en forma de anillo 90° en el sentido de las agujas del reloj y, a continuación, tirar de este hacia fuera del cono del cilindro; de este modo se despliegan las agujas.
(7) Retirar las cuatro agujas/cabos de sutura de la parte posterior del dispositivo con una pinza de Kelly.
(8) Cortar las agujas del extremo de cada cabo de sutura y desecharlas.
(9) Retraer el dispositivo hasta que puedan verse las suturas a lo largo del cilindro y recoger los cabos de la sutura en el cono.
(10) Emparejar los cabos de sutura enfrentados (verde con verde y blanco con blanco).
(11) Realizar un nudo deslizante autobloqueador con una sutura y colocarla a un lado.
(12) Realizar un nudo deslizante autobloqueador con la segunda sutura y hacerla avanzar hasta la arteriotomía mientras se retira el dispositivo Prostar del vaso; a continuación, apretar la sutura.
(13) Avance y apriete el nudo que se hizo anteriormente y déjelo a un lado.

5. Aproximador pasivo **Mynx®** (Cordis, Santa Clara, CA):
   a. **Mecanismo**: se aplica un tapón sellador de polietilenglicol (PEG) en la superficie extravascular de la arteria mientras se infla un balón intravascular para la hemostasia temporal. A continuación, el balón se desinfla y se retira. Existen dos modelos: MynxControl® y MynxGrip®.
   b. **Características:**
      (1) Tecnología de agarre: la punta de PEG se adhiere a la superficie externa de la pared del vaso.
      (2) El dispositivo se utiliza a través del introductor de procedimiento permanente.
      (3) El balón puede inflarse con contraste para la visualización fluoroscópica durante los cierres de la punción de la AFS y de la punción anterógrada.
      (4) Posibilidad de reacceso inmediato.
      (5) Todos los componentes se absorben completamente en 30 días.
   c. **Aplicación de MynxGrip® (fig. 2-6):**
      (1) Introducir el dispositivo a través del introductor permanente hasta el marcador blanco del cuerpo del dispositivo.

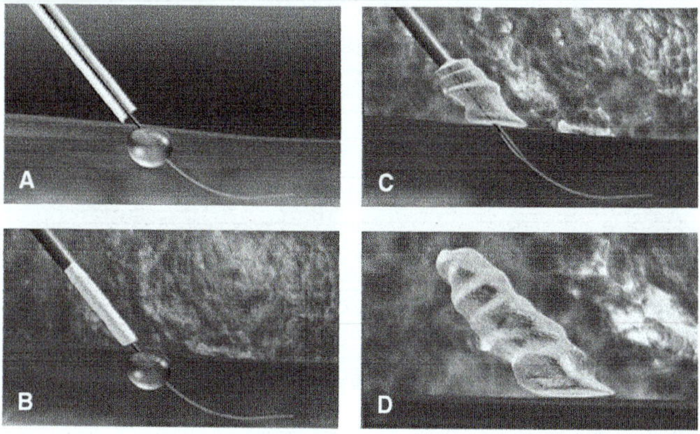

FIGURA 2-6 • Aplicación de Mynx®. Véase la sección 5.c para instrucciones detalladas. (Cortesía de AccessClosure).

(2) Inflar el balón y cerrar la llave de paso; comprobar el indicador de inflado.
(3) Retraer el dispositivo hasta que el balón esté contra la arteriotomía (fig. 2-6A).
(4) Abrir la llave de paso del introductor de procedimiento para confirmar la hemostasia temporal.
(5) Hacer avanzar la lanzadera verde que transporta el PEG hasta la arteriotomía (fig. 2-6B).
(6) Retirar la funda y la lanzadera verde hacia la parte posterior del dispositivo.
(7) Mover el tubo de avance dos muescas hacia delante.
(8) Dejar el dispositivo reposar por un momento.
(9) Desinflar el balón y extraerlo a través del tubo de avance (fig. 2-6C).
(10) Retirar el tubo de avance y aplicar una ligera presión durante 2 min (fig. 2-6D).

6. Aproximador pasivo **EXOSEAL®** (Cordis, Santa Clara, CA):
   a. **Mecanismo:** se coloca un tapón bioabsorbible de ácido poliglicólico (PGA) en el conducto extravascular que recubre la arteriotomía. La fascia suprayacente mantiene el tapón en su sitio dentro del conducto.
   b. **Características:**
      (1) Se utiliza a través del introductor permanente.
      (2) El material bioabsorbible es completamente reabsorbido a los 60-90 días.
      (3) El mecanismo de bloqueo impide el despliegue intravascular.
      (4) No debe utilizarse con introductores de más de 12 cm de longitud.
   c. **Aplicación de EXOSEAL® (fig. 2-7):**
      (1) El dispositivo se introduce a través del introductor de procedimiento permanente (fig. 2-7A) hasta que se visualiza el retorno sanguíneo pulsátil desde el puerto indicador (fig. 2-7B).
      (2) El introductor y el dispositivo se retraen juntos hasta que la pulsatilidad de la sangre disminuye (fig. 2-7C,D).
      (3) A continuación, se comprueba la ventana indicadora (fig. 2-7E): el dispositivo se encuentra en la posición extravascular adecuada en la superficie arterial cuando el indicador cambia de negro/blanco a negro/negro.
      (4) Si el indicador cambia a negro/rojo, se ha retraído demasiado y debe liberarse la tensión.
      (5) El tapón se despliega pulsando el interruptor verde de la empuñadura (fig. 2-7F). Se retiran el dispositivo y el introductor y se mantiene la CM durante 2 min.
7. Dispositivos de asistencia a la compresión **Catalyst® III** (Cardiva, Santa Clara, CA):
   a. **Mecanismo:** se despliega temporalmente un disco intravascular recubierto de fármaco y se mantiene en tensión al final del procedimiento hasta que se alcanza la hemostasia;

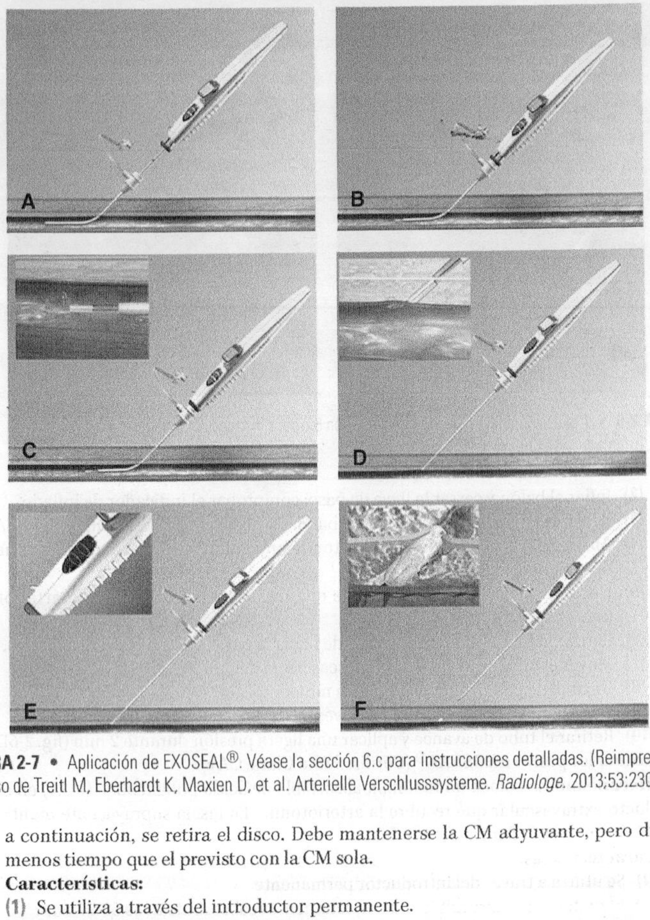

FIGURA 2-7 • Aplicación de EXOSEAL®. Véase la sección 6.c para instrucciones detalladas. (Reimpresa con permiso de Treitl M, Eberhardt K, Maxien D, et al. Arterielle Verschlusssysteme. *Radiologe*. 2013;53:230-245).

a continuación, se retira el disco. Debe mantenerse la CM adyuvante, pero durante menos tiempo que el previsto con la CM sola.

b. **Características:**

(1) Se utiliza a través del introductor permanente.

(2) Posibilidad de reacceso inmediato.

(3) La falta de depósito de material elimina las complicaciones relacionadas con los implantes.

(4) El disco Catalyst® III está recubierto de caolín/quitosán, así como de sulfato de protamina, para favorecer la hemostasia.

(5) Antes de utilizar el dispositivo, comprobar si el paciente tiene alergia conocida al sulfato de protamina o al marisco.

c. **Aplicación de Catalyst® III (fig. 2-8):**

(1) La guía del dispositivo se inserta a través de un introductor de procedimiento permanente de 11 cm de longitud hasta que la pinza blanca alcanza el centro del introductor, pero no entra en este (es posible una técnica modificada en introductores de 15 cm o 25 cm).

(2) El disco se despliega tirando del accionador hacia atrás hasta que encaje en su sitio y se vean 7 mm de marca verde.

(3) Retraer el introductor sobre la guía del dispositivo y tomar la pinza blanca cuando esta aparezca en el extremo distal del introductor.

(4) Levantar suavemente y aplicar tensión en la pinza blanca hasta que el revestimiento blanco de la guía sea visible a nivel de la piel.

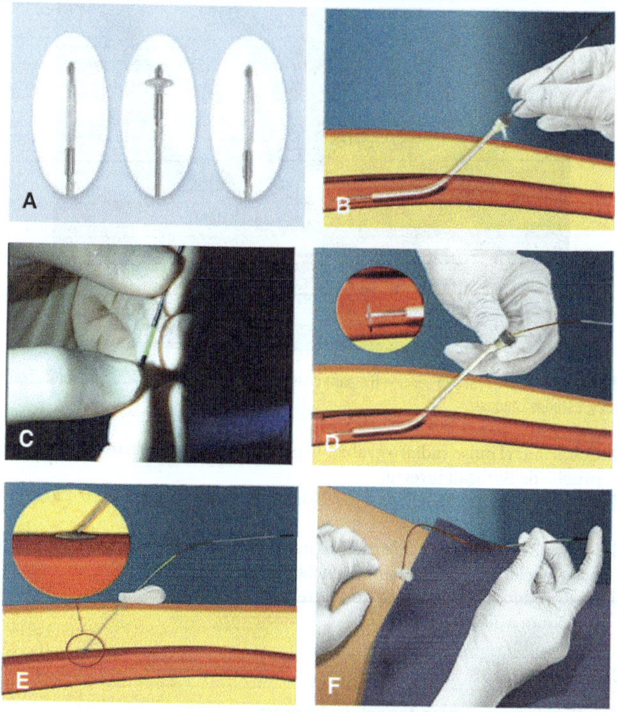

FIGURA 2-8 • Catalyst® III. Véase la sección 7.c para instrucciones detalladas. (© 2020 Cardiva Medical, Santa Clara, CA).

(5) Sujetar el clip a la guía a nivel de la piel para continuar la tensión hasta que se alcance la hemostasia (se recomienda un mínimo de 15 min).

(6) Para retirar el dispositivo, colapsar el disco presionando sobre el accionador y luego retirarlo manteniendo la CM proximal.

8. Ayuda a la compresión mecánica **TR Band®** (Terumo, Somerset, NJ):

a. **Mecanismo**: dispositivo totalmente externo que consigue la hemostasia de la arteria radial mediante una estructura de balón/brazalete ajustable que se sujeta a la muñeca del paciente. El balón se coloca sobre la zona de la arteriotomía y se infla hasta que la hemorragia se detiene.

b. **Características:**

(1) Posibilidad de reacceso inmediato.

(2) La falta de depósito de material elimina las complicaciones relacionadas con los implantes.

(3) Relativamente fácil de usar.

c. **Aplicación de TR Band® (fig. 2-9):**

(1) Retirar el introductor de procedimiento de 2 cm a 3 cm.

(2) Aplicar el dispositivo alineando el marcador verde (situado en el centro del balón de compresión) 1 mm a 2 mm proximal al punto de punción, y fijar el brazalete a la muñeca del paciente.

(3) Inyectar lentamente de 15 a 18 mL de aire mientras retira el introductor. La hemorragia debe cesar en este punto.

(4) Comenzar a extraer aire del balón hasta nueva hemorragia. Volver a inyectar de 1 mL a 2 mL de aire. La hemorragia debería detenerse de nuevo.

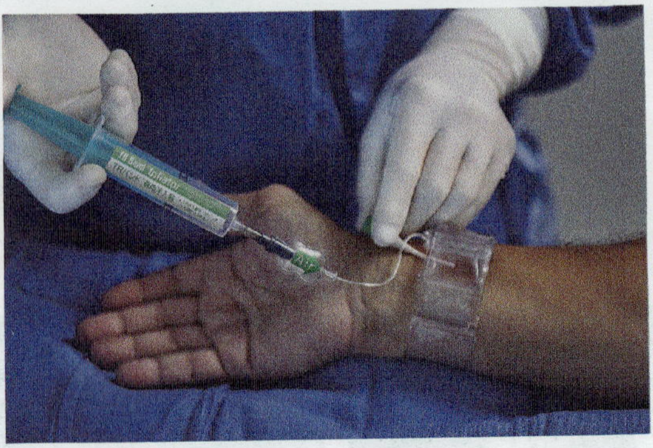

FIGURA 2-9 • TR Band®. Véase la sección 8.c para instrucciones detalladas. (© 2020 Terumo, Somerset, Nueva Jersey, Estados Unidos).

(5) Confirmar el pulso radial o evaluar la permeabilidad de la arteria radial mediante la prueba de Barbeau inversa.
(6) Se despliega durante 60 min (50 U/kg o menos de heparina), o 120 min (más de 50 U/kg de heparina).
(7) Retirar 3 mL a 5 mL de aire cada 10 min a 15 min o desinflar lentamente en un solo paso (acelerado), según la preferencia del operador.
(8) Si se produce una hemorragia durante la extracción, volver a inflar el balón y esperar de 15 min a 30 min.

Técnicas avanzadas

1. **Técnica Preclose para grandes arteriotomías:**
   a. Los DCV con suturas se utilizan para cerrar arteriotomías grandes.
   b. Se utiliza para la reparación endovascular percutánea de aneurismas.
   c. Acceso obtenido inicialmente con introductor de 6 Fr y guía de 0.889 mm (0.035″).
   d. Se despliegan dos dispositivos Perclose ProGlide® sucesivamente, cada uno girado 30° en direcciones opuestas (horas 10 y 2).
   e. Las suturas se aflojan y se fijan a un lado.
   f. Dilatación seriada de la arteriotomía y finalización de la reparación.
   g. El introductor se extrae a través de una guía rígida de 0.889 mm (0.035″) con CM, y los nudos preformados se aprietan en el orden secuencial de su colocación.
   h. Se libera la CM:
      (1) Si se confirma la hemostasia, retirar la guía.
      (2) Si el flujo sanguíneo pulsátil persiste, colocar otro Perclose® o Angio-Seal®.
      (3) Si no se consigue la hemostasia, reinsertar el introductor; es necesaria una reparación quirúrgica.
   i. Se vuelve a aplicar CM 5-10 min después de confirmar la hemostasia.
   j. Reposo en cama durante 6 h.
2. **Tratamiento del seudoaneurisma de la arteria femoral común:**
   a. Acceder percutáneamente al seudoaneurisma de la AFC con una aguja de micropunción y guiar el hilo metálico a través del cuello hasta la arteria madre.
   b. Cambiar por una guía de 0.889 mm (0.035″) y desplegar un aproximador activo Angio-Seal® o un DCV.
   c. Considerar en pacientes con coagulopatías que no responden a la trombina.
3. **Colocación inadvertida de un catéter en la arteria subclavia (2):**
   a. Informes de casos durante intentos de acceso venoso central.
   b. Se ha informado del uso de Angio-Seal®, StarClose®, Mynx y Perclose® para el cierre arterial tras la retirada del catéter sobre una guía.

   c. Puede insertarse un balón de obstrucción arterial desde la ingle, como tratamiento adyuvante, mientras el catéter permanente se intercambia por el DCV.
4. **Cierre venoso (3):**
   a. Se han usado los dispositivos Angio-Seal® y Perclose® para el cierre venoso tanto al terminar como en el precierre antes de la dilatación con introductor de gran tamaño.

Complicaciones (tabla 2-7)

1. Las complicaciones del acceso vascular rara vez ponen en riesgo la vida, pero incluso las más leves pueden prolongar la estancia hospitalaria y aumentar las tasas de mortalidad a un año (4). Las complicaciones suelen ser multifactoriales y pueden deberse a:
   a. Calidad/ubicación/tamaño del acceso inicial.
   b. Fármacos anticoagulantes/antiplaquetarios/trombolíticos.
   c. Elección del dispositivo y de la técnica utilizada para la aplicación o la CM.
2. Complicaciones graves:
   a. Son resultado del daño al vaso durante la aplicación del dispositivo, el desprendimiento de la placa ateroesclerótica durante la colocación o la embolización del dispositivo.
   b. El daño vascular es más probable con dispositivos aproximadores activos que ciñen de forma mecánica la arteriotomía cerrada, pero la embolización puede presentarse con aproximadores activos o pasivos.
   c. Las complicaciones principales casi siempre requieren cirugía abierta o reparación endovascular.
   d. En general, estas complicaciones son bastante raras, con una reducción de la incidencia tras el perfeccionamiento de los dispositivos y la acumulación de experiencia por parte del operador.
3. Complicaciones leves:
   a. Las complicaciones leves suelen deberse a un fallo del dispositivo o a una CM ineficaz.
   b. Los hematomas suelen tratarse de forma conservadora, pero pueden requerir transfusión.
   c. El seudoaneurisma suele tratarse con inyección de trombina o compresión con endoprótesis cubierta o cierre del DCV reservado para casos resistentes.
   d. Se han notificado lesiones de ramos cutáneos superficiales del nervio femoral con la implantación de Angio-Seal®, por lo demás sin complicaciones.

Resultados

1. Los primeros informes de casos y datos de ensayos de pacientes bajo cateterismo coronario en las décadas de 1990 y 2000 demostraron un aumento de las complicaciones con el uso del DCV; sin embargo, se han planteado cuestiones de legitimidad en relación con la extrapolación de estos primeros hallazgos a procedimientos realizados en pacientes con mayor riesgo de complicaciones vasculares (5).
2. Un metaanálisis específico de radiología intervencionista revisó 34 estudios con un análisis conjunto del DCV (Angio-Seal®, StarClose®, Perclose® y Duett®). Demostró una disminución no significativa de las complicaciones frente a la CM (6).

Tabla 2-7 Complicaciones graves y leves de la implantación de dispositivos de cierre vascular

Complicaciones graves	Complicaciones leves
Isquemia de los miembros	Hematoma
Dispositivo de embolización	Seudoaneurisma
Obstrucción arterial	Fístula arteriovenosa
Laceración arterial	Lesión nerviosa
Hematoma retroperitoneal	
Infección en el sitio de acceso	

3. Un registro de datos específico de radiología intervencionista recopiló datos de 10 países europeos, con un total de 1 107 pacientes inscritos. En el 97.2 % de los casos, la colocación del dispositivo fue satisfactoria. La tasa de complicaciones fue del 2.4 % (7).
4. Un metaanálisis de 34 estudios con un análisis conjunto de DCV (VasoSeal®, Angio-Seal®, ProGlide®, Prostar®, StarClose®, Exoseal®, Catalyst®, Femoseal®, EVS®, X-PRESS®, Epi-Close-T® y FISH®) mostró una reducción del tiempo hasta la hemostasia y la deambulación en comparación con la CM (8).
5. Una revisión sistemática Cochrane de 2016 no encontró diferencias en la incidencia de lesiones vasculares de los DCV en comparación con la CM, así como tampoco en la eficacia o seguridad de los DCV con diferentes mecanismos de acción (9).
6. Un metaanálisis de 2018 de 12 estudios con 7 961 pacientes de cateterismo coronario mostró una menor tasa de hemorragia mayor y complicaciones vasculares significativamente menores asociadas con el ATR, en comparación con los DCV en la AFC (dispositivos de sutura o tapones vasculares) (10).

Puntos clave

1. La literatura ha establecido firmemente que los DCV disminuyen el tiempo hasta la hemostasia y la deambulación, en comparación con la CM.
2. Tras 20 años de evolución de los dispositivos y de experiencia colectiva de los operadores, los datos actuales sugieren que los dispositivos no difieren de la CM en términos de eficacia, seguridad o complicaciones vasculares.
3. Con docenas de dispositivos entre los que elegir, la clave del éxito de la colocación de un DCV es familiarizarse con el concepto, el mecanismo y las instrucciones de cada dispositivo utilizado en la consulta. Conocer los pasos del proceso de aplicación es insuficiente; el operador debe ser capaz de visualizar lo que sucede dentro y alrededor de la arteria a medida que se pulsa cada botón y se presiona cada émbolo.
4. Algunos dispositivos son más adecuados que otros para determinadas aplicaciones clínicas y poblaciones de pacientes. La clave está en familiarizarse con varios dispositivos que puedan usarse con seguridad y con resultados previsibles.

Referencias bibliográficas

1. Barbetta I, van den Berg JC. Access and hemostasis: femoral and popliteal approaches and closure devices—why, what, when, and how? *Semin Intervent Radiol.* 2014;31(4):353–360.
2. Mousa AY, Abu-Halimah S, Nanjundappa A, et al. Inadvertent subclavian artery cannulation and options for management. *Vascular*. 2015;23(2):132–137.
3. Mylonas I, Sakata Y, Salinger M, et al. The use of percutaneous suture-mediated closure for the management of 14 French femoral venous access. *J Invasive Cardiol.* 2006;18(7):299–302.
4. Ortiz D, Jahangir A, Singh M, et al. Access site complications after peripheral vascular interventions: incidence, predictors, and outcomes. *Circ Cardiovasc Interv*. 2014;7(6):821–828.
5. Sheth RA, Walker TG, Saad WE, et al. Quality improvement guidelines for vascular access and closure device use. *J Vasc Interv Radiol.* 2014;25(1):73–84.
6. Das R, Ahmed K, Athanasiou T, et al. Arterial closure devices versus manual compression for femoral haemostasis in interventional radiological procedures: a systematic review and meta-analysis. *Cardiovasc Intervent Radiol.* 2011;34(4):723–738.
7. Reekers JA, Müller-Hülsbeck S, Libicher M, et al. CIRSE vascular closure device registry. *Cardiovas Intervent Radiol.* 2011;34(1):50–53.
8. Cox T, Blair L, Huntington C, et al. Systematic review of randomized controlled trials comparing manual compression to vascular closure devices for diagnostic and therapeutic arterial procedures. *Surg Technol Int.* 2015;27:32–44.
9. Robertson L, Andras A, Colgan F, et al. Vascular closure devices for femoral arterial puncture site haemostasis. *Cochrane Database Syst Rev*. 2016;3:CD009541.
10. Chugh Y, Bavishi C, Mojadidi MK, et al. Safety of transradial access compared to transfemoral access with hemostatic devices (vessel plugs and suture devices) after percutaneous coronary interventions: a systematic review and meta-analysis. *Catheter Cardiovasc Interv*. 2020;96(2):285–295.

3 Tratamiento de las complicaciones vasculares

John Chung, MD, FRCPC y
Darren Klass, MBChB, MD, MRCS, FRCR, FRCPC

Introducción

Las complicaciones en el sitio de acceso son relativamente infrecuentes, desde pequeños hematomas hasta la transección de la arteria de acceso con exanguinación (1). En las tablas 3-1 y 3-2 se enumeran las complicaciones más frecuentes y su frecuencia.

Seudoaneurismas

La complicación más frecuente del sitio de acceso vascular que requiere intervención es la formación de un seudoaneurisma. La reparación quirúrgica tiene unas tasas de complicaciones sorprendentemente elevadas, del 19 % al 32 % (2), que incluyen cicatrización inadecuada de la herida, neuralgias femorales y filtraciones linfáticas; por ello, los procedimientos guiados por ecografía han revolucionado su tratamiento (3).

Indicación

1. Identificación de un seudoaneurisma en un acceso arterial. El tratamiento conservador y de observación se ha abandonado en gran medida.

Contraindicaciones

Absolutas

1. Paciente con inestabilidad hemodinámica.
2. Hemorragia activa (retroperitoneal o percutánea); hematoma en expansión.
3. Necrosis cutánea inminente debido al tamaño del hematoma/seudoaneurisma.
4. Isquemia aguda distal del miembro debida a los efectos de compresión de un hematoma/seudoaneurisma.
5. Infección activa en el sitio del acceso percutáneo.

Relativas

1. Ancho del cuello del seudoaneurisma > 8 mm.
2. Ausencia de cuello de seudoaneurisma perceptible.
3. Diámetro del saco del seudoaneurisma < 10 mm (mayor riesgo de trombosis arterial).

Preparación previa al procedimiento

1. Imágenes detalladas, normalmente con ecografía o, como otra opción, angiografía por tomografía computarizada (ATC) o angiografía por resonancia magnética (ARM). Deben identificarse la extensión y la morfología del seudoaneurisma, incluido el número de lóbulos que tiene, así como la anchura y la longitud de su cuello. Si se realiza ecografía, también debe evaluarse el patrón de onda Doppler del flujo de salida arterial.
2. Deben obtenerse datos de laboratorio recientes, como hemograma completo, plaquetas y cociente internacional normalizado (INR, *international normalized ratio*).
3. Evaluación mediante Doppler o palpación de las arterias ipsilaterales del pie (dorsal del pie, tibial posterior) justo antes del tratamiento percutáneo.

Procedimiento

Compresión guiada por ecografía (3)

1. Fue el primer tratamiento guiado por ecografía de los seudoaneurismas yatrógenos descrito. Sigue siendo la opción de tratamiento preferida para los seudoaneurismas < 1 cm y sigue siendo un tratamiento aceptable cuando no se dispone de trombina.

Tabla 3-1 Complicaciones frecuentes después del acceso arterial percutáneo

Complicación	Incidencia (%)
Hematoma	5-23
Seudoaneurisma	0.2-9
Fístula arteriovenosa	0.1-2.1
Hemorragia	0.15-0.44
Disección/obstrucción	< 0.5
Neuropatía	0.21
Infección	< 0.1

2. Se inyectan cantidades abundantes de anestésico local. Debe considerarse la sedación intravenosa. Debido a la gran cantidad de hematomas, estos pacientes muestran sensibilidad extrema al tacto.
3. Se coloca un transductor ecográfico de matriz lineal (4-7 MHz) en la ingle afectada con visualización directa del cuello y el cuerpo del seudoaneurisma (o el lóbulo más cercano al cuello en un seudoaneurisma complejo multilobulado), así como de la arteria de la que surge el seudoaneurisma.
4. Con guía ecográfica Doppler en color en tiempo real, se aplica presión sobre el seudoaneurisma a través de la sonda para eliminar el flujo a través del seudoaneurisma mientras se mantiene el flujo a través de la arteria principal.
5. La presión se alivia lentamente a intervalos de 10 min para evaluar si persiste el flujo a través del seudoaneurisma.
6. Al momento en el que se identifica un flujo persistente, se repite el paso 4 hasta que el flujo interno del seudoaneurisma permanece obliterado cuando la presión del transductor está totalmente liberada.
7. Las limitaciones de esta técnica incluyen necesidad de tiempos relativamente largos, molestias para el paciente y posible necesidad de sedación, así como mayores tasas de fracaso respecto de otros métodos de tratamiento guiados por ecografía.

Inyección de trombina guiada por ecografía (2,3)

1. Este método es el estándar de atención en la mayoría de las instituciones.
2. Se aplica una preparación estéril estándar y se cubre la zona afectada con una cubierta estéril a un transductor ecográfico (normalmente una sonda lineal de 4-7 MHz).
3. Se administra anestesia local subcutánea, según necesidad. Debido a los extensos hematomas, estos pacientes a menudo tienen sensibilidad extrema al tacto.
4. Preparación de solución de trombina. Existen varias formulaciones de trombina. En general, se reconstituye con solución salina estéril. Se ha descrito el uso de trombina bovina o humana en concentraciones de 100 UI/mL a 1 000 UI/mL, todas con igual eficacia:
   a. En algunas instituciones, la trombina solo está disponible como parte de un equipo comercial (p. ej., Tisseel® [Baxter, Deerfield, IL]) que contiene varias dosis de trombina humana deshidratada. La solución de 2 mL de cloruro de calcio se inyecta en un vial de 1 000 UI de trombina. La mezcla se agita vigorosamente para reconstituir la trombina en una solución. La solución resultante de 2 mL de trombina se añade a una jeringa de 10 mL que contiene 8 mL de solución salina estéril, lo que da lugar a una solución de 10 mL con una concentración de 100 UI/mL.
5. Se realiza la introducción guiada por ecografía de una aguja calibre 21 o 22 en el seudoaneurisma, de preferencia en el lóbulo más proximal en comunicación directa con el cuello en los seudoaneurismas complejos.
6. La solución de trombina se inyecta lentamente en incrementos de 0.1 mL a 0.2 mL (10-20 UI) bajo visualización ecográfica Doppler color en tiempo real del seudoaneurisma, solo hasta que se interrumpa totalmente el flujo interno del Doppler color.

7. La evaluación ecográfica del seudoaneurisma en escala de grises y con Doppler color se realiza 10 min después de la inyección de trombina, para confirmar que la trombosis continúa; si ha regresado cualquier flujo residual, se inyecta la trombina adicional según los pasos 4 y 5.

Manejo posterior al procedimiento

1. Evaluación con Doppler o palpación de la circulación del pie homolateral inmediatamente después del tratamiento percutáneo.
2. Reposo en cama un mínimo de 2 h después del tratamiento guiado por ecografía.
3. Es esencial la evaluación por ecografía Doppler de seguimiento del seudoaneurisma a las 24 h.

Resultados (2,3)

1. Compresión guiada por ecografía:
   a. El éxito técnico varía del 63 % al 88 %.
   b. Los tiempos promedio de compresión son de 30-44 min; por tanto, las molestias del paciente y la necesidad de sedación y analgesia son frecuentes.
   c. Las tasas de fracaso aumentan de modo importante si se administra anticoagulación en el paciente (≤ 70 %) o si el tamaño del seudoaneurisma es mayor de 4 cm.
2. Inyección de trombina guiada por ecografía:
   a. Las tasas de éxito técnico primario son del 90 % al 94 %, con tasas globales de éxito entre el 93 % y 100 %. El promedio de los intervalos de dosis de trombina inyectadas van de 225 UI a 425 UI.
   b. Los tiempos del procedimiento resultan notablemente más cortos que los de la compresión guiada por ecografía. La sedación del paciente por lo general no es necesaria.
   c. Por lo general hay fracasos en los seudoaneurismas mayores de 6 cm de diámetro.

Complicaciones (1-3)

1. Dolor inguinal (41 %).
2. Reperfusión de seudoaneurisma (2.1 %).
3. Tromboembolia (0.8 %).
4. Reacción alérgica, si se utiliza trombina bovina.
5. Infecciones transmitidas por la sangre, si se utiliza trombina humana.
6. Expansión aguda y/o rotura del seudoaneurisma tras el tratamiento que requiere cirugía de urgencia (2.1 %); esto solo se ha descrito cuando se utiliza compresión guiada por ecografía.

Tratamiento de las complicaciones (1,3)

1. La analgesia del dolor inguinal suele ser suficiente.
2. Reperfusión del seudoaneurisma: repetir el tratamiento guiado por ecografía es el primer recurso en la mayoría de los casos.
3. Tromboembolia: el plan de tratamiento depende de la gravedad. Si la tromboembolia no es obstructiva, se puede controlar con anticoagulación sistémica. Si es obstructiva o extensa, se debe realizar trombectomía quirúrgica o trombólisis farmacomecánica endovascular.
4. Reacción alérgica: se debe evitar la administración de trombina de origen bovino en pacientes con alergia a los productos con este origen. Si se produce una reacción alérgica, se inicia el tratamiento estándar para la anafilaxia.
5. Expansión o rotura aguda del seudoaneurisma: limitar el uso de la técnica de compresión guiada por ecografía para seudoaneurismas de tamaño menor de 4 cm y en pacientes que no reciben tratamiento con anticoagulantes de forma activa.

Otras complicaciones en el sitio de acceso (1-5)

1. *Hematoma*: es la complicación menor más frecuente:
   a. Suele tratarse de forma conservadora. El hematoma puede delimitarse con un rotulador e inspeccionarse a intervalos regulares (como cuando se toman las constantes vitales) para asegurarse que no haya expansión.

b. Si el hematoma es masivo y sintomático (p. ej., causa neuralgia femoral o isquemia aguda de los miembros), puede ser necesaria la evacuación quirúrgica.

2. *Fístula arteriovenosa*: el uso de ecografía para garantizar un acceso arterial de una sola pared minimiza en gran medida esta complicación:
   a. Suele ser necesaria la reparación quirúrgica.
   b. Si es asintomática, puede tratarse inicialmente de forma conservadora, ya que hasta una tercera parte de los casos se resolverá espontáneamente.
   c. Podría considerarse el tratamiento endovascular si el paciente no es candidato a cirugía. Si el trayecto de la fístula es lo suficientemente largo, puede embolizarse con *coils*. La fístula puede obstruirse con una endoprótesis cubierta de nitinol dentro del segmento arterial, pero no se considera ideal dados los inconvenientes de colocar una endoprótesis a través de una articulación en movimiento.
3. *Disección arterial*: el tratamiento depende de la gravedad:
   a. Si es focal y no hay limitación del flujo, puede tratarse de forma conservadora con vigilancia por imagen, normalmente mediante ATC.
   b. Si hay limitación del flujo, debe realizarse un inflado endovascular prolongado con balón de angioplastia a través de la disección para volver a unir la íntima disecada con la media del vaso.
   c. Si la disección se extiende a las arterias ilíacas, puede ser necesaria la colocación de endoprótesis autoexpandibles de nitinol dentro de las arterias ilíacas para mantener la permeabilidad luminal.
4. *Trombosis arterial*: el tratamiento depende de la extensión del trombo:
   a. La trombosis no complicada por disección, si no es obstructiva, puede tratarse con anticoagulación sistémica.
   b. Si es obstructiva, trombectomía quirúrgica es el tratamiento de elección, porque la arteriotomía puede repararse al mismo tiempo. Si un dispositivo de cierre vascular provocó la trombosis, cualquier componente intravascular puede retirarse de forma definitiva.
   c. Si el paciente no es candidato para cirugía, puede lograrse el acceso arterial a partir de un segundo sitio de acceso arterial (casi siempre la arteria femoral común contralateral), y se puede realizar la trombólisis farmacomecánica endovascular.
5. *Hematoma retroperitoneal/hemorragia incontrolable en el punto de punción*: puede originarse de una punción arterial alta por encima del ligamento inguinal con hemorragia retroperitoneal o del fracaso para lograr la hemostasia primaria después de la aplicación adecuada de la punción:
   a. La hemorragia retroperitoneal, en general, no es clínicamente evidente de inmediato y puede ser devastadora. Los primeros signos antes del dolor o la hipotensión pueden ser la disminución de la producción de orina y la taquicardia. El método diagnóstico de elección es la tomografía computarizada (TC) sin contraste urgente de la pelvis y se recomienda realizarla incluso ante una ligera sospecha.
   b. El parámetro terapéutico de referencia es la reparación quirúrgica urgente:
      (1) Si hay un acceso intraarterial cuando la anomalía se descubre, puede colocarse un balón de angioplastia o realizarse una obstrucción proximal temporal con balón en el sitio de la lesión, mientras el paciente espera la cirugía.
   c. Si no se puede realizar de inmediato una cirugía vascular o si el paciente no es candidato para la cirugía, se puede colocar una endoprótesis cubierta a través de la lesión vascular. Las endoprótesis cubiertas deben ser de nitinol y tener un tamaño 1 mm mayor que el diámetro del vaso en el que se colocará (recordar que la arteria puede estar contraída si el paciente se encuentra hipotenso), ser de la menor longitud posible y, si se puede, no debe cubrirse a través de la bifurcación de la femoral común (1).

Consideraciones específicas del acceso radial

1. *Obstrucción de la arteria radial (OAR)* (6,7): es la complicación más frecuente y, en la gran mayoría de los casos, es asintomática:
   a. La prevención es lo más importante:
      (1) La adopción de la práctica de la hemostasia no oclusiva de la arteria radial y la compresión profiláctica concurrente de la arteria cubital reduce las tasas de incidencia a < 1 %.

Tabla 3-2 Complicaciones frecuentes tras el acceso arterial radial percutáneo

Complicación	Incidencia (%)
Hematoma	< 1
Obstrucción de la arteria radial	< 1
Seudoaneurisma	< 0.1
Síndrome compartimental	< 0.01
Perforación arterial	< 0.03
Neuropatía/vasculitis	< 0.1

(2) La heparinización y el uso de dispositivos de perfil más bajo apropiados para el caso también reducen aún más las tasas de OAR.

(3) Practicar una higiene estricta del catéter y el introductor, incluida la aspiración antes de enjuagar los dispositivos.

(4) Debe hacerse un uso apropiado de la heparina. En todos los casos debe utilizarse heparina en función del peso. Los autores utilizan 50-75 UI/kg para los casos de 4 Fr y 5 Fr y 100 UI/kg para los casos de 6 Fr y más, así como para los casos complejos.

b. Si el paciente no presenta síntomas, no debe hacerse nada.

c. Se ha demostrado que la administración de heparina de bajo peso molecular (HBPM) durante 4 semanas facilita la recanalización de la OAR en el 87 % de los pacientes.

d. En casos poco frecuentes de la OAR que causen isquemia distal, pueden adoptarse medidas más agresivas. No existen directrices establecidas, pero el tratamiento puede incluir desde el ingreso con heparinización terapéutica hasta medidas más agresivas, como trombólisis farmacomecánica o trombectomía.

e. Si se detecta una OAR durante la intervención o inmediatamente después, debe intentarse la recanalización del vaso y su preservación para un uso futuro. Si el introductor sigue *in situ*, puede realizarse una trombectomía por aspiración. Si se ha retirado el introductor, puede administrarse heparina en gota, con base en el peso del paciente, durante 1 h. Se ha demostrado que esto recanaliza las obstrucciones de la arteria radial cuando se combina con una compresión transitoria de la arteria cubital. La compresión transitoria de la arteria cubital aumenta el flujo sanguíneo a través de la arteria radial a medida que esta se recanaliza (8).

Los pasos son los siguientes:

(1) Aplicar la banda de hemostasia radial e inflar el balón para permitir la hemostasia.

(2) Aplicar una banda hemostática a la arteria cubital e inflar el balón para obstruir la arteria cubital.

(3) Comenzar la administración periférica de heparina por gota durante 1 h, con una dosis de carga de heparina antes de la administración.

(4) Retirar la compresión cubital y la administración de heparina al cabo de 1 h, pero dejar la banda hemostática radial colocada hasta que se alcance la hemostasia, asegurando una hemostasia manifiesta.

2. *Espasmo de la arteria radial (EAR)* (9): se manifiesta como dolor agudo y focal en el brazo:

a. La prevención es lo más importante; con las precauciones adecuadas, el EAR puede reducirse al 1 %:

(1) Aplicar un anestésico local intradérmico y crema de nitroglicerina en la piel que recubre la arteria radial.

(2) Utilizar la guía ecográfica y la técnica de punción de una sola pared, en lugar de la técnica ciega de doble pared.

(3) Aplicar anestesia tumescente (mezcla de 9 mL de lidocaína al 1 % y nitroglicerina de 100 µg) a lo largo de los lados de la arteria radial antes del acceso.

(4) Utilizar introductores diseñados específicamente para la arteria radial, que son de perfil más bajo, hidrófilos y tienen una conicidad suave entre el dilatador y la punta del introductor.

(5) Administrar una mezcla de antiespasmódicos por vía intraarterial tras la colocación del introductor, pero antes del avance del catéter/guía. Se ha demostrado que 5 mg de verapamilo solo o de 1.25 mg a 5 mg de verapamilo + 100 µg a 200 µg de nitroglicerina reducen significativamente el EAR. Los autores emplean una combinación de 2.5 mg a 5 mg de verapamilo y 200 µg de nitroglicerina. Las mujeres más jóvenes son más propensas al espasmo, por lo que hay que considerar 5 mg de verapamilo para la embolización de miomas uterinos.

(6) Reconocer la anatomía variante de la arteria radial, ya que aquellas que se originan en un nivel alto y las asas de la arteria radial son mucho más propensas al EAR. La evaluación ecográfica previa al procedimiento de la arteria radial puede permitir la identificación de estas variantes, lo que puede ayudar al operador a proceder con más cautela.

b. Cuando se diagnostica el EAR, el primer paso es readministrar otra dosis de la combinación antiespasmódica inicial.

c. Si lo anterior falla, el siguiente paso es localizar el lugar del espasmo mediante angiografía/ecografía y administrar dosis altas de anestesia local tumescente (15 mL de lidocaína al 1 % y 1 000 µg de nitroglicerina) en el espacio subcutáneo alrededor del segmento espasmódico.

d. Por último, si el paciente sigue bajo sedación, se producirá una relajación del músculo liso que hará que el espasmo se desvanezca. En muy raras ocasiones se requiere anestesia general.

3. *Formación de hematomas* (10):

a. La prevención es lo más importante:

(1) Debe garantizarse el uso adecuado de los dispositivos hemostáticos: los operadores deben asegurarse de que conocen perfectamente cómo aplicar las bandas hemostáticas específicas de su institución.

(2) Deben establecerse órdenes de cuidados posprocedimiento, incluida la monitorización del punto de punción a intervalos fijos (p. ej., cada 15 min durante la primera hora) y qué hacer en caso de que se observe hemorragia o un hematoma (p. ej., volver a inflar el dispositivo de compresión, aplicar presión, notificar a radiología intervencionista).

b. Si se ha formado un hematoma, la clasificación de hematomas EASY (10) es una pauta establecida para clasificar los hematomas derivados del acceso radial, incluidas las recomendaciones de tratamiento:

(1) Grados I y II: administrar analgesia, aplicar compresión adicional, aplicar hielo local.

(2) Grados III y IV (muy infrecuentes con una monitorización tras el procedimiento adecuado): administrar analgesia, aplicar compresión adicional, aplicar hielo local, inflar un manguito de presión arterial alrededor del antebrazo.

(3) Grado V (síndrome compartimental; casi nunca debería producirse con una monitorización tras el procedimiento adecuado): cirugía para evacuar el hematoma/reparar el defecto arterial.

4. *Perforación/disección de la arteria radial*: se produce en casos muy infrecuentes:

a. La prevención es lo más importante:

(1) Evitar el uso de guías hidrófilas, ya que a menudo pueden introducirse de manera inadvertida en pequeñas ramas. Utilizar guías no hidrófilas con punta atraumática, como las guías Bentson o Wholey.

(2) Si se encuentra resistencia, **no** intentar seguir avanzando con la guía.

b. Si se produce una lesión vascular, el cruce del segmento lesionado con una guía y un catéter a menudo taponará la lesión. También puede aplicarse un manguito de presión focal/insuflación de la presión sanguínea si hay extravasación. Al finalizar, la angiografía de control puede determinar si la lesión se ha resuelto.

5. *Formación de seudoaneurismas:* se produce en casos muy infrecuentes:
   a. Tratamiento de compresión:
      (1) Aplicar compresión guiada por ecografía en el sitio a intervalos de 15 min a 30 min, de forma similar a la descrita anteriormente para los seudoaneurismas femorales.
      (2) Reaplicar una banda radial en el seudoaneurisma, con compresión prolongada (1-3 h) seguida de reevaluación ecográfica.
   b. Inyección de trombina guiada por ecografía, similar a la descrita anteriormente para los seudoaneurismas femorales. Debe tenerse en cuenta que la mayoría de los seudoaneurismas de la arteria radial no tendrán una morfología considerada segura para la inyección de trombina; por tanto, esta técnica de tratamiento se emplea con mucha menos frecuencia.
   c. Actitud expectante: con un seguimiento a corto plazo de 1 a 2 semanas, se ha observado que se han trombosado de manera espontánea.
   d. Reparación quirúrgica primaria si todos los métodos anteriores han fracasado.
6. *Neuralgia* (extremadamente infrecuente), probablemente debida a una vasculitis reactiva, ya que las alteraciones sensitivas no suelen seguir una distribución en un solo nervio:
   a. La prevención es lo más importante:
      (1) Evitar extender demasiado la muñeca del paciente durante el procedimiento.
      (2) Evitar la hemostasia por compresión excesiva/agresiva.
   b. Dado que la afección es predominantemente autolimitada, el tratamiento conservador, como la analgesia con antiinflamatorios no esteroideos, suele ser suficiente.

Referencias bibliográficas

1. Tsetis D. Endovascular treatment of complications of femoral arterial access. *Cardiovasc Intervent Radiol.* 2010;33(3):457–468.
2. Krueger K, Zaehringer M, Strohe D, et al. Postcatheterization pseudoaneurysm: results of US-guided percutaneous thrombin injection in 240 patients. *Radiology.* 2005;236(3):1104–1110.
3. Morgan R, Belli AM. Current treatment methods for postcatheterization pseudoaneurysms. *J Vasc Interv Radiol.* 2003;14(6):697–710.
4. Stone PA, Campbell JE, AbuRahma AF. Femoral pseudoaneurysms after percutaneous access. *J Vasc Surg.* 2014;60(5):1359–1366.
5. Vlachou PA, Karkos CD, Bains S, et al. Percutaneous ultrasound-guided thrombin injection for the treatment of iatrogenic femoral artery pseudoaneurysms. *Eur J Radiol.* 2011;77(1):172–174.
6. Pancholy SB, Bernat I, Bertrand OF, et al. Prevention of radial rtery occlusion after transradial catheterization: the PROPHET-II randomized Trial. *JACC Cardiovasc Interv.* 2016;9(19):1992–1999.
7. Hahalis GN, Leopoulou M, Tsigkas G, et al. Multicenter randomized evaluation of high versus standard heparin dose on incident radial arterial occlusion after transradial coronary angiography: the spirit of artemis study. *JACC Cardiovasc Interv.* 2018;11(22):2241–2250.
8. Bernat I, Bertrand OF, Rokyta R, et al. Efficacy and safety of transient ulnar artery compression to recanalize acute radial artery occlusion after transradial catheterization. *Am J Cardiol.* 2011;107(11):1698–1670.
9. Kwok CS, Rashid M, Fraser D, et al. Intra-arterial vasodilators to prevent radial artery spasm: a systematic review and pooled analysis of clinical studies. *Cardiovasc Revasc Med.* 2015;16(8):484–490.
10. Bertrand OF, Larose E, Rodés-Cabau J, et al. Incidence, predictors, and clinical impact of bleeding after transradial coronary stenting and maximal antiplatelet therapy. *Am Heart J.* 2009;157(1):164–169.

SECCIÓN II
PROCEDIMIENTOS TRANSARTERIALES

4 Tratamiento endovascular del accidente cerebrovascular isquémico agudo

Zachary M. Wilseck, MD, Johanna M. Ospel, MD, PhD, Joseph J. Gemmete, MD, FACR, FSIR, FCIRSE, FAHA y Venu Vadlamudi, MD, RPVI, FSIR, FSVM, FASA, FACC

Introducción

El accidente cerebrovascular (ACV) es un cambio neurológico repentino y es la principal causa de discapacidad grave y la quinta de muerte en Estados Unidos, con enormes costes sanitarios y sociales. Existen dos formas principales de ACV: el isquémico (85-87 %) y el hemorrágico (13-15 %). En el ACV isquémico agudo, la obstrucción tromboembólica de una arteria interrumpe la perfusión del parénquima cerebral. El objetivo del tratamiento del ACV isquémico agudo es recanalizar el vaso obstruido y evitar así la progresión a infarto, limitar la discapacidad y devolver al paciente la independencia funcional.

Las dos opciones de tratamiento para el ACV isquémico agudo son: (1) el tratamiento trombolítico intravenoso (i.v.) (alteplasa o tenecteplasa), y (2) la trombectomía endovascular (TEV). La alteplasa i.v. es un tratamiento médico de revascularización de eficacia probada para el ACV isquémico agudo, indicado en pacientes seleccionados hasta 4.5 h después del inicio de los síntomas y, en algunos casos, con diagnóstico por imagen avanzado, hasta 9 h después del inicio de los síntomas. Sin embargo, la alteplasa i.v. suele ser ineficaz en los ACV con obstrucción de grandes vasos (OGV), que a menudo conllevan una mayor morbimortalidad. La tenecteplasa i.v. se ha estudiado incluso en el contexto de la TEV y ha mostrado un buen efecto, pero aún no es el tratamiento estándar. Múltiples ensayos controlados aleatorizados (ECA) prospectivos han demostrado que la TEV es muy eficaz para reducir la discapacidad en pacientes seleccionados con ACV agudo de la circulación anterior por OGV, y actualmente se recomienda ampliamente en pacientes con OGV que presentan hasta 6 h desde el inicio de los síntomas y en pacientes seleccionados hasta 24 h desde el inicio de los síntomas (1-10).

Nunca se insistirá lo suficiente en la afirmación de que «el tiempo es cerebro» a la hora de tratar un ACV. Se calcula que se pierden 1.9 millones de neuronas por minuto en los ACV agudos con OGV no tratados. Cada 30 min de retraso se asocia a una disminución del 10 % en los resultados funcionales a los 90 días. Se puede ahorrar tiempo en todos los niveles de la atención al ACV, desde la atención prehospitalaria hasta la técnica durante el procedimiento, para optimizar los resultados en los pacientes. La identificación de los pacientes adecuados mediante técnicas de imagen no invasivas, el énfasis en la revascularización rápida y completa con dispositivos y técnicas de trombectomía modernos, y el compromiso multidisciplinar con la mejora de los procesos, son factores críticos para mejorar los resultados de los pacientes.

Fundamentos de la trombectomía endovascular

En 2015 se publicaron cinco ECA de referencia que demostraron la eficacia del tratamiento endovascular en el contexto del ACV isquémico agudo de circulación anterior (1-5). Estos ECA no solo demostraron mejoras en la independencia funcional y la puntuación de la escala de Rankin modificada a los 90 días, sino que también mostraron que no había diferencias estadísticas en la mortalidad o en la hemorragia intracraneal (HIC) sintomática entre los grupos de intervención y control. En 2016, el metaanálisis HERMES agrupó los datos de pacientes de los ECA publicados en 2015, incluyendo un total de 1 287 pacientes, y estableció que el número necesario a tratar con TEV era de 2.6 para reducir la discapacidad en al menos 1 punto en la escala de Rankin modificada. HERMES también demostró el beneficio de la TEV en prácticamente todos los subgrupos de pacientes (8).

En 2018, los ensayos DAWN y DEFUSE-3 evaluaron el papel de la TEV en pacientes con inicio de síntomas entre 6 h y 16 h (DEFUSE-3) y 6 h y 24 h (DAWN) (6.7). Los pacientes se seleccionaron cuidadosamente mediante técnicas de imagen avanzadas, como la tomografía computarizada de perfusión (TCP), imágenes de resonancia magnética ponderadas por difusión (RM-DWI) o imágenes de perfusión (RM-PWI) (6.7). Ambos ensayos demostraron resultados funcionales superiores con la TEV en comparación con el grupo de control (6.7). En resumen, estos siete ECA y el metaanálisis posterior apoyan la trombectomía en pacientes seleccionados hasta 24 h después del inicio de los síntomas (1.8). Otros ensayos y registros se han sumado al conjunto de pruebas a favor de la TEV para el ACV por OGV.

Indicaciones

La selección de pacientes para la TEV se basa en la localización de la obstrucción, el tiempo transcurrido desde el inicio de los síntomas y los hallazgos de imagen que confirman la OGV y la presencia de tejido encefálico salvable:

1. Presencia de una obstrucción objetivo. Los datos más sólidos a favor de la TEV se encuentran en pacientes con obstrucciones de la arteria carótida interna (ACI) intracraneal o de la arteria cerebral media o anterior proximal (ACI/M1/A1). También hay datos que demuestran el beneficio de la TEV en las obstrucciones de la arteria cerebral media del segmento M2 y en las obstrucciones de la circulación posterior, pero las pruebas son menos sólidas.
2. Ventana temporal. En las 6 h siguientes al inicio de los síntomas, la TEV puede realizarse sin imágenes avanzadas más allá del TC craneal y la angiografía por TC (ATC). En el intervalo de 6 h a 24 h se recomienda la obtención de imágenes avanzadas, como imágenes de perfusión (TCP o RMP) o ATC multifásica (ATCm), para garantizar la presencia de tejido encefálico salvable.
3. Evidencia de tejido encefálico salvable en las imágenes. Existen varias estrategias para confirmar la presencia de tejido encefálico salvable (penumbra). En el intervalo de 6 h, la extensión de la hipodensidad en TC sin contraste (ASPECTS) puede proporcionar una estimación de la viabilidad del tejido, mientras que en el intervalo prolongado (de 6 a 24 h), se recomienda algún tipo de imagen avanzada (p. ej., imagen de perfusión).

Contraindicaciones

Absolutas

1. Reacción anafiláctica al contraste yodado.
2. Hemorragia intracraneal (ACV hemorrágico primario o conversión hemorrágica macroscópica de un ACV isquémico).

Relativas

1. Déficit clínico mínimo o síntomas de ACV que mejoran rápidamente tras el tratamiento trombolítico intravenoso.
2. Falta de tejido rescatable. Esto dependerá de la estrategia de imagen utilizada y, en ocasiones, es difícil determinar por completo si hay o no tejido salvable.
3. Mal estado funcional basal. La mayoría de los ECA excluyeron a los pacientes con un estado funcional basal deficiente (es decir, un valor > 3 en la escala de Rankin modificada). El juicio clínico debe guiar la toma de decisiones porque algunos pacientes con un alto nivel funcional pueden no ser independientes al inicio del estudio (como aquellos con

amputaciones de las extremidades inferiores) y pueden beneficiarse sustancialmente del tratamiento de reperfusión.

4. Esperanza de vida limitada u otras comorbilidades médicas graves.
5. Coagulopatía. Algunos pacientes que presentan un ACV por OGV pueden estar anticoagulados o presentar otras coagulopatías que pueden impedir el uso de tratamiento trombolítico intravenoso, pero que, en general, no excluyen la TEV.

Preparación previa al procedimiento

1. Triaje, anamnesis y exploración física

a. Los pacientes con ACV isquémico agudo deben ser evaluados rápidamente en urgencias, en consulta con un neurólogo. Es importante que el intervencionista comprenda y discuta con el neurólogo los patrones y síndromes clínicos del ACV (tablas 4-1 y 4-2). Debe documentarse la escala de los National Institutes of Health (NIHSS), ya que es un método estandarizado para determinar la gravedad del ACV y monitorizar los cambios a lo largo del tiempo.

b. Establecer la hora de inicio de los síntomas es fundamental para determinar la elegibilidad para la terapia trombolítica i.v. y la TEV. Si se desconoce la hora exacta de inicio, se tomará como tal la última vez que el paciente fue visto normal.

c. Revisión de medicamentos, alergias y comorbilidades.

d. Es importante documentar el pulso periférico durante la exploración física. La mayoría de las intervenciones TEV se realizan desde un abordaje femoral. En caso de ausencia de pulsos femorales, si existe una obstrucción conocida de la aorta abdominal o si la obstrucción del vaso se encuentra en la circulación posterior, el acceso arterial radial o el acceso carotídeo pueden servir como lugar de acceso alternativo.

Tabla 4-1 Patrones de accidente cerebrovascular (ACV) por obstrucción de grandes vasos (OGV)

Circulación anterior	
Obstrucción de la arteria cerebral anterior	• Hemiparesia contralateral: pierna > brazo • Pérdida sensorial contralateral: pierna > brazo • Confusión, cambios de personalidad
Obstrucción de la arteria cerebral media	• Hemiparesia contralateral: brazo/cara > pierna • Pérdida sensorial contralateral: brazo/cara > pierna • Afasia • Negligencia espacial • Hemianopsia homónima en el lado opuesto del infarto • Desviación de la mirada hacia el lado del ACV
Circulación posterior	
Obstrucción de la arteria cerebral posterior	• Hemianopsia homónima contralateral • Pérdida sensorial contralateral • Posible afasia • Mirada desconjugada (poco frecuente)
Obstrucción vertebrobasilar	• Ataxia, vértigo, diplopía, disartria, hipo, náuseas, vómitos • Mirada desconjugada • Señales cruzadas • Disminución del nivel de conciencia

Tabla 4-2 Patrones del accidente cerebrovascular (ACV) lagunar

Motor puro	Igual debilidad en la cara, el brazo y la pierna contralateral
Sensorial puro	Igual adormecimiento o parestesia en la cara, el brazo y la pierna contralaterales
Sensorio-motor mixto	Entumecimiento y debilidad distribuidos por igual en la cara, el brazo y la pierna contralaterales
Disartria de manos torpes	Falta de coordinación y debilidad de una mano con dificultad para hablar y debilidad facial
Hemiparesia atáxica	Ataxia cerebelosa y debilidad en el mismo lado del cuerpo, con la ataxia desproporcionada con respecto a la debilidad

2. Evaluación previa al procedimiento

a. La evaluación de laboratorio idealmente consta de hemograma completo, cociente internacional normalizado (INR) y electrólitos séricos, incluyendo creatinina, glucosa y troponina. Estas pruebas son importantes para el cuidado general del paciente que presenta un ACV, pero no deben retrasar la TEV.

b. Evaluación por imagen (*v.* más adelante).

c. Tratamiento trombolítico i.v.: todos los pacientes elegibles deben recibir dosis completas de alteplasa i.v. (0.9 mg/kg). Actualmente, la tenecteplasa i.v. todavía no es el tratamiento trombolítico estándar, pero se ha estudiado en varios ensayos y resulta prometedora. En la tabla 4-3 se describen los criterios de inclusión/exclusión para el tratamiento trombolítico intravenoso.

d. Consentimiento: debe obtenerse siempre que sea posible en función de las circunstancias clínicas (incluido el síndrome de ACV) y de la disponibilidad de la familia o del representante legal. Si no se dispone de ninguno, puede requerirse un consentimiento de emergencia.

e. Acceso intravenoso: es fundamental para la administración del tratamiento trombolítico intravenoso y de medicación adicional, como la anestesia y el control de la presión arterial. Lo ideal es colocar al menos dos vías intravenosas de gran calibre.

f. Control de la presión arterial: la circulación colateral mantiene la perfusión de la penumbra isquémica a través de colaterales leptomeníngeas. Antes de la revascularización, es aceptable permitir cierta hipertensión. Si el paciente no ha recibido terapia trombolítica i.v., se acepta una presión arterial de hasta 220/110 mm Hg, a menos que haya signos de lesión de algún órgano. Si se ha administrado terapia trombolítica i.v., la presión debe reducirse a menos de 180/105 mm Hg durante 24 h.

g. Colocación de sonda Foley: puede considerarse la colocación de una sonda Foley (idealmente en urgencias) pero esto no debe retrasar el procedimiento.

h. Preparación de la ingle: debe realizarse una preparación rápida de la ingle en la sala de angiografía. Los datos no indican un aumento significativo de las tasas de infección del acceso inguinal sin rasurado en el contexto de la TEV.

3. Evaluación por imagen

La valoración inicial del paciente requiere una prueba de imagen urgente. Las guías sugieren que el diagnóstico por imagen radiológico debe iniciarse en un plazo de 25 min e interpretarse en los 45 min siguientes a la llegada del paciente en al menos el 80 % de los casos (9). En el ACV isquémico agudo, el diagnóstico por imagen debe responder a cuatro preguntas: (1) ¿Existe evidencia de hemorragia intracraneal? (2) ¿Existe una obstrucción vascular y, en caso afirmativo, dónde está localizada? (3) ¿Existe evidencia de tejido encefálico salvable? (4) ¿Cómo puede accederse a la obstrucción cuando se realiza una TEV? Debido a la amplia disponibilidad y rapidez de la TC, la mayoría de los centros confían en esta prueba (TC sin contraste, ATC y TCP cuando procede) en el estudio de neuroimagen del ACV agudo.

Tabla 4-3 Criterios de inclusión/exclusión para el activador del plasminógeno tisular intravenoso

Criterios de inclusión: llegada dentro de las 4.5 h desde el inicio o desde «la última vez que el paciente fue visto bien»

- Accidente cerebrovascular (ACV) isquémico que causa un déficit neurológico medible
- Inicio < 4.5 h antes de comenzar el tratamiento
- Edad > 18 años

Criterios de exclusión

- Hemorragia intracraneal
- Antecedentes de hemorragia intracerebral previa
- Traumatismo craneal o ACV previo en los últimos 3 meses
- Punción arterial en punto no compresible en los últimos 7 días
- Cirugía intracraneal o medular reciente
- Tensión arterial > 185 mm Hg sistólica o 110 mm Hg diastólica
- Glucosa en sangre < 50 mg/dL
- Amplia zona de infarto en la TC craneal (hipodensidad > 1/3 del hemisferio cerebral)
- Hemorragia interna activa
- Diátesis hemorrágica aguda, que incluye, pero no se limita a:
    - Plaquetas < 100 000/µL
    - Uso de anticoagulantes con cociente internacional normalizado [INR] > 1.7 o tiempo de protrombina (TP) > 15
    - Uso actual de inhibidores directos de la trombina o Xa con pruebas de laboratorio sensibles elevadas
    - Uso de heparina en 48 h con tiempo de tromboplastina parcial activado (TTPa) elevado por encima del límite superior de la normalidad

Criterios de exclusión relativos para pacientes que llegan en las 3 h siguientes al inicio de la enfermedad o de la última vez que el paciente fue visto bien

En algunas circunstancias, los pacientes pueden recibir alteplasa a pesar de una o más contraindicaciones relativas. Es necesario sopesar cuidadosamente los riesgos y los beneficios

- Síntomas leves o que mejoran rápidamente
- Embarazo
- Convulsión al inicio con déficits neurológicos residuales
- Cirugía mayor o traumatismo en los 14 días anteriores
- Hemorragia digestiva o del tracto gastrointestinal en los últimos 21 días
- Infarto de miocardio agudo en los últimos 3 meses

Criterios de exclusión adicionales para pacientes que se presenten en un plazo de 3-4.5 h

- Edad > 80 años
- Accidente cerebrovascular grave (National Institutes of Health [NIHSS] > 25)
- Uso actual/reciente de anticoagulantes orales independientemente del INR
- Antecedentes de diabetes y ACV

1. ***¿Existe evidencia de hemorragia intracraneal?***
   La hemorragia intracraneal puede identificarse fácilmente en la TC sin contraste como hiperdensidad en el parénquima o en los espacios extraaxiales.
2. ***¿Existe una obstrucción vascular y, en caso afirmativo, dónde está localizada?***
   La localización precisa de la obstrucción vascular confirma el diagnóstico y es crucial para decidir si puede tratarse o no con TEV. Las OGV en la circulación anterior (es decir, las obstrucciones intracraneales de la ACI, A1 y M1) deben tratarse siempre que sea posible con TEV. Las obstrucciones de vasos medios (p. ej., segmentos M2 y M3) tienen una mayor probabilidad de recanalizarse con tratamiento trombolítico i.v., pero cada vez más se tratan también con TEV. Las OGV de la circulación posterior, especialmente la OGV basilar, deben considerarse para TEV dados los malos resultados.

3. ***¿Hay indicios de tejido encefálico salvable?***
Se pueden emplear múltiples técnicas de imagen para determinar la presencia de tejido encefálico salvable, como la TC sin contraste, la ATC y la ATCm. Según la evidencia actual de nivel 1, las imágenes de perfusión (TCP y RMP) solo se recomiendan en la ventana temporal tardía (de 6 a 24 h desde el inicio de los síntomas):
   a. **Tomografía computarizada sin contraste**
   La puntuación ASPECTS (*Alberta Stroke Program Early CT Score*) es una escala de 10 puntos para definir los cambios isquémicos tempranos en la TC sin contraste. Una TC sin contraste normal da una puntuación de 10 y se descuenta 1 punto por cada área de cambio isquémico en un segmento definido. Actualmente, no se recomienda la TEV (nivel de evidencia 1a) en pacientes con un núcleo isquémico grande (ASPECTS < 6), aunque varios ensayos en curso están investigando si determinados pacientes con ASPECTS < 6 pueden beneficiarse de la TEV.
   b. **Angiografía por tomografía computarizada (ATC)**
   La ATC puede obtenerse rápidamente y es muy precisa para localizar obstrucciones vasculares. Puede estimar la irrigación colateral del parénquima cerebral afectado. Los pacientes con malas colaterales pueden no beneficiarse de la TEV. Sin embargo, dado que las imágenes de ATC estándar muestran la vasculatura intracraneal en un único punto temporal y que el llenado de las colaterales puede producirse con retraso, la ATC estándar tiende a subestimar el estado de las colaterales.
   c. **Angiografía por tomografía computarizada multifase (ATCm)**
   La ATCm utiliza fases venosas adicionales para valorar las colaterales y evaluar a los pacientes con un infarto central grande que pueden no beneficiarse de la TEV. Se realiza una ATC estándar en fase arterial tardía desde el arco aórtico hasta el vértex y, a continuación, se realizan inmediatamente dos adquisiciones adicionales en fase venosa y venosa tardía, solo a nivel del cerebro. Las colaterales pobres, definidas como un relleno colateral de < 50 % del territorio de la arteria cerebral media (ACM) en las tres fases, indican poco o ningún tejido salvable y se correlacionan bien con ASPECTS ≤ 5.
   d. **Tomografía computarizada de perfusión (TCP)**
   La TCP implica un bolo de contraste adicional con exploración continua de un segmento del cerebro o de todo el cerebro (según el tipo de escáner). Los datos de la exploración TCP se procesan posteriormente mediante un programa informático que se utiliza para calcular diversos parámetros, como el tiempo hasta el inicio (TI), el tiempo hasta el pico (TP), el tiempo medio de tránsito (TMT), el volumen sanguíneo cerebral (VSC) y el flujo sanguíneo cerebral (FSC). Se generan mapas codificados por colores. El cerebro en riesgo se cuantifica mejor en las zonas en las que el TP es > 6 s. Las zonas en las que el VSC o el FSC caen por debajo de umbrales especificados se utilizan para estimar el núcleo del infarto (p. ej., VSC relativo < 30 %).
   e. **Resonancia magnética (RM/RMP)**
   La RM-DWI es la modalidad más sensible para la detección precoz de lesiones cerebrales irreversibles. La RM por sí sola también es muy sensible para detectar hemoderivados. Sus principales desventajas son la falta de disponibilidad 24/7/365, los tiempos de adquisición más lentos, el tiempo adicional necesario para examinar a los pacientes en busca de implantes y cuerpos extraños metálicos, la mayor sensibilidad al movimiento del paciente y su claustrofobia. Las imágenes de RM ponderadas por perfusión (RMP) pueden utilizarse para determinar la penumbra isquémica del cerebro en riesgo de forma similar a la TCP, pero se emplean con menor frecuencia debido a las contraindicaciones mencionadas, el acceso y los problemas de disponibilidad.
4. ***¿Cómo puede accederse a la obstrucción cuando se realiza una TEV?***
La ATC (o la ARM si se utiliza un protocolo basado en la RM) cubre la vasculatura arterial desde el cayado aórtico hasta el vértex y proporciona información útil sobre la anatomía de los vasos extracraneales e intracraneales (p. ej., calibre, tortuosidad de los vasos, estenosis u obstrucción y variantes anatómicas), que es importante para la planificación del procedimiento y la elección del acceso y los catéteres/dispositivos de trombectomía.

Procedimiento

1. Consideraciones generales:
   a. Protección de las vías respiratorias y consideraciones anestésicas
   El tratamiento anestésico de los pacientes sometidos a TEV sigue siendo controvertido. En la mayoría de los casos, la sedación consciente será suficiente, a menos que el paciente esté muy agitado. La anestesia general puede realizarse para proteger las vías respiratorias, cuando el paciente no coopera o si la obstrucción objetivo es de un vaso medio/distal, en cuyo caso el tamaño del vaso es menor e incluso pequeños movimientos del paciente pueden provocar complicaciones. Lo ideal es que haya un anestesista disponible por defecto en la sala de angiografía para reducir al mínimo los retrasos.
   b. Equipo angiográfico
   La intervención en el ACV se realiza idealmente utilizando imágenes biplanares y angiografía por sustracción digital. Esto facilita la identificación de émbolos, aumenta la seguridad en la navegación por la anatomía intracraneal y reduce el uso de contraste.
   c. Acceso vascular
   El acceso puede obtenerse de forma estándar, aunque algunos pacientes pueden estar recibiendo simultáneamente un tratamiento trombolítico intravenoso y presentar un mayor riesgo de complicaciones hemorrágicas. El acceso por micropunción guiada por ecografía puede mitigar muchas de estas complicaciones y requiere poco tiempo adicional cuando se utiliza de forma rutinaria. La mayoría de las intervenciones de TEV se realizan a través de un acceso femoral, aunque cada vez se emplea más el acceso radial, sobre todo si la OGV se encuentra en la circulación posterior. En casos excepcionales de arterias ilíacas o aorta muy tortuosas u obstruidas, puede considerarse el acceso carotídeo directo.
2. Acceso al vaso objetivo y angiografía inicial
   La mayoría de los dispositivos de acceso a la TEV (catéteres guía con balón [CGB] e introductores de acceso distal) están pensados para el acceso femoral y, por tanto, se abordarán teniendo esto en cuenta. Tras el acceso arterial femoral, puede colocarse un introductor de 8-9 Fr que se adapte a todos los sistemas de acceso disponibles en la actualidad. Alternativamente, puede utilizarse un introductor de acceso distal directamente en la arteria femoral, sin necesidad de un introductor mayor. Lo ideal es colocar los CGB a través de un introductor, ya que el balón desinflado puede causar lesiones en la zona de la arteriotomía al final del procedimiento.

   La angiografía inicial proporciona información sobre el estado de la obstrucción (es decir, resuelta o continua) y es una oportunidad adicional para seleccionar el dispositivo o dispositivos de trombectomía y la técnica a emplear. La selección directa del vaso objetivo puede realizarse utilizando el catéter/introductor en combinación con un catéter de angiografía diagnóstica largo de 125 cm y 5-6 Fr de diversas formas. Alternativamente, puede realizarse una selección inicial del vaso objetivo usando un catéter de angiografía diagnóstica, seguido de la colocación de una guía de longitud intercambiable y el cambio por el catéter/introductor deseado. Dado que los pacientes dispondrán de imágenes vasculares no invasivas previas, la angiografía extracraneal puede no ser necesaria a menos que exista preocupación/planteamiento de patología de lesión en tándem (es decir, estenosis/obstrucción carotídea extracraneal simultánea con OGV intracraneal).
3. Trombectomía mecánica
   En la actualidad, existen tres técnicas dominantes para la trombectomía mecánica: la trombectomía con *stent-retriever*, la trombectomía por aspiración y los abordajes primarios combinados, que emplean tanto el *stent-retriever* como la aspiración. Todos estos métodos pueden combinarse con un CGB utilizando equipos compatibles:
   a. *Stent-retrievers*
   Los *stent-retrievers* son endoprótesis autoexpandibles con una guía de liberación conectada y que se introducen a través de un microcatéter. Una vez que el microcatéter se ha colocado más allá del lugar de la obstrucción con la ayuda de una microguía, se retira la microguía y se inserta el *stent-retriever*, que avanza hasta la punta del microcatéter y se desenvaina. Pasados de 3 min a 5 min, el *stent-retriever* suele estar completamente abierto y el trombo se ha incorporado a través de los *struts* de la endoprótesis a la

Tabla 4-4 Evaluación de la calidad de la reperfusión con eTICI (*Extended Treatment in Cerebral Infarction*)

Puntuación eTICI	Descripción
0	No reperfusión
1	Reperfusión anterógrada más allá de la obstrucción inicial, pero llenado limitado de la rama distal con reperfusión distal escasa o lenta
2a	Reperfusión anterógrada de < 50 % del territorio previamente isquémico de la arteria obstruida objetivo (p. ej., en la primera división principal de la arteria cerebral media y su territorio)
2b	Reperfusión anterógrada del 50-90 % del territorio isquémico de la arteria objetivo previamente obstruida (p. ej., en dos divisiones principales de la arteria cerebral media y sus territorios)
2c	Perfusión casi completa excepto por flujo lento/obstrucción en unos pocos vasos corticales distales, es decir, reperfusión de al menos el 90 % del territorio
3	Reperfusión anterógrada completa del territorio isquémico de la arteria objetivo previamente obstruida

luz de la endoprótesis, con los *struts* ahora en contacto con la pared del vaso. Una vez que se ha abierto por completo y se ha incorporado con el trombo, el operador retira el *stent-retriever* con el trombo capturado tirando de la guía de liberación con detención/inversión del flujo a través del CGB inflado y con aspiración continua. Si se ha eliminado el coágulo, la angiografía de control mostrará un flujo sanguíneo completamente restablecido. La trombectomía con *stent-retriever* se ha utilizado en todos los ensayos importantes de trombectomía, en la mayoría de los casos con el empleo de un CGB y, por tanto, es una técnica recomendada por las guías actuales.

b. Aspiración por contacto
En la trombectomía por aspiración se desplaza un catéter de aspiración de gran calibre hasta el lugar de la obstrucción, y la punta del catéter se coloca lo más cerca posible del extremo proximal del trombo. A continuación, se aplica la aspiración manualmente con una jeringa de gran volumen o mediante el uso de una bomba de aspiración durante un mínimo de 60 a 90 s. El trombo se aspira por completo o bien el extremo proximal es atrapado por el catéter y retirado con este, con lo que se restablece el flujo sanguíneo. Ensayos recientes han demostrado que la aspiración por contacto parece ser igual de eficaz que la trombectomía con *stent-retriever*.

c. Abordajes combinados
Los abordajes combinados principales utilizan tanto el *stent-retriever* como la aspiración por contacto, con lo que se minimiza potencialmente el riesgo de embolización distal y se mejoran las posibilidades de reperfusión completa en el primer paso.

4. Evaluación del éxito de la trombectomía
La velocidad y la calidad de la reperfusión son los dos factores pronósticos clave en el ACV isquémico agudo. Así pues, el objetivo global de la trombectomía es abrir el vaso sanguíneo obstruido de forma rápida y completa. La calidad de la reperfusión se mide con eTICI (*Extended Treatment in Cerebral Infarction*) (tabla 4-4), mientras que la velocidad de reperfusión se refleja en el tiempo transcurrido desde la punción inguinal hasta la reperfusión. La reperfusión de primer paso (es decir, eTICI 2b/2c/3 tras el primer intento de reperfusión) es otra medida angiográfica importante de los resultados, y las puntuaciones eTICI más altas se asocian a mejores resultados clínicos.

5. Manejo del acceso vascular
Tras la trombectomía debe realizarse una arteriografía femoral común para asegurarse de que no existe ninguna complicación relacionada con el introductor de acceso (p. ej., disección, trombosis, tamaño de la obstrucción) y de que la anatomía es adecuada para

la posible colocación de un dispositivo de cierre. La colocación del dispositivo de cierre, incluso en los introductores más grandes (8 o 9 Fr), o el tratamiento trombolítico intravenoso simultáneo o anterior, ha demostrado ser segura y eficaz. Puede aplicarse presión manual para la hemostasia, pero puede resultar más difícil, con mayores riesgos o complicaciones hemorrágicas, especialmente en los casos mencionados. En caso necesario, puede suturarse un introductor de acceso femoral corto (de 11 a 25 cm) y dejarse colocado en el postoperatorio. Si el introductor se deja colocado, debe conectarse a una infusión salina presurizada con heparina para evitar la trombosis de el introductor/vaso y puede conectarse a un transductor para la medición invasiva de la presión arterial.

Manejo posterior al procedimiento

Tras la trombectomía, los pacientes deben ser enviados a una unidad de cuidados intensivos con personal de enfermería y médicos, y la mejor forma de tratarlos es en una unidad especializada de cuidados neurointensivos. Los factores que aumentan el riesgo de requerir intervenciones de cuidados críticos en pacientes con un ACV isquémico agudo pueden determinarse mediante la puntuación de cuidados intensivos tras trombólisis (ICAT). Aproximadamente, uno de cada cuatro pacientes con ACV isquémico agudo necesitará intervenciones de cuidados críticos, ya que las complicaciones sistémicas en el contexto de un ACV isquémico agudo pueden suponer una lesión cerebral secundaria importante (10).

Además de la monitorización y estabilización de los parámetros vitales, los cuidados postrombectomía tienen como objetivo específico prevenir, detectar y tratar las complicaciones relacionadas con el trombolítico o la trombectomía, como las complicaciones en el punto de acceso, las reacciones alérgicas, la hemorragia intracraneal y la lesión por reperfusión. Dado que estas dos últimas se producen con mayor frecuencia con presiones sanguíneas elevadas, las directrices actuales recomiendan una presión arterial ≤ 180/105 mm Hg como objetivo durante la trombectomía y en las primeras 24 h tras el procedimiento. Si se consigue una reperfusión satisfactoria, puede considerarse la posibilidad de reducir aún más los niveles de presión arterial. Debe comprobarse cuidadosamente la presencia de hematomas en la zona de acceso. Deben controlarse los niveles de glucosa en sangre y tratarse la hiperglucemia (nivel objetivo de glucosa en sangre: < 180 mg/dL). La temperatura corporal debe mantenerse eutérmica, ya que hasta la fecha no se ha demostrado el efecto neuroprotector de la hipotermia en personas con ACV isquémico agudo. Por último, debe realizarse una prueba de deglución y, si el riesgo de aspiración se considera elevado, puede considerarse el uso precoz de una sonda de alimentación (10). La movilización, la fisioterapia, la terapia ocupacional y la logopedia deben iniciarse lo antes posible. Deben realizarse pruebas diagnósticas detalladas de la etiología del ACV isquémico agudo en la fase postaguda (p. ej., electrocardiograma, ecocardiografía, ecografía dúplex carotídea, lipidograma, perfil de coagulación, biomarcadores cardíacos, velocidad de sedimentación globular, anticuerpos antinucleares, factor reumatoide, nivel de homocisteína y hemoglobina A1c) y debe iniciarse un tratamiento adecuado de prevención secundaria del ACV (10).

Pasos del procedimiento de trombectomía endovascular para la obstrucción de grandes vasos de la arteria cerebral media M1 con abordaje primario combinado

1. Bajo control ecográfico y utilizando un equipo de acceso de micropunción, acceder a la arteria femoral común derecha y colocar una guía Amplatz® súper rígida de 0.035″ × 75 cm (Boston Scientific, Marlborough, MA).
2. Sobre la guía, colocar un introductor BriteTip® de 9 Fr × 23 cm (Cordis, Santa Clara, CA) colocado en la aorta abdominal inferior y conectado a un flujo de solución salina heparinizada. El brazo lateral del introductor puede utilizarse para mediciones invasivas intraoperatorias de la presión arterial.
3. Todas las guías y catéteres deben lavarse/prepararse con solución salina heparinizada. Además, preparar un CGB Walrus® de 8 Fr × 95 cm (Q'Apel Medical, Fremont, CA) con

contraste diluido (50 %) para eliminar el aire y evitar una embolia aérea intracraneal en caso de rotura intraoperatoria del balón.

4. Cargar un sistema coaxial con un catéter Vitek® de 5 Fr × 125 cm (Cook Medical, Bloomington, IN) dentro del CGB y sobre un Glidewire Advantage® de 0.035″ × 180 cm (Terumo, Somerset, NJ) con un goteo de suero salino heparinizado conectado a una válvula hemostática giratoria en el CGB.
5. Hacer avanzar el sistema coaxial en la aorta y el cayado aórtico y manipular para seleccionar la arteria carótida común y avanzar el CGB sobre el catéter de 5 Fr y la guía (puede hacerse con *road mapping* si es necesario).
6. Tras la retirada de la guía, realizar una angiografía cervicocerebral de gran campo visual para evaluar la vasculatura extracraneal y confirmar la presencia de la OGV intracraneal. Las imágenes intracraneales deben pasar por la fase venosa retardada para evaluar las colaterales e identificar potencialmente el aspecto distal de la obstrucción.
7. Reintroducir la guía de 0.035″ y, sobre la guía y el catéter de 5 Fr, hacer avanzar el CGB hasta una posición tan alta en la arteria carótida interna cervical como sea razonable. Deben evaluarse cuidadosamente la tortuosidad, las asas y la resistencia.
8. Tras retirar la guía y el catéter de 5 Fr, introduzca un catéter de aspiración de gran calibre Sofia® Plus (MicroVention, Alisa Viejo, CA) sobre un microcatéter Trevo® Trak 21 (Stryker Neurovascular, Fremont, CA) y una microguía de soporte Synchro-2 de 0.014″ × 215 cm (Stryker Neurovascular, Fremont, CA). El catéter de aspiración de gran calibre y el microcatéter deben conectarse a lavados de solución salina heparinizada en válvulas hemostáticas giratorias.
9. Manipular la microguía y el microcatéter a través y más allá de la OGV, idealmente en la rama M2 de la división inferior.
10. Avanzar el catéter de aspiración de gran calibre sobre el sistema de microcatéter/microhilo lo más alto posible en la ACI sin perder el acceso.
11. Retirar la microguía y colocar el *stent-retriever* Trevo NXT® de 4 mm × 41 mm (Stryker Neurovascular, Fremont, CA). La técnica de despliegue activo (*push and fluff*) durante el despliegue del *stent-retriever* puede ayudar a incorporar mejor el coágulo. Además, se recomienda colocar una parte significativa del stentriever (50 % o más) más allá de la OGV, de modo que, si el coágulo se desliza o migra al retirarla, haya más stentriever distal para seguir enganchando el coágulo.
12. Con el *stent-retriever* totalmente desplegado, siga avanzando el catéter de aspiración de gran calibre sobre el microcatéter y el sistema recanalizador hasta la ACI distal.
13. Retirar el microcatéter. El *stent-retriever* actuará como anclaje para preservar el acceso intracraneal.
14. Conectar el brazo lateral del catéter de aspiración de gran calibre a una bomba/tubo de aspiración.
15. Conectar el brazo lateral del CGB a una jeringa VacLok® de 60 mL (Merit Medical, South Jordan, UT).
16. Tras 5 min con el *stent-retriever* colocado, avanzar lentamente el catéter de aspiración de gran calibre bajo succión continua hacia la cara de la OGV/*stent-retriever* para «enclavar» el coágulo.
17. Inflar el CGB. El inflado debe realizarse hasta que los bordes del balón comiencen a alcanzar una forma rectangular con bordes redondeados.
18. Con aspiración en el CGB mediante la jeringa VacLok® de 60 mL y succión continua en el catéter de aspiración de gran calibre con la bomba, retirar el catéter de aspiración y el *stent-retriever* en bloque con un movimiento de tracción lento y constante. Procurar no tirar del *stent-retriever* hasta el fondo del catéter de aspiración de gran calibre, ya que podría cizallar el coágulo hacia territorios distales o nuevos.
19. Retirar la válvula hemostática giratoria de la parte posterior del CGB antes de extraer completamente el recanalizador/catéter de aspiración de gran calibre para evitar la embolización. Una vez fuera del paciente, entregar el catéter de aspiración de gran calibre y el recanalizador a un miembro del equipo de la mesa posterior, para que asista en la preparación o la recarga para un posible pase adicional.
20. Aspirar enérgicamente el CGB para eliminar los restos embólicos y los residuos de la sangre.

21. Desinflar el CGB y realizar una angiografía diagnóstica para evaluar la reperfusión.
22. Conectar una nueva válvula hemostática giratoria (conectada a un flujo de solución salina heparinizada) al CGB.
23. Si hay espasmo carotídeo por manipulación, considerar la administración de verapamilo intraarterial (2.5-5 mg) o nitroglicerina (50-100 μg) si la presión arterial lo permite.
24. Repetir los pasos según sea necesario para maximizar razonablemente la revascularización.
25. Retirar el CGB.
26. Retirar el introductor de acceso inguinal hasta la arteria ilíaca externa y realizar una arteriografía femoral. Si es razonable, lograr la hemostasia con un dispositivo de cierre.
27. Documentar el procedimiento con una nota operatoria que incluya los hallazgos y las métricas de tiempo y datos relevantes (p. ej., acceso inguinal, tiempo de revascularización, eTICI, etc.).
28. Discutir el caso/procedimiento con el neurólogo/equipo de la UCI y trasladar al paciente a la UCI para el manejo posterior al procedimiento.

Complicaciones posteriores al procedimiento

Complicaciones en el punto de acceso (2-11 %)

Las complicaciones en el punto de acceso incluyen hematoma en dicho punto, lesión del nervio periférico, isquemia aguda de la extremidad, embolización arterial distal, disección arterial, formación de seudoaneurisma, infección y hemorragia retroperitoneal. En el brazo son posibles el síndrome compartimental, la arteritis y la isquemia de la mano. En el caso de la punción carotídea directa, lograr la hemostasia de forma segura puede ser más problemático por el riesgo de obstrucción de las vías respiratorias. El manejo va desde el tratamiento conservador (suficiente en la mayoría de los casos), iniciando la transfusión de sangre, hasta la reparación quirúrgica o endovascular urgente o semiurgente.

Neurológicas

Embolización a un nuevo territorio vascular (1-8.6 %)

Durante la extracción del coágulo, este puede embolizar a un territorio proximal no afectado previa o distalmente dentro de la arteria objetivo. Esto puede hacer que otras zonas del cerebro corran el riesgo de sufrir un ACV isquémico agudo. Los posibles factores que contribuyen a la embolización distal pueden estar relacionados con la técnica del procedimiento y el tipo de coágulo. La embolización distal es menos frecuente con los CGB. Los émbolos grandes pueden eliminarse mediante técnicas de trombectomía estándar. Para la embolización distal puede emplearse la infusión intraarterial de trombolíticos, si procede; sin embargo, estos no están aprobados por la Food and Drug Administration (FDA) de Estados Unidos para uso intraarterial. También se han utilizado catéteres de trombectomía de succión más pequeños y *stent-retriever*.

Hemorragia intracraneal sintomática (1.6-9.3 %)

La HIC sintomática se define como una hemorragia con un aumento de la puntuación NIHSS mayor o igual a 4 puntos. Se ha demostrado que un ASPECT bajo, un núcleo isquémico grande, un flujo sanguíneo cerebral muy bajo, una longitud del trombo > 14 mm, la gravedad basal del ACV y la diabetes, se asocian a un mayor riesgo de HIC sintomática. La reversión del plasminógeno tisular recombinante puede realizarse con crioprecipitado, transfusión de plaquetas, factor VIIa recombinante, ácido aminocaproico o ácido tranexámico. La coagulopatía puede revertirse con plaquetas, plasma fresco congelado, concentrado de complejo de protrombina y vitamina K. La RM cerebral posterior al procedimiento o una TC de doble energía pueden ser útiles para diferenciar la tinción de contraste de una barrera hematoencefálica alterada de la HIC. Es importante optimizar el control de la presión arterial en el postoperatorio, aunque aún no está claro cuál es el intervalo óptimo de presión arterial tras la trombectomía.

Edema cerebral

El edema cerebral se observa con frecuencia en pacientes con ACV isquémico agudo, especialmente con infartos grandes y extensos (es decir, ASPECTS bajos). Las opciones de tratamiento para el edema cerebral incluyen la elevación de la cabecera de la cama, la hiperventilación, la terapia hiperosmótica y la descompresión quirúrgica.

Convulsiones (< 1 %)

Las convulsiones clínicas tras un ACV isquémico agudo son poco frecuentes y se producen en aproximadamente el 1 % de los casos. Los varones con una puntuación NIHSS superior a 10 tienen un mayor riesgo de presentarlas. Las convulsiones son un factor de riesgo independiente de mala evolución.

Perforación arterial intracraneal (1-2 %)

La perforación arterial intracraneal es una complicación grave que puede producirse durante la trombectomía y puede provocar una morbimortalidad significativa, y se produce con mayor frecuencia al navegar por la circulación intracraneal a ciegas o durante la retirada del recanalizador. Esta complicación se notificó en 12 de 868 pacientes (1.3 %) en los siete ECA de TEV de ACV. En una gran serie de casos se produjeron 16 perforaciones en 1 599 pacientes, de los cuales, el 56 % (9 de 16) fallecieron y el 25 % (4 de 16) tuvieron un buen resultado funcional. Si se identifica una perforación arterial por extravasación de medio de contraste, debe tratarse de forma similar a cualquier rotura vascular durante el procedimiento, reduciendo la presión arterial, revirtiendo cualquier anticoagulación e inflando un balón intracraneal. Si la hemorragia persiste, puede ser necesaria la oclusión del segmento arterial dañado con agentes embólicos líquidos (*n*-butilcianoacrilato o copolímero de etileno y alcohol vinílico) o *coils* desmontables, pero se asocia a malos resultados.

Disección arterial (0.6-3.9 %)

La disección puede afectar a la zona de punción o a vasos extracraneales o intracraneales. Aparece en la angiografía como una bolsa de contraste localizada, un colgajo de íntima o una doble luz. Las opciones de tratamiento incluyen la anticoagulación o el tratamiento antiagregante plaquetario dual si la disección no limita el flujo, o la angioplastia con balón o la colocación de una endoprótesis si la lesión limita gravemente el flujo.

Cardíacas

Las complicaciones cardíacas pueden observarse con frecuencia tras un ACV isquémico agudo y pueden no ser consecuencia directa de la TEV.

Infarto de miocardio

El infarto agudo de miocardio (IAM) se observa en el 2 % de todos los pacientes con un ACV isquémico agudo, con un mayor riesgo acumulado a lo largo de 10 años. El IAM en el contexto de un ACV isquémico agudo se asocia a una mala evolución y a un aumento de la mortalidad.

Arritmias cardíacas

Las arritmias más frecuentes tras un ACV isquémico agudo son la fibrilación y el aleteo auriculares, que se producen hasta en un 10 % de los pacientes. Esto puede dar lugar a un compromiso hemodinámico que requiere tratamiento inmediato.

Insuficiencia cardíaca congestiva

Se ha descrito disfunción sistólica ventricular izquierda en hasta el 28 % de los pacientes con ACV isquémico agudo, y disfunción diastólica en el 18 %. La insuficiencia cardíaca congestiva es un marcador independiente de mala evolución en pacientes con un ACV isquémico agudo y se asocia a complicaciones cardíacas y pulmonares.

Respiratorias

Las complicaciones respiratorias también son frecuentes en los pacientes que sufren un ACV isquémico agudo y pueden no ser consecuencia directa de la TEV.

Manejo de las vías respiratorias/ventilación mecánica

La incapacidad de mantener una vía aérea permeable debido a la alteración del estado mental es la indicación más frecuente para ingresar a un paciente con un ACV isquémico agudo en la UCI. Aproximadamente, el 1 % de los pacientes con ACV requerirán ventilación mecánica. Los pacientes que requieren ventilación tienen asociados peores resultados y una estancia hospitalaria más prolongada.

Neumonía

Se han notificado casos de neumonía asociada al ACV en hasta el 56 % de los pacientes ingresados en unidades de ACV. La disfagia y la alteración del nivel de conciencia pueden contribuir al desarrollo de neumonía. La neumonía conlleva un mal resultado funcional y una mortalidad de hasta el 50 %.

Referencias bibliográficas

1. Berkhemer OA, Fransen PS, Beumer D, et al. A randomized trial of intraarterial treatment for acute ischemic stroke. *N Engl J Med.* 2015;372(1):11–20.
2. Campbell BC, Mitchell PJ, Kleinig TJ, et al. Endovascular therapy for ischemic stroke with perfusion-imaging selection. *N Engl J Med.* 2015;372(11):1009–1018.
3. Goyal M, Demchuk AM, Menon BK, et al. Randomized assessment of rapid endovascular treatment of ischemic stroke. *N Engl J Med.* 2015;372(11):1019–1030.
4. Saver JL, Goyal M, Bonafe A, et al. Stent-retriever thrombectomy after intravenous t-PA vs. t-PA alone in stroke. *N Engl J Med.* 2015;372:2285–2295.
5. Jovin TG, Chamorro A, Cobo E, et al. Thrombectomy within 8 hours after symptom onset in ischemic stroke. *N Engl J Med.* 2015;372:2296–2306.
6. Nogueira RG, Jadhav AP, Haussen DC, et al. Thrombectomy 6 to 24 hours after stroke with a mismatch between deficit and infarct. *N Engl J Med.* 2018;378(1):11–21.
7. Albers GW, Marks MP, Kemp S, et al. Thrombectomy for stroke at 6 to 16 hours with selection by perfusion imaging. *N Engl J Med.* 2018;378(8):708–718.
8. Goyal M, Menon BK, van Zwam WH, et al. Endovascular thrombectomy after large-vessel ischaemic stroke: a meta-analysis of individual patient data from five randomised trials. *Lancet.* 2016;387(10029):1723–1731.
9. Powers WJ, Rabinstein AA, Ackerson T, et al. Guidelines for the Early Management of Patients With Acute Ischemic Stroke: 2019 Update to the 2018 Guidelines for the Early Management of Acute Ischemic Stroke: A Guideline for Healthcare Professionals From the American Heart Association/American Stroke Association. *Stroke.* 2019;50:e344–e418.
10. Turc G, Bhogal P, Fischer U, et al. European Stroke Organisation (ESO) and European Society for Minimally Invasive Neurological Therapy (ESMINT) guidelines on mechanical thrombectomy in acute ischemic stroke. *J Neurointerv Surg.* 2019;11(6):535–538.

5 Estenosis de la arteria carótida

Neil V. Patel, MD, Emanuele Orrù, MD, Miklos Marosfoi, MD y Ajay K. Wakhloo, MD, PhD, FAHA

Introducción

Aproximadamente, el 87 % de todos los accidentes cerebrovasculares (ACV) nuevos son de naturaleza isquémica, y se estima que entre el 20 % y el 30 % se deben a enfermedad ateroesclerótica de la arteria carótida interna (ACI) extracraneal. El principal mecanismo del ACV en pacientes con enfermedad ateroesclerótica de la ACI, que a veces se extiende a la arteria carótida común (ACC), es la embolización de restos ateroescleróticos o material trombótico de la placa hacia la vascularización cerebral más distal. Aunque el ACV se ha asociado a enfermedades carotídeas ipsilaterales tanto estenóticas como no estenóticas, parece existir un efecto sinérgico entre la tromboembolia en la vasculatura cerebral y la disminución del flujo descendente al cerebro ipsilateral debido a la estenosis carotídea concomitante.

A principios del siglo XX se hicieron algunas de las primeras observaciones de la relación entre el ACV y la arteriopatía carotídea extracraneal. Sin embargo, tuvieron que pasar casi otros 50 años para que la comprensión de esta relación condujera al desarrollo de la endarterectomía carotídea (EC). En la actualidad, la EC es un tratamiento de revascularización carotídea ampliamente aceptado y disponible, con una eficacia demostrada y una baja morbilidad. La angioplastia carotídea con balón se realizó por primera vez en 1980, y en 1989 se utilizó por primera vez una endoprótesis en la arteria carótida (EPAC) para tratar un colgajo de la íntima tras la angioplastia. Desde aquellos primeros días, la implantación de la EPAC ha evolucionado hasta convertirse en una alternativa mínimamente invasiva y ampliamente aceptada a la EC, con beneficios y riesgos de intervención similares, como indican varios ensayos controlados aleatorizados a gran escala que comparan ambas técnicas. Estos ensayos se resumen en la última sección de este capítulo.

La EPAC se realiza de forma rutinaria para tratar a pacientes sintomáticos con una estenosis superior al 70 % en la ecografía Doppler (1). A medida que evolucionan la tecnología y las técnicas de EPAC, sus indicaciones pueden ampliarse a un subgrupo más amplio de pacientes que precisan una revascularización de la arteria carótida.

Además, aunque la estenosis ateroesclerótica superior al 50 % es el factor de riesgo más reconocido de ACV arteriógeno, hay varias características de las placas (p. ej., ulceración, inflamación activa) que se asocian a mayores tasas de ACV, independientemente del grado de estenosis (2). A medida que evoluciona el conocimiento de esta enfermedad carotídea sintomática no estenótica, pueden cambiar las pautas de selección de pacientes para la EPAC.

Indicaciones

Según las directrices de 2011 sobre el manejo de pacientes con enfermedad arterial carotídea y vertebral extracraneal, son candidatos a revascularización carotídea los pacientes que cumplan los siguientes criterios (1):

1. Los pacientes con un riesgo quirúrgico medio o bajo que sufran un ACV isquémico no discapacitante o síntomas isquémicos cerebrales transitorios, incluidos episodios hemisféricos o amaurosis fugaz, en un plazo de 6 meses (pacientes sintomáticos) deben someterse a una EC si el diámetro de la luz de la ACI ipsilateral se reduce más del 70 % documentado mediante técnicas de imagen no invasivas, o más del 50 % documentado

mediante angiografía por catéter y la tasa prevista de ACV perioperatorio o mortalidad es inferior al 6 %.

2. La EPAC está indicada como alternativa a la EC en pacientes sintomáticos con un riesgo medio o bajo de complicaciones asociadas a la intervención endovascular cuando el diámetro de la luz de la ACI se reduce en más del 70 % documentado mediante técnicas de imagen no invasivas, o en más del 50 % documentado mediante angiografía por catéter y la tasa prevista de ACV perioperatorio es inferior o equivalente a la de la EC.
3. Se considera que los pacientes de alto riesgo para la EC se benefician especialmente de los menores riesgos de procedimiento de la EPAC. Obsérvese que muchos de los principales criterios de alto riesgo están relacionados con factores cardíacos; el ensayo *Carotid Revascularization Endarterectomy versus Stenting Trial* (CREST) (3) mostró una reducción significativa del riesgo de infarto de miocardio (IAM) en los pacientes sometidos a endoprótesis frente a endarterectomía (1.1 % frente a 2.3 %), a costa de un mayor riesgo de ACV (4.1 % frente a 2.3 %). El análisis de subgrupos de los datos del CREST indica que el mayor riesgo de ACV perioperatorio de la EPAC frente a la EC puede existir en las mujeres, pero no en los hombres (4). Los pacientes se han considerado de «alto riesgo para EC» cuando presentan las siguientes comorbilidades o condiciones anatómicas mayores (o dos criterios menores en algunas investigaciones) (5,6):
   a. Comorbilidades de alto riesgo:
      (1) Criterios principales:
         (a) Insuficiencia cardíaca congestiva (clase funcional III/IV de la New York Heart Association).
         (b) Fracción de eyección ventricular izquierda < 30 %.
         (c) Enfermedad pulmonar obstructiva crónica con volumen espiratorio forzado < 30 %.
         (d) Cirugía a corazón abierto reciente (en un plazo de 6 semanas).
         (e) Insuficiencia renal dependiente de diálisis.
         (f) Diabetes no controlada (glucosa en ayunas > 400 mg/dL, cetonas en orina > 2).
         (g) Pacientes en evaluación o en espera de un trasplante de órgano principal.
      (2) Criterios menores:
         (a) Edad > 75 años.
         (b) Angina inestable (clase III/IV de la Canadian Cardiovascular Society).
         (c) IAM reciente (< 30 días).
         (d) Principales arterias coronarias enfermas (> 2) con estenosis > 70 % (pacientes con angina).
         (e) Cirugía vascular periférica planificada, u otras cirugías mayores posteriores a la intervención carotídea.
   b. Situaciones anatómicas de alto riesgo:
      (1) Criterios principales:
         (a) Estenosis en tándem (estenosis de la arteria carótida hemodinámicamente significativa, con una o más estenosis intracraneales ipsilaterales).
         (b) Disección carotídea.
         (c) Radioterapia/cirugía previa del cuello o la cabeza, incluida la zona de estenosis.
         (d) Lesiones quirúrgicamente inaccesibles en o por encima de C2, o por debajo de la clavícula.
         (e) Inmovilidad vertebral del cuello.
         (f) Parálisis laríngea o laringectomía.
         (g) Traqueotomía.
         (h) Arterias carótidas cubiertas por tumores.
         (i) Placa ulcerada marcadamente irregular.
      (2) Criterios menores:
         (a) Obstrucción total contralateral, enfermedad carotídea contralateral que requiera revascularización u otra limitación de la circulación cruzada.
         (b) Reestenosis tras EC o intento de EC con arteriotomía, al menos 31 días antes.
         (c) Injerto de derivación coronaria o reemplazo valvular planificados tras el procedimiento de revascularización carotídea.

Además de los pacientes seleccionados según estas directrices, existe una población distinta de pacientes que sufren ACV embólicos relacionados con las membranas carotídeas (*carotid webs*). Se cree que estos tabiques fibrosos, que aparecen en los orificios de la ACI, reflejan una variante de la displasia fibromuscular. Las personas afectadas suelen ser jóvenes y presentan infartos no lacunares. Sin tratamiento o solo con tratamiento médico, estas lesiones se asocian a un riesgo aproximado del 30 % de ACV recurrentes, por lo que el tratamiento está indicado en todos los casos de membrana carotídea sintomática. Se ha demostrado que la EPAC es segura y eficaz en esta población (7).

Contraindicaciones

Además de las contraindicaciones absolutas y relativas aplicables a todos los procedimientos angiográficos y de intervención, las siguientes consideraciones se aplican a la EPAC:

1. Contraindicaciones absolutas:
   a. Obstrucción crónica de la arteria carótida.
   b. Alergia o falta de respuesta a suficientes antiagregantes plaquetarios.
   c. Alergia a los metales de la endoprótesis (níquel, titanio, cobalto, cromo y otros, en función de la endoprótesis elegida).
   d. Diátesis hemorrágica incorregible.
   e. Configuraciones anatómicas que impiden el desplazamiento de los dispositivos hasta sus ubicaciones objetivo.
2. Contraindicaciones relativas:
   a. Coágulo fresco dentro de la estenosis.
   b. ACV reciente (< 4 a 6 semanas) o ACV incapacitante previo (> 3 en la escala de Rankin modificada).
   c. Hemorragia intracraneal reciente.
   d. Hemocultivos/sepsis positivos.
   e. Estado inmunológico comprometido.
   f. Calcificación circunferencial o casi circunferencial.

Evaluación previa al procedimiento

1. Anamnesis y exploración física:
   a. Considerar la posibilidad de obtener una consulta para la evaluación del riesgo cardíaco o pulmonar antes del procedimiento.
   b. Los pacientes con cualquier deterioro potencial de la función renal deben ser evaluados por el riesgo de nefropatía inducida por contraste. Debe coordinarse la diálisis, según sea necesario, para pacientes con enfermedad renal terminal.
2. Evaluación neurológica completa realizada por un neurólogo independiente, incluida la evaluación con la escala de ACV de los *National Institutes of Health* (NIH), la escala Rankin modificada y el índice de Barthel de actividades de la vida diaria.
3. Electrólitos séricos, incluidos nitrógeno ureico en sangre y creatinina, hemograma completo, tiempo de protrombina/cociente internacional normalizado (INR)/tiempo de tromboplastina parcial (TTP).
4. Gonadotropina coriónica humana en orina para mujeres en edad fértil.

Imágenes

1. La ecografía con análisis Doppler es la base del cribado de la estenosis carotídea. Se encuentra ampliamente disponible y representa con precisión una estenosis limitante del flujo en las arterias carótidas. El examen debe realizarlo un técnico cualificado de un laboratorio certificado. Los principales parámetros evaluados son la velocidad sistólica pico o máxima (VSP) y una estimación directa del grosor de la placa. Los parámetros secundarios son la velocidad telediastólica y la relación ACI/ACC (relación entre la VSP en la ACI y la

VSP en la ACC ipsilateral). La ecografía puede proporcionar detalles sobre la composición de la placa y las características de la superficie, pero es una modalidad que depende del operador, con una sensibilidad y especificidad que pueden variar mucho para la detección de las características de una placa vulnerable. Se ha calculado que la sensibilidad media en varios estudios para la detección de ulceraciones de placa es cercana al 60 %, con una especificidad del 74 %.

2. La angiografía por tomografía computarizada (ATC) es útil para evaluar el grado de estenosis y calcificaciones del arco aórtico y las arterias carótidas, y debe considerarse parte de la evaluación rutinaria antes de los procedimientos de revascularización carotídea. Con este método también se puede obtener una evaluación precisa del tipo de arco aórtico, la tortuosidad de la arteria carótida y el curso y calibre del vaso proximal y distal a la estenosis para la planificación del procedimiento. A medida que mejora la resolución de la nueva generación de TC de detectores múltiples, también lo hace la detección de ulceración en una placa ateroesclerótica en las arterias carótidas. Esta información es útil para planificar la intervención y seleccionar el dispositivo. La ATC también tiene una alta sensibilidad y especificidad para diagnosticar estenosis intracraneales, lo que puede ser muy relevante a la hora de planificar una intervención en un paciente con estenosis carotídea extracraneal. La ATC también es útil si los resultados de la angiografía por resonancia magnética (ARM) y la ecografía son discordantes, o si la ARM está contraindicada. La ATC de las arterias carótidas craneocervicales está evolucionando continuamente con el desarrollo de nuevos algoritmos de sustracción ósea que permiten una visualización mucho mejor de la ACI en la base del cráneo y la región clinoidea.
3. La RM puede utilizarse tanto para la caracterización anatómica como fisiopatológica de las placas carotídeas. La ARM puede usarse para excluir estenosis, pero es limitada para cuantificar el grado de estenosis y es susceptible a una amplia variedad de artefactos. Existen múltiples técnicas disponibles:
   a. *Time of flight* (tiempo de vuelo): no requiere contraste intravenoso.
   b. *Phase contrast* (contraste de fase): permite cuantificar el flujo sanguíneo, la velocidad del flujo y el volumen sanguíneo.
   c. Con contraste: mejora la calidad de la imagen y reduce los artefactos relacionados con el flujo no laminar. Múltiples estudios han demostrado una fuerte asociación entre los hallazgos en secuencias específicas de RM sin y con contraste y las mediciones morfológicas histológicas. Los datos de estos y otros estudios respaldan la noción de que las características de la composición de la placa por sí solas pueden aportar valor en la evaluación del riesgo de eventos futuros. Sin embargo, hay quien sigue considerando que este método tiene un valor limitado para la caracterización de la calcificación de la placa.
4. La angiografía por sustracción digital (ASD) sigue siendo el estudio de referencia para la evaluación de la aterosclerosis carotídea e intracraneal. En determinados casos, puede considerarse la realización de una ASD cerebral y cervical completa para evaluar la hemodinámica a través del polígono de Willis, evaluar la irrigación colateral, caracterizar mejor las lesiones ateroescleróticas observadas en las imágenes no invasivas o distinguir entre obstrucción y estenosis suboclusiva. Puede realizarse una ASD completa en el mismo contexto que una EPAC planificada.

Preparación del procedimiento

1. La EPAC puede realizarse bajo sedación moderada, cuidados anestésicos monitorizados o anestesia general, con monitorización continua durante el procedimiento del electrocardiograma (ECG), la presión arterial y la pulsioximetría. Se recomienda una vía arterial para la medición continua de la presión arterial, especialmente cuando la lesión carotídea se localiza en la bifurcación carotídea.
2. Corregir la hipo/hiperglucemia antes del procedimiento y controlarla durante el mismo.
3. Corregir el INR a < 1.5. Utilizar una estrategia de puente con heparina no fraccionada cuando esté médicamente indicado, manteniendo el TTP entre dos y tres veces el valor basal.

4. Los pacientes deben continuar con su medicación domiciliaria, excepto los β-bloqueantes (debido a la posible bradicardia durante la manipulación en el bulbo carotídeo) y la metformina. La metformina debe suspenderse 24 h antes hasta 48 h después del procedimiento para minimizar el riesgo de acidosis láctica, en caso de que se produzca daño renal tras la administración del contraste:
   a. El American College of Radiology ha adoptado una política más relajada para el manejo de la metformina que varía según la disfunción renal y la presencia de comorbilidades. Dada la considerable complejidad y los retos que plantea la aplicación de las nuevas directrices, los autores consideran que continuar con el protocolo estándar de suspender la metformina, como se ha destacado anteriormente, es un abordaje más práctico con un impacto poco o nada significativo en los pacientes.
5. La premedicación para casos electivos debe iniciarse al menos 5 días antes del procedimiento (1,8):
   a. Tratamiento antiplaquetario: antes y durante un mínimo de 30 días después de la EPAC, se recomienda una terapia antiplaquetaria dual con ácido acetilsalicílico (81 a 325 mg/día) más clopidogrel (75 mg/día). El ácido acetilsalicílico debe continuarse indefinidamente después de la intervención. El clopidogrel suele continuarse durante un mínimo de 6 semanas y hasta 12 meses después de la intervención. En pacientes que no puedan tomar clopidogrel, puede sustituirse por ticagrelor 60-90 mg por vía oral (v.o.) dos veces al día.
   b. Tratamiento antihipertensivo: se recomienda la administración de antihipertensivos para controlar la presión arterial antes y después de la EC.
   c. Estatinas: se recomienda el tratamiento con estatinas a todos los pacientes con aterosclerosis carotídea extracraneal para reducir el colesterol de lipoproteínas de baja densidad (LDL, *low-density lipoproteins*) por debajo de 100 mg/dL, o por debajo de 70 mg/dL cuando existen antecedentes de ACV isquémico asociado o diabetes *mellitus*. El tratamiento con estatinas debe continuarse indefinidamente.
6. Casos urgentes (menos de 72 h desde la aparición del ACV isquémico). En la actualidad, no hay consenso sobre el tratamiento médico o endovascular de los pacientes con ACV isquémico agudo que presentan síntomas clínicos graves debido a una estenosis/obstrucción ateroesclerótica de la ACI extracraneal.

   Los autores recomiendan una dosis de carga de clopidogrel 300 mg v.o. y ácido acetilsalicílico 650 mg v.o. o por razón necesaria (PRN) 3 h a 4 h antes del procedimiento. Si se utiliza ticagrelor en lugar de clopidogrel, el paciente debe recibir una dosis de carga de 180 mg antes de una intervención urgente.

Medicación durante el procedimiento

Anticoagulantes

1. Anticoagulación: el procedimiento se realiza con anticoagulación para todas las indicaciones utilizando heparina no fraccionada o un inhibidor directo de la trombina:
   a. Heparina no fraccionada con un tiempo de coagulación activado (TCA) objetivo de 250-300 s. Comenzar con un bolo i.v. de 50-80 UI/kg. Con frecuencia, la colocación de la endoprótesis se realiza en los 20-30 min siguientes a este bolo. Si el caso se prolonga más allá de los 30 min, compruebe el TCA y ajuste la dosis adecuadamente.
   b. Los inhibidores directos de la trombina pueden estar indicados en pacientes con trombocitopenia inducida por heparina. Aún no se han establecido regímenes estandarizados de bivalirudina y argatrobán:
      (1) El régimen de dosificación sugerido para argatrobán es de 15-30 (μg/kg)/min en infusión i.v. que puede lograrse con un bolo i.v. de 350 μg/kg, seguido de 25 (μg/kg)/min en infusión i.v.
      (2) El régimen de dosificación sugerido para la bivalirudina es de 0.75 mg/kg en bolo i.v., seguido de infusión a 1.75 (mg/kg)/h i.v. × 4 h. El TCA debe monitorizarse 5 min después del bolo y puede administrarse un bolo adicional de 0.3 mg/kg i.v. si es necesario.

2. Inhibidores de la glucoproteína IIb/IIIa en caso de formación aguda de un coágulo rico en plaquetas en la endoprótesis tras la implantación. El TCA basal debe ser inferior a 200 s antes de la administración para reducir el riesgo de hemorragia intracraneal. Esto puede conseguirse bloqueando parte de la actividad de la heparina con infusión i.v. de protamina:
   a. Eptifibatida: 2 (μg/kg)/min i.v. Comenzar con 180 μg/kg en bolo (hasta 22.6 mg en total), con una infusión de mantenimiento máxima de 15 mg/h.
   b. Abciximab: 0.125 (μg/kg)/min i.v. × 12 h. Comenzar 0.25 mg/kg en bolo i.v. 10-60 min antes de comenzar el procedimiento. La dosis máxima de infusión es de 10 μg/min.

Tratamiento de la bradicardia durante el procedimiento

1. Glicopirrolato (0.2-0.4 mg i.v). Este fármaco se administra profilácticamente en los casos en que la lesión objetivo está cerca del bulbo carotídeo, ya que la presión sobre los barorreceptores durante la angioplastia transluminal percutánea (ATP) o la colocación de una endoprótesis puede desencadenar bradicardia; puede repetirse la dosis si hay un intervalo largo antes de la angioplastia.
2. Atropina: 0.6-1.0 mg i.v. en bolo.
3. En raras ocasiones, se utiliza dopamina.

Antihipertensivos intraarteriales y tratamiento del vasoespasmo

1. El nicardipino es útil en el tratamiento del vasoespasmo relacionado con la colocación de dispositivos de protección cerebral, la angioplastia y la colocación de endoprótesis. Puede administrarse de forma preventiva tras el acceso al vaso objetivo, antes de la intervención endovascular. La dosis es de 2-10 mg en bolo i.v. a un ritmo lento de aproximadamente 1 mg/minuto. Vigilar estrechamente la presión arterial.
2. El verapamilo tiene los mismos beneficios, dosis y velocidad de administración que el nicardipino.

Tratamiento de la hipotensión

1. La solución coloidal (albúmina al 20 %) puede ser útil para tratar la hipotensión periprocedimiento al aumentar el volumen intravascular. Además, la albúmina se considera beneficiosa para mejorar la microcirculación cerebral, independientemente del aumento de la presión arterial:
   a. La albúmina debe administrarse lentamente, 50 mL en 20 min y puede repetirse cada 4 h a 6 h.

Equipamiento

1. Guías:
   a. Se utiliza una guía metálica hidrófila de 0.035″ con punta moldeable para facilitar el cateterismo selectivo de la ACC (p. ej., GlideWire®, Terumo Medical Corp, Somerset, NJ).
   b. Cuando sea necesario cambiar el catéter de diagnóstico por el catéter guía, se utiliza una guía rígida de 0.035″ (p. ej., Amplatz Extra Stiff™ de 260 cm o 300 cm, Cook Medical Inc., Bloomington, IN).
   c. Las guías híbridas, como Advantage Glidewire (Terumo), proporcionan un segmento distal hidrófilo fusionado a un vástago proximal rígido. Pueden ser útiles para facilitar soporte, tanto para la colocación del introductor como para el cateterismo selectivo.
   d. En los casos en que no puede utilizarse un dispositivo de protección cerebral, se desplaza una guía de 0.014″ o 0.018″ más allá de la lesión estenótica para facilitar la colocación de un balón de ATP para la predilatación. Si se van a utilizar catéteres o balones que no sean de intercambio rápido, puede ser necesaria una guía de longitud de intercambio.
2. Catéteres:
   a. Para la EPAC suele emplearse un catéter guía de 6 o, en ocasiones, de 7/8 de pulgada. El diámetro del introductor viene dictado por las especificaciones del sistema de endoprótesis utilizado y, a menudo, varía con el diámetro de la endoprótesis. Por lo

Tabla 5-1 Endoprótesis carotídeas y dispositivos de protección embólica cerebral

Fabricante	Sistema de endoprótesis	Dispositivo de filtrado
Abbott Vascular (Santa Clara, CA)	RX Acculink™	AccuNet™
Abbott Vascular (Santa Clara, CA)	xACT®	Emboshield BareWire™
Boston Scientific Corp (Natick, MA)	WALLSTENT™	FilterWire EZ™
Cordis Corp (Miami, FL)	Precise RX™	Angioguard™ RX
Covidien (Plymouth, MN)	PROTÉGÉ® RX	SpiderFX™

general, solo se necesita un introductor de acceso corto si se emplea un catéter guía con balón (CGB) para controlar el flujo proximal.

b. Se utilizan catéteres de 4 Fr o 5 Fr de diferentes formas (p. ej., Bernstein II, Sidewinder II, Multipurpose, Vertebral, Headhunter) para canular la ACC de interés y, en caso necesario, otros vasos cervicales. Para minimizar la necesidad de intercambios, recomendamos emplear un catéter de diagnóstico largo (125 cm) colocado coaxialmente dentro del catéter guía.

3. Dispositivos de protección cerebral:

a. La práctica actual aboga por el uso de un dispositivo de protección cerebral cuando se realiza una endoprótesis carotídea (4). Estos dispositivos reducen el riesgo de ACV durante la EPAC debido a los émbolos generados a lo largo del recorrido y la manipulación del segmento vascular enfermo.

b. Los filtros son los dispositivos de protección cerebral más empleados (tabla 5-1). Consisten en mallas plegables montadas en los extremos de guías de 0.014″. La guía se desplaza más allá de la estenosis y se despliega el filtro. El filtro atrapa los restos embólicos, que se retiran junto con el dispositivo tras la colocación de la endoprótesis y la ATP.

c. El MO.MA™ Ultra (Medtronic Vascular Inc., Santa Rosa, CA) es un dispositivo de protección proximal que consiste en un catéter sobre una guía rígida de 0.035″ en la arteria carótida externa (ACE). El balón distal se infla en la ACE, la guía rígida se retrae y el balón proximal se infla en la ACI. Mientras se detiene el flujo a través de la ACI, se desplaza una guía de 0.014″ a través de la estenosis para apoyar la angioplastia y la colocación de la endoprótesis. Tras el despliegue de la endoprótesis y, en caso necesario, después de la angioplastia, se realiza la aspiración a través del dispositivo MO.MA™ Ultra, recuperando los restos. A continuación, se desinflan los balones distal y proximal y se restablece el flujo anterógrado. Se retira el dispositivo MO.MA™ Ultra. Este dispositivo de protección tiene un perfil de punta distal de 5 Fr y requiere un introductor de al menos 9 Fr.

d. La revascularización transcarótida es un abordaje híbrido quirúrgico/endovascular para proporcionar protección cerebral mediante la inversión del flujo. Se obtiene un acceso quirúrgico abierto a la ACC ipsilateral. Se coloca un introductor de acceso especializada en la ACC y se conecta a un circuito que desvía la sangre a través de un segundo introductor que se inserta en una vena femoral. Una vez colocado el circuito, se pinza la arteria carótida proximal, lo que permite invertir el flujo en la arteria carótida y devolver la sangre a la circulación a través de la vena femoral. A continuación, se realiza la angioplastia y la colocación de la endoprótesis a través del introductor de la ACC con inversión continua del flujo. Al final de la intervención, se retira el introductor. La arteriotomía y el corte de la ACC se cierran mediante cirugía. Los datos de un registro prospectivo de un solo brazo indican que se trata de un método eficaz para minimizar el riesgo de ACV durante la intervención carotídea (9).

4. Balones de ATP:

a. Para la predilatación (si es necesaria, antes de la colocación de la endoprótesis), se elige un balón de ATP rígido de 3-4 mm × 20-30 mm. Si no es posible atravesar la lesión, la predilatación puede realizarse con un balón de angioplastia cerebral o coronaria de perfil bajo, como Gateway™ (Stryker Neurovascular, Fremont, CA) o Maverick™ (Boston Scientific Corp, Natick, MA).

b. Para la dilatación tras la colocación de la endoprótesis, elegir un balón de ATP rígido de 4-7 mm × 20-30 mm. A título orientativo, el diámetro debe coincidir con el de la arteria normal distal a la lesión objetivo. En los casos de reestenosis inmediata debida al retroceso, puede ser necesario un balón de 1 a 2 mm más grande tras la dilatación.

5. Endoprótesis:
   a. Las endoprótesis autoexpandibles se usan para la mayoría de las EPAC debido a su mayor resistencia al aplastamiento y a su capacidad para recuperar su forma cuando se deforman (tabla 5-1). Estas ventajas son importantes debido a la movilidad del cuello. Las endoprótesis expandibles con balón ofrecen una colocación más precisa y siguen teniendo un papel en el tratamiento de las lesiones ostiales de la ACC, en las que el segmento de arteria que se trata permanece protegido por la caja torácica.
   b. Las zonas de aterrizaje deben ser, al menos, de 5-10 mm distales y proximales a la placa ateroesclerótica. Es preferible cubrir toda la lesión objetivo con una única endoprótesis. Las lesiones localizadas en segmentos carotídeos tortuosos pueden tratarse superponiendo dos endoprótesis más cortas, lo que evita el acodamiento arterial y la seudoobstrucción que suelen producirse distalmente a un segmento con endoprótesis debido al enderezamiento de la ACI.
   c. Las endoprótesis deben tener un tamaño 1-2 mm mayor que el diámetro del vaso en las zonas a tratar. A diferencia de los balones de ATP, las endoprótesis se dimensionan en relación con el vaso huésped más grande y proximal. Existen endoprótesis cónicas que pueden ser útiles en los casos en que exista una discrepancia especialmente grande entre los diámetros proximal y distal de la zona objetivo.

Procedimiento detallado

1. Acceso:
   a. La EPAC se ha realizado normalmente a través de la arteria femoral común. Recientemente, se ha empleado el acceso radial con buenos perfiles de eficacia y seguridad. El acceso radial puede ser especialmente ventajoso en determinadas configuraciones de la anatomía del cayado aórtico, y puede conllevar un menor riesgo de morbilidad en el lugar de acceso que el acceso femoral en pacientes sometidos a tratamiento antiagregante plaquetario doble (TAPD). La determinación final del lugar de acceso y de los materiales utilizados para canular la carótida de interés debe basarse siempre en una revisión exhaustiva de las imágenes transversales preoperatorias.
   b. Se ha demostrado que el acceso arterial femoral guiado por ecografía reduce el riesgo de complicaciones del acceso vascular frente a la guía fluoroscópica sola. Por tanto, recomendamos que el acceso se obtenga en todos los casos mediante técnica de micropunción guiada por ecografía. Para evitar hemorragias retroperitoneales por el acceso femoral, se debe utilizar la fluoroscopia para asegurar que la punción se realiza por debajo del ligamento inguinal.
   c. Tras la colocación de un introductor femoral (y una vía arterial, si es necesario), se inicia la anticoagulación (*v. Medicación durante el procedimiento*, anteriormente).
2. Angiografía diagnóstica:
   a. Utilizando un catéter diagnóstico selectivo y una guía hidrófila, se realiza un cateterismo selectivo de la ACC objetivo. En estos casos, se debe evitar atravesar la bifurcación carotídea con la guía o el catéter.
   b. Las adquisiciones angiográficas de presentación deben incluir vistas frontales, oblicuas y laterales del cuello; vistas frontales y laterales de la circulación intracraneal, y cualquier proyección adicional necesaria para aclarar la anatomía. La angiografía rotacional tridimensional (3DRA) del bulbo carotídeo puede ser útil para evaluar la estenosis de alto grado y las lesiones calcificadas. La 3DRA también puede ser útil para ilustrar la mejor proyección para la navegación a través de la estenosis y la proyección óptima

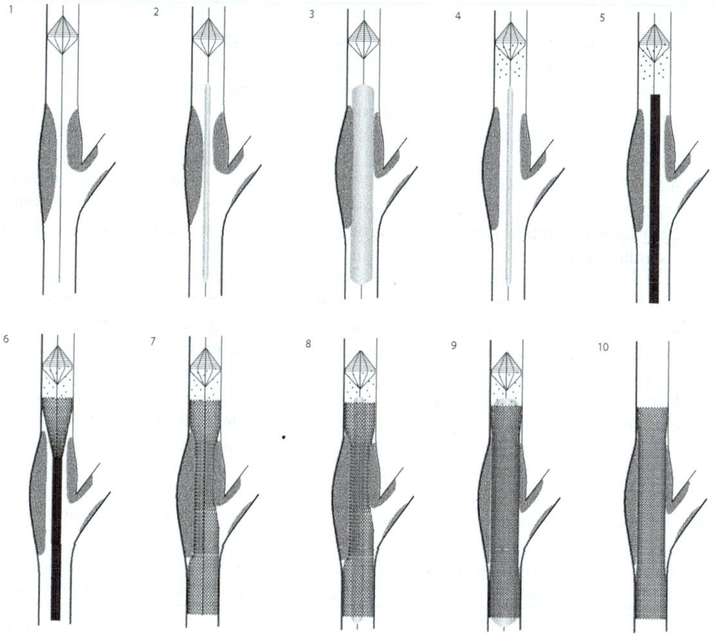

FIGURA 5-1 • Procedimiento de colocación, paso a paso, de endoprótesis carotídeas.

para el despliegue de la endoprótesis, aunque estas proyecciones a menudo pueden determinarse preoperatoriamente en imágenes transversales.

c. Puntos clave a evaluar:

(1) Definir la extensión de la lesión (longitud, grado de estenosis) y la anatomía regional (diámetros de la zona de aterrizaje; relaciones de la lesión con el bulbo carotídeo; grado de calcificación, tortuosidad, ulceración y trombo).

(2) Evaluar el polígono de Willis y la irrigación sanguínea colateral intracraneal. También pueden ser necesarias inyecciones en la ACE para evaluar el aporte colateral a la circulación intracraneal.

(3) Identificar posibles anastomosis peligrosas a la circulación carotídea interna desde la circulación carotídea externa y el sistema vertebrobasilar.

3. Procedimiento de colocación de endoprótesis carotídeas:

a. Preparar el equipo. Tener preparados la endoprótesis, el balón de angioplastia y, si procede, el catéter de recaptura del dispositivo de protección cerebral, ayuda a limitar el tiempo de despliegue del dispositivo de protección cerebral. Debemos elegir un catéter guía que pueda alojar la o las endoprótesis que probablemente se vayan a utilizar.

b. Se introduce el catéter guía en la ACC, bien sobre el catéter selectivo o por intercambio. Idealmente, la guía se coloca de forma que su punta esté lo suficientemente distal como para proporcionar un soporte suficiente, pero lo suficientemente proximal como para permitir el despliegue completo de la endoprótesis. En algunas circunstancias, puede ser necesario colocar la guía más distalmente y retirarla durante el despliegue de la endoprótesis.

c. Se debe considerar la administración profiláctica de glicopirrolato para prevenir la bradicardia (*v. Medicación durante el procedimiento,* anteriormente).

d. Se obtienen angiografías de la ACC en las proyecciones de trabajo determinadas durante la angiografía diagnóstica.

e. Si se utiliza un dispositivo de protección cerebral de tipo filtro, se debe desplazar con cuidado a través de la estenosis y desplegarlo en un segmento distal recto de la ACI (fig. 5-1, paso 1). Se retira el introductor del dispositivo de protección cerebral. Si se utiliza la detención del flujo, los balones se inflan en este paso.
f. En los casos en que sea necesaria la predilatación, se hace avanzar un balón de ATP sobre la guía hasta que sus marcadores se sitúen a través del segmento estenótico de la ACI, cubriéndolo por completo, y se practica la angioplastia (fig. 5-1, pasos 2 a 4). A continuación, se retira el balón de ATP. Antes de cualquier maniobra de angioplastia, especialmente en la bifurcación de la ACI, debe notificarse al equipo de anestesiología, ya que la estimulación del bulbo carotídeo podría causar una bradicardia inesperada y significativa.
g. El sistema de colocación de endoprótesis se emplaza por encima de la guía, de modo que la endoprótesis cubra toda la lesión objetivo, incluida la placa adyacente al segmento estenótico (fig. 5-1, paso 5). Las características óseas pueden servir para marcar la extensión de la lesión y guiar la colocación de la endoprótesis antes del despliegue; sin embargo, dado que los sistemas de endoprótesis son rígidos y pueden distorsionar la anatomía, un nuevo *road map* o una ASD son la forma más precisa de garantizar que la endoprótesis se coloca con precisión. La endoprótesis debe desplegarse de forma lenta pero constante, comenzando ligeramente más distal al punto de aterrizaje previsto, ya que es posible tirar de la estructura hacia atrás durante el despliegue controlado (fig. 5-1, pasos 6 a 7).
h. Una vez desplegada la endoprótesis, se retira el catéter de colocación, se obtiene una angiografía de seguimiento y se evalúa la estenosis residual.
i. Si es necesario, se realiza una ATP posprótesis (si la estenosis residual es > 10 % a 15 %). El tamaño del balón debe ser igual o ligeramente superior al diámetro distal normal de la arteria (fig. 5-1, pasos 8 y 9).
j. Se retira el balón de ATP y se obtiene una angiografía de seguimiento de la ACC en múltiples vistas.
k. Se retira el dispositivo de protección cerebral utilizando el catéter de revestimiento incluido (fig. 5-1, paso 10), o aspirando la sangre y desinflando los balones de oclusión.
l. Se obtienen angiografías de seguimiento de la ACC y de la circulación intracraneal. Es importante evaluar la presencia de vasoespasmo, disección y émbolos distales. Administrar verapamilo o nicardipino, según esté indicado.

4. El introductor femoral debe retirarse de acuerdo con el método de cierre del acceso seleccionado.

Manejo posterior al procedimiento

1. Si el paciente está estable, se ingresa en una unidad de cuidados intermedios para observación durante 24 h (toda la noche):
   a. Comprobar los signos vitales y el examen neurológico cada hora.
   b. Mantener la presión arterial sistólica entre 100 y 160 mm Hg.
   c. Si se coloca, mantener la sonda Foley a gravedad hasta unas horas antes del alta.
   d. Administrar líquidos v.o. y seguir a dieta regular según la tolerancia.
   e. Hidratar al paciente con solución salina normal a razón de 150 mL/h para un total de 400 mL.
   f. Iniciar profilaxis de trombosis venosa profunda.
   g. El tiempo de reposo en cama y los privilegios de movilidad dependen de la localización de la arteriotomía, la modalidad de cierre y las políticas institucionales. Lo ideal es elevar la cabecera de la cama lo antes posible para evitar lesiones por reperfusión.

Seguimiento

1. Continuar con clopidogrel (75 mg/día v.o.) y ácido acetilsalicílico (81 mg/día v.o.) durante 6 semanas. Después de este tiempo, los pacientes deberán seguir tomando 81 mg/día v.o. de ácido acetilsalicílico de por vida.

2. Obtener ecografía carotídea a los 3 meses, 6 meses, 1 año y 2 años después del procedimiento.

Complicaciones y tratamiento

1. La reacción alérgica al contraste, el daño renal y los episodios hemorrágicos o isquémicos en el lugar de acceso se tratan de forma similar a cualquier otro examen angiográfico.
2. El tratamiento anticoagulante y antiagregante plaquetario puede aumentar la frecuencia y gravedad de las complicaciones hemorrágicas.
3. A veces se observa bradicardia si la lesión objetivo está calcificada y en la proximidad del bulbo carotídeo. Suele ser transitoria y se resuelve espontáneamente. La bradicardia puede evitarse inflando lentamente el balón de ATP bajo monitorización ECG o pretratando con glicopirrolato.

   La atropina puede ser necesaria, aunque con poca frecuencia, como se ha comentado anteriormente. En raras ocasiones, el paciente puede necesitar un marcapasos ventricular transvenoso temporal.
4. La hipotensión arterial debe tratarse con infusión de coloide, dopamina o neosinefrina, según sea necesario. En un pequeño número de casos, la EPAC puede dar lugar a varios días de hipotensión, lo que requiere un ingreso más prolongado. Esto es probablemente secundario a la lesión de los barorreceptores del bulbo carotídeo en el momento de la ATP o de la colocación de la endoprótesis.
5. El vasoespasmo arterial suele resolverse espontáneamente. En caso contrario, tratar con nicardipino o verapamilo, como se ha comentado anteriormente.
6. La disección arterial, si limita el flujo, puede requerir tratamiento con endoprótesis aguda. Si la disección no limita el flujo, es preferible el tratamiento antiplaquetario simple o doble para prevenir fenómenos embólicos.
7. Tromboembolia aguda. Consultar a un intervencionista de ACV para que indique el abordaje más adecuado. En función del tamaño y la localización de la obstrucción embólica, se dispone de varias opciones para tratar la tromboembolia aguda, como ReoPro® o Integrilin® intraarterial, activador del plasminógeno tisular intraarterial, trombectomía con *stent-retriever* o trombectomía por aspiración. El tratamiento auxiliar puede incluir la infusión de coloides y la inducción de hipertensión arterial.
8. La rotura de la placa con obstrucción inmediata del vaso tras la ATP puede tratarse con endoprótesis para reabrir la lesión. Esto subraya la importancia de mantener una guía a través del segmento enfermo hasta que se haya completado la colocación de la endoprótesis.
9. En caso de cobertura incompleta de la lesión objetivo, debe colocarse una segunda endoprótesis.
10. Puede producirse un hematoma cervical durante la ATP/EPAC debido a una rotura venosa o arterial. Generalmente, esto ocurre en pacientes que han sido sometidos a una EC previa y suele autocontenerse.

    En caso de rotura vascular, invertir inmediatamente la heparinización con protamina i.v. (10 mg de protamina por cada 1 000 unidades de heparina administradas). En caso de rotura vascular importante, ocluir inmediatamente el vaso con un catéter balón. Los métodos reconstructivos podrían incluir la colocación urgente de una endoprótesis cubierta (actualmente fuera de indicación). Debe considerarse la oclusión endovascular permanente de toda la arteria carótida con *coils*. Si es necesario, se traslada al paciente para cirugía de urgencia.
11. El edema cerebral por reperfusión puede tratarse con manitol y corticoesteroides.
12. La hemorragia intracerebral puede estar relacionada con la reperfusión o deberse a la transformación retardada de una pequeña lesión isquémica. En casos muy raros, puede producirse una hemorragia subaracnoidea. Los pacientes que sufren estas complicaciones suelen haber tenido una estenosis subobstructiva de larga evolución. Dependiendo de la importancia de la lesión, el paciente debe ser evaluado por el equipo de neurocirugía e ingresado en la UCI. Considerar un periodo de terapia antiplaquetaria único.
13. El IAM es una complicación muy rara durante la EPAC; se debe consultar a un cardiólogo.

Datos de ensayos controlados aleatorios

1. El *North American Symptomatic Carotid Endarterectomy Trial* (NASCET) fue el primero en demostrar que los pacientes sintomáticos con estenosis carotídea se beneficiaban de la revascularización quirúrgica frente al tratamiento médico, con una reducción significativa de las tasas de ACV y mortalidad en poblaciones con estenosis (≥ 50 %) (10). Estos hallazgos fueron corroborados por el *European Carotid Surgery Trial* (ECST) (11). Los resultados del *Asymptomatic Carotid Atherosclerosis Study* (ACAS) demostraron que la EC es superior al tratamiento médico en pacientes asintomáticos con estenosis (≥ 60 %) y sirven de base para realizar procedimientos de revascularización en esta población (12).
2. El *Carotid and Vertebral Artery Transluminal Angioplasty Study* (CAVATAS) fue el primer gran ensayo controlado aleatorizado que demostró la viabilidad y seguridad de las intervenciones endovasculares en la carótida (13). A pesar del uso de endoprótesiss en solo el 26 % de los pacientes del brazo endovascular y de la ausencia de dispositivo de protección cerebral, CAVATAS mostró riesgos mayores y eficacia similares entre la EC y la EPAC a los 3 años. La posterior proliferación de dispositivos de EC se acompañó de la inscripción de pacientes en varios ensayos respaldados por los fabricantes.
3. El ensayo *Stenting and Angioplasty with Protection in Patients at High Risk for Endarterectomy* (SAPPHIRE) fue un ensayo controlado aleatorizado que comparó la EPAC frente a la EC en pacientes de alto riesgo con arteriopatías carotídeas sintomáticas o asintomáticas (5,11). SAPPHIRE demostró que, en una población con alto riesgo de EC, la EPAC no era inferior a la EC en el riesgo a 30 días de ACV, muerte o IAM. Además, SAPPHIRE demostró que la EPAC no era inferior a la EC en cuanto al riesgo de alcanzar un objetivo combinado a los 3 años. A continuación, los resultados de varios ensayos respaldados por el fabricante demostraron que, en pacientes con alto riesgo de EC, la EPAC no era inferior a los criterios objetivos de rendimiento derivados de estudios históricos de EC. Los resultados de estos ensayos respaldaron la aprobación por parte de la Food and Drug Administration (FDA) de Estados Unidos, de la variedad de dispositivos disponibles en la actualidad y han respaldado el uso continuado de la EPAC en la población de alto riesgo.
4. Los resultados de otros dos ensayos controlados aleatorizados arrojaron dudas sobre la seguridad de la EPAC. Los ensayos *Angioplasty in Patients with Symptomatic Severe Carotid Stenosis* (EVA-3S) y *Stent-supported Percutaneous Angioplasty of the Carotid Artery versus Endarterectomy* (SPACE) se interrumpieron prematuramente tras no poder demostrar la no inferioridad de la EC frente a la EPAC en cuanto a complicaciones periprocedimiento (14-17). Sin embargo, es importante destacar que en estos estudios se plantearon problemas relacionados con la inexperiencia de los operadores en el brazo de la EPAC y el uso no uniforme de los dispositivos de protección cerebral. El ensayo EVA-3S fue un estudio multicéntrico que solo requería una experiencia limitada del operador (cinco intervenciones previas con EPAC, o ninguna intervención con EPAC, si se supervisaba). El ensayo SPACE se realizó sin el uso, ahora obligatorio, de dispositivos de protección cerebral, que solo se emplearon en el 27 % de los casos. Es probable que estos factores dieran lugar a una mayor tasa de acontecimientos periprocedimiento, lo que llevó a la finalización prematura del estudio por cuestiones de seguridad y futilidad.
5. Los primeros resultados del *International Carotid Stenting Study* (ICSS) sugirieron que la EC era superior a la EPAC a los 120 días de seguimiento; el riesgo de ACV, muerte o IAM fue del 8.5 % en el grupo de EPAC frente al 5.2 % en el grupo de EC ($p = 0.006$) (18). La conclusión inicial fue que la EC debía seguir siendo el tratamiento de elección para los pacientes que precisan revascularización carotídea. Sin embargo, recientemente se han publicado los resultados de los datos a largo plazo de este mismo estudio (19). En cuanto a estos resultados a largo plazo del estudio ICSS, se asignó a 1 713 pacientes a la colocación de endoprótesiss ($n = 855$) o a la endarterectomía ($n = 858$), y se les realizó un seguimiento durante una mediana de 4.2 años (intervalo intercuartílico [IIC]: 3.0-5.2; máximo: 10.0). Tres pacientes se retiraron inmediatamente, por lo que la población por intención de tratar estaba formada por 1 710 pacientes. El número de ACV mortales o incapacitantes (52 frente a 49) y el riesgo acumulado a 5 años no difirieron significativamente entre los grupos de endoprótesis y endarterectomía (6.4 % frente a 6.5 %; cociente de riesgos instantáneos

[HR, *hazard ratio*] 1.06; índice de confianza [IC] del 95 %: 0.72-1.57; $p = 0.77$). Los ACV fueron más frecuentes en el grupo de colocación de endoprótesis que en el de endarterectomía, pero en su mayoría no fueron incapacitantes. En consecuencia, el resultado funcional a largo plazo de la ICSS y el riesgo de ACV mortal o incapacitante resultaron ser similares en el caso de la endoprótesis y la endarterectomía para la estenosis carotídea sintomática.

6. El mayor ensayo controlado aleatorizado que comparó la EPAC frente a la EC para el tratamiento de la estenosis de la arteria carótida y para la prevención del ACV fue el estudio CREST patrocinado por los NIH (3,20). Este estudio incluyó a pacientes de riesgo bajo y medio. El criterio de valoración primario del CREST fue un compuesto que incluía cualquier ACV, IAM o muerte en el periodo periprocedimiento, y todos los ACV ipsilaterales posteriores. En 2 502 pacientes con un seguimiento de hasta 4 años, no hubo diferencias significativas entre las tasas de alcanzar el objetivo primario en los grupos de EPAC y EC (7.2 % frente a 6.8 %, $p = 0.51$). La EPAC se asoció a un mayor riesgo de ACV periprocedimiento (4.3 % frente a 2.3 %, $p = 0.01$); la EC se asoció a un mayor riesgo de IAM periprocedimiento (1.1 % frente a 2.3 %, $p = 0.03$). El riesgo de ACV grave periprocedimiento no fue significativamente diferente (0.9 % frente a 0.7 %, $p = 0.52$), lo que indica que el exceso de ACV atribuible a la EPAC no fue incapacitante o fue leve. En los pacientes sometidos a EPAC, cuatro variables angiográficas se asociaron a más ACV periprocedimiento: tortuosidad distal grave, lesiones secuenciales, longitud de la lesión superior a 20 mm y úlcera de boca estrecha en la placa carotídea. Prestar atención a estas características puede ayudar en la selección de pacientes. Además, los datos del CREST demostraron una interacción entre la edad y la eficacia del tratamiento, mostrando la EPAC una mayor eficacia que la EC en los pacientes menores de 70 años. En los mayores de 70 años, la EC mostró una mayor eficacia.

7. El ensayo en curso CREST-2 se está llevando a cabo en 120 centros clínicos de Estados Unidos y Canadá. El estudio está financiado por el *National Institute of Neurological Disorders and Stroke* (NINDS) de los NIH, y su diseño fundamental consiste en dos ensayos controlados aleatorizados paralelos que se basan en los datos recopilados por el equipo de CREST, pero difieren en un aspecto crucial. En lugar de comparar un procedimiento con otro (EC frente a EPAC), CREST-2 compara una combinación de EC y tratamiento médico intensivo con tratamiento médico intensivo solo, y EPAC combinada con tratamiento médico intensivo con tratamiento médico intensivo solo, en dos ramas separadas. En ambas ramas se asignará aleatoriamente a 600 pacientes a cada grupo, con un total de 2 480 pacientes, todos ellos con una obstrucción de al menos el 70 % o más de una de sus arterias carótidas, pero que no han sufrido un ACV por ello. El ensayo comenzó a inscribir pacientes a principios de 2014 y, en el momento de escribir estas líneas, la última actualización del ensayo se publicó el 29 de junio de 2023. Los resultados de este estudio pueden aportar una respuesta más definitiva sobre las funciones de la EC frente a la EPAC y sobre si la estenosis carotídea asintomática ≥ 70 % debe tratarse médicamente.

Los resultados de los ensayos controlados aleatorizados que comparan la EC con la EPAC en pacientes con estenosis carotídea sintomática se resumen en la tabla G-1 del apéndice G; los ensayos que comparan la EC con la EPAC en pacientes con estenosis carotídea asintomática se resumen en la tabla G-2 del mismo apéndice.

Referencias bibliográficas

1. Brott TG, Halperin JL, Abbara S, et al. ASA/ACCF/AHA/AANN/AANS/ACR/ASNR/CNS/SAIP/SCAI/SIR/SNIS/SVM/SVS guideline on the management of patients with extracranial carotid and vertebral artery disease: executive summary: a report of the American College of Cardiology Foundation/American Heart Association Task Force on Practice Guidelines, and the American Stroke Association, American Association of Neuroscience Nurses, American Association of Neurological Surgeons, American College of Radiology, American Society of Neuroradiology, Congress of Neurological Surgeons, Society of Atherosclerosis Imaging and Prevention, Society for Cardiovascular Angiography and Interventions, Society of Interventional Radiology, Society of NeuroInterventional Surgery, Society for Vascular Medicine, and Society for Vascular Surgery. Developed in collaboration with the American Academy of Neurology and Society of Cardiovascular Computed Tomography. *J Am Coll Cardiol.* 2011;57(8):1002–1044.

2. Goyal M, Singh N, Marko M, et al. Embolic stroke of undetermined source and symptomatic nonstenotic carotid disease. *Stroke.* 2020;51(4):1321–1325. doi:10.1161/STROKEAHA.119.028853
3. Brott TG, Hobson RW II, Howard G, et al. Stenting versus endarterectomy for treatment of carotid-artery stenosis. *N Engl J Med.* 2010;363(1):11–23.
4. Howard VJ, Lutsep HL, Mackey A, et al. Influence of sex on outcomes of stenting versus endarterectomy: a subgroup analysis of the Carotid Revascularization Endarterectomy versus Stenting Trial (CREST). *Lancet Neurol.* 2011;10(6):530–537. doi:10.1016/S1474-4422(11)70080-1
5. Yadav JS, Wholey MH, Kuntz RE, et al. Protected carotid-artery stenting versus endarterectomy in high-risk patients. *N Engl J Med.* 2004;351(15):1493–1501.
6. Massop D, Dave R, Metzger C, et al. Stenting and angioplasty with protection in patients at high-risk for endarterectomy: SAPPHIRE Worldwide Registry first 2,001 patients. *Catheter Cardiovasc Interv.* 2009;73(2):129–136.
7. Haussen DC, Grossberg JA, Bouslama M, et al. Carotid web (intimal fibromuscular dysplasia) has high stroke recurrence risk and is amenable to stenting. *Stroke.* 2017;48(11):3134–3137. doi:10.1161/STROKEAHA.117.019020
8. Amarenco P, Bogousslavsky J, Callahan A III, et al. High-dose atorvastatin after stroke or transient ischemic attack. *N Engl J Med.* 2006;355(6):549–559.
9. Kashyap VS, Schneider PA, Foteh M, et al. Early outcomes in the ROADSTER 2 Study of transcarotid artery revascularization in patients with significant carotid artery isease. *Stroke.* 2020;51(9):2620–2629. doi:10.1161/STROKEAHA.120.030550
10. Barnett HJ, Taylor DW, Eliasziw M, et al. Benefit of carotid endarterectomy in patients with symptomatic moderate or severe stenosis. *N Engl J Med.* 1998;339:1415–1425.
11. European Carotid Surgery Trialists' Collaborative Group. Randomised trial of endarterectomy for recently symptomatic carotid stenosis: final results of the MRC European Carotid Surgery Trial (ECST). *Lancet.* 1998;351:1379–1387.
12. Walker MD, Marler JR, Goldstein M, et al. Endarterectomy for asymptomatic carotid artery stenosis. Executive Committee for the Asymptomatic Carotid Atherosclerosis Study. *JAMA.* 1995;273:1421–1428.
13. Ederle J, Bonati LH, Dobson J, et al. Endovascular treatment with angioplasty or stenting versus endarterectomy in patients with carotid artery stenosis in the carotid and vertebral artery transluminal angioplasty study (CAVATAS): long-term follow-up of a randomised trial. *Lancet Neurol.* 2009;8(10):898–907.
14. Mas JL, Chatellier G, Beyssen B, et al. Endarterectomy versus stenting in patients with symptomatic severe carotid stenosis. *N Engl J Med.* 2006;355(16):1660–1671.
15. Mas JL, Trinquart L, Leys D, et al. Endarterectomy versus angioplasty in patients with symptomatic severe carotid stenosis (EVA-3S) trial: results up to 4 years from a randomised, multicentre trial. *Lancet Neurol.* 2008;7(10):885–892.
16. Ringleb PA, Allenberg J, Brückmann H, et al. 30 Day results from the SPACE trial of stent-protected angioplasty versus carotid endarterectomy in symptomatic patients: a randomised non-inferiority trial. *Lancet.* 2006;368(9543):1239–1247.
17. Eckstein HH, Ringleb P, Allenberg JR, et al. Results of the stent-protected angioplasty versus carotid endarterectomy (SPACE) study to treat symptomatic stenoses at 2 years: a multinational, prospective, randomised trial. *Lancet Neurol.* 2008;7(10):893–902.
18. Ederle J, Dobson J, Featherstone RL, et al. Carotid artery stenting compared with endarterectomy in patients with symptomatic carotid stenosis (International Carotid Stenting Study): an interim analysis of a randomised controlled trial. *Lancet.* 2010;375(9719):985–997.
19. Bonati LH, Dobson J, Featherstone RL, et al. Long-term outcomes after stenting versus endarterectomy for treatment of symptomatic carotid stenosis: the International Carotid Stenting Study (ICSS) randomised trial. *Lancet.* 2015;385(9967):529–538.
20. Gurm HS, Yadav JS, Fayad P, et al. Long-term results of carotid stenting versus endarterectomy in high-risk patients. *N Engl J Med.* 2008;358(15):1572–1579.

6 Urgencias vasculares de cabeza y cuello

Mesha L. Martínez, MD, Joshua Cornman-Homonoff, MD y Michele H. Johnson, MD, FACR, FASER

Introducción

Las urgencias vasculares de cabeza y cuello pueden requerir un tratamiento predominantemente neuroquirúrgico u otorrinolaringológico, aunque existe un solapamiento considerable (traumatismo, rotura carotídea). En ambos casos, la angiografía desempeña un papel fundamental en el tratamiento, con protocolos que varían según la indicación y la selectividad, esenciales para un diagnóstico y una intervención endovascular seguros y satisfactorios (1,2).

Trastornos neurológicos y neuroquirúrgicos

Hemorragia subaracnoidea intracraneal (3)

Etiología y diagnóstico diferencial

1. Los traumatismos son la causa más frecuente de hemorragia subaracnoidea (HSA) y rara vez se asocian a lesiones vasculares importantes. La distribución de la sangre y las lesiones intracraneales y de partes blandas asociadas permiten diferenciarla de la HSA aneurismática, en la mayoría de los casos.
2. La rotura del aneurisma sacular (*berry aneurysm*) es la segunda causa más frecuente. La incidencia de rotura de aneurisma varía según la localización (tabla 6-1). Los aneurismas intracraneales gigantes, fusiformes y disecantes representan un subconjunto menor de aneurismas y rara vez cursan con HSA.
3. Otras causas menos frecuentes de HSA son el síndrome de vasoconstricción reversible, la malformación arteriovenosa (MAV) de la piamadre y de la piamadre-duramadre, la fístula arteriovenosa de la duramadre (FAVD), la vasculitis y los patrones de circulación de moyamoya.

Presentación clínica

1. Los síntomas incluyen cefalea, descrita clásicamente como la «peor cefalea de la vida», síncope, emesis, dolor o rigidez de cuello y fotofobia.
2. El inicio suele ser agudo, aunque en algunos casos pueden presentarse más tarde, tras una cefalea centinela o tras varios días de cefalea intratable.

Imágenes no invasivas

1. La tomografía computarizada (TC) sin contraste muestra sangre hiperdensa en los espacios subaracnoideos, las cisternas basales, los surcos y los ventrículos. La distribución de la sangre varía con la localización del aneurisma (tabla 6-2).
2. La angiografía por tomografía computarizada (ATC) en el momento de la TC inicial permite a menudo la identificación del aneurisma y una caracterización suficiente para el triaje y la planificación del tratamiento endovascular o la cirugía abierta. Es posible que la ATC no evite la necesidad de realizar una angiografía por sustracción digital (ASD), pero puede reducir el número de inyecciones necesarias para el diagnóstico previo al tratamiento.

Indicaciones de la angiografía cerebral

1. Criterios clínicos y de imagen para la sospecha de HSA no traumática para el triaje y el tratamiento.
2. ATC negativa o no diagnóstica, o para aclarar hallazgos inciertos de la ATC.
3. En lugar de la ATC cuando la función renal está alterada.

Contraindicaciones de la angiografía cerebral

1. Inestabilidad hemodinámica.

Tabla 6-1 Incidencia de aneurismas rotos por localización

Ubicación	Incidencia (%)
Arteria comunicante anterior	30.3
Arteria comunicante posterior	25.0
Bifurcación de la arteria cerebral media	13.1
Bifurcación de la arteria carótida interna	4.5
Arteria coroidea anterior	4.3
Segmento M1 de la arteria cerebral media	3.9
Bifurcación basilar	2.0
Segmento A1 de la arteria cerebral anterior	1.5
Arteria cerebral media distal	1.4
Arteria cerebral posterior distal	0.9
Unión vertebrobasilar	0.9
Arteria basilar media	0.8
Arteria cerebral posterior inferior	0.8

2. Las contraindicaciones relativas incluyen: insuficiencia renal, hipertensión no controlada, alergia al contraste yodado.

Preparación previa al procedimiento

El estudio preangiográfico estándar incluye pruebas de laboratorio rutinarias, acceso intravenoso adecuado y monitorización continua de la hemodinámica y la presión intracraneal (PIC), según dicte el estado clínico del paciente.

Procedimiento

1. Administrar bolo de heparina inmediatamente después del acceso, ya sea como dosis estándar (aproximadamente 2 000 unidades i.v.) o dosis en función del peso, para alcanzar un tiempo de coagulación activado (TCA) de 200 s a 250 s. Esto puede omitirse en caso de hemorragia intracraneal.
2. Las vías de acceso femoral o radial son las más habituales para la angiografía cerebral. Cuando se utiliza el acceso radial debe administrarse lentamente a través del introductor

Tabla 6-2 Distribución de la hemorragia subaracnoidea por localización del aneurisma

Arteria comunicante anterior	HSA en fisura interhemisférica anterior o septo pelúcido Hematoma en el lóbulo frontal anteromedial
Arteria comunicante posterior	HSA en cisterna supraselar, cisterna *ambiens* (perimesencefálica) Hematoma en lóbulo frontal anteromedial, ganglios basales
Arteria cerebral media	HSA en la fisura de Silvio ipsilateral Hematoma en el lóbulo temporal
Arteria basilar	HSA en cisterna interpeduncular Hematoma en el mesencéfalo
Arteria cerebelosa posterior inferior	HSA en cisterna prepontina, cuarto ventrículo Hematoma cerebeloso

HSA, hemorragia subaracnoidea.

un «cóctel radial» (la preferencia del autor consiste en 400 mg de nitroglicerina, 5 mg de verapamilo (2.5 cm^3) y 2 000 unidades de heparina) para reducir el riesgo de vasoespasmo local.
3. Exploración vascular: dirigida inicialmente a la localización del aneurisma sospechoso. La angiografía cerebral completa debe incluir las arterias carótidas comunes/internas/externas bilaterales (o las arterias carótidas comunes bilaterales; estas últimas solo cuando el cateterismo sea difícil o cuando una enfermedad significativa de la bifurcación carotídea impida un cateterismo distal seguro). La exploración debe dirigirse también a las arterias vertebrales bilaterales (o una arteria vertebral con reflujo en la arteria vertebral contralateral proximal al origen de la arteria cerebelosa inferior posterior).
4. La angiografía convencional utiliza imágenes planas en proyecciones frontales, laterales y oblicuas para facilitar la visualización de los puntos de bifurcación de los vasos donde suelen surgir los aneurismas.
5. La angiografía digital rotacional con imágenes de reconstrucción tridimensional (3D) es el estándar de atención, ya que proporciona múltiples imágenes de proyección para la delineación de la proyección de trabajo con reducción de contraste y radiación en comparación con la angiografía convencional.
6. Las maniobras complementarias para mejorar la visualización de las arterias comunicantes, como la compresión cruzada de la carótida y la prueba de Alcock, inyección vertebral con compresión carotídea, rara vez son necesarias desde la introducción de la angiografía rotacional.

Otras consideraciones

1. ASD negativa: tradicionalmente, la angiografía se repite entre 7 y 10 días después para excluir la posibilidad de que falte un aneurisma secundario a vasoespasmo o trombo intraaneurismático. La práctica actual es repetir la ATC en el plazo de 1 semana y antes del alta. La resonancia magnética (RM) con angiografía por resonancia magnética (ARM) utilizando técnicas de sangre negra (imagen de la pared vascular) ha sido útil en el diagnóstico de los aneurismas en ampolla, y también para identificar qué aneurisma se ha roto cuando hay varios. La ASD de seguimiento sigue siendo el estándar de referencia.
2. Hemorragia subaracnoidea de la médula espinal:
   a. La HSA de la médula espinal a menudo se presenta con cefalea o dolor cervical. Es frecuente en la base del cráneo y la región cervical superior.
   b. La RM/ARM y la ATC pueden ser útiles para identificar el nivel de patología y permitir una angiografía espinal más limitada.
   c. Las adiciones al protocolo angiográfico cerebral incluyen la inyección de ambas arterias vertebrales cervicales, los troncos costocervical y tirocervical y las arterias intersegmentarias. La carga de contraste puede ser grande, por lo que debe vigilarse estrechamente el volumen.

Manejo posterior al procedimiento

1. Hemostasia conseguida en el lugar de punción de forma estándar con compresión manual, dispositivo de cierre vascular femoral o banda radial TR.
2. Los controles neurológicos y vasculares se incluyen en el conjunto de órdenes de enfermería posteriores al procedimiento.

Resultados

1. La ATC demuestra la rotura del aneurisma en la mayoría de los casos y ayuda a seleccionar a los pacientes para el tratamiento endovascular o el clipaje quirúrgico.
2. La sensibilidad de la ASD es > 85 %. La obtención de imágenes (repetición de la ASD o ATC) tras una ASD negativa aumenta la sensibilidad por encima del 95 %.
3. La RM/ARM del cerebro y la columna vertebral puede ser complementaria cuando las imágenes arteriales iniciales no son diagnósticas. Las técnicas de RM de sangre negra son útiles para identificar el lugar de la rotura, incluidos los aneurismas ampulares.

Complicaciones (1)

Las complicaciones de la angiografía cerebral diagnóstica incluyen alergia al contraste, accidente isquémico transitorio (AIT), accidente cerebrovascular (ACV) (0.5-2 %), hematoma y lesión/disección vascular.

Tratamiento de la rotura del aneurisma sacular intracraneal (4,5)

Tratamiento quirúrgico del aneurisma: clipaje

1. La angiografía intraoperatoria confirma la colocación óptima del clip y la permeabilidad de los vasos adyacentes. Los introductores se colocan en el quirófano y se establece un acceso estéril a las mismas. El reconocimiento rápido y la revisión de la colocación del clip, cuando sea necesario, pueden mejorar el resultado.
2. El control proximal con acceso quirúrgico a la carótida en el cuello puede ser útil para la reducción temporal del flujo en la arteria carótida interna en el momento de la colocación del clip para el tratamiento de aneurismas paraclinoideos o supraclinoideos grandes.

Tratamiento endovascular de aneurismas: *coils* largables

Indicaciones

1. Criterios anatómicos que favorecen la colocación satisfactoria del *coil*:
   a. Considerar la morfología del aneurisma, forma y tamaño, relación con ramas adyacentes y otras estructuras críticas.
   b. Cuello del aneurisma pequeño en comparación con la cúpula; los aneurismas con una relación entre cuello y cúpula > 0.5, o un cuello de 4 mm, probablemente requerirán asistencia con balón o endoprótesis, o dispositivos endovasculares más nuevos como WEB o desviadores de flujo (*flow diverters*) para el tratamiento endovascular.
2. El tratamiento endovascular es mejor para los aneurismas de la circulación posterior, como los de la arterias basilar terminal, cerebelosa superior y cerebelosa inferior posterior.

Contraindicaciones y contraindicaciones relativas

1. Los vasos muy tortuosos o ateroscleróticos con un acceso inadecuado al aneurisma pueden requerir cirugía abierta.
2. Aneurismas fusiformes o disecantes: pueden requerir asistencia con endoprótesis o *flow diverter* (*v.* más adelante).
3. El vasoespasmo que impida un cateterismo adecuado y el despliegue de *coils* puede requerir el tratamiento endovascular del vasoespasmo y del aneurisma en la misma sesión.
4. Los trastornos de la coagulación, los trastornos del tejido conjuntivo y la infección bacteriana activa (aneurisma micótico) requieren una consideración detenida antes del tratamiento endovascular.

Preparación previa al procedimiento

1. Anestesia general, vía arterial, ventriculostomía y catéteres venosos centrales según sea necesario para el cuidado del paciente.
2. Preparación según la angiografía diagnóstica, teniendo en cuenta que los pacientes pueden ser más inestables y, por tanto, requerir niveles de atención más elevados.

Procedimiento

1. Sistemas de *coils* largables para el tratamiento endovascular de aneurismas (disponibles a través de múltiples proveedores).
2. Los *coils* están disponibles en una amplia variedad de diámetros, longitudes, formas y grados de blandura. Las nuevas tecnologías incluyen resistencia al estiramiento, mecanismos de desprendimiento más precisos y formas complejas.
3. Los *microcoils* de platino se introducen a través de un microcatéter colocado en el aneurisma utilizando al menos una plataforma de catéter guía de 5 Fr o 6 Fr.
4. Para el *coil* asistido con balón, se necesitan catéteres guía de mayor diámetro interno; el balón se infla a través del cuello del aneurisma para proteger la arteria madre durante la colocación del *coil*. El balón se desinfla justo antes del desprendimiento del *coil* para identificar su prolapso, de manera que este todavía pueda extraerse. Un balón también puede proporcionar cierta protección en caso de rotura durante el procedimiento y puede salvar vidas.
5. La administración de heparina se ajusta a un nivel de TCA de cerca de 250 s a 300 s, tras una dosis de carga de 5 000 unidades (70 unidades/kg).
6. En un principio, el *coil* asistido con endoprótesis se reservaba a los pacientes con aneurismas intactos que podían ser tratados electivamente con antiagregantes plaquetarios

antes del tratamiento. En la actualidad, algunos aneurismas pueden tratarse con endoprótesis asistida tras una rotura aguda, según sea necesario para asegurar el aneurisma. La endoprótesis se coloca cruzando el cuello del aneurisma y se accede al aneurisma a través de la malla de la endoprótesis. Otra posibilidad es cateterizar el aneurisma y «aprisionar» el catéter con la endoprótesis. Se emboliza el aneurisma y se retira el microcatéter.

Manejo posterior al procedimiento

1. Manejo en la unidad de cuidados intensivos (UCI), control del vasoespasmo.
2. La heparinización sistémica (tiempo de tromboplastina parcial [TTP] de 40-60 s) puede mantenerse 12 h a 24 h en el caso de masas de *coils* grandes. El tratamiento antiplaquetario, generalmente ácido acetilsalicílico, puede añadirse después de 24 h.
3. ATC de seguimiento para evaluar el vasoespasmo y la permeabilidad del vaso.

Resultados

1. Con las técnicas de embolización con *coils*, el estudio *International Subarachnoid Aneurysm Trial* (ISAT) sobre el tratamiento de los aneurismas saculares rotos demostró una reducción absoluta del riesgo endovascular frente a la cirugía del 7.4 %. La métrica fue la muerte y la discapacidad a 1 año. Aunque hay muchas críticas al estudio, la conclusión básica sigue estando respaldada por el seguimiento ampliado del ISAT y otros estudios.
2. Los aneurismas con sacos más pequeños tendrán una mayor tasa de obstrucción total.

Complicaciones

1. Las complicaciones de la angiografía cerebral diagnóstica incluyen alergia al contraste, AIT, ACV (0.5-2 %), hematoma, disección y muerte.
2. El riesgo de rotura del aneurisma es bajo durante la angiografía diagnóstica, y aproximadamente del 1 % al 3 % durante el tratamiento endovascular.
3. El riesgo de AIT/ACV durante el tratamiento endovascular (complicaciones tromboembólicas) es del 3 % al 5 % según las series. Algunos autores consideran que el riesgo de ACV se reduce con la administración de heparina durante el procedimiento y las 48 h siguientes al tratamiento endovascular.
4. La compactación de los *coils* dentro del aneurisma puede dar lugar a una recidiva del aneurisma que requiera la colocación de *coils* adicionales, endoprótesis, desviación del flujo o clipaje quirúrgico.
5. Perforación o lesión vascular con hemorragia; compromiso del vaso adyacente o principal por trombo o debido a la compresión por la masa de *coils*.

Tratamiento endovascular del aneurisma: oclusión del vaso aferente

Indicaciones

La oclusión del vaso aferente (tratamiento deconstructivo) sigue siendo una alternativa de tratamiento viable para determinados aneurismas inaccesibles desde el punto de vista quirúrgico o endovascular.

Preparación previa al procedimiento

1. Arteriografía diagnóstica para visualizar el aneurisma y el círculo de Willis.
2. La prueba de tolerancia a la oclusión con balón (TOB) se realiza para determinar la capacidad del paciente para tolerar una oclusión permanente.
3. El valor predictivo de la TOB puede mejorarse mediante el uso de hipotensión controlada y la evaluación clínica durante la oclusión, y la prueba del flujo sanguíneo cerebral mediante tomografía computarizada por emisión de fotón único (SPECT) con hexametilpropilenamina oxima (HMPAO) en el momento de la oclusión (*v. Prueba de tolerancia a la oclusión con balón* para conocer la técnica).

Procedimiento

1. La oclusión permanente de la carótida interna o vertebral se puede hacer mediante clipaje quirúrgico o embolización endovascular con *coils* o tapones Amplatzer®. Los balones desmontables ya no están disponibles en Estados Unidos.
2. La oclusión proximal es suficiente en muchos casos para inducir la trombosis sin necesidad de atrapar el aneurisma.

Contraindicaciones

1. Fallo de la TOB que impide el sacrificio del vaso principal; puede requerir derivación quirúrgica o estrategias de tratamiento incompletas.
2. La anatomía vascular que impide la implantación del dispositivo (disección, estenosis, tortuosidad, etc.) favorece las opciones quirúrgicas abiertas.

Manejo posterior al procedimiento

1. El manejo óptimo en la UCI es importante para garantizar el mantenimiento de la presión de perfusión cerebral y reducir así el riesgo de ACV tras la oclusión del vaso principal.
2. La anticoagulación incluye la infusión de heparina tras la oclusión del vaso principal durante 48 h. Tratamiento antiplaquetario, generalmente ácido acetilsalicílico, añadido después de 24 h.

Complicaciones (1,4,5)

Además de las complicaciones de la ASD, el ACV, inmediato o diferido, es la complicación más preocupante de la oclusión del vaso principal. La prueba TOB muestra una tolerancia superior al 85 %, lo que indica una alta probabilidad de resultado favorable.

Tratamiento endovascular de aneurismas: *flow diverters*

1. Esta novedosa tecnología consiste en el despliegue de una endoprótesis autoexpandible de baja porosidad que desvía el flujo fuera del aneurisma y reconstruye la luz del vaso principal, excluyendo así el aneurisma de la circulación. El dispositivo de embolización Pipeline™ (2011; PED eV3, Irvine, CA), compuesto de una aleación trenzada de platino y cromo-níquel-cobalto, fue el primero cuyo uso se aprobó en Estados Unidos.
2. Las indicaciones iniciales eran para aneurismas intactos de cuello ancho de la arteria carótida interna, desde la carótida intrapetrosa hasta el segmento hipofisario superior, que no eran susceptibles de ser tratados con *coils* o clips.
3. Las indicaciones se han ampliado con el uso satisfactorio de *flow diverters* para aneurismas ampulares rotos no susceptibles de otros tratamientos.
4. La terapia antiplaquetaria dual es necesaria para prevenir la trombosis intraendoprótesis.
5. Las complicaciones incluyen la trombosis tardía o la rotura tardía del aneurisma, además de los riesgos de la ASD.

Tratamiento del vasoespasmo cerebral (6)

1. El vasoespasmo cerebral suele ser consecuencia de una hemorragia subaracnoidea en la que la sangre del espacio subaracnoideo provoca una irritación local de los vasos a nivel del círculo de Willis y, a menudo, distalmente.
2. La pérdida de autorregulación, el estrechamiento y la limitación del flujo pueden provocar isquemia parenquimatosa y deterioro clínico. El vasoespasmo angiográfico se produce en el 30-70 % de los pacientes, pero la isquemia cerebral tardía lo hace en el 20-30 % y la mitad de esos pacientes requerirán tratamiento endovascular.
3. El vasoespasmo alcanza su punto máximo entre 7 y 10 días después de la hemorragia subaracnoidea. El espasmo provoca isquemia en los territorios parenquimatosos irrigados por los vasos afectados.
4. Los síntomas clínicos varían según el territorio afectado e incluyen depresión de la conciencia y déficits neurológicos focales.
5. La evaluación seriada con Doppler transcraneal puede ser útil para demostrar evidencias tempranas de vasoespasmo cerebral. La ATC y la ARM pueden confirmar el estrechamiento de los vasos, y la RM de difusión puede identificar la isquemia cerebral asociada.
6. La **terapia triple H**, que incluye hipervolemia, hipertensión y hemodilución, se emplea para mantener la presión y el riego sanguíneo a través de los vasos, y es un pilar del tratamiento en la UCI tras una HSA aneurismática. El tratamiento endovascular debe iniciarse si no hay respuesta al tratamiento médico.

Indicaciones (6)

1. La indicación principal de la angiografía es la confirmación del diagnóstico y el tratamiento endovascular en caso de sospecha de vasoespasmo (deterioro neurológico focal o global que no responde al tratamiento médico).

2. El tratamiento endovascular se inicia precozmente en el curso de los síntomas que responden mal a la terapia médica inicial, con el fin de maximizar la oportunidad de mejora clínica.
3. TC sin contraste antes de la angiografía para identificar áreas de lesión isquémica parenquimatosa y excluir causas no vasoespásticas de deterioro neurológico, como hidrocefalia o nueva hemorragia. El Doppler transcraneal y la ATC pueden mostrar pruebas directas de vasoespasmo. La ATC puede revelar vasoespasmo proximal y periférico.

Contraindicaciones

1. Las contraindicaciones relativas de la angiografía cerebral incluyen la insuficiencia renal y la hipertensión no controlada.
2. Las contraindicaciones relativas al tratamiento del vasoespasmo incluyen el infarto isquémico o hemorrágico en el territorio afectado. La revascularización puede provocar hemorragias en territorios gravemente isquémicos o infartados.
3. Alergia a medicamentos.

Preparación previa al procedimiento

1. Según angiografía diagnóstica.
2. Monitorización del paciente como en la UCI, incluida la monitorización de la PIC, vías arteriales y centrales. El apoyo anestésico con intubación y sedación +/– paralizantes musculares están indicados para la mayoría de los pacientes, especialmente los sometidos a angioplastia.

Angiografía cerebral del vasoespasmo

1. Puede administrarse un bolo de heparina estándar en el momento de la angiografía (2 000 U i.v. para un adulto medio). El uso de heparina es variable y depende de la situación individual.
2. El protocolo angiográfico diagnóstico incluye tanto el territorio carotídeo como el vertebral, centrándose en el vaso que irriga el territorio isquémico clínicamente sospechoso.
3. Criterios angiográficos para el diagnóstico de vasoespasmo:
   a. Estrechamiento de los vasos: estrechamiento proximal de los vasos o, a veces, zonas de estrechamiento y dilatación en fases tardías del vasoespasmo.
   b. Retraso en el tiempo de tránsito.
   c. Tinción parenquimatosa.
   d. Puede ser útil la comparación con la ATC inicial o la arteriografía diagnóstica inicial.

Procedimiento

1. **Tratamiento endovascular del vasoespasmo: infusión vasodilatadora:**
   a. Utilizando una plataforma de catéter guía de 5 Fr o 6 Fr, puede emplearse un catéter de 4 Fr o 5 Fr para la infusión del fármaco en la carótida interna o la arteria vertebral. Alternativamente, se coloca un microcatéter en la rama territorial afectada para una infusión más distal. Una vez confirmado el vasoespasmo y conseguida una posición estable del catéter, se procede a la infusión del fármaco.
   b. Los antagonistas de los canales del calcio, como el nicardipino y el verapamilo, han sustituido a la papaverina en el tratamiento del vasoespasmo por infusión. El nicardipino se administra en infusión de 0.5 mg a 0.6 mg por vaso y es un vasodilatador más potente que el verapamilo. El verapamilo se administra en bolo de 5 mg en 5 mL de solución salina normal durante 5 min, para una dosis máxima de 15 mg por vaso. Recomendación de clase IIb de la American Heart Association (AHA).
   c. Se realiza una arteriografía de control intermitente para documentar la respuesta angiográfica. Se usa la dosis mínima necesaria para mejorar el flujo sanguíneo cerebral.
2. **Angioplastia transluminal con balón para el vasoespasmo:**
   a. Un vasoespasmo establecido puede no responder a la terapia vasodilatadora y tal vez requiera una angioplastia terapéutica. Esto puede asociarse con el grado del espasmo y el momento del tratamiento.
   b. El vasoespasmo proximal, incluida la arteria carótida interna, el segmento M1 de la arteria cerebral media, el segmento A1 de la arteria cerebral anterior, la unión vertebrobasilar, la arteria basilar y el segmento P1 de la arteria cerebral posterior pueden ser susceptibles de angioplastia.

c. La angioplastia tiene más éxito en la arteria carótida interna distal y en los segmentos A1 y M1 de las arterias cerebrales anterior y media, respectivamente. El sistema vertebrobasilar también puede responder a la angioplastia, pero los riesgos son mayores en la basilar y el segmento P1 de la arteria cerebral posterior, debido a la presencia de ramas perforantes (*v.* más adelante).
d. La angioplastia se realiza con un microbalón de silicona blanda no desprendible Scepter XC®, inflado con presiones intermitentes bajas para expandir mecánicamente el vaso y mejorar el flujo.
e. Según los informes, la angioplastia tiene más éxito antes de la administración de antagonistas del calcio.

Manejo posterior al procedimiento (tras tratamiento vasodilatador o angioplastia)

1. Mantenimiento del tratamiento triple H y un seguimiento neurológico constante para detectar signos de vasoespasmo recurrente.
2. En los casos intratables de vasoespasmo puede realizarse una angiografía diaria y una terapia de infusión vasodilatadora.
3. El Doppler transcraneal es un método útil para seguir la recurrencia del vasoespasmo. La ATC es complementaria.

Resultados

1. Alrededor del 66 % de los pacientes responden al tratamiento del vasoespasmo solo con el vasodilatador (nicardipino > verapamilo).
2. Alrededor del 54 % del resto responderá a una combinación de vasodilatador y angioplastia.
3. La respuesta al tratamiento es mejor cuando se inicia en las 2 h siguientes al inicio de los síntomas. Pocos pacientes mostrarán mejora clínica tras el tratamiento endovascular con síntomas clínicos estables de más de 48 h de duración.

Complicaciones del tratamiento endovascular del vasoespasmo

1. Complicaciones de la infusión de vasodilatadores para el vasoespasmo:
   a. Se observó un aumento de la PIC y hemorragia retiniana con el empleo de papaverina (un inhibidor de la fosfodiesterasa), cuyo uso ya no se recomienda.
   b. La hipotensión, en respuesta a la infusión vasodilatadora, puede provocar una disminución de la presión de perfusión cerebral. La monitorización de la vía arterial es crítica durante estos procedimientos de infusión. La parada respiratoria (infusión de arteria vertebral-basilar) puede provocar bloqueo cardíaco en adultos mayores.
   c. Hemorragia de reperfusión tras infusión vasodilatadora notificada en asociación con infarto inducido por vasoespasmo (transformación hemorrágica del infarto).
2. Complicaciones de la angioplastia por vasoespasmo:
   a. Mayor riesgo que la infusión vasodilatadora.
   b. Disección arterial.
   c. Rotura arterial.
   d. Trombosis/obstrucción arterial.
   e. Secuelas embólicas secundarias.

Hemorragia parenquimatosa cerebral no traumática (7)

Diagnóstico

1. La localización es a menudo predictiva de la enfermedad subyacente y ayuda a determinar la necesidad de una angiografía cerebral.
2. La TC sin contraste y la ATC son las principales modalidades de imagen; la RM es complementaria.
3. El signo del punto (*spot sign*) en la imagen de ATC es un foco de 1 mm a 2 mm de extravasación de contraste dentro del hematoma, que indica una hemorragia activa y es predictivo de una rápida expansión del hematoma. El hallazgo no está asociado a ninguna patología específica.

Etiología

1. Hemorragia hipertensiva: ganglios basales, puente de Varolio, cerebelo; se cree que se debe a microaneurismas (como el aneurisma de Charcot de los vasos lenticuloestriados), no

visibles en la angiografía ni susceptibles de intervención. Si no hay lesión subyacente en la ATC, la ASD no está indicada.

2. MAV, FAVD, malformaciones cavernosas, telangiectasia capilar.
3. Angiopatía amiloide: hemorragias lobulares, se observan microhemorragias en la RM; los nuevas hemorragias son frecuentes.
4. Tumores: metástasis; melanoma, tiroides, coriocarcinoma y tumores primarios.
5. Trombosis de la vena cortical o del seno venoso dural causante de infarto venoso.
6. La rotura aneurismática también puede provocar un hematoma intraparenquimatoso, generalmente asociado a una hemorragia subaracnoidea o intraventricular:
   a. Los aneurismas de la arteria cerebral media y de la arteria comunicante posterior pueden romperse en el lóbulo temporal adyacente.
   b. Los aneurismas de la arteria comunicante anterior pueden romperse en el lóbulo frontal inferior medio.
7. Los aneurismas micóticos pueden presentarse solo con hemorragia intraparequimatosa, sobre todo cuando son distales.
8. Transformación hemorrágica del infarto isquémico.
9. Los hematomas extraaxiales no traumáticos pueden deberse ocasionalmente a aneurismas, MAV o FAVD, a menudo asociados a HSA o hemorragia intraparequimatosa.

Indicaciones

La ASD está indicada cuando la hemorragia no está asociada a hipertensión, no está confinada a los ganglios basales o no es típica de la angiografía amiloide.

Contraindicaciones

Es necesaria una descompresión urgente debido al efecto de masa; la angiografía tras la descompresión quirúrgica tiene el beneficio añadido de reducir el efecto de masa, que puede comprimir la patología vascular subyacente.

Preparación previa al procedimiento

1. TC/ATC o RM/ARM obtenidas en la mayoría de los pacientes.
2. Preparación rutinaria según angiografía diagnóstica.

Procedimiento

1. El bolo de heparina se puede administrar en el momento de la angiografía en función del tamaño y la localización del hematoma, los parámetros de coagulación y el momento de la intervención quirúrgica.
2. Debe realizarse una angiografía (6 vasos), aunque puede adaptarse para abordar el problema clínico.
3. Criterios para una intervención endovascular urgente en caso de MAV o FAVD:
   a. El riesgo de nueva hemorragia durante o inmediatamente después de la embolización es elevado cuando la intervención se realiza poco después de la hemorragia, debido en parte a la fragilidad de la vasculatura recientemente rota.
   b. La embolización suele realizarse en la fase no aguda; sin embargo, si se identifican características de alto riesgo, se pueden embolizar para proteger de nuevas hemorragias.
   c. Los agentes embólicos incluyen Onyx® y *n*-butil cianocrilato, y *microcoils* de platino para aneurismas asociados.
4. Criterios para la intervención endovascular urgente en caso de rotura de aneurisma cerebral con hematoma parenquimatoso:
   a. Dependiendo del estado del paciente y de la configuración anatómica del aneurisma, el tratamiento endovascular puede realizarse antes o después de la descompresión quirúrgica urgente del hematoma parenquimatoso.
   b. En cuanto a los aneurismas comúnmente asociados con hematoma parenquimatoso:
      (1) Los aneurismas en la bifurcación M1 pueden no ser susceptibles de una simple colocación de *coils* como forma primaria de tratamiento. La asistencia con balón o endoprótesis, los dispositivos intrasaculares y las endoprótesis los *flow diverters* aumentan las configuraciones de aneurismas susceptibles de tratamiento endovascular.

(2) Los aneurismas comunicantes anteriores y pericallosos suelen tratarse con éxito a pesar de la presencia de hematoma.

Manejo posterior al procedimiento

Cuidados de rutina tras el procedimiento, incluida la neuromonitorización de alto nivel.

Resultados y complicaciones

1. El rendimiento de la angiografía emergente es muy variable y refleja los hallazgos de las imágenes no invasivas en cuanto a la localización y el carácter del hematoma.
2. La probabilidad de positividad angiográfica puede aumentar con la adición de ATC antes de la angiografía.
3. Las complicaciones incluyen los riesgos estándar de la angiografía cerebral diagnóstica y los riesgos relativos de cualquier intervención descrita anteriormente.

Urgencias otorrinolaringológicas

Epistaxis (8)

Etiología y diagnóstico

1. **Displasias vasculares hereditarias:**
   a. El prototipo es la telangiectasia hemorrágica hereditaria, un trastorno autosómico dominante con telangiectasias que afectan a la mucosa nasal, la piel y las vías respiratorias. Son frecuentes las MAV hepáticas y pulmonares.
   b. Los antecedentes clínicos y familiares ayudan a establecer el diagnóstico.
2. **Tumores:**
   a. Tumores primarios o metastásicos que afectan a la cavidad nasal o a los senos paranasales.
   b. La TC puede definir la localización y extensión de la masa y puede sugerir el diagnóstico.
3. **Traumatismos en la nariz y la cara:**
   a. Tanto los traumatismos penetrantes como los contusos pueden provocar lesiones vasculares, como transección, laceración, obstrucción, seudoaneurisma y fístula arteriovenosa.
   b. La TC define la extensión de la lesión ósea, la proximidad de fragmentos de fractura, cuerpos extraños, o la trayectoria del proyectil hacia los grandes vasos de la cabeza y el cuello. El hecho de añadir ATC a la TC ayuda a determinar la necesidad de una angiografía.
4. **Fuente intracraneal de epistaxis:**
   a. Aneurismas rotos de la carótida petrosa o cavernosa.
   b. Los seudoaneurismas traumáticos en esta localización incluyen la lesión iatrogénica de la arteria carótida interna durante la cirugía de la hipófisis o del esfenoides.
   c. Fístula arteriovenosa dural.
5. **Epistaxis idiopática:**
   a. Puede asociarse a diátesis hemorrágica o anticoagulación.
   b. A menudo se observa mucosa nasal seca al comienzo de la temporada de invierno por la calefacción.

Indicaciones

Las indicaciones angiográficas incluyen la epistaxis intratable, que no responde a las compresas anterior y posterior, a menudo asociada a una pérdida significativa de sangre, que requiere transfusión.

Contraindicaciones

1. Relativas: deterioro de la función renal, aterosclerosis avanzada.
2. Coagulopatía incorregible.

Preparación previa al procedimiento

1. Preparación rutinaria según la angiografía diagnóstica.
2. Se recomienda la anestesia general para el control de las vías respiratorias, dado el riesgo de hemorragia incontrolada.

Procedimiento

1. Bolo de heparina estándar administrado en el momento de la angiografía (2 000 U i.v. para un adulto medio).
2. El protocolo angiográfico debe incluir el examen de las arterias carótidas interna y externa, o de ambas arterias carótidas comunes cuando una enfermedad oclusiva significativa de la carótida interna impida un cateterismo selectivo seguro.
3. Debe evaluarse la irrigación vascular de la mucosa nasal:
   a. Tanto la arteria maxilar interna distal como la arteria facial distal irrigan la mucosa nasal.
   b. La arteria oftálmica puede proporcionar un aporte importante a la mucosa nasal a través de ramas etmoidales.
4. Otras contribuciones de la arteria carótida interna incluyen el tronco inferolateral, la arteria del agujero rotundo u otras ramas petrosas o cavernosas.
5. **Protocolo de embolización con fuente identificable:**
   a. La fuente de la hemorragia debe tratarse directamente.
   b. Deben evitarse las oclusiones proximales para poder repetir la embolización en caso necesario.
   c. Para ocluir derivaciones, seudoaneurismas y vasos patológicos pueden utilizarse compresitas de espongostán, *coils*, tapones endovasculares y embolizantes líquidos.
6. **Protocolo de embolización sin fuente identificable:**
   a. Deben embolizarse tres de las cuatro ramas principales de la arteria carótida externa hacia la mucosa nasal distal, dejando intactos los troncos principales.
   b. Al menos una de las cuatro arterias principales de alimentación debe dejarse intacta para proporcionar un flujo colateral y evitar la necrosis.
   c. El embólico de elección son las partículas de alcohol polivinílico de 150 μm a 250 μm o de 250 μm a 355 μm para evitar la necrosis de la piel o la mucosa.

Manejo posterior al procedimiento

1. Manejo en la UCI o en la unidad de cuidados intermedios para una estrecha vigilancia hemodinámica y neurológica.
2. Las compresas nasales se retiran cuando los parámetros de coagulación se han normalizado tras la finalización de la intervención (a menudo, al día siguiente).

Complicaciones

1. Lesión vascular local.
2. Desprendimiento de piel o mucosa nasal cuando el tamaño de las partículas es demasiado pequeño o la circulación colateral es inadecuada. Considerar la consulta de plásticos para el cuidado de heridas; terapia de O_2.
3. Parálisis de los nervios craneales. Esteroides intravenosos en el postoperatorio inmediato seguido de un paquete de dosis de Medrol®.
4. Embolización no dirigida; posibles colaterales de la arteria carótida externa (ACE)/interna (ACI); cuidados tras el ACV.

Lesiones vasculares traumáticas (9)

Etiología

1. **Traumatismo contuso:**
   a. Normalmente produce lesiones en el lugar del impacto (golpe), aunque la transmisión de la fuerza puede provocar lesiones anatómicamente remotas.
   b. La TC/ATC es útil para determinar la localización del hematoma y de los fragmentos de fractura en relación con las estructuras vasculares.
2. **Traumatismo penetrante:**
   a. A menudo como consecuencia de heridas de bala, de arma blanca u otros cuerpos penetrantes extraños. La TC o la ATC pueden mostrar la trayectoria del proyectil y la lesión vascular, que puede manifestarse como transección completa o parcial, obstrucción, formación de seudoaneurisma o vasoespasmo.
   b. Presentación clínica:

(1) Los pacientes pueden presentar diversos grados de urgencia en función de la gravedad de la lesión.
(2) Aunque las lesiones graves se presentan de forma aguda, las leves lo pueden hacer de forma retardada, sobre todo en las personas con limitación cognitiva.

c. Diagnóstico:
(1) En primer lugar debe obtenerse una TC; la mayoría de los grandes centros de traumatología tienen un enfoque algorítmico para la evaluación de los traumatismos.
(2) Si se conoce la lesión vascular, los pacientes suelen ir directamente a la angiografía para la intervención. Si el diagnóstico es incierto, debe obtenerse primero una ATC.

Preparación previa al procedimiento

El grado de preparación se correlaciona inversamente con la urgencia del procedimiento. Puede ser necesario proceder a la intervención sin imágenes previas al procedimiento:

1. Según angiografía diagnóstica.
2. Los protocolos estándar deben incluir el examen del arco aórtico, las arterias carótidas comunes, internas y externas bilaterales y las arterias vertebrales bilaterales. Deben realizarse ajustes en función de la naturaleza de la lesión.
3. Se administra un bolo de heparina a menos que las lesiones lo impidan.

Procedimiento: protocolos angiográficos selectivos (consideraciones específicas)

1. **Fracturas faciales con hemorragia bucal o nasal:**
   a. Protocolo similar al de la epistaxis idiopática.
   b. La hemorragia suele originarse en una rama de la arteria carótida externa.
   c. Los fármacos embólicos temporales, las compresitas de espongostán o las partículas de alcohol polivinílico de mayor tamaño (300-500 μm o más) pueden ser suficientes para los vasos pequeños.
   d. Los agentes embólicos líquidos, como el *n*-butil cianocrilato o el Onyx®, pueden utilizarse para seudoaneurismas o fístulas.
   e. Cuando se utilizan *coils*, hay que tener cuidado de asegurar una oclusión suficientemente distal, ya que la rica red colateral de la cara puede provocar una hemorragia continua distal en el lugar de la oclusión.
2. **Lesiones de la arteria carótida:**
   a. La evaluación debe incluir ambas arterias carótidas y al menos una arteria vertebral, tanto para identificar la lesión vascular como para evaluar el flujo colateral a través del círculo de Willis.
   b. La lesión de la carótida cervical suele ser consecuencia de un traumatismo directo, aunque pueden producirse lesiones por aceleración/deceleración en puntos fijos, como a nivel de la base del cráneo, donde la carótida perfora la duramadre; a nivel de la arteria carótida interna supraclinoidea y dentro del seno cavernoso.
   c. La lesión puede manifestarse como laceración, disección o rotura con obstrucción resultante, seudoaneurisma o formación de fístula cavernosa carotídea.
   d. El tratamiento de la obstrucción traumática de la arteria carótida es expectante. La revascularización mediante derivación quirúrgica, en general no es posible.
   e. El seudoaneurisma puede tratarse mediante la oclusión de la arteria principal, si puede demostrarse un aporte colateral adecuado. El tratamiento endovascular se realiza con endoprótesis cubiertas o descubiertas, con o sin *coils* largables colocados a través de la malla de la endoprótesis dentro del seudoaneurisma. La reparación quirúrgica puede ser posible en función de la localización.
   f. Los AIT o las hemiparesias que se producen de forma aguda tras una endarterectomía carotídea pueden deberse a una obstrucción carotídea, lo que a menudo requiere una nueva cirugía. La ATC se realiza para la evaluación y la ASD puede añadirse dependiendo de si se planea la reexploración o el tratamiento endovascular. La angiografía urgente puede establecer la etiología de la sintomatología y la naturaleza del compromiso vascular antes de la reexploración.
3. **Fístula carotídea cavernosa traumática:**
   a. Puede presentarse de forma aguda o retardada tras un traumatismo craneoencefálico grave.

b. Los síntomas clínicos están relacionados con el patrón de drenaje venoso:
   (1) El drenaje venoso anterior en las venas oftálmicas superiores o inferiores provoca síntomas oculares como quemosis, proptosis y aumento de la presión intraocular.
   (2) Drenaje venoso posterior en los senos petrosos superior o inferior con aumento del drenaje venoso yugular y acúfenos.
   (3) Drenaje venoso cortical (reflujo venoso cortical a través de la vena de Silvio mayor u otra vena cortical) con hipertensión venosa y hemorragia intraparenquimatosa.
   (4) La salida venosa colateral transcavernosa puede dar lugar a sintomatología bilateral con una fístula unilateral.
c. No requiere tratamiento de urgencia a menos que la visión se vea amenazada o exista una hemorragia intraparequimatosa secundaria a hipertensión venosa.
d. El cierre de la fístula puede realizarse desde un abordaje arterial o venoso, dependiendo de la localización dc la fístula y del patrón de drenaje venoso.
e. Puede ser necesaria la oclusión de la arteria principal si la lesión carotídea subyacente es grave.

4. **Lesión de la arteria vertebral:**
   a. La evaluación debe incluir ambas arterias vertebrales y al menos una arteria carótida, para evaluar tanto la lesión vascular como el flujo colateral a través del círculo de Willis.
   b. Como en el caso de la carótida, la lesión puede ser consecuencia de un traumatismo directo. Con la aceleración/desaceleración pueden producirse lesiones en los puntos de fijación, como la entrada en el agujero transverso en C5-C6, la unión C1-C2 y entre el arco de C1 y el agujero magno.
   c. Las fracturas de la columna cervical, en particular las que se extienden a través del agujero transversal, suelen estar asociadas.
   d. La TC sin contraste de la columna cervical sin contraste puede demostrar una fractura que afecte al agujero transverso. La ATC está indicada para determinar el estado de la arteria vertebral.
   e. Las opciones de manejo incluyen:
      (1) Sacrificio de la arteria vertebral, utilizando *coils* tras la demostración de un flujo colateral adecuado.
      (2) Debe evitarse la recanalización de las arterias vertebrales laceradas o disecadas, ya que puede provocar embolización distal y ACV.
5. **Fístula vertebroyugular:**
   a. Es más frecuente tras un traumatismo penetrante que romo.
   b. Puede dar lugar a un fenómeno de robo que afecte al cerebro o al brazo. Cuando es grande, puede provocar inestabilidad hemodinámica.
   c. El tratamiento es mediante acceso arterial con o sin sacrificio de la arteria vertebral. Un abordaje venoso puede facilitar la preservación de la permeabilidad de la arteria vertebral. En raras ocasiones es necesaria la cirugía.

Complicaciones

Entre ellas se incluyen los riesgos rutinarios de la arteriografía cerebral, así como el riesgo de lesión vascular local y ACV. Los riesgos varían en función de la técnica terapéutica aplicada.

Manejo posterior al procedimiento

Monitorización neurológica y hemodinámica en la UCI, especialmente cuando se requirió el sacrificio de un vaso importante para el tratamiento.

Enfermedades malignas de cabeza y cuello (10)

La intervención urgente en una enfermedad maligna suele ser necesaria cuando se produce una hemorragia buconasal intratable en un paciente con un cáncer de cabeza y cuello subyacente. La evaluación de la distribución del tumor residual mediante TC o RM es útil para planificar el tratamiento endovascular.

El tratamiento endovascular suele consistir en la oclusión de la neovascularización tumoral derivada de las ramas arteriales de la carótida externa, o la oclusión de una rama principal, la carótida común o la arteria carótida interna.

Las **pruebas de provocación** mediante TOB son una parte fundamental del tratamiento de estos pacientes en el entorno subagudo (*v.* el siguiente apartado).

Preparación previa al procedimiento

1. Según angiografía diagnóstica.
2. El control de las vías respiratorias es primordial en un paciente que puede sufrir una hemorragia en decúbito supino sobre la mesa de angiografía. Se prefieren los cuidados anestésicos monitorizados, con intubación y sedación cuando sea posible, para permitir la realización de pruebas clínicas.

Arteriografía diagnóstica

1. En general, los protocolos angiográficos deben incluir el examen de ambas arterias carótidas comunes y de las carótidas interna, externa y vertebrales. Deben estudiarse tanto los vasos intracraneales como los extracraneales.
2. La circulación de la arteria vertebral debe evaluarse si se contempla la obstrucción carotídea para evaluar la integridad del círculo de Willis (permeabilidad de las arterias comunicantes anterior y posterior).
3. Las ramas musculares de la arteria vertebral pueden proporcionar un aporte colateral a las ramas carotídeas externas y contribuir a la hemorragia en curso.

Prueba de tolerancia a la oclusión con balón

1. Se realiza una prueba clínica y angiográfica de tolerancia a la oclusión carotídea antes de una posible oclusión quirúrgica o endovascular de la arteria carótida interna.
2. Los componentes incluyen arteriografía diagnóstica para la evaluación de las colaterales, pruebas clínicas durante la oclusión y evaluación mediante SPECT con HMPAO del flujo sanguíneo cerebral en el momento de la oclusión temporal.

Procedimiento

1. Se realiza una prueba TOB con la colocación de un catéter balón no desmontable en la arteria carótida interna o común. Para la oclusión temporal puede utilizarse un microbalón o un balón de oclusión convencional de 8.5 mm.
2. El paciente es heparinizado sistémicamente durante la oclusión temporal (TCA 250-300 s).
3. La evaluación neurológica debe ser continua durante el período de oclusión temporal.
4. La hipotensión sistémica puede inducirse con la reducción de la presión arterial media a dos tercios de la normal utilizando nitroprusiato sódico u otra intervención farmacológica. Durante este período de reducción de la presión, se puede inyectar al paciente HMPAO para una evaluación de primer paso del flujo sanguíneo cerebral.
5. El balón se desinfla y se retira. El paciente es trasladado al departamento de medicina nuclear para la obtención de imágenes SPECT, dejando el introductor suturado en su lugar.
6. Si el paciente tolera el examen clínico y la SPECT no demuestra anomalías focales, se vuelve a realizar una angiografía para la oclusión permanente (*v.* Sacrificio permanente de la carótida).

Sacrificio permanente de la carótida

1. **Urgente:** se realiza cuando no hay opción de salvar la carótida mediante técnicas de endoprótesis. Puede salvar la vida.
2. **Programado:**
   a. Los pacientes con recidiva local de carcinoma de cabeza y cuello después de un tratamiento quirúrgico o radioterapia en el cuello, pueden optar a opciones quirúrgicas radicales, que a menudo requieren la resección de la arteria carótida dentro del bloque quirúrgico.
   b. El sacrificio de la arteria carótida en el momento de la cirugía se asocia con un mayor riesgo de ACV perioperatorio que con el sacrificio programado de la carótida varias semanas antes del procedimiento quirúrgico definitivo.

Preparación previa al procedimiento

1. Según la angiografía diagnóstica.
2. Antes de la oclusión endovascular se coloca al paciente una vía central.

Procedimiento

1. La arteriografía cerebral diagnóstica se realiza prestando especial atención al círculo de Willis y a la permeabilidad de las arterias comunicante anterior y comunicante posterior. También se examinan las arterias carótidas comunes del cuello (*v.* el apartado anterior).
2. La prueba TOB de la arteria carótida se realiza, cuando es posible, antes de la oclusión permanente. Si se demuestra tolerancia, se procede a la oclusión permanente.
3. La oclusión endovascular de la carótida se realiza mediante *coils* de platino largables con o sin un tapón Amplatzer® o un dispositivo de cierre similar.

Síndrome de rotura carotídea

Visión general

1. El síndrome de rotura carotídea es un síndrome de hemorragia aguda bucal, nasal o paratraqueal que se origina en la vasculatura de la cabeza y el cuello secundaria a la erosión de un tumor maligno adyacente.
2. Un subgrupo de pacientes con rotura carotídea son los que presentan una hemorragia más crónica o intermitente. La hemorragia centinela no es infrecuente.

Preparación previa al procedimiento

1. Según la angiografía diagnóstica.
2. El paciente debe ser intubado para el control de las vías respiratorias. Una vía central es importante para la monitorización del paciente y el control hemodinámico, sobre todo en la situación en la que el sacrificio de la carótida puede ser inminente.

Procedimiento

1. El protocolo angiográfico incluye las arterias carótidas comunes bilaterales, ambas arterias carótidas internas y, al menos, una arteria vertebral para localizar la lesión y establecer la integridad del círculo de Willis.
2. Rara vez hay tiempo para una TOB formal antes del tratamiento.
3. La carótida se ocluye con *coils* desmontables de platino.
4. Cuando no puede realizarse el sacrificio carotídeo debido a un círculo de Willis incompleto, a la falta de flujo colateral, o a la falta de tolerancia a la oclusión temporal con balón, las endoprótesis cubiertas han tenido un uso limitado para estabilizar al paciente antes de la oclusión carotídea permanente. En raras ocasiones se puede considerar la derivación extracraneal a intracraneal, pero tiene claras limitaciones en el contexto de la radioterapia del cuello por cáncer, y no tiene ningún papel en la hemorragia masiva aguda.
5. Cuando la rotura carotídea se manifiesta como una hemorragia incontrolable, el sacrificio carotídeo debe realizarse sin TOB para poder salvar la vida. El riesgo de ACV puede ser considerablemente mayor en estos pacientes. Las imágenes de perfusión tras la oclusión pueden ser útiles para informar sobre un tratamiento hipertensivo e hipervolémico agresivo.

Manejo posterior al procedimiento: sacrificio de vasos principales

1. El tratamiento neurointensivo en la UCI, incluida la terapia hipertensiva e hipervolémica, es fundamental para mantener la perfusión cerebral y permitir que el paciente se equilibre y se ajuste a los cambios en la perfusión cerebral.
2. La heparinización sistémica (TTP de 60 a 80 s) se mantiene durante al menos 48 h; se añade tratamiento antiplaquetario, generalmente ácido acetilsalicílico.
3. El acceso femoral puede mantenerse de 24 a 48 h. Alternativamente, se utilizan dispositivos de cierre percutáneo para obtener la hemostasia y permitir el mantenimiento de la heparinización sistémica y la terapia antiplaquetaria durante varios días.

Resultados y complicaciones: sacrificio de vasos principales

1. El sacrificio de la arteria carótida o vertebral puede ser bien tolerado en el paciente con buena circulación colateral y una buena respuesta clínica +/– de SPECT con HMPAO a la prueba de oclusión.
2. Para tener éxito, se necesita un tratamiento intensivo en la UCI diseñado para maximizar la perfusión cerebral, junto con anticoagulación.

3. Los riesgos incluyen el ACV por hipoperfusión y el infarto focal durante el procedimiento y durante la primera semana del período tras la oclusión.
4. Los riesgos aumentan en aquellos pacientes con mala circulación colateral, respuesta deficiente a la prueba de oclusión, hipoperfusión en la SPECT con HMPAO o hemorragia exanguinante que precise un sacrificio carotídeo urgente.

Hemorragia tumoral

1. La hemorragia bucal, nasal o paratraqueal puede deberse a la neovascularización tumoral o a la erosión a través de la pared de un pequeño vaso en lugar de la erosión de un vaso principal.
2. Se pueden encontrar laceraciones vasculares o seudoaneurismas que se tratan directamente con embolización del sitio específico de la hemorragia.
3. En muchos de estos pacientes puede requerirse una evaluación subaguda de la tolerancia a la oclusión carotídea y un posterior sacrificio de la carótida.
4. Los protocolos previos al procedimiento y los angiográficos son análogos a los utilizados para la epistaxis.
5. Las complicaciones incluyen los riesgos habituales de la arteriografía cerebral, así como el riesgo de lesión vascular local y ACV. Los riesgos varían en función de la técnica terapéutica aplicada; en general, son similares a los del tratamiento de la epistaxis.
6. La angiografía diagnóstica cuidadosa y la embolización controlada de los focos de hemorragia tumoral tienen una eficacia superior al 95 % en el control de la hemorragia.
7. **Manejo posterior a la intervención:**
   a. Manejo en UCI o en unidad de cuidados intermedios para monitorizar la hemorragia y manejar la hemodinámica.
   b. Retirada de las compresiones externas cuando se estabilicen los parámetros de la hemorragia.
   c. Monitorización neurológica y hemodinámica cuando se haya realizado una oclusión carotídea.

Referencias bibliográficas

1. Case D, Kumpe D, Roark C, et al. Neuroangiography: review of anatomy, periprocedural management, technique, and tips. *Semin Interv Radiol.* 2020;37(2):166–174. doi:10.1055/s-0040-1709171
2. Patel J, Huynh TJ, Rao D, et al. Vascular trauma in the head and neck and endovascular neurointerventional management. *J Clin Imaging Sci.* 2020;10(1):44.
3. Connolly ES Jr, Rabinstein AA, Carhuapoma JR, et al. Guidelines for the management of aneurysmal subarachnoid hemorrhage: a guideline for healthcare professionals from the American Heart Association/American Stroke Association. *Stroke.* 2012;43(6):1711–1737.
4. Molyneux AJ, Birks J, Clarke A, et al. The durability of endovascular coiling versus neurosurgical clipping of ruptured cerebral aneurysms: 18 year follow-up of the UK cohort of the International Subarachnoid Aneurysm Trial (ISAT). *Lancet.* 2015;385(9969):691–697.
5. Benomar A, Farzin B, Volders D, et al. Angiographic results of surgical or endovascular treatment of intracranial aneurysms: a systematic review and inter-observer reliability study. *Neuroradiology.* 2021;63(9):1511–1519. doi:http://dx.doi.org/10.1007/s00234-021-02676-0
6. Li K, Barras CD, Chandra RV, et al. A review of the management of cerebral vasospasm after aneurysmal subarachnoid hemorrhage. *World Neurosurgery.* 2019;126:513–527. doi:http://dx.doi.org/10.1016/j.wneu.2019.03.083
7. Cusack TJ, Carhuapoma JR, Ziai WC. Update on the treatment of spontaneous intraparenchymal hemorrhage: medical and interventional management. *Curr Treat Options Neurol.* 2018;20(1):1. doi:10.1007/s11940-018-0486-5
8. Tunkel DE, Anne S, Payne SC, et al. Clinical practice guideline: nosebleed (epistaxis). *Otolaryngol Head Neck Surg.* 2020;162(1_SUPPL):S1–S38. doi:10.1177/0194599819890327
9. Vellimana AK, Lavie J, Chatterjee AR. Endovascular considerations in traumatic injury of the carotid and vertebral arteries. *Semin Interv Radiol.* 2021;38(01):53–63. doi:10.1055/s-0041-1724008
10. Hoffman H, Jalal MS, Masoud HE, et al. Outcomes after endovascular embolization for the treatment of nasal and oropharyngeal hemorrhage: safety, efficacy, and rebleeding. *Neuroradiol J.* 2021. doi:http://dx.doi.org/10.1177/19714009211042893

7 Hipertensión renovascular: tratamiento endovascular

William F. Browne, MD y David W. Trost, MD

Introducción (1)

La hipertensión es el factor de riesgo modificable más frecuente de morbimortalidad cardiovascular. La revascularización de la estenosis de la arteria renal (EAR) está indicada en el tratamiento de la hipertensión renovascular (HRV) y la insuficiencia renal debida a nefropatía isquémica; la HRV y la nefropatía isquémica coexisten con frecuencia, pero pueden presentarse de forma independiente. La EAR hemodinámicamente significativa es una de las pocas causas potencialmente reversibles de insuficiencia renal debida a nefropatía isquémica e hipertensión. Los ensayos aleatorizados prospectivos multicéntricos (STAR, ASTRAL y CORAL) no han demostrado un beneficio adicional de la colocación de endoprótesis en la arteria renal en la enfermedad ateromatosa respecto al tratamiento médico óptimo. Los resultados negativos de estos ensayos han sido criticados por basarse en una metodología y unas estadísticas defectuosas. El reto para los médicos es identificar a los pacientes con EAR que se beneficiarían de la revascularización renal, ya sea mediante técnicas intervencionistas o cirugía abierta. Para ello, primero debe sospecharse clínicamente e identificarse anatómicamente la EAR, y documentarse su importancia hemodinámica y su relación causal con la hipertensión o la insuficiencia renal. La desnervación de la arteria renal está surgiendo como método para reducir la presión arterial (PA) en la hipertensión esencial mal controlada con medicación (2). Aún no se ha definido su lugar en el tratamiento de la hipertensión, pero podría ser beneficiosa para un gran número de pacientes. Los riesgos y beneficios de los tratamientos médicos alternativos e invasivos para ambos procedimientos deben compararse entre sí y con la historia natural de la enfermedad.

Hipertensión renovascular

La HRV es responsable aproximadamente del 5 % de todos los pacientes hipertensos (3) y, en general, se debe a ateroesclerosis (75 % de los pacientes con HRV) o a displasia fibromuscular (DFM) de la arteria renal.

Indicaciones de revascularización (4)

Incluyen una EAR documentada angiográficamente, con afectación en diámetro mayor del 70 % y antecedentes de hipertensión sostenida (140/95 mm Hg) en el contexto de:

1. Fracaso del tratamiento médico óptimo.
2. Necesidad de múltiples fármacos antihipertensivos para el control de la PA (con el propósito de reducir, si no eliminar, el número de medicamentos necesarios). Los pacientes tratados con más de cuatro medicamentos o que utilizan clonidina pueden tener una mayor tasa de éxito.
3. Una fuerte sospecha clínica de HRV y un resultado positivo en la «prueba de provocación con captopril» (actividad de la renina plasmática con un inhibidor de la enzima convertidora de angiotensina [IECA]) médica o con radionúclidos.
4. *Un gradiente de presión arterial superior al 10 % de la PA sistémica a través del segmento estenótico de la arteria renal* (5). Las zonas de estenosis en forma de telaraña que no parecen críticas en la angiografía pero que presentan un gradiente de PA significativo, se dan con más frecuencia en la DFM que en la ateroesclerosis. Para medir con precisión los gradientes en la DFM, especialmente en la forma medial en «collar de perlas», suele ser necesario una guía de presión o un microcatéter muy flexible (un catéter angiográfico rígido puede mantener abiertas las solapas fibróticas suaves que causan el gradiente).

Nota: las indicaciones 1 a 3 pueden no estar presentes en todos los casos. La indicación 4 debe estar presente en todos los casos.

Nefropatía isquémica

La nefropatía isquémica suele ser consecuencia de una EAR ateromatosa bilateral; la DFM casi nunca es la causa. Muchos pacientes con nefropatía isquémica presentan HRV coexistente. La revascularización puede revertir el proceso o prevenir un mayor deterioro de la función renal, especialmente en la nefropatía isquémica de aparición reciente.

Indicaciones de revascularización (3,4)

La EAR documentada con angiografía con una afectación superior al 70 % y aparición reciente o con deterioro de la función renal mientras se sigue un tratamiento médico óptimo y:

1. Un gradiente de presión arterial superior al 10 % de la PA sistémica a través de la estenosis (5).
2. Pérdida de masa renal demostrada en estudios de imagen seriados. Algunos autores consideran que una longitud renal de > 7 cm es el límite inferior en el que es probable que se recupere la función (2).

Hipertensión renovascular, nefropatía isquémica o ambas, con cualquiera de las siguientes afecciones

Indicaciones (3-6)

1. **Estenosis arterial en el trasplante renal:** la mayoría de las EAR del trasplante se deben a hiperplasia de la neoíntima, aterosclerosis acelerada, pinzamiento u otra lesión iatrogénica, generalmente en la zona perianastomótica. Antes del procedimiento hay que saber si existe una anastomosis de extremo a extremo de la arteria ilíaca externa o de la arteria ilíaca interna (7).
2. **Estenosis del injerto de derivación venoarterial renal, arterial o sintético:** estas lesiones se producen con mayor frecuencia en las anastomosis o adyacentes a ellas, y se deben a fibrosis perianastomótica o a lesiones por pinzamiento. Las anastomosis deben examinarse en múltiples proyecciones para identificar y cuantificar la gravedad de las estenosis.
3. **Síndromes de alteración cardíaca:** edema pulmonar fulgurante (síndrome de Pickering), angina inestable o síndrome coronario agudo.

Contraindicaciones para la revascularización renal (3-6)

Absolutas

1. Paciente con inestabilidad desde el punto de vista médico.
2. Estenosis con hemodinámica no significativa (5).

Relativas

1. Obstrucción total de segmento largo.
2. Enfermedad grave de la aorta que predispone a un mayor riesgo de embolización del ateroma.

Angioplastia con balón de la arteria renal

Sugerencias de equipamiento

1. **Guías:** la introducción inicial debe realizarse con una guía metalica atraumático blando, como uno tipo Bentson de 0.035″. La guía inicial debe cambiarse por una guía de trabajo rígida de 0.018″ para la introducción del balón o la endoprótesis, como Thruway® (Lake Region Medical, Chaska, MN). Si se trabaja a través de un introductor o un catéter guía, también puede emplearse una guía coronaria de 0.014″ de diámetro, como la Grand Slam (Asahi Intecc, Aichi, Japón) o la Ironman (Abbott Vascular Solutions, Santa Clara, CA). Las guías hidrófilas, especialmente la V-18 de punta rígida (Boston Scientific/Medi-Tech, Natick, MA) solo deben utilizarse como último recurso, ya que pueden causar una perforación o disección inadvertidas; si se usan, deben cambiarse lo antes posible. Para los sistemas de 0.035″, las guías adecuadas son la TAD-II y la Rosen estándar (diversos fabricantes). Puede considerarse la utilización de dispositivos de protección embólica, pero no se ha demostrado estadísticamente que preserven la tasa de filtración glomerular (8).

2. **Catéteres angiográficos:** los catéteres para angiografía diagnóstica y cateterización selectiva de la arteria renal se eligen en función de la anatomía de esta arteria. El Sos Omni® Selective de 4 Fr (AngioDynamics, Queensbury, NY) suele ser adecuado para cruzar la EAR.
3. **Catéteres guía e introductores:** los catéteres guía y los introductores se utilizan para la estabilización, la angiografía y la colocación de endoprótesis. El introductor Flexor® Ansel de 40 cm (Cook Medical Inc., Bloomington, IN), de uso frecuente, se suministra con dos dilatadores cónicos: uno para una guía de 0.035″ y otro para una guía de 0.018″.
4. **Balones:** los balones deben ser de perfil bajo para permitir el cruce fácil de la lesión, o endoprótesis para dilatación posterior. Varios fabricantes ofrecen balones para sistemas de 0.014″ o 0.018″. El balón Sterling™ (Boston Scientific, Natick, MA) tiene configuraciones monorrail o sobre la guía.

Preparación previa al procedimiento

1. Si es posible, se debe suspender la medicación antihipertensiva de acción prolongada antes de la intervención; controlar la PA con fármacos de acción corta, según sea necesario (en consulta con el médico responsable).
2. En pacientes que ya tienen insuficiencia renal o en aquellos con mayor riesgo, considerar el uso de contraste yodado diluido o fármacos de contraste alternativos, como CO_2 (para una descripción más minuciosa del manejo de la función renal durante la intervención, *v.* cap. 66).
3. Preparación preangiográfica estándar. Premedicación con ácido acetilsalicílico y clopidogrel.
4. Revisar los estudios de imagen previos (angiografía por tomografía computarizada [ATC], angiografía por resonancia magnética [ARM], ecografía doble, estudios con radionúclidos y angiogramas). La ATC y la ARM son especialmente importantes para la planificación previa al procedimiento.

Procedimiento (figs. 7-1 y 7-2)

1. **Acceso arterial:**
   a. **Arteria femoral común:** casi todas las intervenciones renales pueden realizarse desde un acceso femoral derecho. Se coloca un introductor arterial (con un brazo lateral para el lavado). Los pacientes con ateroesclerosis iliofemoral significativa tienen más posibilidades de embolización distal del colesterol. En este caso, se coloca inicialmente un introductor Flexor® Ansel (Cook Medical Inc., Bloomington, IN) de 40 cm de longitud para reducir al mínimo la rotura de la placa durante los intercambios de catéteres, que normalmente serán necesarios más adelante para la intervención.
   b. **Arteria radial** (*v.* cap. 1): es cada vez más una cuestión de preferencia médica. Se puede usar un acceso braquial izquierdo en pacientes con oclusión aórtica distal, o en los pocos individuos que tienen un ángulo agudo de la arteria renal muy desfavorable para un acceso femoral, o en pacientes obesos.

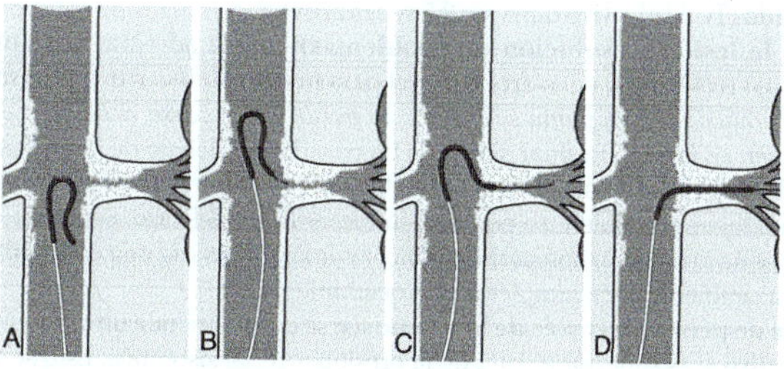

FIGURA 7-1 • Técnica de angioplastia renal utilizando un catéter Sos Omni® Selective (**A**). Tras seleccionar una arteria renal adecuada (**B**), se introduce una guía de punta flexible a través de la lesión bajo control fluoroscópico (**C**). El catéter se hace avanzar a través de la estenosis, retirándolo en el punto de punción (**D**). Después de cambiarlo por una guía de punta en J apretada y bien ajustada, se avanza un introductor hasta el orificio de la arteria renal.

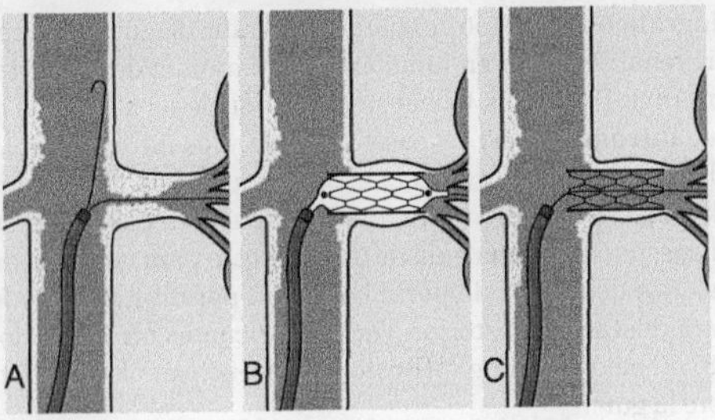

FIGURA 7-2 • Imagen que muestra una técnica alternativa «sin contacto» (**A**). A través de la estenosis se despliega una endoprótesis balón-expandible adecuada (**B**). Se retira el balón y se realiza una angiografía de confirmación a través del introductor (**C**).

2. **Angiografía diagnóstica:** se debe comenzar con una aortografía. La revisión de la ATC/ARM previa es fundamental para determinar la oblicuidad óptima para visualizar el *ostium* de la arteria renal objetivo, que puede ser difícil de visualizar en la fluoroscopia debido a la enfermedad proximal y del *ostial*. Clásicamente, la arteria renal izquierda se visualiza mejor con una oblicuidad anterior izquierda (OAI) de 5° a 10°, y la arteria renal derecha con una OAI de 20° a 30°. Si no se dispone de imágenes transversales previas y es necesario evaluar ambos lados, se prefiere una proyección OAI de 20°. Los niños o pacientes con sospecha de DFM deben someterse a una arteriografía renal con magnificación selectiva en al menos dos proyecciones oblicuas por lado. Cuando los pacientes presentan estenosis bilaterales significativas, se debe intentar primero la angioplastia en el lado con el riñón más grande (por lo general, también es técnicamente más fácil porque la enfermedad tiende a ser menos grave); si esto va bien, y si el paciente y el operador pueden tolerar un procedimiento prolongado, se debe intentar en el otro lado.
3. **Cruce de la lesión:** en general, la estenosis debe cruzarse con una guía blanda y no traumática, como una Bentson, y un catéter recurvado, como el Sos Omni® Selective de 4 Fr, o un Simmons (fig. 7-1). La manipulación brusca o agresiva del catéter mientras se encuentra la arteria renal y se atraviesa la estenosis, puede ser la causa de la embolización de colesterol o de macropartículas. Existen varias técnicas publicadas para minimizar esta situación. La técnica «sin contacto» descrita por Feldman y cols. (9) (fig. 7-2) minimiza el contacto entre el catéter guía y la pared aórtica, al igual que la técnica *«Sos flick»* (10) (fig. 7-1). Una vez que la guía ha cruzado la lesión, se puede traccionar del catéter Sos Omni® Selective a través de la lesión. Cuando el catéter ha cruzado, a menudo se cambia por una guía de 0.018″ o 0.014″, de menor diámetro, para la intervención. Una vez que el catéter ha cruzado la estenosis con seguridad, se administra un bolo de heparina i.v. de 3 000 a 5 000 U (70 U/kg), seguido de una infusión de 750 U/h a 1 000 U/h. El tiempo de coagulación activado (TCA) objetivo debe ser 2.5 veces el basal.
4. **Cruce de la lesión (resolución de problemas):** puede administrarse nitroglicerina intraarterial (100-200 µg) en la arteria renal para prevenir o revertir el espasmo. *Si la guía avanza con dificultad o la punta se curva y no puede enderezarse, debe detenerse cualquier manipulación de la guía.* Evaluar si la guía ha pasado por debajo de la íntima o se ha perforado. Si hay una disección oclusiva, un inflado poco prolongado (pocos minutos) con un balón 1 mm menor en diámetro puede restablecer la luz del vaso. Si persiste la disección oclusiva o se ha producido una perforación, puede ser necesaria una endoprótesis convencional o una cubierta para completar el procedimiento.
5. **Gradiente de presión a través de la estenosis:** se considera que un gradiente de presión es significativo si es superior al 10 % de la presión arterial sistémica. Esto se realiza mejor con mediciones simultáneas de la presión arterial obtenidas de la arteria renal distal y la aorta a través del introductor (es decir, $Pd/Pa \leq 0.90$, donde Pd = presión de la arteria renal distal y Pa = presión aórtica) (5). Si no existe un gradiente significativo, no se debe continuar con la revascularización. Los gradientes deben medirse con el dispositivo de perfil más bajo para evitar aumentar inadvertidamente la gravedad de la estenosis. Una guía de

presión de 0.014″ es ideal; un catéter de 4 Fr contribuye claramente más con una estenosis existente, pero es muy útil para excluir intervenciones innecesarias en aquellos pacientes que no alcanzan ni siquiera este umbral mínimo.

6. **Preparación para angioplastia con balón (angioplastia renal transluminal percutánea [ARTP]) o colocación de endoprótesis (3,4,6):**
   a. Para la estenosis ateroesclerótica ostial, está indicada la colocación primaria de una endoprótesis. Si la lesión es no ostial (más de 1 cm desde el origen), ya sea ateroesclerótica o de DFM, debe realizarse primariamente una angioplastia con balón. La colocación primaria de endoprótesis en la DFM está contraindicada.
   b. Se elige un diámetro de balón aproximadamente un 10 % mayor que el diámetro «normal» estimado del vaso, según la arteriografía. Se debe tener cuidado en no basar el tamaño del balón en un segmento arterial con dilatación postestenótica. En caso de duda, se utiliza un balón más pequeño, al menos al principio. Los balones que emplean un sistema de guía de 0.014″ o 0.018″ han reemplazado casi por completo a los sistemas de 0.035″.
   c. Los catéteres guía o introductores (5-8 Fr) se utilizan para proporcionar soporte al cruzar estenosis calcificadas graves y un mejor asiento dentro del *ostium*. Tienen un extremo distal blando y romo, lo que minimiza el traumatismo arterial, pero son casi tan rígidos como los catéteres guía.
   d. Se coloca una guía de punta blanda y vástago rígido en una rama distal para la intervención. Se cambia el catéter de diagnóstico por el introductor/guía o directamente por el catéter balón. Se debe evitar el movimiento de la punta distal de la guía fijándola firmemente; de lo contrario, puede provocar espasmos en los vasos distales más pequeños. *Pueden producirse perforaciones si se permite que la guía penetre demasiado periféricamente, en especial cuando se utilizan guías hidrófilas.* Se colocan los marcadores de balón a través de la lesión. Debe tenerse cuidado de no hacer avanzar la porción distal del balón más allá de un punto de ramificación, por temor a disección o rotura.
7. **Dilatación (*v.* figs. 7-1 y 7-2):**
   a. Se infla el balón lentamente hasta que esté completamente lleno o se alcance su presión nominal máxima; para la angioplastia, se infla durante un minuto. Se debe suspender el inflado del balón si el paciente experimenta dolor intenso.
   b. Es necesario desinflar el balón inmediata y totalmente para evitar la formación de trombos en la superficie del balón y la posible obstrucción del vaso.
   c. En general, es mejor no volver a cruzar el lugar de la angioplastia una vez que el vaso ha sido dilatado, ya que esto puede provocar la disección y el paso por debajo de la íntima de la guía. Se realiza una angiograma al finalizar, conservando la posición de la guía a través de la lesión. Si hay una guía/introductor colocado, la angiografía se puede obtener a través del introductor. Si no lo hay, la inyección puede efectuarse utilizando un catéter multiagujero lateral de 5 Fr sobre la guía, con la punta justo dentro de la arteria renal e inyectando a través de un adaptador lateral. A menudo se observa una hendidura de la angioplastia que suele resolverse en unos 3 meses (4).
   d. Si el resultado angiográfico y el gradiente de presión posterior a la ARTP son aceptables, el procedimiento ha concluido. En caso contrario, en el segmento estenótico se reintroduce un balón de 1 mm de diámetro mayor que el empleado previamente sobre la guía y se repite la angioplastia hasta obtener un resultado satisfactorio.
   e. Antes de retirar el balón de la arteria, asegurarse que está totalmente desinflado.
   f. Se debe recordar que, en caso de fracaso de la ARCT/prótesis o si el paciente va a someterse a revascularización quirúrgica sin intento de angioplastia, el angiógrafo debe evaluar los vasos donantes o fuente que con mayor probabilidad se utilizarán para la reconstrucción.

Colocación de endoprótesis en la arteria renal

Indicaciones (3)

1. EAR ateromatosa ostial (a menos de 1 cm de la luz aórtica). Para una arteria renal de menos de 4 mm de diámetro, se debe utilizar una endoprótesis coronaria liberadora de fármacos.

2. Reestenosis tras una ARTP o una endoprótesis previas. Para la reestenosis dentro de la endoprótesis se emplean endoprótesis liberadoras de fármacos o endoprótesis cubiertas (3) dentro de la endoprótesis previa.
3. Estenosis postoperatoria (derivación de arteria renal y arterias renales trasplantadas).
4. EAR muy excéntrica.
5. Fracaso agudo o complicación de la ARTP debido a:
   a. Retroceso del vaso con amenaza de cierre.
   b. Disecciones complejas que no responden a la angioplastia prolongada.
   c. Estenosis residual o gradiente de presión residual superior al 10 % de la presión arterial media.
   d. Rotura o perforación. Quizá requieran una endoprótesis cubierta para su reparación.

Contraindicaciones (3)

Relativas

1. Enfermedad de las ramas vasculares.
2. Longitud de la lesión superior a 2 cm.
3. Diámetro de la arteria renal menor de 4 mm (considerar una endoprótesis coronaria o liberadora de fármacos).
4. Anatomía de la arteria renal desfavorable, sin suficiente longitud distal del vaso para permitir la derivación quirúrgica, en caso necesario.
5. Enfermedad vascular intrarrenal difusa.
6. Lesión no distensible.
7. Tamaño del riñón menor de 7 cm.

Sugerencias de equipamiento

1. El equipo para la colocación de endoprótesis en la arteria renal es el mismo que para la ARTP con balón, descrita anteriormente.
2. **Endoprótesis:** se prefieren las endoprótesis metálicas expandibles con balón, como la Express™ (Boston Scientific, Natick, MA) o la RX Herculink Elite® (Abbot Laboratories, Plymouth, MN). También se han utilizado endoprótesis coronarias liberadoras de fármacos. Las longitudes típicas de las endoprótesis oscilan entre 1-2 cm y entre 4-8 mm de diámetro. Se montan en sistemas monorrail o de intercambio rápido y sobre guía de 0.014″ y 0.018″, y sobre guía de 0.035″.

Preparación previa al procedimiento

La preparación para la colocación de una endoprótesis en la arteria renal es la misma que para la ARTP con balón, descrita anteriormente.

Procedimiento

1. Se evalúa la lesión estenótica con angiografía diagnóstica y mediciones de la presión, como se ha descrito anteriormente.
2. Existen varias técnicas para el despliegue de la endoprótesis; casi todas usan sistemas de 0.018″ o de perfil más bajo. Al principio se puede hacer avanzar un introductor largo de 5-6 Fr de diámetro con un dilatador cónico a través de la estenosis, sobre la guía de 0.018″ o 0.014″, para asegurar el despliegue de la endoprótesis, especialmente si la estenosis está muy calcificada y es excéntrica. En la técnica de «espalda desnuda» se usa un introductor o un catéter guía que nunca cruza la lesión.
3. Debe elegirse una combinación de endoprótesis y balón que cubra adecuadamente la lesión y expanda la endoprótesis hasta el diámetro normal del vaso. Hay que procurar no dimensionar el balón en un segmento arterial con dilatación postestenótica. En caso de duda, utilizar un balón más pequeño y posdilatar a un diámetro mayor, si es necesario. Si la lesión es del *ostium*, la longitud de la endoprótesis debe dimensionarse de modo que se extienda aproximadamente 1-2 mm en la luz aórtica y más allá de la estenosis.
4. Se debe introducir con cuidado la endoprótesis a través del sistema hemostático del introductor de colocación. Si se emplea un introductor vascular estándar, hay que procurar que la endoprótesis no se desplace del balón durante el paso a través de la membrana hemostática.

5. Con el introductor inmóvil, se observa mediante fluoroscopia cómo avanza la endoprótesis a través del introductor hasta el lugar de la lesión.
6. Tras la colocación inicial de la endoprótesis, esta se mantiene inmóvil y se retrae el introductor para descubrir la malla. Una vez que la endoprótesis esté completamente descubierta, no hay que intentar volver a enfundarla en el introductor ya que podría deslizarse fuera del balón. Cuando se utiliza la técnica de «espalda desnuda», el sistema de endoprótesis debe avanzarse con cuidado a través de la lesión, verificando que la endoprótesis no se enganche en la estenosis.
7. Debe realizarse una angiografía a través del introductor antes de desplegar la endoprótesis, para confirmar la posición. Se debe asegurar la proyección oblicua de la imagen de la arteria, en la que se observa mejor la lesión. Esto es muy importante para la colocación óptima de una endoprótesis en lesiones ostiales.
8. Utilizando un dispositivo de inflado, se infla el balón de manera constante bajo monitorización fluoroscópica hasta que esté completamente expandido. No se debe inflar el balón por encima de su presión nominal de rotura.
9. Se debe desinflar el balón totalmente y aspirar con una jeringa de 50 mL, si es necesario. Luego se retrae el balón manteniendo fijo la guía, y se retira a través del introductor. Si la endoprótesis se mueve durante la extracción del balón, puede utilizarse el introductor para mantenerla en su sitio o incluso para empezar a plegar el balón como ya se ha descrito anteriormente, para evitar que la endoprótesis se desplace.
10. Será necesario repetir la angiografía, ya sea a través del introductor o de un catéter (avanzado sobre la guía) proximal a la endoprótesis. Se debe preservar la posición de la guía a través de la endoprótesis, si es posible, y se evalúa con angiografía el contacto con la pared y cualquier estenosis residual.
11. Si es necesario, se usa un balón más grande y se expande más la endoprótesis.
12. Si se necesita más de una endoprótesis, se debe tener especial cuidado al introducir una guía, un introductor o una nueva endoprótesis *para evitar desplazar o deformar la endoprótesis desplegada previamente; debe utilizarse una guía de punta muy blanda para evitar pasar por debajo o a través de la malla de la endoprótesis. Puede ser necesario un introductor para cruzar la primera endoprótesis.*
13. Cuando se colocan endoprótesis en serie, se aconseja una superposición de cerca de 2 mm. Evitar las separaciones y la superposición excesiva, ya que esto puede contribuir a la formación de hiperplasia local de la íntima.
14. Tras el despliegue de las endoprótesis hasta su diámetro final deseado, se repite la arteriografía, se miden los gradientes de presión a través del segmento con endoprótesis y, si es necesario, se evalúa con ecografía endovascular la aposición adecuada de la pared y la expansión total de la endoprótesis en toda la región.

Manejo posterior al procedimiento

Revascularización percutánea renal mediante ARTP o endoprótesis

1. Se retira el introductor femoral cuando el TCA sea inferior a 180 s. Se obtiene hemostasia del sitio de punción mediante compresión inguinal o con un dispositivo de cierre. A continuación, se sigue con el manejo postangiografía estándar.
2. Se monitoriza la función renal (creatinina sérica y nitrógeno ureico en sangre [BUN]) según proceda, al menos durante las primeras 24 h.
3. Se controla la PA durante 24 h (4):
   a. Si la PA disminuye significativamente por debajo de los niveles normales, se administra suero salino normal por infusión i.v.
   b. Si la PA aumenta durante o después del procedimiento, se considera un IECA o medicación de acción corta.
4. Después del procedimiento, se continúa con ácido acetilsalicílico en dosis de 81 mg v.o. y un antiplaquetario (p. ej., clopidogrel) durante un máximo de 6 meses, solo si se colocó una endoprótesis liberadora de fármacos.
5. Se debe vigilar la PA y la función renal a intervalos frecuentes durante los primeros meses. La mayoría de las recidivas de hipertensión suelen producirse en los 8 meses siguientes.

Resultados de la revascularización percutánea (3-5,11)

1. Tasa **inicial** de éxito técnico: > 90 % (3).
2. Tasa **inmediata** de éxito terapéutico:
   a. **Hipertensión:** respuesta favorable (mejorada o curada) de la PA como porcentaje de éxitos técnicos:
      (1) DFM: mejora del 90-100 % (3), tasa de curación del 40-60 % (11).
      (2) Ateroesclerosis: del 50-90 % (3,4).
   b. **Azoemia:** mejora la estabilización de la función renal, 68-74 % de los pacientes (11).
   c. **Trasplante renal:** mejora clínica 76 % (7).
3. Definiciones para la evaluación de la PA tras la revascularización:
   a. **Curada:** PA de 140/90 mm Hg o menos sin medicación.
   b. **Mejoría:** disminución de la PA diastólica de 15 mm Hg o más con los mismos medicamentos o menos, o disminución de la PA diastólica inferior a 15 mm Hg pero PA normal con los medicamentos.
   c. **Estable:** presión diastólica ± 15 mm Hg con los mismos medicamentos o menos.
   d. **Fallo:** PA diastólica superior a 15 mm Hg con los mismos o menos medicamentos.
4. Definiciones para calificar el éxito sobre la disfunción renal:
   a. **Mejoría:** reducción de la creatinina sérica ≥ 20 % con respecto a los valores iniciales.
   b. **Estable:** creatinina sérica < 20 % del valor inicial.
   c. **Fallo:** aumento de la creatinina sérica ≥ 20 % sobre el valor inicial.
5. **Permeabilidad de la endoprótesis:**
   a. Permeabilidad primaria: 80 % a 5 años.
   b. Tasas de reestenosis al año por diámetro del vaso:
      (1) 36 % para vasos < 4.5 mm.
      (2) 16 % para los vasos entre 4.5 mm y 6 mm.
      (3) 6.5 % en vasos > 6 mm (2).

Complicaciones

1. **Las tasas de complicaciones han disminuido hasta situarse entre el 1.5 % al 2 %** a medida que han ido evolucionando los equipos y los conocimientos endovasculares. La tasa global de complicaciones *más alta* notificada en los últimos años es del 9 % (3).
2. **Mortalidad a los 30 días:** menos del 1 %.
3. **Complicaciones en el sitio de la angioplastia (1):**
   a. Disección arterial: 2 %.
   b. Trombo local: 1 %.
   c. Rotura arterial: 1 %.
4. **Complicaciones relacionadas con la angioplastia (1):**
   a. Perforación por la guía/hematoma: 1 %.
   b. Embolia renal periférica: 1 %.
   c. Insuficiencia renal aguda o exacerbación aguda de una insuficiencia renal crónica: 1.5-6.0 % (3). Esto puede deberse a múltiples factores; los más frecuentes son la nefropatía inducida por contraste y la embolización por microcolesterolemia.
5. **Complicaciones en el punto de acceso:** hematoma, seudoaneurisma, fístula arteriovenosa, embolia distal a extremidades.
6. **Manejo de las complicaciones:**
   a. Si se produce un trombo local sin disección significativa o perforación del vaso, puede ser útil una prueba de trombólisis intraarterial local: 5 mg de activador tisular del plasminógeno durante 30 min, seguido de 0.5 mg/h durante un máximo de 24 h.
   b. Si se produce una rotura arterial, la hemorragia retroperitoneal puede evitarse o ralentizarse volviendo a inflar suavemente el balón a través del desgarro. Puede utilizarse una endoprótesis cubierta para sellar la fuga.
   c. Si el balón se rompe y no hay daño arterial, se cambia el catéter balón por uno nuevo y se procede a la angioplastia.
   d. Disecciones: la angioplastia siempre se acompaña de disecciones menores que curan en unos meses. Las disecciones no limitantes del flujo pueden tratarse de forma conservadora, aunque su aspecto sea grave (3). *Las disecciones que limitan el flujo deben*

tratarse mediante el reinflado prolongado de un balón de 1 mm de tamaño inferior o una endoprótesis.

e. Tratamiento prolongado con esteroides: se recomienda tomar precauciones adicionales al contemplar la angioplastia en pacientes en tratamiento prolongado con esteroides, ya que tienden a ser más propensos a la rotura del vaso.

f. Los pacientes con hiperlipidemia no tratada y los que siguen fumando también pueden tener un mayor riesgo de complicaciones y reestenosis.

Desnervación de la arteria renal (2)

La interrupción de los nervios simpáticos situados en la adventicia y la grasa perivascular mediante un catéter colocado en las arterias renales en pacientes con hipertensión esencial adecuadamente seleccionados, produce una disminución estadísticamente significativa de la PA sistólica de 5-15 mm Hg durante al menos 3 años con una morbilidad sorprendentemente mínima. Los tratamientos basados en catéter utilizan con mayor frecuencia la radiofrecuencia, aunque también se dispone de ultrasonidos focalizados, crioablación y alcohol inyectado, que parecen ser igualmente eficaces. El diagnóstico por imagen previo al procedimiento, la técnica de acceso a la arteria renal y los cuidados posteriores al procedimiento son los descritos anteriormente en este capítulo, con la salvedad de que, dado que las arterias renales suelen ser normales (la desnervación de la arteria renal está contraindicada en pacientes con EAR), el componente del procedimiento es más sencillo. Cada dispositivo tiene unas características de procedimiento únicas; es esencial que el intervencionista se familiarice con ellas. Se describe al paciente óptimo como aquel con un tono simpático elevado; el mejor método para identificarlo sigue siendo impreciso. Es importante comprender que esto no es una cura, pero independientemente de la presión arterial basal del paciente, incluso estas reducciones aparentemente modestas disminuyen significativamente la morbilidad y la mortalidad cardiovascular.

Agradecimientos

Agradecemos al Dr. Thomas Sos por su trabajo en versiones anteriores de este capítulo y su continua dedicación a este campo.

Referencias bibliográficas

1. Cooper CJ, Murphy TP, Cutlip DE, et al. Stenting and medical therapy for atherosclerotic renal-artery stenosis. *N Engl J Med.* 2014;370(1):13–22.
2. Kandzari D. Catheter-based renal denervation therapy: evolution of evidence and future directions. *Circ Cardiovasc Interv.* 2021;14(12):e011130.
3. Prince M, Tafur JD, White C. When and how should we revascularize patients with atherosclerotic renal artery stenosis? *JACC: Cardiovasc Interv.* 2019;12(6):505–517.
4. Sos TA, Pickering TG, Sniderman K, et al. Percutaneous transluminal renal angioplasty in renovascular hypertension due to atheroma or fibromuscular dysplasia. *N Engl J Med.* 1983;309(5):274–279.
5. De Bruyne B, Manoharan G, Pijls NH, et al. Assessment of renal artery stenosis severity by pressure gradient measurements. *J Am Coll Cardiol.* 2006;48(9):1851–1855.
6. Touma J, Constanzo A, Boura B, et al. Endovascular management of transplant renal artery stenosis. *J Vasc Surg.* 2014;59(4):1058–1065.
7. Chen W, Kayler L, Zand M, et al. Transplant renal artery stenosis: clinical manifestations, diagnosis and therapy. *Clin Kidney J.* 2015;8(1):71–78.
8. Cooper CJ, Haller S, Coyler W. Embolic protection and platelet inhibition during renal artery stenting. *Circulation.* 2008;117(21):2752–2760.
9. Feldman RL, Wargovich TJ, Bittl JA. No-touch technique for reducing aortic wall trauma during renal artery stenting. *Catheter Cardiovasc Interv.* 1999;46(2):245–248.
10. Sos TA, Trost DW. Renal angioplasty and stenting. In: K. Kandarpa, ed. Peripheral Vascular Interventions. Lippincott Williams & Wilkins; 2008:287–314.
11. Martin L, Rundback J, Wallace M, et al. Quality improvement guidelines for angiography, angioplasty, and stent placement for the diagnosis and treatment of renal artery stenosis in adults. *J Vasc Interv Radiol.* 2010;21(4):421–430.

8 Isquemia mesentérica aguda

Meghan R. Clark, MD, Luke R. Wilkins, MD, Daniel P. Sheeran, MD y Alan H. Matsumoto, MD, FACR, FSIR, FAHA

Introducción

La isquemia mesentérica aguda (IMA) es una urgencia médica que requiere un diagnóstico y una intervención rápidos para lograr un resultado favorable (1). Históricamente, la mortalidad asociada a la IMA ha sido increíblemente alta, entre el 60 % y el 80 % (1). Estudios recientes sugieren que la mortalidad por IMA ha mejorado en las dos últimas décadas y que actualmente se sitúa entre el 17 % y el 40 % (2-4). Es probable que estos resultados sean reflejo de la mayor utilización de la técnica de revascularización endovascular primaria en la IMA, además de los avances simultáneos en el tratamiento médico y quirúrgico de las enfermedades y comorbilidades que suelen presentarse en esta población (3).

Aunque se agrupa como un proceso de enfermedad común, la IMA refleja un grupo heterogéneo de entidades basadas en la etiología subyacente que suelen clasificarse en cuatro grandes categorías: embolia arterial, trombosis arterial, isquemia mesentérica no obstructiva (IMNO) y trombosis venosa. Otras entidades menos frecuentes, como traumatismos, hernias estranguladas, adherencias, obstrucción intestinal, émbolos de colesterol y disección aórtica también, pueden causar isquemia intestinal.

Los factores de riesgo de IMA varían en función de la etiología subyacente. Los factores de riesgo más frecuentes para las causas tromboembólicas de IMA incluyen edad avanzada, ateroesclerosis, arritmias cardíacas (con mayor frecuencia, fibrilación auricular), miocardiopatías dilatadas, valvulopatía cardíaca grave, endocarditis, infarto de miocardio reciente, intervención arterial reciente, hipercoagulabilidad y tumores malignos intraabdominales (5). Los factores predisponentes asociados al desarrollo de IMNO incluyen enfermedad crítica, cirugía cardíaca reciente, hipotensión prolongada, edad avanzada con enfermedad cardiovascular, hipovolemia, quemaduras importantes, hemodiálisis, estenosis mesentérica y medicamentos tales como vasopresores (5).

Es también importante observar que muchos pacientes que presentan IMNO tienen una estenosis subyacente de la arteria mesentérica superior (AMS). Los factores de riesgo de IMA atribuible a trombosis venosa incluyen deshidratación, hipotensión, hipertensión portal, hipercoagulabilidad, anticonceptivos orales, uso de estrógenos, trombofilia, antecedentes de embolia pulmonar, anemia falciforme, trombosis venosa profunda/embolia pulmonar (TVP/EP), infección abdominal, neoplasia abdominal, pancreatitis, traumatismo y esplenectomía (5). La naturaleza crítica de la isquemia mesentérica justifica un alto índice de sospecha clínica, especialmente en pacientes adultos mayores con enfermedad cardiovascular o factores de riesgo embólico o trombótico. Típicamente, la IMNO resulta de la vasoconstricción arterial mesentérica en el ajuste de un estado de flujo bajo, que suele precipitarse por la hipotensión y/o el uso de vasopresores. A pesar de la resolución de la hipotensión o de la interrupción de los vasopresores, la vasoconstricción arterial mesentérica persistente (vasoespasmo difuso) persiste, lo que causa hipoperfusión del intestino e isquemia intestinal. Otras causas de IMNO incluyen drogas (es decir, cocaína), vasculitis y síndrome compartimental abdominal/hipertensión intraabdominal (5). La IMNO puede también observarse en asociación con trombosis venosa mesentérica o distal a un émbolo de la AMS. La presentación clínica de la IMA se describe clásicamente como dolor abdominal agudo, intenso y periumbilical desproporcionado con respecto a los hallazgos de la exploración física. La presencia de signos peritoneales aumenta la preocupación de que la isquemia intestinal haya progresado a infarto transparietal. Es frecuente la presencia de anorexia, náusea, vómito, diarrea y hematoquecia. Por desgracia, las manifestaciones clínicas de la IMA se solapan con muchas otras entidades clínicas más frecuentes, como obstrucción intestinal, pancreatitis, diverticulitis y peritonitis, lo que a menudo puede provocar un retraso en el diagnóstico. Por tanto, la presentación clínica debe considerarse en el contexto de la anamnesis y los factores de riesgo específicos del paciente, la exploración física y los hallazgos de laboratorio y radiológicos.

En las dos últimas décadas se ha producido un cambio de paradigma hacia un abordaje «primero endovascular» en muchas instituciones, lo que ha conllevado una mejora de los resultados en los pacientes, en comparación con la cirugía abierta tradicional (2,3,6,7). En un estudio que analizó las tendencias en el tratamiento y la mortalidad por IMA entre los años 2000 y 2012 en Estados Unidos se halló que la incidencia del tratamiento endovascular aumentó de 0.6 a 1.8/millón; durante ese mismo período, la mortalidad por IMA disminuyó de 12.9 a 5.3 millones de muertes al año (3).

En otro estudio en el que se utilizó la base de datos *National Inpatient Sample* se observó un aumento de casi 1.5 veces en el uso de abordajes endovasculares en el tratamiento primario de la IMA entre 2003 y 2011 (8). Los beneficios de un abordaje «primero endovascular» incluyen disminución de la morbimortalidad, posibilidad de evitar la anestesia general y la cirugía abierta, resecciones intestinales más específicas y limitadas, menores tiempos de revascularización, menor necesidad de nutrición parenteral, estancias más cortas y menos complicaciones postoperatorias (2,4,6). En la tabla 8-1 se resumen las diferencias entre las etiologías de la IMA y su tratamiento. En la figura 8-1 se muestra un algoritmo de tratamiento donde se desempeñan los autores.

Indicaciones

1. Diagnóstico de isquemia mesentérica aguda y determinación de la etiología:
   a. Aunque la angiografía sigue siendo el patrón de referencia para el diagnóstico de la IMA por su capacidad para resolver tanto la enfermedad de los vasos grandes como la de los pequeños, así como para proporcionar información sobre la dinámica del flujo, su función diagnóstica ha sido reemplazada en gran medida por la angiografía por tomografía computarizada (ATC) y la angiografía por resonancia magnética (ARM). La ATC multifásica se considera la modalidad de imagen de primera línea para cualquier persona con sospecha de IMA, ya que está ampliamente disponible, puede realizarse rápidamente y es la modalidad más sensible y específica (5). La ATC tiene la ventaja de delimitar la etiología, excluir otras posibles causas de dolor abdominal y proporcionar información sobre la posible viabilidad del intestino. La ARM es menos útil en el contexto de una IMA debida a su menor resolución espacial, a la falta de disponibilidad generalizada y al mayor tiempo de adquisición.

      La ATC y la ARM ofrecen imágenes bidimensionales y tridimensionales de la anatomía arterial y venosa mesentérica que facilitan el diagnóstico preciso y la planificación del tratamiento de la IMA obstructiva, a la vez que proporcionan hallazgos sugestivos de IMNO:
      (1) Protocolo de ATC: deben obtenerse imágenes de TC multidetector sin contraste, en fase arterial (retraso de 30 s) y en fase venosa (retraso de 60-70 s) desde la cúpula del hígado a través de la pelvis. El uso de contraste oral está contraindicado en el contexto de sospecha de IMA, ya que dificulta la evaluación de la mucosa intestinal y causa más retrasos en el diagnóstico.
   b. La angiografía tiene utilidad diagnóstica en casos con hallazgos equívocos por ATC o ARM o en pacientes en los que es probable una intervención endovascular:
      (1) La angiografía puede reducir la carga de contraste y la posible lesión renal evitando el examen de ATC en determinados pacientes.
      (2) Actualmente, la angiografía suele realizarse en previsión de un recurso de tratamiento endovascular.
2. Tratamiento de la isquemia mesentérica aguda:
   a. Para pacientes con isquemia intestinal aguda sin evidencia de infarto intestinal o para quienes son malos candidatos quirúrgicos, el tratamiento endovascular como único tratamiento es una opción terapéutica aceptable (4,6,9).
   b. Las técnicas endovasculares pueden proporcionar un papel terapéutico potencial para la IMA, con independencia de la etiología subyacente. Sin embargo, la elección del tratamiento de primera línea varía en función de la causa subyacente (tabla 8-1):

Tabla 8-1 Resumen de las causas de isquemia mesentérica aguda y sus respectivos tratamientos

(a) Émbolo de la arteria mesentérica superior	
General	• 40-50 % de los casos • Asociación frecuente con cardiopatías (p. ej., fibrilación auricular) • Presentación repentina con dolor abdominal intenso y diarrea (hematoquecia) • 20 % con embolia arterial periférica simultánea; 33 % con antecedentes de embolia
Características de imagen	• Defecto de relleno definido por contraste, «pinza de cangrejo» y localización que suele estar al menos 3 cm más allá del origen de la AMS • Ausencia de colaterales • Flujo distal deficiente • El 15 % se encuentra en la AMS proximal, el 50 % en la bifurcación de la arteria cólica media, el 25 % en la rama ileocólica y el 10 % en las ramas distales de la AMS del intestino delgado • Íleo, edema de la mucosa, infarto intestinal
Tratamiento	• El abordaje endovascular (infusión intratrombótica directa) puede considerarse de primera línea en casos con obstrucción corta, circulación colateral distal adecuada y ausencia de signos peritoneales o aumento del ácido láctico • La trombectomía durante la cirugía o el tratamiento trombolítico pueden considerarse en un quirófano híbrido, si están disponibles • Laparoscopia/laparotomía exploratoria si evidencia clínica/imagen de isquemia de órganos específicos • Papaverina administrada cuando hay vasoconstricción arterial • Anticoagulación sistémica
(b) Trombosis de la arteria mesentérica superior	
General	• 25 % de los casos • Suele producirse en pacientes con lesiones ateroescleróticas subyacentes, especialmente de las ramas viscerales • 50-75 % de los pacientes con antecedentes de angina intestinal • Puede haber síntomas agudos o crónicos
Características de imagen	• Lesión obstructiva que casi siempre se localiza a 1-2 cm del origen de la AMS • Puede haber vasos colaterales, lo que sugiere una enfermedad obstructiva crónica subyacente • Íleo, edema de la mucosa, infarto intestinal
Tratamiento	La isquemia/infarto de órganos específicos (p. ej., aumento del ácido láctico o signos peritoneales) requiere una exploración quirúrgica inmediata • Considerar trombólisis/trombectomía endovascular frente a derivación quirúrgica primaria y/o tromboendarterectomía • ± papaverina preoperatoria (puede no ser factible debido a la naturaleza proximal de estas lesiones) • Puede ser necesaria una segunda intervención 24-48 h después • Vasodilatadores postoperatorios según se justifique • Tratamiento endovascular primario si no hay signos peritoneales ni acidosis láctica • Puede realizar una endoprótesis primaria ± filtro metálico ± líticos • Dado que las lesiones suelen representar un coágulo agudo superpuesto a una lesión crónica subyacente, pueden administrarse trombolíticos antes de la colocación de la endoprótesis para reducir el riesgo de embolización distal

Tabla 8-1 Resumen de las causas de isquemia mesentérica aguda y sus respectivos tratamientos (*Continuación*)

(c) Isquemia mesentérica no obstructiva	
General	• 10-15 % de los casos • Suele producirse en pacientes con un episodio de hipotensión previo, aunque se haya resuelto • Asociada a gasto cardíaco bajo, hipovolemia, hipotensión y vasoconstricción esplácnica. También asociada a fármacos vasoactivos (p. ej., vasopresina, agonistas α y digoxina) • Puede tener un inicio gradual
Características de imagen	• Vasoespasmo arterial difuso con estrechamiento segmentario, con aspecto de salchicha, o estrechamiento difuso de los vasos casi siempre identificados cerca de los puntos de ramificación • Retraso en el llenado de las ramas arteriales distales e intraparietales • Tinción tardía de la pared intestinal o retraso del llenado venoso, o ambos • Flujo en la angiografía, mejorado después de la administración de 60 mg de papaverina en la AMS • Íleo, edema de la mucosa, infarto intestinal
Tratamiento	• El pilar del tratamiento es la administración por goteo de papaverina directamente en la AMS, a razón de 1 mg/min, y se continúa hasta que los síntomas se resuelvan (de modo normal en 12-36 h). Si surgen signos peritoneales, está indicada la cirugía para explorar en busca de intestino muerto mientras continúa la administración de papaverina
(d) Trombosis de la vena mesentérica superior	
General	• Representa menos del 5 % de todas las isquemias mesentéricas agudas • Los factores predisponentes incluyen hipertensión portal, enfermedad inflamatoria abdominal, anticonceptivos orales, cirugía previa en el sistema venoso portal, traumatismos y estados de hipercoagulabilidad • La trombosis venosa mesentérica provoca edema de la mucosa que conduce a hipoperfusión arterial
Características de imagen	• Defecto de llenado intraluminal en las venas mesentéricas con congestión venosa y edema de la mucosa • Vasoespasmo arterial secundario y disminución de la perfusión • Engrosamiento prolongado de la mucosa • Ausencia o retraso en la opacificación de las venas mesentéricas • Opacificación prolongada de vénulas o venas regionales de mayor tamaño • Íleo, edema de la mucosa, infarto intestinal
Tratamiento	• Hidratar al paciente y corregir los factores predisponentes • Anticoagulación sistémica • Si hay infarto intestinal, se justifica la cirugía • Anticoagulación antes y después de la cirugía • Papaverina intraarterial si coexiste vasoconstricción arterial mesentérica • Si no hay signos peritoneales o acidosis láctica, las opciones endovasculares incluyen acceso transarterial, sistémico y transhepático o transyugular directo para trombólisis venosa, trombectomía mecánica, angioplastia y/o colocación de endoprótesis • La mayoría de los pacientes pueden tratarse de forma conservadora con cuidados de apoyo y anticoagulación

(*Continúa*)

Tabla 8-1 Resumen de las causas de isquemia mesentérica aguda y sus respectivos tratamientos (*Continuación*)

(e) Disección aórtica	
General	• 5 % de todos los casos de isquemia mesentérica aguda • Mortalidad quirúrgica elevada (90 %) en esta cohorte • La vascularización mesentérica puede irrigarse desde la luz verdadera o falsa con obstrucción estática y/o dinámica • El flujo inadecuado se produce cuando el flujo sanguíneo no satisface las necesidades metabólicas del intestino
Características de imagen	• Identificación de luces verdaderas y falsas con posible visualización de un *flap* (colgajo) de disección que se extiende a la AMS o compromiso de la luz que perfunde la AMS • Íleo, edema de la mucosa, infarto intestinal
Tratamiento	• La mortalidad quirúrgica es elevada • Es útil la ecografía endovascular o endovascular • Tratamiento con endoinjerto para cubrir el desgarro primario de entrada • Creación de fenestraciones de novo para igualar las presiones entre las luces verdadera y falsa • Colocación de endoprótesis en la AMS por mala perfusión persistente por *flap* obstructivo de la íntima

AMS, arteria mesentérica superior.

(1) Las opciones de tratamiento incluyen infusión de vasodilatadores, trombólisis y trombectomía mecánica con o sin uso de filtro, angioplastia y colocación de endoprótesis.

c. Debido a la elevada mortalidad asociada a la cirugía, algunos autores recomiendan un uso más amplio del tratamiento endovascular tanto solo como en combinación con cirugía, incluso en pacientes con evidencia de infarto intestinal (signos peritoneales y acidosis láctica) (4,6). Evidencia reciente sugiere que, incluso en pacientes con necrosis intestinal, la revascularización endovascular previa a la cirugía abierta puede reducir la morbimortalidad , probablemente debido a la disminución de los tiempos de isquemia (7).

d. En los últimos años, los procedimientos quirúrgicos y endovasculares híbridos de diversas formas han cobrado una gran importancia. El uso más generalizado de quirófanos híbridos y salas de intervención permite la revascularización endovascular en el mismo espacio que la extirpación quirúrgica del intestino. Además, en caso de fracaso de la revascularización endovascular anterógrada, se ha descrito la exposición de la raíz mesentérica con endoprótesis mesentérica abierta retrógrada, así como la derivación mesentérica abierta anterógrada y retrógrada.

Contraindicaciones

1. La insuficiencia renal no es una contraindicación para la administración de medio de contraste, ya que la insuficiencia renal inducida por el medio de contraste puede ser un riesgo menor para el paciente que retrasar el diagnóstico y tratamiento de una enfermedad con alto riesgo de muerte (5).
2. La realización de una ATC diagnóstica o una intervención endovascular en un paciente con antecedentes de alergia grave al medio de contraste suele estar contraindicada. En pacientes con alta sospecha de IMA, el uso de anestesia general para la ATC y la intervención endovascular puede obviar las preocupaciones sobre los riesgos de alergia al medio contraste. La ARM puede ser una modalidad diagnóstica alternativa aceptable.
3. La evidencia de infarto intestinal requiere una exploración quirúrgica urgente y la resección del intestino muerto. La intervención endovascular por sí sola no es apropiada. Sin embargo, se sabe que el tratamiento endovascular adyuvante mejora los resultados quirúrgicos a la vez que ayuda a reducir al mínimo la cantidad de intestino resecado (4,6,7). Las

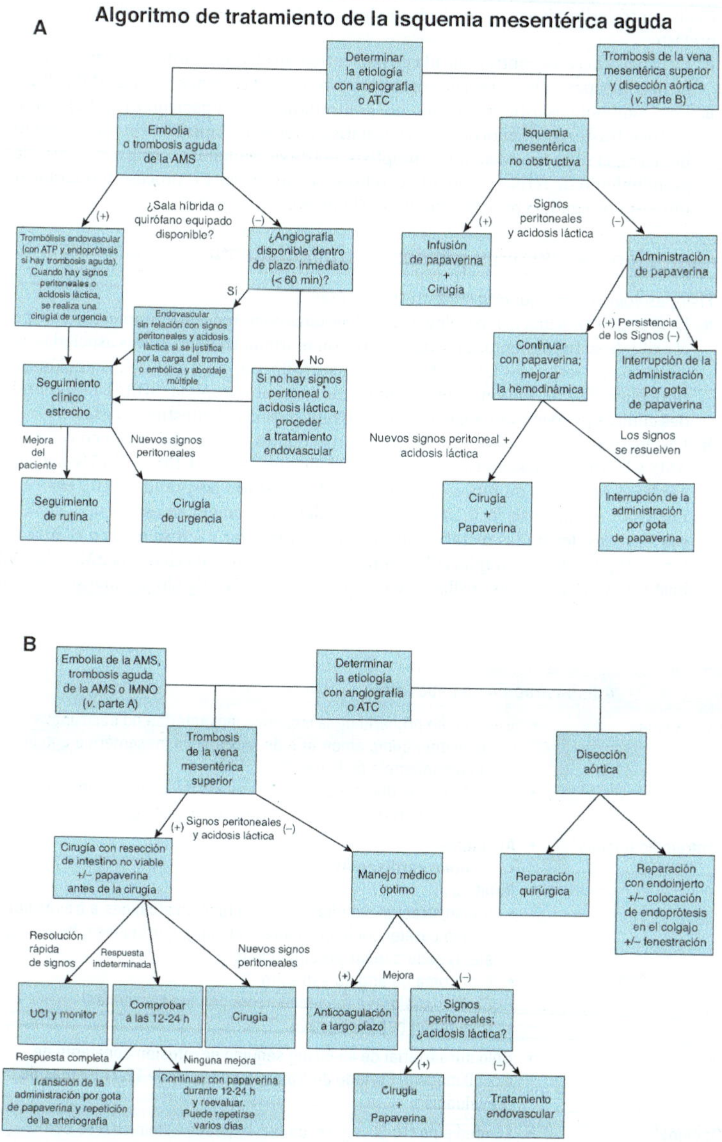

FIGURA 8-1 • **A,B:** algoritmo de tratamiento de la isquemia mesentérica aguda.

intervenciones endovasculares también brindan la oportunidad de aliviar el vasoespasmo mesentérico mediante infusión intraarterial pre, intra y/o postoperatoria dirigida por catéter de vasodilatadores, como papaverina, nitroglicerina, glucagón y prostaglandina E1.

4. Entre las contraindicaciones relativas a la angiografía y la intervención endovascular se incluyen bacteriemia no controlada y diátesis hemorrágicas persistentes.

5. Otras contraindicaciones dependerán de las características específicas del tratamiento previsto:
   a. La papaverina está contraindicada en pacientes con bloqueo cardíaco completo y alérgicos a la papaverina. También existen otras contraindicaciones relativas (tabla 8-2).
   b. Los trombolíticos están relativamente contraindicados en pacientes con hemorragia activa o trastornos hemorrágicos, traumatismo reciente, hipertensión no controlada, hemorragia digestiva reciente, hemoptisis, epistaxis, embarazo, cirugía reciente, desprendimiento de retina, accidente cerebrovascular reciente o proceso intracraneal o intraespinal agudo o reciente (menos de 3 meses).

Preparación y evaluación previas al procedimiento

1. Fisiopatología de la isquemia mesentérica aguda:
   a. La IMA presenta una fisiopatología compleja, cuya comprensión es imprescindible para el éxito de su tratamiento. Una vía común con morbimortalidad graves asociadas es el síndrome de respuesta inflamatoria sistémica (SRIS), el síndrome de disfunción multiorgánica (SDMO) y el síndrome de dificultad respiratoria aguda (SDRA). Estas entidades clínicas pueden exacerbarse durante la reperfusión del intestino infartado.
   b. Las vísceras son irrigadas por tres vasos procedentes de la aorta: el tronco celíaco, la AMS y la arteria mesentérica inferior (AMI). Reciben entre el 10 % y el 25 % del gasto cardíaco en estado de reposo y hasta el 35 % en estado posprandial (10). Las capas mucosa y submucosa reciben hasta el 70 % del flujo sanguíneo esplácnico, debido a sus elevadas demandas metabólicas. Las capas muscular y serosa reciben el 30 % restante (10). Existe una amplia colateralización entre el tronco celíaco, la AMS y la AMI, hasta el punto de que es posible que todo el intestino sea irrigado por una sola arteria

Tabla 8-2 Administración de papaverina

Indicaciones	• Tratamiento primario de la isquemia mesentérica no obstructiva o tratamiento complementario de la isquemia mesentérica aguda, con independencia de la causa • También puede utilizarse antes y después de la cirugía en aquellos pacientes que requieran revascularización quirúrgica

Contraindicaciones	• **Absolutas**
	  • Bloqueo cardíaco AV completo
	• **Relativas**
	  • Administración simultánea de sustancias alcalinas a través del mismo catéter, incluidos lactato de Ringer, urocinasa, heparina, etc. (puede causar precipitación)
	  • Glaucoma de ángulo estrecho
	  • Cardiopatía grave (especialmente con bradiarritmias)
	  • Disfunción hepática grave

Dosis	• Bolo intraarterial de 45-60 mg seguido de infusión constante de 0.5-1.0 mg/min. Período de tratamiento inicial de 12-24 h antes de la reevaluación
Opcional	• El nifedipino (10-20 mg v.o. cada 6 h) puede administrarse como complemento de la papaverina y puede conferir cierto efecto vasodilatador beneficioso, pero puede empeorar la hipotensión • Riesgo de inducción de taquicardia refleja e isquemia cardíaca
Complicaciones frecuentes	• Vasodilatación sistémica/hipotensión, pero > 90 % del fármaco se metaboliza en el primer paso por el hígado • La diarrea y el dolor abdominal son frecuentes tras restablecer el flujo intestinal

AV, auriculoventricular; v.o, vía oral.

si las vías colaterales son maduras y permeables. Las colaterales importantes entre el tronco celíaco y la AMS son la arcada pancreaticoduodenal y el arco de Bühler. La AMS y la AMI están conectadas, entre otras, por el arco de Riolano y la arteria marginal de Drummond. Existe una compleja interacción entre las influencias neurales y humorales y los factores de acción local que regulan la perfusión visceral que exceden el ámbito de este capítulo (10). La enfermedad obstructiva vascular produce en última instancia hipoperfusión esplacnomesentérica y vasoconstricción vascular mesentérica (10). Se desarrollan hipoxia, acidosis y permeabilidad epitelial que permiten la invasión bacteriana de la barrera mucosa y someten al sistema inmunitario a la estimulación masiva de antígenos bacterianos, lo que estimula las vías proinflamatorias. Se ha demostrado que la descontaminación entérica disminuye la necrosis transparietal y mejora la supervivencia en pacientes de la unidad de cuidados intensivos (UCI) (11).

2. Una vez establecido el diagnóstico de IMA, es necesario revisar la anamnesis, las exploraciones clínicas seriadas, los datos de laboratorio y los estudios de imagen disponibles:
   a. Lamentablemente, en la IMA, la mayoría de las anomalías de laboratorio son inespecíficas. Las concentraciones séricas de L-lactato siguen siendo el marcador más común de isquemia e infarto intestinal, pero es un marcador inespecífico de hipoperfusión tisular y a menudo está elevado en el contexto de enfermedades críticas en ausencia de infarto intestinal. En general, sin embargo, cuanto más elevadas son las concentraciones de L-lactato, peor es el pronóstico. Quizá lo más importante es que una concentración normal de lactato sérico no descarta la presencia de IMA (1,5). Sin embargo, en el contexto de la UCI, donde la incidencia de IMA es mucho mayor (especialmente en la IMNO), los nuevos biomarcadores pueden ser de utilidad potencial para ayudar a guiar las decisiones de diagnóstico y tratamiento (p. ej., decidir si deben realizarse TC, angiografía o ir a quirófano) en la sospecha de IMA (12). Aunque no se utiliza habitualmente, un metaanálisis reciente de marcadores serológicos en la IMA ha revelado que la albúmina modificada por isquemia tiene la sensibilidad y especificidad más altas de todos los biomarcadores hasta la fecha, del 94 % y el 86 %, respectivamente (12). La proteína de unión a ácidos grasos intestinales (I-FABP) también se ha mostrado prometedora, con una sensibilidad del 79 % y una especificidad del 91 %.
   b. Para la evaluación inicial y la planificación del tratamiento de cada paciente con sospecha de IMA es esencial un equipo multidisciplinar formado por cirujanos vasculares, cirujanos generales, intensivistas/anestesiólogos, radiólogos diagnósticos y radiólogos intervencionistas, debido a la complejidad y agudeza de sus circunstancias, pues se requieren planes de tratamiento cuidadosamente organizados.
3. Optimización médica y preparación (1,5):
   a. Reposición de la volemia para alcanzar una presión arterial media (PAM) > 65 mm Hg y una diuresis > 0.5 (mL/Kg)/h:
      (1) Normalmente se requiere acceso venoso central y monitorización invasiva con una vía arterial.
      (2) Tratar la inestabilidad hemodinámica con volumen. Los pacientes con IMA pueden requerir una enorme cantidad de líquidos para rehidratación, de 10 L a 20 L en las primeras 24 h.
   b. Heparinización sistémica +/– ácido acetilsalicílico (AAS) para episodios embólicos o trombóticos.
   c. Descontaminación entérica con antibióticos de amplio espectro por vía oral e intravenosa (i.v.) (*v.* recomendaciones específicas en la sección Tratamiento después del procedimiento).
   d. Inhibidores de la bomba de protones por vía i.v.
   e. O_2 suplementario.
   f. Reposo intestinal con ayuno absoluto +/– sonda de descompresión gástrica si hay un íleo.
   g. Apoyo nutricional con nutrición parenteral (NPT) según sea necesario.
   h. Transfusión según sea necesario.
   i. Ecocardiografía urgente o TC cardíaca para evaluar la presencia de trombos en el contexto de IMA embólica.

4. Si se produce infarto intestinal, el paciente requerirá cirugía. En función del operador y de las capacidades de la institución, en primer lugar puede intentarse la revascularización endovascular para permitir una mejor definición de los segmentos intestinales isquémicos frente a los infartados en el momento de la cirugía. Tras la revascularización, debe reducirse al mínimo el retraso de la cirugía para reducir el riesgo de desarrollar un síndrome de reperfusión. Los quirófanos híbridos o los departamentos endovasculares equipados para realizar cirugía abierta confieren la ventaja de permitir la intervención quirúrgica y endovascular en una sola sesión.
5. Evaluar la idoneidad del paciente para el procedimiento previsto (p. ej., infusión de papaverina y/o trombolíticos; o un abordaje transhepático o transyugular directo para la trombosis venosa mesentérica). Si hay IMNO, considerar la posibilidad de infusión intraarterial de papaverina antes y después de la cirugía, ya que no suele haber obstrucción fija que pueda tratarse con angioplastia con balón, colocación de endoprótesis o derivación quirúrgica.
6. Considerar el uso de anestesia general para el paciente que no coopera o para quienes está prevista una exploración intestinal.
7. Corregir la hipotensión subyacente, la coagulopatía y los desequilibrios electrolíticos lo antes posible, mientras se inicia el tratamiento definitivo.
8. Continuar la monitorización fisiológica (pulsioximetría, tensión arterial, pulso y electrocardiograma) hasta que finalice el tratamiento.

Procedimiento

1. Acceso arterial: puede obtenerse a través de la arteria femoral, la arteria braquial izquierda o la arteria radial para intervenciones arteriales. Con independencia del sitio de acceso elegido, debe colocarse y fijarse un introductor del tamaño adecuado:
   a. Aunque los avances en la tecnología de catéteres e introductores han reducido la necesidad de acceso arterial braquial, ciertas situaciones clínicas obligan a utilizar la arteria braquial o radial, incluyendo mal acceso por la ingle (p. ej., obstrucciones totales de la arteria aorta o ilíaca, infecciones inguinales activas y contracturas en flexión) y factores anatómicos mesentéricos (cuando los vasos mesentéricos tienen un ángulo caudal muy agudo en relación con la aorta). En estas situaciones, el acceso del catéter y la intervención pueden ser más favorables desde un abordaje anterógrado.
   b. La arteria braquial es un abordaje de segunda línea, ya que se asocia a una mayor tasa de complicaciones, en comparación con el acceso femoral. El uso de la arteria radial reduce el riesgo de lesión del nervio braquial, pero existe un riesgo definido de trombosis de la arteria radial. Por tanto, debe realizarse una prueba de Barbeau para garantizar un arco palmar intacto. Disponer de dispositivos de longitud adecuada para realizar las intervenciones necesarias puede resultar más difícil en el acceso de la arteria radial. Además, el operador suele estar limitado al uso de dispositivos que puedan utilizarse a través de un introductor de 6 Fr.
   c. El acceso arterial debe obtenerse con guía ecográfica para asegurar la entrada no traumática de una sola pared en la arteria, especialmente si se está considerando la administración de trombolíticos.
2. Imágenes preliminares:
   a. Con un catéter *pigtail* (en J), obtener una aortografía abdominal lateral y anteroposterior (AP), de preferencia simultáneas (biplano). Estas imágenes pueden evitarse para reducir al mínimo la carga de contraste y acelerar el procedimiento si una ATC o ARM previa definió la anatomía vascular mesentérica lo suficientemente bien como para permitir un abordaje más específico del tratamiento:
      (1) La aortografía AP es particularmente útil en la evaluación de la enfermedad aórtica, la vascularización colateral y la perfusión global del intestino. Además, aunque la mayor parte de la enfermedad obstructiva afecta los vasos principales proximales y las ramas de primer orden de la circulación mesentérica, las características anatómicas arteriales más distales se aprecian mejor en la proyección AP.

(2) La imagen diferida en la proyección AP permite la visualización de la vena mesentérica superior (VMS), la vena mesentérica inferior (VMI) y la vena porta (VP) para evaluar la permeabilidad venosa mesentérica.

(3) La aortografía lateral debe definir los orígenes y la permeabilidad de la porción proximal del tronco celíaco, la AMS y la AMI.

3. Cateterismo de la arteria mesentérica superior:

a. Diversos catéteres de 4 Fr y 5 Fr (AngioDynamics, Queensbury, NY; Boston Scientific, Natick, MA; Cook Medical, Bloomington, IN) disponibles en el mercado se acoplarán fácilmente a la AMS. Aunque los catéteres RC1, RC2 y C2 Cobra se utilizan habitualmente para seleccionar la AMS, los catéteres de curva inversa como el Sos 1 y el Sos 2 y los catéteres Simmons 1 y Simmons 2 confieren una mejor estabilidad para intervenciones posteriores (p. ej., administración de papaverina):

(1) Los catéteres RC1 o RC2 y C2 Cobra se colocan por encima del vaso de interés y se traccionan lentamente para engancharse al vaso objetivo. A continuación, puede avanzarse una guía de punta suave a través del catéter más distalmente hasta la AMS, sobre la cual el catéter puede maniobrarse después para obtener una posición más estable.

(2) Una vez conformados, los catéteres de curva inversa (Sos o Simmons) se hacen avanzar en sentido craneal, desde una posición inferior, hasta que la punta del catéter alcanza el vaso objetivo. A continuación, se introduce una guía de punta suave en el vaso objetivo y el catéter se tracciona suavemente sobre la guía para asentar el catéter en la AMS en una posición más estable.

b. El uso de un introductor largo (p. ej., Ansel 2, Cook Medical, Bloomington, IN) avanzado sobre una guía de apoyo con el dilatador interno o solo sobre un catéter hasta el origen de la AMS puede ser útil si se pretende realizar intervenciones adicionales (es decir, colocación de endoprótesis, trombectomía mecánica y/o embolectomía por aspiración).

4. Angiografía de la arteria mesentérica superior:

a. El diagnóstico de IMA y la determinación de su etiología se hacen, a menudo, a partir de una ATC o una ARM previas, pero también pueden hacerse fácilmente con una combinación de aortografía y/o angiografía selectiva de la AMS. Los hallazgos angiográficos de las diversas etiologías de la IMA se describen en la tabla 8-1:

(1) La inyección selectiva de contraste en la AMS en proyección AP debe realizarse a una velocidad de 4 mL a 6 mL/s durante 5 s (20-30 mL de volumen total). La serie debe realizarse durante al menos 30 s a 40 s para permitir la visualización de las venas mesentéricas. La angiografía selectiva de la AMS es específicamente útil para hacer el diagnóstico de IMNO, especialmente si hay mejora significativa en las características del flujo y la visualización de los vasos rectos con la repetición de la angiografía después de la administración intraarterial de 60 mg de papaverina directamente en el AMS. Además, la isquemia mesentérica debido por vasculopatías, vólvulos, hernias, embolia distal y la trombosis venosa mesentérica puede detectarse con arteriografía selectiva de la AMS.

5. Tratamiento (*v.* tabla 8-1, fig. 8-1):

a. Etiología embólica:

(1) Opciones endovasculares:

(a) Según la situación clínica, el tratamiento endovascular puede utilizarse como sustituto o como complemento de la cirugía abierta. Se acepta como tratamiento de primera línea en pacientes no aptos para cirugía o con obstrucciones cortas, colateralización distal adecuada, ausencia de signos peritoneales, acidosis láctica mínima y menos de 12 h de síntomas. En el caso necesario de control de daños, cada vez es más frecuente incluir, en el algoritmo de tratamiento, la revascularización endovascular inicial seguida de laparotomía (13).

(b) En ocasiones, un émbolo de AMS puede tratarse mediante exclusión con una endoprótesis cubierto con el uso de un dispositivo de protección embólica (DPE). Lo más frecuente es realizar una trombectomía mecánica dirigida por catéter, una embolectomía por aspiración con un catéter guía no cónico, o una infusión dentro del trombo de un fármaco trombolítico (6). El activador tisular del plasminógeno recombinante (r-tPA, *recombinant tissue plasminogen activator*; Genetech, South San Francisco, CA) es el agente lítico más utilizado en Estados Unidos. Es un fármaco aprobado por la Food and Drug Administration (FDA) de Estados Unidos, pero el uso para esta finalidad es extraoficial. Se administra en infusión por goteo a través de un catéter colocado en contacto directo con el coágulo, a una velocidad de 1 mg/h con o sin bolo previo. Es necesaria una reevaluación angiográfica a corto plazo (p. ej., cada 4-8 h), concentraciones frecuentes de lactato sérico y monitorización del desarrollo de signos peritoneales de respuesta al tratamiento. El uso concurrente de heparina varía en función de las preferencias institucionales. Sin embargo, los autores prefieren administrar heparina por vía sistémica para mantener al paciente totalmente anticoagulado, si está en riesgo de desarrollar embolia o trombosis posteriores.

(c) La infusión de papaverina también puede utilizarse para reducir la isquemia del vasoespasmo difuso que con frecuencia se produce distalmente al émbolo. Normalmente se utiliza un sistema por goteo coaxial. La papaverina no debe infundirse a través del mismo catéter que la heparina, ya que los dos fármacos se precipitarán si se mezclan.

(d) Las lesiones obstructivas subyacentes pueden tratarse con angioplastia y/o colocación de endoprótesis según sea necesario.

(2) Opciones quirúrgicas: en la literatura se describen múltiples técnicas «híbridas». El abordaje híbrido más frecuente descrito es la revascularización endovascular primaria seguida de laparotomía de control de daños en una sala de angiografía/quirófano híbrida para reducir el tiempo de isquemia intestinal y el tiempo hasta la resección del intestino muerto. También se ha descrito la cirugía abierta con punción directa de la AMS y colocación retrógrada de endoprótesis, seguida de resección del intestino necrótico:

(a) La administración por goteo complementaria de papaverina en la AMS antes y después de la cirugía puede ayudar a mejorar la perfusión a los segmentos intestinales isquémicos residuales con el fin de preservar la mayor cantidad posible de intestino.

b. Etiología trombótica:

(1) Opciones endovasculares:

(a) Siempre que sea posible, primero debe intentarse la revascularización endovascular con la colocación primaria de una endoprótesis, con o sin uso de un DPE (para prevenir la migración distal del coágulo), o la trombólisis de cualquier trombo agudo subyacente antes de la colocación de la endoprótesis (4,6). Una endoprótesis cubierta con balón expandible o una endoprótesis cubierta autoexpandible pueden ayudar a atrapar cualquier coágulo agudo entre la endoprótesis y la pared de los vasos, y prevenir la herniación y la embolia distal del material trombótico a través de la malla de una endoprótesis metálica no cubierta.

(b) La administración adyuvante de vasodilatadores por vía intraarterial es más difícil en estos pacientes porque la obstrucción de la AMS suele estar en su origen, y la colocación estable del catéter para la administración por goteo puede ser problemática.

(2) Opciones quirúrgicas: la revascularización quirúrgica puede estar indicada en el contexto de una obstrucción del *ostium* que no puede atravesarse u obstrucciones de segmento largo. Las estrategias de revascularización quirúrgica incluyen la derivación aortomesentérica anterógrada y retrógrada y/o la tromboendarterectomía con angioplastia con parche.

c. IMNO: suele producirse en pacientes críticos que generalmente tienen hipoperfusión, sobre todo en pacientes mayores después de una cirugía cardíaca o de sepsis florida. Este es un escenario clínico particularmente desafiante que requiere monitorización para fines diagnósticos, ya que estos pacientes no suelen poder hablar por intubación/sedación, y presentan enfermedades críticas con múltiples comorbilidades, que lentamente desarrollan distensión abdominal y un requerimiento creciente de vasopresores.

La angiografía por sustracción digital (ASD) es el patrón de referencia para el diagnóstico de IMNO:

(1) Opciones endovasculares: los vasodilatadores administrados por vía intraarterial son la base del tratamiento. La cirugía solo está indicada si aparecen signos peritoneales o infarto intestinal:

(a) La papaverina se administra a través de un catéter de 4 Fr o 5 Fr en la AMS en bolo de 45 mg a 60 mg, seguido de administración continua por gota a una velocidad de 30 a mg/h 60 mg/h (0.5-1 mg/min, con mayor frecuencia 1 mg/min). Por lo general, su efecto se ajusta durante un período inicial de 12 h a 24 h. Transcurrido este tiempo, si los síntomas de isquemia se han resuelto, se interrumpe la administración de papaverina y se reemplaza por solución salina heparinizada. Si el paciente permanece sin síntomas entre 6 h y 12 h y permanece con estabilidad hemodinámica (sin hipotensión y sin recibir vasopresores), se retira el catéter. Solo se repite la angiografía si hay dudas sobre la anatomía vascular mesentérica en relación con los síntomas del paciente:

i. La papaverina puede tener un papel coadyuvante con la cirugía, como se ha descrito anteriormente, y se administra antes y entre 12 h y 24 h después de esta.

ii. En la tabla 8-2 se ofrecen más detalles sobre la papaverina.

(b) También se ha descrito el uso de otros vasodilatadores intraarteriales como el alprostadil (prostaglandina E1), la nitroglicerina y el glucagón.

(c) Los pacientes con IMNO con estenosis subyacente de la AMS en la ASD deben ser revascularizados con angioplastia y colocación de endoprótesis.

(d) Como en todos los tipos de IMA, la cirugía está indicada para la resección del intestino infartado.

(e) El síndrome compartimental intraabdominal/hipertensión intraabdominal puede contribuir a la IMNO; en estos casos, se recomiendan la administración por gota de papaverina y la laparotomía descompresiva (14,15).

d. Trombosis de la vena mesentérica superior:

(1) El objetivo inicial es hidratar al paciente, estabilizar su estado cardiovascular y corregir el episodio o episodios precipitantes.

(2) La anticoagulación es un aspecto vital del tratamiento, ya que estos pacientes son muy propensos a nuevas trombosis.

(3) La mayoría de estos pacientes evolucionan de manera favorable con cuidados de apoyo, hidratación y anticoagulación meticulosa. Sin embargo, en algunos casos, los síntomas avanzan o no mejoran a pesar de estas medidas, y se requiere un tratamiento endovascular:

(a) Los trombolíticos con o sin trombectomía mecánica son la base del tratamiento endovascular y se administran directamente en la VMS trombosada o en la VP a través de un acceso transhepático o transyugular.

(b) La trombectomía mecánica, la angioplastia y la colocación de endoprótesis se realizan según sea necesario. Se ha demostrado que la recanalización venosa mesentérica es exitosa con todos los métodos, pero parece ser más eficaz cuando el catéter se coloca directamente dentro del coágulo, como con otras trombólisis dirigidas por catéter (TDC).

(4) Como en todos los casos de IMA, los signos de irritación peritoneal o elevación del ácido láctico indicativos de infarto intestinal pueden justificar una exploración quirúrgica urgente.

e. Disección aórtica:

(1) La isquemia mesentérica secundaria a una disección aórtica puede ser el resultado de la extensión directa del *flap* (colgajo) de disección en el interior de la AMS, o debido a que la falsa luz comprime la luz verdadera, lo que provoca una disminución de las presiones de perfusión en la AMS. La reparación quirúrgica abierta en un paciente con isquemia mesentérica en el caso de una disección aórtica aguda se relaciona con tasas de mortalidad cercanas al 90 %. Por ello, cada vez es más frecuente el uso de intervenciones endovasculares para abordar este problema clínico:

(a) El objetivo del endoinjerto aórtico es excluir el desgarro de entrada primario con una endoprótesis cubierta para reducir la presión de perfusión en la falsa luz, inducir su colapso y aumentar la presión de perfusión en la luz verdadera para permitir una mejor perfusión de la AMS a través de la luz verdadera. En los casos en los que el *flap* de disección se extiende directamente a la AMS, el uso de una endoprótesis autoexpandible no cubierta puede dar lugar a la reaproximación del colgajo de disección contra la pared de la AMS para permitir una mejor perfusión mesentérica. La ecografía endovascular (EIV) es fundamental para ayudar a determinar las luces verdaderas frente a las falsas, y para garantizar que la colocación de la endoprótesis será en la verdadera.

(b) Cuando la intervención con endoinjerto o endoprótesis no es factible, puede ser beneficiosa la creación de fenestraciones periviscerales de novo para facilitar la igualación de la presión en las luces verdadera y falsa. La capacidad para medir presiones simultáneas en ambas luces es muy útil para poder aumentar el tamaño de las fenestraciones con el uso de balones de mayor tamaño hasta que la presión en ambas luces se haya igualado.

f. La cirugía sigue siendo un componente importante del tratamiento, especialmente en presencia de infarto intestinal. La extirpación rápida del intestino necrótico es imperativa para mitigar los efectos de la lesión por reperfusión. Como se ha indicado anteriormente, el primer objetivo del tratamiento debe ser restablecer la perfusión visceral. Lo ideal es que la cirugía de control de daños se realice inmediatamente después de la revascularización en pacientes bajo sospecha de necrosis transparietal establecida por imágenes previas al procedimiento, acidosis láctica grave, signos peritoneales o deterioro clínico:

(1) En general, cuando la inestabilidad del paciente no le hace apto para una reparación quirúrgica definitiva, se realiza una intervención de «control de daños» para temporizar la enfermedad inmediatamente mortal. Esto debe hacerse hasta que la reanimación permita al paciente soportar una cirugía reparadora, normalmente en un plazo de 24 h a 48 h. En el contexto de una IMA, si se encuentra y se reseca un intestino francamente necrótico, a veces se deja el intestino en discontinuidad con un dispositivo de cierre abdominal temporal. Se realiza una laparotomía de segunda exploración a discreción del cirujano, normalmente a las 12 h a 24 h, y se anastomosa el intestino. Una vez que el intestino vuelve a ser continuo y el paciente ha empezado a mejorar los síntomas clínicos, puede cerrarse la fascia del abdomen.

Manejo posterior al procedimiento

1. Todos los pacientes tratados por IMA deben ser ingresados en la UCI con independencia de la etiología subyacente. Los objetivos del tratamiento en el período perioperatorio o periprocedimiento son la reanimación, evitar el daño por reperfusión, prevenir la propagación del coágulo, prevenir la sepsis y reducir al mínimo la extensión del daño intestinal:

a. Quizá sea necesario un control intensivo de la presión arterial y de los índices cardíacos. La utilización de vasodilatadores puede conducir a hipotensión, aunque es una situación infrecuente, dado que más del 90 % de la papaverina administrada en la AMS es metabolizada en su primer paso por el hígado. En caso de hipotensión, en el pasado se ha sugerido el uso de vasopresores o medicamentos cardiotónicos como la dopamina (2-5 [μg/kg]/min) o la dobutamina (0.5-1.0 [μg/kg]/min, ajustable a 2.5-20 [μg/kg]/min). Sin embargo, no se han llevado a cabo investigaciones que comparen distintos vasopresores en el contexto de una IMA, lo que dificulta hacer una recomendación específica. En teoría, tanto la vasopresina como los agonistas α deberían evitarse debido al potencial riesgo de exacerbación de la vasoconstricción mesentérica.

b. Es necesaria la corrección de las alteraciones hidroelectrolíticas para minimizar el riesgo de arritmias o hipotensión más pronunciada.

c. Se recomienda la anticoagulación con heparina intravenosa. El bolo inicial de heparina debe ser de 70 U/kg a 100 U/kg, a menos que se prevea una intervención importante (p. ej., punción transhepática), y luego se ajusta para mantener un tiempo de tromboplastina parcial (TTP) de 60 s a 80 s. No se debe recomendar el uso de heparina de bajo peso molecular (HBPM) si se contempla un tratamiento endovascular, ya que las HBPM tienen semividas largas y su excreción se ve afectada por cambios en la función renal. Además, no existe una prueba sencilla para monitorizar su actividad (como el TTP) sin realizar ensayos de factor Xa.

d. En un estudio prospectivo reciente en un centro especializado en accidente cerebrovascular intestinal se descubrió que los antibióticos orales se asociaban a una menor incidencia de necrosis transparietal y una mejor cifra de mortalidad, cociente de riesgos instantáneos [HR, *hazard ratio*] = 0.16, (índice de confianza [IC] del 95 % 0.03-0.62; $p = 0.01$) (11). La trombosis venosa mesentérica puede provocar edema y/o rotura de la mucosa intestinal, con siembra secundaria del coágulo por bacterias digestivas. Por tanto, estos pacientes corren el riesgo de desarrollar una tromboflebitis séptica por organismos gramnegativos y anaerobios, por lo que se recomienda tratamiento con antibióticos de amplio espectro para estos pacientes:

(1) Piperacilina/tazobactam: se administra i.v. cada 6 h (la dosis en general es de 3.375 g i.v.).

(2) Metronidazol: una dosis de carga de 15 mg/kg infundida durante 1 h y después se continúa a dosis de 7.5 mg/kg cada 6-8 h.

(3) Levofloxacino: se proporciona de manera conjunta con piperacilina con tazobactam o metronidazol a dosis de 500 mg cada 24 h.

e. Prevención de lesiones por reperfusión:

(1) El glucagón puede utilizarse como complemento en pacientes que reciben tratamiento con papaverina. El glucagón produce vasodilatación intestinal e hipotonicidad, lo que reduce la demanda de oxígeno. La dosis es de 1 (µg/kg)/min ajustada hasta 10 µg/kg/min según se tolere; sin embargo, la náusea y el vómito son frecuentes con este medicamento, por lo que su uso en este contexto es infrecuente.

(2) Otros fármacos, como el alopurinol y el enalapril, que en teoría pueden actuar como eliminadores de radicales libres, pueden disminuir el riesgo de lesión por reperfusión, pero la experiencia con el uso de estos medicamentos es limitada.

2. Los pacientes en tratamiento con papaverina u otros vasodilatadores deben ser monitorizados para detectar signos o síntomas indicativos de infarto intestinal:

a. El empeoramiento de la acidosis láctica (normal, 0.5-2.2 mmol/L) es un indicador del avance de la isquemia y de un posible infarto intestinal y, aunque inespecífico, puede ser muy útil, en pacientes con estado mental alterado o en aquellos que reciben corticoesteroides o analgésicos, en quienes la evaluación de los signos peritoneales y la irritación serosa pueden no ser útiles.

b. El tratamiento con papaverina puede continuarse hasta durante 5 días si el paciente sigue estable. No obstante, en la mayoría de los casos, si la etiología es la IMNO y la causa de la hipotensión se ha revertido, la administración por goteo de papaverina durante más de 36 h es inusual (16).

3. Los pacientes bajo trombólisis son reevaluados mediante angiografía a intervalos frecuentes (p. ej., ~ 4-8 h). Las concentraciones plasmáticas de fibrinógeno se monitorizan de manera simultánea para evaluar en busca de un efecto de lisis sistémico. La dosis de administración por goteo puede reducirse para mantener las concentraciones de fibrinógeno por encima de 100 g/L. En casos seleccionados, en los que los valores de fibrinógeno disminuyen a menos de 100 g/L, se transfunde plasma fresco congelado (PFC).

4. El desarrollo de signos peritoneales y el empeoramiento de la acidosis láctica sugieren infarto intestinal y exigen exploración quirúrgica urgente:

a. La resección extensa del intestino pone a los pacientes en riesgo de un síndrome de intestino corto, y se requieren modificaciones apropiadas de la alimentación en consulta con un gastroenterólogo y un especialista en nutrición.

5. Puede realizarse una ATC de seguimiento un mes después de tratar una obstrucción proximal. Si se coloca una endoprótesis, está justificada una ATC o ecografía doble de seguimiento a los 6-12 meses para evaluar la recidiva de la estenosis en el interior de la endoprótesis.

6. Los pacientes con endoprótesis deben recibir clopidogrel (Plavix; Bristol Myers Squibb, Nueva York, NY) con una dosis de carga de 300 mg y 75 mg/día a partir de entonces, durante 3 a 6 meses, y de 81 mg/día a 325 mg/día de AAS de por vida.

Resultados

1. Los resultados óptimos se obtienen con un diagnóstico e intervención oportunos y rápidos (9,10,17):
   a. Datos emergentes sugieren que la morbimortalidad asociada a la IMA han ido mejorando en las dos últimas décadas, junto con las tasas de intervenciones endovasculares. Un metaanálisis reciente de 26 104 pacientes entre 2000 y 2012 mostró que el total de revascularizaciones en la IMA ha aumentado con el tiempo, pero la cirugía abierta se ha mantenido estable (3). En ese mismo período, las tasas de mortalidad intrahospitalaria disminuyeron del 28 % al 17 % en los pacientes que recibieron tratamiento endovascular y del 40 % al 25 % en los que recibieron revascularización abierta (3). Las tasas combinadas de mortalidad intrahospitalaria disminuyeron del 37 % al 21 %. La mortalidad poblacional anual por IMA disminuyó de 12.9 a 5.3 muertes por millón de personas/año (3).
   b. Los predictores de mayor mortalidad en el contexto de una IMA incluyen puntuación alta de enfermedades asociadas según la escala de la Society of Vascular Surgery (SVS), presencia de insuficiencia cardíaca congestiva (ICC), enfermedad renal crónica, enfermedad cerebrovascular, resección intestinal, vasculopatía periférica, enfermedad coronaria, lactato > 2.2 mmol/L, edad avanzada y presencia de enfermedad del tejido conjuntivo. Por el contrario, la presencia de isquemia mesentérica crónica parece ser protectora, probablemente por el desarrollo de flujo sanguíneo colateral (6,9).
   c. Se pueden alcanzar mayores tasas de supervivencia con una estrategia multimodal y multidisciplinar. Esto se consigue con un reconocimiento rápido, un protocolo médico específico y una revascularización rápida.
2. Aunque la cirugía sigue siendo un componente esencial en el tratamiento de la IMA, cada vez hay más evidencia a favor de la intervención endovascular temprana, y algunos profesionales respaldan un abordaje «primero endo», incluso en el contexto de un intestino infartado (4,6,14):
   a. Entre las ventajas del tratamiento endovascular cabe citar una menor necesidad de anestesia y de laparotomía de urgencia, resecciones intestinales más pequeñas, reducción de la necesidad de alimentación parenteral total, posibilidad de revascularización más rápida, menor morbilidad y, posiblemente, mejor mortalidad. En un estudio retrospectivo, Arthurs y cols. informaron de que en el 31 % de los pacientes con IMA se evitó por completo la laparotomía. Al comparar con el abordaje quirúrgico convencional, aquellos pacientes que fueron tratados con un abordaje «primero endo» tuvieron de media una resección intestinal de 52 cm, mientras que aquellos que optaron por la cirugía desde el principio tuvieron una resección de 160 cm (6). Otros grupos han confirmado una notable reducción de la resección intestinal, una disminución de la estancia hospitalaria y una disminución de la mortalidad realizando primero un acceso endovascular (4). Sin embargo, la naturaleza de estos estudios sigue estando sujeta a un sesgo de selección considerable y siguen faltando ensayos prospectivos aleatorizados que comparen los resultados quirúrgicos y endovasculares, probablemente en parte debido a los retos logísticos y éticos inherentes a un estudio de este tipo.
3. Los autores defienden un abordaje multidisciplinar de la IMA con un equipo compuesto por especialistas en cirugía vascular y general, radiología intervencionista y diagnóstica, gastroenterología y cuidados intensivos. En caso de necrosis intestinal, el tratamiento endovascular no reemplaza al quirúrgico, sino que es un complemento que puede mejorar los resultados quirúrgicos posteriores (4,6). En el contexto agudo, la decisión entre cirugía y tratamiento endovascular de primera línea se toma en función de cada paciente y debe incorporar los recursos y conocimientos específicos de que disponga la institución. No debe adoptarse un abordaje «primero endo» si este retrasa de manera sustancial la resección quirúrgica del intestino necrótico.
4. Los resultados del tratamiento endovascular también están influidos por la causa específica de la IMA:
   a. El uso de vasodilatadores tiene una alta eficacia informada para la IMA debida a IMNO.
   b. También es eficaz la trombólisis para embolia en la AMS. La serie más grande registrada (10 pacientes) encontró un 90 % de éxito angiográfico alcanzado, y un 70 % tuvo

resolución de los síntomas después de la trombólisis intraarterial de la AMS (14). Otro estudio encontró que el 62.5 % de los pacientes con IMA alcanzó el éxito clínico después de la trombólisis (15).

c. En pacientes seleccionados con trombosis de la AMS, el uso de angioplastia y/o endoprótesis con trombólisis es beneficioso. Un informe mostró un buen resultado técnico en el 71 % de los pacientes con IMA. Un informe indicó que el 81 % (17 de 21) de los pacientes con trombosis aguda de la AMS o un émbolo de la AMS y recibieron tratamiento endovascular intensivo, a veces combinado con cirugía, tuvieron resultados clínicos favorables. Esta efectividad se mantuvo incluso en aquellos pacientes que mostraban signos de infarto intestinal (18).

Complicaciones

1. Sitio de acceso:
   a. Formación de hematoma o seudoaneurisma:
      (1) Mayor riesgo con trombólisis y anticoagulación.
2. Hipotensión asociada a papaverina (u otro vasodilatador):
   a. Se produce con mayor frecuencia si el catéter se desconecta de forma inadvertida de la AMS y la administración por goteo se produce directamente en la aorta.
3. Complicaciones relacionadas con el medio de contraste:
   a. Nefrotoxicidad: mayor riesgo con deshidratación, insuficiencia renal y émbolos renales asociados.
   b. Reacciones alérgicas.
4. Complicaciones asociadas a la trombólisis:
   a. Hemorragia en el sitio de acceso o a distancia, embolización, accidente cerebrovascular y hemorragia intraperitoneal con abordajes transhepáticos para la trombosis venosa mesentérica.
5. Complicaciones asociadas a la angioplastia:
   a. Lesión vascular: disección, rotura.
   b. Embolización distal.
6. Lesión por reperfusión manifestada como respuesta inflamatoria sistémica o SDRA.
7. Arritmias cardíacas.

Referencias bibliográficas

1. Clair DG, Beach JM. Mesenteric ischemia. *N Engl J Med.* 2016;374(10):959–968.
2. Salsano G, Salsano A, Sportelli E, et al. What is the best revascularization strategy for acute occlusive arterial mesenteric ischemia: systematic review and meta-analysis. *Cardiovasc Intervent Radiol.* 2018;41(1):27–36.
3. Zettervall SL, Lo RC, Soden PA, et al. Trends in treatment and mortality for mesenteric ischemia in the United States from 2000 to 2012. *Ann Vasc Surg.* 2017;42:111–119.
4. Beaulieu RJ, Arnaoutakis KD, Abularrage CJ, et al. Comparison of open and endovascular treatment of acute mesenteric ischemia. *J Vasc Surg.* 2014;59(1):159–64.
5. Bala M, Kashuk J, Moore EE, et al. Acute mesenteric ischemia: guidelines of the world society of emergency surgery. *World J Emerg Surg.* 2017;12(1):1–11.
6. Arthurs ZM, Titus J, Bannazadeh M, et al. A comparison of endovascular revascularization with traditional therapy for the treatment of acute mesenteric ischemia. *J Vasc Surg.* 2011;53(3):698–705.
7. Hsu A, Bhattacharya KR, Chan HK, et al. Effect of timing on endovascular therapy and exploratory laparotomy outcome in acute mesenteric ischemia. *Ann Gastroenterol.* 2019;32(6):600.
8. Eslami MH, Rybin D, Doros G, et al. Mortality of acute mesenteric ischemia remains unchanged despite significant increase in utilization of endovascular techniques. *Vascular.* 2016;24(1):44–52.
9. Ryer EJ, Kalra M, Oderich GS, et al. Revascularization for acute mesenteric ischemia. *J Vasc Surg.* 2012;55(6):1682–1689.
10. Oldenburg WA, Lau LL, Rodenberg TJ, et al. Acute mesenteric ischemia: a clinical review. *Arch Intern Med.* 2004;164(10):1054–62.

11. Nuzzo A, Maggiori L, Paugam-Burtz C, et al. Oral antibiotics reduce intestinal necrosis in acute mesenteric ischemia: a prospective cohort study. *Am J Gastroenterol.* 2019;114(2):348–351.
12. Treskes N, Persoon AM, van Zanten AR. Diagnostic accuracy of novel serological biomarkers to detect acute mesenteric ischemia: a systematic review and meta-analysis. *Intern Emerg Med.* 2017;12(6): 821–836.
13. Liu Y-R, Tong Z, Hou C-B, et al. Aspiration therapy for acute embolic occlusion of the superior mesenteric artery. *World J Gastroenterol.* 2019;25(7):848.
14. Simo G, Echenagusia AJ, Camúñez F, et al. Superior mesenteric arterial embolism: local fibrinolytic treatment with urokinase. *Radiology.* 1997;204(3):775–9.
15. Simonetti G, Lupattelli L, Urigo F, et al. Interventional radiology in the treatment of acute and chronic mesenteric ischemia. *Radiol Med (Torino).* 1992;84(1–2):98–105.
16. Demir IE, Ceyhan GO, Friess H. Beyond lactate: is there a role for serum lactate measurement in diagnosing acute mesenteric ischemia? *Dig Surg.* 2012;29(3):226–35.
17. Corcos O, Castier Y, Sibert A, et al. Effects of a multimodal management strategy for acute mesenteric ischemia on survival and intestinal failure. *Clin Gastroenterol Hepatol.* 2013;11(2):158–65.
18. Acosta S, Sonesson B, Resch T. Endovascular therapeutic approaches for acute superior mesenteric artery occlusion. *Cardiovasc Intervent Radiol.* 2009;32(5):896–905.

9 Hemorragia digestiva aguda

Michael Darcy, MD y Alexander Ushinsky, MD

Introducción

La angiografía y la embolización son un componente fundamental del tratamiento moderno de las hemorragias digestivas (HD), ya que no solo proporcionan información diagnóstica importante, sino que también pueden salvar vidas. En general, estos procedimientos pueden realizarse con un alto nivel de éxito y tasa de complicaciones baja.

Indicaciones

1. Para la hemorragia digestiva alta (HDA), la endoscopia suele ser el primer abordaje, ya que permite el diagnóstico en la mayoría de los casos y a la vez tratar la hemorragia mediante métodos de inyección, térmicos, etcétera. La angiografía no se usa para diagnóstico sino para tratar la hemorragia en curso (en general con embolización). Las indicaciones incluyen:
   a. Hemorragia tan intensa que el endoscopista no puede definir el origen.
   b. Hemorragia no controlable mediante tratamiento endoscópico.
   c. Imposibilidad del paciente para realizarse la endoscopia por razones médicas o anatómicas.
   d. Falta de disponibilidad de un endoscopista cualificado.
2. En caso de hemorragia digestiva baja (HDB), la colonoscopia es la intervención diagnóstica y terapéutica inicial preferida. En la práctica, la colonoscopia para la HDB es técnicamente difícil de realizar debido a la falta de preparación intestinal o a una hemorragia profunda. A menudo se solicita una angiografía, en lugar de una endoscopia, para localizar y detener la hemorragia (1). La angiografía también puede utilizarse para identificar el origen de la hemorragia en la planificación de la cirugía. Las situaciones en las que la angiografía con embolización planificada está indicada incluyen:
   a. Hemorragia en curso documentada mediante tomografía computarizada (TC) o gammagrafía con eritrocitos marcados. Dado que estos estudios tienen una mayor sensibilidad para detectar hemorragias, la angiografía no suele estar indicada si son negativos. Estos procedimientos pueden detectar hemorragias a tasas de 0.1 mL/min para la gammagrafía con eritrocitos marcados y de 0.3 mL/min para la TC (2), en contraste con los 0.5 mL/min a 1.0 mL/min de la angiografía.

b. En caso de HDB masiva, puede procederse a la angiografía sin esperar a que la gammagrafía confirme la hemorragia.
c. La angiografía puede estar indicada para buscar una lesión estructural en pacientes con HDB crónica intermitente.

Contraindicaciones

Absolutas

1. Dado que la angiografía y la embolización pueden ser necesarias como procedimientos para salvar vidas, no existen contraindicaciones absolutas.
2. Los antecedentes de reacción al contraste que ponen en peligro la vida son una contraindicación grave, pero puede administrarse una preparación rápida con corticoesteroides si se requiere realizar una angiografía para detener una hemorragia crítica.

Relativas

1. Existen varias contraindicaciones relativas que pueden ayudar a orientar la decisión de aplazar la arteriografía, especialmente si las indicaciones son en principio marginales:
   a. Insuficiencia renal.
   b. Alergia al medio de contraste.
   c. Coagulopatía no corregible.
   d. Si la tasa de hemorragia es masiva, la cirugía puede ser preferible a la angiografía, ya que esta última puede no ser capaz de controlar la hemorragia tan rápidamente como la cirugía.

Preparación previa al procedimiento

1. Anamnesis y exploración física:
   a. Una anamnesis adecuada puede dar pistas sobre la causa de la hemorragia. Por ejemplo, los antecedentes recientes de una polipectomía en un paciente con HDB apuntaría a hemorragia por polipectomía, pero la presencia de vómito intenso reciente en una persona con HDA sugeriría un desgarro de Mallory-Weiss.
   b. Deben evaluarse otras anomalías médicas (sobre todo alergias, cardiopatías y neumopatías) que puedan aumentar el riesgo de realizar una angiografía.
2. Garantizar una supervisión adecuada:
   a. El control frecuente de la presión arterial es esencial porque los pacientes con HD pueden desarrollar hipotensión.
   b. Electrocardiografía (ECG), pulsioximetría, capnografía: la pérdida de sangre y la dilución de la reserva sanguínea por la administración por goteo de cristaloides disminuye la capacidad de transporte de oxígeno de la sangre, lo que aumenta la posibilidad de isquemia cardíaca y, posiblemente, de arritmias o infartos.
   c. Temperatura corporal: la hipotermia debida a la exposición o transfusión de grandes cantidades de líquido puede inducir coagulopatía al reducir la eficacia de diversos factores de coagulación. Debe mantenerse a los pacientes cubiertos, utilizar calentadores de sangre y considerar el uso de mantas térmicas.
3. Esfuerzos de reanimación: aunque la reanimación es fundamental, no puede realizarse de forma aislada antes de la angiografía. Algunos pacientes no pueden ser estabilizados hasta que la hemorragia se detenga realmente. Por tanto, el tratamiento angiográfico debe emprenderse rápidamente, y la reanimación debe ser un proceso continuo que se mantenga en la sala de angiografía:
   a. Asegurar un acceso intravenoso (i.v.) adecuado para la administración por goteo de bolos de cristaloides o transfusión de sangre. Normalmente, se recomiendan dos vías i.v. de calibre grande (16).
   b. Corregir la hipotensión: en pacientes relativamente compensados, puede iniciarse la reanimación con cristaloides. En pacientes en estado crítico, la reanimación con transfusión de eritrocitos, plasma y plaquetas en una proporción de 1:1:1 o sangre total como se deriva de la literatura sobre traumatismos (1). Se recomienda un objetivo de

hemoglobina de 7 g/dL para la mayoría de los pacientes y de 9 g/dL para los pacientes cardíacos.

c. Corregir la coagulopatía: la embolización es mucho menos eficaz cuando se realiza en un paciente con coagulopatía porque muchos agentes de embolización solo obstruyen parcialmente los vasos y, para completar la obstrucción del vaso, dependen de la formación del coágulo que inician.

4. Angiografía por TC (ATC). Salvo raras excepciones, la angiografía por catéter no debe realizarse sin una ATC previa, realizada en el momento del episodio hemorrágico agudo (*v.* protocolos de ATC en el Apéndice 5). La angiografía por catéter no suele estar indicada si la ATC no muestra una hemorragia activa o una anomalía vascular focal. Además, puede proporcionar información anatómica, como tortuosidad del vaso o enfermedad obstructiva o aneurismática, que puede influir en la vía de acceso o el tipo de catéter, o incluso en la viabilidad del tratamiento endovascular.

Procedimiento

1. Angiografía diagnóstica:
   a. Debe colocarse un introductor en la arteria para evitar perder el acceso si el catéter angiográfico se obstruye durante la embolización. En la mayoría de los casos se utiliza un acceso femoral, salvo que existan obstrucciones proximales.
   b. El acceso arterial radial se utiliza cada vez más para intervenciones angiográficas y puede ser el abordaje preferido cuando hay obstrucción femoral o el acceso femoral se considera de alto riesgo, por ejemplo, en casos de obesidad mórbida o trastorno hemorrágico.
   c. Normalmente no se realizan aortografías porque la visualización de la extravasación de contraste en el tubo digestivo requiere una inyección más selectiva.
   d. La primera selección del vaso debe basarse en la sospecha del probable origen de la hemorragia según los antecedentes y los signos clínicos, así como la localización proporcionada por la gammagrafía con eritrocitos marcado o la TC. Si no hay indicios sobre el origen, hay quien prefiere seleccionar primero la arteria mesentérica inferior (AMI) para estudiar el recto antes de que la vejiga suprayacente se llene del medio de contraste. En caso de sospecha de HDA, el tronco celíaco y la arteria mesentérica superior (AMS) son los objetivos principales. En el caso de HDB, es necesario estudiar primero la AMI y la AMS. Sin embargo, si estos recorridos son negativos, debe inyectarse el tronco celíaco (p. ej., la arteria gastroduodenal [AGD]), porque la HDB podría ser en realidad una hemorragia de la porción distal del duodeno. Si no se observa extravasación en la inyección de los troncos principales, puede ser necesaria una inyección más selectiva. En caso de hemorragia duodenal o del fondo gástrico, deben evaluarse la AGD o la arteria gástrica izquierda, respectivamente. La elección de inyecciones selectivas puede depender de la localización proporcionada por la TC, la gammagrafía con eritrocitos marcados o los hallazgos endoscópicos.
   e. Las inyecciones de contraste se realizan a una velocidad de 5 mL/s a 6 mL/s para el tronco celíaco y la AMS, y de 2 mL/s a 3 mL/s para la AMI. Las inyecciones de 4 s a 5 s de duración ayudan a maximizar la visualización de la extravasación de contraste, a la vez que evitan el solapamiento entre la inyección arterial y la fase venosa.
   f. La obtención de imágenes debe continuar hasta que la fase venosa se haya limpiado, para ayudar a distinguir la extravasación de contraste de la opacificación venosa persistente. Aunque la angiografía por sustracción digital (ASD) es la técnica estándar, la visualización de las imágenes en el modo sin sustracción es importante para distinguir la verdadera extravasación de los artefactos que causen un registro erróneo causados por el movimiento respiratorio o peristáltico. El uso de glucagón (1 mg i.v.) antes de la angiografía puede ayudar a reducir los artefactos debidos al movimiento intestinal.
   g. Por desgracia, las HD suelen ser intermitentes, y una angiografía puede ser negativa incluso después de una TC o una gammagrafía con eritrocitos marcados positivas. La TC es la prueba diagnóstica preferida frente a la gammagrafía con eritrocitos marcados debido a su mejor resolución anatómica y a que la segunda puede ser excesivamente sensible a las hemorragias lentas que son indetectables en la angiografía por catéter.

h. Si no se identifica un foco hemorrágico en la angiografía, algunos autores defienden el uso de maniobras de provocación como la administración i.v. de vasodilatadores, heparina o incluso trombolíticos como el activador tisular del plasminógeno (tPA, *tissue plasminogen activator*) (3). El objetivo es estimular la hemorragia para permitir la localización de la enfermedad, lo que a su vez permitirá el tratamiento. En una serie, estas infusiones ayudaron a identificar el lugar de la hemorragia en el 31 % de los casos sin causar inestabilidad hemodinámica (3).

2. Goteo de vasopresina para detener la hemorragia:
   a. La vasopresina trabaja provocando vasoconstricción de los vasos mesentéricos, lo que reduce el flujo de sangre en el sitio de hemorragia y favorece la formación de un coágulo estable en el sitio de hemorragia.
   b. En comparación con la embolización, tiene varias desventajas, por lo que rara vez se utiliza, excepto cuando los pacientes no son candidatos para embolización, es decir, en hemorragias difusas o cuando el sitio de sangrado es inaccesible para la embolización.
   c. El paciente debe tener monitorización cardíaca continua, ya que la vasopresina puede producir vasoconstricción coronaria.
   d. El catéter angiográfico se coloca en el tronco principal de la arteria que irriga el área de hemorragia. No debe avanzarse de forma selectiva. Se inicia la administración por gota a 0.1 U/min.
   e. Se repite la angiografía al cabo de 15 min a 20 min para asegurarse de que la hemorragia se ha detenido y de que los vasos no se encuentran excesivamente constreñidos. Si la hemorragia persiste, se aumenta la dosis a 0.2 U/min. Se repite el proceso y se aumenta hasta un máximo de 0.4 U/min. Después de cada incremento se repiten las placas de la ASD para ver si la hemorragia se ha detenido y para asegurarse de que los vasos no se han constreñido en exceso. En las imágenes de la ASD, el contraste debe fluir a través de los vasos hasta la pared antimesentérica del intestino. Si el contraste no fluye hasta la pared del intestino, debe detenerse o disminuir la administración por gota y repetir la arteriografía en 10 min para evaluar si hay vasoconstricción excesiva. Esta última puede provocar un infarto intestinal.
3. Embolización de la porción superior del tubo digestivo:
   a. El vaso que irriga la hemorragia (normalmente la AGD o la arteria gástrica izquierda) debe cateterizarse de forma selectiva. Para las hemorragias gástricas izquierdas, una técnica común es la embolización con espongostan, lo que permite que el flujo sanguíneo lleve las partículas a las ramas periféricas. Para la hemorragia de la AGD, suele introducirse un microcatéter más allá del lugar de la hemorragia, y allí se obstruye el vaso con *coils* (espirales) o espongostan para impedir el reflujo al sitio de la hemorragia. A continuación, se retira el catéter después de depositar más agentes de embolización, hasta que el AGD se obstruye de nuevo en su origen. Hay que tener cuidado al depositar el último émbolo para evitar el desplazamiento retrógrado de los *coils* o el espongostan fuera de la AGD, lo que podría causar una embolización no deseada de la arteria hepática.
   b. En pacientes con coagulopatía, el pegamento *n*-butil cianoacrilato (NBCA) o el copolímero de etileno y alcohol vinílico (EVOH) pueden ser eficaces porque no dependen de la capacidad del paciente para formar un coágulo estable; sin embargo, se requiere una considerable pericia técnica para utilizarlos y evitar la embolización no deseada (4,5).
   c. Debe evitarse la colocación de *coils* únicamente en el origen del vaso, porque el flujo colateral se reconstituye rápidamente hacia el sitio de sangrado más allá de los *coils*.
   d. Tras la embolización de la AGD, es indispensable hacer una arteriografía de la AMS para asegurarse de que no haya flujo colateral que permita el sangrado a través de la arcada pancreaticoduodenal.
   e. La embolización empírica (dirigir la embolización a un vaso sospechoso, aunque no se haya confirmado la extravasación en la angiografía) puede estar indicada si el punto de sangrado se localiza adecuadamente con endoscopia. Por ejemplo, puede embolizarse la AGD en caso de una úlcera duodenal, o la arteria gástrica izquierda si la hemorragia se encuentra en la región del fondo o de la unión gastroesofágica.

4. Embolización de la porción inferior del tubo digestivo:
   a. Para evitar las complicaciones isquémicas en la embolización del tubo digestivo inferior, se necesita un cateterismo superselectivo. Una vez alcanzado el origen del vaso principal con un catéter angiográfico 5 Fr, se hace avanzar un microcatéter de 3 Fr de forma coaxial a través del catéter de 5 Fr. El microcatéter de 3 Fr debe avanzar tan cerca como sea posible al punto de extravasación. Para las hemorragias del colon, a menudo es posible avanzar hasta el final en los vasos rectos en la pared del intestino.
   b. Si el catéter puede empujarse hasta el lugar de la hemorragia, puede introducirse un *microcoil* de 0.018″ a través del microcatéter. Por lo general, solo se necesitan uno o dos *microcoils*, que deben ser cortos para evitar embolizar un área vascular demasiado amplia.
   c. Si la hemorragia es más difusa (como en el caso de una angiodisplasia) o si el catéter puede avanzarse cerca de la hemorragia, pero no justo en el punto, puede procederse a la inyección de partículas de alcohol polivinílico dirigidas por flujo. Hay que tener cuidado de inyectar solo una muy pequeña cantidad de partículas para evitar embolizar un territorio arterial excesivo. Las partículas deben tener más de 300 mm, porque las partículas más pequeñas pueden viajar periféricamente y tienen una tasa alta de infarto.
   d. El pegamento NBCA ha ido ganando cada vez más aceptación como embolizante para la HDB. El NBCA tiene la ventaja de ser visible mediante fluoroscopia, dirigido al flujo y más permanente que las partículas dirigidas por flujo. Además, al ser obstructivo sin tener que depender de la formación de trombos, funciona mejor en pacientes con coagulopatías (5).
   e. El copolímero EVOH es un embolígeno líquido alternativo que es altamente viscoso y se ajusta al vaso de una manera que no depende del flujo vascular. Sus limitaciones incluyen su elevado coste y un tiempo de preparación de 15 min a 20 min (4).

Manejo posterior al procedimiento

1. Indicaciones de rutina tras la angiografía y tratamiento del punto de punción:
   a. Las constantes vitales (CV) deben registrarse con frecuencia para buscar cualquier signo de nueva hemorragia, como un hematoma retroperitoneal, que puede ser causado por una punción inadvertida por encima del ligamento inguinal.
   b. El sitio de acceso debe inspeccionarse en busca de un hematoma con cada revisión de las CV.
   c. Deben realizarse comprobaciones neurovasculares del miembro distal al lugar de punción para evaluar si existe obstrucción arterial o embolización distal.
2. Evaluar si se ha detenido la hemorragia digestiva:
   a. Revisión de CV en busca de estabilidad hemodinámica. La hipotensión o la taquicardia persistente pueden ser signos de hemorragia en curso.
   b. Control seriado de las concentraciones de hemoglobina y hematócrito.
   c. Vigilar la actividad y el volumen de la pérdida de sangre en el tubo digestivo, ya sea con aspirados nasogástricos (NG) para la HDA o grado de hematoquecia/melena para la HDB. Cabe recordar que el colon es un gran reservorio y tiene capacidad para retener mucha sangre. Por tanto, el paso de sangre por el recto puede producirse bastante después de que la hemorragia haya sido realmente controlada. Este hallazgo clínico debe tomarse en contexto. La hemorragia activa continua es poco probable si el paciente elimina sangre oscura pero tiene CV y hematócrito estables.
3. Administración por gota de vasopresina:
   a. Si se inició la administración de vasopresina, el paciente debe ser monitorizado en una unidad de cuidados intensivos (UCI) con monitorización cardíaca continua.
   b. El goteo debe continuarse en la UCI a la velocidad inicial final durante cerca de 12 h. En ese momento, la velocidad de infusión se reduce en 0.1 U/min cada 12 h. Después de estar a 0.1 U/min durante 12 h, la administración por gota de vasopresina se sustituye por una infusión salina durante varias horas más. Si no hay más indicios de hemorragia, puede retirarse el catéter.

Resultados

1. Vasopresina:
   a. Aunque la vasopresina detiene eficazmente la hemorragia en más del 85 % de los casos de hemorragia diverticular, el efecto constrictivo cesa una vez finalizada la administración por gota. Por tanto, se observa nueva hemorragia hasta en el 50 % de los casos en los que se usa. Por esta razón y por la necesidad de cateterismo prolongado, rara vez se usan goteos de vasopresina en la actualidad (6).
2. Embolización de la porción superior del tubo digestivo:
   a. El éxito técnico se define como la capacidad de administrar la sustancia embolizante en el lugar deseado con finalización de la hemorragia activa. Se distingue del éxito clínico porque algunos pacientes siguen sangrando a pesar de una embolización técnicamente satisfactoria. Esto puede deberse a una fuente difusa de hemorragia (como angiodisplasia), flujo colateral alrededor del émbolo terapéutico o coagulopatía que impide la formación de un coágulo estable.
   b. El éxito clínico es considerablemente inferior al éxito técnico debido a la multitud de colaterales en el sistema arterial celíaco y a que la HDA a menudo surge de procesos más difusos, como la gastritis. El control de la hemorragia puede requerir una intervención adicional (7). La embolización tiene un rendimiento comparable al de la cirugía en cuanto a hemostasia duradera y mortalidad en la HDA resistente al tratamiento endoscópico. Una revisión sistemática reciente con 711 pacientes de nueve estudios halló que los individuos derivados para embolización tendieron a presentar enfermedades coexistentes más graves, y aunque la cirugía se asoció con tasas más bajas de nueva hemorragia, no hubo diferencias en la mortalidad entre los dos tratamientos (8).
   c. El éxito de la embolización empírica es tan bueno como el de la embolización realizada tras la identificación de la extravasación. Las tasas de nueva hemorragia son similares entre la embolización empírica y la embolización dirigida, aunque no está claro si la mortalidad es similar o mayor en los pacientes sometidos a embolización empírica que a embolización dirigida. Sin embargo, no está claro si la mortalidad es mayor o similar en aquellos que optan por la primera o la segunda opción.
3. Embolización de la porción inferior del tubo digestivo:
   a. El éxito técnico de la embolización digestiva inferior es elevado, superior al 90 % (9). Esto es posible gracias al uso de microcatéteres que pueden avanzarse cerca de la hemorragia. La mayoría de los fracasos técnicos se deben a la tortuosidad o al espasmo del vaso, que impiden el avance del catéter hasta el punto de embolización deseado.
   b. El éxito clínico apenas alcanza el 75 %, con una proporción de pacientes que presentan resangrado poco después de la embolización (9), que es más frecuente en el intestino delgado que en el colon. Esto se debe probablemente a que hay más vasos colaterales en el mesenterio del intestino delgado que en el del colon. El éxito también varía según el tipo de lesión tratada. Los resangrados diverticulares son menos frecuentes que las angiodisplasias. Esto se debe a que las primeras suelen tener una única fuente arterial de vasos rectos, mientras que las segundas tienen múltiples arterias que las irrigan.

Complicaciones

1. Complicaciones estándar comunes a todas las angiografías:
   a. Puede producirse hemorragia u obstrucción en el sitio de punción, así como disección de los vasos, pero son poco frecuentes.
   b. Reacciones al medio de contraste.
2. Complicaciones por vasopresina:
   a. Puede producirse un infarto intestinal, pero es poco frecuente.
   b. Las complicaciones cardiovasculares, incluidos el infarto de miocardio (IM), la arritmia y la hipertensión (HTA), son las más frecuentes y se producen en una tasa del 4.2 %.
3. Complicaciones de la embolización:
   a. La embolización no dirigida implica el paso inadvertido de material embólico a un lecho vascular que no era el objetivo previsto. Esto puede deberse a una presión excesiva al

inyectar partículas dirigidas por flujo o por acodamientos del catéter de liberación fuera del vaso objetivo durante el despliegue de un *coil*. Esta complicación es poco frecuente.

b. Isquemia de órgano específico como resultado de la embolización:

(1) Esto es muy raro en la embolización de la HDA debido a la rica red colateral alrededor del estómago y el duodeno. La posibilidad de isquemia aumenta si el paciente ha recibido una cirugía previa de la porción superior del tubo digestivo, ya que las vías colaterales pueden estar alteradas.

(2) Tras la embolización selectiva de la HDB, se producen complicaciones isquémicas leves en una tasa de hasta el 20 %, pero incluyen dolor abdominal autolimitado, aumento asintomático de las concentraciones séricas de ácido láctico, o cambios asintomáticos de la mucosa descubiertos en la endoscopia de seguimiento, la mayoría de los cuales no requieren tratamiento. Las complicaciones isquémicas mayores, como el infarto intestinal o las estenosis isquémicas, son infrecuentes y presentan una tasa del 0 % al 6 % (6,10).

c. Complicaciones poco frecuentes incluyen erosión de un *coil* a través de la pared intestinal.

Tratamiento de las complicaciones

1. Complicaciones en el sitio de punción (*v.* cap. 3):

a. Los hematomas suelen ser autolimitados y no requieren tratamiento.

b. El hematoma retroperitoneal con hemorragia continua puede poner en peligro la vida y puede requerir reparación quirúrgica o endovascular de la zona de punción. Está indicada la consulta con cirugía.

c. El seudoaneurisma de la zona de punción puede cerrarse a menudo mediante compresión guiada por ecografía o inyección de trombina.

2. Reacciones al medio de contraste (*v.* cap. 65).

3. Disección arterial:

a. Si se ha disecado una arteria más grande (como una arteria ilíaca), puede colocarse una endoprótesis endovascular para restaurar la permeabilidad de la luz.

b. Para los vasos más pequeños (< 5 mm de diámetro), las endoprótesis pueden no ser una buena opción debido a una permeabilidad limitada. Puede intentarse una angioplastia con balón para fijar el colgajo de disección contra la pared del vaso, pero también puede extender la disección.

4. Embolización no deseada (no objetivo):

a. La necesidad de tratar la embolización no deseada depende de si los émbolos errantes se alojan en un vaso esencial o en uno que puede sacrificarse. Si no son esenciales (p. ej., una rama de la arteria hepática distal), los émbolos deben dejarse en su lugar.

b. Si el émbolo no objetivo obstruye un vaso esencial, debe intentarse su extracción con cuidado. La aspiración con un catéter puede utilizarse para algunos émbolos de partículas, pero los *coils* errantes deben extraerse con lazos. Si el pegamento de NBCA o EVOH penetra en vasos no objetivo, no puede extraerse. Por tanto, ambos solo deben ser utilizados por expertos.

5. Complicaciones isquémicas:

a. Los cambios temporales como el dolor abdominal autolimitado o el aumento asintomático del ácido láctico sérico no requieren tratamiento.

b. Si se produce un infarto intestinal verdadero, suele ser necesaria la resección quirúrgica.

c. Para complicaciones isquémicas de carácter más crónico, como la estenosis intestinal, puede ser posible la dilatación con balón, pero quizá se requiera la resección del segmento intestinal estenosado si hay obstrucción sintomática.

Referencias bibliográficas

1. Strate LL, Gralnek IM. ACG clinical guideline: management of patients with acute lower gastrointestinal bleeding. *Am J Gastroenterol.* 2016;111(4):459–474.
2. Kuhle WG, Sheiman RG. Detection of active colonic hemorrhage with use of helical CT: findings in a swine model. *Radiology.* 2003;228(3):743–752.

3. Kim CY, Suhocki PV, Miller MJ Jr, et al. Provocative mesenteric angiography for lower gastrointestinal hemorrhage: results from a single-institution study. *J Vasc Interv Radiol.* 2010;21(4):477–783.
4. Kolber MK, Shukla PA, Kumar A, et al. Ethylene vinyl alcohol copolymer (onyx) embolization for acute hemorrhage: a systematic review of peripheral applications. *J Vasc Interv Radiol.* 2015;26(6):809–815.
5. Kim PH, Tsauo J, Shin JH, et al. Transcatheter arterial embolization of gastrointestinal bleeding with N-butyl cyanoacrylate: a systematic review and meta-analysis of safety and efficacy. *J Vasc Interv Radiol.* 2017;28(4):522–531.e5.
6. Darcy M. Treatment of lower gastrointestinal bleeding: vasopressin infusion versus embolization. *J Vasc Interv Radiol.* 2003;14(5):535–543.
7. Padia SA, Geisinger MA, Newman JS, et al. Effectiveness of coil embolization in angiographically detectable versus non-detectable sources of upper gastrointestinal hemorrhage. *J Vasc Interv Radiol.* 2009;20(4):461–466.
8. Beggs AD, Dilworth MP, Powell SL, et al. A systematic review of transarterial embolization versus emergency surgery in treatment of major nonvariceal upper gastrointestinal bleeding. *Clin Exp Gastroenterol.* 2014;7:93–104.
9. Hur S, Jae HJ, Lee M, et al. Safety and efficacy of transcatheter arterial embolization for lower gastrointestinal bleeding: a single-center experience with 112 patients. *J Vasc Interv Radiol.* 2014;25(1):10–19.
10. Nykanen T, Peltola E, Kylanpaa L, et al. Transcatheter arterial embolization in lower gastrointestinal bleeding: ischemia remains a concern even with a superselective approach. *J Gastrointest Surg.* 2018;22(8):1394–1403.

10 Intervenciones aortoilíacas

Jessica H. Yoon, MD, MBA, Sun Ho Ahn, MD, FSIR y Timothy P. Murphy, MD

Introducción

La enfermedad arterial periférica (EAP) es una enfermedad médica progresiva frecuente con una presentación que puede variar desde asintomática hasta gangrena de los miembros. Desde la primera revascularización transluminal percutánea realizada por Dotter y Judkins en 1964, se han producido cambios revolucionarios en el tratamiento de la EAP. Con los avances en angioplastia y endoprótesis, el tratamiento endovascular se ha convertido en el tratamiento de base para la enfermedad arterial obstructiva aortoilíaca.

Indicaciones

1. Claudicación intermitente incapacitante o que altera el estilo de vida; a menudo es notificada utilizando la Clasificación de Rutherford de isquemia crónica de los miembros (tabla 10-1), que es resistente al tratamiento médico y a las modificaciones del estilo de vida:
   a. Rutherford 3: claudicación intermitente grave.
   b. Rutherford ≥ 4: isquemia crítica de los miembros evidenciada por dolor intenso persistente +/– pérdida de tejido.
2. El *TransAtlantic Inter-Society Consensus* (TASC) proporciona un algoritmo general para el tratamiento quirúrgico frente al endovascular en la enfermedad aortoilíaca (TASC II) de acuerdo con la morfología y localización de la lesión (tabla 10-2). Aunque tradicionalmente las lesiones de tipo C y D de la TASC II se han tratado mediante cirugía, cada vez hay más datos que respaldan la eficacia a largo plazo de la reparación endovascular. El tratamiento endovascular está indicado como primera línea en casi todos los casos de enfermedad aortoilíaca, mientras que la cirugía está indicada en los casos en que este no funciona.
3. En el pasado, la angioplastia se ha reservado para las lesiones concéntricas, no calcificadas y cortas (< 3 cm), y la colocación primaria de endoprótesis se ha recomendado para las estenosis complejas y las obstrucciones totales crónicas (OTC). La colocación secundaria de endoprótesis se ha indicado en caso de angioplastia sin éxito técnico (gradiente residual

Tabla 10-1 Clasificación de Rutherford de la isquemia crónica de los miembros

Categoría	Presentación clínica	Datos objetivos
0	Asintomática	Prueba de esfuerzo normal
1	Claudicación leve	Completa la prueba en cinta sin fin: presión (PA) en el tobillo < 50 mm Hg y >20 mm Hg menos que la PA en reposo después de la prueba
2	Claudicación moderada	Entre 1 y 3
3	Claudicación grave	El paciente no puede completar la prueba en cinta sin fin; PA < 50 mm Hg después de la prueba
4	Dolor isquémico en reposo	PA en reposo < 40 mm Hg, registro del volumen del pulso de tobillo fijo o apenas pulsátil; presión de los dedos del pie < 30 mm Hg
5	Pérdida tisular menor: úlcera que no cicatriza, gangrena focal, edema maleolar difuso	PA en reposo < 60 mm Hg, registro del volumen del pulso del tobillo fijo o apenas pulsátil; presión de los dedos del pie < 40 mm Hg
6	Pérdida importante de tejido: se extiende por encima del nivel de los metatarsianos, el pie funcional ya no es rescatable	Igual que la categoría 5

Sabri SS, Choudhri A, Orgera G, et al. Outcomes of covered kissing endoprótesis placement compared with bare metal endoprótesis placement in the treatment of atherosclerotic occlusive disease at the aortic bifurcation. *J Vasc Interv Radiol.* 2010;21(7):995-1003.

medio > 5 mm Hg o estenosis residual superior al 30 %) y complicaciones, como disección limitadora del flujo y perforación del vaso.

4. La práctica endovascular actual suele utilizar una estrategia de endoprótesis primaria.

Contraindicaciones

No hay contraindicaciones absolutas. Las contraindicaciones relativas a la arteriografía se aplican a las intervenciones endovasculares aortoilíacas:

1. Coagulopatía no corregible.
2. Antecedentes de alergia o posible reacción mortal al medio de contraste yodado.
3. Insuficiencia renal grave no dependiente de diálisis.

Preparación previa al procedimiento

1. Debe realizarse una anamnesis y una exploración física, con especial atención al sistema vascular. El operador debe realizar una evaluación vascular periférica y documentar la calidad de los pulsos en los miembros de ambos lados.
2. Los pacientes con claudicación deberían demostrar fracaso del tratamiento médico, incluido un programa de ejercicio supervisado, cuando sea posible, y cilostazol durante al menos 3 meses.
3. Deben revisarse u obtenerse, en caso necesario, imágenes no invasivas pertinentes (registro de intensidad de pulso [RVP, *pulse volume recordings*], índices braquiales segmentarios multinivel de los miembros inferiores, angiografía por tomografía computarizada [ATC] o angiografía por resonancia magnética [ARM]).
4. Las evaluaciones de laboratorio previas al procedimiento deben incluir recuento de plaquetas, filtración glomerular estimada (FGe) y perfil de coagulación.
5. El índice tobillo-brazo (ITB) basal debe obtenerse antes del procedimiento.
6. Debe realizarse una evaluación adecuada para la sedación consciente según las directrices de la American Society of Anesthesiologists (ASA).
7. Los pacientes deben permanecer «sin ingesta oral» según el protocolo institucional.
8. La dosis de insulina matinal debe reducirse a la mitad, según proceda.

Tabla 10-2 Clasificación TASC II de las enfermedades aortoilíacas (7)

1. Tipo A: la técnica endovascular es el tratamiento de elección:
   a. Estenosis unilateral o bilateral de la arteria ilíaca común (AIC)
   b. Estenosis corta única unilateral o bilateral de la arteria ilíaca externa (AIE) (≤ 3 cm)
2. Tipo B: se prefiere el tratamiento endovascular:
   a. Estenosis leve (≤ 3 cm) de la aorta infrarrenal
   b. Obstrucción unilateral de la AIC
   c. Estenosis simple o múltiple de hasta 3-10 cm de la AIE que no se extiende a la arteria femoral común (AFC)
   d. Obstrucción unilateral de la AIE que no afecta el origen de la arteria ilíaca interna (AII) o la AFC
3. Tipo C:
   a. Obstrucciones bilaterales de la AIC
   b. Estenosis bilateral de AIE, de 3-10 cm de longitud que no se extiende a la AFC
   c. Estenosis unilateral de AIE que se extiende a la AFC
   d. Obstrucción unilateral de la AIE que abarca los orígenes de la AII y/o la AFC
   e. Obstrucción unilateral muy calcificada de la AIE con o sin afectación de los orígenes de la AII y/o de la AFC
4. Tipo D:
   a. Obstrucción aortoilíaca infrarrenal
   b. Enfermedad difusa de la aorta y de ambas arterias ilíacas que requieren tratamiento
   c. Estenosis múltiples difusas que afectan AIC, AIE, AFC de manera unilateral
   d. Obstrucciones unilaterales de AIC y AIE
   e. Obstrucciones bilaterales de AIE
   f. Estenosis ilíaca en pacientes con aneurisma de aorta abdominal (AAA) que requiere tratamiento no susceptible de endoinjerto u otras lesiones que requieran cirugía aórtica o ilíaca abierta

Bosch JL, Hunink MG. Meta-analysis of the results of percutaneous transluminal angioplasty and stens placement for aortoiliac occlusive disease. *Radiology.* 1997;204(1):87-96.

9. Si existe alergia al medio de contraste, debe administrarse un tratamiento previo con corticoesteroides (*v.* cap. 65: Reacciones a los medios de contraste: tratamiento y reducción del riesgo).
10. Es probable que la mayoría de los pacientes con EAP sigan un régimen antiagregante plaquetario único o doble de ácido acetilsalicílico y/o clopidogrel.
11. La sonda vesical suele colocarse antes de la intervención.
12. Se realiza la preparación estéril, incluida la colocación de campos de ambas regiones inguinales o el brazo.
13. Los procedimientos se realizan bajo sedación consciente con alícuotas i.v. incrementales de midazolam y fentanilo, con monitorización hemodinámica y respiratoria.
14. No se administran antibióticos profilácticos de manera sistemática.

Procedimiento

Arteriografía diagnóstica

1. Se prefiere el acceso por la arteria femoral común (AFC). En ocasiones puede ser necesario el acceso por el brazo izquierdo. Si las imágenes previas al procedimiento indican estenosis principalmente en la arteria ilíaca externa, puede ser preferible el acceso por la AFC contralateral. Si la enfermedad se localiza principalmente en la arteria ilíaca común, es preferible un acceso ipsilateral a la AFC. Puede ser necesario un segundo acceso a la AFC, especialmente en el caso de lesiones del *ostium* de la arteria ilíaca común (AIC) o de incapacidad para atravesar una obstrucción crónica desde el abordaje inicial.
2. El acceso a la AFC guiado por ecografía es ahora sistemático. Debe tenerse cuidado de evitar el deslizamiento inadvertido de la ecografía y el acceso de la arteria ilíaca externa (AIE). También puede realizarse una punción de la AFC guiada por fluoroscopia utilizando puntos de referencia y/o calcificaciones vasculares. La ATC o la ARM previas al procedimiento pueden ayudar a determinar el acceso óptimo.

3. Debe realizarse una arteriografía diagnóstica de la aorta infrarrenal y de los miembros inferiores. La arteriografía diagnóstica puede adaptarse en función de los hallazgos de ATC o ARM previos a la cirugía y/o en presencia de insuficiencia renal para reducir la carga de medio de contraste.
4. La importancia de la lesión puede determinarse mediante la medición del gradiente hemodinámico o la medición de la reducción del diámetro. En general, se considera significativo un gradiente transestenótico medio en reposo ≥ 5 mm Hg o un gradiente sistólico > 10 mm Hg. Tras provocación con un vasodilatador (p. ej., 100 μg de nitroglicerina administrada por vía intraarterial), un gradiente medio > 10 mm Hg o un gradiente sistólico > 20 mm Hg es significativo. La reducción del diámetro > 50 % se considera significativa. Las mediciones hemodinámicas a través de obstrucciones totales son innecesarias.
5. Los gradientes de presión se consideran el parámetro de referencia y pueden medirse por varios métodos:
   a. El acceso simultáneo doble por arriba y debajo de la lesión es más preciso.
   b. La medición simultánea coaxial requiere una diferencia de 2 Fr de tamaño entre el introductor y el catéter.
   c. Las presiones retrógradas pueden ser poco fiables y son afectadas por la variación temporal de la presión arterial.
   d. Las guías de presión pueden ser más precisas en las arterias más pequeñas, debido a la menor reducción del flujo por el catéter o el introductor, pero cabe agregar el coste y el mayor tiempo del procedimiento.

Técnicas generales para todas las intervenciones

1. Una vez tomada la decisión de intervenir, la anticoagulación sistémica se consigue con heparina intravenosa (i.v.), a menos que esté contraindicada. El tiempo de coagulación activado (TCA) durante el procedimiento puede realizarse con un objetivo de trabajo de 250 s.
2. La intervención debe realizarse a través de un introductor del tamaño adecuado. Uno de 6 Fr puede alojar la mayoría de las endoprótesis y balones utilizados en el sistema ilíaco. Para la intervención contralateral, debe introducirse un introductor trenzado largo (p. ej., Pinnacle Destination®, Terumo Medical, Somerset, NJ; o BRITE TIP®, Cordis, Bridgewater, NJ) sobre la bifurcación.
3. La lesión debe atravesarse. La mayoría de las estenosis pueden atravesarse con una guía recta cónica larga y un catéter de punta angulada. Las estenosis más complejas pueden requerir una guía dirigible hidrófila (p. ej., Glidewire®, Terumo Medical, Somerset, NJ) con un catéter dirigible (p. ej., Kumpe®, Cook Medical, Bloomington, IN).
4. Las lesiones de la AIC, especialmente las del *ostium*, se tratan mejor mediante un abordaje ipsilateral, mientras que las lesiones de la arteria ilíaca externa (AIE) se tratan mejor mediante un abordaje contralateral.
5. Tras atravesar la lesión, debe colocarse un introductor del tamaño adecuado sobre una guía de intercambio. A continuación, se coloca un balón de angioplastia o una endoprótesis en la lesión y se retrae el introductor. Posteriormente, se realiza la angioplastia o la colocación de la endoprótesis.
6. Tras una intervención, se realiza una arteriografía para determinar el éxito técnico (< 30 % de estenosis residual) y descartar complicaciones (es decir, rotura arterial, disección, embolización distal, etc.).
7. Concluido el procedimiento, puede determinarse el gradiente de presión. Menos de 5 mm Hg de gradiente promedio después de la intervención definen un éxito técnico.
8. La hemostasia en el sitio de punción, ya sea con compresión manual o un dispositivo de cierre, se obtiene una vez terminados los efectos de la anticoagulación (1-2 h, tiempo de tromboplastina parcial [TTP] < 1.5 veces el normal, o TCA < 160 s).
9. *Consejos*:
   a. Mantener siempre la guía atravesando la lesión tratada hasta terminar la angiografía. Esto mantendrá las opciones terapéuticas en caso de complicaciones, como una disección o una rotura.
   b. Minimizar el número de veces que se atraviesa la lesión con guías y catéteres, para evitar una posible embolización distal.

Técnica de angioplastia

1. El balón de angioplastia se coloca de forma que cubra la lesión. La colocación adecuada del balón suele confirmarse con una inyección de contraste a través del introductor justo antes del despliegue, pero también pueden usarse puntos de referencia fluoroscópicos o mapeo (*road map*) digital de seguimiento.
2. En general, 8 atm es suficiente. Sin embargo, si se requieren más de 10 atm, hay que tener cuidado con una posible rotura arterial, en especial si el paciente refiere dolor importante durante el inflado del balón. El dolor persistente después de desinflar el balón puede indicar una rotura arterial, y si se confirma, es indispensable hacer una angiografía inmediata del punto de la angioplastia.
3. La arteriografía después de la angioplastia es útil para evaluar el éxito, el fracaso y las complicaciones técnicas. En caso de estenosis residual (> 30 %) o disección que limite el flujo, puede requerir una segunda dilatación más prolongada o colocar una endoprótesis.

Técnica de colocación de la endoprótesis (fig. 10-1)

1. El diámetro de la endoprótesis depende de la hiperplasia de la íntima, que puede reducir la luz en promedio 1 mm. La longitud de la endoprótesis debe ser suficiente para cubrir toda la lesión. Se debe tener cuidado al utilizar endoprótesis autoexpandibles (EAE), que tienden a acortarse una vez desplegadas. Las mediciones pueden realizarse con una ATC previa o con un programa informático para angiografía digital calibrado para catéteres estándares o con marcadores.
2. La posición de la endoprótesis puede confirmarse con un mapeo o con inyección de contraste. El introductor vascular se retira y la endoprótesis se despliega. Para las endoprótesis premontadas en balón, se debe tener cuidado de no desplazar la endoprótesis al atravesar

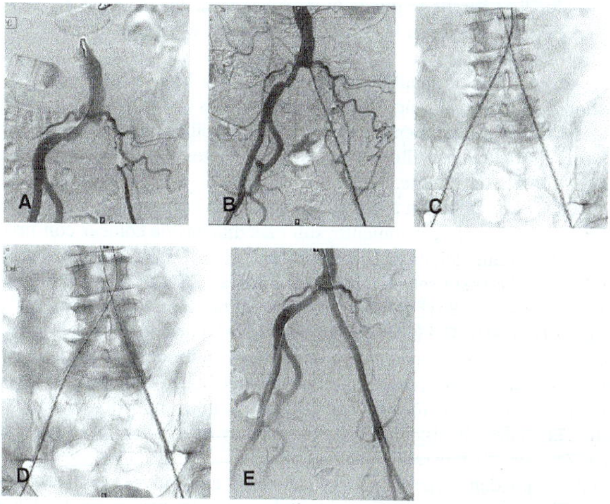

FIGURA 10-1 • Caso ilustrativo de la técnica de *kissing stents* para la obstrucción completa de la arteria ilíaca común izquierda y la estenosis de la arteria ilíaca común derecha. **A:** angiografía por sustracción digital (ASD) que muestra la obstrucción completa de la arteria ilíaca común izquierda y la estenosis de la arteria ilíaca común derecha. Formas de onda correspondientes tomadas en arteria femoral común derecha (118/51) y la arteria femoral común izquierda (60/46). **B:** ASD que muestra catéteres bilaterales que se extienden hasta la porción distal de la aorta. Es importante tener en cuenta el despegue de la arteria mesentérica inferior y otros vasos ramificados para, si es posible, evitar la obstrucción. **C:** colocación de las endoprótesis cubiertas con balón expandibles. Se realizó una inyección manual en tiempo real para confirmar el posicionamiento (no se muestra). **D:** inflado simultáneo de los balones, con cuidado de mantener las presiones de los balones durante el despliegue. **E:** ASD tras el despliegue de la endoprótesis que muestra un flujo casi igual a través de las arterias ilíacas comunes bilaterales.

la lesión o la bifurcación aórtica. Este riesgo se minimiza cruzando la lesión con un introductor vascular con un diámetro interior suficiente para garantizar el paso seguro de la endoprótesis.

3. El acceso contralateral permite la colocación fácil y precisa de las EAE en la porción distal de la AIE. Por el contrario, en una lesión de la arteria ilíaca común proximal, la recomendación es el acceso ipsilateral.
4. Al atravesar la lesión, el introductor dilata la estenosis, por lo que rara vez es necesaria la dilatación previa con balón.
5. Las endoprótesis montadas sobre un balón se expanden con este, utilizando un inflador que tiene un manómetro. En el caso de las EAE, al retirar el manguito exterior que cubre la endoprótesis colapsada sobre el catéter de aplicación, se inicia el despliegue. Al desplegar la EAE, la mano que sujeta el catéter portador debe estar fija para evitar la tendencia de avanzar la endoprótesis durante el despliegue. Algunas EAE pueden tener sistemas de liberación progresiva de tipo rueda. Algunas endoprótesis de nitinol tienden a saltar hacia adelante si no se retira la redundancia del catéter introductor antes de despegarlas, por lo que con estos dispositivos se recomienda hacer avanzar el catéter más allá de la ubicación deseada y luego retraer todo el dispositivo a su posición antes de desenfundarlo.
6. Las EAE suelen requerir una dilatación posterior con balón.
7. Al igual que con la angioplastia, es obligatorio realizar una arteriografía después de colocar una endoprótesis.
8. Debe realizarse una exploración clínica vascular periférica de los miembros inferiores, en busca de complicaciones tromboembólicas distales.

Endoprótesis disponibles

1. Existe una amplia variedad de endoprótesis disponibles para su uso en la enfermedad aortoilíaca, y el análisis detallado queda fuera del alcance de este capítulo. Las categorías generales de endoprótesis son las EAE, las endoprótesis con balón expandibles (BE) y las endoprótesis cubiertas.
2. Las *EAE* están compuestas de nitinol y poseen memoria. Vienen comprimidas en un catéter portador y se liberan retirando el introductor que las cubre:
   a. Ventajas: las EAE generalmente poseen mayor flexibilidad, conformabilidad y rastreabilidad. Su elasticidad permite colocarlas en segmentos que pueden experimentar compresión externa intermitente.
   b. Desventajas: las EAE suelen tener menor resistencia tangencial que las endoprótesis con BE y, debido a su acortamiento, son más difíciles de colocar con precisión, por ejemplo, en las bifurcaciones o en los *ostium*.
   c. Ejemplos de EAE (lista selectiva y no exhaustiva): Zilver® (Cook, Bloomington, IN) (fig. 10-2A), Absolute Pro® (Abbott Vascular, Santa Clara, CA), Luminexx® (C.R. Bard, Covington, GA), SMART® (Cordis Endovascular, Miami Lakes, FL).
3. Las *endoprótesis con BE* suelen venir premontadas en un balón. Las de mayor tamaño (>14 mm), que pueden requerir un montaje manual, deben colocarse en un balón resistente a los arañazos del tamaño adecuado utilizando una crimpadora o a mano:
   a. Ventajas: las endoprótesis con BE poseen una mayor fuerza radial, la capacidad de una colocación precisa y una radioopacidad superior.
   b. Desventajas: pueden desprenderse del balón, son más rígidas y presentan deformidad plástica. El uso de un introductor, como se ha sugerido anteriormente, debería reducir al mínimo el desplazamiento de la endoprótesis. La rigidez puede ser perjudicial en arterias tortuosas. Por último, las endoprótesis con BE sufren una deformación plástica que las hace inadecuadas en zonas con compresión externa.
   c. Ejemplos de endoprótesis con BE (lista selectiva y no exhaustiva): PALMAZ® (Cordis Endovascular, Miami Lakes, FL), Express LD® (Boston Scientific, Natick, MA), Omnilink Elite® (Abbott Vascular, Santa Clara, CA) Assurant® (Medtronic, Minneapolis, MN).
4. Las *endoprótesis cubiertas* se componen generalmente de material sintético como el tereftalato de polietileno (p. ej., dacrón) o politetrafluoroetileno (PTFE) extruido, que cubre o reviste la endoprótesis. Pueden ser EAE o BE en función de las propiedades de la plataforma de la endoprótesis:

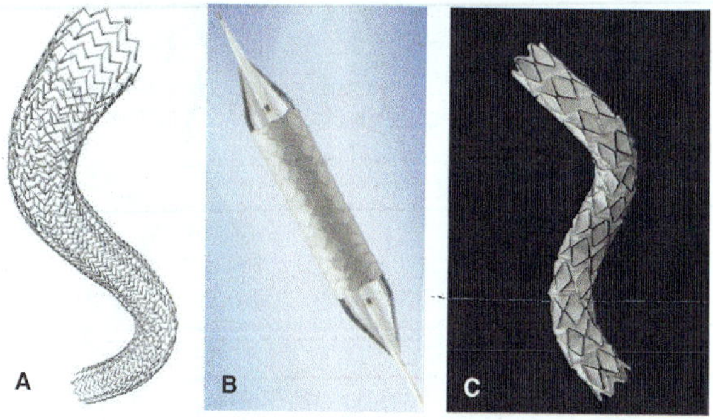

FIGURA 10-2 • Ejemplos de endoprótesis utilizadas habitualmente para la enfermedad de la arteria ilíaca común. **A:** endoprótesis autoexpandible Zilver®. **B:** endoprótesis Atrium iCAST®. **C:** Gore® Viabahn® VBX.

a. Ventajas: en teoría, las endoprótesis cubiertas limitan la reestenosis por su efecto barrera y son esenciales para el tratamiento de la rotura arterial o los aneurismas.
b. Desventajas: requieren un introductor más grande y aumentan el coste del dispositivo.
c. Ejemplos de endoprótesis cubiertas (lista selectiva y no exhaustiva): Atrium iCAST® (BE) (Getinge, Goteborg, Suecia) (fig. 10-2B), VIABAHN® (EAE) (W.L. GORE, Flagstaff, AZ) y VIABAHN VBX® (BE) (W.L. GORE, Flagstaff, AZ).

Selección de la endoprótesis

Debe elegirse una endoprótesis adecuada en función de las características de la lesión (diámetro, localización, longitud, calcificación y excentricidad):

1. Diámetro: por lo general, son preferibles diámetros de endoprótesis de 10 mm a 15 mm en la aorta (aunque en algunos casos basta con un diámetro de 8 mm, por ejemplo, en una persona adulta mayor de pequeño tamaño con isquemia crítica de los miembros y estenosis aórtica grave), de 8 mm a 10 mm en la AIC y de 7 mm a 9 mm en la AIE. El diámetro luminal que se alcance tras la colocación de la endoprótesis suele reducirse entre 0.5 mm y 1 mm por el desarrollo de hiperplasia de la neoíntima dentro de la endoprótesis, y esto debe tenerse en cuenta a la hora de determinar el tamaño las endoprótesis.
2. Localización: los datos sugieren la colocación de endoprótesis con BE cubiertas para la estenosis del *ostium* de la AIC. En las lesiones de bifurcación aórtica, las endoprótesis con BE también pueden ser preferibles por su mayor resistencia radial y su capacidad de colocación precisa.
3. Longitud: las lesiones cortas y focales son ideales para las endoprótesis con BE. En las lesiones u obstrucciones más largas es preferible usar EAE. Aunque pueden superponerse varias endoprótesis con BE para tratar estenosis difusas de la arteria ilíaca, su falta de elasticidad impide el movimiento en la arteria tratada. El movimiento pulsátil de la pared produce tensiones dentro de las endoprótesis, que pueden provocar su fractura debido a la fatiga del metal. Por otra parte, si las endoprótesis no se superponen, sino que se colocan de forma adyacente, su movimiento puede provocar el cizallamiento de la arteria y la formación de seudoaneurismas en los espacios entre las endoprótesis.
4. Calcificación y excentricidad: las placas ateroescleróticas calcificadas y/o excéntricas suelen requerir una endoprótesis con mayor fuerza radial, es decir, endoprótesis con BE.

Situaciones especiales

1. Obstrucciones totales crónicas (OTC) (fig. 10-3):
   a. La mayoría de las OTC pueden tratarse con éxito con métodos endovasculares. La mayoría de las obstrucciones son atravesadas con una guía hidrófila de punta angulada y un catéter direccionable. Pueden utilizarse guías y dispositivos de cruce especiales, pero no suelen ser necesarios.

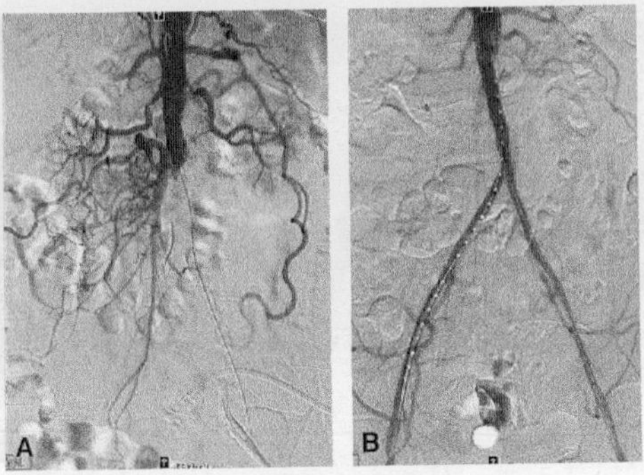

FIGURA 10-3 • Mujer de 78 años con dolor en reposo en el miembro inferior izquierdo. Índice tobillo-brazo del miembro inferior izquierdo antes del procedimiento = 0.2. **A:** angiografía por sustracción digital (ASD) de la aorta abdominal que muestra la obstrucción completa de la porción distal de dicha arteria, la bifurcación aórtica y la arterias ilíacas comunes bilaterales. *(No se muestra: cruce cuidadoso de la obstrucción desde un acceso bilateral a la arteria femoral común. Colocación de endoprótesis con balón expandible en la porción distal de la aorta abdominal y en arterias ilíacas comunes bilaterales mediante técnica de kissing stents dentro de la endoprótesis de la porción distal de la aorta).* **B:** angiografía posterior a la colocación de la endoprótesis que muestra la opacificación de la porción distal de la aorta abdominal y las arterias ilíacas comunes bilaterales. Obsérvese que las imágenes previas a la colocación de la endoprótesis muestran una arterialización colateral significativa, que ya no se observa tras la colocación de la endoprótesis.

b. En obstrucciones largas en las que atravesar con la guía es fácil, probar la trombólisis previa puede reducir la longitud de la obstrucción, revelar la estenosis, reducir la posibilidad de émbolos y mejorar la aposición de la pared de la endoprótesis. Como desventajas, se incluyen el aumento del tiempo de intervención, la hospitalización prolongada, la presencia de trombos crónicos resistentes a la trombólisis y los riesgos de hemorragia. Debido a la naturaleza crónica de las OTC, la trombólisis sistemática antes de la cirugía ha caído en desuso.

c. En algunos casos, el paso de la guía por debajo de la íntima puede ser inevitable. Esto es aceptable siempre que se consiga la reentrada en la luz verdadera. Para ello puede ser necesario el acceso anterógrado y retrógrado a la obstrucción de manera simultánea:

(1) Técnica de «asa con la guía» modificada: si puede pasarse una guía, pero no un catéter, esta puede engancharse con un acceso contralateral y fijarse firmemente desde ambos extremos para pasar un catéter.

(2) En determinadas situaciones en las que no puede introducirse una guía en la luz verdadera, puede requerirse una recanalización con punción asistida por balón. Al intentar la recanalización con punción asistida por balón, (a) se infla un balón distensible como objetivo, (b) debe minimizarse la distancia entre el balón objetivo y la parte posterior de una guía rígida o una aguja de Colapinto, (c) por otro acceso en la luz verdadera debe confirmarse un efecto de indentación en el balón y visualizarse en múltiples proyecciones, y (d) debe inyectarse medio de contraste en el trayecto antes de la colocación de la endoprótesis para asegurar la localización por debajo de la íntima y que no se ha perforado la arteria.

(3) Puede ser útil el uso de dispositivos de reentrada (p. ej., Outback Ltd., Cordis Endovascular®, Miami Lakes, FL) o una ecografía endovascular (EIV).

2. Lesiones de la bifurcación aórtica:

a. Estas incluyen estenosis y/u obstrucción que afecta el origen u orígenes de la AIC o de las AICs y una placa de la aorta abdominal distal que se extiende a los *ostium* de la AIC o AICs. Puede ser necesaria una endoprótesis de soporte en la AIC contralateral aunque no haya estenosis significativa desde el punto de vista hemodinámico. Esto se debe a que la endoprótesis contralateral puede proteger el *ostium* no estenótico de la compresión por la endoprótesis terapéutica y también puede reducir al mínimo el flujo turbulento. Otra opción es inflar un balón de angioplastia con distensibilidad baja en la AIC no estenótica para estabilizar la colocación de la endoprótesis y proteger el *ostium* no afectado.

b. Técnica: la colocación de una endoprótesis vascular en la aorta abdominal distal solo debe realizarse tras considerar el origen de la arteria mesentérica inferior (AMI) y el estado de las arterias mesentérica superior e hipogástrica y el tronco celíaco. Idealmente, la intervención debería preservar el origen de la AMI; sin embargo, esto no siempre es posible. Debe insertarse un introductor vascular de longitud adecuada a través de cada AFC. El *road mapping* o la inyección manual en tiempo real a través de uno de los introductores es fundamental para el despliegue preciso de las endoprótesis en la bifurcación aórtica. La colocación ideal de las endoprótesis es a menos de 5 mm en sentido cefálico a la bifurcación aórtica. La extensión de la endoprótesis en la aorta debe ser limitada, ya que ello reduce la durabilidad de los resultados de la intervención. Las endoprótesis deben desplegarse con una técnica de *kissing stents*, es decir, inflado simultáneo del balón a la vez que se intenta mantener la presión de inflado durante el despliegue.

3. En los casos de estenosis de la AFC, además de la arteriopatía ilíaca ipsilateral, debe considerarse la endarterectomía de la AFC para preservar la durabilidad de la intervención ilíaca. Lo ideal es que la cirugía se realice en el momento de la intervención aortoilíaca, o al menos durante el mismo ingreso hospitalario, para reducir el riesgo de trombosis de la endoprótesis. Otra opción para las lesiones de la AFC es considerar la angioplastia transluminal percutánea (con balón) o la extracción del ateroma.

Manejo posterior al procedimiento

1. La mayoría de los pacientes con intervenciones no complicadas pueden ser dados de alta con seguridad el mismo día de la intervención, aunque algunos pueden requerir observación durante la noche.
2. Los estudios vasculares seriados y el índice tobillo-brazo (ITB) se realizan en el área de recuperación.
3. En caso de insuficiencia renal, los autores realizan una hidratación durante la noche.
4. Durante el seguimiento se evalúa a los pacientes en el consultorio durante 1-4 semanas y luego de forma longitudinal.
5. Medicamentos antiplaquetarios y régimen:
   a. Aún no existen recomendaciones definitivas sobre el uso y la duración de la administración de antiagregantes plaquetarios simples frente a dobles tras la colocación de una endoprótesis.
   b. El ensayo VOYAGER PAD (2020) demostró un beneficio estadísticamente significativo del ácido acetilsalicílico y 2.5 mg de rivaroxabán frente a ácido acetilsalicílico solo en la reducción de la incidencia de isquemia aguda de los miembros, amputación mayor por causas vasculares, infarto de miocardio, accidente cerebrovascular isquémico y muerte por causas cardiovasculares en pacientes sometidos que han recibido revascularización de los miembros inferiores (1).
   c. Los autores de este capítulo continúan habitualmente con 75 mg de clopidogrel durante 1 a 3 meses y 81 mg o 325 mg de ácido acetilsalicílico de manera indefinida.
6. Debe procurarse el abandono del tabaquismo, la mejora de las pruebas de lípidos y la reducción de la presión arterial, ya sea por parte del intervencionista tratante o junto con el médico de atención primaria.
7. Todos los pacientes con enfermedad arterial periférica (EAP) deben tomar una estatina, con independencia de su perfil lipídico, con pocas excepciones (p. ej., hepatopatía crónica, miopatías inducidas por estatinas).
8. Si el paciente recibía cilostazol antes del procedimiento, debe continuarse.

Resultados

Intervención, tratamiento médico y ejercicio físico

1. Colocación de endoprótesis con éxito técnico y permeabilidad:
   a. El éxito técnico alto varía un poco según el tipo de lesión (2,3):
      (1) A a C de TASC, 94 % a 100 %; D de TASC, 85 % a 95 %.

b. Las tasas de permeabilidad primaria varían según los informes, pero en general son del 90 %, 75 %, 70 % y 50 % a 1, 3, 5 y 10 años, respectivamente. Las tasas de permeabilidad secundaria a largo plazo son sustancialmente superiores: 90 %, 80 % y 65 % a los 3, 5 y 10 años, respectivamente (3,4).
c. Datos recientes demuestran que las lesiones tradicionalmente complejas (C/D de TASC) presentan tasas de permeabilidad similares, de hasta el 95 % (3).
d. La angioplastia con balón sola tiene menores tasas de permeabilidad, en comparación con la colocación de endoprótesis, con un 75 %, 60 % y 50 % de permeabilidad primaria a 1, 3 y 5 años.

2. Claudicación: ensayo prospectivo CLEVER (CLEVER, *Claudication: Exercise versus Endoluminal Revascularization*) (5):
   a. Se asignó de manera aleatoria a 111 pacientes a atención médica óptima (grupo OMC), ejercicio supervisado más atención médica óptima (grupo EAE) o revascularización con endoprótesis más atención médica óptima (grupo ST).
   b. El cambio en el tiempo máximo de marcha para el grupo EAE fue significativamente mayor que para el grupo ST. Ambos fueron significativamente mayores que en el grupo OMC.
   c. Las mediciones de la calidad de vida y las puntuaciones validadas de la marcha fueron mayores en ST que en EAE.
   d. Los programas de ejercicio supervisado han ido aumentando en disponibilidad y cobertura de los seguros, principalmente Medicare.
3. El metaanálisis demostró una mejora del ITB y de los tiempos de marcha en cinta sin fin cuando se añadió la colocación de una endoprótesis al tratamiento médico y al ejercicio supervisado. Sin embargo, no hubo diferencias significativas entre la colocación de endoprótesis sola y el ejercicio supervisado solo.

Endoprótesis frente a angioplastia

1. En el ensayo DIST (*Dutch Iliac Stent Trial*) se asignó de manera aleatoria a los pacientes a angioplastia primaria con colocación de endoprótesis secundaria o a colocación de endoprótesis primaria para la enfermedad ilíaca (6):
   a. No hubo diferencias significativas en la permeabilidad a corto o largo plazo.
   b. Sin embargo, el grupo de ATP primaria con endoprótesis selectiva tuvo un elevado número de colocaciones secundarias de endoprótesis (43 %) y mayores tasas de complicaciones (4 % frente a 7 %).
2. Un metaanálisis de 14 series (6 de angioplastia y 8 de endoprótesis) de 2 116 pacientes mostró mejores resultados con la colocación de endoprótesis que con la angioplastia (7):
   a. La tasa de éxito técnico fue superior en el grupo de endoprótesis: 96 % frente a 91 %.
   b. La tasa de permeabilidad a los 4 años fue superior en el grupo de endoprótesis: 77 % frente a 64 %.
   c. Las tasas de complicaciones y mortalidad no tuvieron diferencias significativas.

Endoprótesis cubiertas frente a endoprótesis metálicas sin recubrimiento

1. Estudio prospectivo aleatorizado en el que se comparó la endoprótesis con BE cubierta con la endoprótesis BE no cubierta (ENC) (COBEST [*Covered vs. Balloon-Expandable Stent Trial*]) (8):
   a. Libertad de reestenosis mayor con endoprótesis cubierta que con ENC a los 18 meses (95.4 % frente a 82.2 %) y a los 60 meses (74.7 % frente a 62.5 %).
   b. El análisis de subgrupos reveló un beneficio de permeabilidad y supervivencia significativamente mayor para las lesiones C y D de TASC tratadas con endoprótesis cubierta (cociente de riesgos instantáneos [HR, *hazard ratio*], 8.639).
   c. Menos pacientes del grupo endoprótesis cubierta recibieron revascularización del miembro diana (cociente de posibilidades, [OR, *odds ratio*], 2.32).
   d. No hubo diferencias estadísticamente significativas en las tasas de amputaciones posteriores.
2. Por el contrario, en un estudio retrospectivo que comparó endoinjertos y endoprótesis metálicas con BE en 162 pacientes (9):

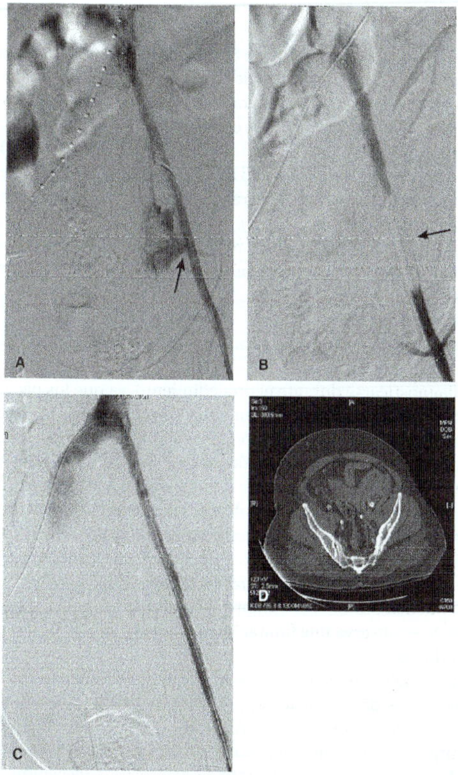

FIGURA 10-4 • Rotura de la arteria ilíaca externa (AIE) izquierda. **A:** la angiografía posterior a la colocación de la endoprótesis revela una fuerte extravasación de contraste de la AIE (*flecha*). **B:** el balón se colocó de inmediato para el taponamiento (*flecha*). Inyección de contraste desde arriba y abajo que confirma la correcta colocación y el adecuado taponamiento. **C:** no hubo más extravasación tras la colocación de la endoprótesis cubierta. **D:** tomografía computarizada axial que muestra la endoprótesis de la AIE con hematoma circundante. El paciente se recuperó bien y sigue sin claudicación a los 2 años.

a. La permeabilidad primaria a 3 años (89 % frente a 72 %), la permeabilidad primaria asistida (98 % frente a 90 %) y la permeabilidad secundaria (98 % frente a 92 %) fueron significativamente mejores en el grupo de ENC.
b. Los pacientes con endoprótesis cubierta fueron 2.5 veces más propensos a requerir una nueva intervención.

3. Datos emergentes sugieren que la EAE puede ser más adecuada para las obstrucciones de la arteria ilíaca que la endoprótesis con BE:
   a. En el ensayo aleatorizado ICM (*Iliac Artery Stents for Common or External Iliac Artery Occlusive Disease*, con sede en Europa) se comparó la endoprótesis con BE frente a EAE en 660 pacientes (10):
      (1) La permeabilidad primaria a los 12 meses fue del 94.5 % para EAE frente al 87.0 % en la endoprótesis con BE.
      (2) La tasa de reestenosis a los 12 meses para la EAE fue superior a la de la endoprótesis con BE (6.1 % frente a 14.9 %).
      (3) No hubo diferencias estadísticas en las tasas de amputación de miembros objetivo, muerte cardiovascular o accidente cerebrovascular.

Complicaciones y tratamiento

1. Definición de complicaciones graves de la Society of Interventional Radiology (SIR): aquellas complicaciones que requieren tratamiento u hospitalización menor (<48 h); requieren tratamiento importante, aumento inesperado del nivel de cuidados u hospitalización prolongada; provocan secuelas permanentes o la muerte.
2. Un metaanálisis realizado en 1 300 pacientes tratados con ATP ilíaca y 816 con endoprótesis ilíaca mostró unas tasas de mortalidad a los 30 días del 1 % y el 0.8 %, respectivamente. Las tasas de complicaciones graves que requirieron tratamiento en los grupos de ATP y endoprótesis fueron del 4.3 % y el 5.2 % (7).
3. Las principales complicaciones incluyen rotura arterial, disección, trombosis, embolización distal, hematomas y seudoaneurismas en el sitio de acceso, así como infecciones de la endoprótesis:
   a. Roturas arteriales (fig. 10-4):
      (1) Las intervenciones aortoilíacas rara vez se complican con roturas arteriales. Se han notificado tasas de entre el 0.8 % y el 0.9 %.
      (2) Suelen diagnosticarse durante el procedimiento, ya que los pacientes pueden referir dolor persistente tras la intervención o puede observarse extravasación de contraste. La reanimación del paciente debe comenzar de inmediato con líquidos i.v., medicación de soporte de la presión, corrección de la anticoagulación con sulfato de protamina y transfusiones según sea necesario. A la vez, debe inflarse un balón a una presión baja (3-4 atm) que cubra el sitio de rotura, y debe inyectarse medio de contraste por encima y por debajo para asegurar un sellado adecuado. Puede ser necesaria una endoprótesis cubierta para excluir la rotura. Si lo anterior falla, puede ser necesario un tratamiento quirúrgico urgente.
   b. Disecciones: pueden producirse durante el cateterismo, la ATP o la colocación de una endoprótesis. Si se observa una limitación del flujo, el *flap* (colgajo) puede sellarse con ATP o una endoprótesis.
   c. Embolización distal: la mayoría de los émbolos pueden resolverse con aspiración de catéter, dispositivos de aspiración (p. ej., AngioJet® [Boston Scientific, Natick, MA] e Indigo System® [Penumbra Medical, Alameda, CA]) y trombolíticos. La trombectomía abierta quirúrgica tradicional puede ser necesaria en casos graves poco frecuentes.
   d. Seudoaneurisma y hematoma en el punto de acceso: véase el capítulo 4, Tratamiento de las complicaciones vasculares.
   e. Infecciones de la endoprótesis: son infrecuentes, pero pueden tener resultados devastadores, incluidas la pérdida de miembros o la muerte. Fiebre, dolor y hemocultivos positivos son indicios de infección de la endoprótesis. Puede producirse seudoaneurisma y sepsis. La administración intensiva de antibióticos es imperativa y puede estar justificada una exploración quirúrgica.

Referencias bibliográficas

1. Bonaca MP, Bauersachs RM, Anand SS, et al. Rivaroxaban in peripheral artery disease after revascularization. *N Engl J Med.* 2020;382(21):1994–2004.
2. Ye W, Liu CW, Ricco JB, et al. Early and late outcomes of percutaneous treatment of transatlantic intersociety consensus class C and D aorto-iliac lesions. *J Vasc Surg.* 2011;53(6):1728–1737.
3. Bracale UM, Giribono AM, Spinelli D, et al. Long-term results of endovascular treatment of TASC C and D aortoiliac occlusive disease with expanded polytetrafluoroethylene stent graft. *Ann Vasc Surg.* 2019;56:254–260. doi:10.1016/j.avsg.2018.07.060
4. Schürmann K, Mahnken A, Meyer J, et al. Long-term results 10 years after iliac arterial stent placement. *Radiology.* 2002;224(3):731–738.
5. Murphy TP, Cutlip DE, Regensteiner JG, et al. Supervised exercise versus primary stenting for claudication resulting from aortoiliac peripheral artery disease: six-month outcomes from the claudication: exercise versus endoluminal revascularization (CLEVER) study. *Circulation.* 2012;125(1):130–139.
6. Tetteroo E, van der Graaf Y, Bosch JL, et al. Randomised comparison of primary stent placement versus primary angioplasty followed by selective stent placement in patients with iliac-artery occlusive disease. Dutch Iliac Stent Trial Study Group. *Lancet.* 1998;351(9110):1153–1159.

7. Bosch JL, Hunink MG. Meta-analysis of the results of percutaneous transluminal angioplasty and stent placement for aortoiliac occlusive disease. *Radiology*. 1997;204(1):87–96.
8. Mwipatayi BP, Sharma S, Daneshmand A, et al. Durability of the balloon-expandable covered versus bare-metal stents in the Covered versus Balloon Expandable Stent Trial (COBEST) for the treatment of aortoiliac occlusive disease. *J Vasc Surg*. 2016;64(1):83–94.e1. doi:10.1016/j.jvs.2016.02.064
9. Humphries MD, Armstrong E, Laird J, et al. Outcomes of covered versus bare-metal balloon-expandable stents for aortoiliac occlusive disease. *J Vasc Surg*. 2014;60(2):337–343.
10. Krankenberg H, Zeller T, Ingwersen M, et al. Self-expel2wanding versus balloon-expandable stents for iliac artery occlusive disease: the randomized ICE trial. *JACC: Cardiovas Interven*. 2017;10(16) 1694–1704.

11 Intervenciones en la arteria femoral superficial

Andrew S. Niekamp, MD, Ripal T. Gandhi, MD, FSVM y James F. Benenati, MD

Introducción

La tecnología ha avanzado rápidamente en los últimos años, y las opciones endovasculares disponibles para tratar la enfermedad de la arteria femoral superficial (AFS) han aumentado notablemente. Aunque en el pasado la angioplastia transluminal percutánea (ATP) se ha considerado el tratamiento inicial de la enfermedad femoropoplítea, esta técnica se ha reemplazado en gran medida por una amplia variedad de opciones terapéuticas, como las endoprótesis metálicas no cubierta (ENC), las endoprótesis cubiertas, las endoprótesis liberadoras de fármacos (ELF) y los balones recubiertos de fármacos (BRF). La aterectomía puede realizarse como complemento y puede ser valiosa en el tratamiento de la reestenosis de las endoprótesis. A medida que surgen nuevos ensayos clínicos, el papel exacto de cada una de estas nuevas tecnologías en el panorama endovascular de la AFS, en constante expansión, sigue evolucionando.

Indicaciones

1. Claudicación moderada a grave limitada por el estilo de vida (categoría IIb de Fontaine, estadios 2 y 3 de Rutherford) en pacientes en los que haya fracasado el tratamiento médico (es decir, cilostazol y/o programa de ejercicios).
2. Isquemia crítica de los miembros (ICM), caracterizada por dolor en reposo, úlceras que no cicatrizan o gangrena.
3. Cirugía antes o después de la derivación para aumentar el flujo de entrada o de salida.
4. Rescate de un injerto de derivación fallido con estenosis que limita significativamente el flujo de la anastomosis o las venas.

Contraindicaciones

No hay contraindicaciones absolutas para el tratamiento endovascular de la AFS. La mayoría de las contraindicaciones enumeradas a continuación son relativas:

1. Coagulopatía no corregible.
2. Insuficiencia renal grave (filtración glomerular [FG] < 30) en ausencia de hemodiálisis. Debe hidratarse al paciente, reducir al mínimo el uso de medio de contraste y considerar la angiografía con dióxido de carbono.
3. Fase activa de una vasculitis.
4. Pacientes críticos no ambulatorios con esperanza de vida limitada y/o demencia.
5. Pacientes con síntomas leves de claudicación.
6. Anatomía desfavorable:
   a. Obstrucción de la AFS con afectación de la arteria poplítea y trifurcación de los vasos.

b. Enfermedad de la arteria femoral común (AFC) significativa desde el punto de vista hemodinámico. Se recomienda una endarterectomía femoral combinada con tratamiento endovascular de la AFS o derivación femoropoplítea. La angioplastia femoral común y/o la aterectomía pueden considerarse en pacientes que no son candidatos quirúrgicos. La colocación de una endoprótesis en la AFC no es deseable y puede impedir futuras opciones quirúrgicas.
c. Calcificación significativa que afecte un segmento largo de la AFS, especialmente calcificación de «arrecife de coral».
d. Ausencia de salida de al menos un vaso al pie.
e. Compromiso del aporte vascular significativo desde el punto de vista hemodinámico, que no pueda corregirse por medios endovasculares o quirúrgicos.
f. Enfermedad aneurismática grave en el sitio de acceso previsto.

Preparación previa al procedimiento

1. Obtener estudios fisiológicos previos al procedimiento con una exploración arterial no invasiva con y sin ejercicio físico (la prueba de esfuerzo no se realiza en pacientes con ICM) que incluya valores basales del índice tobillo-brazo (ITB), pletismografía segmentaria con registros del volumen del pulso y presión en los dedos de los pies cuando sea apropiado:
   a. Las pruebas de imagen previas al procedimiento con tomografía computarizada (ATC) o angiografía por resonancia magnética (ARM) pueden utilizarse para desarrollar un tratamiento personalizado. Las imágenes transversales son valiosas para determinar el sitio de acceso y planificar el procedimiento, lo que en última instancia puede permitir una intervención más segura, con menor exposición al contraste y a la radiación.
2. Preparación previa a la angiografía: verificar la función renal estable con respecto a la basal. Los procedimientos urgentes o inaplazables en pacientes con alteración de la función renal requieren el uso de medidas preventivas, como hidratación intensiva con o sin acetilcisteína concurrente. Averiguar los antecedentes de alergia a los medios de contraste y tratar según sea necesario.
3. Premedicación: todos los pacientes deben recibir tratamiento antiagregante plaquetario con ácido acetilsalicílico y/o clopidogrel:
   a. Según el ensayo CAPRIE (*Clopidogrel versus Aspirin in Patients at Risk of Ischemic Events*), hubo una superioridad notable en los pacientes con enfermedad arterial periférica (EAP) tratados con clopidogrel frente a ácido acetilsalicílico en la prevención del accidente cerebrovascular, el infarto de miocardio y la muerte vascular (1). A raíz de este estudio, muchos defienden que el clopidogrel sea el antiagregante plaquetario de elección en la población con EAP, dado que el perfil de seguridad de este fármaco es al menos tan bueno como el del ácido acetilsalicílico.
   b. Todos los pacientes tratados con balones liberadores de fármacos (BLF) y ELF requieren un tratamiento antiagregante plaquetario doble durante un corto período. Según las instrucciones de uso (IDU), la duración mínima del tratamiento antiplaquetario doble es de 1 mes y 2 meses para el BLF Lutonix® (Bard, New Providence, NJ) y la ELF Zilver PTX® (Cook Medical, Bloomington, IN), respectivamente.
   c. En pacientes que previamente no estaban recibiendo tratamiento con antiagregantes plaquetarios, puede administrarse una dosis de carga de 81 mg de ácido acetilsalicílico y 300 mg de clopidogrel en el momento de la intervención.
   d. La cuestión de si todos los pacientes deben recibir tratamiento antiagregante plaquetario doble sigue siendo controvertida y continúa evolucionando; esta decisión debe ser específica para cada paciente, y los riesgos de obstrucción vascular deben sopesarse con el riesgo de hemorragia.

Procedimiento

1. Se obtiene el acceso arterial inicial:
   a. El acceso femoral común contralateral es lo habitual para los procedimientos sobre la AFS; sin embargo, este acceso puede no ser posible en los pacientes con una bifurcación

aórtica primaria muy aguda, con una reparación endovascular previa de un aneurisma o con una derivación aortobifemoral.

b. El acceso anterógrado homolateral es útil si también se requiere alguna intervención tibial, siempre que el hábito corporal del paciente y las características anatómicas de la AFC lo permitan.

c. Si la obstrucción compromete el origen de la AFS o la AFS proximal, en general se requiere un acceso contralateral.

d. En los pacientes con obstrucción proximal de la AFS y enfermedad grave en la AFC contralateral, puede considerarse un acceso poplíteo o en la porción distal de la AFS.

e. En la actualidad, los dispositivos no tienen la longitud suficiente para realizar intervenciones en la AFS media a distal a través de un acceso radial o braquial en el miembro superior.

f. La punción arterial tibiopedia puede usarse junto con el acceso anterógrado o femoral común contralateral en la recanalización de las obstrucciones complejas.

2. Realizar una angiografía inicial, incluidas imágenes distales:

a. Pueden ser necesarias múltiples proyecciones para establecer un mapa vascular que muestre la localización exacta y la morfología de algunas lesiones.

b. Antes de la intervención, los autores suelen realizar proyecciones anteroposteriores y laterales del pie en pacientes sin insuficiencia renal para establecer valores de inicio.

3. En general, las estenosis superiores al 50 % se consideran significativas desde el punto de vista hemodinámico en pacientes sintomáticos:

a. Las proyecciones ortogonales y la correlación con las imágenes no invasivas y los estudios fisiológicos son de vital importancia.

b. Aunque pueden usarse guías de presión para determinar la importancia hemodinámica de las lesiones dudosas, esto se realiza con poca frecuencia en el segmento femoropoplíteo.

4. Anticoagulación durante las intervenciones:

a. En general, se administra anticoagulación con heparina o bivalirudina al realizar una intervención endovascular para minimizar el riesgo de trombosis durante el procedimiento. Los pacientes con estenosis de la AFS reciben anticoagulación antes de atravesar la lesión, mientras que aquellos con obstrucciones crónicas reciben anticoagulación inmediatamente después de atravesar con éxito la lesión:

(1) En general, se administra una dosis de heparina en bolo de 70 U/kg a 100 U/kg con aproximadamente 1.000 UI/h después.

(2) La dosificación de bivalirudina es la siguiente: bolo inicial de 0.75 mg/kg seguido de infusión estándar de 1.75 (mg/kg)/h. La dosis de infusión se reduce a 1.0 (mg/kg)/h en pacientes con insuficiencia renal (FG de 10-29 mL/min) y a 0.25 (mg/kg)/h en pacientes en diálisis.

b. Se recomienda un tiempo de coagulación activado (TCA) > 250 s antes de las intervenciones en la AFS.

c. La imprevisibilidad asociada con el tratamiento con heparina ha generalizado el uso de los inhibidores directos de la trombina (bivalirudina) en intervenciones más extensas de los miembros inferiores, porque estos medicamentos evitan los problemas asociados con el tratamiento con heparina:

(1) A diferencia de la heparina, la bivalirudina no se puede revertir con protamina; sin embargo, tiene una semivida corta, de unos 25 min.

(2) La bivalirudina se excreta por orina, por lo cual es importante tener en cuenta que su semivida es mayor en pacientes con insuficiencia renal. En individuos con FG entre 10 y 29, la semivida es de unos 57 min.

5. Técnica para cruzar una obstrucción de la arteria femoral superficial:

a. Antes de iniciar el tratamiento, se atraviesa la lesión con una guía. En el 80 % al 85 % de las obstrucciones de la AFS, solo son necesarios un catéter y una guía para recanalizar con éxito la lesión.

b. Aunque existen multitud de guías y catéteres disponibles en el mercado y cada operador tiene sus favoritos, la técnica aquí descrita es la preferida por los autores. Se recomienda un sistema de 0.889 mm (0.035″) para atravesar la mayoría de las obstrucciones de la

AFS. Una guía de 0.889 mm Cerebral Newton LLT® (Cook Medical, Bloomington, IN) junto con un catéter recto o en ángulo es la guía inicial de elección para cruzar una obstrucción de la AFS. Si esta guía no consigue cruzar la lesión, se emplean guías hidrofílicas como GLIDEWIRE® en ángulo (Terumo, Somerset, NJ) o Roadrunner® (Cook Medical, Bloomington, IN). Es deseable conseguir un trayecto intraluminal a través de la lesión (fig. 11-1).

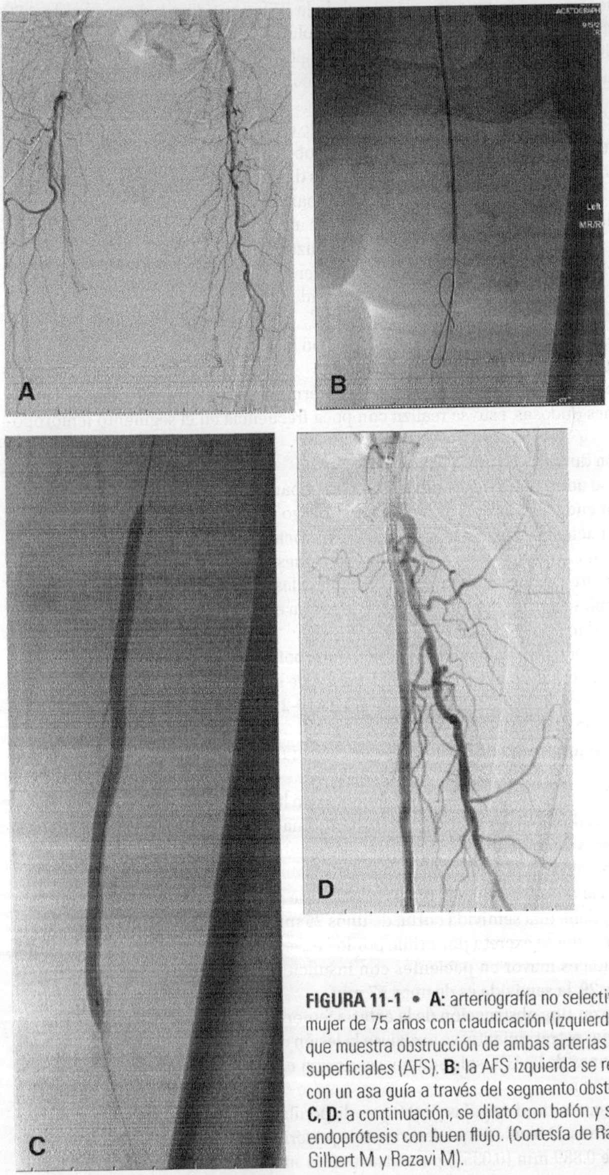

FIGURA 11-1 • **A:** arteriografía no selectiva en una mujer de 75 años con claudicación (izquierda > derecha) que muestra obstrucción de ambas arterias femorales superficiales (AFS). **B:** la AFS izquierda se recanalizó con un asa guía a través del segmento obstruido. **C, D:** a continuación, se dilató con balón y se colocó una endoprótesis con buen flujo. (Cortesía de Razavi MK, Gilbert M y Razavi M).

c. En el mercado hay disponibles diversos dispositivos de cruce de la obstrucción total crónica (OTC); sin embargo, no hay estudios clínicos aleatorizados que evalúen la seguridad y eficacia de estos dispositivos:
(1) Los dispositivos de cruce incluyen Viance® (Covidien/Medtronic, Mansfield, MA), TruePath (Boston Scientific, Natick, MA), Crosser® (Bard, New Providence, NJ), FRONTRUNNER XP® (Cordis, East Bridgewater, NJ), Wildcat® (Avinger, Redwood City, CA) y Ocelot® (Avinger, Redwood City, CA). Este último utiliza la tomografía de coherencia óptima para ayudar a dirigir el dispositivo y lograr el cruce intraluminal.
(2) La mayoría de los dispositivos de cruce requieren que no se haya manipulado previamente una obstrucción con un catéter y una guía, ya que los dispositivos tienen tendencia a seguir la misma trayectoria creada por la guía.
(3) Dado que la mayoría de las obstrucciones femoropoplíteas pueden atravesarse con éxito con una guía y un catéter y que la utilización de dispositivos de OTC supone un coste inicial, en general los autores no utilizan estos dispositivos. Sería valioso realizar un estudio en el que se compararan las técnicas convencionales con guía y los dispositivos de OTC, centrándose en los criterios de valoración, como el éxito del cruce, el coste, el tiempo hasta la recanalización, la necesidad de reentrada y las complicaciones.

d. Si la lesión no puede atravesarse por vía intraluminal, se utilizará un acceso por debajo de la íntima (técnica de Bolia):
(1) Se forma un asa con la guía (normalmente con una guía hidrófila de 0.889 mm [0.035″]) y se hace avanzar por debajo de la íntima con un catéter como soporte. Se extiende hasta el punto de reconstitución del vaso objetivo. Es importante limitar la extensión de la disección por debajo de la íntima más allá de la obstrucción, ya que puede provocar la pérdida de colaterales importantes.
(2) Si todavía se encuentra por debajo de la íntima, se intentará volver a entrar en la luz verdadera con la guía y el catéter.
(3) Si esto no tiene éxito, los dispositivos de reentrada son muy útiles para conseguir una reentrada controlada en la luz verdadera (fig. 11-2):
(a) Existen multitud de dispositivos de reentrada disponibles en el mercado, como OUTBACK® (Cordis, East Bridgewater, NJ), Pioneer® (Volcano, San Diego, CA), OffRoad® (Boston Scientific, Natick, MA) y Enteer® (Covidien/Medtronic, Mansfield, MA).
(b) Las ventajas de los dispositivos de reentrada incluyen un mayor éxito técnico; la capacidad de tratar lesiones más complejas (C y D del Trans-Atlantic Inter-Society Consensus [TASC]); y la posibilidad de reducir el tiempo de procedimiento, la dosis de contraste y el tiempo de fluoroscopia.
(4) Las tasas de permeabilidad tras la angioplastia de la subíntima son comparables a las de la angioplastia intraluminal.

e. Si la guía atraviesa muy fácilmente una obstrucción de la AFS (lo que se conoce como la «prueba de la guía»), es probable que haya un trombo agudo, y el paciente por lo general deberá ser tratado con trombólisis o trombectomía mecánica antes de una nueva intervención endovascular, con objeto de reducir al mínimo el riesgo de embolización distal:
(1) La trombólisis suele desvelar una lesión subyacente, que suele ser más corta que la obstrucción inicial.
(2) Las endoprótesis cubiertas pueden utilizarse en presencia de pequeñas cantidades de trombo agudo; sin embargo, existe un riesgo de embolización distal, y debe considerarse un dispositivo de protección embólica si se contempla esta estrategia.

6. Tratamiento de la AFS después del cruce de la lesión/obstrucción: una vez que la guía atraviese la estenosis/ obstrucción, es fundamental realizar una angiografía para confirmar la posición intraluminal:
a. Para lesiones < 5 cm, puede realizarse una ATP con balón del tamaño adecuado. Para lesiones más largas y complejas, en general los autores prefieren los BLF, ENC, ELF o endoprótesis cubiertas a la ATP.

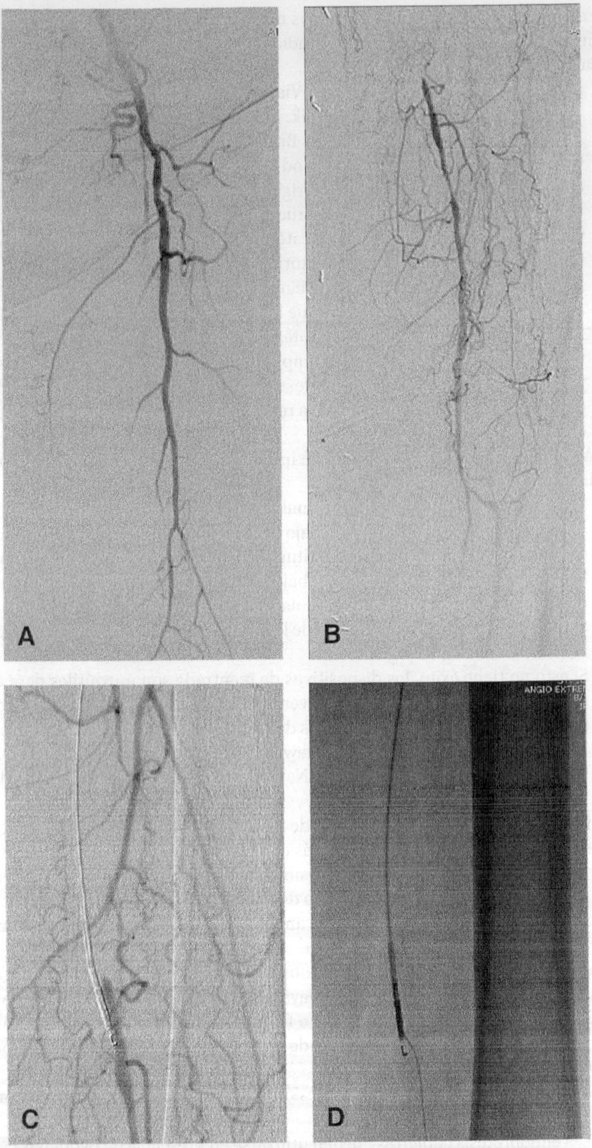

FIGURA 11-2 • Mujer de 78 años con claudicación grave del miembro inferior izquierdo. La angiografía selectiva confirmó la obstrucción de la arteria femoral superficial (AFS) izquierda (**A**) con reconstitución de la arteria poplítea (**B**). La reentrada en la luz verdadera se consiguió utilizando el dispositivo OUTBACK® (Cordis, Inc., East Bridgewater, NJ). OUTBACK® se coloca junto al segmento reconstituido (**C**) y se aplica el accionador proyectando una aguja de nitinol en la luz de flujo adyacente (**D**) (*Continúa*).

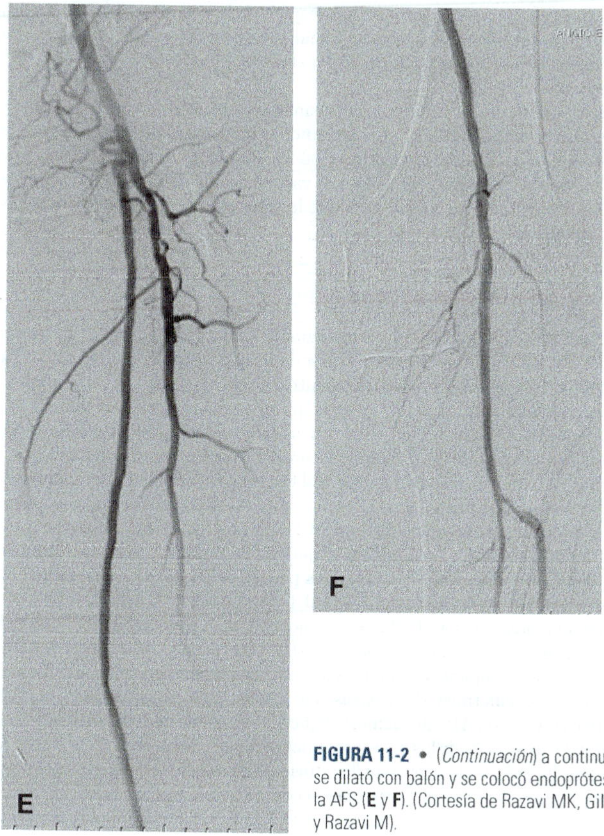

FIGURA 11-2 • (*Continuación*) a continuación, se dilató con balón y se colocó endoprótesis en la AFS (**E** y **F**). (Cortesía de Razavi MK, Gilbert M, y Razavi M).

b. Si se coloca una endoprótesis, antes de introducirla debe realizarse una angioplastia con un balón de 1 mm de diámetro inferior al diámetro del vaso objetivo. Tras la colocación de la endoprótesis, se realiza una dilatación posterior hasta el diámetro de la arteria nativa.
c. Si el plan es utilizar un balón liberador de fármaco, al principio debe predilatarse el vaso con un balón convencional (una ATP) que coincida con el diámetro de la arteria. Si hay un buen resultado angiográfico (es decir, sin disección limitante del flujo, estenosis residual, 30 %), después puede introducirse e inflarse un balón liberador de fármacos. La angioplastia inicial evita la pérdida de recubrimiento de fármaco al avanzar el balón.
d. Si hay estenosis residual significativa o disección después de la ATP, debe colocarse una endoprótesis en la lesión.
e. Para lesiones muy largas (es decir, > 20 cm), se prefieren las endoprótesis cubiertas (VIABAHN®, GORE Medical, Flagstaff, AZ).
f. Si se está considerando una aterectomía, es preferible utilizar un dispositivo de protección embólica.
g. El algoritmo preciso y la elección del dispositivo para la enfermedad de la AFS siguen evolucionando. Véase la sección «Resultados» para una revisión de los datos sobre las diversas tecnologías endovasculares de la AFS.

7. Debe realizarse una angiografía final después de la intervención para confirmar que no haya estenosis residual. Es esencial tomar imágenes del segmento distal y asegurarse de que no ha habido una embolia distal por el procedimiento.
8. Vasoespasmo:
   a. El vasoespasmo no es infrecuente cuando se realizan intervenciones endovasculares y es más probable que se produzca cuando se traten vasos pequeños y haya imágenes de la salida distal. La nitroglicerina (100-300 µg) en bolo intraarterial es la medicación de elección de los autores en caso de vasoespasmo.
   b. Debe monitorizarse cuidadosamente la presión arterial cuando se administren medicamentos vasodilatadores.

Manejo posterior al procedimiento

1. Si se usa la compresión manual para lograr la hemostasia en el sitio de acceso, el tiempo de coagulación activado debe ser menor de 180 s para reducir al mínimo el riesgo de hemorragia. En general, los autores no neutralizan la heparina con protamina a menos que haya una complicación hemorrágica, ya que existe un riesgo de anafilaxia.
2. Los dispositivos de cierre confieren un beneficio en la reducción del tiempo para la ambulación del paciente. Véase el capítulo 2 para obtener más información.
3. Aunque no hay consenso con respecto al tratamiento antiplaquetario doble, el plan terapéutico antiplaquetario de por vida con ácido acetilsalicílico (81 mg) o clopidogrel (75 mg) es esencial en todos los pacientes con EAP. Como se ha indicado anteriormente, los pacientes tratados con BLF o endoprótesis requieren un tratamiento antiagregante plaquetario doble durante un corto período (1 mes para el balón liberador de fármacos Lutonix®, 2 meses para Zilver PTX® [Cook Medical, Bloomington, IN] según las IDU).
4. Recientemente, el ensayo COMPASS demostró que el rivaroxabán en dosis bajas (2.5 mg) dos veces al día más ácido acetilsalicílico (100 mg) presentaba mejores resultados cardiovasculares, en comparación con los pacientes que recibieron ácido acetilsalicílico solo en pacientes con enfermedad cardiovascular estable (2). Esto se investigó más a fondo en el ensayo VOYAGER PAD, que demostró que los pacientes bajo tratamiento de revascularización de las arterias de los miembros inferiores y que recibieron rivaroxabán (2.5 mg) dos veces al día más ácido acetilsalicílico tuvieron una incidencia significativamente menor de reacciones adversas, en comparación con los que recibieron ácido acetilsalicílico solo. Estos ensayos pueden representar un nuevo paradigma de tratamiento después de la intervención para los pacientes con EAP (3).
5. La modificación de los factores de riesgo es obligatoria, con especial atención en el tratamiento intensivo de la diabetes, la hipertensión, la hiperlipidemia y el tabaquismo. A menos que haya una contraindicación o una reacción alérgica, deben indicarse estatinas en todos los pacientes. Se ha demostrado que las estatinas disminuyen la mortalidad cardiovascular en los pacientes con EAP.
6. Aunque no hay guías estándar, se recomienda el seguimiento postratamiento de la enfermedad femoropoplítea. Se debe hacer un estudio arterial no invasivo con medición del ITB tras la intervención para establecer los nuevos valores de base. Deben realizarse consultas con o sin estudios de seguimiento dúplex a los 1, 3, 6 y 12 meses, y cada año después de eso. Los pacientes con isquemia aguda de los miembros requieren seguimientos más frecuentes.

Resultados

El tratamiento de la AFS evoluciona con rapidez. Aunque se ofrecen algunas recomendaciones generales, existe un equilibrio clínico en muchas áreas, y el intervencionista debe mantenerse al día a medida que los nuevos datos clínicos cambian el abordaje del tratamiento:

1. Angioplastia con balón (ATP). Según el ensayo clínico RESILIENT, la angioplastia y la colocación de ENC fueron equivalentes para las lesiones de < 5 cm de longitud. La ATP sola debe reservarse para estas lesiones cortas, siempre que no se produzca una disección que limite el flujo.

2. Endoprótesis metálicas no cubiertas:
   a. El ensayo RESILIENT comparó la ATP con la colocación de una ENC en el segmento femoropoplíteo con una longitud media de la lesión de 64 mm y 71 mm, respectivamente. El resultado primario a los 12 meses fue del 36.7 % en el grupo de ATP y del 81.3 % en el grupo de endoprótesis, con una ausencia de revascularización de la lesión objetivo (RLO) del 45.1 % y del 87.3 % (2). A los 3 años, la ausencia de RLO (75.5 % frente a 41.8 %) y el éxito clínico (63.2 % frente a 17.9 %) mejoraron significativamente en el grupo de endoprótesis. A los 18 meses se observó una tasa de fractura de la endoprótesis del 4.1 %.
   b. La endoprótesis Supera® (Abbott Vascular) es una ENC de nueva generación fabricada con una tecnología de guía entretejida flexible y resistente que se utiliza para el tratamiento de la enfermedad de la AFM y la arteria poplítea proximal. El ensayo clínico SUPERB (*Comparison of the SUpera PERipheral System in the Superficial Femoral Artery*), que evaluó esta endoprótesis en lesiones con una longitud media de 7.8 cm, demostró una permeabilidad primaria a 1 año del 78.9 %. La ausencia de RLO fue del 89 %, 84 % y 82 % a 1, 2 y 3 años, respectivamente. Las tasas de permeabilidad disminuyeron cuando las endoprótesis se alargaron inadvertidamente más allá de su límite nominal durante su despliegue. La tasa de roturas de la endoprótesis fue del 0.6 % a los 3 años.
3. Las ELF (Zilver PTX®, Cook Medical, Bloomington, IN; Eluvia, Boston Scientific, Marlborough, MA) han demostrado ser mejores que la angioplastia con balón y que la colocación provisional de una ENC. En el ensayo clínico aleatorizado Zilver PTX®, la ausencia de RLO a los 5 años fue del 83.1 % en el grupo Zilver PTX®, frente al 67.6 % en el grupo estándar, que incluyó angioplastia óptima y colocación de una endoprótesis provisional (4). El ensayo IMPERIAL comparó ELF Eluvia® con ELF Zilver PTX® y demostró una tasa estadísticamente significativa de RLO clínicamente inducida inferior del 12.7 % en los pacientes tratados con Eluvia® frente al 20.1 % en los tratados con Zilver PTX® (5):
   a. El estudio ZILVERPASS comparó el uso de Zilver PTX® con la derivación quirúrgica; demostró resultados de no inferioridad a los 12 meses, con una permeabilidad primaria del grupo de Zilver PTX® del 74.5 %, en comparación con el 72.5 % en el grupo de derivación quirúrgica (6).
4. Los BLF tienen mejor permeabilidad que los balones de angioplastia estándar:
   a. El estudio clínico aleatorizado IN.PACT SFA ha constatado la superioridad del balón IN.PACT Admiral recubierto con paclitaxel (Medtronic, Fridley, MN), en comparación con la ATP (74 % frente a 65.3 %) a 5 años.
   b. La aprobación por parte de la Food and Drug Administration (FDA) de Estados Unidos del BLF Lutonix en 2014 (como primer BLF aprobado en Estados Unidos) se basa en el ensayo clínico LEVANT 2, que demostró una mejora del 29.4 % en la permeabilidad primaria del BLF Lutonix (Bard), en comparación con la ATP (73.5 % frente a 56.8 %) a 1 año.
   c. El ensayo ILLUMENATE evaluó la eficacia y seguridad del BLF Stellarex (Philips, Andover, MA), y demostró una ausencia de RLO a los 4 años del 28.2 % frente al 34.1 % en pacientes bajo tratamiento con ATP.
5. Sigue habiendo controversia con el uso de dispositivos recubiertos de paclitaxel debido a un metaanálisis publicado por Katsanos y cols. en 2018. Este metaanálisis demostró un aumento del riesgo de muerte por todas las causas hasta los 5 años del 14.7 % en pacientes que recibieron dispositivos recubiertos de paclitaxel, en comparación con el 8.1 % en los grupos de control (7). Este estudio ha puesto en marcha múltiples evaluaciones de seguimiento tanto por parte de las empresas de dispositivos como de los clínicos. Los resultados continúan siendo contradictorios y la verdadera señal de riesgo de mortalidad todavía se considera en gran medida controvertida. La FDA publicó recomendaciones en 2019 que afirman: «para pacientes individuales en quienes se ha determinado un riesgo particularmente alto de reestenosis y repetición de intervenciones femoropoplíteas, los médicos pueden determinar que los beneficios de usar el dispositivo recubierto con paclitaxel superan el riesgo de mortalidad tardía». También recomiendan comentar el riesgo y los beneficios del tratamiento liberador de paclitaxel y las alternativas con los pacientes con EAP (8). La FDA ha reconocido los datos más recientes que demuestran que no hay diferencias en

la mortalidad por cualquier causa entre los pacientes tratados con dispositivos recubiertos de paclitaxel y los tratados con dispositivos no recubiertos de paclitaxel. Sin embargo, recomienda encarecidamente que se haga un seguimiento de estos pacientes y se comuniquen los resultados a largo plazo. La Society of Interventional Radiology recomienda seguir las recomendaciones de la FDA:

a. Además, se reunió una Multi-Specialty Paclitaxel Coalition, formada por representantes de múltiples sociedades prominentes, que emitió el siguiente punto de discusión:
   (1) «Puede haber otras opciones para el tratamiento de sus síntomas, como medicamentos, ejercicio físico, balones, endoprótesis u otros dispositivos que no contengan paclitaxel, y cirugía. Usted y su médico deben discutir los posibles riesgos y beneficios de todos los tratamientos para identificar aquellas opciones que sean mejores para usted».

6. Endoprótesis cubiertas. La enfermedad de segmento largo (> 20 cm) se trata mejor con una endoprótesis cubierta (VIABAHN®, GORE, Flagstaff, AZ) si la circulación terminal es adecuada:
   a. Según el ensayo VIPER (*VIABAHN endoprosthesis with heparin bioactive surface in the treatment of superficial femoral artery obstructive disease*), que evaluó lesiones con una longitud media de 19 cm, hubo una tasa de permeabilidad primaria del VIABAHN del 73 %, que no se vio afectada por el diámetro o la longitud (< 20 cm frente a > 20 cm) del dispositivo. Si las endoprótesis cubiertas sobrepasaban el 20 % del diámetro en comparación con el diámetro del vaso original, las tasas de permeabilidad disminuían (9).
   b. En el estudio multicéntrico prospectivo VIASTAR (*Viabahn endoprosthesis with PROPATEN bioactive surface [VIA] versus bare nitinol stent in the treatment of long lesions in superficial femoral artery occlusive disease*) se asignó de manera aleatoria a los pacientes a VIABAHN frente a ENC, con una longitud media de la lesión de 19 cm en la primera y 17.3 cm en la segunda. La tasa global de permeabilidad primaria a 1 año fue del 78 % en el grupo de VIABAHN frente al 54 % en el grupo de ENC. Para una longitud de lesión > 20 cm, las tasas de permeabilidad fueron del 73 % frente al 33 %, respectivamente. Este estudio aporta pruebas de nivel 1 de que es probable que las lesiones largas de la AFS se traten mejor con una endoprótesis cubierta:
      (1) Para obtener resultados óptimos, debe realizarse una dilatación antes de colocar el dispositivo, y la ATP posterior a la implantación de la endoprótesis cubierta requiere la utilización de balones que coincidan con el diámetro del dispositivo utilizado.
      (2) Ha habido cierta preocupación por el hecho de que la obstrucción de las colaterales con una endoprótesis cubierta pueda dar lugar a un aumento de la incidencia de isquemia aguda de los miembros cuando se produce la obstrucción de la endoprótesis. Sin embargo, la incidencia de isquemia aguda de los miembros tras la obstrucción de la endoprótesis cubierta no es superior a la observada tras la obstrucción de una ENC.

7. Aterectomía:
   a. Existen varios dispositivos de aterectomía disponibles en el mercado: SilverHawk® y TurboHawk® (Covidien/Medtronic, Mansfield, MA), Diamondback® (Cardiovascular System Inc., St. Paul, MN), Jetstream® (Pathway Medical, Garden Grove, CA), Turbo-Elite® y Turbo-Tandem® (Spectranetics Inc., Colorado Springs, CO), Phoenix® (Volcano, San Diego, CA), Crosser® (Bard, New Providence, NJ), Pantheris® (Avinger Medical, Redwood City, CA), Rotarex® Rotational Excisional Atherectomy Device (BD, Franklin Lakes, NJ) y Auryon® (Angiodynamics, Latham, NY).
   b. Según el estudio DEFINITIVE LE, la aterectomía direccional con el dispositivo SilverHawk® o TurboHawk® es un tratamiento seguro y eficaz para los pacientes con claudicación e ICM (10). La tasa de permeabilidad primaria a los 12 meses fue del 78 %, sin diferencias entre pacientes con diabetes y sin diabetes. Las complicaciones fueron embolización distal (3.8 %), perforación (5.3 %) y cierre abrupto (2.0 %), con una tasa de endoprótesis de rescate del 3.2 %.
   c. En la institución donde se desempeñan los autores, la aterectomía no suele utilizarse como tratamiento primario para la enfermedad de la AFS, aunque la citorreducción puede ser útil para ciertos contextos clínicos que se enumeran a continuación:

(1) Tratamiento complementario de la enfermedad muy calcificada, especialmente la calcificación «en arrecife de coral» y la calcificación excéntrica, que puede no tratarse de forma adecuada con angioplastia o endoprótesis por sí solas.
(2) Tratamiento de lesiones en la AFC, la arteria femoral profunda y la arteria poplítea, en las que la colocación de endoprótesis no es lo ideal.
(3) Tratamiento de la reestenosis en la endoprótesis junto con otras modalidades. La FDA ha autorizado el uso de los dispositivos de aterectomía láser Turbo-Tandem® y Turbo Elite® (Spectranetics Inc., Colorado Springs, CO) para su uso junto con la ATP. Según el ensayo clínico aleatorizado y multicéntrico EXCITE ISR (*EXCImer Laser Randomized Controlled Study for Treatment of FemoropopliTEal In-Stent Restenosis*), la aterectomía láser con ATP demostró un mayor éxito del procedimiento, en comparación con la ATP sola (93.5 % frente a 82.7 %). La longitud media de la lesión fue de 20 cm.

d. La perforación del vaso es una complicación conocida de la aterectomía y suele ser el resultado de un corte agresivo de la placa. Debe tenerse cuidado durante la citorreducción, y puede ser necesaria una endoprótesis cubierta si se produce una perforación importante.

e. La embolización distal no es infrecuente durante los procedimientos de aterectomía. Se recomienda utilizar un dispositivo de protección embólica al realizar una aterectomía. En el momento de escribir estas líneas, el único dispositivo de protección embólica en la periferia aprobado por la FDA es el SpiderFX® (Covidien/Medtronic, Mansfield, MA). Los autores prefieren el dispositivo de protección embólica NAV6 Emboshield® (Abbott Vascular, Santa Clara, CA), que debe cargarse en un Barewire® (Abbott Vascular, Santa Clara, CA) de 0.356 mm (0.014″) para usarse en la periferia.

8. La litoplastia endovascular es una nueva tecnología extrapolada del tratamiento de litotricia utilizada en el tratamiento de cálculos renales. El balón Shockwave® (Shockwave Medical, Fremont, CA) es un balón de ATP que se infla a baja presión y emite ondas de presión sónicas pulsátiles que fracturan el calcio de la íntima y la media para mejorar la distensibilidad vascular. Los ensayos DISRUPT PAD han demostrado la eficacia y seguridad de este dispositivo.
9. El sistema endovascular TACK® (Philips, Andover, MA) es un pequeño inserto de nitinol desarrollado para el manejo de las disecciones focales en el tratamiento de la EAP. Los estudios sobre la angioplastia con balón optimizada con TACK® (TOBA) han demostrado unos buenos resultados en la resolución de las disecciones, y el estudio TOBA III mostró un 97.7 % de resolución de las disecciones y un 95 % de permeabilidad vascular al año.

Complicaciones

1. Las intervenciones de los vasos femoropoplíteos conllevan una tasa de complicaciones de hasta el 10 %, y entre el 3 % y el 4 % precisan tratamiento.
2. Las complicaciones en el sitio de acceso son frecuentes e incluyen hematoma, seudoaneurisma, fístula arteriovenosa (FAV), obstrucción vascular y hemorragia retroperitoneal. Esta última suele deberse a una «punción alta» inadvertida de la arteria ilíaca externa (por encima del ligamento inguinal). Debe tenerse especial cuidado al realizar la punción femoral común anterógrada para evitar la punción ilíaca externa. El acceso arterial guiado por ecografía es beneficioso.
3. Tromboembolia distal que provoca una obstrucción vascular. Los factores que predisponen a la tromboembolia son isquemia aguda del miembro con trombo, anticoagulación inadecuada durante la intervención, tratamiento de obstrucciones largas y aterectomía.
4. La disección que limita el flujo es más frecuente tras una dilatación agresiva con balón.
5. Rotura/perforación arterial. La perforación puede deberse a una guía, un dispositivo de OTC, un dispositivo de aterectomía o una dilatación agresiva con balón o endoprótesis. Los pacientes con vasculopatía del colágeno subyacente, vasculitis y en tratamiento crónico con corticoesteroides tienen un mayor riesgo.
6. Infección.
7. Nefropatía inducida por contraste (NIC), en especial en pacientes con datos basales de la función renal alterados. Véase el capítulo 65.

Tratamiento de las complicaciones

1. Sitio de acceso, incluidos seudoaneurisma y FAV (*v.* cap. 3):
   a. La hemorragia retroperitoneal debida a la punción de la arteria ilíaca externa puede suponer una complicación potencialmente mortal, ya que el sitio de acceso no puede comprimirse de forma adecuada y los dispositivos de cierre no suelen funcionar a través del ligamento inguinal. El reconocimiento del problema seguido de la neutralización de la anticoagulación y la colocación inmediata de una endoprótesis cubierta o la cirugía son cruciales. La expansión de volumen, la transfusión de sangre y los vasopresores pueden ser necesarios si el paciente desarrolla inestabilidad hemodinámica.
2. La embolización distal puede tratarse con trombectomía por aspiración, trombólisis o tromboembolectomía quirúrgica con balón de Fogarty:
   a. La trombectomía por aspiración puede realizarse con un catéter guía de perfil grande, catéteres de aspiración especialmente diseñados o trombectomía reolítica.
   b. La administración de nitroglicerina puede ayudar a diferenciar si la obstrucción se debe a embolización o a vasoespasmo.
   c. Es fundamental asegurarse de que el paciente tiene anticoagulación adecuada mediante la verificación del TCA.
3. Disección que limita el flujo:
   a. Inicialmente tratada con angioplastia con balón de baja presión prolongada en un intento por fijar el *flap* (colgajo) de disección.
   b. Las disecciones limitantes del flujo que no logran resolverse con la angioplastia prolongada se tratan con una endoprótesis.
4. La rotura/perforación arterial debe taponarse inmediatamente con un balón, y debe considerarse la posibilidad de invertir la anticoagulación si la perforación es grande:
   a. Si esta estrategia no consigue resolver la hemorragia, se recomienda la colocación de una endoprótesis cubierta.
   b. Las pequeñas perforaciones de la guía durante el cruce de una obstrucción no son infrecuentes y pueden ser autolimitadas.
   c. Si se produce una hemorragia importante a partir de una pequeña rama o del trayecto de la subíntima, puede considerarse la embolización con *coils* si no se ha cruzado la obstrucción.

Referencias bibliográficas

1. CAPRIE Steering Committee. A randomised, blinded, trial of clopidogrel versus aspirin in patients at risk of ischaemic events (CAPRIE). *Lancet.* 1996;348:1329–1339.
2. Eikelboom JW, Connolly SJ, Bosch J, et al. Rivaroxaban with or without aspirin in stable cardiovascular disease. *N Engl J Med.* 2017;377(14):1319–1330.
3. Bonaca MP, Bauersachs RM, Hiatt WR. Rivaroxaban in peripheral artery disease after revascularization. *N Engl J Med.* 2020;382(21):1994–2004.
4. Dake MD, Ansel GM, Jaff MR, et al. Durable clinical effectiveness with paclitaxel-eluting stents in the femoropopliteal artery: 5-year results of the Zilver PTX randomized trial. *Circulation.* 2016;133(15):1472–1483.
5. Gray WA, Keirse K, Soga Y, et al. A polymer-coated, paclitaxel-eluting stent (Eluvia) versus a polymer-free, paclitaxel-coated stent (Zilver PTX) for endovascular femoropopliteal intervention (IMPERIAL): a randomised, non-inferiority trial. *Lancet.* 2018;392(10157):1541–1551.
6. Bosiers M, Setacci C, De Donato G, et al. ZILVERPASS study: ZILVER PTX stent vs bypass surgery in femoropopliteal lesions. *J Endovasc Ther.* 2020;27(2):287–295.
7. Katsanos K, Spiliopoulos S, Kitrou P, et al. Risk of death following application of paclitaxel-coated balloons and stents in the femoropopliteal artery of the leg: a systematic review and meta-analysis of randomized controlled trials. *J Am Heart Assoc.* 2018;7(24):e011245.
8. Farb A, Malone M, Maisel W. Drug-coated devices for peripheral arterial disease. *N Engl J Med.* 2021;384:99–101.
9. Saxon RR, Chervu A, Jones PA, et al. Heparin-bonded, expanded polytetrafluoroethylene-lined stent graft in the treatment of femoropopliteal artery disease: 1-year results of the VIPER (Viabahn

Endoprosthesis with Heparin Bioactive Surface in the Treatment of Superficial Femoral Artery Obstructive Disease) trial. *J Vasc Interv Radiol.* 2013;24(2):165–173.

10. McKinsey JF, Zeller T, Rocha-Singh KJ, et al. Lower extremity revascularization using directional atherectomy: 12-month prospective results of the DEFINITIVE LE study. *JACC Cardiovasc Interv.* 2014;7(8):923–933.

12 Intervenciones arteriales infrapoplíteas

Crystal Razavi, MD y Mahmood K. Razavi, MD, FSIR, FSVM

Introducción

Las intervenciones arteriales infrapoplíteas se realizan casi exclusivamente en casos de isquemia crítica de los miembros (ICM) crónica o, como término más descriptivo, isquemia crónica amenazante de los miembros (ICAM). Aunque la enfermedad arterial periférica (EAP) es una afección frecuente, la ICAM solo se produce en un 10 % de los pacientes con EAP (1). El término ICAM solo debe utilizarse cuando los síntomas están causados por isquemia (*v.* Diagnóstico diferencial más adelante).

El diagnóstico se establece mediante la anamnesis y la exploración física y se confirma mediante la medición del índice tobillo-brazo (ITB), la presión en los dedos de los pies (PDP)/índice dedo del pie-brazo (IDB), y/o la presión transcutánea de oxígeno ($TcPO_2$). El ITB tiene una alta especificidad, pero una sensibilidad variable, en el diagnóstico de ICAM, especialmente en presencia de calcinosis medial y arterias del tobillo no compresibles. Por tanto, la medición de la PDP y el IDB es imperativa en caso de sospecha de una ICAM. En el horizonte se vislumbran diversas modalidades de diagnóstico del flujo sanguíneo y la perfusión, que probablemente desempeñarán un papel importante en el diagnóstico y el seguimiento de esta población de pacientes (2,3).

Aunque este capítulo se centra en la revascularización endovascular, debe recordarse al lector que la revascularización aislada es insuficiente para el tratamiento de los pacientes con ICAM. Un tratamiento médico óptimo que incluya la modificación de los factores de riesgo, el tratamiento hipolipemiante, el control de la diabetes, el tratamiento antihipertensivo y los cuidados intensivos de las heridas, incluidos tratamientos antiinfecciosos, son esenciales para obtener resultados óptimos.

Definición de isquemia crítica de los miembros

La ICAM se refiere al dolor crónico en reposo que requiere analgésicos u opioides (categoría 4 de Rutherford-Becker) y a la pérdida de tejido resultante de una isquemia grave (categorías 5 y 6 de Rutherford-Becker). En los pacientes con dolor en reposo, la presión del tobillo suele ser ≤ 50 mm Hg (PDP ≤ 30 mm Hg). En aquellos con pérdida de tejido, la presión del tobillo debe ser ≤ 70 mm Hg (PDP ≤ 50 mm Hg) para ser clasificada como ICAM. Aunque actualmente se sabe que la clasificación de Rutherford-Becker es insuficiente para clasificar a los pacientes con ICAM, se utiliza en este capítulo por su sencillez y amplio reconocimiento. Se remite a los lectores a Mills y cols. (4) para una revisión de la clasificación WIfI.

Diagnóstico diferencial

Dolor

1. Neuropatía diabética: a menudo descrita como «quemazón» que empeora por la noche y que tiene una distribución simétrica en pies o piernas. A menudo se presentan otros signos y síntomas de neuropatía.
2. Síndrome de dolor regional complejo: antes conocido como distrofia simpática; los pacientes suelen tener un flujo arterial normal.

3. Neuropatía sensitiva periférica: la neuropatía sensitiva aislada puede estar causada por diversas afecciones, como insuficiencia de vitamina B_{12}, siringomielia, toxicidad por alcohol y otras toxinas, como algunos antineoplásicos.
4. Compresión de la raíz nerviosa: diversas afecciones de la columna vertebral pueden provocar dolor continuo en las piernas. No suele haber indicios de isquemia.
5. Tromboangitis obliterante (enfermedad de Buerger): suele darse en fumadores jóvenes. La etiología es la isquemia distal debida a una enfermedad vascular inflamatoria que afecta tanto las arterias como las venas.

Ulceración del pie

1. Úlceras venosas: suelen producirse por encima del antepié (tobillo y pantorrilla), con un flujo arterial adecuado.
2. Úlceras del pie diabético: pueden dividirse en tres categorías generales: isquémicas, neuropáticas y neuroisquémicas. La neuropática es la forma más común de úlcera del pie diabético.
3. Mixta arterial y venosa: la localización suele ser maleolar y causa dolor leve, a diferencia de las úlceras puramente isquémicas, que suelen ser más distales y causar dolor intenso.
4. Infartos cutáneos: suelen deberse a una enfermedad sistémica o a una tromboembolia.

Indicaciones

1. Enfermedad arterial en el contexto de dolor en reposo o pérdida de tejido:
   a. En función de la disponibilidad de expertos, el abordaje endovascular puede ser, y a menudo es, el tratamiento de primera línea para la revascularización en la ICAM.
   b. La cirugía de derivación puede reservarse para los fracasos de los tratamientos endovasculares.

Contraindicaciones

Absolutas

1. Las contraindicaciones de la angiografía.

Relativas

1. Casos considerados inútiles o con baja permeabilidad del tratamiento endovascular debido a enfermedad avanzada grave, como ausencia de vasos objetivo distales u obstrucción de las tres arterias de salida.
2. Pacientes no ambulatorios con enfermedad avanzada: a estos pacientes se les debe aconsejar la amputación. La revascularización debe centrarse en la curación del lugar de la amputación.

Preparación previa al procedimiento

1. Los fundamentos son similares a los de cualquier paciente en quien se realiza una angiografía por catéter.
2. Debe asegurarse una hidratación adecuada a menos que la presencia de enfermedad renal terminal o insuficiencia cardíaca congestiva impida una hidratación intensiva.
3. La anestesia general o el uso de sedación profunda pueden facilitar el procedimiento tanto para el paciente como para el operador. Los pacientes con ICAM a menudo experimentan dolor intenso y no pueden mantener las piernas y los pies en una misma posición durante períodos prolongados. Además, los pacientes con enfermedad discal degenerativa pueden experimentar dolor de espalda durante la inmovilidad prolongada.
4. El tratamiento con antiagregante plaquetario previo al procedimiento es imperativo si no existen contraindicaciones para ello. Se recomienda un abordaje doble con ácido acetilsalicílico y una tienopiridina cuando los pacientes puedan tolerarlos.
5. Es imperativo un tratamiento médico óptimo de comorbilidades como la diabetes, la hipertensión, la infección, la insuficiencia cardíaca y el dolor. El tratamiento de los pacientes con ICAM es una tarea multiespecialidad y debe consultarse a los especialistas adecuados.

6. Diagnóstico por imagen: la exploración no invasiva con eco Doppler con mediciones hemodinámicas es el estándar previo al procedimiento. La angiografía por resonancia magnética (ARM) y la angiografía por tomografía computarizada (ATC) son herramientas de imagen previas al procedimiento útiles para delinear mejor la anatomía arterial infrapoplítea en los centros que cuentan con la experiencia técnica y diagnóstica necesaria. La ATC puede verse limitada a nivel infrapoplíteo debido a la presencia de calcificaciones densas en vasos de pequeño calibre o en aquellos con una función renal deficiente.

Procedimiento

La estrategia global se centra en restablecer el flujo directo en línea hacia el pie o la zona de la úlcera que no cicatriza. En general, los autores tratan todas las lesiones (aortoilíaca y femoropoplítea) en la misma sesión en la que se hace la intervención infrapoplítea, cuando es posible. En caso de enfermedad de tres vasos, el objetivo inicial debe ser revascularizar la arteria que irriga la región más isquémica del pie (angiosoma isquémico). Cuando es posible, los autores intentan tratar todas las lesiones con importancia hemodinámica tratables, incluidas las situadas por debajo del tobillo. En general, las lesiones cortas con estenosis < 50 % o < 60 % deben dejarse solas. La lesión de estos segmentos arteriales cambia la evolución natural de la lesión a favor de una progresión más rápida de la enfermedad en forma de hiperplasia de la neoíntima, en contraposición a la progresión natural de la placa ateroesclerótica:

1. Acceso arterial: pueden utilizarse varios sitios anatómicos. Con independencia del abordaje, la punta del introductor/catéter guía debe colocarse lo más cerca posible de la zona enferma para obtener la máxima ventaja de torsión y fuerza de empuje:
   a. Arteria femoral común (AFC) contralateral: es el acceso preferido en pacientes con ingle inaccesible (p. ej., cicatrices de cirugía previa), obesidad mórbida con gran panículo adiposo u obstrucción alta de la arteria femoral superficial (AFS), todo lo cual puede dificultar o hacer impracticable un acceso ipsilateral anterógrado.
   b. AFC ipsilateral: este es el abordaje preferido en la mayoría de los pacientes con enfermedad infrapoplítea, excepto en las situaciones descritas anteriormente. Acceso anterógrado por AFC:
      (1) Permite una mejor manipulación y capacidad de empuje de guías/catéteres/dispositivos.
      (2) Permite una distancia más corta a las lesiones objetivo.
      (3) Las lesiones por debajo del tobillo pueden tratarse mejor.
      (4) En caso de complicaciones, como tromboembolia, la proximidad al lugar objetivo mejora la capacidad de aspiración a través de catéteres más cortos, que mejoran la eficacia de la aspiración.
   c. Acceso tibiopedio: puede usarse si fracasan los intentos de recanalización anterógrada de las obstrucciones totales crónicas (OTC) (5). Las agujas y los introductores específicos para este fin (4 o 5 Fr) hacen que este acceso sea más práctico. El acceso guiado por ecografía es el método preferido de abordaje, aunque también se pueden usar imágenes fluoroscópicas o angiográficas (fig. 13-1). El autor usa el acceso pedio como tratamiento intervencionista, solo en caso de fracaso del acceso anterógrado. Otros autores usan el acceso pedio en pacientes con dorsalgia intensa o alteración respiratoria que no pueden tolerar la posición horizontal durante mucho tiempo (6).
   d. Acceso radial: con la popularidad del acceso radial para las intervenciones coronarias, algunos operadores lo utilizan para las intervenciones arteriales periféricas. El acceso radial-periférico (R2P) tiene muchas desventajas, especialmente para las intervenciones infrapoplíteas, como la gran distancia hasta la enfermedad objetivo, la pérdida de capacidad de empuje y control de la torsión, y la falta de instrumentación optimizada. Puede utilizarse en ausencia de otros accesos arteriales.
2. Cruce de las lesiones: puede ser dificultoso y llevar mucho tiempo en la región infrapoplítea. Esto es especialmente cierto en las OTC de segmento largo, porque los vasos a menudo están calcificados, son de pequeño calibre y hoy en día no existen dispositivos de reentrada específicos para estas arterias. Se ha perfeccionado una variedad de guías especiales

y catéteres de soporte para ayudar en este tipo de lesiones. Los dispositivos y accesos óptimos están en continua evolución:

a. *Guías especiales*: tienen características de rendimiento variables adecuadas para el cruce y la navegación a través de muñones de OTC, placas, calcificaciones, lesiones fibróticas, etc. Algunos operadores prefieren guías de 0.457 mm (0.018") junto con catéteres compatibles. Sin embargo, en la mayoría de los casos se prefieren las guías de 0.356 mm (0.014") debido a su compatibilidad con los balones de bajo perfil, endoprótesis, dispositivos de reentrada, etc., existentes. La carga de la punta de la guía, la capacidad de torsión, el soporte y la flexibilidad son algunas de las características de rendimiento que deben tenerse en cuenta a la hora de elegir una guía o de adaptarla a la lesión y la anatomía. Comprender las características y las ventajas y desventajas de las guías es fundamental para el éxito de la intervención. Una descripción detallada de qué guía elegir en cada caso queda fuera del alcance de este artículo, por lo que se recomienda a los lectores que se informen sobre las guías para intervenciones infrapoplíteas y que intenten adquirir experiencia con una variedad de estas. En las lesiones complejas infrapoplíteas es frecuente aumentar y disminuir el calibre de las guías.

   Varias compañías, incluidas Abbott Vascular, Terumo, Asahi, Boston Scientific y Cook, hacen guías que están bien adaptadas para las intervenciones infrapoplíteas. Estas tienen características de rendimiento diferentes y no hay ninguna que haya demostrado ser mejor que otra. Dependen de la preferencia del operador. Los intervencionistas deben familiarizarse con estas guías para poder elegir su plataforma favorita.

b. *Catéteres de soporte*: han mejorado la capacidad de empuje, la trazabilidad y las características de soporte longitudinal alto. A veces se hace referencia a estos dispositivos como «microcatéteres», sin distinguir entre los catéteres de pequeño calibre utilizados para la navegación (microcatéteres) y los utilizados para el cruce (catéteres de soporte). Al igual que en el caso de las guías, la elección de un catéter de soporte dependerá de la lesión y la anatomía. Mientras que cruzar un segmento tortuoso o utilizar un trayecto transcolateral para la recanalización puede requerir más flexibilidad y trazabilidad, cruzar el segmento recto de una OTC de la arteria tibial posterior, por ejemplo, exigirá el máximo soporte longitudinal. En otras ocasiones en las que un catéter de soporte no puede cruzar, puede ser útil el uso de catéteres de soporte rotacionales. Al igual que sucede con las guías, muchas empresas fabrican catéteres de cruce de perfil bajo de características variadas.

c. *Instrumentos de cruce:* en la mayoría de los casos, el uso de una combinación de catéter y guía adecuadamente seleccionada es suficiente para cruzar las lesiones infrapoplíteas. En ocasiones, el paso de guías a través de lesiones calcificadas obstruidas en segmentos largos no es posible utilizando catéteres de soporte especializados. Por ello, algunos fabricantes han desarrollado herramientas de cruce infrapoplíteas para facilitar la recanalización del segmento largo con OTC. Algunos ejemplos actuales son Viance® (Covidien, Plymouth, MN), Crosser® (Bard Peripheral Vascular, Tempe, AZ), TruePath® (Boston Scientific, Natick, MA), catéter láser Turbo-Elite® (Spectranetics/Philips, Colorado Springs, CO), Wingman® (ReFlow Medical, Mission Viejo, CA), Kitty-Kat (Avinger, Redwood City, CA) y PowerWire® (Baylis Medical, Montreal, Quebec, Canadá). Además, existe una variedad de catéteres rotatorios con características de «sacacorchos» para mejorar el éxito técnico.

d. *Técnicas alternativas*: el fracaso de las técnicas estándar de catéter/guía puede requerir métodos alternativos y maniobras de reentrada como el acceso bidireccional (acceso tibiopedal), la reentrada asistida por balón simple o doble, el refuerzo hidrodinámico o las maniobras de puente anterógrado (*rendezvous*) (5,6). Recientemente se han ideado métodos para mejorar la perfusión del pie que incluyen desvío de sangre de las arterias obstruidas a las venas. Esto se conoce como arterialización venosa distal (AVD), y se ha intentado en pacientes sin objetivo arterial distal o en pacientes sin opciones de revascularización. Los estudios en curso permitirán dilucidar mejor la utilidad de este método.

3. Herramientas terapéuticas: una vez atravesadas las lesiones objetivo, se restablece el flujo mediante diversas técnicas:

a. Angioplastia: es el pilar del tratamiento de la región infrapoplítea (a menudo denominada «angioplastia simple con balón»). La mayoría de los fabricantes fabrican balones de alto rendimiento de diversos diámetros y longitudes para aplicaciones infrapoplíteas. Debe utilizarse el balón más largo que mejor se adapte al segmento enfermo. Debe procurarse que el diámetro del balón coincida con el del segmento adyacente no enfermo. *Un error frecuente es no ajustar bien el diámetro del balón, lo que puede dar lugar a una retracción o a resultados subóptimos.*

b. Citorreducción, por ejemplo, con aterectomía rotacional o direccional (escisional), o con láser. Todos los sistemas de citorreducción existentes en el mercado disponen de herramientas específicas para la región infrapoplítea. Aunque los autores prefieren los dispositivos de aterectomía de «corte al frente», la experiencia y el nivel de comodidad del operador deben determinar qué dispositivo va a utilizarse. Actualmente no hay datos que demuestren la superioridad de un sistema de citorreducción sobre otro en las intervenciones infrapoplíteas.

c. Balones especiales: se ha ideado una variedad de balones para superar las deficiencias habituales de la angioplastia simple con balón, como la retracción y la disección. Algunos ejemplos son el balón cortante Flextome® (Boston Scientific, Natick, MA) o el balón marcador AngioSculpt® (Spectranetics/Philips, Colorado Springs, CO). Flextome® tiene el inconveniente de no disponer de balones más largos y ser demasiado voluminoso para atravesar la mayoría de las lesiones infrapoplíteas. Debido a su perfil más bajo, AngioSculpt® es más adecuado para este tipo de aplicaciones. Otro balón especial diseñado para en teoría reducir el traumatismo de la angioplastia es el balón Chocolate® (Medtronic, Minneapolis, MN). Serranator® (Cagent Vascular, Wayne, PA) crea «estrías» controladas en la placa que pueden reducir la tasa de disección o retracción. Aún no se han realizado estudios que lo demuestren.

Debe tenerse en cuenta que, si bien los balones especiales mencionados anteriormente pueden mejorar el éxito técnico, ninguno ha demostrado mejorar los resultados a largo plazo por encima de la angioplastia simple con balón.

d. Balones recubiertos de fármacos (BRF): estos dispositivos han demostrado su eficacia en los segmentos femoropoplíteos, pero todos los ensayos aleatorizados, prospectivos y multicéntricos realizados hasta la fecha no han alcanzado sus objetivos primarios de eficacia en la región infrapoplítea, por lo que no constituyen el tratamiento de referencia. Además, la presencia de fármacos en el balón está diseñada para prevenir la hiperplasia de la neoíntima y, por tanto, no contribuye a prevenir la retracción la disección, que son las causas principales del fracaso precoz de la angioplastia infrapoplítea.

e. Armazones: tienen la ventaja de tratar tanto la retracción como la disección. Actualmente, Tack® (Intact Vascular/Philips, Wayne, PA) es el único armazón aprobado por la FDA para la región infrapoplítea. El dispositivo consta de cinco armazones cortos autoexpandibles de nitinol y tiene una fuerza radial relativamente baja. Se utiliza para detectar disecciones de la endoprótesis tras una angioplastia. Para la región infrapoplítea, ninguna otra endoprótesis metálica no cubierta (ENC), endoprótesis liberadora de fármacos (ELF) o armazón vascular bioabsorbible liberador de fármacos ha sido aprobado en Estados Unidos. Su uso en la Unión Europea y el resto del mundo también ha sido limitado. Las ENC y las ELF coronarias se utilizan fuera de indicación cuando se necesitan endoprótesis. Otra ENC extraoficial es la endoprótesis Xpert® (Abbott Vascular, Santa Clara, California), que es una endoprótesis autoexpandible de nitinol compatible de 4 Fr que se suministra en diámetros de 3 mm a 8 mm. La técnica preferida de los autores para tratar la retracción y la disección en las arterias infrapoplíteas es la colocación de endoprótesis con ELF coronarias. Estas endoprótesis, en su versión expandible con balón, tienen la ventaja de disponer de catéteres de colocación de perfil ultrabajo con una gran fuerza radial, adecuadas para las lesiones infrapoplíteas calcificadas, así como de fármacos tipo «ólimus» para reducir la reestenosis.

f. Farmacología del procedimiento: la anticoagulación durante el procedimiento puede lograrse mediante heparina con un tiempo de coagulación activado objetivo superior a 250 s. Un anticoagulante alternativo es la bivalirudina, que se administra por vía intravenosa a dosis estándar. Las propiedades anticoagulantes más precisas y predecibles de la bivalirudina pueden ser preferibles en el tratamiento de pacientes con OTC de segmento largo infrainguinal.

Manejo posterior al procedimiento

1. La mejor forma de tratar a los pacientes con ICAM es en un entorno multidisciplinario. El cuidado óptimo de las heridas, el tratamiento del dolor y de las infecciones y la modificación activa de los factores de riesgo, como el abandono del tabaquismo, forman parte del tratamiento óptimo de los pacientes con ICAM. La diabetes, la dislipidemia, la hipertensión y el uso de antiagregantes plaquetarios/anticoagulantes deben optimizarse.
2. Los pacientes con úlceras de pie deben ser evaluados en centros de atención de heridas y tratados en consecuencia antes y después de los procedimientos de revascularización.
3. El tratamiento con antiagregantes plaquetarios posterior al procedimiento se continúa de manera indefinida. El tratamiento doble, cuando se utiliza, puede interrumpirse 3 meses después del procedimiento, para después seguir con monoterapia. Debe tenerse en cuenta que no existen normas actuales para el tratamiento con antiagregantes plaquetarios doble en pacientes con ICAM. Estudios recientes han indicado que la adición tras el procedimiento del anticoagulante rivaroxabán al ácido acetilsalicílico puede ser preferible en determinadas poblaciones de pacientes (7).
4. Las imágenes de seguimiento mediante evaluación arterial con eco Doppler deben realizarse a intervalos regulares de acuerdo con la rutina del médico tratante y las políticas de reembolso de las aseguradoras locales. Las consultas extraordinarias deben realizarse si hay persistencia o recidiva de los síntomas.

Resultados

1. *Recuperación del miembro y control del dolor y la infección:* diversos estudios han documentado una tasa de recuperación del miembro a 1 año de entre el 50 % y el 96 % en este grupo de pacientes mediante el uso de diferentes estrategias de endorrevascularización, las cuales son similares a los resultados de la derivación quirúrgica. El pronóstico de los pacientes con ICAM depende en gran medida del estadio de la enfermedad y de comorbilidades como la diabetes, la insuficiencia cardíaca, la insuficiencia renal y el estado nutricional. Los datos de seguridad y las preferencias de los pacientes favorecen un primer abordaje endovascular frente a la derivación quirúrgica abierta:
   a. Un metaanálisis de los resultados de ensayos aleatorizados en los que se compararon diversos tratamientos para los vasos infrapoplíteos no mostró diferencias significativas en las tasas de salvamento del miembro y, por tanto, recomendó el tratamiento con angioplastia, balón y endoprótesis de rescate utilizando ENC cuando fuera posible (8). Debe tenerse en cuenta que la recuperación del miembro es una herramienta relativamente poco sensible para medir las diferencias incrementales entre diversas tecnologías y técnicas. La permeabilidad y la ausencia de revascularización de la lesión objetivo (RLO) son mayores cuando se utilizan ELF coronarias.
2. *Permeabilidad, mejoras en la clasificación de la enfermedad, RLO:* existen resultados variables entre las distintas técnicas y dispositivos en la intervención infrapoplítea. Las variables que afectan los resultados son la longitud de la lesión, la presencia de OTC, la diabetes, la insuficiencia renal, etc:
   a. Angioplastia con balón: a pesar de una mala permeabilidad del 50 % al 60 % a 1 año en la región infrapoplítea, las tasas de salvamento del miembro son altas, como se ha mencionado anteriormente.
   b. BRF: ensayos prospectivos, aleatorizados y multicéntricos como IN.PACT DEEP no lograron mostrar ninguna diferencia entre la angioplastia con balón y el uso de BRF (9). Otros estudios fundamentales para el registro completados de BRF para la región infrapoplítea tampoco han alcanzado sus criterios de valoración primarios de eficacia, por lo que actualmente no están aprobados por la FDA de Estados Unidos.
   c. Varios estudios de aterectomía han mostrado tasas de salvamento del miembro excelentes, de > 80 % a 1 año. Los resultados de la aterectomía orbitaria con el dispositivo

Diamondback® (CSI, Minneapolis, MN) han mostrado una tasa de salvamento del miembro > 95 % al año. No se ha establecido la superioridad de ninguna forma de aterectomía sobre la angioplastia con balón sola en ensayos aleatorizados.

d. Armazones: las ENC presentan mejores resultados técnicos en comparación con la angioplastia con balón, pero en general no se ha demostrado que la permeabilidad a largo plazo sea mejor. Los resultados del estudio TOBA-II DR mostraron una permeabilidad del 74.5 % a los 12 meses en pacientes con ICAM, lo que supone una mejora con respecto a la angioplastia con balón.

El uso de ELF mejora la permeabilidad a 1 año, la cicatrización de la herida y la supervivencia sin episodios, además de reducir la reestenosis y la necesidad de reintervención en comparación con la angioplastia con balón en lesiones relativamente cortas (10,11). Por estas razones, la colocación de endoprótesis en punto específico con ELF es el método preferido de los autores en la región infrapoplítea.

3. Dada la falta de un tratamiento estandarizado para los pacientes con ICAM, los resultados locales y las experiencias individuales determinarán probablemente la estrategia utilizada. Los resultados de los estudios en curso deberían aclarar el papel de los distintos dispositivos en el tratamiento de los pacientes con ICAM.

Complicaciones

1. Las complicaciones más frecuentes son las relacionadas con la angiografía por catéter, como las complicaciones en el punto de acceso y la nefropatía por el medio de contraste.
2. La lesión vascular, como la rotura, es poco frecuente y puede tratarse mediante colocación de prótesis cubiertas, ENC o inflado prolongado del balón. La extravasación focal de contraste debida al falso paso de la guía suele ser autolimitada y no requiere ningún tratamiento específico.
3. Puede producirse embolización en la circulación distal. Los factores de riesgo de embolia distal incluyen uso de dispositivos de aterectomía, ATP de lesiones trombóticas y recanalización de OTC largas. La pérdida de flujo distal se ha correlacionado con peores resultados, y los émbolos deben tratarse con uno de los diversos dispositivos de aspiración disponibles en la actualidad. Los autores suelen preferir el dispositivo Jeti-6 (Walk Vascular, Irvine, CA) para los émbolos/trombos más proximales (p. ej., obstrucción de trifurcación o tercio proximal de las arterias tibiales) y CAT-Rx (Penumbra, Alameda, CA) para los émbolos más distales. Los restos en las arterias del pie pueden aspirarse mediante CAT-3 (Penumbra, Alameda, CA) o dispositivos equivalentes.
4. También pueden producirse fracasos agudos de intervención en función de los dispositivos utilizados y de la experiencia del operador:
   a. La imposibilidad de atravesar un segmento obstruido se produce en el 5 % al 10 % de los casos (12). En este caso, el acceso tibiopedal puede lograr a menudo la recanalización. Los detalles técnicos de la instrumentación y el acceso para ellos están más allá del alcance de este capítulo y se pueden encontrar en otro sitio (5).
   b. Otras causas de fracaso agudo son el retroceso, la disección y, con poca frecuencia, la trombosis. La primera es frecuente en las intervenciones infrapoplíteas, y puede ser necesario utilizar armazones, dispositivos de citorreducción o balones especiales (12).

Referencias bibliográficas

1. Hiatt WR. Medical treatment of peripheral arterial disease and claudication. *N Engl J Med.* 2001;344(21):1608–1621.
2. Razavi MK, Flanigan DP, White SM, et al. A novel real-time blood flow measurement device for patients with peripheral artery disease. *J Vasc Interv Radiol.* 2021;32(3):453–458.
3. Rogers RK, Montero-Baker M, Biswas M, et al. Assessment of foot perfusion: overview of modalities, review of evidence, and identification of evidence gaps. *Vasc Med.* 2020;25(3):235–245.
4. Mills JL Sr, Conte MS, Armstrong DG, et al. The Society for vascular surgery lower extremity threatened limb classification system: risk stratification based on wound, ischemia, and foot infection (WIfI). *J Vasc Surg.* 2014;59:220–234.e1-2.

5. Razavi MK, Kafai NM. Re-entry and wire snaring techniques in CLI interventions. In: Mustapha J, ed. Critical Limb Ischemia: CLI Diagnostics and Interventions. HMP Communications, LLC; 2014.
6. Mustapha JA, Saab F, McGoffT, et al. Tibio-pedal arterial minimally invasive retrograde revascularization in patients with advanced peripheral vascular disease: the TAMI technique, original case series. *Catheter Cardiovasc Interv*. 2014:83(6):987–994.
7. Bonaca MP, Bauersachs RM, Anand SS, et al. Rivaroxaban in peripheral artery disease after revascularization. *N Engl J Med*. 2020;382(21):1992–2004.
8. Jens S, Conijn AP, Koelemay MJ, et al. Randomized trials for endovascular treatment of infrainguinal arterial disease: systematic review and meta-analysis (Part 2: Below the knee). *Eur J Vasc Endovasc Surg*. 2014;47(5):536–544.
9. Zeller T, Baumgartner I, Scheinert D, et al. Drug-eluting balloon versus standard balloon angioplasty for infrapopliteal arterial revascularization in critical limb ischemia: 12-month results from the IN.PACT DEEP randomized trial. *J Am Coll Cardiol*. 2014;64(15):1568–1576.
10. Fusaro M, Cassese S, Ndrepepa G, et al. Drug-eluting stents for revascularization of infrapopliteal arteries: updated meta-analysis of randomized trials. *JACC Cardiovasc Interv*. 2013;6(12):1284–1293.
11. Katsanos K, Spiliopoulos S, Diamantopoulos A, et al. Systematic review of infrapopliteal drug-eluting stents: a meta-analysis of randomized controlled trials. *Cardiovasc Intervent Radiol*. 2013;36(3):645–658.
12. Razavi MK, Mustapha JA, Miller LE. Contemporary systematic review and meta-analysis of early outcomes with percutaneous treatment for infrapopliteal atherosclerotic disease. *J Vasc Interv Radiol*. 2014;25(10):1489–1496.

13 Isquemia aguda de los miembros: farmacomecánica y tratamiento trombolítico

Matthew J. Scheidt, MD

Tratamiento trombolítico intraarterial dirigida por catéter

La trombólisis dirigida por catéter (TDC) intraarterial, iniciada por Dotter en la década de 1970, se ha convertido en una práctica médica habitual en el tratamiento de urgencia de la isquemia aguda de los miembros (IAM) con el objetivo de restablecer rápidamente el flujo sanguíneo al miembro en riesgo (fig. 13-1), lo que reduce al mínimo la tasa de amputación y la mortalidad. La angiografía también puede ayudar a identificar la(s) lesión(es) subyacente(s) causal(es) para su posterior tratamiento quirúrgico y/o endovascular, incluida tanto la TDC como la trombectomía mecánica.

Indicaciones

Obstrucción(es) trombóticas o embólicas de arterias originales o injertos de derivación con claudicación de nueva aparición o isquemia con riesgo para el miembro (tabla 13-1) (1-4). Tanto los trombos agudos (de menos de 14 días de duración) como los crónicos son susceptibles de tratamiento (2,5).

Contraindicaciones (1-4)

Absolutas

1. Hemorragia activa clínicamente significativa.
2. Isquemia irreversible de los miembros con pérdida importante de tejido o daño nervioso permanente (pérdida sensitivomotora grave, parálisis/rigidez muscular).
3. Presencia/desarrollo de síndrome compartimental.
4. Hemorragia intracraneal.
5. Contraindicación absoluta a la anticoagulación.

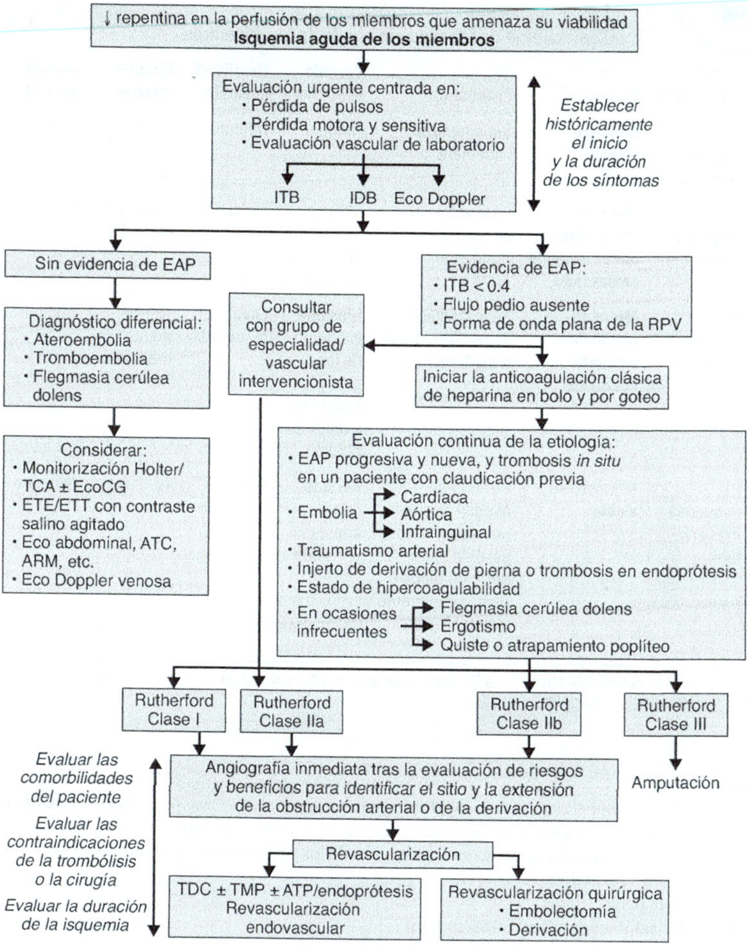

FIGURA 13-1 • Algoritmo para la evaluación y el tratamiento de la isquemia aguda de los miembros (IAM). Una vez diagnosticada, se inicia la anticoagulación y el tratamiento posterior depende de la clasificación de la IAM. Las opciones iniciales incluyen la trombólisis dirigida por catéter (TDC) con o sin trombectomía mecánica percutánea (TMP) o la revascularización quirúrgica. Las categorías clínicas de IAM incluyen: (a) miembros viables, sin amenaza inmediata de pérdida tisular, con fuerza muscular y sensaciones intactas y señales Doppler arteriales/venosas audibles; (b) marginalmente amenazados, con riesgo de pérdida tisular, pérdida sensorial mínima o nula, fuerza muscular intacta débil y, a menudo, señales Doppler arteriales inaudibles, pero señales Doppler venosas intactas (tratadas con prontitud, estos miembros son salvables y permiten disponer de tiempo para la obtención de imágenes vasculares); (c) amenaza inminente que requiere atención urgente y sin demora y se manifiesta como miembros con pérdida sensitiva (más que en los dedos de los pies) y motora (leve a moderada) con señales Doppler arteriales inaudibles, pero señales Doppler venosas audibles; estos miembros son salvables; e (d) isquemia irreversible o no viable, con pérdida tisular importante, pérdida sensitiva y motora profunda (parálisis) y señales Doppler arteriales/venosas inaudibles. ARM, angiografía por resonancia magnética; ATC, angiografía por tomografía computarizada; ATP, angioplastia transluminal percutánea; EAP, enfermedad arterial periférica; Eco, ecografía; EcoCG, electrocardiografía; ETE, ecocardiografía transesofágica; ETT, ecocardiografía transtraqueal; IDB, índice dedo del pie-brazo; ITB, índice tobillo-brazo; RPV, resistencia pulmonar vascular.

Tabla 13-1 Clasificación de la isquemia aguda de los miembros

Clase Rutherford	Categoría	Pronóstico	Pérdida sensitiva	Debilidad muscular	Doppler arterial	Doppler venoso
I (isquemia reversible)	**Miembro viable**	Sin amenaza inmediata	Ninguna	Ninguna	Audible	Audible
IIA (isquemia reversible)	**Miembro rescatable: márginalmente amenazado**	Rescatable si se revasculariza rápidamente	Mínima (dedos de los pies) o ninguna	Ninguna	A menudo inaudible	Audible
IIB (isquemia reversible)	**Miembro rescatable: amenaza inminente**	Rescatable si se revasculariza inmediatamente	Más que los dedos de los pies y asociada a dolor en reposo	Leve a moderada	Normalmente inaudible	Audible
III (isquemia irreversible)	**Miembro no viable**	Pérdida de miembros o daño permanente con pérdida importante de tejido o daño permanente inevitable del nervio	Pérdida con anestesia profunda	Parálisis profunda (rigor)	Ninguno	Ninguno

Reimpresa con permiso de McNamara TO. Thrombolysis as an alternative initial therapy for the acutely ischemic limb. *Semin Vasc Surg.* 1992;5:89-98.

Relativas

Aunque la trombólisis no suele considerarse en las siguientes situaciones, la toma de decisiones clínicas gira en torno al beneficio previsto y los riesgos concurrentes. La evaluación clínica cuidadosa y el buen juicio en la selección de los pacientes, especialmente los adultos mayores, son esenciales:

1. Diátesis hemorrágica.
2. Coagulación endovascular diseminada.
3. Accidente cerebrovascular establecido (en 2 meses).
4. Neurocirugía o traumatismo intracraneal (en los 3 meses siguientes).
5. Reanimación cardiopulmonar (en un plazo de 10 días).
6. Cirugía mayor o traumatismo (en un plazo de 10 días).
7. Cirugía ocular (en un plazo de 3 meses).
8. Tumor intracraneal, malformación vascular, aneurisma o trastorno convulsivo.
9. Hipertensión no controlada.
10. Hemorragia interna reciente o biopsia visceral.
11. Hemorragia digestiva grave reciente (en un plazo de 10 días).
12. Reacción alérgica grave al fármaco trombolítico, al anticoagulante o al medio de contraste que no pueda controlarse mediante premedicación.
13. Trombocitopenia grave.
14. Embarazo o estado posparto inmediato.
15. Disfunción hepática grave con coagulopatía asociada.
16. Endocarditis bacteriana.
17. Retinopatía hemorrágica diabética.
18. Esperanza de vida < 1 año.

Preparación previa al procedimiento

1. **Pruebas de imagen no invasivas de buena calidad.** La revisión de las imágenes disponibles es imperativa. La ecografía vascular, la angiografía por tomografía computarizada (ATC) o la angiografía por resonancia magnética (ARM) pueden definir la distribución de la enfermedad, determinar la etiología de los síntomas del paciente y ayudar a planificar las intervenciones posteriores, incluido el sitio de acceso y el equipo necesario.
2. **Evaluación de laboratorio estándar.** Generalmente incluye hematócrito/hemoglobina (>10 g por dL y 30 % en volumen), recuento de plaquetas (>100 000/μL), nitrógeno ureico en sangre/creatinina basales, filtración glomerular estimada (FGe), tiempo de protrombina (TP) con cociente internacional normalizado (INR, *international normalized ratio*), tiempo de tromboplastina parcial (TTP) y concentraciones de fibrinógeno (opcional).
3. **Selección del sitio de acceso.** Revisar todas las imágenes previas disponibles. La enfermedad obstructiva puede abordarse desde el lado contralateral o ipsilateral. Puede ser necesario un abordaje anterógrado ipsilateral cuando no puede obtenerse un acceso con introductor hacia arriba y a través (*up-and-over*) debido a una obstrucción de la arteria ilíaca, a la presencia de endoprótesis ilíacas o de una derivación aortoilíaca/aortobifemoral. La punción directa y cuidadosa de un injerto no suele entrañar riesgos. Por lo general, debe evitarse la punción de las arterias braquial y axilar cuando se prevé un tratamiento trombolítico.

Procedimiento

1. Tras obtener el acceso intraarterial deseado y colocar el introductor vascular del tamaño adecuado, se realiza una arteriografía basal para documentar la extensión del trombo y la enfermedad arterial (fig. 13-2).
2. Una vez identificada la obstrucción y decidida la TDC (fig. 13-3), el introductor corto de 5 Fr (casi siempre usado al principio) se reemplaza por un introductor largo de 6 Fr que cruce la bifurcación (cuando sea posible, colocar la punta del introductor en la arteria ilíaca externa, en caso de obstrucción de todas las ramas del miembro inferior).

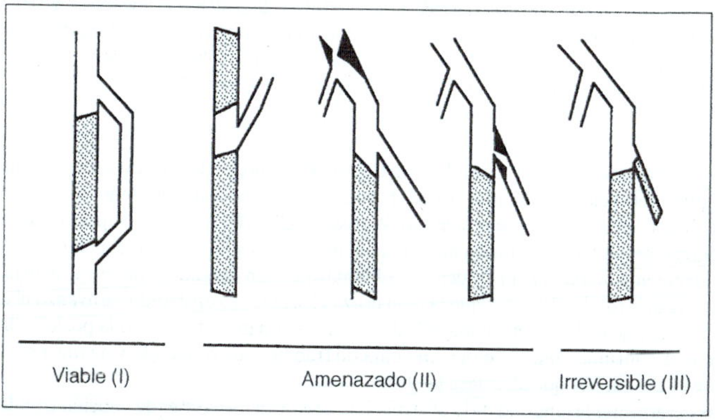

FIGURA 13-2 • Patrones arteriográficos que corresponden típicamente a las categorías clínicas de isquemia aguda: *(I)* Los miembros viables muestran a menudo una obstrucción segmentaria única con colaterales permeables y reconstitución de los vasos de salida a la pantorrilla; *(II)* Los miembros amenazados pueden tener lesiones en tándem, en serie o en paralelo, con colaterales permeables y reconstitución de los vasos de salida a la pantorrilla; y *(III)* los miembros con isquemia irreversible presentan obstrucciones extensas trombóticas en paralelo, colaterales obstruidas y ausencia de reconstitución distal de los vasos de salida. (De McNamara TO. Thrombolysis as an alternative initial therapy for the acutely ischemic limb. *Semin Vasc Surg*. 1992;5:89-98).

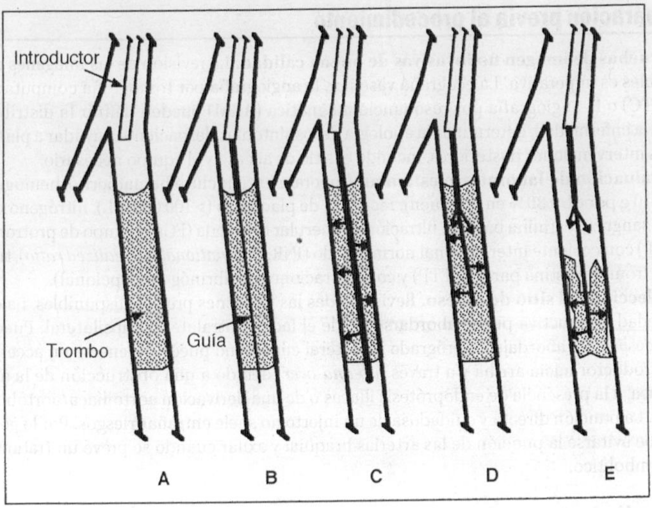

FIGURA 13-3 • Etapas de la trombólisis intraarterial. **A:** se muestra un segmento obstruido del vaso mediante arteriografía. **B:** se introduce un catéter coaxial a través del introductor intraarterial y se avanza a la parte proximal del trombo, y después se avanza la guía hasta el extremo distal del trombo (prueba de recorrido de la guía). **C:** se introduce un catéter con orificios múltiples y la punta obstruida en todo el trombo, el cual satura con la sustancia lítica administrada mediante infusión con pulsos rápidos (otra alternativa es un catéter con un orificio distal o un catéter con algunos orificios laterales cercanos al extremo distal que se hacen avanzar en sentido distal y luego se retraen en sentido proximal mientras se van depositando pequeñas dosis del fármaco lítico en cada sitio). **D:** la infusión continua se administra a través de un catéter con orificio en el extremo con su punta en el trombo proximal y un catéter más pequeño con orificio lateral que está mucho más avanzado dentro del coágulo (se muestra aquí un segmento distal del trombo sin tratar, aunque un catéter con orificios a los lados con su punta obstruida puede introducirse para inundar el trombo con el fármaco en toda su longitud lítica). **E:** conforme la trombólisis progresa, ambos catéteres pueden avanzarse, pero con esta configuración, el catéter interno solo puede avanzarse en los trombos frescos. El proceso continúa hasta que todo el trombo se disuelve y una lesión obstructiva subyacente queda al descubierto para el tratamiento por angioplastia o cirugía.

3. A continuación se intenta cruzar la obstrucción. Para ello, suele utilizarse una combinación de guía metálica de 0.889 mm (0.035″) (guía hidrófila con ángulo Bentson) y un catéter con ángulo de 4 Fr o 5 Fr, por ejemplo, Bernstein/glide/Quick-Cross Support Catheter. El progreso se controla mediante angiografías periódicas y la posición del catéter se ajusta de forma adecuada. Las proyecciones oblicuas pueden ayudar a encontrar el orificio de entrada del trombo. Una vez que la guía cruza el segmento obstruido, se avanza el catéter sobre este y se realiza una angiografía de confirmación para demostrar la posición intraluminal. A continuación, se coloca una guía de trabajo más resistente y de mayor longitud a través del catéter que atraviesa la obstrucción.
4. Tras determinar la longitud de la obstrucción, se coloca un catéter de infusión trombolítica sobre la guía de trabajo. Normalmente, el catéter de goteo debe cubrir toda la longitud de la obstrucción y extenderse al menos 2 cm en cada extremo:
   a. Un trombo que se resiste al paso de una guía estándar (prueba de paso de guía o GWTT [*Guidewire Traversal Test*]) puede ser crónico y puede ser difícil de disolver solo con TDC. Sin embargo, esto no tiene por qué desaconsejar una prueba de trombólisis (1).
   b. Si la punta del catéter no puede colocarse con éxito a través del trombo, puede colocarse proximal a la obstrucción, con inicio de lisis (regional) para ablandar el trombo proximal para un intento posterior de colocación intratrombótica del catéter.

Tabla 13-2 Esquemas de dosificación habituales para el tratamiento de obstrucciones arteriales periféricas con fármacos trombolíticos[a]

Fármaco	Semivida plasmática (min)	Concentración	Esquema de dosificación	Heparina sistémica
Estreptocinasa	30	1 500 UI/mL	Acumulación intratrombótica: 20 000-50 000 UI Infusión: 5 000 UI/h (opcional)	Puede ser necesaria al principio; quizá innecesaria u opcional después de las 12 h
Urocinasa	15	3 000 UI/mL	Acumulación intratrombótica: 250 000-500 000 UI Infusión: 4 000 UI/h × 2 h; 2 000 UI/h × 2 h y después 1 000 UI/h mientras dure (opcional)	Dosis terapéutica completa
r-tPA	5	0.2 mg/mL	Acumulación intratrombótica: 5-10 mg Infusión: 0.5-1.0 mg/h (opcional)	Subterapéutica (2 500 U en bolo i.v. + 500 U/h en goteo i.v.); opcional
Reteplasa	15	0.5 U/mL	Acumulación intratrombótica: 2-5 U Infusión: 0.5-1.0 U/h (opcional)	Subterapéutica; opcional

r-tPA, activador tisular del plasminógeno recombinante; i.v., vía intravenosa.
[a]Para una lista y descripciones más completas, véanse las referencias (2), (4) y (9).

c. Si no se coloca el catéter dentro del trombo o a través de este, disminuirá la eficacia del tratamiento lítico debido al menor acceso del fármaco al plasminógeno unido a la fibrina.

5. **Selección de la guía o catéter de infusión:** una variedad de catéteres de infusión de 4 Fr y 5 Fr (p. ej., catéter de infusión con válvula Cragg-McNamara® [Medtronic, Minneapolis, MN] y catéter de infusión Uni-Fuse® [Angiodynamics, Latham, NY]) y posiblemente catéteres y guías de infusión más pequeños, ya que los dispositivos disponibles comercialmente cambian constantemente. Las combinaciones de catéter y guía se utilizan normalmente para la administración por gota lenta y continua del trombolítico.

6. **Fármacos trombolíticos** (*v.* tabla 13-2 para la administración de dosis): la TDC se basa en la difusión del fármaco en el trombo, un proceso lento que requiere un gradiente de concentración elevado para conducir el reactivo al interior del coágulo:

   a. En la literatura se han descrito varios fármacos trombolíticos, y actualmente ninguno cuenta con la aprobación de la Food and Drug Administration (FDA) de Estados Unidos para su uso en arterias o venas periféricas. Los ensayos prospectivos aleatorizados que comparan directamente los fármacos son limitados y, por tanto, no ofrecen una comparación significativa:

      (1) La urocinasa fue el fármaco más utilizado en Estados Unidos hasta que se retiró temporalmente del mercado en 1999. La alteplasa, un activador tisular del plasminógeno recombinante humano (r-tPA) de segunda generación con mayor especificidad de fibrina, y la reteplasa (r-tPA), un mutante recombinante de deleción del r-tPA, son actualmente los trombolíticos más utilizados en Estados Unidos para aplicaciones vasculares periféricas.

(2) El consenso general es que la urocinasa y el r-tPA son igualmente eficaces y seguros (1,2) y que ambos son mejores que la estreptocinasa para el tratamiento de las obstrucciones arteriales periféricas (2,3,8). El activador del plasminógeno tisular produce una lisis precoz más rápida que la urocinasa (4,5,10). La experiencia con la trombólisis periférica mediante r-tPA ha aumentado, y el perfil de eficacia y seguridad parece aceptable (2,4,9).

b. La *infusión intratrombótica* consiste en depositar un fármaco concentrado en el trombo mediante múltiples catéteres con orificio lateral y la técnica de pulverización pulsada Las dosis altas repetidas intratrombóticas del fármaco saturan el trombo y reducen significativamente la duración del tratamiento, la dosis total y la incidencia de complicaciones, pero aumenta ligeramente la incidencia de hemorragia mayor (2). La infusión se realiza mediante un catéter de infusión con múltiples orificios laterales o un catéter con orificio terminal colocado distalmente y retraído lentamente en sentido proximal. Algunos aconsejan dejar un tapón distal al trombo en su lugar para evitar la posible embolización causada por la administración por gota forzada. Otros saturan todo el trombo para restablecer el flujo rápidamente. Los pequeños émbolos distales de trombo suelen disolverse con la administración por gota continuada del lítico.

c. La *infusión intratrombótica lenta, continua y a dosis bajas* representa el estado actual de la práctica, junto con angiografía de seguimiento en 6 h a 24 h que puede ser variable en función de cada caso individual.

7. **Anticoagulación intravenosa concurrente:** la heparina se administra como una dosis intravenosa (i.v.) en bolo de 70 U/kg y luego como una infusión i.v. continua de 500 U/h a 1 200 U/h (1-4) para prevenir la formación de trombos alrededor de un catéter obstructivo. Puede iniciarse en cuanto se atraviesa el trombo con una guía:

   a. La heparina debe ajustarse para mantener el TTP o el tiempo de coagulación activada (TCA) en el intervalo terapéutico. Sin embargo, varios operadores utilizan una infusión de heparina a una tasa fija de 500 U/h para mantener el TTP en el intervalo inferior (40-50 s).

   b. Las interacciones entre la heparina y los fármacos líticos pueden provocar la formación de precipitados (datos de Abbott Laboratories, Abbott Park, IL; y Genentech Inc., San Francisco, CA), por lo que ambos fármacos no deben mezclarse antes de su administración (1-4).

8. **Trombólisis asistida por ecografía:** se ha demostrado que la energía transmitida por las ondas de los ultrasonidos separa/afloja los filamentos de fibrina, lo que aumenta la superficie del trombo y aumentan la disponibilidad del trombo para el fármaco lítico. Estudios *in vitro* han demostrado la aceleración de la lisis del coágulo al acelerar el contacto del fármaco lítico con el trombo, aumentar la permeabilidad del trombo e incrementar los receptores de plasminógeno disponibles (2). El catéter de infusión EKOS® (Boston Scientific, Natick, MA) se basa en estos principios y está aprobado por la FDA para su uso en la trombólisis de la arteria pulmonar. Sin embargo, no existen datos actuales que respalden la mayor eficacia de este dispositivo en la trombólisis arterial periférica o venosa, en comparación con los catéteres de infusión tradicionales. Por tanto, sigue siendo difícil determinar si el uso de la trombólisis por ecografía en este contexto clínico justifica el coste adicional asociado.

Manejo posterior al procedimiento

1. **Vendaje compresivo** en el sitio de entrada del catéter; el sitio de punción se revisa cada 30 min durante 2 h y luego cada 2 h durante la administración por goteo.
2. Los pacientes suelen ser tratados en la unidad de cuidados intensivos o intermedios y las constantes vitales se controlan con frecuencia según el protocolo institucional para trombólisis. Los pulsos de los miembros (palpación/Doppler) se comprueban cada 4 h o con mayor frecuencia según indicación clínica.
3. Seguimiento de laboratorio:
   a. Hematócrito, TP y TTP/TCA cada 2 h en dos ocasiones y después cada 6 h durante la administración por gota.

b. El TTP deseado es de 2.0 a 2.5 veces el nivel de control (con un nivel de control de 35 s, el TTP deseado sería 70-90 s o inferior, según la preferencia del operador). El TCA debe ser >250 s durante el tratamiento lítico.
4. La entrada/salida de líquidos se monitoriza de manera intensiva.
5. Es mejor evitar las inyecciones intramusculares durante este período.
6. La heparina se administra en dosis de 500 U/h a 1 000 U/h a través del introductor vascular para evitar la trombosis alrededor de este. Sin embargo, pequeñas series no han demostrado una mejora de la eficacia y presentan tasas de complicaciones similares tanto si, durante la TDC, se utiliza heparina como si no (2,4).
7. En caso de fiebre, se sugiere paracetamol, no ácido acetilsalicílico.
8. El paciente suele regresar al laboratorio intervencionista para repetir la angiografía en un plazo de 6 h a 24 h para comprobar la disolución del trombo o según se considere de acuerdo con los datos clínicos.
9. El tratamiento se interrumpe ante la evidencia de recanalización satisfactoria (resolución angiográfica con mejora clínica, retorno de las señales Doppler), complicación o fracaso:
   a. Se suspenden tanto el fármaco lítico como la heparina. Se retira el catéter de infusión sobre una guía (manteniendo el acceso de la guía a través del lugar de la obstrucción). Se continúa la administración por gota de suero salino heparinizado a través del introductor intraarterial. A continuación, se realiza una angiografía posterior a la lisis.
   b. Debe intentarse tratar lo antes posible la(s) lesión(es) obstructiva(s) subyacente(s) mediante métodos endovasculares percutáneos o cirugía (1-4).
   c. Una vez realizado el tratamiento endovascular definitivo (trombectomía mecánica, angioplastia y/o endoprótesis), puede retirarse el introductor, o cuando el TCA sea <180 s. Para una retirada más temprana (1-2 h), si el TTP o el TCA están elevados, puede administrarse una infusión i.v. lenta de 25 mg de sulfato de protamina, salvo contraindicaciones. Como alternativa, pueden utilizarse dispositivos de cierre percutáneo del sitio de acceso para obtener la hemostasia en la arteriotomía. No hay evidencia que sugiera que estos dispositivos aumenten las infecciones del sitio de acceso tras la trombólisis de varios días.
   d. La anticoagulación i.v. puede reiniciarse en 3 h a 6 h tras la retirada del introductor intraarterial y la compresión inguinal satisfactoria, o posiblemente antes si se utilizó un dispositivo de cierre para obtener la hemostasia en el punto de acceso. Las indicaciones para reiniciar la anticoagulación i.v. incluyen tromboembolia periférica todavía presente, anticoagulación que necesita continuarse hasta la cirugía, puente a la conversión del tratamiento oral, o para otras indicaciones (p. ej., fibrilación auricular).

Resultados

1. A pesar de su uso generalizado, la evidencia a favor de la trombólisis frente a la cirugía abierta en la IAM es limitada. Una revisión de la literatura actual solo encontró cinco estudios que compararan la lisis directamente con la cirugía. Además de los ensayos controlados aleatorizados (ECA), en el Reino Unido se mantiene una gran base de datos sobre trombólisis, la *National Audit of Thrombolysis in Acute Leg Ischemia* (NATALI).
2. Tres ensayos aleatorizados (ROCHESTER, STILE y TOPAS) en los que se comparó la trombólisis con la cirugía primaria han definido en gran medida el papel de la TDC en el tratamiento de la IAM. En los ensayos TOPAS y STILE se observó que la IAM asociada a la obstrucción aguda de injertos de derivación presentaba mejores resultados que la obstrucción aguda de vasos originales. Además, los estudios demostraron una reducción de la magnitud de las intervenciones necesarias con la TDC en relación con la trombectomía abierta. Sin embargo, el uso del tratamiento trombolítico se asocia a complicaciones hemorrágicas y accidente cerebrovascular, y también hay informes de isquemia recidivante (5-9). Por tanto, la TDC se recomienda principalmente para trombosis de injertos o trombosis *in situ* de vasos originales de corta duración (<14 días).
3. Un metaanálisis Cochrane llegó a la conclusión de que no hay diferencias significativas en la recuperación del miembro, la tasa de amputación o la mortalidad a los 30 días, 6 meses y 1 año entre la TDC y la trombectomía abierta (8). Las series publicadas sobre trombólisis

con urocinasa para isquemia aguda en los miembros inferiores revelan un resultado trombolítico positivo en el 85 % al 95 % de los pacientes, con una duración media de la administración por gota de aproximadamente 24 h. Una respuesta precoz rápida (< 2 h) a la trombólisis se asocia a un mejor éxito inicial. La duración de la administración por gota suele ser más corta con r-tPA y mucho más larga con estreptocinasa. Sin embargo, la duración del tratamiento puede variar en función de las dosis y las velocidades de infusión utilizadas.

4. La permeabilidad a largo plazo mejora si las lesiones subyacentes se tratan rápidamente mediante técnicas percutáneas y/o quirúrgicas. La permeabilidad a largo plazo suele ser mejor en las obstrucciones suprainguinales tratadas con éxito (frente a las obstrucciones infrainguinales) y en los injertos venosos (frente a los sintéticos).
5. Cuando la trombólisis fracasa, la trombectomía simple y/o la revisión del injerto tampoco ofrecen buenos resultados.
6. La evidencia sugiere que la TDC se asocia a un mayor riesgo de complicaciones hemorrágicas y embolización distal frente a la intervención quirúrgica abierta. No se ha observado un aumento estadístico del riesgo de accidente cerebrovascular entre ambos grupos (8).
7. Según los informes, los pacientes con obstrucciones crónicas (duración > 14 días) tienen un mejor pronóstico a largo plazo con una intervención quirúrgica inicial, pero la trombólisis sigue siendo una opción viable (5).

Complicaciones

1. La probabilidad de una complicación grave aumenta drásticamente con la duración de la trombólisis. Las incidencias notificadas de diversas complicaciones se muestran en la tabla 13-3.

Tabla 13-3 Incidencia global de las complicaciones de la trombólisis arterial periférica

Complicación	Incidencia (%)
Hemorragia grave	6.6
Hemorragia intracraneal	0.5
Hemorragia retroperitoneal	0.3
Hemorragia leve	6.3
Complicaciones relacionadas con los miembros	
Embolización distal	5.2
Amputación	
Por embolización distal	0.8
Por isquemia grave preexistente	8.0
Síndrome de reperfusión	0.7
Síndrome compartimental	2.0
Nueva trombosis concurrente	3.0
Disección arterial local	0.6
Complicaciones sistémicas	
Insuficiencia renal aguda	0.3
Infarto agudo de miocardio	0.2
Otros	
Accidente cerebrovascular no hemorrágico	< 1.0
Muerte	0.8

Compilada a partir de dos revisiones de la literatura sobre la trombólisis regional para obstrucciones arteriales periféricas de Gardiner GA y Sullivan KL. En: Kadir S, ed. Current Practice of Interventional Radiology. CB Decker; 1991:87-91. (n = 1 787 casos) y McNamara et al. (McNamara TO, Goodwin SC, Kandarpa K. Complications associated with thrombolysis. *Semin Interv Radiol.* 1994;2:134-144.) (n = 1 000 casos).

2. La incidencia de una reacción alérgica grave con estreptocinasa es inferior al 0.5 %, pero es menor con urocinasa. Sin embargo, estos trombolíticos de primera generación ya no se utilizan en IAM debido al mayor riesgo hemorrágico y al tiempo más lento de resolución del trombo, dada la falta de especificidad de unión a fibrina de estos productos.
3. Dado que muchos de los factores que aumentan las complicaciones hemorrágicas siguen siendo inciertos, es prudente dirigir los esfuerzos hacia la detección precoz y el tratamiento adecuado de la hemorragia.
4. Es aconsejable evitar la punción arterial en zonas anatómicas no compresibles (p. ej., arteria axilar).
5. Otras incidencias notificadas de complicaciones de la trombólisis son las siguientes (2):
    a. Hemorragia intracraneal: 0-2.5 % (umbral, 2).
    b. Hemorragia grave que requiere transfusión o cirugía: 1-20 % (umbral, 10).
    c. Síndrome compartimental: 1-10 % (umbral, 4).
    d. Embolización distal no corregida con lisis: 1-5 % (umbral, 5).
    e. Embolización mecánica distal: 1.8 % (umbral, 2).
    f. Sepsis o insuficiencia renal: < 1 %.
    g. Formación de seudoaneurisma en el sitio de punción: < 1 %.

Tratamiento de las complicaciones durante la administración por gota del fármaco lítico

1. Hemorragia grave:
    a. Interrupción inmediata del fármaco trombolítico y de la heparina i.v.
    b. Considerar la transfusión de sangre total fresca, concentrado de eritrocitos o plasma fresco congelado.
    c. Si el fibrinógeno es inferior a 100 mg/dL, administrar 0.15 U/kg de crioprecipitado redondeado a la unidad más próxima.
    d. En caso de hemorragia grave continuada, considerar ácido aminocaproico (5 g por vía oral o infusión por venoclisis lenta durante 20 min y luego 1 g/h durante 2-4 h).
    e. Búsqueda minuciosa del origen de la hemorragia interna para adoptar medidas correctivas específicas (p. ej., tomografía computarizada para detectar una hemorragia retroperitoneal oculta).
2. *La embolización distal del trombo se produce en alrededor del 5 % al 10 % de los casos*, y suele resolverse con tratamiento lítico continuado o embolectomía por aspiración. La embolectomía quirúrgica rara vez es necesaria.
3. Reacción alérgica:
    a. Infrecuente con urocinasa y r-tPA; relacionada más frecuentemente con estreptocinasa.
    b. Se han notificado casos ocasionales de escalofríos y rigidez tras grandes infusiones rápidas de urocinasa (p. ej., 500 000 UI para el tratamiento de injertos de acceso de diálisis obstruidos). El tratamiento profiláctico consiste en paracetamol (1 g por vía oral) y clorhidrato de difenhidramina (50 mg por vía oral), administrados 30 min a 60 min antes de la administración por gota de urocinasa. Para las reacciones que se produzcan una vez iniciada la perfusión de urocinasa, tratar con clorhidrato de meperidina (50 mg i.v. o cimetidina 300 mg i.v.).

Trombectomía mecánica en la isquemia aguda de los miembros

Además de la TDC, en el tratamiento de la IAM se utilizan otras técnicas mínimamente invasivas, como la trombectomía percutánea por aspiración (TPA) o la trombectomía mecánica percutánea (TMP) (2,4). La TMP permite la eliminación rápida de una gran masa trombótica, como tratamiento de trombectomía independiente o como complemento del tratamiento trombolítico intraarterial para reducir el tiempo de isquemia sintomática:

1. Los catéteres de **trombectomía por aspiración manual** son una técnica económica y rápida que a menudo se subestima:
    a. Las herramientas esenciales incluyen un introductor con un conector extraíble, catéteres con orificio terminal del diámetro adecuado y/o guías hidrófilas.

b. Existen varios catéteres de trombectomía por aspiración de intercambio rápido y bajo perfil. Suelen funcionar bien como complemento de la trombólisis o para intentar eliminar émbolos distales:
   (1) Catéter de extracción Pronto® (Teleflex, Wayne, PA).
   (2) Catéter Export® (Medtronic, Minneapolis, MN).
   (3) Catéter Xpress-Way®.
   (4) Catéter ASAP® (Merit Medical, South Jordan, UT).
   (5) Catéter de aspiración Eliminate® (Terumo, Somerset, NJ).

c. Al aspirar el coágulo, el extremo del catéter se pone en contacto con el extremo proximal del coágulo y se aplica aspiración negativa con una jeringa de 20 mL o 50 mL. La aspiración continúa mientras el catéter se introduce en el introductor. La aspiración se interrumpe cuando se produce una aspiración fácil de la sangre, lo que indica la pérdida del trombo o una aspiración satisfactoria. La mayoría de los catéteres para TPA son de perfil bajo, de doble luz y de intercambio rápido, compatibles con una guía de 0.014″. Aunque se han utilizado con éxito en el infarto agudo de miocardio durante intervenciones coronarias y para intervenciones arteriales mesentéricas, el uso de catéteres para TPA en la IAM sigue siendo anecdótico.

2. **Trombectomía mecánica por aspiración:**
   a. Trombectomía mecánica QuickClear (Phillips):
      (1) Tamaños de catéter de aspiración de 6, 8 y 10 Fr.
      (2) Diseño sencillo, sin costes de equipo, ya que la bomba de aspiración es desechable.
      (3) La direccionalidad se obtiene con catéteres guía angulados de 8 Fr y 10 Fr.
   b. Sistema de aspiración Indigo® (Penumbra, Alameda, CA):
      (1) Hay disponibles varios tamaños de catéter (3-12 Fr), incluido un dispositivo de intercambio rápido. El dispositivo de aspiración funciona con la bomba de aspiración Penumbra ENGINE, que aspira casi al vacío real.
      (2) Normalmente, el catéter se avanza hasta el aspecto proximal del trombo y se conecta al dispositivo de aspiración. Se avanza lentamente a través del coágulo y, a continuación, puede utilizarse el separador (dimensionado para cada catéter) para agitar el trombo si es necesario. Avanzar de proximal a distal en el coágulo (arterial y pulmonar) y de periférico a central para la trombosis venosa profunda.
      (3) La tecnología Lightning es un microprocesador en la bomba que permite la aspiración continua en coágulos y la aspiración pulsada en sangre fluida para reducir la pérdida de sangre. Está disponible en 7 Fr y 12 Fr.

3. La **trombectomía reolítica (TR)** utiliza el principio de Venturi para la eliminación del trombo. Desde el puerto de salida de flujo del catéter se inyectan chorros de solución salina a alta velocidad que desprenden simultáneamente el trombo de la pared vascular y crean una zona de vacío a baja presión que permite que el trombo entre en los puertos de entrada de flujo del catéter y que este se elimine. El sistema AngioJet® (Boston Scientific, Marlborough, MA) es un ejemplo de esta tecnología:
   a. En circunstancias ideales, el procedimiento es isovolumétrico, lo que evita la sobrecarga de líquidos en el paciente.
   b. El sistema de trombectomía reolítica AngioJet® se utiliza ampliamente en la actualidad y es el único dispositivo aprobado por la FDA.
   c. Se trata de un catéter de doble luz, una de las cuales aloja una guía de 0.014″ o de 0.035″, según el modelo, y el conducto más pequeño libera un flujo salino pulsátil de solución salina pulsátil a alta velocidad por la punta del catéter a través de un hipotubo de acero inoxidable de alta presión conectado a una bomba de émbolo externa y a una unidad de accionamiento. El hipotubo forma un bucle cerrado en la punta del catéter, que contiene múltiples chorros dirigidos en sentido retrógrado hacia el conducto de drenaje de mayor tamaño, que se utiliza tanto para el paso de la guía como para la evacuación de los restos del trombo. Los chorros fragmentan y desprenden el trombo, lo que crea una zona de baja presión localizada (efecto Bernoulli/Venturi) que arrastra el trombo hacia la punta del catéter y luego fuera del vaso a través del conducto de drenaje del catéter.
   d. El catéter AngioJet® también puede utilizarse para la técnica de pulverización de pulso de potencia, que consiste en la administración por gota del fármaco trombolítico a

través del catéter directamente en el trombo mientras se obstruye el puerto de salida de flujo. Esta técnica aumenta eficazmente la interacción del activador tisular del plasminógeno (tPA, *tissue plasminogen activator*) con el plasminógeno unido a la fibrina, lo que incrementa la eficacia de la trombólisis y/o «ablanda» el trombo para su posterior aspiración tras al menos 20 min a 30 min de tiempo de permanencia.

4. La **trombectomía rotacional/oscilante** consiste en la fragmentación del trombo en fragmentos lo suficientemente pequeños como para pasar a través del puerto de aspiración de los respectivos catéteres:
   a. Sistema de aterectomía rotacional por escisión Rotarex® (BD, Tempe, AZ):
      (1) Trabaja sobre guía de 0.018″ y gira aproximadamente a 40 000 rpm.
      (2) El catéter funciona utilizando un cabezal giratorio que desintegra y fragmenta el trombo. La hélice giratoria interna, que está unida a la punta del catéter, crea una presión negativa continua en la punta que permite la aspiración de los restos en el catéter.
      (3) El «tornillo de Arquímedes» interno sigue fragmentando el trombo hasta expulsarlo a la bolsa de obtención.
   b. Dispositivo de aterectomía y trombectomía Jetstream® (Boston Scientific, Marlborough, MA):
      (1) Aprobado por la FDA tanto para la aterectomía como para la trombectomía.
      (2) Compatible con guía de 0.014″ e introductor vascular de 7 Fr.
      (3) Punta de corte frontal que gira aproximadamente a 70 000 rpm y está diseñada para tratar lesiones blandas, fibróticas y calcificadas, así como trombos.
      (4) Varios tamaños de catéteres disponibles en función del vaso que se vaya a tratar; algunos de los catéteres también incluyen cuchillas extensibles para permitir la aterectomía/trombectomía «con cuchillas hacia abajo» y «con cuchillas hacia arriba».
      (5) Aspiración continua y dinámica de restos y trombos para limitar la cantidad de émbolos distales.
   c. Los dispositivos de trombectomía rotacional han demostrado su eficacia en la IAM; sin embargo, para que sean seguros y eficaces, la arteria debe tener un diámetro algo mayor que el del catéter. El espasmo arterial y el daño de la pared vascular son riesgos inherentes.

5. **Terapias de rescate:**
   a. Aunque la trombectomía mecánica permite la citorreducción de la carga trombótica y un tiempo de infusión trombolítica potencialmente más corto, uno de los escollos de esta técnica es el aumento de la tasa de embolización distal. Existen muchos métodos fiables de recuperación tromboembólica percutánea, entre los que se incluyen:
      (1) Aspiración manual o TPA.
      (2) TR.
      (3) Trombectomía rotacional.
      (4) Colocación de endoprótesis:
         (a) Pueden utilizarse para tratar obstrucciones trombóticas blandas. Los endoprótesis son capaces de desplazar un coágulo a la periferia de la pared vascular y pueden utilizarse como último recurso si fracasa la eliminación mecánica del coágulo.

6. **Conclusión:**
   a. En los últimos años, se han comercializado muchos dispositivos nuevos de tromboembolia endovascular. Sin embargo, es importante señalar que el uso de estos dispositivos puede aumentar el riesgo de embolización distal. La presentación clínica del paciente y la experiencia del operador con el dispositivo deben tenerse en cuenta a la hora de elegir la intervención inicial adecuada.
   b. El registro PEARL ha demostrado que la TR, con o sin lisis química, conduce a una eliminación eficaz del trombo en poco tiempo y reduce las principales reacciones adversas en los pacientes con IAM. La supervivencia sin amputación a los 12 meses es del 81 % y la supervivencia global, del 91 %. La mitad de los procedimientos se completaron sin utilizar TDC. El uso de TR reduce el tiempo total del procedimiento al tiempo que proporcionaba una rápida perfusión a la pierna (11).

c. Estos dispositivos funcionan mejor para el tratamiento de embolias agudas, una aplicación para la que el tratamiento trombolítico es superior a la cirugía con respecto a la supervivencia sin amputación a largo plazo (6).

d. La trombectomía mecánica es un concepto factible para el miembro con isquemia aguda y, en la mayoría de los casos, permite una rápida eliminación del material del coágulo y una rápida revascularización, lo que evita procedimientos prolongados y la repetición de la angiografía. Una combinación de TMP con trombólisis intraarterial puede acelerar la lisis del coágulo y reducir el tiempo hasta la revascularización.

Referencias bibliográficas

1. Valji K. Evolving strategies for thrombolytic therapy of peripheral vascular occlusions. *J Vasc Interv Radiol.* 2000;11(4):411–420.
2. Patel NH, Krishnamurthy VN, Kim S, et al. Quality improvement guidelines for percutaneous management of acute lower-extremity ischemia. *J Vasc Interv Radiol.* 2013;24(1):3–15. doi:10.1016/j.jvir.2012.09.026
3. Gilliland C, Shah J, Martin JG, et al. Acute limb ischemia. *Tech Vasc Interv Radiol.* 2017;20(04):274–280.
4. Hage AN, McDevitt JL, Chick JFB, et al. Acute limb ischemia therapies: when and how to treat endovascularly. *Semin Intervent Radiol.* 2018;35(5):453–460. doi:10.1055/s-0038-1676321
5. Results of a prospective randomized trial evaluating surgery versus thrombolysis for ischemia of the lower extremity: the STILE trial. *Ann Surg.* 1994;220(3):251–268.
6. Ouriel K, Shortell CK, DeWeese JA, et al. A comparison of thrombolytic therapy with operative revascularization in the initial treatment of acute peripheral arterial ischemia. *J Vasc Surg.* 1994;19(6):1021–1030.
7. Ouriel K, Veith FJ, Sasahara AA. A comparison of recombinant urokinase with vascular surgery as initial treatment for acute arterial occlusion of the legs. Thrombolysis or peripheral arterial surgery (TOPAS) investigators. *N Engl J Med.* 1998;338(16):1105–1111.
8. Darwood R, Berridge DC, Kessel DO, et al. Surgery versus thrombolysis for initial management of acute limb ischaemia. *Cochrane Database of Syst Rev.* 2018;8(6):CD002784.
9. Theodoridis PG, Davos CH, Dodos I, et al. Thrombolysis in acute lower limb ischemia: review of the current literature. *Ann Vasc Surg.* 2018;52:255–262.
10. Enezate TH, Omran J, Mahmud E et al. Endovascular versus surgical treatment for acute limb ischemia: a systematic review and meta-analysis of clinical trials. *Cardiovasc Diagn Ther.* 2017;7:264–271.
11. Leung DA, Blitz LR, Nelson T et al. Rheolytic pharmacomechanical thrombectomy for the management of acute limb ischemia: results from the PEARL registry. *J Endovasc Ther.* 2015;22(4):546–557. doi:10.1177/1526602815592849

14 Tratamiento de los traumatismos

Brian Stainken, MD

Introducción

Los traumatismos son la principal causa de muerte en los pacientes menores de 44 años. En 2013, los traumatismos se cobraron más de 2.1 millones de años potenciales de vida, con unos costes directos de más de 700 000 millones de dólares solo en Estados Unidos. Estas asombrosas cifras no toman en consideración el gasto adicional por discapacidad o pérdida de productividad económica de los supervivientes (1). El coste para la sociedad de la pérdida de productividad es unas cuatro veces superior a los gastos médicos directos. Los avances en reanimación, el traslado acelerado a centros especializados y la tomografía computarizada (TC) en el servicio de urgencias han revolucionado la atención traumatológica. La TC permite al equipo de traumatología centrarse en las lesiones más críticas y acelera la selección de los expertos pertinentes en el quirófano o la unidad de reanimación (2). En los centros de traumatología, los especialistas en radiología intervencionista (RI) son miembros clave del equipo de traumatología, ya que suelen estar mejor equipados para el tratamiento rápido de las hemorragias con desangrado (3). Cuando se carece de infraestructura, las comunidades de traumatología y RI deben abogar por instalaciones y personal adecuados para proporcionar una atención óptima dentro del sistema de traumatología de la institución.

Los pasos iniciales de la intervención para la atención traumatológica son similares independientemente de la localización de la lesión. En primer lugar se exponen las consideraciones generales. A continuación, se exponen los detalles del tratamiento de localizaciones específicas, como los traumatismos esplénicos, hepáticos, renales, pélvicos, paraespinales y de los miembros.

Atención traumatológica en el ámbito de la radiología intervencionista

Choque hemorrágico

Indicaciones

1. Las pautas terapéuticas han evolucionado desde basarse en clasificaciones anatómicas (como la longitud de la laceración, el tamaño del hematoma o las lesiones asociadas) hacia un enfoque centrado en si hay o no hemorragia activa detectada mediante TC. En casos de traumatismos que afectan múltiples sistemas, la prioridad en la atención se determina por la morbilidad relativa de cada diagnóstico:
   a. Una vez identificada la hemorragia, la decisión sobre el tratamiento en la mayoría de los protocolos se basa en determinar si el paciente tiene estabilidad hemodinámica o no. Sin embargo, existe debate sobre qué criterios concretos definen «inestabilidad». Una revisión sistemática indicó que, en el caso de traumatismos contusos, los parámetros más frecuentemente considerados son la presión arterial (PA) sistólica y la frecuencia cardíaca (FC), aunque no hay un consenso unánime sobre los valores umbral a tener en cuenta (4). El manual *Advanced Trauma Life Support* (ATLS) categoriza a un paciente como «inestable» si presenta una PA < 90, una FC > 120, evidencia de vasoconstricción cutánea, alteraciones en el nivel de conciencia y/o dificultades respiratorias (5). Por otro lado, hay quienes consideran «inestabilidad» como una respuesta inadecuada a la reanimación, con base en criterios tales como la necesidad de transfusiones, anomalías en valores basales o la necesidad de vasopresores (6).
   b. El tiempo previsto hasta la hemostasia depende de muchos factores locales, más allá de si la hemorragia se controla con una pinza en el quirófano o con un catéter en la unidad de reanimación. El papel de la RI en un hospital específico puede estar condicionada tanto por la organización y eficiencia del centro traumatológico y el compromiso del equipo para proporcionar la mejor atención, como por las características específicas de la lesión.
2. Paciente «estable» con traumatismo contuso y hemorragia confirmada en la TC.

Contraindicaciones

Absolutas: pacientes inestables, si el control puede lograrse más rápidamente en el quirófano.

Relativas (todas las situaciones específicas)

1. Pacientes con afectación multiorgánica.
2. Pacientes que requieran laparotomía simultánea (p. ej., víscera perforada).
3. Imposibilidad de acceder a la atención sanitaria en el momento oportuno.
4. Embarazo: la valoración del riesgo relativo puede demostrar que la morbilidad de la cirugía excede el riesgo teórico de exposición a la radiación, en el último trimestre de gestación. La mayoría de los centros proporcionan protocolos para pruebas de embarazo cuando se requiere una atención rápida. La planificación anticipada para esto es esencial.
5. Insuficiencia renal: en términos generales, para el paciente en choque, los beneficios de un diagnóstico preciso y una atención rápida superan con creces el pequeño riesgo de nefropatía por contraste. No debe permitirse que la espera de resultados de análisis demore la realización de estudios de imagen o intervenciones cuando cada minuto cuenta. La lesión renal aguda debido a la falta de flujo sanguíneo es mucho más frecuente que la causada por el contraste.
6. Las reacciones anafilactoides al contraste no iónico también son infrecuentes. Cuando sea posible, es importante aclarar la naturaleza específica de una reacción previa (leve, moderada, grave). En función de la presentación clínica y del riesgo asociado, puede ser prudente continuar con el procedimiento en un paciente con antecedentes de reacción conocida, después de consultar con el equipo de anestesia y otros miembros del equipo de traumatología (*v.* cap. 65).

Evaluación del paciente con traumatismo

1. La reanimación (estabilización) es esencial en todas las fases del cuidado traumatológico, incluidos los procedimientos endovasculares. Esto implica garantizar una correcta vía respiratoria y una adecuada ventilación, además de establecer un acceso intravenoso (i.v.) robusto mediante catéteres i.v. de gran diámetro para administrar líquidos, medicamentos y transfusiones. La intervención radiológica (IR) puede ser muy útil para lograr este acceso, particularmente en pacientes con hipotensión. El calentamiento del paciente y la reposición de los factores de coagulación contribuirán a la hemostasia. Más allá de la estabilización cervical, la valoración neurológica puede postergarse en pacientes con inestabilidad hemodinámica. Aunque una lesión neurológica está asociada a un peor pronóstico, es improbable que, por sí misma, provoque un choque hemodinámico importante.
2. Los estudios de laboratorio básicos no son un requisito previo para la angiografía por traumatismos, y el procedimiento no debe retrasarse por esperar el hemograma completo, la química sanguínea y los parámetros de coagulación. Un déficit de base en aumento es el indicador de laboratorio más sensible de choque hemodinámico y precederá a la caída en el hematócrito.
3. La revisión por TC y otros estudios de imagen disponibles para identificar todos los posibles sitios de lesión y las fuentes ocultas de hemorragia es esencial para formular un plan de intervención. La TC traumatológica es la piedra angular del diagnóstico inicial. Una TC negativa en niños es predictiva en un 99.6 % para excluir **cualquier** lesión intraabdominal (7). En los traumatismos abdominales penetrantes, la TC es más sensible que la ecografía abdominal centrada en traumatismos (FAST), y su uso (durante la reanimación) salva vidas (2,8). El ensayo React-2 demostró que la TC de cuerpo entero no ofrecía un beneficio de supervivencia frente a la exploración selectiva, pero sí aceleraba el diagnóstico. Casi la mitad del grupo de exploración selectiva recibió finalmente el equivalente a una exploración de cuerpo entero en el momento del alta (9).
4. La reanimación debe continuarse durante todo el procedimiento. Los procedimientos para salvar vidas no deben postergarse en espera de hemoderivados. Puede realizarse una embolización segura en pacientes inestables si el paciente responde, incluso de manera transitoria, a un bolo de reanimación rápida de 2 L (6). Las transfusiones deben administrarse mientras el paciente está en la sala de angiografía para evitar retrasos. El personal de enfermería debe estar junto al paciente en todo momento.

Procedimiento

Emboloterapia traumatológica

1. El acceso arterial, por lo general, se obtiene a través de la arteria femoral común, aun cuando el acceso radial puede ser una alternativa útil (*v.* cap. 1). En caso de choque hemodinámico grave, los pulsos femorales pueden no ser palpables y siempre debe haber un equipo de ecografía (la guía ecográfica es más segura cuando lo son y esencial cuando no lo son). Cuando sea posible, aumentar el tamaño del introductor de 1 Fr a 2 Fr por encima del tamaño previsto del catéter y conectar el acceso lateral a un manómetro para monitorizar la presión arterial. Cuando esté justificado, puede usarse el mismo introductor para la reanimación. Debe fijarse el introductor si prevé dejarlo colocado después de la intervención.
2. El tratamiento no debe retrasarse con el fin de obtener documentación angiográfica si la TC ha sido diagnóstica. Si se observa una extravasación en la fluoroscopia con inyección manual, debe registrarse y continuar el tratamiento sin una imagen formal con inyector cuando la situación exige rapidez.
3. Los hallazgos angiográficos de alteración vascular en el contexto de un traumatismo pueden incluir:
   a. Extravasación.
   b. Obstrucción.
   c. Fístula arteriovenosa (AV).
   d. Desgarro de la íntima.
   e. Seudoaneurisma.
4. La extravasación observada en la TC y no vista en la angiografía puede deberse a:
   a. Espasmo vascular.
   b. Velocidad de hemorragia lenta (p. ej., hemorragia venosa).
   c. Cambios en la presión arterial.
   d. Bajo gasto cardíaco.
   e. Anatomía anómala.
5. Siempre deben tomarse proyecciones ortogonales cuando los hallazgos no sean claros en una imagen determinada. No debe confiarse en una sola proyección angiográfica para descartar una lesión vascular. Las imágenes selectivas pueden mostrar una extravasación no visible en una imagen frontal.
6. Si la TC es concluyente y no muestra extravasación en la angiografía, y si se puede determinar con certeza el sitio afectado, puede considerarse una embolización empírica para prevenir la necesidad de una reintervención.
7. La elección del dispositivo para lograr la hemostasia debe determinarse en función de la experiencia del médico, el calibre del vaso sanguíneo, el área afectada en dirección anterógrada, el control requerido sobre la posición del dispositivo y el diámetro interno del catéter utilizado para su colocación (*v.* cap. 95). Algunos de estos dispositivos son:
   a. Agentes embólicos:
      (1) Gelfoam® (o espongostan R) es uno de los agentes fundamentales en la embolización por traumatismo y se utiliza cuando se precisa una oclusión vascular rápida y temporal. Puede administrarse en forma de suspensión o suspensión triturada, o de manera selectiva en forma de tapón seco comprimido (torpedo). La mezcla (*slurry*) de Gelfoam® funciona bien para tratar la hemorragia intramuscular dispersa proveniente de ramas pequeñas, situación habitual en el contexto de fracturas pélvicas.
      (2) Los *coils* suelen reservarse para la embolización más focalizada, la oclusión de vasos de conducto de tamaño intermedio, cuando se prefiere una oclusión a más largo plazo, o para aislar fístulas arteriales o seudoaneurismas. Los *coils* largables permiten un control preciso. Los tapones hemostáticos (*plugs* tipo Amplatzer®) permiten alcanzar una hemostasia inmediata precisa en vasos de tamaño medio a grande; la oclusión depende menos de la trombogénesis intrínseca. Todos pueden administrarse a través de microcatéteres coaxiales. Cabe destacar que no hay una estandarización de las tolerancias entre diferentes dispositivos, fabricantes y catéteres de administración. Es esencial seguir las indicaciones proporcionadas en el envase. Los *coils* «atascados» pueden, en particular, generar demoras innecesarias en la atención.
      (3) Las endoprótesis cubiertas pueden controlar rápidamente las hemorragias con desangrado y preservar a la vez la continuidad luminal. Esto es especialmente útil

cuando hay afectación de vasos de mayor tamaño, como la aorta, la carótida, la hepática, la renal, la ilíaca, la subclavia y las arterias de los miembros. En función del territorio, hay que prestar atención a las ramas vasculares que se sacrificarán en el cruce con un injerto. La recanalización tardía puede evitarse mediante una embolización preventiva cuidadosa de las ramas vasculares.

(4) La oclusión temporal con balón es una técnica importante e infrautilizada para lograr la hemostasia. El inflado de un balón flexible del tamaño adecuado dentro de la arteria proximal al sitio de la extravasación puede proporcionar un control hemostático inmediato y una respuesta hemodinámica muy significativa. La luz central puede utilizarse, entonces, para una mejor evaluación del sitio de la hemorragia y planificación de los cuidados. Pueden desplegarse microcatéteres a través de la luz central de la mayoría de los catéteres con balón sobre guía. Pueden medirse las presiones corriente abajo. La oclusión temporal con balón permite lograr un control proximal antes de la exposición quirúrgica, y la colocación profiláctica de un balón puede ser un complemento útil cuando existe un alto riesgo potencial de hemorragia. Un ejemplo es su uso en lesiones penetrantes de la arteria subclavia para el control hemostático proximal antes de la reparación mediante resección clavicular, en lugar de la esternotomía media. El balón de resucitación aórtico endovascular (REBOA, *resuscitative endovascular balloon occlusion*) requiere la colocación de un balón de gran calibre en la aorta torácica o abdominal distal. Existe un riesgo significativo de complicaciones isquémicas posteriores si no se logra rápidamente el control y el desinflado definitivos (10).

8. Una vez se ha estabilizado el paciente, es importante realizar una angiografía completa para confirmar la hemostasia antes de retirar el introductor de acceso. Pueden considerarse los dispositivos de cierre en esta población, pues los pacientes pueden estar fuertemente sedados y pueden requerir procedimientos adicionales, o estar en alto riesgo de coagulopatía relacionada con la transfusión.

Manejo longitudinal

1. Monitorizar de cerca los signos de hemorragia persistente o tardía con análisis de sangre seriados, exploración física, controles de constantes vitales y pruebas de imagen. Es responsabilidad del médico tratante identificar las complicaciones y asegurarse de que el paciente se ha recuperado totalmente de la intervención.
2. Debe considerarse una profilaxis adecuada de la infección y la trombosis venosa profunda (TVP).

Traumatismo esplénico

El bazo es el órgano lesionado con mayor frecuencia en los traumatismos contusos, pero la mayoría de los pacientes pueden evitar la esplenectomía. Los centros con las tasas más altas de embolización son también aquellos con las tasas más altas de preservación esplénica. La probabilidad de preservación satisfactoria del bazo aumenta cuando la embolización se utiliza para todos las desgarros de grados 3 y 4 (11). Cuando se realiza una esplenectomía sin intentar preservar el bazo, el equipo de traumatología debería preguntarse de manera razonada: ¿por qué?

Indicaciones

1. Traumatismos contusos:
   a. Extravasación de contraste observada en la fase arterial de la TC o en la angiografía. Existe cierto debate sobre la ventaja de la embolización sobre la observación para los pacientes estables que se presentan con un grado 1-3 de laceración y extravasación tipo «sangrado activo» de contraste en el parénquima en la TC (12).
   b. Inestabilidad hemodinámica o requerimiento de transfusión de más de 4 unidades de eritrocitos sedimentados en 24 h. Los estándares vigentes de las sociedades quirúrgicas desaconsejan la embolización en el marco de la inestabilidad hemodinámica; sin embargo, las series más grandes demuestran cambios claros en el porcentaje de pacientes sometidos a embolización sin un cambio en la distribución de las puntuaciones de lesión esplénica (11).

c. Hallazgos de lesión esplénica grado 3 en TC (laceración > 3 cm o hematoma > 5 cm) o laceración vascular (afectación de vasos hiliares o segmentarios) con o sin extravasación activa.
d. Seudoaneurisma intraesplénico o fístula AV observados en la TC.
e. Hemorragia tardía evidenciada por inestabilidad hemodinámica recurrente o requerimientos de transfusiones después de la observación inicial o embolización por traumatismo esplénico.

2. Traumatismos penetrantes:
a. El papel de la angiografía en el traumatismo esplénico penetrante es limitado. Estos pacientes generalmente requerirán una laparotomía debido al riesgo de lesiones viscerales asociadas.

Embolización esplénica

1. Planificar el abordaje de acuerdo con los hallazgos de la TC. El tronco celíaco puede cateterizarse, desde la vía femoral, con catéteres cobra o Simmons, y desde la arteria radial, con catéteres cobra largos (≥100 cm), multipropósito o vertebrales, todos de 4 Fr o 5 Fr. Se realiza una angiografía del tronco celíaco con fase venosa portal para visualizar la vena esplénica. A continuación, el catéter se avanza hasta la arteria esplénica y se realiza una arteriografía esplénica en una proyección diferente. Esto puede lograrse con cualquiera de los catéteres anteriores y una guía hidrófila (puede ayudar la inspiración o espiración profundas para enderezar los vasos), si bien en la práctica la mayoría de los radiólogos intervencionistas utilizan un microcatéter, especialmente si se plantean una embolización distal. A la hora de elegir el diámetro del microcatéter, debe tenerse en cuenta el método de tratamiento que se va a utilizar.
2. La extravasación puede ser extremadamente sutil. Si no hay extravasación o lesión vascular en la angiografía, hay una alta probabilidad de que el tratamiento no quirúrgico tenga éxito. La rotura tardía es rara en estas circunstancias.
3. Si se observa una extravasación o una lesión vascular, la intervención puede realizarse como se describe a continuación. La embolización de la arteria esplénica suele caracterizarse como proximal o distal (13,14):
a. Hemorragia intraesplénica: la embolización proximal con *coils* disminuirá de manera temporal la presión arterial en el parénquima de forma que se controle la hemorragia intraesplénica. Dado que se preserva la circulación colateral, la embolización arterial proximal con *coils* se asocia a un bajo riesgo de infarto esplénico. Esta debe realizarse con *coils* de un tamaño entre un 20 % y un 25 % mayor que el diámetro del vaso, colocados inmediatamente distales al origen de la arteria pancreática dorsal. Los *coils* deben ser de gran tamaño porque la arteria suele estar con vasoconstricción debido al choque hemodinámico. Una vez restablecida la hemodinámica normal, la arteria podría dilatarse y permitir la migración distal del *coil*. Como alternativa, pueden utilizarse *plugs* vasculares, pero es importante prestar atención al tamaño adecuado para evitar la migración distal.
b. La hemorragia intraesplénica también puede tratarse eficazmente con una embolización más selectiva (distal) cuando el grado de lesión y el estado del paciente lo permiten. La elección del método debe hacerla el radiólogo intervencionista según en la estabilidad del paciente y el patrón de la lesión esplénica, así como en la experiencia del operador.
c. Hemorragia extraesplénica: la embolización selectiva es necesaria en estos casos debido al grado de inestabilidad hemodinámica y el riesgo de hemorragia persistente. Cuando la hemorragia extraesplénica es significativa o se combina con hemorragia intraesplénica y extracapsular, puede usarse una combinación de embolización selectiva distal y de embolización con *coils* de la arteria esplénica proximal, para conseguir máximo control hemostático.
d. Seudoaneurisma intraparenquimatoso o fístula AV. En el caso de un seudoaneurisma distal o una fístula AV irrigada por un vaso puntual, la embolización selectiva con *microcoils* está justificada para reducir al mínimo el infarto esplénico.
e. En ocasiones se observan seudoaneurismas o fístulas AV de la arteria esplénica principal asociados a un traumatismo penetrante. Pueden tratarse mediante embolización con *coil* de la arteria esplénica proximal y distal para aislar el sitio de la lesión.

También puede utilizarse una endoprótesis cubierta para cubrir la lesión y preservar el flujo al bazo.

Resultados (13,14)

La embolización con *coil* de la arteria esplénica proximal en un traumatismo tiene una tasa de éxito técnico del 90 % al 95 %, con una tasa de éxito clínico similar en términos de evitar la esplenectomía. Parece que los resultados de la embolización proximal y distal son equivalentes. Al exigir la embolización para todos los pacientes con estabilidad hemodinámica con lesiones de grado 3 a 5, una institución aumentó el porcentaje de bazos rescatados del 52 % al 67 %, a la vez que redujo la tasa de errores de observación del 15 % al 5 %.

Complicaciones

1. Infarto: especialmente con la embolización distal, cabe esperar un cierto grado de infarto. La importancia de los infartos periféricos asintomáticos en la TC posterior al procedimiento es cuestionable.
2. Absceso: se da en aproximadamente el 4 % de los casos. El riesgo puede reducirse al mínimo si se limita la manipulación sobre la mesa y la exposición del espongostan antes de la administración.

Traumatismo hepatobiliar

El hígado es un órgano altamente vascularizado con irrigación sanguínea doble. La hemorragia traumática del hígado clínicamente significativa suele proceder de la circulación arterial hepática. Sin embargo, el traumatismo vascular más devastador es la lesión venosa hepática. Una ventaja potencial del tratamiento no quirúrgico de los traumatismos hepáticos puede ser evitar la hemorragia incontrolada por un desgarro venoso hepático oculto que aparezca durante la movilización del hígado (15).

Indicaciones

1. Traumatismos contusos:
   a. Inestabilidad hemodinámica recurrente a pesar de la reanimación o necesidad de transfusión de más de 4 U de transfusión de eritrocitos sedimentados en 24 h.
   b. Los hallazgos de la TC que indican lesión hepática grave incluyen:
      (1) Laceración de grado 3 o superior de la American Asociation for the Surgery of Trauma (AAST) o extensión que afecte una vena hepática importante.
      (2) Extravasación localizada de medio de contraste.
      (3) Gran hematoma subcapsular o perihepático.
   c. Hemobilia persistente que sugiere la existencia de una fístula arteriobiliar. Otros signos que sugieren hemobilia son el cólico biliar recurrente, la ictericia y las melenas después de un traumatismo.
   d. Como segunda etapa después de un procedimiento de empaquetamiento de una lesión hepática grave mediante cirugía abierta. Un hallazgo mantenido temporalmente con taponamiento hemostático.
   e. Repetición de la hemorragia o inestabilidad hemodinámica tras el tratamiento quirúrgico inicial.
2. Traumatismos penetrantes: la mayoría de los pacientes requerirán una laparotomía para excluir una enterotomía traumática. La TC puede utilizarse para descartar lesiones de la pared intestinal en poblaciones específicas:
   a. Las heridas penetrantes focales aisladas en el cuadrante superior derecho pueden pasar directamente a angiografía hepática si no hay evidencia de lesión intestinal en la TC ni indicios clínicos de peritonitis. La proximidad del área de lesión con los vasos hiliares justifica la evaluación angiográfica.
   b. Repetición de la hemorragia o inestabilidad hemodinámica tras el tratamiento quirúrgico inicial.

Contraindicaciones

Relativas

1. Históricamente, la inestabilidad hemodinámica que no responde a la reanimación inicial era indicación de tratamiento quirúrgico de urgencia en lugar de la angiografía, pero esto está cambiando, como se ha comentado anteriormente.

2. Hepatopatía preexistente: la embolización y la resección de varios segmentos hepáticos pueden colocar al paciente en riesgo de insuficiencia hepática. Una técnica minuciosa y la embolización subselectiva están justificadas en pacientes con signos de cirrosis para reducir al mínimo el infarto hepático.
3. Compromiso de la irrigación sanguínea de la vena porta: en caso de trombosis de la vena porta o flujo portal hepatófugo, el paciente tiene un mayor riesgo de infarto hepático después de la embolización de la arteria hepática. Sin embargo, el riesgo relativo de la embolización subselectiva debe sopesarse frente a los riesgos de hemorragia continua o el riesgo relativo del tratamiento quirúrgico.

Procedimiento

1. La indicación de angiografía diagnóstica depende de lo agudo de la presentación y los resultados de la TC. En un paciente inestable, lo que importa es la velocidad para alcanzar la hemostasia. Una vez controlado el sangrado, puede realizarse una evaluación diagnóstica completa.
2. La evaluación completa debe comprender una angiografía de la arteria mesentérica superior (AMS) que incluya una fase venosa con el objeto de mostrar la integridad y permeabilidad de la vena porta. Como existen muchas variantes anatómicas vasculares hepáticas, la arteriografía de la arteria mesentérica superior es importante para excluir vasos aberrantes o accesorios, como una arteria hepática derecha accesoria.
3. El tronco celíaco y la AMS pueden cateterizarse por vía femoral con catéteres cobra o Simmons, y por vía radial con catéteres cobra largos (≥100 cm), multipropósito o vertebrales (todos de 4-5 Fr).
4. El catéter o microcatéter diagnóstico puede introducirse en la arteria hepática común o la propia para permitir una angiografía hepática selectiva. Deben tomarse varias proyecciones oblicuas para evaluar la lesión arterial, incluyendo arteriografías hepáticas selectivas izquierda y derecha, si es necesario.
5. La embolización puede realizarse de varias maneras según la distribución de las lesiones y el tiempo disponible:
   a. Múltiples puntos de extravasación: embolización dispersa utilizando mezcla de Gelfoam® o partículas grandes (más de 500 µm) en las arterias hepáticas izquierda y/o derecha o en la arteria hepática propia (con el catéter de 5 Fr). El cateterismo distal a la arteria cística es recomendable para evitar la embolización de la vesícula biliar.
   b. Punto único de extravasación: tras el cateterismo subselectivo de la rama dañada a través de un microcatéter, la embolización localizada puede realizarse con Gelfoam®, partículas o *microcoils*.
   c. Fístulas entre la arteria hepática y la vena porta, la vena hepática o los conductos biliares: debe aislarse el vaso principal de la fístula con *coils* o *microcoils*. Para las fístulas de la arteria hepática principal, una endoprótesis encubierta es una opción terapéutica atractiva.

Resultados

La tasa de éxito técnico es del 88 % al 100 %. La probabilidad de éxito depende de la gravedad de la lesión, la coagulopatía y la agudeza (16). En niños, una serie retrospectiva de 5 años informó de un éxito del 100 % en el tratamiento no quirúrgico a pesar de que el 46 % presentó desgarros de grado 4 (17). En adultos que presentan lesiones de grado 4 y 5, la embolización junto con la cirugía se asocia a una disminución de la mortalidad (18).

Complicaciones

Es importante diferenciar las complicaciones relacionadas con el traumatismo propiamente dicho de las complicaciones del procedimiento. Una revisión de un solo centro en la que se comparó el tratamiento quirúrgico con la embolización en 396 pacientes mostró la misma morbilidad relacionada con el hígado y una reducción de la mortalidad del 17% en los pacientes tratados mediante cirugía frente al 3 % en los paciente tratados con emboloterapia (19). Se requieren ensayos prospectivos aleatorizados para determinar mejor las funciones de los abordajes quirúrgicos frente a los guiados por imagen:

1. Lesiones de la vesícula biliar: son raras en la embolización oncológica y menos probables con los émbolos mayores usados en caso de traumatismo. Sin embargo, cuando sea posible,

se debe confirmar que la punta del catéter se encuentre distal a la arteria cística antes de la embolización.

2. Necrosis o insuficiencia hepática: se hace una revisión de la TC para evaluar el flujo venoso portal antes de la embolización arterial hepática. Se evitan polvos o agentes líquidos. La extensión del daño parenquimatoso subyacente y el estado de la perfusión pueden influir en el grado de necrosis más que el procedimiento de embolización. De hecho, el grupo con mayor riesgo de necrosis hepática es el de los pacientes que se presentan para embolización definitiva tras lesiones de alto grado tratadas inicialmente con laparotomía o empaquetamiento hepático para control de daños (16).

Traumatismo renal

La mayoría de los traumatismos renales contusos son leves y autolimitados y no requieren tratamiento. Los pacientes con riñones solitarios necesitan procedimientos de rescate renal más agresivos. La causa más frecuente de lesión vascular renal es la yatrógena, tras una biopsia renal o la realización de una nefrostomía.

Indicaciones (20)

Las directrices de 2020 de la Asociación Americana de Urología (AUA) recomiendan la cirugía o la embolización en pacientes con inestabilidad hemodinámica sin respuesta o con respuesta transitoria a la reanimación:

1. Traumatismos contusos:
   a. Inestabilidad hemodinámica a pesar de la reanimación o más de 4 U de transfusión de eritrocitos sedimentados en 24 h, y lesión renal significativa en la TC como:
      (1) Fractura de riñón.
      (2) Hematoma subcapsular mayor o igual al 50 % del volumen renal.
      (3) Extravasación activa.
   b. Signos de lesión renovascular en la TC:
      (1) Extravasación de contraste.
      (2) Hematoma perinéfrico central entre el riñón y la aorta o la vena cava inferior (VCI) que sugiere una lesión del espesor total de la arteria renal.
      (3) Infarto segmentario del riñón, que señala enfermedad embólica por lesión arterial proximal o la oclusión de la arteria renal segmentaria.
      (4) Infarto total del riñón, que sugiere una lesión de la arteria renal principal u obstrucción. Esto se asocia con un mal pronóstico para la preservación renal.
   c. Soplo o frémito abdominal que sugiere una fístula AV renal.
   d. Hematuria macroscópica persistente y/o cólico urinario grave continuo que sugiere una fístula arteriocalicial.
2. Traumatismos penetrantes:
   a. Cuando la lesión penetrante produce afectación intraperitoneal y retroperitoneal concurrente, los pacientes suelen requerir laparotomía para evitar la enterotomía; sin embargo, si la lesión se limita al retroperitoneo, la embolización puede reducir el riesgo de nefrectomía. En particular, la embolización es el tratamiento de elección en lesiones vasculares renales yatrógenas, como las que se producen tras una biopsia renal o una nefrostomía.
   b. Inestabilidad hemodinámica a pesar de la reanimación o necesidad de transfusión de más de 4 U de transfusión de eritrocitos sedimentados en 24 h y resultados de TC con lesión renal significativa, como fue mencionado antes, sin evidencia de lesión intraperitoneal.

Procedimiento

1. Si se sospecha lesión de la arteria renal proximal, realizar una aortografía para evaluar el origen del vaso.
2. Se usa un catéter selectivo para cateterizar la arteria renal (por vía femoral con cobra o Simmons, y por vía radial con cobra largo [≥ 100 cm], catéteres multipropósito o vertebrales, todos de 4-5 Fr) y se realiza la angiografía.
3. Si la arteriografía selectiva no consigue teñir todo el riñón, se realizan proyecciones adicionales y se debe considerar la posibilidad de una arteria renal accesoria o una rama vascular trombosada. Revisar las imágenes de TC.

4. Si se observa una lesión vascular, puede efectuarse la intervención como se describe a continuación:
   a. Disección, laceración o extravasación de la arteria renal. Puede utilizarse una endoprótesis o endoinjerto para preservar el flujo al riñón si la lesión puede cruzarse (*v.* cap. 7).
   b. Hemorragia intraparenquimatosa o seudoaneurisma. Debe realizarse una embolización subselectiva, bien con el catéter original y la guía hidrófila o con un microcatéter. En ambos casos, es fundamental controlar la profundidad de penetración de la guía, ya que es fácil que se produzca una perforación capsular. Dado que la arteria renal es una arteria terminal, a diferencia del hígado o el bazo, no hay problemas de nueva hemorragia por colaterales. Por tanto, no hay una necesidad absoluta de embolización distal al sitio de la lesión vascular, a menos que haya más de una rama renal afectada. En el riñón, el objetivo es reducir al mínimo los segmentos desvascularizados para maximizar la preservación del tejido renal.
   c. Fístula AV intraparenquimatosa o arteriocalicial. La embolización del vaso principal proximal a la lesión debe realizarse con *microcoils*. Debe tenerse en cuenta que las fístulas arteriocaliciales pueden ser difíciles de diagnosticar angiográficamente debido a la extravasación de contraste en el sistema colector. La opacificación precoz de un cáliz sugiere la presencia de una fístula arteriocalicial.
5. Si no se evalúa en la TC, puede obtenerse una imagen diferida de 15 min a 30 min tras el contraste arterial para evaluar la lesión ureteral. Los uréteres deben visualizarse hasta el nivel de la vejiga.

Resultados

Varias series de pacientes con traumatismo renal han constatado una tasa de éxito de la emboloterapia superior al 95 % en el tratamiento de la lesión parenquimatosa renal como medio para obtener hemostasia, maximizar la función renal y evitar la nefrectomía (20). La permeabilidad a largo plazo de las endoprótesis colocadas en el marco de un traumatismo agudo de la arteria renal principal requiere evaluación adicional y es posible que no ofrezca ventajas frente a la nefrectomía (21).

Complicaciones

El infarto del parénquima renal posterior es una consecuencia de una embolización renal exitosa. La técnica selectiva es importante para reducir al mínimo el grado de infarto.

Fracturas pélvicas

Los pacientes con fracturas pélvicas que se presentan en estado de choque tienen una tasa de mortalidad que oscila entre el 30 % y el 50 %. Las hemorragias asociadas a este tipo de fracturas proceden de ramas intramusculares de tamaño pequeño o mediano que no son reconocibles durante la cirugía. La primera acción a tomar es la estabilización de la fractura con un fijador externo y la reanimación. La pérdida de sangre continua requiere un tratamiento agresivo para su detención. La TC ha suplantado en gran parte al lavado peritoneal y a la ecografía en el servicio de urgencias para descartar puntos de hemorragia extrapélvica. Una vez que la causa está limitada en la pelvis, el siguiente paso es la angiografía. Hay datos claros que correlacionan el tiempo para alcanzar la hemostasia con embolización y la supervivencia (22). Las opciones quirúrgicas en esta población son limitadas, y los cuidados intensivos se centran en la estabilización/ligadura de la pelvis. La reparación ortopédica definitiva puede esperar.

Indicaciones

1. Traumatismos contusos:
   a. Choque hemorrágico persistente o recurrente a pesar de la reanimación en un paciente con fracturas pélvicas o un hematoma retroperitoneal y sin evidencia de hemoperitoneo. La embolización para tratar la hemorragia arterial es el tratamiento de elección aceptado en pacientes con hemorragia asociada a fracturas pélvicas y no debe retrasarse para la fijación externa quirúrgica.
   b. Hemorragia continua por fracturas pélvicas que requiera una transfusión superior a 4 de eritrocitos sedimentados en 24 h o 6 U en 48 h.

c. Extravasación de contraste retroperitoneal en la evaluación por TC de la pelvis, en un marco de inestabilidad hemodinámica o signos de pérdida de sangre continua a pesar de la fijación pélvica.
d. Hematoma retroperitoneal grande o en expansión identificado en la laparotomía.
2. Traumatismos penetrantes:
a. Una lesión pélvica penetrante con riesgo de lesión intestinal requiere laparotomía. Sin embargo, si no hay riesgo de lesión intestinal, las lesiones pélvicas próximas a vasos principales o con signos de lesión vascular pueden evaluarse mediante angiografía.
b. Después de la laparotomía por traumatismo penetrante en la pelvis para excluir lesión vascular o alcanzar la hemostasia definitiva.
3. No se recomienda la embolización empírica no selectiva de las arterias ilíacas internas (AII) en pacientes sin evidencia angiográfica o tomográfica de lesión vascular.

Procedimiento

1. La estabilización pélvica es prioritaria. Mediante la aproximación de los fragmentos de fractura y la limitación del volumen pélvico se controla la hemorragia venosa (medular). Aunque envolver la pelvis con una sábana es un medio rápido de estabilización pélvica, evidencia existente sugiere que los fijadores externos y abrazaderas en «C» se asocian con una mejoría en la supervivencia. Los vendajes se centran a nivel del trocánter mayor. Cada profesional debe conocer qué se utiliza en su centro, así como estar preparado para hacer un orificio en el dispositivo o utilizar un acceso radial.
2. Evaluar los hallazgos de la TC y el estado hemodinámico. Si el paciente no está estable, no debe perderse el tiempo con diagnósticos completos; la prioridad es solucionar el problema.
3. La AII puede cateterizarse con un catéter cobra desde la vía femoral o con catéteres vertebrales desde la arteria radial, de 4 Fr o 5 Fr. Otra opción menos utilizada es el catéter Roberts (Cook Inc., Bloomington, IN) a través de la arteria femoral, que puede facilitar la canulación contralateral e ipsilateral de la AII.
4. Seleccionar la AII del lado con mayor extravasación en la TC o la fractura más desplazada y, con Gelfoam®, embolizar por dispersión la división posterior. Recuerde que el Gelfoam® se coloniza fácilmente cuando se manipula o se deja expuesto en una mesa de procedimientos. Así pues, debe aislarse de cualquier contaminación en los guantes o en la mesa, así como minimizar la maceración. Un exceso de presión en la llave de tres vías puede crear émbolos microparticulados dentro de la mezcla (23). Al administrar Gelfoam® en suspensión, obtener imágenes en la oblicua ipsilateral para abrir la bifurcación de la IIA. Deben utilizarse inyecciones de contraste frecuentes o diluir el contraste en la mezcla para evaluar la estasis y controlar la administración de émbolos. Evitar las inyecciones de alta presión o pulsadas. Para detener la hemorragia, basta con una pequeña cantidad de Gelfoam® en el lugar correcto.
5. Si es necesario, utilizar un balón de oclusión proximal para detener la hemorragia y, a continuación, dejar que el equipo prosiga con las maniobras de reanimación. Puede seguir utilizándose un microcatéter para seleccionar o embolizar directamente a través de la luz del balón, en función de la posición. Recuérdese que, en última instancia, la utilidad de su intervención para el paciente dependerá de la rapidez con la que se alcance la hemostasia inicial (24).
6. La embolización u oclusión inicial producen a menudo una estabilización drástica y rápida, lo que permite la oportunidad de evaluar y completar el tratamiento y confirmar que se ha conseguido una hemostasia adecuada y estable.
7. La canulación de la IIA del lado opuesto se consigue fácilmente mediante el uso del mismo catéter vertebral y desde un abordaje radial. Si se utilizó el acceso femoral, el acceso ipsilateral puede lograrse mediante:
a. *Asa de Waltman.* Si se utilizó un catéter cobra:
(1) Con la punta del catéter al menos 5 cm, preferiblemente más, sobre la bifurcación aórtica en la arteria ilíaca externa contralateral, se hace avanzar una guía (p. ej., una guía hidrófila de punta angular) dentro del catéter solo hasta el vértice de la bifurcación aórtica.

(2) Mientras el catéter se rota enérgicamente (primero en sentido antihorario), avanzar el catéter y la guía como una unidad, de modo que el cuerpo del catéter forme un asa en la aorta.

(3) Avanzar el catéter y la guía como una unidad hasta que la punta del catéter esté por encima de la bifurcación aórtica.

(4) Rotar la punta del catéter de modo que apunte hacia el origen de la arteria ilíaca común ipsilateral y tirar del catéter hasta que la punta quede unida. Esto puede hacerse con o sin la guía que sobresale del catéter.

(5) Rotar el catéter y/o la guía que sobresale y retirar el catéter aún más en la ingle, de modo que se enclave en la AII ipsilateral. La mejor forma de conseguir una posición estable es avanzar la guía/catéter hasta la división anterior.

b. Catéter Roberts: como se ha descrito anteriormente.

c. Especialmente en casos de anatomía tortuosa, el catéter cobra o Rösch mesentérico inferior puede retirarse hasta que su punta se acople al origen de la AII ipsilateral; utilizar microcatéter coaxial utilizado para canular la división anterior.

8. Las lesiones de la arteria ilíaca externa o del tronco principal son infrecuentes. Las ramas pudenda externa y obturatriz externa son dos puntos de lesión que pueden pasar desapercibidos en la arteriografía ilíaca interna selectiva. Mientras que las ramas terminales de la ilíaca externa pueden embolizarse con Gelfoam®, tapones o *coils*, las lesiones de la arteria ilíaca externa suelen requerir la colocación de una endoprótesis cubierta.

Resultados

Se han descrito tasas de éxito técnico cercanas al 100 % y tasas de éxito clínico del 95 % (22,24). En una serie de 78 pacientes con embolización por traumatismo pélvico, solo cuatro presentaron hemorragia recurrente, la mayoría de las cuales respondieron a una segunda embolización (25). Como ya se ha señalado, existe una correlación entre el tiempo transcurrido hasta la embolización y la supervivencia (22).

Complicaciones

1. Impotencia (2 %). Ningún estudio ha demostrado un papel causal de la embolización de AII en el contexto de un traumatismo. No está claro si la mayor parte de la impotencia postraumática se debe a la fractura pélvica subyacente o al procedimiento de embolización.
2. Necrosis de glúteos (6 %). Debe evitarse el uso de partículas pequeñas y reconocer que más de un factor (p. ej., hipotensión, lesión muscular subyacente y empaquetamiento quirúrgico) se correlaciona con esta complicación.

Lesión de la arteria paravertebral/lumbar

Las lesiones de la arteria lumbar pueden provocar hemorragias importantes y se asocian a fracturas del cuerpo vertebral lumbar y del proceso transverso. Cuando las imágenes muestran una lesión del cuerpo vertebral lumbar, debe sospecharse una lesión de la arteria lumbar. Además, pueden observarse lesiones de la arteria lumbar asociadas a traumatismos pélvicos.

Indicaciones

1. Traumatismos contusos:
   a. Inestabilidad hemodinámica a pesar de la reanimación o necesidad de transfusión de más de 4 unidades de eritrocitos sedimentados en 24 h y fracturas de cuerpos vertebrales lumbares o de procesos transversos, con o sin traumatismo pélvico.
   b. Hallazgos en TC que sugieren una lesión de la arteria lumbar, como gran hematoma retroperitoneal o extravasación activa.
2. Traumatismos penetrantes:
   a. Las lesiones penetrantes del retroperitoneo que atraviesan el peritoneo suelen requerir exploración quirúrgica. Sin embargo, la TC puede excluir la extensión intraperitoneal en heridas penetrantes focales aisladas en el retroperitoneo. Puede considerarse el tratamiento endovascular en caso de inestabilidad hemodinámica recurrente o necesidad de transfusión de más de 4 unidades de eritrocitos sedimentados en 24 h y hallazgos en la TC de extravasación activa o gran hematoma pararrenal posterior.

Procedimiento

1. En general, se realiza una aortografía para la evaluación inicial, y los hallazgos se correlacionan con la TC. Típicamente, no se observará extravasación activa; a menudo, el único hallazgo de lesión de la arteria lumbar en la aortografía es la no opacificación de un vaso espasmodizado u obstruido.
2. La angiografía selectiva de la arteria lumbar se realiza en el nivel de interés, así como en los niveles de un cuerpo vertebral por encima y por debajo, para excluir el llenado colateral del vaso lesionado. Si se realiza desde un acceso femoral, los orificios de la arteria lumbar pueden abordarse con catéteres de Mickelson o, con menor frecuencia, de Simmons o cobra; si el acceso es desde la arteria radial, pueden utilizarse catéteres de Mickelson, de cobra largo (≥ 100 cm) o multipropósito, todos ellos de 4 Fr o 5 Fr. Si se detecta lesión (obstrucción/extravasación o espasmo), debe procederse a la embolización como se indica a continuación:
   a. En general, se utilizan microcatéteres y *coils* y, si el vaso lesionado puede cruzarse, deben desplegarse de distal a proximal en todo el sitio.
   b. Generalmente, la arteria de Adamkiewicz (arteria radiculomedular aberrante que comunica con la arteria espinal anterior) se origina en las arterias intercostales torácicas inferiores izquierdas (75 %). En ocasiones infrecuentes, puede emerger de las arterias lumbares. Si se observa, hay que proceder con cuidado: el microcatéter debe avanzarse más allá de la anastomosis, y debe evitarse el uso líquidos o partículas pequeñas de embolización.

Resultados

La angiografía para la hemorragia retroperitoneal se ve dificultada por una baja sensibilidad para identificar el origen de la hemorragia. La hemorragia retroperitoneal suele ser autolimitada. Sin embargo, cuando se detecta una lesión vascular, la embolización consigue una elevada tasa de éxito técnico en el control de la hemorragia. Como se ha señalado, la lesión de la arteria lumbar puede ser difícil de acceder y de tratar mediante cirugía.

Traumatismos en los miembros

La mayoría de las lesiones vasculares se producen en los miembros, y la pérdida aguda de perfusión de los miembros puede relacionarse con consecuencias devastadoras, como desangrado e isquemia aguda de los miembros. Aunque la mayoría de las lesiones vasculares que afectan los miembros son consecuencia de traumatismos penetrantes, los traumatismos contusos, especialmente las lesiones por aplastamiento, pueden causar una morbilidad significativa.

Los hallazgos predictivos de lesión vascular significativa pueden clasificarse como duros o blandos (26).

La presencia de signos duros se asocia con un valor predictivo positivo del 95 % para la lesión vascular. Los signos duros incluyen:

1. Hematoma pulsátil o en expansión.
2. Hemorragia activa.
3. Pulsaciones disminuidas o ausentes.
4. Soplo o frémito.
5. Isquemia crítica de los miembros.

La presencia de signos blandos tiene un valor predictivo positivo del 30 % para la lesión vascular. Los signos blandos incluyen:

1. Hematoma no expansivo.
2. Antecedentes de hemorragia pulsátil.
3. Déficit neurológico.
4. Hipotensión inexplicada.
5. Proximidad a estructuras vasculares.

El índice tobillo-brazo también es una herramienta útil para excluir una lesión arterial significativa. Un índice de 0.9 en ausencia de síntomas excluye la afectación arterial.

Indicaciones (27,28)

1. Traumatismos contusos:

a. Si el déficit de pulso tras la reducción de la fractura persiste, está justificada la angiografía por TC.
b. Lesiones traumáticas asociadas:
(1) Luxación de rodilla o fractura desplazada y conminuta de la tibia proximal.
(2) Luxación de codo.
(3) Luxación de hombro en adultos mayores.
(4) Disociación escapulotorácica.
2. Traumatismos penetrantes:
a. Los traumatismos penetrantes de los miembros con signos evidentes de lesión vascular justifican una intervención inmediata.
b. La penetración de proyectiles de alta velocidad (p. ej., rifles de asalto) en proximidad a un gran vaso justifica la angiografía incluso en ausencia de signos duros de lesión. La energía del proyectil al entrar puede causar cavitación y lesiones por la onda expansiva a muchos centímetros de la zona de la bala. Entre las posibles lesiones resultantes están el vasoespasmo, la trombosis, el desgarro de la íntima, la perforación, la fístula AV y el hematoma intraparietal.

Contraindicaciones

Procedimiento

1. Pueden colocarse marcadores opacos en las heridas de entrada y salida para identificar la zona de la lesión.
2. La evaluación inicial debe comenzar con una angiografía en múltiples oblicuidades centradas en el sitio de la lesión. La inyección del contraste debe ser desde una ubicación lo suficientemente próxima para identificar posibles orígenes colaterales de perfusión.
3. Las opciones terapéuticas dependen de la localización y el tipo de lesión, como se describe a continuación:
a. En arterias de gran tamaño como la femoral superficial, poplítea, subclavia y braquial, las endoprótesis cubiertas han demostrado su eficacia en el tratamiento de seudoaneurismas, fístulas AV, disección y extravasación activa.
b. En arterias pequeñas, como la radial, cubital, peronea y tibial, se aconseja la oclusión con *coil* si puede lograrse el control proximal y distal. Antes de la embolización, es necesario confirmar la existencia de una circulación distal adecuada y la permeabilidad de las colaterales. La obstrucción puede deberse a espasmo o disección y debe tratarse con embolización si puede lograrse el acceso proximal y distal. Las técnicas empleadas en tales situaciones son idénticas a las utilizadas para cruzar obstrucciones no traumáticas. En una serie, las lesiones aisladas de la tibia anterior tuvieron una mayor incidencia de pérdida de extremidad que las de la tibial posterior o la peronea (29).
c. Las arterias musculares que surgen de vasos de conducción, como las arterias femoral profunda, femoral superficial y poplítea, deben tratarse mediante embolización subselectiva con *coils* o partículas, lo más cerca posible del sitio de la lesión.
d. El tratamiento de la fístula AV postraumática parece complicado. Todo el flujo arterial de entrada de la fístula debe ser ocluido en el momento de la embolización inicial para sellar la fístula de manera permanente. En las arterias de mayor tamaño, puede usarse una endoprótesis cubierta para aislar la lesión de la pared del vaso; no obstante, si el sitio de fistulización es una rama vascular, cruzar la abertura con una endoprótesis cubierta será insuficiente, pues la fístula reclutará el flujo colateral. Se requiere una cuidadosa evaluación angiográfica del sitio real de la lesión de la pared vascular. En vasos más pequeños, el uso de *coils* distales y proximales para aislar la fístula es, por lo general, eficaz. Debe tenerse cuidado para evitar la migración del *coil* al sistema venoso. Las fístulas cortas pueden requerir injertos venosos y arteriales. Se recomienda una arteriografía de seguimiento para confirmar el aislamiento adecuado para las fístulas arteriovenosas tratadas.
e. Los endoinjertos se han empleado para reperfundir miembros desvascularizados de manera aguda en el marco de traumatismos poplíteos o fracturas en otras localizaciones,

incluso antes de la estabilización ortopédica. Los endoinjertos también desempeñan un papel importante en el tratamiento de los traumatismos penetrantes.

Referencias bibliográficas

1. Centers for Disease Control and Prevention. Years of potential life lost before age 65 years. http://webappa.cdc.gov/cgi-bin/broker.exe. Accessed October 30, 2015.
2. Sutphin PD, Baliyan V. Postprocessing imaging techniques of the computed tomography angiography in trauma patients for preprocedural planning. *Semin Intervent Radiol.* 2021;38(1):9–17.
3. Padia SA, Ingraham CR, Moriarty JM, et al. Society of interventional radiology position statement on endovascular intervention for trauma. *J Vasc Interv Radiol.* 2020;31(3):363–369.e2.
4. Loggers S, Koedam T, Giannakopoulos G, et al. Definition of hemodynamic stability in blunt trauma patients: a systematic review and assessment amongst Dutch trauma team members. *Eur J Trauma Emerg Surg.* 2017;43(6):823–833.
5. Committee of trauma of ACS. Advanced Trauma Life Support (ATLS) Student Manual. 10th ed. American College of Surgeons; 2018.
6. Zsolt B, Caldwell E, Heetveld M, et al. Institutional practice guidelines on management of pelvic fracture-related hemodynamic instability: do they make a difference? *J Trauma.* 2005;58(4):778–782.
7. Kerrey BT, Rogers AJ, Lee LK, et al. A multicenter study of the risk of intra-abdominal injury in children after normal abdominal computed tomography scan results in the emergency department. *Ann Emerg Med.* 2013;62(4):319–326.
8. Smith IM, Naumann DN, Marsden ME, et al. Scanning and war: utility of FAST and CT in the assessment of battlefield abdominal trauma. *Ann Surg.* 2015;262(2):389–396.
9. Sierink J, Treskes K, Edwards M, et al. Immediate total-body CT scanning versus conventional imaging and selective CT scanning in patients with severe trauma (REACT-2): a randomised controlled trial. *Lancet.* 2016;388:673–683.
10. Bulger E, Perina D, Qasim Z, et al. Clinical use of resuscitative endovascular balloon occlusion of the aorta (REBOA) in civilian trauma systems in the USA, 2019: a joint statement from the American College of Surgeons Committee on Trauma, the American College of Emergency Physicians, the National Association of Emergency Medical Services Physicians and the National Association of Emergency Medical Technicians. *Trauma Surg Acute Care Open.* 2019;4(1):e000376.
11. Miller PR, Chang MC, Hoth JJ, et al. Prospective trial of angiography and embolization for all grade III to V blunt splenic injuries: nonoperative management success rate is significantly improved. *J Am Coll Surg.* 2014;218(4):644–648.
12. Post R, Engel D, Pham J, et al. Computed tomography blush and splenic injury: does it always require angioembolization? *Am Surg.* 2013;79(10):1089–1092.
13. Quencer K, Smith T. Review of proximal splenic artery embolization in blunt abdominal trauma. *CVIR Endovasc.* 2019;2(1):11. doi:10.1186/s42155-019-0055-3.
14. Patil MS, Goodin SZ, Findeiss LK. Update: Splenic artery embolization in blunt abdominal trauma. *Semin Intervent Radiol.* 2020;37(1):97–102.
15. Kozar R, Feliciano D, Moore E. Western Trauma Association/critical decisions in trauma: operative management of adult blunt hepatic trauma. *J Trauma.* 2011;71(1):1–5.
16. Lee YH, Wu CH, Wang LJ, et al. Predictive factors for early failure of transarterial embolization in blunt hepatic injury patients. *Clin Radiol.* 2014;69(12):e505–e511.
17. Inchingolo R, Ljutikov A, Deganello A, et al. Outcomes and indications for intervention in non-operative management of paediatric liver trauma: a 5 year retrospective study. *Clin Radiol.* 2014;69(2):157–162.
18. Padia SA, Ingraham CR, Moriarty JM, et al. Society of Interventional Radiology Position Statement on endovascular intervention for trauma. *J Vasc Interv Radiol.* 2020;31(3):363–369.
19. Bertens KA, Vogt KN, Hernandez-Alejandro R, et al. Non-operative management of blunt hepatic trauma: does angioembolization have a major impact? *Eur J Trauma Emerg Surg.* 2015;41(1):81–86.
20. Lopez-Gonzalez DB, Zurkiya O. Interventional radiology in renal trauma. *Semin Intervent Radiol.* 2021;38(1):113–122.
21. Lopera JE, Suri R, Kroma G, et al. Traumatic occlusion and dissection of the main renal artery: endovascular treatment. *J Vasc Interv Radiol.* 2011;22(11):1570–1574.
22. Wijffels DJ, Verbeek DO, Ponsen KJ, et al. Imaging and endovascular treatment of bleeding pelvic fractures: review article. *Cardiovasc Intervent Radiol.* 2019;42(1):10–18.
23. Katsumori T, Kasahara T. The size of gelatin sponge particles: differences with preparation method. *Cardiovasc Intervent Radiol.* 2006;29:1077–1083. https://doi.org/10.1007/s00270-006-0059-y

24. Sandhu J, Abrahams R, Miller Z, et al. Pelvic trauma: factors predicting arterial hemorrhage and the role of angiography and preperitoneal pelvic packing. *Eur Radiol.* 2020;30(11):6376–6383.
25. Velmahos GC, Toutouzas KG, Vassiliu P, et al. A prospective study on the safety and efficacy of angiographic embolization for pelvic and visceral injuries. *J Trauma.* 2002;53(2):303–308.
26. Modrall JG, Weaver FA, Yellin AE. Diagnosis and management of penetrating vascular trauma and the injured extremity. *Emerg Med Clin North Am.* 1998;16(1):129–144.
27. Kuwahara JT, Kord A, Ray CE Jr. Penetrating extremity trauma endovascular versus open repair? *Semin Intervent Radiol.* 2020;37(1):55–61.
28. Padia SA, Ingraham CR, Moriarty JM. Society of Interventional Radiology Position Statement on endovascular intervention for trauma. *J Vasc Interv Radiol.* 2020;31(3):363–369.e2.
29. Scalea JR, Crawford R, Scurci S, et al. Below-the-knee arterial injury: the type of vessel may be more important than the number of vessels injured. *J Trauma Acute Care Surg.* 2014;77(6):920–925.

15 Aneurismas y disecciones de la aorta torácica

David S. Wang, MD y Michael D. Dake, MD

Introducción

Aneurisma de la aorta torácica (1-4)

1. Dilatación localizada de la aorta torácica superior al 50 % de lo normal. El límite superior del tamaño normal de la aorta torácica descendente es de 3 cm a 3.5 cm.
2. Incidencia: 5.9 a 10.4 casos por 100 000 personas/año.
3. Proporción hombre/mujer: 1.5 a 1:1.
4. Clasificación:
   a. Localización anatómica: del 30 % al 40 % afectan la aorta torácica descendente
   b. Morfología: fusiforme (80 %) o sacular (20 %).
   c. Factores de riesgo: la mayoría representan un estado tardío de la ateroesclerosis «degenerativa». Otros factores de riesgo son disección, infecciones, aortitis inflamatorias (p. ej., enfermedad de Takayasu), enfermedades del tejido conjuntivo (p. ej., síndrome de Marfan), traumatismos y yatrogenia.
5. La evolución natural es de expansión progresiva. El riesgo de rotura, generalmente mortal, aumenta de manera notable cuando el diámetro supera los 6 cm.
6. El tratamiento convencional es la reparación quirúrgica abierta. Con las técnicas actuales, las tasas de mortalidad a corto plazo oscilan entre el 3 % y el 15 % en los casos electivos y hasta el 50 % en las cirugías de urgencia. El riesgo de isquemia medular es del 3 % al 8 %.

Disección aórtica (2-4)

1. Comienza con un desgarro de la íntima aórtica y de la capa interna de la media, lo que permite que la sangre abra un plano longitudinal dentro de la media. El colgajo de disección resultante separa la luz de la aorta en verdadera y falsa. La falsa luz puede comprimir la luz verdadera u obstruir el flujo de una rama de la aorta, lo que causa isquemia en órganos específicos. La mayoría de los desgarros primarios se originan inmediatamente distales al origen de la arteria subclavia izquierda (ASI) o a pocos centímetros de la válvula aórtica. Pueden formarse comunicaciones adicionales entre la luz verdadera y la falsa.
2. Incidencia: 2 a 3.5 y 0.5 a 2.1 casos por 100 000 personas/año para todas las disecciones y las limitadas a la aorta torácica descendente, respectivamente.
3. Proporción hombre/mujer: 5:1 a 2:1.
4. Clasificaciones:
   a. Localización anatómica:

(1) Sistema Stanford:
(a) Tipo A: compromete a la aorta ascendente (60-70 %).
(b) Tipo B: compromete a la aorta torácica descendente (30-40 %).
(2) Sistema de DeBakey:
(a) Tipo I: compromete a las aortas ascendente y descendente.
(b) Tipo II: compromete a la aorta ascendente.
(c) Tipo III: compromete a la aorta descendente sin extensión (IIIa) o con extensión (IIIb) a la aorta abdominal.
(3) Directrices de notificación de la Society for Vascular Surgery y de la Society of Thoracic Surgery para las disecciones aórticas de tipo B:
(a) Ubicación del desgarro de entrada; ubicación de tipos A o B.
(b) Extensión proximal y distal de la disección; designada por zonas predeterminadas dentro de la aorta toracoabdominal.

b. Tiempo transcurrido desde la aparición de los síntomas:
(1) Aguda: 1-14 días.
(2) Subaguda: 15-90 días.
(3) Crónica: > 90 días.

c. Evolución clínica: en la presentación inicial, entre el 30 % y el 42 % de los casos se clasifican como «complicados» debido a rotura ya acontecida o inminente de la aorta, mala perfusión de arterias viscerales o periféricas, rápido crecimiento aneurismático de falsa luz, hipertensión resistente al tratamiento o dolor intratable.

5. Factores de riesgo: entre el 70 % y el 90 % de los pacientes padecen hipertensión. Otros factores de riesgo son aneurisma preexistente, enfermedades del tejido conjuntivo (p. ej., síndrome de Marfan), válvula aórtica bicúspide, embarazo, traumatismos y yatrogenia.
6. La evolución natural es muy variable. La principal complicación tardía es la dilatación de la falsa luz que pueda culminar en rotura. La degeneración aneurismática de la falsa luz se produce en un 20 % a un 50 % en un plazo de 4 años a pesar de un tratamiento médico óptimo (TMO). Los predictores de degeneración incluyen desgarro primario ≥ 10 mm, diámetro aórtico total ≥ 40 mm, diámetro de la falsa luz ≥ 22 mm, y trombosis parcial de la falsa luz.
7. Tratamiento convencional:
a. Disección aórtica de tipo B (DATB) no complicada: TMO con control de la presión arterial (objetivo presión arterial sistólica: 100-120 mm Hg), frecuencia cardíaca (objetivo < 60 lat/min) y dolor. Debe mantenerse un control permanente para monitorizar los signos de progresión de la enfermedad, la dilatación aneurismática de la falsa luz y/o la mala perfusión.
b. DATB complicada: la reparación abierta, que suele realizarse de urgencia, se asocia a una tasa de mortalidad del 25 % al 50 %, con paraplejía entre el 7 % y el 36 %. Se requiere TMO concurrente. Antes del advenimiento de la reparación endovascular de la aorta torácica (TEVAR, *thoracic endovascular aortic repair*), la fenestración del colgajo de disección para igualar las presiones en las luces verdadera y falsa o la colocación de una endoprótesis para abrir las ramas vasculares obstruidas eran los tratamientos endovasculares primarios para la mala perfusión.

Endoprótesis cubiertas

Después de que la primera endoprótesis cubierta aortica torácica se implantara en un paciente en 1992, el primer dispositivo comercial fue aprobado por la Food and Drug Administration (FDA) de Estados Unidos en 2005. En la tabla 15-1 se enumeran las endoprótesis aórticas torácicas aprobadas por la FDA y disponibles comercialmente en el momento de redactar este documento. Hay más dispositivos disponibles fuera de Estados Unidos.

Objetivos de la reparación endovascular de la aorta torácica

1. **Aneurismas:** proporcionar un conducto duradero para el flujo sanguíneo aórtico a través de toda la extensión del aneurisma, lo que provoca la despresurización del saco

Tabla 15-1 Endoprótesis cubiertas para la aorta torácica aprobados por la Food and Drug Administration (FDA) de Estados Unidos

Dispositivo (fabricante)	Material de la endoprótesis	Material del injerto	Diámetros (cm)	Longitudes (cm)
Gore® TAG® Conformable (Gore)	Nitinol	PTFEe	21-45[a]	10, 15, 20
Gore® TAG® Conformable con control activo (Gore)	Nitinol	PTFEe	21-45[a]	10, 15, 20
RelayPlus® (Terumo Aortic)	Nitinol	Poliéster tejido	22-46[a]	10, 15, 20, 25
Valiant Navion™ (Medtronic)	Nitinol	Poliéster tejido	20-46[a]	5.2-22.3
Valiant™ con sistema de administración Captivia™ (Medtronic)	Nitinol	Poliéster tejido	22-46[a]	10, 15, 20
Zenith Alpha™ torácico (Cook Medical)[b]	Nitinol	Poliéster tejido	24-46 proximal[a], 28-46 distal, 26-46 extensión distal	10.5-23.3 proximal, 14.2-21.1 distal, 9.1-11.2 extensión distal
Injerto de disección Zenith TX2 (Cook Medical)[b]	Acero inoxidable	Poliéster tejido	22-42[a]	7.9-21.8
Stent de disección Zenith TX2 (Cook Medical)[c]	Nitinol	Ninguno	36, 46	8, 12, 18, 18.5

PTFEe, politetrafluoroetileno expandido.
[a] Versiones rectas y cónicas disponibles.
[b] Modular con componentes proximales y distales.
[c] Uso previsto como componente distal de la endoprótesis descubierta.

aneurismático, la formación de trombosis y, finalmente, la estabilización o regresión del tamaño.

2. **Disecciones aórticas:** cobertura completa del desgarro principal de la íntima para redirigir el flujo de sangre hacia la luz verdadera y despresurizar la falsa luz a fin de promover la trombosis. La reaposición de las capas de la pared aórtica restaura el calibre de la luz verdadera y alivia las obstrucciones de las ramas. Esto puede evitar la degeneración aneurismática tardía de la aorta.

Indicaciones (1-4)

En la tabla 15-2 se enumeran las indicaciones aprobadas por la FDA para dispositivos específicos:

1. Aneurismas de la aorta torácica (AAT) descendente:
   a. Asintomático con diámetro ortogonal mínimo de > 5.5 cm o más de dos veces el diámetro de la aorta adyacente sin aneurisma.
   b. Asintomático con crecimiento > 1 cm en 1 año.
   c. Sintomático, sin importar el tamaño del aneurisma.

Tabla 15-2 Indicaciones en etiqueta aprobadas por la FDA para endoprótesis cubiertas aórticas torácicas

Indicación	Dispositivos
Aneurisma de aorta torácica descendente	Gore® TAG®, RelayPlus®, Valiant™, Zenith Alpha™ Thoracic
Úlcera ateroesclerótica penetrante	Gore® TAG®, RelayPlus®, Valiant™, Zenith Alpha™ Thoracic
Lesión aórtica torácica contusa	Gore® TAG®, Valiant™
Disección aórtica de tipo B	Injerto de disección y endoprótesis Gore® TAG®, Valiant™, Zenith TX2™

2. Disecciones aórticas de tipo B:
   a. DATB aguda complicada: la TEVAR es el tratamiento de elección para las DATB agudas que se complican por rotura o rotura inminente, mala perfusión, dilatación aórtica precoz, hipertensión resistente o dolor intratable.
   b. DATB aguda no complicada: en la actualidad hay investigaciones activas en las que se está evaluando el tratamiento endovascular proactivo de los pacientes no complicados en los que se ha determinado un alto riesgo de complicaciones tardías. Se están considerando varias características anatómicas y clínicas como criterios de alto riesgo.
   c. DATB subaguda/crónica complicada: para los pacientes que inicialmente no presentaban complicaciones y desarrollan complicaciones tardías (es decir, crecimiento del diámetro aórtico > 1 cm al año, aneurisma de falsa luz con diámetro aórtico total > 60 mm, síndrome de mala perfusión o dolor recurrente) en la fase subaguda o crónica temprana, se requiere una intervención rápida, ya sea TEVAR u cirugía abierta. Sin embargo, el abordaje óptimo no está claro.
3. Otras lesiones de la aorta torácica: úlceras ateroescleróticas penetrantes, hematomas intraparietales, lesiones traumáticas contusas de la aorta torácica y roturas.
4. Entre las aplicaciones en investigación menos comunes se incluyen los seudoaneurismas, las fístulas aórticas y los aneurismas micóticos. La TEVAR también se utiliza en procedimientos quirúrgicos híbridos, como la técnica de la «trompa de elefante».

Contraindicaciones (1-4)

Absolutas

1. Alergias a los materiales del dispositivo.
2. Afecciones que puedan aumentar el riesgo de infección del injerto endovascular.

Relativas

Los criterios de exclusión de los ensayos clínicos de la FDA pueden obviarse a discreción del operador, teniendo en cuenta que los resultados pueden variar:

1. Anatomía inadecuada para la TEVAR:
   a. Los obstáculos anatómicos pueden superarse con procedimientos quirúrgicos complementarios (*v.* sección Consideraciones especiales).
2. Alergias al medio de contraste o insuficiencia renal.
3. Comorbilidades graves con esperanza de vida corta.
4. La TEVAR no se recomienda en pacientes con enfermedad subyacente del tejido conectivo, excepto como un procedimiento de rescate o complemento del tratamiento quirúrgico.

Pruebas de imagen previas al procedimiento

El diagnóstico por imagen debe realizarse dentro de los 3 meses antes de la intervención:

1. La tomografía computarizada (TC) debe realizarse desde la abertura torácica superior hasta las bifurcaciones de la arteria femoral:

a. Las imágenes sin contraste son útiles para la evaluación de calcificaciones vasculares, hematomas intraparietales y otras lesiones de alta densidad.
b. La angiografía por tomografía computarizada (ATC) realizada durante la primera fase arterial es el estudio previo al procedimiento más importante. La sincronización cardíaca debe efectuarse para las lesiones que puedan implicar la aorta ascendente.
c. La reconstrucción en varios planos es esencial para lograr una medición precisa.
d. En el caso de la DATB, debe realizarse un diagnóstico por imagen tardío para evaluar la isquemia de las ramas y otras posibles complicaciones.

2. La angiografía por resonancia magnética (ARM) puede usarse en pacientes con función renal deteriorada o intolerancia a los medios de contraste yodados. Sin embargo, la evaluación de las calcificaciones es limitada.
3. La ecografía endovascular o la ecografía transesofágica (ETE) durante el procedimiento pueden ser útiles para una evaluación más detallada de las zonas de fijación y la localización de las ramas laterales y los desgarros de la íntima.
4. Si la lesión objetivo se localiza cerca del origen de la ASI, debe considerarse la ATC o la ARM de la cabeza y el cuello.

Técnicas de medición y evaluación por imagen

Las mediciones se realizan en la fase arterial de las imágenes. En la figura 15-1 se ilustran los parámetros recomendados para la selección y planificación de casos:

1. AAT descendente:
   a. La longitud de la zona de fijación proximal disponible es la distancia desde la ASI (o arteria carótida común izquierda [ACCI]) hasta la extensión proximal del AAT.
   b. La longitud de la zona de fijación distal disponible es la distancia desde la extensión distal del AAT hasta el tronco celíaco.
   c. La longitud total del tratamiento es la suma de la longitud del aneurisma y las longitudes seleccionadas de las zonas de fijación proximal y distal.
   d. El diámetro de la zona de fijación suele medirse de pared a pared interna, y excluye las calcificaciones de la pared pero incluye trombos y placa intraluminales.
   e. La evaluación de la morfología de la zona de fijación incluye la evaluación de la angulación, la tortuosidad y la presencia de trombos intraluminales y calcificaciones.
   f. La evaluación cuantitativa y cualitativa de las posibles vías de acceso vascular se realiza como se hizo para las zonas de fijación. Esto debe incluir las arterias femoral común, ilíaca externa e ilíaca común bilaterales y la aorta infrarrenal distal.
   g. También debe evaluarse la morfología general y el grado de enfermedad ateroesclerótica de la aorta.
2. DATB aguda complicada:
   a. El desgarro de entrada primario de la íntima debe identificarse claramente mediante un rastreo cuidadoso del tabique de disección. También deben identificarse las fenestraciones de reentrada corriente abajo.
   b. Debe determinarse la extensión proximal y distal de la disección y la posible afectación de las ramas de la aorta.
   c. En presencia de isquemia en una rama, es importante determinar si el órgano isquémico es irrigado por la luz verdadera o falsa.

Criterios de selección para la reparación con endoinjerto

La selección de pacientes se basa en (1-4):

1. Consideraciones anatómicas: una anatomía inadecuada es una de las razones más frecuentes del fracaso del tratamiento.
2. Consideraciones clínicas: se pondera el riesgo de la reparación aórtica endovascular torácica en relación con la reparación abierta y el tratamiento médico en el contexto de calidad de vida y esperanza general de vida.

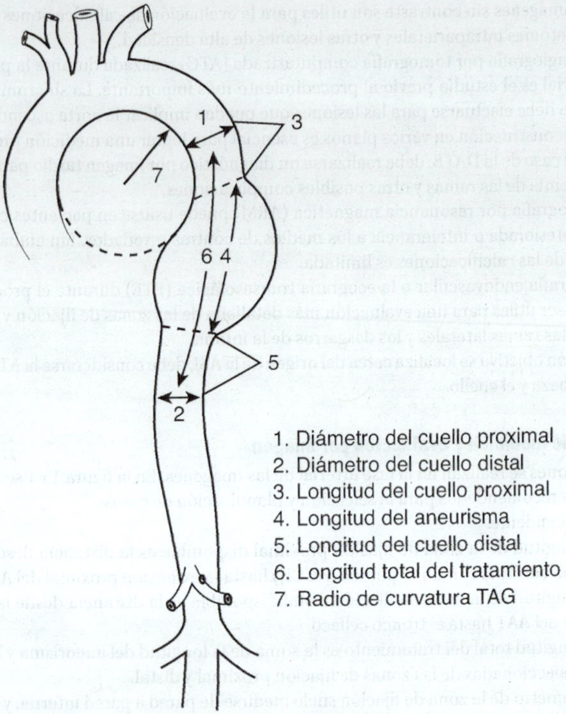

FIGURA 15-1 • Dimensiones aórticas recomendadas a ser medidas en la evaluación de un aneurisma aórtico torácico descendente para el tratamiento con endoprótesis cubierta.

Criterios anatómicos

1. Zonas de fijación proximal y distal:
   a. AAT descendente: se requieren segmentos aórticos normales ≥ 20 mm de longitud distales a la ASI o a la ACCI y proximales al tronco celíaco.
   b. DATB aguda complicada: no hay criterios anatómicos estrictos. Una zona de fijación proximal de ≥ 10 mm distal a la ASI suele ser suficiente.
   c. Ausencia de trombo o calcificación significativa.
   d. Diámetros aórticos que pueden ser tratados con los dispositivos disponibles, generalmente de 16 mm a 42 mm.
   e. Por lo general, se prefiere un radio de curvatura > 35 mm o una angulación aórtica de < 60°.
2. Acceso vascular iliofemoral:
   a. Calibre adecuado para alojar sistemas de aplicación o anatomía adecuada para un conducto quirúrgico.
   b. Ausencia de tortuosidad, trombo o calcificación significativos.

Preparación previa al procedimiento (1-4)

Selección de dispositivos para aneurismas de aorta torácica descendente

1. Diámetro del dispositivo: Los diámetros de los dispositivos suelen estar sobredimensionados entre un 10 % y un 20 % en relación con el diámetro luminal de las zonas de fijación nativas:

a. Si el diámetro de la zona de fijación distal es significativamente menor que el proximal, considerar un endoinjerto cónico o una combinación de dispositivos de diferentes diámetros.

2. Longitud del dispositivo: en general, y cuando sea posible, se prefieren zonas de fijación más largas:
   a. Si se van a utilizar varios endoinjertos, los dispositivos deben superponerse un mínimo de 5 cm.
   b. Si la zona de fijación está angulada, puede ser necesario alargar la longitud terapéutica. Es particularmente importante para las zonas de fijación proximales que el extremo proximal del dispositivo no esté cerca de la curva interna en un ángulo agudo. Hacerlo puede causar una mala aposición de la endoprótesis cubierta a lo largo de una curva interior marcada, aumentando el riesgo de endofugas o colapso de la endoprótesis cubierta.
   c. En el caso de un AAT de gran tamaño, puede requerirse un aumento en la longitud del dispositivo para incluir el acodamiento de la endoprótesis cubierta en el saco aneurismático.

Selección de dispositivos para disecciones aórticas tipo B agudas complicadas

1. Diámetro del dispositivo: los endoinjertos son al menos de un 5 % a un 10 % más grandes que el diámetro luminal de la aorta sin disecar justo proximal al desgarro primario.
2. Longitud del dispositivo: la longitud adecuada sigue siendo polémica, con estrategias que van desde la cobertura focal proximal de la rotura hasta la cobertura menos frecuente de toda la disección. No se recomienda la exclusión de las ramas aórticas mesentéricas. Si la disección se complica con una rotura, en general son necesarios varios dispositivos para prevenir el flujo retrógrado en la falsa luz a través de desgarros distales. La secuencia preferida de implantación de los varios dispositivos es de proximal a distal.

Consideraciones especiales

1. Arteria subclavia izquierda y tronco celíaco:
   a. Para las lesiones que se extienden cerca pero no proximales a la ASI, las limitaciones en la zona de fijación son cada vez más un mayor desafío. A menudo, se requiere cubrir intencionalmente la ASI para ampliar la zona de fijación proximal.
   b. Se recomienda la revascularización rutinaria previa al procedimiento de la arteria subclavia izquierda (p. ej., derivación de carótida izquierda a subclavia) en pacientes con exclusión planificada de la arteria subclavia izquierda, a menos que se realice una TEVAR de urgencia (9).
   c. Las enfermedades de la aorta torácica que se extienden proximalmente a la ASI requieren tratamientos quirúrgicos y endovasculares híbridos, como la técnica de la «trompa de elefante».
   d. No se recomienda la cobertura intencionada del tronco celíaco sin revascularización previa. Se están explorando abordajes quirúrgicos y endovasculares híbridos para el tratamiento de los aneurismas toracoabdominales.
   e. Otros abordajes para superar problemas anatómicos de la zona de fijación incluyen el desarrollo de endoprótesis cubiertas aórticas torácicas fenestradas y ramificadas y las técnicas de revascularización percutánea (p. ej., injerto de «chimenea»).
2. Drenaje de líquido cefalorraquídeo (LCR):
   a. El drenaje del LCR puede prevenir y revertir la isquemia de la médula espinal.
   b. Debe considerarse el drenaje profiláctico de líquido cefalorraquídeo (LCR) en pacientes con hipotensión perioperatoria (presión arterial media < 70 mm Hg), longitud de tratamiento aórtico > 20 cm, cobertura del endoinjerto entre los niveles de T8 y L2, y antecedentes de reparación de aneurisma aórtico abdominal.

Procedimiento

Los procedimientos de implantación son muy específicos de cada dispositivo. Los pasos que aquí se describen ofrecen un esquema general para la implantación de endoprótesis torácicas.

Acceso vascular

1. El acceso arterial se realiza preferentemente a través de la arteria femoral común, pero puede realizarse a través de las arterias ilíaca externa o ilíaca común o la aorta infrarrenal distal. Mediante cirugía, puede colocarse un conducto temporal de acceso para facilitar el despliegue del dispositivo.
2. El acceso vascular puede lograrse mediante corte quirúrgico o mediante abordajes percutáneos.
3. Para las disecciones aórticas, seleccionar un sitio de acceso que permita la entrada en ella de luz verdadera.

Aneurismas de aorta torácica descendente

1. La monitorización continua de las constantes vitales, en especial de la presión arterial, es obligatoria:
   a. Si va a cubrirse la ASI, debe colocarse una vía arterial en la arteria radial derecha.
   b. El uso de potenciales somatosensoriales evocados durante la cirugía y electroencefalografía para detectar complicaciones neurológicas, ecocardiografía transesofágica u otras técnicas invasivas de monitorización se deja a discreción del operador.
   c. Para disminuir el riesgo de isquemia medular, debe evitarse la hipotensión.
2. La intervención suele realizarse con el paciente bajo anestesia general o regional.
3. Con el paciente en decúbito supino, se preparan los accesos estériles.
4. Para permitir la angiografía lateral, los brazos del paciente deben estar elevados o, si se necesita acceso a la arteria braquial, colocados a 90°.
5. Para la obtención de imágenes, debe canularse la arteria femoral común contralateral al sitio previamente elegido para el despliegue de la endoprótesis cubierta mediante las técnicas habituales. También puede usarse la arteria braquial.
6. Tras la colocación de un introductor, avanzar un catéter marcador *pigtail* (en J) hasta el arco aórtico proximal:
   a. Para disminuir el riesgo de ateroembolización, debe minimizarse la manipulación de guías, catéteres y otros dispositivos en el arco aórtico.
7. Realizar una aortografía inicial con el fluoroscopio en ángulo en una proyección oblicua anterior izquierda, perpendicular al arco aórtico (normalmente entre 45-75°) según lo calculado a partir de la TC o RM previas al procedimiento.
8. Obtener acceso arterial en el lugar previsto de inserción de la endoprótesis.
9. Una vez obtenido el acceso, anticoagular al paciente durante todo el procedimiento para conseguir un tiempo de coagulación activado de 250 s a 300 s.
10. Preparar el sistema de colocación de la endoprótesis cubierta siguiendo las instrucciones del fabricante.
11. Con guía fluoroscópica continua en ángulo perpendicular a la zona de fijación proximal, hacer avanzar el sistema de colocación de endoinjertos hasta el lugar de fijación sobre una guía rígida de 0.035″. Utilizar los marcadores radioopacos del dispositivo para confirmar la posición.
12. Tras reconfirmar la posición, desplegar el dispositivo bajo visualización fluoroscópica continua siguiendo las instrucciones del fabricante:
    a. Para pacientes intubados, la apnea transitoria puede ayudar a la precisión del despliegue.
    b. Ya no son necesarias otras medidas para prevenir la mala colocación del dispositivo, como la hipotensión transitoria o la asistolia cardíaca inducida por adenosina.
13. Retirar con cuidado el catéter de aplicación bajo observación fluoroscópica.
14. Realizar una angioplastia con balón, según sea necesario.
15. El despliegue de dispositivos adicionales se realiza de forma idéntica. El orden de despliegue de los dispositivos depende del sistema utilizado.
16. La angiografía final se realiza con el catéter angiográfico colocado proximalmente al injerto endovascular.
17. Según sea necesario, se desplegarán dispositivos adicionales y/o repetirá la dilatación con balón para asegurar una cobertura adecuada, la expansión del dispositivo y la aposición a la pared.

Disecciones aórticas de tipo B agudas complicadas

El procedimiento para la TEVAR en las DATB agudas complicadas se realiza de forma similar al del AAT, con las siguientes diferencias clave:

1. La presión arterial debe mantenerse estrictamente dentro de un estrecho margen de normalidad para minimizar la propagación de la disección.
2. Es indispensable el paso de la guía exclusivamente por la luz verdadera, ya que el despliegue de una endoprótesis en la falsa luz tiene consecuencias catastróficas.
3. La ecocardiografía transesofágica o la endovascular pueden ser útiles para identificar el punto del desgarro principal y otros desgarros de la íntima, confirmar el paso de la guía a través de la luz verdadera y documentar la exclusión de la falsa luz proximal durante el despliegue.
4. Una vez que el dispositivo se ha desplegado, en general no se requiere introducir un balón y la manipulación adicional se mantiene al mínimo, porque el colgajo de disección es vulnerable a perforaciones adicionales o extensión retrógrada en el arco aórtico proximal. Los dispositivos con segmentos rígidos proximales o de metal desnudo son menos recomendables.
5. Si hay mala perfusión persistente una vez que la rotura principal está cubierta, puede realizarse el despliegue de una endoprótesis no cubierta o la fenestración del *flap* (colgajo) en la cara distal de la disección, o pueden colocarse endoprótesis en cada rama obstruida de la aorta si la falsa luz irriga un órgano específico.

Manejo posterior al procedimiento

Inmediato

1. Los pacientes son monitorizados en la unidad de cuidados intensivos durante un mínimo de 24 h:
   a. La presión arterial media debe mantenerse por encima de 100 mm Hg inmediatamente después del despliegue del dispositivo.
   b. Vigilar la función hemodinámica y los signos y síntomas de paraplejía o paraparesia, accidente cerebrovascular, isquemia mesentérica o de los miembros inferiores y otras posibles complicaciones inmediatas.
   c. No es necesaria la anticoagulación posterior al procedimiento.

Seguimiento con pruebas de imagen (1-4)

1. Las pruebas de imagen y la evaluación clínica de seguimiento se realizan al mes, a los 6 meses y a los 12 meses, y después anualmente. Si se detecta una endofuga, es necesario realizar pruebas de imagen con mayor frecuencia.
2. La ATC es la modalidad por defecto para la obtención de imágenes tras el procedimiento.
3. La ARM sigue siendo una alternativa a la TC. Aunque todos los dispositivos actuales aprobados por la FDA son compatibles con la RM, la calidad de las imágenes puede verse limitada en las regiones inmediatamente adyacentes al dispositivo.
4. Radiografía de tórax: proyecciones frontal, lateral y bilaterales posteriores oblicuas a 45° del dispositivo entero para evaluación de la integridad del dispositivo.

Resultados

Aneurismas de aorta torácica descendente

1. Resultados de ensayos clínicos de dispositivos aprobados por la FDA (3,4):
   a. Entre el 98 % y el 99.5 % de éxito técnico.
   b. Al año:
      (1) Entre el 91 % y el 92.9 % de los AAT permanecieron estables o disminuyeron (> 5 mm) de tamaño.
      (2) Rotura de aneurisma ≤ 0.7 %, conversión a cirugía abierta ≤ 0.7 %; y entre un 0.7 % y un 3.9 % de migración del endoprótesis cubierta.
   c. A los 5 años:
      (1) Mortalidad relacionada con el aneurisma del 2.8 % al 5.9 % con TEVAR frente al 11.7 % al 12 % con cirugía abierta.

(2) Entre el 81 % y el 94.1 % de los AAT permanecieron estables o disminuyeron de tamaño.

2. Estudio de Medicare en el que se comparó la TEVAR (2 470 pacientes) frente a cirugía abierta (1 235 pacientes) en AAT descendentes intactos (5):
   a. Mortalidad a 180 días: 10.2 % para TEVAR frente a 23.8 % para cirugía abierta.
   b. A los 9 años: el tiempo medio de supervivencia restringido con cirugía abierta fue 6.9 meses inferior, en comparación con la TEVAR.
3. Estudio unicéntrico en el que se comparó la TEVAR (79 pacientes) frente a cirugía abierta (39 pacientes) en *rotura* de aorta torácica descendente por afecciones no traumáticas (6):
   a. Mortalidad a 30 días: 16.5 % para TEVAR frente a 38.5 % para cirugía abierta.
   b. Mortalidad a 5 años: 30.4 % para TEVAR frente a 56.4 % para cirugía abierta.
   c. La reintervención aórtica fue necesaria con mayor frecuencia tras la TEVAR (15.2 % frente a 2.6 %).

Disecciones aórticas de tipo B agudas complicadas (2)

1. Metaanálisis de 2 531 pacientes sometidos a TEVAR y 1 276 sometidos a cirugía abierta:
   a. Tasa de mortalidad conjunta a los 30 días/en el hospital: 7.3 % para TEVAR frente a 19 % para cirugía abierta.
   b. Tasas agrupadas de eventos cerebrovasculares e isquemia medular: 3.9 % y 3.1 % para TEVAR frente a 6.8 % y 3.3 % para cirugía abierta, respectivamente.
2. Metaanálisis de 942 pacientes sometidos a TEVAR:
   a. Éxito técnico: 95 %.
   b. Trombosis completa de la falsa luz: 85 %.
   c. Accidente cerebrovascular y paraplejía: 3.1 % y 1.9 %.
   d. Mortalidad a 30 días: 9 %.
   e. Mortalidad tardía (media 20 meses): 3.6 %.

Disecciones aórticas de tipo B no complicadas

Dos ECA compararon TEVAR con TMO frente a TMO solo:

1. Estudio INSTEAD (*Investigation of Stent Grafts in Patients with Type B Aortic Dissection*) (7,8): DATB subaguda/crónica no complicada:
   a. Seguimiento a 2 años: remodelación aórtica en el 91.3 % de los pacientes de TEVAR con TMO frente al 19.4 % en los pacientes de TMO solo. Sin embargo, no hubo beneficio relacionado con la supervivencia (88.9 % frente a 95.6 %, respectivamente).
   b. Seguimiento a 5 años: reducción de la mortalidad relacionada con la aorta (6.9 % frente a 19.3 %, respectivamente) y de la progresión de la enfermedad (27 % frente a 46.1 %, respectivamente) para los pacientes de TEVAR con TMO, en comparación con los de TMO solo. En el grupo de TMO solo, el 21.2 % requirió un cambio a TEVAR durante el seguimiento debido a complicaciones evolutivas. Tras la TEVAR, se detectó trombosis completa de la falsa luz en el 90.6 % a los 5 años.
2. Disección aguda: ensayo ADSORB (*Acute Dissection: Stent graft OR Best medical therapy*) (9): DATB aguda no complicada:
   a. Seguimiento a un año: trombosis completa de la falsa luz en el 63.3 % de los pacientes de TEVAR con TMO frente al 6.5 % en el grupo de TMO solo, con un diámetro de la luz verdadera significativamente mayor en el grupo de tratamiento combinado.

Complicaciones (1-4,10)

Tempranas

1. Síndrome postimplantación: febrícula, leucocitosis leve, proteína C reactiva elevada y posible derrame pleural reactivo. Es autolimitado y debería resolverse en una semana.
2. Isquemia de la médula espinal (0.8-3 %): la paraparesia y la paraplejía son menos frecuentes, en comparación con la cirugía abierta:
   a. Si se detecta en etapas tempranas, puede revertirse con un rápido drenaje del LCR y con el mantenimiento de una presión arterial media de 80 mm Hg a 90 mm Hg.
   b. Para evitar la hipotensión intracraneal, el drenaje debe realizarse durante las primeras 24 h a 72 h y limitarse a < 15 mL/h o < 350 mL/día.

3. Accidente cerebrovascular (2.1-3.6 %): asociado a tiempos de intervención más largos y a una manipulación extensa del dispositivo dentro del arco aórtico.
4. Perforación aórtica, disección *de novo* o extensión de una disección existente. La disección retrógrada en la aorta ascendente se registra entre el 0.7 % y el 2.5 % de los casos de TEVAR en pacientes con DATB.
5. Endofugas (10-20 %): las endofugas y su tratamiento se tratan en el capítulo 18.
6. Mala posición del dispositivo, expansión incompleta, migración y colapso.
7. Las complicaciones del acceso vascular incluyen trombosis, disección, rotura y avulsión.

Tardías

1. Endofugas (*v.* cap. 18).
2. La isquemia medular puede presentarse hasta 30 días después de la implantación del dispositivo.
3. Migración del dispositivo, colapso, separación de componentes o desgarros del tejido.
4. Fractura de endoprótesis: las fracturas aisladas suelen tener pocas consecuencias clínicas.
5. Enfermedad residual o recurrente y progresión hacia una eventual ruptura.

Referencias bibliográficas

1. Upchurch GR Jr, Escobar GC, Azizzdeh A, et al. Society for Vascular Surgery clinical practice guidelines for thoracic endovascular aneurysm repair (TEVAR). *J Vasc Surg.* 2020;73(1S):55S–83S.
2. Riambau V, Bockler D, Brunkwall J, et al. Management of descending thoracic aorta diseases: clinical practice guidelines of the European Society for Vascular Surgery (ESVS). *Eur J Vasc Endovasc Surg.* 2017;53(1):4–52.
3. Erbel R, Aboyans V, Boileau C, et al. 2014 ESC guidelines on the diagnosis and treatment of aortic diseases: document covering acute and chronic aortic diseases of the thoracic and abdominal aorta of the adult. The task force for the diagnosis and treatment of aortic diseases of the European Society of Cardiology (ESC). *Eur Heart J.* 2014;35(41):2873–2926.
4. Hiratzka LF, Bakris GL, Beckman JA, et al. ACCF/AHA/AATS/ACR/ASA/SCA/SCAI/SIR/STS/SVM guidelines for the diagnosis and management of patients with thoracic aortic disease. *Circulation.* 2010;121(13):e266–e369.
5. Chiu P, Goldstone AB, Schaffer JM, et al. Endovascular versus open repair of intact descending thoracic aortic aneurysms. *J Am Coll Cardiol.* 2019;73(6):643–651.
6. Ogawa Y, Watkins AC, Lingala B, et al. Improved midterm outcomes after endovascular repair of nontraumatic descending thoracic aortic rupture compared with open surgery. *J Thorac Cardiovasc Surg.* 2019;161(6):2004–2012.
7. Nienaber CA, Rousseau H, Eggebrecht H, et al. Randomized comparison of strategies for type B aortic dissection: the investigation of stent grafts in aortic dissection (INSTEAD) trial. *Circulation.* 2009;120(25):2519–2528.
8. Nienaber CA, Kische S, Rousseau H, et al. Endovascular repair of type B aortic dissection: long-term results of the randomized investigation of stent grafts in aortic dissection trial. *Circ Cardiovasc Interv.* 2013;6(4):407–416.
9. Brunkwall J, Kasprzak P, Verhoeven E, et al. Endovascular repair of acute uncomplicated aortic type B dissection promotes aortic remodelling: 1 year results of the ADSORB trial. *Eur J Vasc Endovasc Surg.* 2014;48(3):285–291.
10. Lee WA. Failure modes of thoracic endografts: prevention and management. *J Vasc Surg.* 2009; 49(3):792–799.

16 Malformaciones vasculares pulmonares

Todd Schlachter, MD, Katharine J. Henderson, MS y Jeffrey S. Pollak, MD

Introducción

Las malformaciones vasculares pulmonares pueden implicar anomalías de arterias, venas, comunicaciones entre estas, vasos linfáticos y anomalías pulmonares asociadas. Este capítulo se centra en la malformación arteriovenosa pulmonar, así como en las fístulas adquiridas, que a menudo son susceptibles de tratamiento mediante radiología intervencionista. Las enfermedades con alteraciones en la irrigación arterial sistémica en un tejido pulmonar anómalo o normal, como el secuestro broncopulmonar y el síndrome de la cimitarra, en general se tratan quirúrgicamente o de manera expectante, aunque la embolización de la irrigación arterial puede ser apropiada en ocasiones (1). Las enfermedades con alteraciones del drenaje venoso en general se tratan de manera conservadora.

Indicaciones

1. *Malformaciones arteriovenosas pulmonares (MAVP)*: consisten en una conexión congénita entre una arteria y una vena pulmonares, sin un lecho capilar normal. Son el tipo más frecuente de conexiones arteriovenosas pulmonares. Su prevalencia puede alcanzar 1 de cada 2 600 y se asocian a telangiectasia hemorrágica hereditaria (THH) (síndrome de Osler-Weber-Rendu) en el 56 % al 97 % de los pacientes (2-4), en cuyo contexto es más frecuente que sean múltiples. Por tanto, los pacientes con MAVP deben ser evaluados por la posibilidad de THH.
2. *Fístulas arteriovenosas pulmonares adquiridas*: son menos frecuentes desde el punto de vista clínico y pueden producirse en diversas afecciones (5):
   a. Idiopática: esta es la etiología más común de la fístula solitaria macroscópica encontrada de manera fortuita en un adulto sin THH, y a menudo no está claro si es congénita o adquirida.
   b. Cirrosis (síndrome hepatopulmonar). Rara vez son lo suficientemente grandes como para justificar la embolización.
   c. Derivaciones de Glenn o Fontan por cardiopatía congénita, con ausencia o mínimo retorno venoso hepático al pulmón.
   d. Infecciones: esquistosomiasis y actinomicosis.
   e. Cáncer metastásico hipervascular como el carcinoma de tiroides y el coriocarcinoma.
   f. Amiloidosis.
   g. Síndrome de Fanconi.
   h. Erosión de un aneurisma en una vena.
   i. Traumatismo, incluida la cirugía torácica previa.

Contraindicaciones

No existen contraindicaciones absolutas para la embolización de la arteria pulmonar; sin embargo, ciertas situaciones indican que esta debe realizarse con precaución (3,4):

1. Hipertensión pulmonar grave. La oclusión de la MAVP en este contexto puede conllevar el riesgo de un mayor aumento de la presión arterial pulmonar y de corazón pulmonar (*cor pulmonale*), aunque el efecto exacto es difícil de predecir dada la reducción concurrente del flujo.
2. MAVP multifocal difusa e innumerable. Generalmente no pueden erradicarse y, especialmente cuando afectan regiones extensas del pulmón, la embolización produce poca o ninguna mejora respiratoria y debe dirigirse solo a las lesiones focales más grandes, si las hay.

3. Insuficiencia renal.
4. Exposición a la radiación en mujeres embarazadas y en niños, estos últimos potencialmente también más propensos a la reperfusión.
5. Las personas con antecedentes de reacción grave al contraste pueden ser tratadas con premedicación y, posiblemente, anestesia general.

Asociación de la malformación arteriovenosa pulmonar con la telangiectasia hemorrágica hereditaria (3,6)

1. La THH da lugar a malformaciones arteriovenosas (MAV) dispersas, que se manifiestan principalmente como telangiectasias mucocutáneas y, con menor frecuencia, como MAV viscerales de mayor tamaño. Se estima que su prevalencia es de 1 entre 5 000 y 10 000.
2. Se han encontrado varios genes diferentes que causan la THH, y los tres identificados codifican proteínas implicadas en la transducción de señales del factor de crecimiento transformante β (TGF-β). Los dos más comunes son *HHT1* (de THH de tipo 1), que resulta de un defecto en la endoglina, y *HHT2* (de THH de tipo 2), que resulta de un defecto en la cinasa 1 similar al receptor de activina. El tercero es un síndrome combinado de THH con poliposis juvenil.
3. El diagnóstico clínico definitivo del trastorno heterocigoto autosómico dominante depende de la presencia de al menos tres de las cuatro características siguientes. El diagnóstico es posible si solo están presentes dos y dudoso con solo una:
   a. Telangiectasias múltiples de la piel y de las mucosas.
   b. Episodios repetidos de epistaxis espontánea, que se producen en más del 90 % de los pacientes.
   c. Patrón de herencia autosómico dominante.
   d. Malformaciones viscerales típicas:
      (1) MAVP en alrededor del 20 % al 70 %, más común en la THH de tipo 1 que en la THH de tipo 2.
      (2) Sistema nervioso central en cerca del 10 %, más frecuente en la THH de tipo 1 que en la THH de tipo 2. Aun así, los episodios neurológicos más comunes en pacientes con THH se deben a la embolización paradójica a través de MAVP.
      (3) Las telangiectasias del tubo digestivo y, con menor frecuencia, las MAV de mayor tamaño se presentan en un 55 % a 70 %; pueden producir hemorragias en alrededor de una cuarta parte de los casos.
      (4) La MAV hepática se produce entre el 41% y el 74 %, pero es sintomática en menos del 10 %, y estos pacientes suelen tener THH de tipo 2.
4. Las pruebas genéticas permiten identificar alrededor del 85 % de los pacientes con THH.

Anatomopatología de las malformaciones arteriovenosas pulmonares (4)

1. Tipos:
   a. Las MAVP simples están irrigadas por una arteria dentro de un segmento pulmonar y representan entre el 80 % y el 90 % de los casos. La arteria puede tener más de una rama distal que irriga la malformación.
   b. Las MAVP complejas están irrigadas por arterias de más de un segmento pulmonar y representan entre el 10 % y el 20 % de los casos.
   c. Afectación difusa de uno o más segmentos o lóbulos, típicamente basilar, representa el 5 %.
   d. El nido que conecta la(s) arteria(s) y la(s) vena(s) puede ser un único saco aneurismático o una conexión plexiforme, tabicada y con varios conductos; este último tipo de nido se observa con más frecuencia en las MAVP complejas.
   e. Rara vez, una arteria sistémica irriga una MAVP.
2. Ubicación:
   a. Lóbulos inferiores en alrededor del 65 %.
   b. Lóbulos superiores, lóbulo medio derecho y língula en el 35 % restante.

3. Multiplicidad:
   a. MAVP múltiples en más del 50 %.
   b. MAVP bilaterales en más del 40 %.

Manifestaciones clínicas de la malformación arteriovenosa pulmonar y la fístula (2,3)

1. La derivación de derecha a izquierda puede resultar en:
   a. Hipoxemia arterial: las manifestaciones clínicas incluyen disnea, fatiga, cianosis, acropaquia y, rara vez, policitemia; sin embargo, los pacientes también suelen ser asintomáticos.
   b. Embolización paradójica: por lo general se manifiesta en el cerebro, pero puede afectar otros órganos. La embolización tromboembólica puede provocar accidente cerebrovascular (ACV) y accidente isquémico transitorio (AIT) en el 11 % al 55 % de los pacientes, mientras que la embolización bacteriana ha dado lugar a abscesos cerebrales en el 5 % al 25 % de los casos. Esto ha llevado a recomendar antibióticos profilácticos antes de procedimientos dentales y de otro tipo que puedan causar bacteriemia.
   c. Insuficiencia cardíaca de alto rendimiento. Es poco frecuente, pero se ha descrito en neonatos.
2. La rotura de las MAVP de paredes delgadas puede provocar hemoptisis y hemotórax en un 3 % a un 18 % de los casos.
3. Las migrañas son más frecuentes en pacientes con MAVP.
4. Afecciones en las que el riesgo de complicaciones de la MAVP parece mayor:
   a. El embarazo puede causar agrandamiento de la MAVP, por aumento del volumen sanguíneo y efectos hormonales. Se ha descrito un aumento de la mortalidad (3).
   b. La hipertensión pulmonar puede acelerar el agrandamiento de la MAVP.
5. Afecciones en las que el riesgo de complicaciones de la MAVP parece menor:
   a. Niños preadolescentes, sobre todo con lesiones pequeñas.
6. Los síntomas pueden estar relacionados con trastornos asociados, como otras manifestaciones de la THH.

Emboloterapia para la malformación arteriovenosa pulmonar y la fístula

Evaluación previa al procedimiento: evaluación diagnóstica de la MAVP

1. Objetivos:
   a. Detectar la MAVP con alta sensibilidad, pero también con alta especificidad.
   b. Caracterizar el tamaño, el número y la localización de las MAVP. Esto determinará si la(s) MAVP necesita(n) un tratamiento específico. Para cualquier MAVP, la presencia de una arteria de irrigación de 2 mm o más es una indicación para considerar un tratamiento invasivo. Dado que las lesiones más pequeñas aún pueden permitir la embolización bacteriana paradójica, es esencial la profilaxis antibiótica de por vida antes de procedimientos que pudieran provocar bacteriemia, como los trabajos dentales.
2. ¿A quién evaluar?:
   a. Pacientes con síntomas o signos sugestivos de MAVP por la anamnesis, la exploración física o hallazgo fortuito en pruebas de imagen.
   b. Examinar a todos los pacientes con THH.
3. Pruebas diagnósticas de la MAVP (3,4):
   a. Detección de derivación derecha-izquierda. Una desventaja de estos estudios es la falta de detalles morfológicos con respecto a la localización, el número y el tamaño de las MAVP:
      (1) La pulsioximetría puede mostrar una saturación de oxígeno inferior al 97 %, especialmente en la bipedestación, debido a la predilección de las MAVP por los lóbulos inferiores. La sensibilidad y especificidad de la pulsioximetría son demasiado bajas para que sea el único estudio diagnóstico, pero, debido a su naturaleza completamente no invasiva, puede ser aceptable en niños pequeños, ya que parecen ser menos propensos a desarrollar complicaciones de las MAVP más pequeñas.

(2) La ecocardiografía con contraste salino agitado se considera el estudio más sensible para detectar una MAVP, con un retraso en la aparición de ecos de la aurícula izquierda en 3 a 10 latidos que aumenta la especificidad para las derivaciones intrapulmonares. La estratificación de los estudios positivos en tres o cuatro grados según el número de burbujas que aparecen en las cavidades cardíacas izquierdas es de gran utilidad, porque los que tienen un estudio de grado 1, con solo un pequeño número de burbujas (p. ej., menos de 30 en una imagen estática), no tendrán una MAVP de tamaño suficiente para embolizar. Incluso es posible que este grupo no tenga una MAVP, ya que un porcentaje de la población normal puede tener un estudio positivo de tan bajo grado.

(3) Otros estudios que hoy se utilizan rara vez para la evaluación específica de la MAVP son las gasometrías arteriales con aire ambiente y con oxígeno al 100 % para poder determinar la fracción de la derivación y los estudios del cortocircuito con radionúclidos.

b. Los estudios morfológicos pueden proporcionar información sobre la localización, el tamaño y el número de lesiones:

(1) Las radiografías de tórax pueden mostrar una masa de tejido blando lobulado con estructuras vasculares agrandadas que entran y salen de esta; sin embargo, la sensibilidad es limitada y una radiografía de tórax normal no excluye la MAVP.

(2) La tomografía computarizada (TC) es muy sensible para diagnosticar y caracterizar la MAVP tanto sin contraste como con contraste intravenoso, aunque pueden producirse falsos positivos. El aspecto habitual es el de un nódulo lobular de partes blandas bien definido o una masa serpiginosa con vasos conectores dilatados que realzan si se administra contraste. Dado su carácter no invasivo, se ha convertido en el estudio de referencia. También es muy útil para el seguimiento del paciente tratado.

(3) La resonancia magnética (RM) tiene potencial para la detección de MAVP sin exposición a radiación ionizante, pero su resolución actual suele considerarse insuficiente, en comparación con la TC.

(4) La angiografía pulmonar solo se realiza para hallazgos dudosos en estudios no invasivos y justo antes de la embolización. Puede no detectar pequeñas MAVP, en comparación con la TC. Pueden ser necesarias varias proyecciones para encontrar la óptima para el cateterismo de la arteria irrigadora.

4. ¿Cómo evaluar a los pacientes?:

a. Los pacientes con síntomas o signos indicativos de MAVP por la anamnesis y/o la exploración física pueden beneficiarse de proceder con la TC directamente.

b. Los pacientes asintomáticos con riesgo de MAVP deben recibir estudios de detección sistemática (*v.* más adelante), lo cual básicamente se refiere a todos los individuos con THH.

5. Detección sistemática de la MAVP: la mayoría de los centros de THH dependen hoy en día de la ecocardiografía de contraste para la detección de pacientes asintomáticos con esta enfermedad, al menos una vez que alcanzan la adolescencia. Si es negativa, no es necesaria ninguna otra evaluación. Si es de grado 1, puede haber MAVP microscópicas o diminutas, y debe repetirse la ecocardiografía cada 5 años para evaluar su posible crecimiento. La necesidad de profilaxis antibiótica en este grupo es incierta. Los grados más altos de positividad obligan a realizar una TC para evaluar la presencia de MAVP de un tamaño que requiera tratamiento invasivo. Si es negativa, actualmente se recomienda repetir la TC a intervalos de 5 años, y probablemente antes del embarazo, para monitorizar el crecimiento de MAVP. El tratamiento de los niños asintomáticos es más controvertido. Dado que los niños asintomáticos muestran una muy baja tasa de complicaciones por MAVP, únicamente la pulsioximetría (con evaluación de los cambios en diferentes posturas) es más que suficiente. Estos niños son evaluados nuevamente en la modalidad adulta una vez que alcanzan la adolescencia.

Consideraciones periprocedimiento

1. Sedación ligera: el paciente debe poder contener la respiración. La anestesia general no suele ser necesaria, sobre todo en niños.

2. No debe haber burbujas de aire ni coágulos en la vía intravenosa ni en los catéteres, ya que pueden provocar una embolización paradójica.
3. Se realiza una flebotomía si hay policitemia marcada para reducir el riesgo de trombosis en el sitio de punción y trombosis pericatéter. La policitemia es rara dada la presencia de epistaxis relacionada con la THH en la mayoría de los pacientes con MAVP.
4. 3 000 a 6 000 unidades de heparina para prevenir una trombosis pericatéter que podría dar lugar a una embolización paradójica.
5. Profilaxis antibiótica, por lo general, con 1 g de cefazolina.
6. Monitorización electrocardiográfica continua, en particular para evaluar las arritmias inducidas por el catéter.
7. Los procedimientos electivos suelen realizarse en régimen ambulatorio.
8. Si hay muchas MAVP bilaterales, considerar la posibilidad de tratarlas en más de una sesión y embolizar solo un pulmón cada vez para evitar la posibilidad de pleuritis bilateral.
9. Las mujeres embarazadas pueden ser tratadas en el segundo trimestre.

Procedimiento (2)

1. Cateterismo:
   a. Abordaje por vena femoral con colocación de un introductor de 7 Fr a 8 Fr. Deben utilizarse puntos de punción alternos si se necesita más de un cateterismo en un intervalo de tiempo corto.
   b. Se utiliza un catéter *pigtail* (en J) de 5 Fr para obtener presiones pulmonares y realizar una angiografía pulmonar. La angiografía puede restringirse a las regiones anómalas con base en una TC previa. La hipertensión pulmonar debe ser motivo de preocupación en caso de MAV hepática, hipertensión pulmonar primaria (que puede estar relacionada con la THH de tipo 2) u otras etiologías frecuentes. Cuando es grave, la emboloterapia debe realizarse con precaución, especialmente si la MAVP es grande.
   c. El catéter *pigtail* se cambia por un sistema de catéter guía coaxial-catéter selectivo interno, que actualmente suele ser un catéter multipropósito de 80 cm y 8 Fr y catéteres angulados de 100 cm y 6 Fr (sistema de catéter guía White LuMax®, Cook Medical, Bloomington, IN). El uso de un catéter guía proporciona un mayor soporte y permite el uso coaxial de una variedad de catéteres internos de diferentes formas. A continuación, se selecciona la arteria pulmonar que irriga la MAVP con el catéter o catéteres, en ocasiones con la ayuda de guías dirigibles e hidrófilas. A veces son necesarios microcatéteres coaxiales. Se realiza una angiografía selectiva para confirmar la posición correcta y determinar el sitio adecuado para la oclusión.
   d. Tener especial atención para evitar la entrada de aire en los catéteres. Las guías deben retirarse mientras el extremo del catéter esté sumergido en un recipiente con solución salina.
2. Sitio de la oclusión: la embolización de la arteria aferente es lo más frecuente, y debe ser lo más distal posible, más allá de cualquier suministro significativo al pulmón normal y lo más cerca posible de la conexión arteriovenosa, preferiblemente dentro de 1 cm (fig. 16-1). Aunque tradicionalmente no se ha considerado necesario embolizar el propio nido (o saco aneurismático), existe cierta controversia al respecto.
3. Dispositivos de embolización (4): se utiliza un dispositivo mecánico del tamaño adecuado, que puede colocarse dentro de la arteria de irrigación distal sin riesgo de que migre a través de la derivación de derecha a izquierda:
   a. Los *coils de embolización* pueden utilizarse básicamente para cualquier MAVP. La formación de una red metálica de sección transversal densa es importante para lograr una oclusión a largo plazo; no debe confiarse únicamente en la promoción de la trombosis mediante una red de *coils* más suelta, fibrilada o no:
      (1) *Coils empujables.* El primer *coil* debe ser un 20 % o 2 mm mayor que el diámetro del vaso y, por lo general, se colocan otros adicionales de menor tamaño en todas las lesiones, salvo en las más pequeñas. Los *coils* de platino blando empujables, como los Nesters® (Cook, Bloomington, IN), son los más útiles para las MAVP de tamaño pequeño y mediano, y pueden enroscarse en sí mismos. Los *coils* de mayor fuerza radial (p. ej., los *coils* Inconel MReye coils® [Cook]) se utilizan para fístulas más grandes de alto flujo. Los *microcoils* más pequeños, de calibre de alrededor de

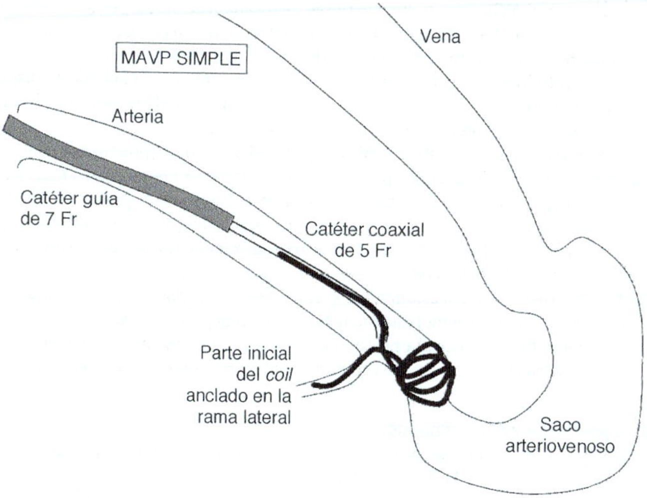

FIGURA 16-1 • Embolización de una malformación arteriovenosa pulmonar (MAVP) simple en la arteria de irrigación distal. En esta figura, se utiliza un *coil* empujable con su parte inicial anclada en una rama lateral distal, tras lo cual se colocan *coils* adicionales, dentro y proximales a la primera, para conseguir una red densa de metal que ocluya el vaso. Otra opción es colocar un *plug* (tipo Amplatzer®) en la arteria de irrigación en esta localización distal.

0.018″, rara vez son necesarios (solo si se necesitara un microcatéter para llegar a la lesión).

(2) *Coils largables.* Son especialmente útiles como primer *coil* en situaciones en las que preocupa la migración transnido distal, como en el caso de arterias de irrigación cortas y embolización intraaneurismática, y como *coil* final cuando preocupa el prolapso proximal y la embolización no objetivo de la vasculatura pulmonar normal. Suelen tener un tamaño de *microcoil*, pero también existen *coils* largables de 0.035″ de calibre, y pueden ser sin fibra, con fibra o con revestimiento de polímero expansible.

(3) Técnicas para mejorar el uso seguro de los *coils*, en particular los empujables:

(a) *Técnica de anclaje:* los primeros 1-2 cm de un *coil* largo se colocan dentro de una pequeña rama lateral distal, tras lo cual el catéter se retira para desplegar el resto del *coil* dentro de la arteria de irrigación real (fig. 16-1).

(b) *Técnica de andamiaje:* en primer lugar se coloca un *coil* largo con alta fuerza radial en una arteria de irrigación grande y de alto flujo (preferiblemente tras anclar sus 1-2 cm iniciales en una rama lateral), después de lo cual se pueden colocar en su interior *coils* fuertes y de platino más suaves.

(c) A veces es útil un *balón de oclusión* para las arterias de alto flujo con mucha fuerza de arrastre o para proporcionar una posición segura en las arterias principales cortas.

(4) La *embolización intraaneurismática con* coil es necesaria cuando no es factible la embolización de una arteria de irrigación corta. En estos casos, se utiliza la embolización con microcatéter y *microcoil.*

b. *Tapones vasculares Amplatzer®* (AVP, *Amplatzer vascular plugs*) (Abbott, Lake County, Illinois). Aunque son más caros que los *coils* empujables, los AVP tienen las ventajas de ser desmontables, de poder tratar una amplia variedad de tamaños de vasos y de necesitar menos dispositivos (normalmente uno solo con los dispositivos AVP II y AVP IV), lo que puede compensar su coste. El uso complementario de *coils* parece deseable con el AVP I para reducir el riesgo de recanalización. La primera desventaja es la necesidad de colocar un catéter guía o un introductor en el lugar de la oclusión para administrar los dispositivos AVP I y AVP II, pero no para el AVP IV, que puede colocarse a través de catéteres específicos de 4 Fr a 6 Fr. Otra desventaja es la falta de un dispositivo compatible con microcatétetres para su liberación. La tasa de recanalización de estos dispositivos parece inferior a la de los *coils*.

c. *Microvascular Plugs*® (Medtronic, Minneapolis, MN). Estos dispositivos largables están disponibles en cuatro tamaños para tratar vasos de hasta 1.5-3 mm, 3-5 mm, 5-7 mm y 7-9 mm, respectivamente. Los dos primeros tienen la ventaja de poder administrarse a través de microcatéteres estándar y de alto flujo, mientras que los dos últimos requieren al menos catéteres de 4 Fr y 5 Fr. La tasa de recanalización de estos dispositivos también parece inferior a la de los *coils*.

4. Embolización regional: en ocasiones, la afectación segmentaria o multisegmentaria difusa puede tratarse mediante embolización distal de una región del pulmón.
5. Debe realizarse una angiografía postembolización para confirmar la oclusión y buscar arterias accesorias de irrigación procedentes de otras regiones cercanas del pulmón.

Cuidados posteriores al tratamiento

1. Retirar las vías intravenosas para evitar la embolización paradójica yatrógena de aire o trombos a través de las MAVP residuales.
2. La espirometría con incentivo puede utilizarse para tratar de mejorar la atelectasia y la pleuritis tras la embolización de las MAVP de mayor tamaño.
3. Seguimiento a largo plazo tras la embolización de MAVP:
   a. El seguimiento está indicado para evaluar la persistencia o recurrencia de una lesión tratada y el crecimiento o agrandamiento de otras MAVP.
   b. Régimen: el seguimiento debe hacerse a los 6 a 12 meses y luego cada 3 a 5 años:
      (1) Se realiza una evaluación clínica.
      (2) La evaluación fisiológica con pulsioximetría es sencilla de realizar.
      (3) TC: se trata del estudio más definitivo. El aneurisma y/o la vena de drenaje de una lesión tratada deben reducirse normalmente en un 70 % o más, aunque se ha cuestionado la exactitud de este dato y la falta de realce si se administró contraste intravenoso al menos durante el primer estudio de seguimiento puede ser más precisa (7). Los artefactos producidos por el material de embolización denso pueden interferir en la interpretación, sobre todo con los *coils* de platino.
      (4) Ecocardiografía cuantitativa con contraste. Las primeras experiencias sugieren que una derivación de derecha a izquierda tardía de grado 0 o 1 en el seguimiento se correlacionaría con la ausencia de cualquier MAVP residual significativa y, por tanto, ofrecería la oportunidad de evitar la radiación ionizante de la TC (8).
      (5) RM y angiografía por RM (ARM): la experiencia sigue siendo limitada para la evaluación de seguimiento.
   c. La presencia de alteraciones justificaría una angiografía pulmonar.
   d. Sigue recomendándose la profilaxis antibiótica antes de procedimientos dentales y otros procedimientos «sucios» debido a la probable presencia de MAVP diminutas o microscópicas residuales.
   e. Tratamiento de otros problemas relacionados con la THH. En particular, debe corregirse la insuficiencia de hierro, dados los datos que muestran un mayor riesgo de trombosis en esta población (3).

Resultados (2-4)

1. El éxito técnico con oclusión completa inicial se alcanza entre el 90 % y el 100 %.
2. Puede observarse una mejora subjetiva de los síntomas respiratorios y del rendimiento, sobre todo en pacientes con derivaciones de derecha a izquierda inicialmente mayores.
3. Los riesgos de ACV-AIT y absceso cerebral se reducen de manera significativa a no más de aproximadamente un 3 % cada uno, e incluso son menores si se eliminan todas las MAVP de cualquier tamaño.

4. Las migrañas pueden mejorar.
5. La persistencia o recurrencia pueden manifestarse por diversas vías: por recanalización, por colaterales de la arteria pulmonar que reabastecen la lesión ubicada más allá del punto de embolización, a través de conductos accesorios previamente pasados por alto, o por colaterales sistémicas. Las tres primeras situaciones pueden dar origen a una derivación de derecha a izquierda, lo cual conlleva el riesgo de una embolización paradójica macroscópica, cuya probabilidad depende del tamaño de los canales que permanecen sin obstruir. Un segundo intento de embolización puede resultar más complicado y menos satisfactorio, especialmente en el caso de colaterales de la arteria pulmonar, cuyo desarrollo es particularmente preocupante en niños pequeños. En cambio, el último método produce una derivación menor de izquierda a izquierda, que generalmente carece de relevancia fisiológica pero que, en casos raros, puede provocar hemoptisis debido a la presión sistémica elevada y la fragilidad de las colaterales.
6. Las tasas de persistencia o recurrencia varían en función de los dispositivos de embolización, y los tapones suelen dar mejores resultados, aunque todavía no se ha demostrado una ventaja clara entre los distintos tipos de tapones:
   a. *Coils*: los índices varían mucho, con una media del 15 % al 25 %, pero con un intervalo del 0 % al 58 %. No se han encontrado diferencias significativas entre los *coils* de fibra empujables y los desmontables. Los *coils* recubiertos de hidrogel pueden tener una tasa inferior. La recanalización es el método más común con *coils*.
   b. AVP: las tasas no suelen superar el 10 %, y a menudo alcanzan el 0 %.
   c. Tapones microvasculares: las tasas han variado del 0 % al 10 %.
7. Algunos factores que dependen del paciente pueden aumentar la persistencia, como el tabaquismo y el tratamiento antitrombótico.
8. El crecimiento de MAVP previamente pequeñas hasta alcanzar un tamaño que demanda intervención ocurre en un 14 % a 19 % de los casos y, naturalmente, puede provocar la reaparición de síntomas.

Complicaciones y efectos secundarios

En los centros experimentados, las complicaciones tanto graves como leves son bastante infrecuentes y suelen ser inferiores al 1 % o 2 %, especialmente en las series más recientes:

1. Embolización paradójica de aire, trombo o un dispositivo de oclusión:
   a. Clínicamente, esto puede dar lugar a:
      (1) Angina y/o bradicardia, presumiblemente debido al aire que fluye en la arteria coronaria derecha en posición anterior con el paciente en decúbito supino. Puede tratarse con nitroglicerina y atropina. No se han observado consecuencias adversas.
      (2) Isquemia cerebral: se ha notificado ACV-AIT en menos del 1 % al 2 %, y son menos frecuentes en estudios recientes.
   b. La embolización paradójica por un dispositivo de oclusión se ha producido en menos del 1 % al 4 % de los casos, también menos frecuente en series recientes, y las secuelas graves son infrecuentes. Puede ser necesario recuperar el dispositivo si ha migrado a un lecho arterial crítico.
2. La rotura de la MAVP con hemorragia es infrecuente y se controla tras completar la embolización.
3. La trombosis venosa local y la embolia pulmonar son infrecuentes.
4. La pleuritis es el efecto secundario más frecuente tras la embolización de una MAVP y es autolimitada. Puede tratarse con antiinflamatorios no esteroideos y/o paracetamol:
   a. El dolor torácico con posible fiebre varios días después de la intervención se observa entre el 0 % y el 36 %.
   b. Raramente se produce pleuritis retardada y posiblemente infiltrado pulmonar después de varias semanas.
5. La hemoptisis tardía por irritación colateral sistémica en una MAV persistente o reperfundida es un fenómeno raro. Si se realiza la embolización sistémica, debe hacerse con precaución, debido al riesgo de que cualquier partícula migre a través de la irrigación sistémica y pase a través de la MAV y produzca una embolización paradójica sistémica.
6. La migración tardía de *coils* al árbol bronquial es bastante infrecuente.

7. Efectos de la exposición por la radiación secundaria múltiples estudios. Esto subraya la necesidad de realizar estudios de seguimiento que eviten la radiación ionizante.

Tratamientos alternativos para la malformación arteriovenosa pulmonar

1. La resección quirúrgica, como la resección en cuña, la lobectomía o incluso la neumonectomía, puede considerarse en las siguientes situaciones:
   a. Afectación regional con MAVP difusas o innumerables.
   b. MAVP que ha sido embolizada previamente y que experimenta complicaciones recurrentes, como episodios de hemoptisis por reperfusión arterial sistémica, y que no responden a embolizaciones sistémicas prudentes.
2. El trasplante de pulmón para la afectación bilateral difusa de la MAVP casi nunca está indicado, ya que se documenta mayor longevidad en los pacientes con MAVP que en los receptores de trasplantes pulmonares.

Referencias bibliográficas

1. Liechty KW, Flake AW. Pulmonary vascular malformations. *Semin Pediatr Surg*. 2008;17(1):9–16.
2. Pollak JS, White RI Jr. Distal cross-sectional occlusion is the "key" to treating pulmonary arteriovenous malformations. *J Vasc Interv Radiol*. 2012;23(12):1578–1580.
3. Shovlin CL, Condliffe R, Donaldson JW, et al. British Thoracic Society Clinical Statement on Pulmonary Arteriovenous Malformations. *Thorax*. 2017;72(12):1154–1163.
4. Majumdar S, McWilliams JP. Approach to pulmonary arteriovenous malformations: a comprehensive update. *J Clin Med*. 2020;9(6):1927–1951.
5. Albitar HAH, Segraves JM, Almodallal Y, et al. Pulmonary arteriovenous malformations in non-hereditary hemorrhagic telangiectasia patients: an 18-year retrospective study. *Lung*. 2020;198(4):679–686.
6. McDonald J, Bayrak-Toydemir P, Pyeritz RE. Hereditary hemorrhagic telangiectasia: an overview of diagnosis, management, and pathogenesis. *Genet Med*. 2011;13(7):607–616.
7. Belanger C, Chartrand-Lefebvre C, Soulez G, et al. Pulmonary arteriovenous malformation (PAVM) reperfusion after percutaneous embolization: sensitivity and specificity of non-enhanced CT. *Eur J Radiol*. 2016;85(1):150–157.
8. DePietro DM, Curnes NR, Chittams J, et al. Postembolotherapy pulmonary arteriovenous malformation follow-up: a role for graded transthoracic contrast echocardiography prior to high-resolution chest CT scan. *Chest*. 2020;157(5):1278–1286.

17 Endoprótesis cubiertas para aneurismas aórticos abdominales

Matthew J. Scheidt, MD, Shantanu Warhadpande, MD y Parag J. Patel, MD, MS

Introducción

1. Definición de aneurisma aórtico abdominal (AAA):
   a. Aumento del diámetro del 50 % en comparación con el segmento aórtico normal adyacente, o
   b. Diámetro del saco superior a 3 cm.
2. Clasificación de los aneurismas:
   a. Desde el punto de vista morfológico, pueden ser fusiformes (afectan toda la circunferencia arterial) o saculares (afectan solo una parte de la circunferencia arterial).
   b. Por su relación con las arterias renales: suprarrenales, pararrenales, yuxtarrenales o infrarrenales.
3. Las asociaciones incluyen aumento de la edad, sexo masculino, hábito tabáquico, enfermedad coronaria, hipercolesterolemia, enfermedad vascular periférica, hipertensión y

antecedentes familiares (mayor incidencia en familiares de primer grado). La prevalencia informada es del 2 % al 8 % en adultos mayores de 65 años de edad (1,2).

4. La evolución natural de los AAA implica la expansión continua que causa un aumento del riesgo de rotura o embolización distal. Los factores de riesgo para la rotura de los AAA incluyen tamaño del aneurisma, grado de expansión, hipertensión mal controlada, enfermedad pulmonar obstructiva crónica (EPOC), hábito tabáquico y antecedentes familiares (3). La mayoría de los aneurismas pequeños aumentan de tamaño a razón de 2.2 mm por año; 4 mm por año es el crecimiento normal máximo (3). Con el agrandamiento progresivo de un AAA, también se producen cambios en la aorta por encima y por debajo del aneurisma. Las longitudes del cuello proximal y del manguito distal se acortan, toda la aorta se alarga y se vuelve más tortuosa, aumenta la tortuosidad ilíaca y pueden formarse aneurismas ilíacos.
5. La rotura de un AAA es la 10.ª causa de muerte en los hombres. El riesgo anual de rotura para AAA es (a) menor de 5.5 cm: ≤ 1.0 %, (b) de 5.5 cm a 5.9 cm: 9.4 %, (c) de 6.0 cm a 6.9 cm: 10.2 %, (d) ≥ 7.0 cm: 32.5 %. Los AAA > 5.5 cm tienen un riesgo anual de rotura superior a la mortalidad quirúrgica electiva a los 30 días, por lo que este ha sido el criterio de tamaño para la reparación electiva en hombres (3,4).
6. La proporción de hombres y mujeres con AAA es de hasta 4:1 (5,6). Las mujeres tienen diámetros aórticos más pequeños que los hombres; un AAA > 5.5 cm representa una dilatación relativa mucho mayor y tiene un mayor riesgo de rotura. Por ello, algunos expertos han recomendado la reparación electiva a los 5 cm en las mujeres (3).
7. El tratamiento de los AAA incluye la reparación endovascular del aneurisma aórtico (EVAR, *endovascular aneurysm repair*) y la reparación quirúrgica abierta. La tasa de mortalidad perioperatoria a los 30 días de la EVAR es significativamente inferior a la de la reparación abierta. Sin embargo, las tasas de mortalidad a 1 año son similares entre ambos tratamientos. En la actualidad, más del 70 % de los AAA se tratan mediante EVAR (3-5). Actualmente existen ocho dispositivos de EVAR aprobados por la Food and Drug Administration (FDA) de Estados Unidos (*v.* tabla 17-1).

Objetivos del tratamiento con endoprótesis cubiertas

1. Proporcionar una alternativa menos invasiva a los pacientes de bajo riesgo, reducir la morbimortalidad del procedimiento, disminuir el dolor y las complicaciones posteriores al procedimiento y acortar la convalecencia.
2. Proporcionar tratamiento a pacientes de alto riesgo que no son candidatos quirúrgicos y que, de otro modo, no tendrían ninguna opción terapéutica para la reparación del AAA.

Indicaciones

1. Urgente:
   a. Rotura conocida o sospechada.
   b. Aneurisma sintomático (sensibilidad, dolor abdominal o de espalda) sin importar el diámetro del aneurisma.
   c. Aneurisma de expansión rápida: crecimiento > 1 cm en 12 meses (4).
2. Programada:
   a. Aneurisma fusiforme asintomático: > 5.5 cm de diámetro para los hombres; > 5.0 cm para las mujeres (3-5).
   b. Aneurismas atípicos, como los micóticos, los que presentan úlcera ateroesclerótica penetrante, hematoma intraparietal en aumento o morfología sacular.
   c. AAA más pequeños con aneurismas ilíacos comunes concurrentes que requieran reparación (> 3.0 cm de diámetro) o complicaciones trombóticas/embólicas asociadas.
   d. AAA inflamatorios.

Contraindicaciones

1. Arteria mesentérica inferior (AMI) permeable en caso de estrechamiento significativo de la arteria mesentérica superior, cuando la AMI constituye el aporte sanguíneo predominante al intestino.

Tabla 17-1 Dispositivos aprobados por la Food and Drug Administration (FDA) de Estados Unidos para la reparación endovascular del aneurisma aórtico (EVAR)

Dispositivo	Fabricante	Aprobación de la FDA	Material de la endoprótesis	Material del injerto	Sitio de fijación	Cuello: Lmín/Dmáx/Amáx (mm/m/°)	Zona de sellado ilíaco D/Lmín (mm)	Sistema de aplicación	DE del introductor (Fr) para un D del cuello proximal de 24 mm
AFX®2	Endologix	2011	Aleación de cobalto y cromo	PTFE	Anatómica en la bifurcación aórtica	15/32/60	10-23/15	Introductor separado	19
Endurant™ II	Medtronic	2010	Nitinol	Poliéster trenzado	Suprarrenales con ganchos	10/32/60	8-25/15	Introductor integrado	18
Excluder® C3	Gore	2011	Nitinol	PTFE	Infrarrenales con ganchos	15/32/60	8-25/10	Introductor separado	20
InCraft™	Cordis	2018[a]	Nitinol	Poliéster trenzado	Suprarrenales con ganchos	10/31/60	7-22/15	Introductor integrado	14
Alto®	Endologix	2011	Nitinol	PTFE	Anillos de sellado suprarrenal con ganchos e infrarrenal llenos de polímero	7/30/60	8-20/10	Introductor integrado	15
Zenith Flex®	Cook	2003	Acero inoxidable	Poliéster trenzado	Suprarrenales con ganchos	15/32/60	7.5-20/10[b]	Introductor integrado	21
Zenit® Fenestrado	Cook	2012	Acero inoxidable	Poliéster trenzado	Suprarrenales con ganchos	4/31/45	Ipsilateral 9-21/30[b]; Contralateral 7-21/30[b]	Introductor integrado	23

[a] No se comercializa en Estados Unidos.

[b] Las medidas del diámetro ilíaco para los dispositivos Zenith® de Cook son de pared externa a pared externa.

$A_{máx}$, angulación máxima; D, diámetro; DE, diámetro externo; $D_{máx}$, diámetro máximo; $L_{mín}$, longitud mínima; PTFE, politetrafluoroetileno.

2. Los pacientes deben cumplir los criterios anatómicos para una colocación satisfactoria de la endoprótesis, incluidas zonas de aterrizaje proximales y distales apropiadas, así como vasos de acceso adecuados (*v.* fig. 17-1).
3. Las contraindicaciones relativas incluyen enfermedades concurrentes graves con una esperanza de vida corta, insuficiencia renal y reacciones graves al contraste. Se han implantado prótesis de aorta con éxito en pacientes con insuficiencia renal o reacciones graves al contraste con cantidades reducidas de contraste diluido, medios de contraste alternativos como el dióxido de carbono y ecografía endovascular.

Imágenes previas al procedimiento

A diferencia de la reparación quirúrgica abierta, la EVAR del AAA depende por completo de las imágenes radiológicas para el manejo antes, durante y después del procedimiento.

Para maximizar el éxito técnico de la implantación de la endoprótesis cubierta es esencial obtener imágenes precisas del diámetro y la longitud. La angiografía por TC (ATC) con reconstrucción tridimensional (3D) es la modalidad de imagen preferida para la planificación previa al procedimiento y el seguimiento de la EVAR:

1. **Angiografía por TC:**
   a. Ventajas:
      (1) No invasiva.
      (2) Alta resolución; capaz de revelar detalles anatómicos como el calcio y pequeñas cantidades de trombo parietal.
      (3) Permite el procesamiento posterior en una estación de trabajo 3D que proporciona imágenes multiplanares reformateadas y mediciones de la línea central para una determinación más exacta y precisa de la longitud y el diámetro.
   b. Desventajas:
      (1) Exposición a la radiación.
      (2) Contraste nefrotóxico.
   c. Para los protocolos ATC, véase el capítulo 72.
2. **Angiografía.** La angiografía ha sido ampliamente reemplazada por la ATC o la ARM para la evaluación previa al procedimiento de la anatomía y la idoneidad para la EVAR, por lo que rara vez se realiza como procedimiento independiente:
   a. Ventajas:
      (1) Estimación precisa de la longitud y el tamaño.
      (2) Define los vasos de la rama aórtica, incluidas las arterias renales (principales y accesorias), las arterias mesentéricas, las arterias hipogástricas y las colaterales de las arterias lumbares y viscerales.
      (3) El dióxido de carbono (CO_2) puede utilizarse para disminuir la nefrotoxicidad del medio de contraste.
   b. Desventajas:
      (1) Invasiva.
      (2) Efecto de trombo: angiografía = «luminografía». Solo muestra el flujo en la luz, por lo que no resulta fiable para medir diámetros; una única proyección no puede mostrar el verdadero diámetro transversal máximo.
      (3) Incapaz de demostrar anatomopatología parietal, como trombos y calcificaciones mínimas.
      (4) Error de aumento: la distancia del tubo de RX al detector es estándar, pero la constitución física del paciente puede producir un error de aumento. Se utilizan catéteres calibrados para evitar errores de medición relacionados con el aumento.
      (5) Errores en las mediciones de longitud por la perspectiva.
      (6) Error de paralaje.
      (7) Nefrotoxicidad del medio de contraste.
3. **Resonancia magnética:**
   a. Ventajas:
      (1) Evita el uso de agentes de contraste yodados.
      (2) No invasiva.

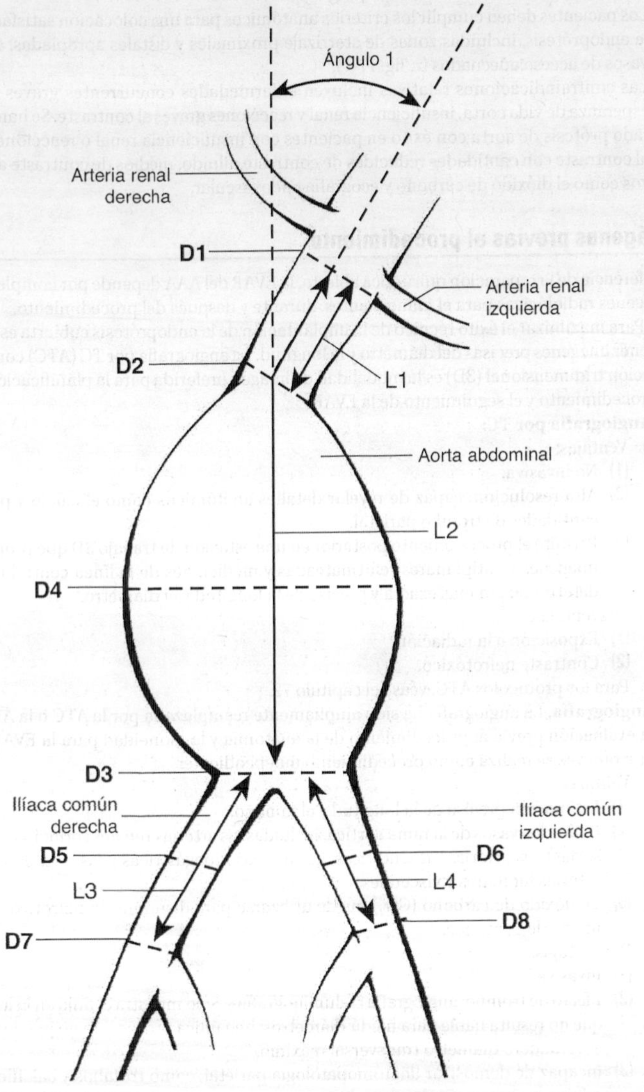

FIGURA 17-1 • Dimensiones aórticas que deben medirse en la evaluación de un aneurisma para la colocación de un endoinjerto. Los diámetros (*D*) se miden a partir de imágenes transversales de una angiografía por tomografía computarizada (ATC) reconstruidas en ángulo recto respecto al eje longitudinal del vaso que se está midiendo. *D1* = arteria renal más baja, *D2* = 4-15 mm distal a la arteria renal más baja (distancia que depende del tipo de endoinjerto elegido; *v.* tabla 17-1), *D3* = bifurcación aórtica, *D4* = dimensión mayor del saco aneurismático, *D5* y *D6* = arterias ilíacas comunes derecha e izquierda, respectivamente, y *D7* y *D8* = zonas de fijación distal derecha e izquierda, respectivamente. Las longitudes (*L*) se miden a partir de una angiografía por sustracción digital (ASD) obtenida con un catéter calibrado o a partir de reconstrucciones tridimensionales del vaso en una ATC. *L1* = cuello, *L2* = arteria renal inferior a la bifurcación aórtica, y *L3* y *L4* = bifurcación aórtica a las bifurcaciones de la arteria ilíaca común derecha e izquierda. *Ángulo 1* = angulación del cuello proximal obtenida mediante ASD o reconstrucciones multiplanares de la ATC.

(3) Sin exposición a la radiación.
(4) Excelente visualización de los tejidos blandos.

b. Desventajas:
(1) Resolución espacial inferior y puede pasar por alto vasos colaterales de menos de 2 mm de diámetro.
(2) Susceptible a los artefactos por movimiento.
(3) Incapacidad para evaluar el grado de calcificación de la íntima. Si se utiliza la ARM, debe considerarse la TC sin contraste.

4. **Ecografía:**
   a. Ventajas:
   (1) Fácilmente disponible.
   (2) No invasiva.
   (3) Sin exposición a la radiación.
   b. Desventajas:
   (1) Las mediciones del diámetro y la longitud son menos fiables que otras modalidades.
   (2) Dependiente del operador y de la constitución física del paciente.
5. **Ecografía endovascular:**
   a. Ventajas:
   (1) Proporciona una vista transversal en tiempo real de 360° del vaso que se está evaluando.
   (2) Se usa en conjunto con la angiografía con reducción de contraste o angiografía con CO_2 para evaluar la patología aortoilíaca, confirmar la posición de las ramas y los vasos, así como determinar el tamaño de la endoprótesis.
   b. Desventajas:
   (1) Depende del operador. El catéter puede no permanecer en un plano coaxial, lo que distorsiona la anatomía y da lugar a mediciones inexactas.

Criterios de selección para la reparación con endoprótesis

1. El éxito de la EVAR del AAA depende de consideraciones anatómicas y de la selección del paciente.
2. Las consideraciones anatómicas incluyen la morfología de la aorta y las arterias de acceso. Las mediciones correctas del diámetro y la longitud son esenciales para maximizar el éxito del procedimiento de la endoprótesis.
3. En la figura 17-1 se muestran las medidas necesarias para evaluar un aneurisma con vistas a la colocación de una endoprótesis. Cada dispositivo EVAR tiene un protocolo específico para el dimensionamiento adecuado, la mayoría de los cuales son comunes a todos los dispositivos. Sin embargo, existen matices propios de cada uno, y la familiaridad con el mismo es fundamental para la definición del tamaño correcto. Consúltense las instrucciones de uso (IDU) de cada dispositivo para el protocolo de definición del tamaño.
4. La selección de los pacientes se basa en el riesgo operativo electivo, el riesgo de rotura del aneurisma, las enfermedades concomitantes, la esperanza de vida y la preferencia del paciente.

Criterios anatómicos

1. **Cuello proximal:**
   a. *Definición*: segmento de aorta comprendido entre el origen de la arteria renal inferior y la cara superior del aneurisma.
   b. La *morfología* es de vital importancia en la evaluación del aneurisma y es el factor más común para excluir la EVAR.
   c. *Longitud*: la mayoría de los endoinjertos requieren al menos 15 mm para garantizar un sellado proximal adecuado. Algunos dispositivos permiten la fijación transrenal del manguito proximal, que permite la reparación endovascular en pacientes con un cuello incluso de 4 mm.
   d. *Diámetro*: los requisitos dependen de qué dispositivo ha de ser desplegado. A fin de medir correctamente para la mayoría de los dispositivos, deben usarse los límites de la pared externa. Esto mide los medios externos y la adventicia, las capas en las que se apoyará

y anclará la endoprótesis cubierta. La mayoría de los cuellos más proximales divergen caudalmente y tienen forma cónica; como regla general, el diámetro no debe aumentar más del 10 % desde el extremo proximal al distal del cuello proximal. La endoprótesis debe tener un tamaño entre un 10 % y un 20 % mayor que el diámetro del cuello.

e. *Trombo*: un trombo mayor de 2 mm de profundidad con más del 25 % de la circunferencia del cuello proximal se considera desfavorable y la EVAR está contraindicada debido a las IDU de la mayoría de los fabricantes (4). Si se pretende realizar una EVAR en casos con longitud adecuada, pero con un trombo parietal importante, podría considerarse una endoprótesis cubierta con fijación activa suprarrenal. El trombo parietal puede impedir el sellado y la fijación proximales. Durante la colocación de la EVAR, el trombo puede desplazarse hacia los orificios de la arteria renal o a través de estos.

f. *Angulación*: la angulación entre la aorta suprarrenal y la porción superior del cuello del aneurisma es frecuente, y puede medirse como se muestra en la figura 17-1. Cada endoprótesis tiene un umbral diferente de angulación del cuello en sus IDU. Sin embargo, si excede los 60°, está contraindicada la colocación de la mayoría de las endoprótesis cubiertas. La angulación marcada puede provocar un acodamiento o la migración hacia abajo de la endoprótesis cubierta durante o después de la colocación.

g. *Técnicas avanzadas*: entre el 20 % y el 30 % de los pacientes tendrán una anatomía del cuello aórtico considerada desfavorable para la colocación de una endoprótesis cubierta (7). Es difícil (o imposible) conseguir un sellado proximal en cuellos infrarrenales cortos, cuellos infrarrenales muy angulados o con aneurismas suprarrenales/yuxtarrenales. La afectación de las arterias viscerales por el saco aneurismático también puede complicar aún más el problema. Existen varias técnicas avanzadas para tratar los AAA con una anatomía del cuello aórtico proximal inadecuada: EVAR fenestrada, EVAR con técnica de la «chimenea» o «snorkel» y técnicas sándwich:

(1) EVAR fenestrada:

(a) Aprobada para longitudes de cuello > 4 mm.

(b) Dispositivo hecho a medida con fijación suprarrenal y fenestraciones y/o festones específicamente dimensionados/alineados para permitir la canulación de las arterias viscerales implicadas a través del cuerpo proximal del injerto. Una vez cateterizadas a través del cuerpo proximal, las endoprótesis cubiertas pueden desplegarse a través de las fenestraciones para proporcionar un sellado adecuado, permitir la permeabilidad de las arterias viscerales y evitar la migración de la endoprótesis cubierta. Actualmente se dispone de dos dispositivos para EVAR fenestrada que permiten personalización: Zenith® (Cook Medical, Bloomington, IN) y Anaconda® (Terumo, Sunrise, FL); este último no está disponible actualmente en Estados Unidos.

(2) Técnica de la «chimenea»:

(a) Técnica utilizada para garantizar la permeabilidad de la rama arterial lateral cuando no es posible realizar una EVAR fenestrada (p. ej., durante una EVAR de urgencia cuando no se dispone de endoprótesis cubiertas personalizadas). Esto se consigue mediante la canulación de la arteria de la rama lateral *fuera* del cuerpo principal de la endoprótesis cubierta y el despliegue de una endoprótesis cubierta en paralelo a la endoprótesis cubierta del cuerpo principal (fig. 17-2).

(b) Existe una complicación exclusiva de esta técnica que la hace controvertida. Se forma un «canal» o «espacio» en la aorta entre la endoprótesis cubierta principal y la específica para la técnica de la «chimenea», ya que discurren en paralelo. Esto puede dar lugar a una «endofuga del canal» o «endofuga del espacio».

(c) El registro PERICLES de 2015 demostró resultados favorables con la técnica, similares a los observados con la FEVAR (8).

2. **Aorta distal:**

a. Si se está considerando colocar una endoprótesis tubular para la aorta, la longitud del punto de fijación distal debe ser superior a 20 mm y estar libre de trombos significativos. Las endoprótesis tubulares aórticos infrarrenales se utilizan con poca frecuencia debido a que el aneurisma suele extenderse hasta la bifurcación aórtica.

b. Si va a desplegarse un dispositivo bifurcado, debe evaluarse el diámetro de la aorta distal. Uno de 18 mm permitirá albergar un endoinjerto aórtico bifurcado. Uno inferior

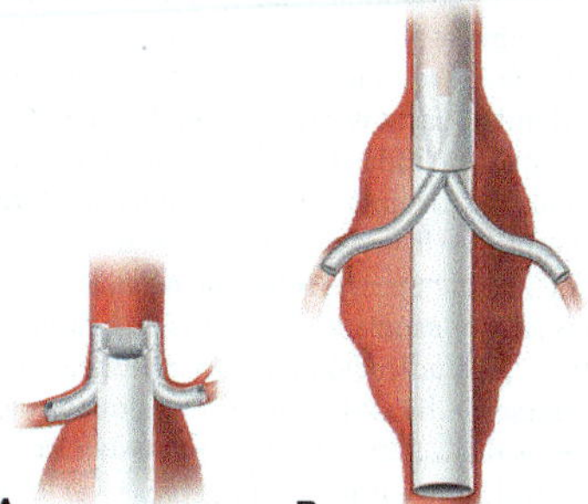

FIGURA 17-2 • Se emplean múltiples técnicas avanzadas cuando es necesario preservar la permeabilidad de la rama lateral y no es posible realizar una reparación endovascular del aneurisma aórtico (EVAR) fenestrada. Las fugas periinjerto son un problema con todas estas técnicas. **A:** un esquema a través de la aorta con endoprótesis cubierta «en chimenea» muestra la relación entre dos endoprótesis cubiertas «en chimenea» a lo largo de la endoprótesis cubierta aórtica. Las endoprótesis cubiertas «en chimenea»/«snorkel» se utilizan en esta técnica, en la que las endoprótesis cubiertas se despliegan dentro de las arterias viscerales que discurren por fuera y en paralelo a la endoprótesis cubierta aórtica. La endoprótesis de rama lateral dirigida cranealmente se denomina «en chimenea»/«snorkel», mientras que la endoprótesis de rama lateral dirigida caudalmente con perfusión retrógrada se denomina «periscopio» (no se muestra). **B:** el esquema de la técnica sándwich muestra una endoprótesis de rama lateral que discurre entre el material de un endoinjerto proximal y un segundo endoinjerto distal. Por lo general, en primer lugar se despliega la endoprótesis proximal, seguido de la canulación de la rama lateral y la colocación de la endoprótesis. A continuación, se despliega la endoprótesis distal, que se solapa con la endoprótesis proximal de rama lateral. La endoprótesis cubierta se encuentra dentro de la endoprótesis proximal, pero fuera de la distal, en la zona de solapamiento. (Reimpresa con permiso de Clement Darling R, Ozaki CK. *Master Techniques in Surgery: Vascular Surgery: Arterial Procedures.* Wolters Kluwer; 2016).

a este tamaño puede complicar la colocación del dispositivo o provocar una estenosis hemodinámicamente significativa de la rama ilíaca. Las estenosis significativas en la bifurcación aórtica nativa pueden requerir angioplastia tanto antes como después de la implantación del endoinjerto. En estas situaciones, también debe considerarse el uso de un dispositivo EVAR que preserve la bifurcación aórtica nativa (AFX Endologix®) o la colocación de un dispositivo aorto-uniilíaco más una derivación femorofemoral.

c. Evaluar la aorta distal en busca de ramas vasculares importantes como las arterias renales accesorias y la AMI:
   (1) Las pequeñas arterias renales accesorias pueden cubrirse con una endoprótesis. Sin embargo, esto aumenta el riesgo de insuficiencia renal tras el procedimiento y es una posible fuente de endofuga de tipo II.
   (2) Los pacientes con una AMS con obstrucción crónica e hipertrofia secundaria de la AMI tienen una anatomía desfavorable para la EVAR y presentarían un riesgo clínico significativo de isquemia intestinal si se intentara la EVAR.

3. **Arterias ilíacas:**
   a. La longitud y el diámetro de las arterias ilíacas comunes (AIC) deben evaluarse cuidadosamente, ya que son los lugares de aterrizaje para la fijación distal de una endoprótesis bifurcada. El diámetro de la AIC debe ser < 25 mm, y se requieren > 10 mm de longitud para un sellado adecuado.
   b. Entre el 20 % y el 30 % de los pacientes con un AAA presentan un aneurisma concurrente de la arteria ilíaca (3).
   c. *Aneurisma de una AIC:* si un aneurisma ilíaco común único se extiende hasta la bifurcación ilíaca, a menudo la arteria ilíaca externa ipsilateral se convierte en el lugar de aterrizaje para la fijación distal. Esto puede requerir la embolización con *coils* o *plugs* de la arteria hipogástrica ipsilateral para evitar una endofuga de tipo II por llenado retrógrado. La evaluación de la permeabilidad de la arteria hipogástrica contralateral

es importante para prevenir la claudicación glútea debilitante y, con menor frecuencia, disfunción eréctil, isquemia espinal, necrosis glútea o isquemia colónica (9).

d. *Aneurismas bilaterales de AIC:* el tratamiento endovascular de los aneurismas bilaterales de AIC que se extienden hasta el nivel de la bifurcación ilíaca puede manejarse de varias maneras diferentes, incluidas la embolización bilateral escalonada de la arteria hipogástrica, y la colocación de un *branch* ilíaco uni o bilateral:
   (1) Embolización bilateral de la arteria hipogástrica:
      (a) Aunque puede producirse una isquemia pélvica o intestinal, varios estudios sugieren que los riesgos asociados a la oclusión bilateral de la arteria hipogástrica suelen limitarse a claudicación glútea y disfunción eréctil (9,10). Estos riesgos pueden atenuarse mediante la oclusión escalonada de cada arteria hipogástrica (procedimientos realizados con un intervalo de 4 a 6 semanas) y la limitación de la embolización al tronco principal para preservar los vasos colaterales pélvicos. Esta puede ser la mejor opción en pacientes que, por lo demás, presentan un alto riesgo por la reparación quirúrgica.
      (b) La técnica sándwich es otra opción viable para preservar el flujo a la arteria hipogástrica. Esta implica la colocación de dos endoprótesis paralelas dentro de una rama ilíaca para crear un componente ilíaco bifurcado «listo para usar».
   (2) Endoprótesis del *branch* ilíaco:
      (a) La endoprótesis de rama ilíaca Gore® Excluder® es el único dispositivo de *branch* ilíaco disponible en el mercado en Estados Unidos. El uso de este dispositivo, si es anatómicamente factible, permite la perfusión continua de la distribución de la arteria ilíaca interna (AII).
      (b) El dispositivo se despliega antes del componente principal de la endoprótesis aórtica abdominal bifurcada. Se hace avanzar y se coloca desde un abordaje ipsilateral, y requiere un diámetro de la AIC ≥ 17 mm y una longitud de 55 mm. Esta endoprótesis lleva una fenestración que se alinea con el orificio de la AII, es precanalizada y se obtiene un acceso de lado a lado hasta la arteria femoral común contralateral. El componente de la rama ilíaca ipsilateral se despliega a través de un introductor de 16 Fr. A continuación, se introduce un introductor de 12 Fr desde la arteria femoral común contralateral hacia arriba y cruzando la bifurcación aortoilíaca, y se utiliza para canular la rama AII ipsilateral. A continuación, se despliega el componente de la AII, asegurándose de que la AII ipsilateral tenga un diámetro de 6.5 mm a 13.5 mm y un área de despliegue de al menos 10 mm (10).
      (c) La colocación bilateral de un *branch* ilíaco es técnicamente factible sin un aumento significativo de la morbilidad, pero queda fuera del ámbito de este capítulo.

4. **Acceso vascular:**
   a. Las arterias femorales e ilíacas comunes son las vías para la introducción del dispositivo. Los cambios ateroescleróticos significativos con calcificación grave y formación de placa, la reducción del diámetro y una marcada tortuosidad son factores que pueden complicar el despliegue del dispositivo y contraindicar la EVAR. Las causas más frecuentes de fracaso técnico son la imposibilidad de desplegar el dispositivo a través de las arterias ilíacas o la rotura de las arterias durante el retiro del dispositivo.
   b. Las mujeres tienden a tener calibres menores en arterias ilíacas que los hombres.
   c. En ausencia de calcificación grave, la tortuosidad con frecuencia puede reducirse introduciendo una guía rígida como la Amplatz Super Stiff® o la guía Lunderquist®.
   d. Las estenosis focales pueden pretratarse a menudo con una angioplastia simple. Las lesiones muy calcificadas pueden requerir un tratamiento previo con angioplastia simple, litoplastia o, posiblemente, colocación de una endoprótesis.
   e. *Incisión percutánea frente a quirúrgica:* en comparación con la exposición femoral abierta, la reparación endovascular percutánea del aneurisma (PEVAR, *percutaneous endovascular aneurysm repair*) mediante una técnica de «precierre» con un dispositivo de cierre mediado por sutura con Perclose ProGlide® (Abbott Vascular, Inc., Redwood City, CA) es menos invasiva y se asocia a una reducción del tiempo quirúrgico y de

las principales complicaciones relacionadas con el acceso, en comparación con la incisión quirúrgica con operadores experimentados (3,9). La técnica de «precierre» con el dispositivo de cierre mediado por sutura ha sido aprobado por la FDA para su uso con introductores de implantación de hasta 21 Fr. La técnica percutánea no se recomienda en pacientes con arterias femorales comunes pequeñas (< 5 mm de diámetro), y debe tenerse muy en cuenta en pacientes con calcificación extensa o circunferencial de la pared anterior. Se recomienda encarecidamente el acceso ecográfico dentro de la arteria femoral común, 1 cm proximal a la bifurcación femoral y en la posición de las 12 en punto.

Procedimiento

1. Los pasos específicos y detallados del procedimiento son diferentes para cada dispositivo utilizado. Sin embargo, en general hay algunos pasos básicos.
2. El acceso bilateral a la arteria femoral común se obtiene por vía percutánea o mediante una incisión quirúrgica, y la anticoagulación sistémica se consigue con heparina intravenosa.
3. Se introduce un catéter *pigtail* (en J) con marcadores a través del acceso contralateral hasta el nivel de las arterias renales. Puede realizarse una aortografía abdominal para confirmar las mediciones de longitud previas al procedimiento.
4. El acceso ipsilateral con guía flexible se cambia a través de un catéter de diagnóstico por una guía super rígida que se coloca en la aorta torácica descendente.
5. El componente principal del dispositivo y el introductor se avanzan sobre la guía super rígida de modo que el extremo superior de la endoprótesis se encuentre a nivel de la arteria renal inferior.
6. A bajo aumento, el extremo superior de la porción cubierta de la endoprótesis y la arteria renal inferior se centran en el campo para reducir los errores causados por el paralaje. Además, el intensificador de imágenes se angula y/o rota para mejorar el perfil de la arteria renal inferior.
7. La angiografía intermitente en este sitio se realiza ajustando la posición de la endoprótesis cubierta inmediatamente distal a la arteria renal más baja. Una vez confirmada la posición adecuada, el tronco y la rama homolateral se despliegan bajo control fluoroscópico.
8. En este momento, el muñón de la prótesis contralateral se canula con una guía. Una vez realizado este paso, se avanza un catéter *pigtail* sobre la guía y se gira dentro del cuerpo principal de la endoprótesis cubierta para confirmar su ubicación adecuada dentro de él, en lugar de en el saco aneurismático.
9. Se avanza una guía super rígida a través del catéter *pigtail* con marcadores, la cual se coloca con un marcador en la parte inferior de la pata contralateral. Se realiza una angiografía retrógrada desde el introductor contralateral con la oblicuidad apropiada para delimitar el origen de la arteria hipogástrica. Esto permitirá determinar la longitud correcta y la posición de la rama contralateral para preservar el flujo de la arteria hipogástrica.
10. El catéter *pigtail* se intercambia sobre la guía super rígida por la rama contralateral, que se coloca de forma precisa y luego se despliega. Si se necesita una extensión ilíaca homolateral, puede usarse una técnica similar para determinar la longitud y la posición.
11. En este momento, los puntos de fijación proximal, distal y zonas de superposición se dilatan con un balón para lograr un perfil máximo («planchado»).
12. Se reintroduce el catéter *pigtail* hasta el nivel de las arterias renales y se realiza una aortografía final. Se presta especial atención al flujo arterial renal y abdominal, así como a la presencia de endofugas. Se pueden realizar intervenciones secundarias según sea necesario.

Manejo posterior al procedimiento

1. El tratamiento inmediato e intrahospitalario posterior al procedimiento implica la evaluación de ambos sitios de acceso de las ingles en busca de infección o hematoma, la evaluación de la perfusión distal y la función renal, así como de la deambulación precoz. La hospitalización es de 1 a 3 días.
2. Tras la recuperación del procedimiento inicial, se requiere la vigilancia mediante estudios por imagen durante un plazo indefinido. Se presta especial atención al diámetro del AAA, la detección y clasificación de las endofugas, y la evaluación de la morfología del endoinjerto.

3. Las modalidades específicas de diagnóstico por imagen y sus ventajas/desventajas se han comentado anteriormente. La ATC sigue siendo la modalidad más utilizada para el seguimiento tras una EVAR. En pacientes con insuficiencia renal, se realiza una TC sin contraste o una ecografía doble en color y una radiografía simple.
4. Se recomienda una exploración física y un seguimiento por imagen al cabo de 1 a 3 meses y 6 meses después de la intervención. Si no se identifica ninguna endofuga, el seguimiento se realiza a intervalos anuales. En caso de endofuga, los pacientes se evalúan cada 6 meses en los primeros 2 años y luego anualmente, a menos que el tratamiento sea obligatorio (como se explica más adelante).

Resultados

1. La EVAR se asocia a una pérdida de sangre significativamente menor, menos días en cuidados intensivos, menos días de hospitalización, menos complicaciones sistémicas y una menor mortalidad hospitalaria y a 30 días en comparación con la reparación abierta de los AAA. Además, la mortalidad relacionada con el aneurisma es significativamente menor con la EVAR que con la reparación abierta (3).
2. Las principales desventajas de la EVAR frente a la reparación abierta son la necesidad de un seguimiento por imagen de por vida y la necesidad de intervenciones secundarias, especialmente el tratamiento de las endofugas.
3. Todavía están pendientes los resultados de los estudios a largo plazo, que ayudarán a una mejor definición de la eficacia clínica, la durabilidad y la rentabilidad de la EVAR.

Complicaciones

1. La EVAR es menos invasiva que la cirugía abierta y presenta tasas anuales bajas de rotura tardía del AAA. Las complicaciones incluyen endofuga, expansión del saco aneurismático, migración del endoinjerto, fractura de la endoprótesis, estenosis del injerto, trombosis del injerto, infección del injerto, y hematoma inguinal y retroperitoneal (4).
2. Alrededor del 30 % de los pacientes con AAA tratados con EVAR pueden requerir intervenciones secundarias, cifra significativamente superior a la de la reparación abierta (2).

Tratamiento de las complicaciones

1. Estenosis dentro o inmediatamente distal a la rama ilíaca. Esta complicación con frecuencia se asocia con arterias muy calcificadas u orientación del orificio distal de la rama en la pared del vaso debido a tortuosidad vascular o al cambio de posición de la endoprótesis-injerto con remodelación del aneurisma. La angioplastia con balón puede funcionar, pero con más frecuencia se requiere una endoprótesis metálica no cubierta o una extensión de la rama.
2. Oclusión de las ramas. Las opciones incluyen:
   a. Reapertura de la rama mediante trombectomía con balón o trombólisis. Una vez eliminado el coágulo, debe buscarse un problema mecánico subyacente mediante angiografía y, si es necesario, evaluación de la presión intraarterial.
   b. Dejar la rama ocluida y realizar una derivación femorofemoral con injerto.
3. Las endofugas y su tratamiento se tratan en el capítulo 18.

Referencias bibliográficas

1. Dua A, Kuy S, Lee CJ, et al. Epidemiology of aortic aneurysm repair in the United States from 2000 to 2010. *J Vasc Surg.* 2014;59(6):1512–1517. doi:10.1016/J.JVS.2014.01.007
2. Kent KC. Clinical practice. Abdominal aortic aneurysms. *N Engl J Med.* 2014;371(22):2101–2108. doi:10.1056/NEJMCP1401430
3. Chaikof EL, Dalman RL, Eskandari MK, et al. The Society for Vascular Surgery practice guidelines on the care of patients with an abdominal aortic aneurysm. *J Vasc Surg.* 2018;67(1):2–77.e2. doi:10.1016/J.JVS.2017.10.044
4. Walker TG, Kalva SP, Yeddula K, et al. Clinical practice guidelines for endovascular abdominal aortic aneurysm repair: written by the Standards of Practice Committee for the Society of Interventional Radiology and Endorsed by the Cardiovascular and Interventional Radiological Society of Europe

and the Canadian Interventional Radiology Association. *J Vasc Interv Radiol.* 2010;21(11):1632–1655. doi:10.1016/J.JVIR.2010.07.008

5. Wanhainen A, Verzini F, van Herzeele I, et al. Editor's Choice – European Society for Vascular Surgery (ESVS) 2019 Clinical Practice Guidelines on the Management of Abdominal Aorto-iliac Artery Aneurysms. *Eur J Vasc Endovasc Surg.* 2019;57(1):8–93. doi:10.1016/J.EJVS.2018.09.020
6. Carino D, Sarac TP, Ziganshin BA, et al. Abdominal aortic aneurysm: evolving controversies and uncertainties. *Int J Angiol.* 2018;27(2):58. doi:10.1055/S-0038-1657771
7. Antoniou GA, Georgiadis GS, Antoniou SA, et al. A meta-analysis of outcomes of endovascular abdominal aortic aneurysm repair in patients with hostile and friendly neck anatomy. *J Vasc Surg.* 2013;57(2):527–538. doi:10.1016/J.JVS.2012.09.050
8. Donas KP, Lee JT, Lachat M, et al. Collected world experience about the performance of the snorkel/chimney endovascular technique in the treatment of complex aortic pathologies: the PERICLES registry. *Ann Surg.* 2015;262(3):546–552. doi:10.1097/SLA.0000000000001405
9. Smeds MR, Charlton-Ouw KM. Infrarenal endovascular aneurysm repair: New developments and decision making in 2016. *Semin Vasc Surg.* 2016;29(1–2):27–34. doi:10.1053/J.SEMVASCSURG.2016.06.001
10. DeRoo E, Harris D, Olson S, et al. Conformability of the GORE EXCLUDER iliac branch endoprosthesis is associated with freedom from adverse iliac events. *J Vasc Surg.* 2021;74(5):1558–1564.e1. doi:10.1016/J.JVS.2021.05.026

18 Tratamiento de las endofugas de las endoprótesis cubiertas

David R. Bamshad, MD y
Robert Lookstein, MD, MHCDL, FSIR, FAHA, FSVM

Reparación endovascular del aneurisma aórtico y las endofugas

1. Como se ha comentado en el capítulo anterior, la reparación endovascular del aneurisma aórtico (EVAR, *endovascular aneurysm repair*) representa una evolución significativa en el tratamiento de los aneurismas aórticos y ofrece una morbimortalidad reducidas, en comparación con la reparación aórtica abierta. Sin embargo, la EVAR requiere una vigilancia permanente para evaluar posibles complicaciones.
2. Las endofugas son la complicación más frecuente de la EVAR (25-35 % de los pacientes). Una endofuga se define como la perfusión persistente en el saco aneurismático fuera de la endoprótesis cubierta. Esto puede evolucionar a expansión y rotura del aneurisma (1). Sin embargo, con una vigilancia e intervención adecuadas, estudios recientes a largo plazo indican que no existe relación entre la aparición de endofugas y el aumento de la mortalidad.
3. Algunas consideraciones anatómicas que predisponen a complicaciones de las endofugas son los puntos de fijación proximal/distal, la angulación y tortuosidad de la aorta, y la presencia de calcificación o enfermedad obstructiva de las arterias de acceso (2).
4. Existen cinco tipos de endofugas, que se definen por la etiología del flujo sanguíneo hacia el saco del aneurisma (3).

Clasificación de las endofugas (*v.* tabla 18-1)

1. Endofugas de tipo I:
   a. La sangre fluye desde un sitio de fijación de la endoprótesis cubierta (ya sea el sitio de fijación proximal [tipo IA], el sitio de fijación distal [tipo IB] o desde una arteria ilíaca común contralateral parcialmente ocluida en las endoprótesis cubiertas aortouniilíacas [tipo IC]) (2,3).
   b. Las endofugas de tipo I son más frecuentes en la aorta torácica y en aortas en las que los puntos de inserción están complicados por trombos, cuellos cortos y/o angulados, y en arterias ilíacas dilatadas e irregulares (2,3).

Tabla 18-1 Clasificación de las endofugas

Tipo de endofuga	Etiología	Incidencia[a]	Importancia clínica	Tratamiento/manejo
I	Fuente del flujo de sangre en los sitios de fijación (proximales [IA], distales [IB] o desde la arteria ilíaca común contralateral en endoprótesis cubiertas aortouniilíacas [IC])	10 %	Es necesario un tratamiento inmediato debido a la comunicación directa con el flujo sanguíneo arterial sistémico de alta presión, lo que aumenta el riesgo de rotura	Asegurar el sitio de fijación subóptimo o comprometido con balones de angioplastia, endoprótesis o extensiones de endoprótesis; alternativamente, reparación abierta
II	La sangre fluye retrógradamente desde los vasos de la rama aórtica (más comúnmente la AMI y la arteria lumbar) hacia el saco del aneurisma (un solo vaso afectado [IIA], o dos o más vasos afectados [IIB])	25 %	A menudo se sella espontáneamente y no requiere intervención inmediata. Monitorizar con imágenes la expansión del saco	Embolización del vaso de irrigación; alternativamente, reparación abierta
III	La sangre fluye a través de un defecto estructural de la endoprótesis cubierta (ya sea entre separaciones de unión dentro de los dispositivos modulares superpuestos [IIIA], o a través de roturas u orificios de fábrica de la endoprótesis [IIIB])	2 %	Es necesario un tratamiento inmediato debido al mayor riesgo asociado a la comunicación del flujo arterial de alta presión	Extensión de la endoprótesis para cubrir el componente modular separado o el defecto dentro de la endoprótesis original
IV	La sangre fluye a través de la porosidad del propio material de la endoprótesis cubierta y se manifiesta como un «babeo» en la angiografía inmediatamente posterior al implante en pacientes totalmente anticoagulados	<1 %	Poco frecuente; se resuelve de manera espontánea una vez que se normaliza el estado de coagulación del paciente	Control de la resolución en las imágenes de seguimiento
V	Expansión continuada del aneurisma sin una causa obvia; también denominada «endotensión»	2 %	Deben tenerse en cuenta todas las modalidades de diagnóstico para descartar otros tipos de endofuga	Imágenes de seguimiento estrecha para la expansión del saco; normalmente se trata con reparación abierta

[a] Incidencia de endofugas tras reparación endovascular de un aneurisma aórtico (4).

c. Las endofugas de tipo I pueden observarse inmediatamente después del despliegue como resultado de una expansión incompleta de la endoprótesis cubierta, tortuosidad aórtica o angulación aórtica pronunciada.
d. El desarrollo tardío de endofugas de tipo I puede estar relacionado con cambios anatómicos en la configuración de la aorta a medida que el saco del aneurisma se contrae (3).

2. Endofugas de tipo II:
   a. La sangre fluye en dirección retrógrada desde vasos que salen de la aorta hacia el saco aneurismático (un solo vaso afectado [tipo IIA], o dos o más vasos afectados [tipo IIB]) (3).
   b. La arteria mesentérica inferior y las arterias lumbares son las más comúnmente implicadas. Otras fuentes menos frecuentes son las arterias hipogástrica, sacra media, renal accesoria o gonadal.
   c. Las endofugas de tipo II son las más frecuentes (40 %).
3. Endofugas de tipo III:
   a. La sangre fluye a través de un defecto estructural de la endoprótesis cubierta (ya sea una separación en las uniones dentro de dispositivos modulares superpuestos [tipo IIIA], o a través de roturas u orificios de fábrica de la endoprótesis [tipo IIIB]) (2).
   b. Las endofugas de tipo III probablemente ocurran por tensiones debidas a las pulsaciones arteriales o resultantes de la retracción del saco aneurismático.
4. Endofugas de tipo IV:
   a. La sangre fluye a través de la porosidad del propio material de la endoprótesis cubierta. Esto puede manifestarse como un «babeo» en la angiografía inmediatamente posterior al implante en pacientes totalmente anticoagulados (2). Normalmente son autolimitados y se resuelven de manera espontánea con la normalización del estado de coagulación.
   b. Las endofugas de tipo IV son actualmente poco frecuentes debido a la mejora de la fabricación de las endoprótesis. Son un diagnóstico de exclusión, ya que otros tipos de endofugas pueden simular endofugas de tipo IV.
5. Endofuga de tipo V:
   a. Expansión continua del aneurisma en ausencia de una endofuga confirmada, también conocida como «endotensión».
   b. Se desconoce la etiología exacta, pero las endofugas de tipo V pueden representar casos ocultos de endofugas de tipos I, II o III, ultrafiltración de sangre a través de la endoprótesis cubierta o un trombo/ateroma en un sitio de fijación, que da lugar a una barrera ineficaz para la transmisión de la presión (3).

Modalidades de imagen posteriores a la reparación endovascular del aneurisma aórtico

La vigilancia postoperatoria por imagen es necesaria tras la EVAR para la detección precoz y la caracterización de las endofugas (5). Pueden producirse complicaciones tales como endofugas, migración del injerto, estenosis de la rama y crecimiento del saco meses o años después de la intervención. La detección precoz de estos episodios mediante la vigilancia por imagen puede ayudar a prevenir la morbimortalidad asociadas a la rotura del aneurisma o la oclusión de la rama. Después de una intervención quirúrgica endovascular, es necesaria una vigilancia por imagen de por vida:

1. Radiografía:
   a. Útil para vigilar la migración de la endoprótesis, detectar acodaduras en endoprótesis cubiertas abdominales y evaluar la morfología de las endoprótesis cubiertas torácicas.
   b. Las proyecciones típicas incluyen anteroposterior (AP) y lateral (para la migración y la separación de componentes) y oblicuas (para mejorar la sensibilidad en la detección de fracturas de la endoprótesis cubierta).
2. Tomografía computarizada (TC):
   a. Modalidad más frecuente utilizada para la imagen de seguimiento después de EVAR.
   b. Gran precisión en la determinación del tamaño y el volumen del aneurisma; puede detectar endofugas con mayor sensibilidad que la angiografía convencional.
   c. Dado que las endofugas tienen velocidades de flujo variables y se detectan en momentos distintos tras la administración de contraste, es esencial realizar una angiografía por

TC (ATC) multifásica. El protocolo típico incluye tres fases: precontraste, fase arterial y fase venosa tardía.

d. Las imágenes precontraste son útiles para diferenciar las endofugas verdaderas de las simulaciones de alta densidad, como calcio o metal.
e. Las imágenes en fase arterial son útiles para detectar endofugas y para planificar la embolización translumbar de endofugas.
f. Las imágenes en fase venosa son más sensibles que las imágenes en fase arterial para la detección de endofugas (especialmente fugas distales de tipo I).
g. Para reducir la exposición a la radiación, puede obtenerse una exploración con precontraste para el primer examen posterior a la intervención quirúrgica endovascular extracorpórea, y en todos los exámenes posteriores se adquieren solo imágenes con poscontraste, utilizando la exploración inicial con precontraste para la comparación.

3. Resonancia magnética (RM):
   a. En muchos estudios se ha demostrado que la RM con gadolinio es tan precisa como la ATC para determinar el tamaño del aneurisma y la posición de la endoprótesis, además de ser útil para detectar endofugas en endoprótesis de nitinol.
   b. Los estudios realzados con gadolinio son útiles para la detección de pequeñas endofugas y demuestran una sensibilidad superior para las fugas de tipo II de flujo lento, en comparación con la TC (6).
   c. La angiografía por RM con alta resolución temporal reclasificó correctamente varias endofugas de tipo 1 que inicialmente se habían etiquetado como de tipo II mediante ATC (7).
   d. Los pacientes con una larga esperanza de vida, para los que la exposición acumulativa a la radiación es motivo de mayor preocupación, y los alérgicos al contraste yodado son más adecuados para la vigilancia con RM que con TC.
   e. Las endoprótesis de acero inoxidable pueden causar artefactos extensos, y las Elgiloy® pueden oscurecer la luz de la endoprótesis cubierta; por tanto, estas no pueden evaluarse con RM (2).
   f. Los estudios de RM requieren más tiempo y son más costosos que la TC.
4. Ecografía:
   a. Estudios recientes sugieren un alto grado de correlación entre la TC y la ecografía Doppler en color en la detección de endofugas clínicamente significativas (4). Algunos centros recomiendan la vigilancia anual tras la intervención con ecografía Doppler en color únicamente si la primera TC anual con contraste no demuestra la existencia de una endofuga o el agrandamiento del saco residual del aneurisma de aorta abdominal (AAA).
   b. Algunos investigadores han informado del uso de ecografía con medio de contraste de microburbujas como una forma precisa de detectar y caracterizar mejor las endofugas (6).
   c. Aunque es portátil, segura y barata, la ecografía es limitada debido a su dependencia de las habilidades del operador, la técnica y la mala calidad de la imagen en la evaluación de pacientes con obesidad.
5. Angiografía de sustracción digital (ASD):
   a. Es el método de referencia para la categorización de endofugas debido a su capacidad para demostrar la dirección del flujo, así como su alta resolución espacial y temporal.
   b. Las adquisiciones largas pueden utilizarse para detectar endofugas de flujo lento que, de otro modo, podrían haberse pasado por alto durante la fase tardía de la TC.
   c. Casi todas las endofugas provocan la aparición de medio contraste en las arterias mesentérica inferior o lumbar en la ATC, lo que puede representar la salida de contraste de una endofuga tipos I o III o la entrada de contraste procedente de una endofuga de tipo II. Por tanto, la ASD es el método de referencia para la clasificación de las endofugas. La evaluación con ASD suele realizarse antes de la intervención (2).

Estrategias de seguimiento y manejo

Las directrices oficiales sobre la frecuencia del seguimiento no están bien establecidas y son objeto de debate. Muchos estudios observacionales han notificado tasas elevadas de incumplimiento (30-40 %) del seguimiento por imagen. Aunque hay datos que demuestran una falta de asociación entre el incumplimiento y peores resultados, muchos estudios sugieren una mayor mortalidad general con el fracaso de la vigilancia (8):

1. Las modalidades iniciales típicas incluyen radiografía y TC, a menos que el paciente tenga una alergia grave al medio de contraste yodado o tenga una alteración de la función renal. Pueden realizarse ecografía, RM y ASD para evaluar la endotensión o la endofuga no detectada por la TC:
    a. Después de un procedimiento de EVAR, puede realizarse un seguimiento mediante radiografía y TC a intervalos establecidos: al primer mes, a los 6 meses, al año y, posteriormente, de forma anual (2).
2. Si el tamaño del saco aneurismático aumenta (más de 5 mm de diámetro), lo que sugiere una mayor presión, existe un riesgo relativamente mayor de rotura a largo plazo. Se requiere un tratamiento más urgente sin importar el tipo de endofuga:
    a. Las endofugas de alta presión (tipos I y III) se tratan de inmediato.
    b. Las endofugas de baja presión (tipos II y IV) se consideran menos urgentes.
3. La evaluación mediante angiografía o punción directa del saco está justificada si el saco aneurismático sigue creciendo.
4. Se han descrito endofugas de aparición tardía hasta 7 años después de la EVAR (2).

Tratamiento de las endofugas

El tratamiento depende del tipo de endofuga. Las endofugas de tipo I y III son de alta presión y suelen requerir algún tipo de intervención en todos los casos. La endofuga de tipo II se considera una endofuga de «baja presión» y normalmente solo requiere tratamiento en casos de agrandamiento del aneurisma (9). En los casos de endofuga persistente de tipo IV, deben descartarse otros tipos de endofuga, ya que en la mayoría de los casos este tipo de endofuga es autolimitada. La endofuga de tipo V es muy infrecuente; por tanto, es necesario descartar primero otros tipos de endofuga con una modalidad y técnica diagnósticas adicionales:

1. Endofugas de tipo I:
    a. Es necesario un tratamiento inmediato debido a la comunicación directa con el flujo sanguíneo arterial sistémico de alta presión y al riesgo de rotura del aneurisma (2).
    b. Estas endofugas se tratan con técnicas endovasculares en las que se asegura el sitio de fijación con balones de angioplastia, endoprótesis o extensiones de endoprótesis cubierta (2).
    c. La embolización con pegamento o *microcoils* es otra opción documentada.
    d. Si los abordajes endovasculares no tienen éxito, la cirugía abierta sigue siendo una opción para retirar o ajustar la endoprótesis cubierta o, en algunos casos, para reforzar la aorta con una banda aórtica externa.
2. Endofugas de tipo II:
    a. La intervención selectiva de las endofugas de tipo II es un método seguro. La mayoría de los pacientes con endofugas de tipo II que no presentan dilatación del saco aneurismático evolucionan bien sin intervención, ya que estas suelen trombosarse de manera espontánea (2). Un estudio demostró que alrededor del 80 % de los pacientes con endofugas de tipo II permanecieron sin ensanchamiento del saco superior a 5 mm durante un período de 4 años, y que alrededor del 75 % de las endofugas de tipo II se sellaron de manera espontánea en un plazo de 5 años cuando fueron solo observadas y no intervenidas (10). A pesar muy bajo riesgo de rotura, las endofugas de tipo II suelen tratarse en casos de agrandamiento del AAA > 5 mm. Los vasos de irrigación pueden embolizarse a través de accesos transarterial, transinjerto o translumbar, como se describe en detalle más adelante (2).
    b. Tratamiento transarterial:
        (1) Embolización retrógrada de las arterias de irrigación:
            (a) Posible en la mayoría de los casos, sobre todo si el vaso de irrigación es de gran tamaño, aunque técnicamente difícil y que requiere mucho tiempo.
            (b) Realizar una aortografía para identificar los vasos que irrigan y drenan el nido de la endofuga.

(c) Con un catéter de 4 Fr o 5 Fr, debe cateterizarse el vaso principal del que surge el vaso de irrigación. Las arterias ilíaca interna, sacra media y mesentérica superior (AMS) son las fuentes más frecuentes:

i. Si el vaso tiene su origen en la arteria ilíaca interna contralateral al sitio de acceso vascular inicial, entonces resulta mucho más fácil puncionar la ingle opuesta que cruzar la bifurcación de la endoprótesis cubierta.

(d) Insertar un microcatéter coaxial y avanzar tanto como sea posible. Lo ideal es avanzar a través del nido de la endofuga hasta la arteria de drenaje.

(e) Ocluir de manera selectiva las arterias de irrigación y drenaje y el nido, si es posible.

(f) Ningún agente de embolización ha demostrado ser mejor que otro. Los más utilizados son los *coils* de acero inoxidable o platino, pero también se han utilizado el pegamento de cianoacrilato, la trombina y Onyx® (ev3/Covidien/Medtronic, Dublín, Irlanda).

(g) Tras la embolización, el flujo de entrada puede desplazarse a otra arteria y recanalizar la endofuga. Esto puede explicar la tasa de recurrencia del 36 % de las endofugas de tipo II tratadas con embolización transarterial frente al 19 % de las endofugas de tipo II tratadas mediante abordaje translumbar (1).

(2) Acceso transarterial periprótesis a la endofuga:

(a) Tras el acceso femoral, el catéter con punta angulada (p. ej., Kumpe® o Cobra®, Cook Medical, Bloomington, IN) y una guía hidrófila (p. ej., Glidewire® angulado de 0.035", Terumo Medical, Tokio, Japón) se manipulan bajo guía fluoroscópica entre la cara inferior de una rama ilíaca de la prótesis y la pared arterial.

(b) Es útil insertar una guía rígida y manipular un introductor con un fiador central cónico en el espacio del periinjerto.

(c) A continuación, el catéter de diagnóstico se introduce en el nido de la endofuga, lo que permite embolizar las arterias de irrigación y drenaje, así como el nido.

(3) Abordaje translumbar:

(a) Debe identificarse la localización de la endofuga mediante técnicas imagenológicas transversales, así como determinar el área más accesible y evaluar su posición en relación con la bifurcación de la endoprótesis cubierta.

(b) Con el paciente en decúbito prono, se realiza punción guiada por fluoroscopia del saco aneurismático con una aguja de calibre 21 o 22. El sitio de punción en la piel debe estar al menos a un palmo de distancia de la línea media.

(c) Una vez que se accede al saco de la endofuga, se introduce una aguja con introductor de 6 Fr mediante la técnica de punción de agujas paralelas. Como alternativa, puede usarse un equipo largo de micropunción.

(d) La combinación de aguja/introductor se avanza más allá del sitio estimado de la endofuga, la aguja se retira y el introductor se extrae lentamente hasta que fluye sangre pulsátil por este.

(e) En general se usa un abordaje por la izquierda; sin embargo, si es necesario, puede realizarse una punción transcava del lado derecho.

(f) Se realiza una angiografía a través del introductor translumbar o un catéter coaxial y se registran las presiones.

(g) Según la anatomía del saco de la endofuga, la posición de la punción y la elección del agente de embolización, la embolización se puede realizar directamente a través del introductor. Como alternativa, se puede avanzar un microcatéter coaxial a través del saco en los orígenes de los vasos de irrigación y de drenaje, y realizar la embolización selectiva.

(h) Datos limitados de una revisión sistemática de 2013 sugieren una tasa de éxito global superior, con un menor riesgo de complicaciones, de las embolizaciones translumbares, en comparación con los abordajes transarteriales (1).

(4) También se ha realizado la ligadura quirúrgica abierta o laparoscópica de los vasos de entrada y salida.

3. Endofugas de tipo III:
   a. Al igual que las endofugas de tipo I, estas endofugas se tratan de inmediato después del diagnóstico debido a la comunicación directa entre la alta presión arterial sistémica y el saco aneurismático.
   b. Suele utilizarse una extensión de la endoprótesis cubierta para cubrir el componente modular separado o la perforación dentro de la endoprótesis original.
4. Endofugas de tipo IV:
   a. Estas fugas son autolimitadas y actualmente muy infrecuentes. Suelen resolverse de manera espontánea una vez que se normaliza el estado de coagulación del paciente.
5. Endofugas de tipo V:
   a. La endotensión es muy infrecuente y suele tratarse con reparación abierta del aneurisma. Por tanto, deben realizarse todas las modalidades diagnósticas (TC, RM y ecografía) antes de realizar un diagnóstico definitivo de endotensión (3).

Consideraciones especiales

1. El número de ramas aórticas permeables y la cantidad de trombo en el saco aneurismático antes de la operación se correlacionan con el riesgo de desarrollo de endofugas (2).
2. El contraste localizado en la periferia del saco aneurismático sin contacto con la endoprótesis puede representar una endofuga de tipo II. Una configuración tubular contigua a la pared aórtica también sugiere una endofuga de tipo II. Si está por delante, el vaso más probable es una AMI permeable. Si está en posición posterolateral, el vaso más probable es una arteria lumbar.
3. El contraste ubicado en posición central alrededor de la prótesis, pero no periféricamente dentro del saco aneurismático, probablemente representa una endofuga de tipo I o III y debe ser tratada de inmediato.

Referencias bibliográficas

1. Sidloff DA, Stather PW, Choke E, et al. Type II endoleak after endovascular aneurysm repair. *Br J Surg*. 2013:100(10):1262–1270.
2. Stavropoulos SW, Charagundla SR. Imaging techniques for detection and management of endoleaks after endovascular aortic aneurysm repair. *Radiology*. 2007;243(3):641–655.
3. Veith FJ, Baum RA, Ohki T, et al. Nature and significance of endoleaks and endotension: summary of opinions expressed at an international conference. *J Vasc Surg*. 2002;35(5):1029–1035.
4. Dooley C, Medani M, O'Hare M, et al. Color duplex ultrasound as suitable alternative for CTA in post EVAR surveillance. *Eur J Vasc Endovasc Surg*. 2018;56(5):e21–e21. doi:10.1016/j.ejvs.2018.06.013
5. Walker TG, Kalva SP, Yeddula K, et al. Clinical practice guidelines for endovascular abdominal aortic aneurysm repair: written by the Standards of Practice Committee for the Society of Interventional Radiology and endorsed by the Cardiovascular and Interventional Radiological Society of Europe and the Canadian Interventional Radiology Association. *J Vasc Interv Radiol*. 2010;21(11):1632–1655. doi:10.1016/j.jvir.2010.07.008
6. Zaiem F, Almasri J, Tello M, et al. A systematic review of surveillance after endovascular aortic repair. *J Vasc Surg*. 2018;67(1):320–331.e37. doi: 10.1016/j.jvs.2017.04.058
7. Lookstein RA, Goldman J, Pukin L, et al. Time-resolved magnetic resonance angiography as a noninvasive method to characterize endoleaks: initial results compared with conventional angiography. *J Vasc Surg*. 2004;39(1):27–33.
8. Grima MJ, Karthikesalingam A, Holt PJ, EVAR-SCREEN Collaborators. Multicentre Post-EVAR Surveillance Evaluation Study (EVAR-SCREEN). *Eur J Vasc Endovasc Surg*. 2019;57(4):521–526. doi: 10.1016/j.ejvs.2018.10.032. Epub 2019 Feb 6.
9. Chaikof EL, Dalman RL, Eskandri MK, et al. The Society for Vascular Surgery practice guidelines on the care of patients with an abdominal aortic aneurysm. *J Vasc Surg*. 2018;67(1):2–77.e2.
10. Silverberg D, Baril DT, Ellozy SH, et al. An 8-year experience with type II endoleaks: natural history suggests selective intervention is a safe approach. *J Vasc Surg*. 2006;44(3):453–459.

19 Aneurismas viscerales

Sebastian Kos, EBIR, FCIRSE y David M. Hovsepian, MD

Introducción

Los aneurismas arteriales viscerales (AAV) son entidades poco frecuentes que se producen en alrededor del 2 % de la población, según series de autopsias. En la mayoría de los casos, los AAV se detectan en pacientes asintomáticos durante pruebas de imagen transversales, lo que sugiere que su prevalencia puede ser en realidad mayor de lo estimado en el pasado. Y, lo que es más importante, el 22 % de los pacientes con AAV presentan fugas o roturas, verdaderas urgencias con una tasa de mortalidad del 8.5 % (1).

Los criterios de intervención se basan en si las tres capas de la pared arterial están afectadas (aneurismas verdaderos) o no (seudoaneurismas). Los aneurismas verdaderos se tratan de acuerdo con su tamaño, su localización y sus síntomas, mientras que todos los seudoaneurismas requieren tratamiento debido a tasas significativamente mayores de rotura (~ 25 %) y mortalidad (~ 50 %) (2).

Etiología (3)

1. Idiopáticos.
2. Ateroesclerosis.
3. Trastornos hereditarios complicados debido a necrosis quística medial (p. ej., síndrome de Ehlers-Danlos tipo IV, síndrome de Marfan) o arteriopatía (neurofibromatosis de tipo 1 [NF-1]).
4. Mediólisis arterial segmentaria.
5. Displasia fibromuscular.
6. Traumatismo contuso o penetrante (incluye lesiones yatrógenas).
7. Inflamatorio:
   a. Degradación proteolítica, por ejemplo, pancreatitis.
8. Infección:
   a. Invasión directa.
   b. Émbolos sépticos por abuso de drogas intravenosas (i.v.), endocarditis.
9. Vasculitis:
   a. Poliarteritis nodosa (PAN).
   b. Consumo i.v. de anfetaminas.
10. Neoplasias.

Indicaciones

La calcificación de la pared de un aneurisma no reduce el riesgo de rotura:

1. Aneurismas arteriales viscerales:
   a. Asintomáticos: tamaño > 2.0 cm a 2.5 cm en mujeres no embarazadas en edad fértil o en pacientes que están a punto de recibir un trasplante hepático. Nota: las directrices del American College of Cardiology y de la American Heart Association indican un umbral de tratamiento de 2.0 cm, mientras que algunos autores han sugerido un umbral de 2.5 cm (4,5).
   b. Aumento del tamaño.
   c. Sintomáticos (p. ej., dolor, hemorragia, hipertensión renovascular).
2. Seudoaneurismas de la arteria visceral:
   a. Todos, incluidos los pacientes asintomáticos, sin importar su tamaño.

Contraindicaciones

Absolutas

Ninguna.

Relativas

1. Contraindicaciones de la angiografía:
   a. Reacciones anafilactoides a los medios de medio de contraste yodados (considerar la angiografía con dióxido de carbono [CO_2] o el gadolinio como alternativas).
   b. Coagulopatía no corregible.
   c. Insuficiencia renal.
2. Embarazo.
3. Infección aguda o crónica en el área objetivo.
4. Hipertiroidismo agudo.
5. Carcinoma de tiroides y administración prevista de yodo radioactivo.
6. Riñón solitario con aneurisma de la arteria renal (AAR)/seudoaneurisma.

Preparación previa al procedimiento

1. Evaluación con pruebas de imagen:
   a. Debe realizarse una angiografía por tomografía computarizada (ATC) o una angiografía por resonancia magnética (ARM) para representar las relaciones vasculares, identificar variaciones congénitas o postoperatorias importantes y definir la anatomía de las ramas.
   b. Los datos de laboratorio recientes deben incluir hemograma completo, recuento de plaquetas, cociente internacional normalizado (INR, *international normalized ratio*), creatinina sérica y filtración glomerular estimada (FGe). Para los pacientes en tratamiento con heparina, puede estar indicado un tiempo de tromboplastina parcial (TTP). En caso de sospecha de vasculitis o afecciones inflamatorias, debe evaluarse la proteína C reactiva (PCR).
2. Preparación del paciente:
   a. Obtener el consentimiento informado.
   b. Restricciones de la ingesta oral de acuerdo con las pautas institucionales (p. ej., nada por vía oral de 6-8 h para sólidos, 3-4 h para líquidos que contengan grasa, 1-2 h para agua y líquidos claros). Normalmente, los medicamentos orales se permiten con sorbos de agua.
   c. Acceso i.v. seguro.
   d. No se han establecido pautas antibióticas periprocedimiento.
   e. Conectar el equipo para monitorizar las constantes vitales (tensión arterial, frecuencia cardíaca y saturación de oxígeno).

Procedimiento

1. Antisepsia y colocación de campos quirúrgicos.
2. Obtener el acceso arterial. Con frecuencia, un introductor o un catéter guía proporcionan el acceso selectivo más estable a los troncos viscerales, especialmente si los orígenes arteriales están en ángulo agudo. Las vías alternativas de acceso, como a través del miembro superior, también pueden proporcionar una orientación más favorable en los casos de angulación marcada hacia abajo de las ramas aórticas.
3. Realizar una aortografía si no se ha hecho una ATC o una ARM, o si estas son inadecuadas o dudosas. Algunos autores propugnan el uso de agentes i.v. para reducir el peristaltismo, como glucagón (1 mg) o butilbromuro de hioscina (20-40 mg).
4. Seleccionar el vaso original usando un catéter de 4 Fr o 5 Fr. Las formas útiles incluyen los catéteres Cobra 2® (Cook Medical Inc., Bloomington, IN) y Sos Omni Selective® (AngioDynamics, Latham, NY). Realizar una angiografía selectiva.
5. Si está disponible, la tomografía computarizada (TC) de haz cónico puede ser una herramienta útil para definir mejor la anatomía tridimensional, especialmente cuando hay ramas superpuestas. Las recomendaciones generales son las siguientes:
   a. Campo de visión de 48 cm, posición isocéntrica en la punta del catéter.
   b. Inyectar 3 mL de una dilución 50:50 de medio de contraste y solución salina durante 8 s.
   c. Establecer un retraso de rayos X de 2 s y una velocidad de rotación de 30° por segundo sobre el arco estándar de 200°, con imágenes cada 3°.

d. La reconstrucción de las imágenes se realiza en una estación de trabajo especializada y debe incluir proyecciones de intensidad máxima (PIM) para planificar mejor el abordaje.
e. Acceder a la rama donde se encuentra la anomalía. Como regla general, si es menos de dos veces el tamaño del catéter selectivo utilizado, se avanza un microcatéter coaxialmente a través de este hasta el destino. La elección del microcatéter depende de la estrategia embólica, y se debe prestar atención al tamaño de la luz interna para el agente de embolización empleado. Por ejemplo, una luz interna de 0.028″ puede hacer que los *microcoils* largables de 0.018″ se atasquen y no se desplieguen de manera adecuada.
f. Las opciones de agentes de embolización incluyen *coils* de acero inoxidable, pegamento, endoprótesis cubiertas y descubiertas, tapones Amplatzer® (AGA Medical Corp, Plymouth, MN), o una combinación de estos.

Estrategias de embolización

1. El cierre de las «**puertas delantera y trasera**» consiste en la colocación de dispositivos de oclusión para bloquear el flujo arterial y todos los vasos de salida, lo que atrapa el AAV. Se trata primero el flujo eferente. Antes de ocluir el flujo aferente, debe tenerse cuidado de no omitir ramas importantes, ya que la oclusión del flujo de entrada puede hacerlas inaccesibles.
2. **Endoprótesis cubiertas:** pueden desplegarse a través del cuello del AAV para preservar el flujo en el vaso principal mientras se excluye el flujo en el saco aneurismático. Debe producirse la trombosis del aneurisma sin necesidad de embolizar el saco. Los sistemas de aplicación para dispositivos más grandes pueden ser demasiado rígidos para llegar con seguridad a la zona de destino, lo que requiere una estrategia diferente para tratar el aneurisma. Si la arteria de origen es pequeña, podrían necesitarse endoprótesis para usos neurológicos o cardiovasculares.
3. El **taponamiento del saco del aneurisma con *coils*** es una estrategia útil para los aneurismas verdaderos con cuellos estrechos que conserva el flujo en la arteria principal. Rara vez se usa para los seudoaneurismas debido al riesgo de perforación o rotura del saco.
4. El **taponamiento con *coils* a través de una endoprótesis descubierta** es una buena opción para los aneurismas verdaderos con cuellos anchos. Tras colocar una endoprótesis autoexpandible en el vaso principal se avanza un microcatéter a través de los intersticios y se depositan *microcoils* en el saco aneurismático. La endoprótesis evita el prolapso de los *coils* hacia el vaso principal.
5. Los **agentes de embolización líquidos**, como el pegamento de *n*-butil cianoacrilato (NBCA) o el Onyx® (copolímero de etileno alcohol vinílico; ev3, Plymouth, MN), suelen requerir una mayor experiencia del operador que los dispositivos mecánicos para evitar la embolización no deseada, pero ofrecen algunas ventajas en las anatomías difíciles. A menudo se usan junto con la detención del flujo mediante la oclusión con balón o la colocación complementaria de dispositivos permanentes.
6. La **inyección de trombina** puede realizarse a través de un catéter o de una inyección percutánea directa en el saco de un seudoaneurisma. Para el abordaje directo pueden usarse fluoroscopia, ecografía o TC, para guiar la colocación de una aguja de calibre 22 hasta el saco (6). Si es posible, la colocación debe alejarse del cuello del aneurisma. Lo ideal es confirmar la posición de la aguja mediante la inyección de medio de contraste durante la fluoroscopia. Se realiza una inyección de 100 U de trombina en alícuotas (0.1 mL de una dilución de trombina en suero fisiológico 1 000:1) hasta que el flujo cese. La ecografía doble en color de un seudoaneurisma revela característicamente un patrón de «ying-yang» o de «ida y vuelta». La ecografía fácilmente confirma el cese del flujo y reduce la posibilidad de desplazamiento de trombos en el vaso principal al no ser necesaria la inyección del contraste.

Comentarios sobre órganos específicos

1. **Los aneurismas de la arteria esplénica (AAE)** son los AAV más frecuentes y representan casi el 60 % de los casos (7). Son cuatro veces más frecuentes en las mujeres. El riesgo global de rotura de los AAE es del 3 %:

a. Se recomienda un introductor de curva renal doble de 6 Fr (Destination®, Terumo Medical Corporation, Somerset, NJ) para estabilizar el acceso al tronco celíaco cuando se introducen tapones mecánicos u otros dispositivos dentro de la arteria esplénica.
b. La mayoría de los AAE se producen cerca del hilio esplénico. Puede producirse cierto grado de infarto esplénico tras la embolización distal. El uso de la vacuna trivalente sigue siendo controvertido.
c. Los AAE proximales puede tratarse mediante la colocación de una endoprótesis para preservar el flujo o mediante la oclusión total con *coils*. Los infartos esplénicos son menos probables en este contexto, pero son posibles.

2. Los **aneurismas de la arteria hepática (AAH)** representan el 20 % de todos los AAV (6). La proporción hombre-mujer es de 2:1. El 80 % se producen en una localización extrahepática:
   a. La variación anatómica es frecuente. Por ejemplo, las arterias hepáticas derechas «sustitutas» que nacen de la arteria mesentérica superior en hasta un 15 % de la población y arterias hepáticas izquierdas «sustitutas» que nacen de la arteria gástrica izquierda en hasta un 10 %.
   b. La rotura intrahepática puede provocar hemobilia, mientras que la rotura extrahepática puede conducir a una rápida aparición de choque y posible desangrado.
   c. La doble irrigación sanguínea del hígado permite la oclusión de las ramas arteriales hepáticas con un riesgo mínimo de isquemia del órgano. Sin embargo, la permeabilidad de la vena porta debe confirmarse antes de la embolización arterial.
   d. Los AAH solitarios y los seudoaneurismas de la arteria hepática pueden tratarse individualmente. Cuando son múltiples (p. ej., traumáticos), la embolización *in situ* con esponja de gelatina es la forma más eficaz de resolver la hemorragia de forma rápida y segura.
3. Los **AAR** (7) pueden causar hipertensión o hematuria indolora. La proporción hombre-mujer es de 2:3. La mayoría (60 %) se producen en la división principal de la arteria renal. Los aneurismas en pacientes con NF-1 afectan con mayor frecuencia las arterias renales:
   a. Las arterias renales son «arterias terminales», y la embolización suele provocar isquemia o infarto distal. Sin embargo, esta falta de colateralización puede ser útil cuando el aneurisma se encuentra en la periferia, lo que permite un uso más seguro de medios embólicos líquidos, incluido el etanol.
   b. Cuando se accede desde un abordaje femoral, un introductor guía de 6 Fr o un catéter de curva renal doble de 6 Fr se adapta bien a los ángulos presentes.
   c. Las frecuentes variaciones en la orientación renal requieren una cuidadosa técnica para obtener una visión óptima (coronal verdadera) de la vasculatura arterial. La TC de haz cónico o proyecciones ortogonales adicionales pueden mejorar la delimitación de las relaciones anatómicas.
   d. En caso de AAR o seudoaneurisma en el marco del angiomiolipoma u otro tumor, estas alteraciones deben ocluirse antes de embolizar el tumor con medios particulados.
4. **Los aneurismas de la arteria mesentérica** representan el 6 % de todos los AAV (6,8). Con frecuencia afectan la arteria gastroduodenal (AGD) o a la arcada pancreaticoduodenal debido a la erosión por pancreatitis o úlcera duodenal. Pueden producirse en cualquier territorio visceral en el contexto de una mediólisis arterial segmentaria:
   a. Para los aneurismas que se producen en la AGD o sus ramas, debe confirmarse la permeabilidad del tronco celíaco y la arteria mesentérica superior antes de la embolización. Si no hay estenosis en esas colaterales, la AMS puede ocluirse con seguridad.

Manejo posterior al procedimiento

1. Observación y control estándar postangiografía.
2. Analgésicos según sea necesario.
3. Para los síntomas del síndrome postembolización, pueden agregarse antipiréticos y antieméticos (p. ej., ondansetrón).
4. ATC o ARM dentro de 1 mes para evaluar el saco aneurismático y la perfusión distal del órgano, en busca de signos de isquemia o infarto.

Resultados

1. No existen grandes series prospectivas o comparativas: el éxito técnico del tratamiento transcatéter es superior al 90 % (7).
2. La mortalidad global por rotura de un AAE es del 10 % al 25 %. Cuando la rotura se produce durante el embarazo, hay un 70 % de riesgo de muerte materna y un 90 % de riesgo de muerte fetal (9).

Complicaciones y tratamiento de las complicaciones

1. Angiográfica (global < 3 %).
2. Relacionadas con la embolización:
   a. Isquemia o infarto de órgano específico:
      (1) Considerar la consulta de tratamiento del dolor si este es intenso.
   b. Formación de abscesos (en general es un hecho poco frecuente, más común después de la embolización esplénica):
      (1) Tratamiento antibiótico i.v. y/u oral; rara vez es necesario el drenaje percutáneo (abscesos grandes).
   c. Embolización no deseada:
      (1) Imagen transversal de seguimiento (ATC, ARM) si hay sospecha; tratamiento de acuerdo con los hallazgos clínicos y de imagen.
   d. Síndrome postembolización (10):
      (1) Fiebre, malestar, náusea y vómito, leucocitosis, típicamente de 1 a 3 días después del procedimiento, autolimitado a varios días.
      (2) Analgésicos i.v., antieméticos y control del dolor, según sea necesario; observación continua.

Referencias bibliográficas

1. Huang YK, Hsieh HC, Tsai FC, et al. Visceral artery aneurysm: risk factor analysis and therapeutic opinion. *Eur J Vasc Endovasc Surg.* 2007;33(3):293–301.
2. Lookstein RA, Guller J. Embolization of complex vascular lesions. *Mt Sinai J Med.* 2004;71(1):17–28.
3. Kos S, Liu DM, Jacob AI. Mesenteric aneurysms. In: Geschwind JH, Dake MD, eds. Abrams' Angiography. 3rd ed. Lippincott Williams & Wilkins; 2014:712–723.
4. Hirsch AT, Haskal ZJ, Hertzer NR, et al. ACC/AHA 2005 guidelines for the management of patients with peripheral arterial disease (lower extremity, renal, mesenteric, and abdominal aortic). *J Am Coll Cardiol.* 2006;47:1239–1312.
5. Sousa J, Costa D, Mansilha A. Visceral artery aneurysms: review on indications and current treatment strategies. *Int Angiol.* 2019;38(5):381–394.
6. Laganà D, Carrafiello G, Mangini M, et al. Multimodal approach to endovascular treatment of visceral artery aneurysms and pseudoaneurysms. *Eur J Radiol.* 2006;59(1):104–111.
7. Vallina-Victorero Vazquez MJ, Vaquero Lorenzo F, Salgado AA, et al. Endovascular treatment of splenic and renal aneurysms. *Ann Vasc Surg.* 2009;23(2):258.e13–258.e17.
8. Nosher JL, Chung J, Brevetti LS, et al. Visceral and renal artery aneurysms: a pictorial essay on endovascular therapy. *Radiographics.* 2006;26(6):1687–1704.
9. Sadat U, Dar O, Walsh S, et al. Splenic artery aneurysms in pregnancy—a systematic review. *Int J Surg.* 2008;6(3):261–265.
10. Barrionuevo P, Malas MB, Nejim B, et al. A systematic review and meta-analysis of the management of visceral artery aneurysms. *J Vasc Surg.* 2019;70(5):1694–1699.

20 Tratamiento de las malformaciones vasculares extracraneales

Gilles Soulez, MD, MSc, FRCPC, FSIR, Patrick Gilbert, MD, Marie France Giroux, MD y Josée Dubois, MD, MSc, FRCPC

Introducción

Según la clasificación de 2018 de la International Society for the Study of Vascular Anomalies (ISSVA), las anomalías vasculares pueden clasificarse en (1) tumores vasculares, que pueden ser benignos (los hemangiomas infantiles y congénitos son los más frecuentes), limítrofes y malignos; y (2) malformaciones vasculares no proliferativas, que pueden subclasificarse a su vez en función del canal o canales vasculares implicados (1).

Este capítulo se centra en el tratamiento intervencionista de las malformaciones vasculares. En el pasado, dichas malformaciones solían clasificarse en malformaciones simples en función del tipo de vaso(s) afectado(s) (capilar, venoso y linfático), con la excepción de las malformaciones arteriovenosas (MAV), que son malformaciones de alto flujo que contienen arterias y venas con derivación arteriovenosa. Las malformaciones venosas, linfáticas y capilares (MC) son malformaciones de bajo flujo, por lo que tienen menos riesgo de hemorragia espontánea.

Las malformaciones vasculares combinadas implican a más de un vaso, típicamente MC con MAV, malformación venosa (MV) o malformación linfática (ML) o la combinación de MV y ML (1). Por último, estas malformaciones pueden asociarse a anomalías no vasculares en síndromes específicos. Estos síndromes suelen combinar malformaciones vasculares con sobrecrecimiento de tejidos blandos y/o hueso; los más frecuentes son el síndrome de Klippel-Trenaunay, que combina una MC, una MV ± ML con sobrecrecimiento de los miembros, y el síndrome de Parkes-Weber, que combina una MC, una MAV y sobrecrecimiento de los miembros.

Se han logrado avances significativos en el descubrimiento de vías de señalización intracelular que a menudo se activan por mutaciones germinales y/o somáticas, causantes de la disfunción de las células endoteliales. Se identificaron dos importantes vías de señalización intracelular (RAS/MAPK y PI3K/AKT/mTOR) que pueden ser controladas por inhibidores desarrollados para el tratamiento del cáncer. Esto abre la puerta a posibles tratamientos farmacológicos dirigidos que pueden combinarse con tratamientos intervencionistas para mejorar los resultados de los pacientes (2).

Los pacientes con malformaciones vasculares deben ser evaluados por un equipo multidisciplinar en el que participen radiólogos intervencionistas, cirujanos plásticos y otorrinolaringólogos, dermatólogos, genetistas y especialistas en medicina interna.

El objetivo del tratamiento intervencionista es combinar la oclusión de la malformación vascular y la destrucción del revestimiento endotelial para evitar la recanalización y la recurrencia. Para ello, suele ser necesario inyectar un medicamento esclerosante. En el caso de las malformaciones de alto flujo, como las MAV, la esclerosis suele combinarse con medicamentos oclusivos. Por lo general, el tratamiento intervencionista es el tratamiento de primera línea. Además, puede realizarse una intervención quirúrgica en lesiones localizadas con respuesta incompleta tras la intervención. El tratamiento farmacológico sistémico se reserva actualmente para los pacientes con formas graves o fracaso del tratamiento intervencionista. También puede asociarse al tratamiento intervencionista o a la cirugía en las presentaciones graves para disminuir la neoangiogénesis vascular y aumentar la respuesta terapéutica (3).

Malformación de alto flujo: malformaciones arteriovenosas

Indicaciones

La embolización es actualmente la primera línea de tratamiento de las MAV. Puede combinarse con cirugía en las formas localizadas (4). La clasificación de Schobinger es útil para evaluar de forma estandarizada el impacto clínico de las MAV. En esta clasificación se describen cuatro estadios (tabla 20-1). El estadio I es latente y no se justifica ningún tratamiento.

Tabla 20-1 Clasificación clínica de Schobinger

Estadio I	Latencia: puede haber o no tinción vascular de la piel, calentamiento de los tejidos afectados, y pueden detectarse derivaciones arteriovenosas mediante ecografía Doppler. La malformación arteriovenosa está presente, pero no causa síntomas clínicos
Estadio II	Expansión de la lesión de la malformación arteriovenosa: estadio I más dilatación, pulsátil, frémito palpable, soplo audible y venas arterializadas dilatadas tortuosas/tensas
Estadio III	Cambios tisulares destructivos: estadio II más cambios cutáneos distróficos, ulceraciones cutáneas que pueden no sanar, hemorragias de la piel ulcerada o de las superficies mucosas y necrosis tisular manifiesta; pueden producirse lesiones líticas óseas
Estadio IV	Descompensación: estadio III más insuficiencia cardíaca congestiva con aumento del gasto cardíaco, resistencia vascular periférica con disminución excesiva e hipertensión venosa secundaria, cambios tisulares y cutáneos

Reimpresa con permiso de Soulez G, Gilbert Md Frcpc P, Giroux Md Frcpc MF, Racicot Md Frcpc JN, Dubois J. Interventional management of arteriovenous malformations. *Tech Vasc Interv Radiol.* 2019;22(4):100633.

En función de la sintomatología, y tras sopesar riesgos y beneficios, el tratamiento podría iniciarse en el estadio II (evidencia de progresión), especialmente si la angioarquitectura es favorable para la embolización. El tratamiento está indicado en los estadios III (hemorragia, ulceración) y IV (insuficiencia cardíaca) de Schobinger. Normalmente, los síntomas que requieren intervención son:

1. Evidencia de progresión.
2. Hemorragia.
3. Ulceración.
4. Dolor.
5. Insuficiencia cardíaca.
6. Preocupación estética.

En el caso de lesiones graves, se recomienda realizar pruebas genéticas para buscar una mutación germinal o somática que afecte la vía RAS/MAPK. Para detectar la mutación somática, debe realizarse una biopsia de la zona afectada. Estas formas pueden beneficiarse de tratamiento sistémico combinado mediante embolización con un fármaco antiangiogénico como la talidomida o el trametinib (3).

Contraindicaciones

Absolutas

1. Lesión inaccesible y que no puede embolizarse con seguridad por vía endovascular (arterial o venosa) o percutánea.

Relativas

1. Mínima probabilidad de mejora clínica. Es importante sopesar los posibles beneficios clínicos frente al riesgo de complicaciones.
2. Embarazo.
3. Reacción anafiláctica grave al medio de contraste yodado.
4. Insuficiencia renal aguda.
5. Coagulopatía incorregible.
6. Infección dentro de la vasculatura objetivo.

Preparación previa al procedimiento y diagnóstico por imagen

Imágenes previas al procedimiento

1. La ecografía Doppler es el primer examen a realizar. Confirmará una malformación de alto flujo con evidencia de fístula arteriovenosa (alto flujo diastólico en el lado arterial y arterialización del flujo en el lado venoso).

2. La angiografía por resonancia magnética (ARM) suele realizarse para evaluar la extensión de la malformación a los tejidos blandos con secuencias ponderadas en T1 y T2 que muestran pérdida normal de la señal por el flujo en las arterias. La ARM con una secuencia en tiempo real es necesaria para evaluar el patrón de flujo seguido de una adquisición de alta resolución en estado estacionario para evaluar la angioarquitectura.
3. También puede realizarse una angiografía por tomografía computarizada (ATC), que es especialmente útil si hay afectación ósea (5).
4. La angiografía por sustracción digital (ASD) es la mejor prueba de imagen para evaluar la angioarquitectura; suele realizarse en la misma sesión que la embolización.

Preparación previa al procedimiento

1. Es esencial la comunicación con el médico de cabecera del paciente, y pueden requerirse consultas formales con los especialistas apropiados dentro del grupo multidisciplinar, en función del tipo y la complejidad de la malformación.
2. Los estudios rutinarios de laboratorio previos al procedimiento deben incluir hemograma completo, electrólitos, creatinina y estudios de coagulación. Los objetivos de las pruebas previas a la cirugía incluyen un cociente internacional normalizado (INR) < 1.5 y un recuento de plaquetas $> 50\,000$ por μL.
3. En la preparación para la sedación o la anestesia general, los pacientes requieren ayuno completo durante 8 h o según las directrices del hospital. Los autores realizan casi todos los procedimientos de embolización de MAV bajo anestesia general para comodidad del paciente, monitorización fisiológica estrecha y control de la respiración y el movimiento durante la angiografía. La anestesia general es obligatoria si se utiliza etanol, dado que es muy doloroso. Otra opción es utilizar anestesia raquídea o bloqueo nervioso periférico.
4. Se utilizará una dosis de antibióticos (normalmente cefazolina) previa al procedimiento si hay una punción directa a través de una zona contaminada (cavidad bucal). Pueden administrarse corticoesteroides (dexametasona) para disminuir el edema posterior a la intervención.

Procedimiento

La embolización puede realizarse a través de un abordaje endovascular arterial o venoso o por punción directa del nido. En la mayoría de los casos estos abordajes se combinan en una o varias sesiones de embolización. La clasificación anatómica basada en la angioarquitectura es importante para seleccionar el mejor abordaje. Se han propuesto dos clasificaciones: la clasificación de Cho y la clasificación de Yakes (fig. 20-1). Se proporciona un algoritmo (fig. 20-2) para orientar al lector sobre el abordaje basado en la clasificación de Yakes.

Principios generales de la embolización de malformaciones arteriovenosas

1. Realizar siempre una evaluación completa de la ASD con inyección supraselectiva para delinear los principales vasos de suministro sanguíneo y venas de drenaje y, a continuación, clasificar la malformación para confirmar su abordaje final.
2. El objetivo es ocluir el nido y, si es posible, las venas de drenaje.
3. Nunca debe realizarse una embolización proximal sin ocluir el nido, ya que esto promoverá el reclutamiento de ramas laterales y empeorará el estado del paciente.
4. Se prefieren los medicamentos líquidos (etanol, Onyx®, pegamento) para asegurar la penetración del nido y de la(s) vena(s) de drenaje(s). Los *coils* o tapones solo pueden utilizarse (A) en el lado venoso o (B) en el lado arterial para las MAV de tipo I de Yakes (fístulas arteriovenosas directas).
5. Utilizar manguitos neumáticos y torniquetes para controlar el flujo en caso necesario. Los torniquetes también pueden utilizarse para proteger la vascularización distal (dedos de manos y pies) en las MAV de miembros superiores o inferiores. Utilizar un *roadmap* en negativo para evaluar la progresión del agente de embolización y evitar el reflujo proximal o la migración distal.

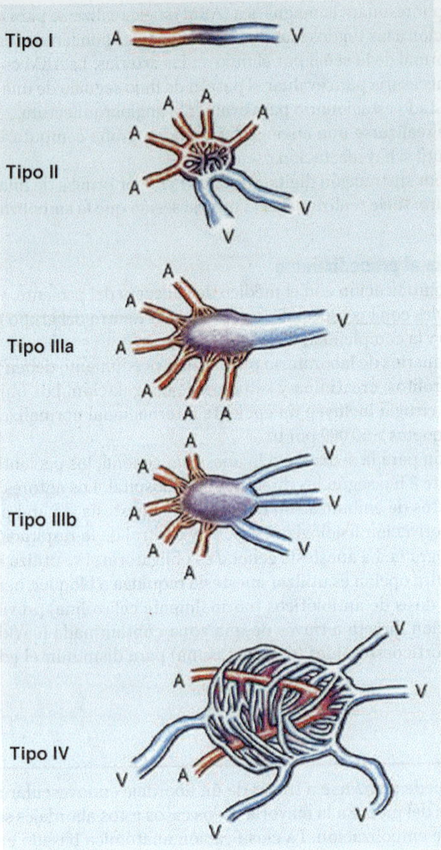

FIGURA 20-1 • Clasificación angiográfica según Yakes y cols. (6) Tipo I: fístula arteriovenosa (FAV) directa; Tipo II: nido típico de malformación arteriovenosa (MAV) con múltiples arterias de entrada que desembocan en el nido y la vena eferente; Tipo IIIa: múltiples arteriolas de entrada que desembocan en una vena aneurismática que tiene una única vena eferente. Las fístulas se encuentran en la pared de la vena; Tipo IIIb: vena aneurismática con múltiples venas eferentes. Las fístulas (nido) están en la pared de la vena; Tipo IV: múltiples arterias/arteriolas que forman innumerables microfístulas que infiltran difusamente el tejido afectado. Las innumerables micro-FAV drenan en múltiples venas. (Reimpresa con permiso de Yakes W, Baumgartner I. Interventional treatment of arteriovenous malformations. *Gefasschirurgie.* 2014;19(04):325-30).

6. Una vez finalizada la sesión, obtener una imagen de toda la malformación con medio de contraste para identificar los vasos de suministro residuales y las venas de drenaje. Esto ayudará a planificar la siguiente sesión, en caso necesario.
7. Preparar las sesiones para reducir al mínimo las complicaciones.

Abordaje endovascular arterial

1. Suele utilizarse para MAV de Yakes de tipo I, II, IIIb. Suele ser el primer paso para disminuir el flujo de entrada arterial antes de proceder a la punción directa o al abordaje venoso.
2. Se prefiere un abordaje femoral, con la excepción de las MAV muy distales de los miembros superiores, que a veces no pueden alcanzarse debido a las limitaciones de la longitud del

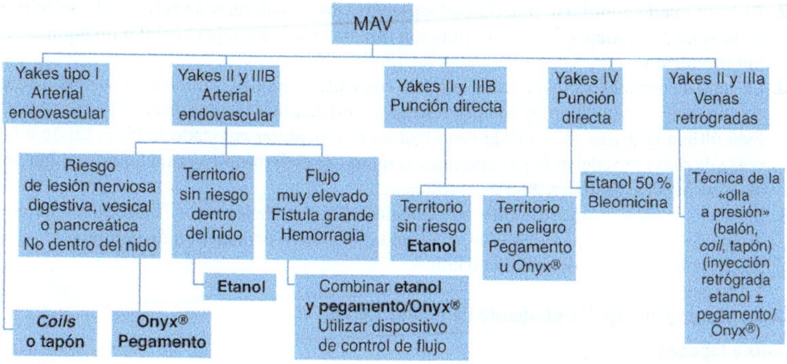

FIGURA 20-2 • Algoritmo de tratamiento de las malformaciones arteriovenosas (MAV) basado en la clasificación de Yakes.

catéter por vasos muy tortuosos. Tras un examen exhaustivo de la ASD, en el centro de los autores suelen enfocarse primero en el vaso de suministro de mayor tamaño. Utilizan un abordaje triaxial con un introductor guía de 5 Fr, un catéter deslizante de 4 Fr y un microcatéter altamente dirigible. A menudo, se prefieren microcatéteres y guías neurointervencionistas para llegar al nido, ya que las arterias de suministro suelen ser muy tortuosas.

3. El introductor guía, que tiene un diámetro 1 Fr mayor de lo requerido, permite la realización de la inyección de medio de contraste proximal, si es necesario, durante la embolización.
4. Inyectar cerca o dentro del nido. No inyectar etanol si se observan ramas normales.
5. El flujo puede controlarse con un manguito neumático o un catéter con balón en el lado arterial o venoso, si es necesario. Prestar atención al desinflar el manguito o el balón para no permitir la liberación rápida de etanol o la migración de pegamento u Onyx®.
6. Realizar siempre una adquisición de ASD después de cada embolización para evaluar cuidadosamente los cambios en el flujo, la aparición de ramas normales y la eventual embolización no deseada. Esto debe repetirse de inmediato antes de la embolización si ha habido un retraso significativo desde la adquisición anterior, ya que la hemodinámica podría haber cambiado de manera sustancial, especialmente cuando se utiliza etanol.

Punción directa del nido

1. Está indicado para MAV de tipos II, IIIb y IV de Yakes.
2. La punción directa se realiza siempre tras completar un examen exhaustivo de la ASD para localizar el nido.
3. Si la lesión es accesible mediante ecografía, la punción directa se orienta con ecografía Doppler en color, que permitirá detectar una zona de solapamiento, que se corresponde con la zona de fistulización arteriovenosa (AV). Si no es accesible, puede ser útil el uso de TC de haz cónico con *software* de guía.
4. En el centro de los autores suele utilizarse una aguja de calibre 22 o 21 conectada a un tubo flexible. Una vez conseguido el retorno sanguíneo en el tubo, con cuidado se inyecta medio de contraste para opacificar el nido y las venas de drenaje bajo ASD.
5. Para la MAV de tipo IV de Yakes con múltiples fístulas AV pequeñas se recomienda la inyección endovascular de etanol diluido al 50 %. También se ha propuesto la inyección intersticial de bleomicina.
6. Para la embolización de MAV de miembros superiores o inferiores, el uso de manguitos neumáticos o torniquetes puede ser útil para el reflujo hacia el nido, ya que la punción suele realizarse en la cara venular del nido.

Abordaje venoso retrógrado

1. Está indicado para MAV de tipos II y IIIa de Yakes.

2. La vena puede abordarse por vía endovascular tras un cateterismo retrógrado selectivo de la vena de drenaje o mediante punción directa con una aguja coaxial o un equipo de micropunción.
3. La vena de drenaje principal suele ocluirse con *coils* o tapones. También es posible ocluir el nido mediante un abordaje venoso retrógrado mediante la técnica de la «olla a presión». Esta última consiste en ocluir la vena con un microcatéter colocado junto al tapón o la masa de *coils* cerca del nido para permitir el reflujo de esclerosante y/o un líquido embólico dirigido hacia el nido (fig. 20-3).
4. El reflujo de esclerosante también puede realizarse con un balón de oclusión. Sin embargo, este abordaje conlleva el riesgo de una rápida liberación del etanol o de la migración del pegamento/Onyx® al desinflar el balón.

Cómo elegir y manipular el agente de embolización

Coils y tapones

1. Suelen utilizarse para el abordaje retrógrado venoso y a menudo se emplean en combinación con un esclerosante y/o un agente líquido.
2. Los *coils* también pueden inyectarse en cavidades venosas a las que se accede por punción directa. Es especialmente importante utilizar tamaños ligeramente superiores a los descritos en las instrucciones de uso, ya que la presión en el lado venoso es elevada por las fístulas arteriovenosas, y la(s) vena(s) de drenaje(s) puede(n) dilatarse durante su cierre y/o las maniobras de Valsalva.
3. Debe obtenerse el cierre completo de la vena al final del procedimiento para evitar la migración del material. Se recomienda utilizar *coils* de liberación controlada para el primer y el último *coil*. En medio pueden utilizarse *coils* empujables para que sigan empaquetándose si se considera seguro.
4. En el lado venoso, pueden utilizarse *coils* de 0.035" para venas de gran diámetro. Cuando se utilice un tapón, se recomienda separarlo solo cuando el flujo esté completamente ocluido.
5. En el lado arterial, los *coils* o tapones solo se recomiendan para las MAV de tipo I de Yakes (que son esencialmente fístulas arteriovenosas [FAV]), con el aumento de tamaño habitual con respecto a las instrucciones de uso.

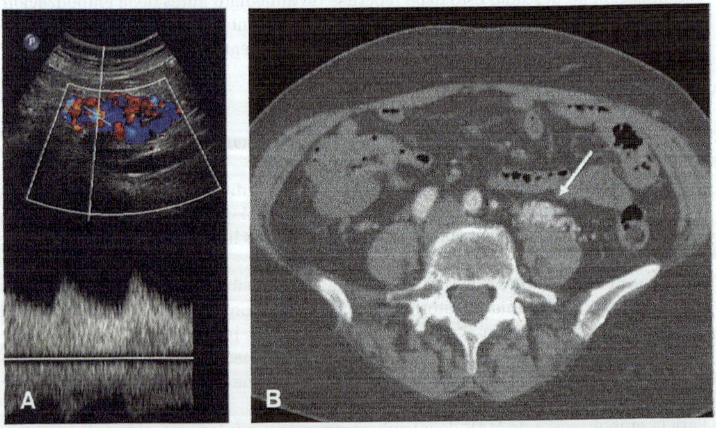

FIGURA 20-3 • Mujer de 72 años con hematuria debida a una malformación arteriovenosa (MAV) retroperitoneal por delante del músculo psoas. **A:** ecografía Doppler que muestra múltiples canales vasculares de alto flujo y alto componente diastólico que indica la presencia de derivación arteriovenosa (AV). **B, C:** angiografía por tomografía computarizada (TC) en fase arterial que muestra cómo la MAV drena en la vena ovárica izquierda (*flechas blancas*). (*Continúa*)

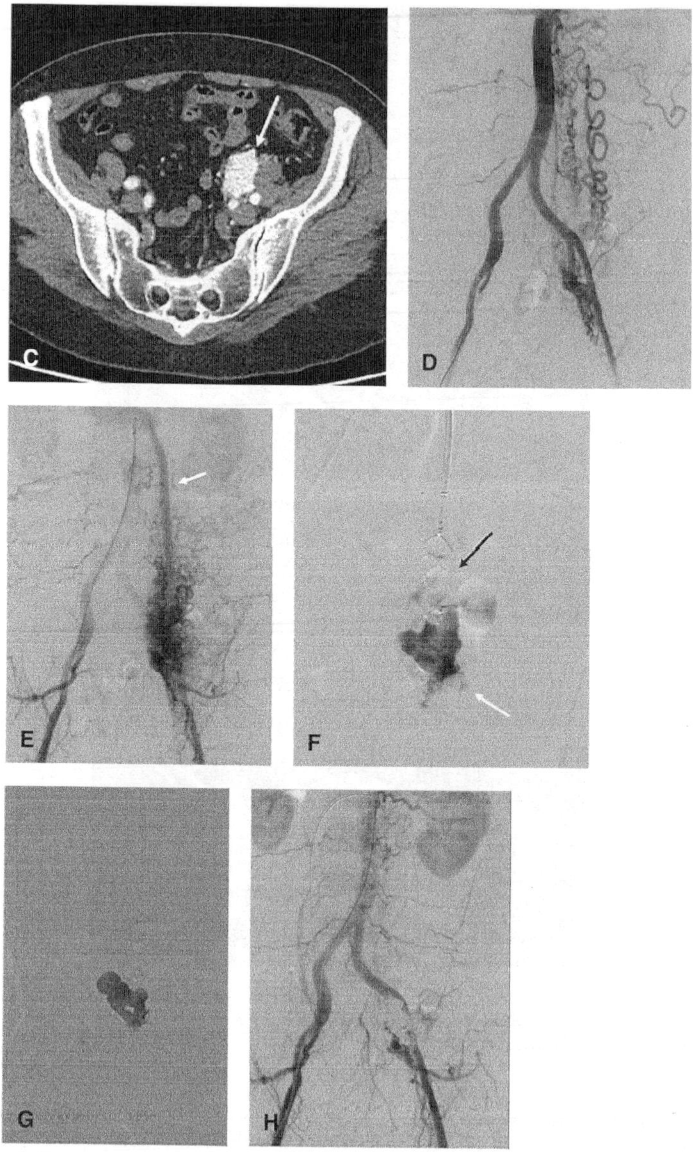

FIGURA 20-3 • (*Continuación*) **D, E:** aortografía que muestra múltiples vasos de suministro arteriales procedentes de las arterias ureteral, ovárica, mesentérica inferior e ilíaca interna, con drenaje único a través de la vena ovárica izquierda (*flecha blanca*). **F, G:** abordaje transvenoso a través de la vena ovárica izquierda. Técnica de «olla a presión» con despliegue de un tapón Amplatzer® (*flecha negra*) cerca del nido e inyección de etanol para promover la esclerosis del nido, seguido de inyección de pegamento para ocluir el nido. La inyección se realiza a través de un microcatéter colocado distalmente al tapón con inyección cuidadosa en el lado venoso del nido (*flecha blanca*). **H:** angiografía por sustracción digital (ASD) de control que muestra el cierre completo de la MAV. (*Continúa*)

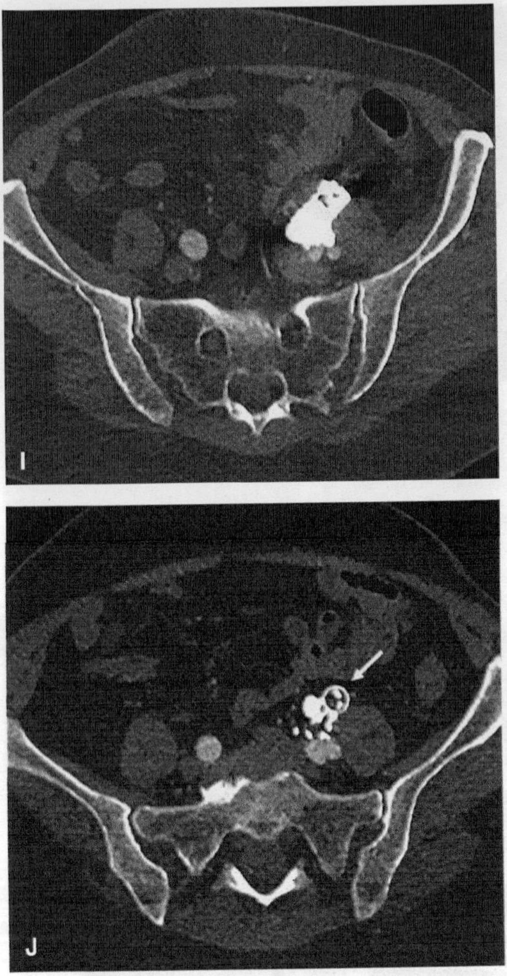

FIGURA 20-3 • (*Continuación*) **I, J:** angiografía por tomografía computarizada (ATC) de control que confirma la curación de la MAV con el pegamento, mediante rellenado de la MAV y oclusión de la vena ovárica izquierda y alrededor del tapón Amplatzer® (*flecha blanca*).

Etanol

1. Es el agente más eficaz, ya que penetra y destruye el revestimiento endotelial del nido. Sin embargo, existe un mayor riesgo de necrosis cutánea y lesión nerviosa.
2. Nunca debe inyectarse si hay vasos normales por delante y/o en las proximidades del nervio, el intestino o la vejiga.
3. Si se tiene previsto inyectar más de 20 mL de etanol, es esencial monitorizar la presión arterial pulmonar. Debido a que el etanol no es radioopaco, es importante determinar el volumen y la velocidad de inyección tomando como referencia una ASD realizada previamente. Además, es relevante observar la apariencia de la columna del medio de contraste en el catéter mientras el etanol lo desplaza, utilizando fluoroscopia con visualización de *roadmap* negativo.

4. Nunca inyectar más de 5 mL de una vez, esperar 5 min entre cada inyección. No inyectar más de 0.5 mL/kg por sesión.
5. El etanol diluido al 50 % con medio de contraste puede inyectarse en MAV de tipo IV de Yakes con numerosas fístulas AV pequeñas.
6. Dejar de inyectar etanol si la presión arterial sistólica pulmonar aumenta más del 50 % de los valores basales. Inyectar vasodilatador pulmonar hasta volver a valores próximos a los basales antes de reanudar la inyección, si fuera necesario.
7. Cuando se utilicen dispositivos de control del flujo (balón, torniquete, manguito neumático), liberar la oclusión lentamente para evitar la liberación en bolo de etanol, especialmente cuando se utilice un abordaje venoso.

Cianoacrilato

1. El adhesivo (pegamento) polimeriza rápidamente en contacto con cualquier medio iónico y suele mezclarse con lipiodol. El aceite se utiliza para ralentizar el tiempo de polimerización del pegamento, aumentar su viscosidad y proporcionar radioopacidad.
2. El pegamento requiere experiencia para encontrar la dilución adecuada y reducir al mínimo el riesgo de embolización no deseada, la adhesión del catéter o migración venosa. Por lo general, se utiliza una proporción que oscila entre 1:1 y 1:4 en función de la velocidad del flujo, el tamaño de las fístulas y las venas de drenaje.
3. El pegamento debe inyectarse a través de un microcatéter tras un lavado generoso con dextrosa al 5 % en agua (D5W). Puede inyectarse mediante pequeñas cantidades (0.2-0.8 mL) impulsadas por D5W en vasos pequeños o en forma de «columna continua» cuando se trata de vasos más grandes o de un flujo más rápido.
4. A veces el flujo se controla mediante catéteres con balón en el lado arterial o venoso si este es demasiado rápido. No obstante, en la mayoría de las situaciones es preferible utilizar el flujo sanguíneo de avance para llevar el agente a la profundidad del nido.
5. El pegamento también puede inyectarse por punción directa o a través de un abordaje venoso retrógrado combinado con la oclusión mecánica de las venas mediante *coils* y/o tapones, como se ha mencionado anteriormente (fig. 20-3).

Copolímero de etileno y alcohol vinílico

1. Se trata de un polímero no adhesivo que se utiliza en combinación con el disolvente dimetilsulfóxido (DMSO). Existen tres productos en el mercado (Onyx®, ev3, Plymouth, MN; Squid®, Emboflu, Suiza; Phil®, Microvention, EE.UU.).
2. Los agentes deben inyectarse a través de microcatéteres compatibles con DMSO.
3. En las MAV, para obtener una mejor penetración del nido, se utilizan formulaciones de viscosidad inferior o intermedia (Onyx® 18, Squid® 12 o 18, Phil® 25 % o 30 %).
4. También existen formulaciones con menor radioopacidad, que inducen menos artefactos en la TC. El componente radioopaco de Onyx® y Squid® es un polvo de tantalio que es permanente y puede inducir tatuajes en la piel, mientras que Phil® utiliza un medio de contraste de yodo unido químicamente que produce menos artefactos en la TC.
5. Los tres productos se han utilizado principalmente en neurointervenciones, donde sus perfiles de seguridad han quedado bien establecidos. Se utilizan cada vez más para MAV periféricas. Cada uno de estos productos se inyecta de forma lenta y continua, creando una estructura que se asemeja al flujo de lava en los vasos durante varios minutos.
6. El depósito de los tres productos no depende del flujo hacia adelante, como sí lo hace el pegamento. Por tanto, deben inyectarse directamente en el nido o cerca de este.
7. Se puede inyectar Onyx® o Squid® mediante la técnica de oclusión y empuje para asegurarse de que progresarán hacia el nido. Si hay reflujo, esperar hasta 2 min antes de reanudar la inyección para formar un tapón en la punta del catéter.
8. En caso necesario, puede utilizarse un microcatéter con balón para impulsar el agente más distalmente. También pueden desplegarse *coils* en el lado venoso para evitar la migración central.
9. Evitar Onyx® y Squid® en lesiones superficiales cercanas a la piel, especialmente en la cara, ya que pueden generar manchas cutáneas permanentes.

10. Entre las ventajas de Onyx®, Squid® y Phil® se incluyen escaso riesgo de adhesión/fractura del catéter, capacidad de adaptarse a vasos tortuosos y facilidad de control de la inyección.
11. Las desventajas incluyen complicaciones isquémicas si el molde alcanza vasos muy pequeños y el hecho de que la radioopacidad significativa del agente puede oscurecer detalles anatómicos en procedimientos de embolización y exploraciones posteriores.
12. Además, la embolización con Onyx® y Squid® puede requerir bastante tiempo y ser costosa, sobre todo porque suelen necesitarse varios viales. La embolización con Phil® parece ser más rápida.

Combinación de etanol con pegamento u Onyx®

El pegamento o el Onyx® no tienen efecto esclerosante, o lo tienen en grado mínimo, lo que conduce a una posible recanalización. Por otra parte, el etanol solo, sin oclusión mecánica, también puede conducir a la recanalización, especialmente en presencia de fístulas grandes. Los autores suelen comenzar con la inyección de etanol en el nido para promover la ablación endotelial en el nido y la(s) vena(s) de drenaje(s), seguida de la finalización con pegamento u Onyx®/Squid® para prevenir la recanalización.

Consideraciones anatómicas

Malformaciones arteriovenosas pulmonares

Las MAV pulmonares (MAVP) son un tipo distinto de lesión y se tratan en el capítulo 16.

Cabeza y cuello

1. Si la MAV implica el reclutamiento de arterias intracraneales o afecta ramas con riesgo de anastomosis intracraneales (arterias maxilar interna, meníngea, temporal, occipital y facial), se recomienda trabajar conjuntamente con un neurointervencionista.
2. El etanol debe utilizarse con precaución e inyectarse solo en el interior del nido; debe evitarse en las proximidades del nervio facial o en zonas de riesgo de anastomosis con los vasos intracraneales y/o la arteria oftálmica.
3. Onyx® debe evitarse para las lesiones cutáneas superficiales debido al riesgo de tatuaje.

Malformaciones arteriovenosas renales

Las FAV de tipo I de Yakes pueden tratarse con *coils* o tapones. Para otras clasificaciones de Yakes, el algoritmo presentado en la figura 20-2 es válido. En las MAV complejas, suele ser necesario un doble abordaje arteriovenoso.

Tubo digestivo y páncreas

1. Estas lesiones tienen más riesgo de hemorragia, necrosis intestinal o trombosis portal.
2. Las lesiones de alto flujo pueden inducir hipertensión portal.
3. Debe evitarse el etanol. La inyección superselectiva de pegamento y/u Onyx® desde un abordaje arterial es el método preferido.
4. Se recomienda un abordaje por etapas para reducir al mínimo el riesgo de necrosis intestinal y trombosis portal.
5. Si puede evitarse el reflujo en el sistema portal (técnica de la «olla a presión»), puede realizarse un abordaje venoso transportal. En caso de fracaso, debe contemplarse la cirugía con embolización previa a la cirugía.

Malformaciones arteriovenosas pélvicas

1. La pelvis es una localización relativamente frecuente de MAV de alto flujo. El patrón más común es una irrigación de múltiples vasos desde la arteria ilíaca interna, la arteria mesentérica inferior (AMI), la arteria sacra media y las ramas femorales comunes con drenaje en las venas ilíacas internas o gonadales.
2. Si es posible, debe utilizarse el abordaje venoso, especialmente si hay numerosos vasos de suministro sanguíneo con riesgo de necrosis colorrectal y/o vesical.
3. Cuando existe una única vena de drenaje (tipo IIIa de Yakes), suele obtenerse la curación del paciente. En el tipo II de Yakes, primero pueden embolizarse arterialmente los vasos de suministro más prominentes, antes de proceder al cierre de las venas.

4. El etanol absoluto no debe utilizarse si existe riesgo de reflujo en las arterias vesicales o mesentéricas inferiores.

Malformaciones arteriovenosas uterinas

1. Las MAV confinadas al útero suelen presentarse con menorragia y casi siempre van precedidas de un episodio obstétrico (posparto, posaborto, dilatación y legrado, o presencia de enfermedad trofoblástica).
2. Existe cierta controversia sobre si se trata de lesiones congénitas o adquiridas. En el contexto de una hemorragia posparto, en primer lugar debe descartarse la presencia de productos de la concepción retenidos.
3. Las lesiones reciben suministro sanguíneo de una o ambas arterias uterinas y suelen ser susceptibles de embolización. Es preferible tratar estas lesiones con agentes de oclusión líquidos.
4. No solo puede evitarse la histerectomía, sino que se han registrado embarazos satisfactorios en varias pacientes tras la embolización.

Malformaciones arteriovenosas de los miembros

1. Estas MAV suelen ser complejas y a menudo se clasifican en tipos II, IIIb o IV de Yakes. Es importante preservar la circulación distal para evitar la amputación, especialmente en las MAV que afectan la mano o el pie.
2. Se recomienda el uso de torniquetes distales para proteger los dedos de las manos o de los pies de la embolización no deseada.
3. Si se adopta un abordaje endovascular, es importante inyectar dentro del nido. Suelen requerirse punciones directas, mientras que el abordaje venoso suele estar limitado por la presencia de múltiples venas de drenaje. El uso de manguitos neumáticos es útil para mejorar el reflujo en el nido si se privilegia una punción directa y/o un abordaje venoso.
4. Para las MAV en estadio IV, se ha propuesto la inyección intersticial de bleomicina o la inyección endovascular de etanol diluido (50 %) o bleomicina.
5. Se recomienda un abordaje gradual para reducir el riesgo de complicaciones.

Manejo posterior al procedimiento

1. La mayoría de los pacientes pueden ser tratados de forma ambulatoria con vigilancia postoperatoria de 6 h. Es preferible la hospitalización de una noche si existe riesgo de compromiso de las vías respiratorias (MAV que afecte la zona bucofaríngea), MAV con riesgo de compresión nerviosa (órbita, antebrazo, mano), embolización que afecte el tubo digestivo o MAV con hemorragia activa o alto riesgo de hemorragia.
2. Normalmente, se administran corticoesteroides intravenosos durante la anestesia general. El edema postoperatorio puede controlarse con antiinflamatorios no esteroideos (AINE). Los corticoesteroides pueden prolongarse de 24 h a 48 h en los pacientes con riesgo de compresión de las vías respiratorias o de los nervios.
3. El control del dolor suele requerir morfina parenteral o un análogo de la morfina.
4. Si no hay contraindicación médica, debe prescribirse hidratación intravenosa agresiva si se ha inyectado una cantidad significativa de etanol (más de 20 mL). En este caso, debe controlarse la diuresis.

Resultados

1. La tasa de respuesta parcial o completa oscila entre el 68 % y el 90 % (5).
2. Se observan mejores resultados con el etanol, pero a costa de mayores complicaciones.
3. El tipo IIIa de Yakes tiene más probabilidades de curación si la vena de drenaje está completamente obstruida.
4. La embolización seguida de resección quirúrgica completa podría proporcionar mejores resultados y menos recurrencias (4).
5. La recurrencia es siempre posible, por lo que los pacientes con MAV necesitan vigilancia de por vida.

Seguimiento de los pacientes

Por lo general, se realiza el seguimiento de los pacientes en la consulta de radiología intervencionista entre 4 y 6 semanas después de cada procedimiento de embolización, con evaluación clínica y ecografía Doppler en color. Si existe MAV residual y/o síntomas, se programará otra sesión. En el caso de MAV de gran tamaño que requieran varias sesiones, se programarán nuevas embolizaciones de manera sistemática entre 4 y 8 semanas después de la primera sesión.

Complicaciones

1. El intervalo de complicaciones mayores se estima entre el 0 % y el 20 %, y el de complicaciones menores oscila entre el 6 % y el 45 % (5).
2. El etanol parece tener más riesgo de inducir ampollas/necrosis cutánea (15.5 %) y lesiones nerviosas transitorias (4.8 %) (5).
3. La hemoglobinuria se observa con frecuencia cuando se inyecta un gran volumen de etanol.
4. Se han notificado paradas cardíacas secundarias a hipertensión pulmonar aguda con el uso de etanol. Se previene con el seguimiento riguroso de un protocolo de volumen máximo en bolo (5 mL), intervalo entre inyecciones (5-10 min), liberación lenta de la oclusión temporal (con balón, manguito o torniquete) y monitorización de la presión arterial pulmonar cuando se inyectan grandes volúmenes.
5. La mayoría de las lesiones nerviosas tienden a recuperarse con el tiempo; sin embargo, en algunos casos, pueden ser irreversibles.
6. También se han notificado casos de accidente cerebrovascular, así como necrosis muscular, digestiva y vesical.
7. Extrusión de pegamento en MAV superficiales.
8. El abordaje endovascular arterial conlleva un mayor riesgo de complicaciones si la inyección es proximal al nido y afecta ramas arteriales normales, especialmente cuando se utiliza etanol.

Tratamiento de las complicaciones

1. La necrosis cutánea y la extrusión de pegamento suelen tratarse de forma conservadora con tratamiento de heridas. En ocasiones, la necrosis cutánea puede requerir una intervención quirúrgica con colgajo.
2. En caso de lesión nerviosa o compresión de las vías respiratorias, las dosis altas de corticoesteroides pueden mejorar la recuperación.
3. En caso de hipertensión pulmonar aguda, la inyección intravenosa de milrinona, que es un vasodilatador pulmonar, disminuye la presión arterial pulmonar.
4. En caso de hemoglobinuria, se recomienda la hidratación para disminuir el riesgo de necrosis tubular aguda.

Malformaciones de bajo flujo: malformaciones venosas y linfáticas

Introducción

Por lo general, estas lesiones son menos agresivas que las MAV, pero pueden causar síntomas importantes que merman la calidad de vida de los pacientes. Las MV y ML mixtas son bastante frecuentes. Tanto las MV como las ML pueden asociarse a síndromes del espectro de sobrecrecimiento relacionado con PIK3CA (PROS, *PIK3CA-related overgrowth spectrum*). Si son grandes y comprimen estructuras vitales, pueden poner en peligro la vida. Si son totalmente asintomáticas, estas lesiones deben tratarse de forma conservadora (medias compresivas para las MV que afecten los miembros si los síntomas son leves) y mantenerse bajo seguimiento.

En el caso de lesiones graves, se recomienda la realización de pruebas genéticas con biopsia para buscar una mutación germinal y/o somática en la vía PIK3CA/mTOR. Puede administrarse un tratamiento sistémico combinado con sirólimus (inhibidor de mTOR) o alpelisib (inhibidor de PIK3CA) (3). Se recomienda una estrecha colaboración con el equipo de hematooncología o inmunología.

Indicaciones

Malformaciones venosas

1. Las hemorragias son infrecuentes en las MV, pero pueden producirse especialmente cuando afectan la cavidad bucal o el tubo digestivo.
2. La ulceración puede detectarse especialmente en grandes MV del miembro inferior con insuficiencia venosa, observada en el contexto del síndrome de Klippel-Trenaunay.
3. Compresión de una estructura vital o de un nervio (vías respiratorias, órbita, antebrazo).
4. Flebitis recurrente.
5. Coagulación intravascular localizada (CIL), que puede dar lugar a un estado de precoagulación intravascular diseminada (CID), debido a una trombosis-detrombosis recurrente en una gran MV, que conduce a una reducción del factor de coagulación.
6. Para el dolor y las molestias de las MV en los miembros inferiores, especialmente durante el ejercicio o al permanecer de pie durante períodos prolongados.
7. Hinchazón.
8. Preocupación estética.

Malformaciones linfáticas

1. Fugas linfáticas.
2. Linfangitis recurrente.
3. Compresión de una estructura vital o de un nervio (vías respiratorias, órbita).
4. Dolor y malestar.
5. Preocupación estética.

Preparación previa al procedimiento y diagnóstico por imagen

Imágenes previas al procedimiento

1. La ecografía Doppler es la primera exploración a realizar. En las MV se observa una malformación de bajo flujo con lagunas vasculares compresibles y flujo nulo o mínimo en el modo doble. En las ML, demostrará cavidades quísticas no compresibles con tabiques. Estas últimas pueden contener un flujo arterial o venoso normal. Las ML macroquísticas tienen quistes únicos o múltiples de más de 1 cm^3. Además, suelen ser más infiltrantes y se observan como una infiltración hiperecoica de los tejidos blandos, mientras que las ML macroquísticas y microquísticas mixtas presentan ambas características.
2. La RM suele realizarse para evaluar la extensión de la malformación en los tejidos blandos con secuencias ponderadas en T1 y T2 seguidas de adquisiciones poscontraste con saturación grasa ponderada en T1 (fig. 20-4).
3. La TC suele ser menos sensible y, si es posible, se prefiere la RM. Mostrará flebolitis en las MV y componente o componentes quísticos en las ML macroquísticas.
4. La ASD no aporta información útil y no debe realizarse a menos que no pueda excluirse el diagnóstico de tumor vascular.

Preparación previa al procedimiento

1. La comunicación con el médico de cabecera del paciente es esencial, y pueden ser necesarias consultas formales con los especialistas apropiados dentro del grupo multidisciplinar en función del tipo y la complejidad de la malformación.
2. Los estudios rutinarios de laboratorio previos al procedimiento deben incluir hemograma, electrólitos, creatinina y estudios de coagulación. Los objetivos de las pruebas previas a la cirugía incluyen INR < 2.0 y recuento de plaquetas $> 50\,000$ por µL. En el caso de las MV de gran tamaño, son necesarios valores sistemáticos de dímero D y fibrinógeno para excluir la CIL.
3. Normalmente, los procedimientos de embolización/escleroterapia se realizan bajo sedación consciente. Para las MV o ML que afectan la faringe, la porción posterior de la lengua/nasofaringe o la órbita, se recomienda anestesia general. Para las malformaciones que afectan la mano o el pie, puede ser útil la anestesia locorregional o el bloqueo del

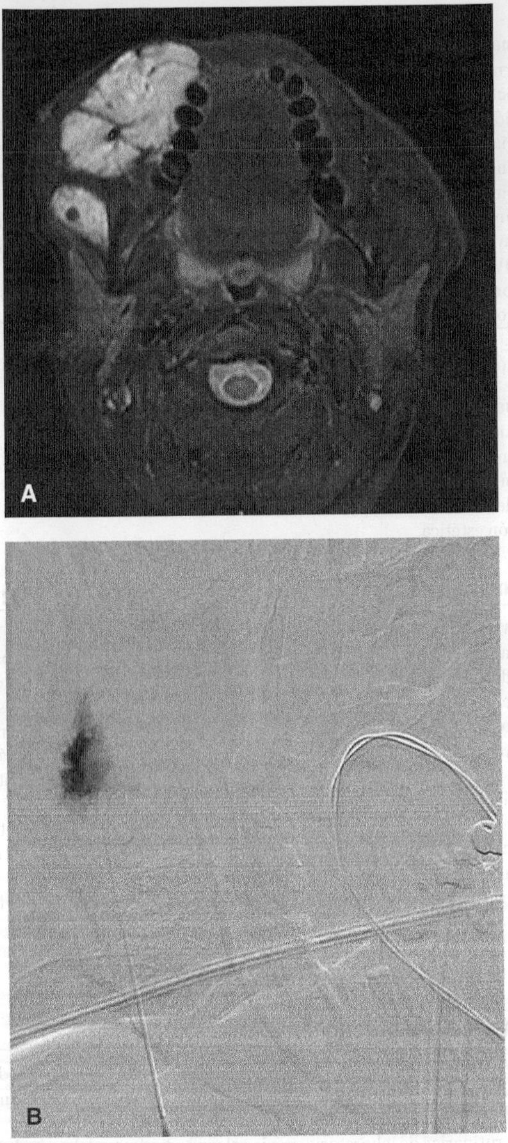

FIGURA 20-4 • Mujer de 41 años con una gran malformación venosa del espacio de masticación derecho y de la mejilla que causa hinchazón significativa y dolor, y que interfiere con la masticación. **A:** resonancia magnética (RM) con secuencia STIR que muestra dos componentes de la malformación venosa (hiperintensos) y la presencia de flebolitis (*focos de baja intensidad de señal*). **B:** punción guiada por ecografía y flebografía percutánea que confirma una malformación venosa cavitaria. (*Continúa*)

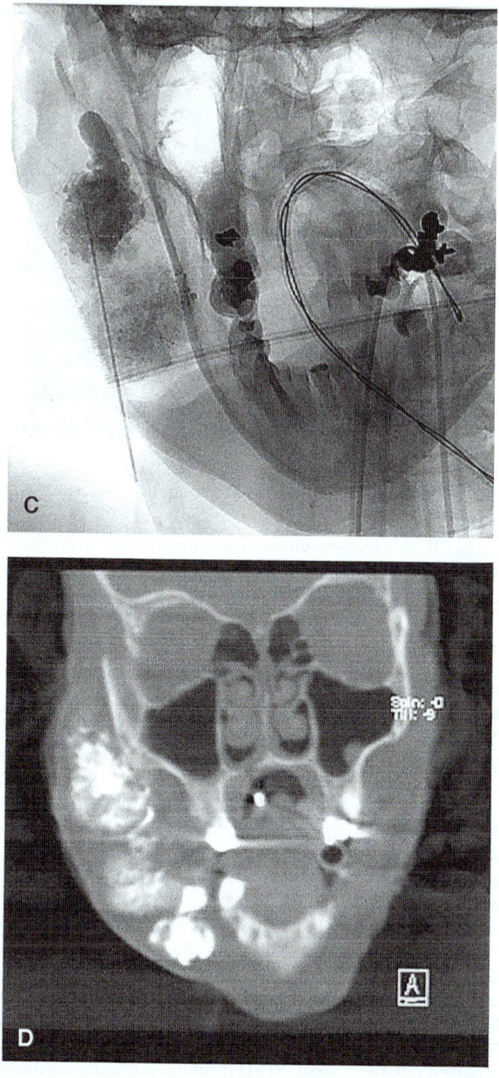

FIGURA 20-4 • (*Continuación*) **C:** adquisición de toma única tras la esclerosis de la malformación con espuma de tetradecil sulfato de sodio (STS) mezclada con lipiodol que muestra una buena difusión de la espuma. **D:** adquisición de tomografía computarizada (TC) de haz cónico que muestra el tratamiento completo de la lesión. (*Continúa*)

nervio periférico. Como preparación para la sedación o la anestesia general, los pacientes deben permanecer 8 h en reposo absoluto o según las directrices del hospital.

4. Se administra una dosis de antibióticos (normalmente cefazolina) previa al procedimiento si hay una punción directa a través de una zona contaminada (cavidad bucal). También se administran AINE para disminuir el edema posterior a la intervención. Asimismo, puede considerarse la administración de corticoesteroides (dexametasona).

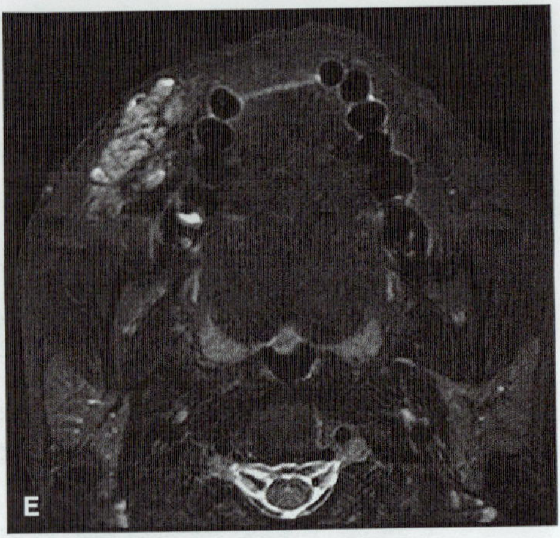

FIGURA 20-4 • (*Continuación*) **E:** RM de control después de tres sesiones de escleroterapia que muestra una reducción significativa de la malformación. La paciente ya no presenta síntomas.

5. Si se produce una CIL, es necesario un tratamiento preventivo con heparina de bajo peso molecular (HBPM) o un inhibidor directo del factor Xa por vía oral 2 semanas antes de la intervención (7). También se recomienda consultar con hematología.

Procedimiento

Malformaciones venosas

1. Si la lesión es visible en la ecografía, se realiza una punción guiada por ecografía con una aguja de calibre 21 o 22 (fig. 20-4). Si no es visible, puede utilizarse TC de haz cónico con guía (fig. 20-4). También puede ser útil la fusión preliminar de imágenes entre la TC de haz cónico y la RM.
2. Para las MV que afectan la cavidad bucal posterior o el tubo digestivo, puede realizarse una guía endoscópica y fluoroscópica combinada con el equipo de otorrinolaringología o gastroenterología.
3. Una vez obtenido el retorno sanguíneo, se obtiene una flebografía percutánea para evaluar el tamaño de la MV y su drenaje venoso.
4. El drenaje venoso central puede evitarse mediante compresión local con fórceps o con un torniquete. Puede ser necesaria la embolización con *coils* o tapones si el riesgo de flebitis venosa profunda es significativo.
5. Algunos autores recomiendan una técnica de ventilación con inserción de una segunda aguja para drenar la sangre hasta que la espuma llene completamente la MV.
6. A continuación, se detallan los distintos esclerosantes utilizados. Los autores utilizan habitualmente tetradecil sulfato de sodio (STS) (Thrombоject®, Angiodynamics, Latham, NY) en forma de espuma siguiendo el método de Tessari (8). Para las lesiones profundas, se recomienda la formulación de STS al 3 %. Para lesiones muy superficiales, la formulación de STS al 1 % conlleva menos riesgo de necrosis cutánea. Los autores mezclan el STS con lipiodol de la siguiente manera: 2 mL de STS al 3 %, 1.5 mL de lipiodol y de 3 mL a 5 mL de aire para mejorar su estabilidad y visibilidad bajo fluoroscopia. En el centro de los autores se utiliza una técnica de medio de contraste negativo para visualizar la progresión de la espuma. Otros autores, solo utilizan el medio de contraste negativo de la espuma mediante el desplazamiento del medio de contraste inyectado durante la flebografía percutánea (8).
7. Después de cada inyección de espuma, se recomienda repetir el examen ecográfico para evaluar si existen cavidades residuales no rellenadas por la espuma y que, por tanto, requieran punción(es) adicional(es).

8. También se recomienda inyectar primero la parte más profunda de la MV, ya que la espuma creará una pantalla superficial que impedirá la visualización de las partes profundas con ecografía.
9. Cuando hay venas displásicas con reflujo e insuficiencia venosa, como puede verse en la vena marginal de una MV en el síndrome de Klippel-Trenaunay, una combinación de oclusión mecánica de la porción central de la vena con *coils* o tapones y escleroterapia periférica con espuma puede dar buenos resultados (9). Es importante evaluar si el sistema venoso profundo es permeable antes de ocluir las venas superficiales. Debe prestarse atención para evitar el despliegue de *coils* o tapones en venas superficiales (vena a menos de 1 cm por debajo de la piel).
10. Otra buena opción es la oclusión mecánica con una formulación adhesiva de cianocrilato diseñada a propósito para la ablación de la vena safena (Venaseal®, Medtronic, Santa Rosa, CA), combinada con la inyección de espuma en las varices periféricas.
11. Si la escleroterapia fracasa, puede considerarse la crioterapia si la lesión no es demasiado superficial o cercana a un nervio. Es particularmente útil para las MV intramusculares o una forma específica de MV que implica infiltración grasa (anomalía vascular fibroadiposa [AVFA]) (10). La técnica y las precauciones son las mismas que para la crioterapia de tumores malignos (*v.* cap. 59).

Malformaciones linfáticas

1. La punción suele realizarse bajo ecografía si la lesión es accesible. Si no, puede utilizarse TC de haz cónico con guía. De nuevo, la fusión de imágenes con una RM previa a la intervención puede ser útil.
2. Para las ML macroquísticas grandes, los autores suelen insertar un tubo de drenaje para vaciar la cavidad antes de inyectar el esclerosante (fig. 20-5).
3. Si hay cavidades residuales tras el drenaje, deben insertarse otros tubos de drenaje o agujas para vaciar completamente la ML.
4. A continuación, se detallan los distintos fármacos utilizados. Habitualmente, los autores utilizan doxiciclina o bleomicina diluidas con un 25 % de medio de contraste yodado.
5. En las ML microquísticas, la inyección intersticial del esclerosante suele realizarse mientras se retira lentamente la aguja. Si se observa un patrón acinar con difusión del esclerosante, la inyección puede realizarse manteniendo la aguja en su sitio.
6. En el caso de grandes ML con flujo de salida elevado, puede dejarse colocado un catéter durante varios días y realizar inyecciones seriadas y diarias de esclerosante hasta que no haya flujo de salida del drenaje.

Fármacos esclerosantes

Detergentes

Los detergentes son tensioactivos no iónicos que favorecen la ablación endotelial. El STS (Thrombojject®, Angiodynamics, Latham, NY) y el polidocanol (Asclera® [Merz, Raleigh, NC], Varithena® [Boston Scientific, Natick, MA]) son los detergentes más utilizados. No producen dolor durante la inyección. Para mejorar el contacto con el endotelio, se inyectan en forma de espuma. Son los fármacos de primera intención para las MV. Se han utilizado con menos frecuencia para las ML. Thromboject® al 1 % y al 3 % pueden contener partículas visibles que no son solubles, por lo que se recomienda el uso de un filtro para la aspiración del frasco de administración. La dosis máxima por sesión es de 10 mL para STS al 3 % y de 10 mL para polidocanol al 3 %.

Etanol

El etanol es el esclerosante más potente. Desnaturaliza las proteínas celulares, induce la ablación endotelial y la disrupción medial. Produce dolor cuando se inyecta en las MV, por lo que requiere anestesia general. Produce más complicaciones que los detergentes. La liberación en bolo de etanol al tratar las MV, especialmente cuando se utiliza un torniquete central, puede provocar hipertensión pulmonar aguda y la muerte. Por ello, los autores ya no lo utilizan para

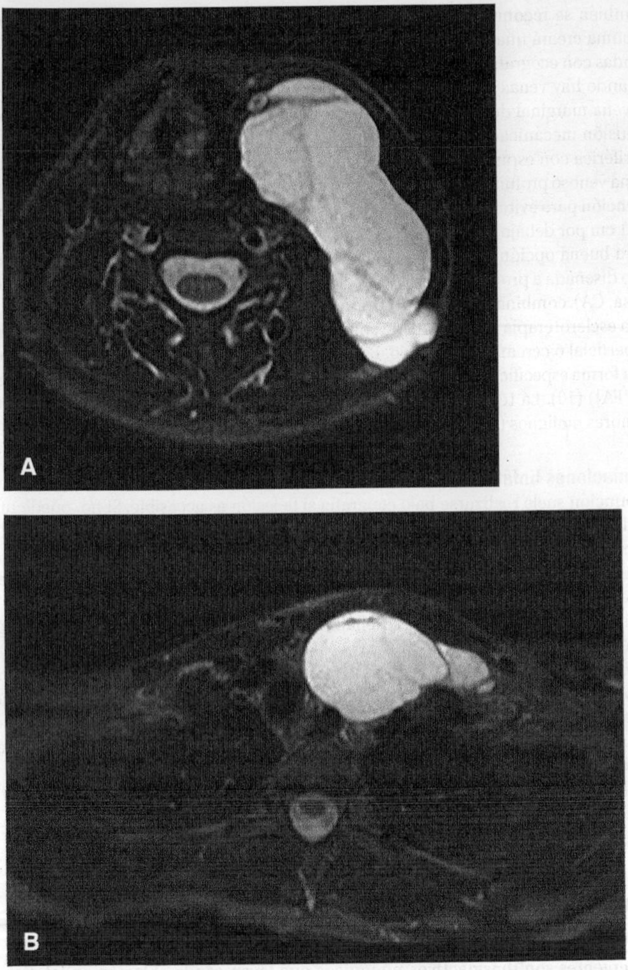

FIGURA 20-5 • Mujer de 36 años con una gran malformación linfática macroquística que afecta la región cervical y cervicotorácica izquierda y causa molestias y preocupación estética. **A, B:** resonancia magnética (RM) con secuencia STIR que muestra una lesión quística hiperintensa multiloculada con tabiques que afecta las regiones cervical y cervicotorácica izquierdas. (*Continúa*)

las MV. Puede utilizarse en ocasiones para las ML macroquísticas cuando han fallado otros agentes.

Bleomicina

Es un fármaco antitumoral que inhibe la síntesis de ADN y que posee un efecto esclerosante sobre las células endoteliales, así como provoca una reacción inflamatoria inespecífica (11). Induce menos edema que los detergentes y el etanol. Se utiliza principalmente para las ML, pero puede emplearse para las MV tras el fracaso de los detergentes, o para las MV con mayor riesgo de compresión de las vías respiratorias o de los nervios debido a su localización (bucofa-

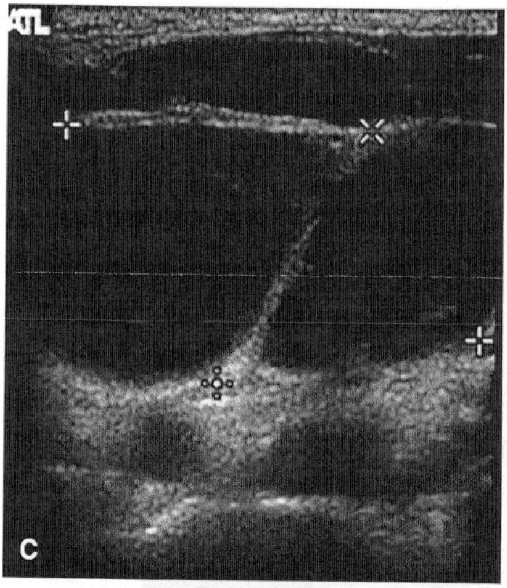

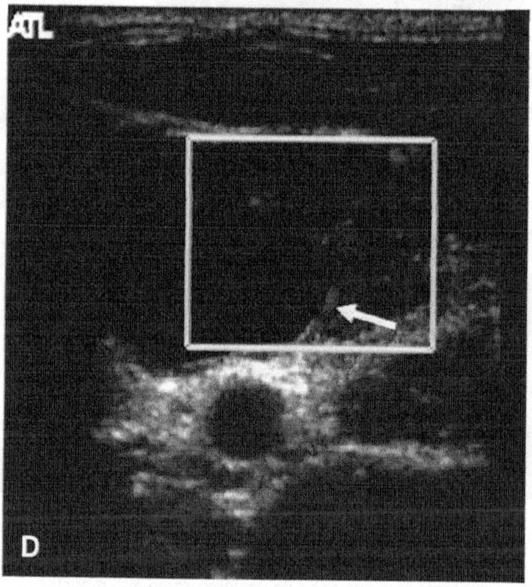

FIGURA 20-5 • (*Continuación*) **C, D:** ecografía Doppler que confirma el contenido líquido y la escasa vascularización de los tabiques (*flecha blanca*). (*Continúa*)

ringe, órbita y antebrazo). Se recomienda no superar las 15 UI por sesión. Se suele diluir en 15 mL de cloruro de sodio (NaCl) y 5 mL de medio de contraste yodado. Se ha descrito neumotoxicidad crónica con dosis acumuladas de 400 UI en oncología. Los autores recomiendan no superar las 100 UI. También se ha notificado hipersensibilidad pulmonar aguda, reacción poco frecuente que no parece depender de la dosis. Debe evitarse la hiperoxigenación durante el procedimiento y en cirugías posteriores ($SaO_2 < 92$ %). Se ha notificado dermatitis flagelada. Deben evitarse los parches adhesivos sobre la piel (electrodos de electrocardiografía, tiritas adhesivas de diachylon). Se recomienda realizar pruebas funcionales pulmonares al final de las sesiones de escleroterapia y antes de nuevas intervenciones quirúrgicas.

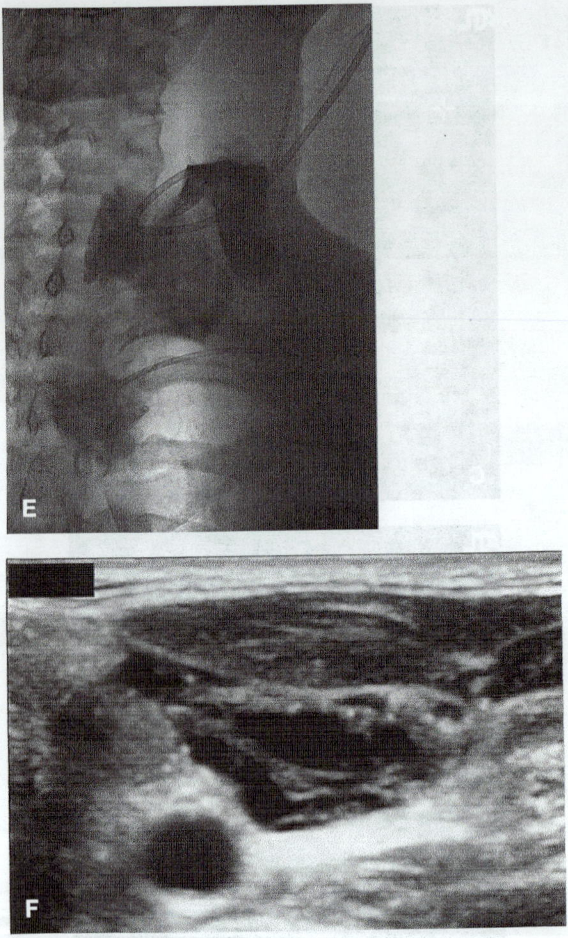

FIGURA 20-5 • (*Continuación*) **E:** esclerosis de la malformación con bleomicina tras insertar tres drenajes en los diferentes componentes de la malformación para vaciarla antes de inyectar el esclerosante. **F:** ecografía Doppler de control tras tres sesiones de escleroterapia que muestra un pequeño componente quístico residual con múltiples tabicaciones y organización fibrosa. La paciente ya no presenta síntomas.

Doxiciclina

La doxiciclina es un antibiótico que inhibe las metaloproteinasas de la matriz, el factor de crecimiento endotelial vascular inducido durante la angiogénesis y la linfangiogénesis. También tiene un efecto fibrosante y esclerosante (11). Se utiliza para las ML. Se presenta en viales de 100 mg. En el centro de los autores, lo solubilizan en 5 mL de NaCl y 5 mL de medio de contraste yodado. No deben superarse los 1 000 mg por sesión ni los 20 mg/kg.

Complicaciones

1. Ulceración cutánea o formación de ampollas en el lugar de la inyección.
2. Extrusión de pegamento, *coil* y tapón en MV superficiales.

3. Trombosis venosa profunda (TVP) debida a un control inadecuado del flujo de salida durante la inyección de esclerosante.
4. Síndrome compartimental (especialmente pantorrilla, antebrazo).
5. Complicaciones cardiopulmonares (arritmia, edema pulmonar, muerte súbita).
6. Tras la inyección de espuma, se han notificado accidentes cerebrovasculares relacionados con el foramen oval permeable. Sin embargo, estos casos son muy infrecuentes y en el centro de los autores no se realizan pruebas de detección de foramen oval permeable.

Tratamiento de las complicaciones

1. La ulceración de la piel y la extrusión de pegamento suelen atenderse mediante tratamiento local de la herida. La cicatrización suele producirse en un período de semanas, con secuelas mínimas. Rara vez es necesaria la cirugía de colgajo. La extrusión de *coils* y/o tapones puede requerir la extracción quirúrgica local del cuerpo extraño.
2. La compresión de las vías respiratorias y/o de la bucofaringe se trata con dosis altas de corticoesteroides. En ocasiones, puede ser necesaria la intubación traqueal con ventilación mecánica, traqueostomía o alimentación enteral por sonda.
3. La compresión nerviosa y el síndrome compartimental requieren dosis altas de corticoesteroides. Se recomienda la fasciotomía si puede realizarse sin cortar la malformación.
4. La TVP debe tratarse con anticoagulación.
5. La neumotoxicidad aguda relacionada con la bleomicina se trata con dosis altas de corticoesteroides y cuidados de apoyo.

Referencias bibliográficas

1. Wassef M, Blei F, Adams D, et al. Vascular anomalies classification: recommendations from the international society for the study of vascular anomalies. *Pediatrics.* 2015;136(1):e203–e214.
2. Nguyen HL, Boon LM, Vikkula M. Vascular anomalies caused by abnormal signaling within endothelial cells: targets for novel therapies. *Semin Intervent Radiol.* 2017;34(3):233–238.
3. Adams DM, Ricci KW. Vascular anomalies: diagnosis of complicated anomalies and new medical treatment options. *Hematol Oncol Clin North Am.* 2019;33(3):455–470.
4. Goldenberg DC, Hiraki PY, Caldas JG, et al. Surgical treatment of extracranial arteriovenous malformations after multiple embolizations: outcomes in a series of 31 patients. *Plast Reconstr Surg.* 2015;135(2):543–552.
5. Soulez G, Gilbert Md Frcpc P, Giroux Md Frcpc MF, et al. Interventional management of arteriovenous malformations. *Tech Vasc Interv Radiol.* 2019;22(4):100633.
6. Yakes W, Baumgartner I. Interventional treatment of arteriovenous malformations. *Gefasschirurgie.* 2014;19(04):325–330.
7. Han YY, Sun LM, Yuan SM. Localized intravascular coagulation in venous malformations: a system review. *Phlebology.* 2021;36(1):38–42.
8. Legiehn GM, Heran MK. Venous malformations: classification, development, diagnosis, and interventional radiologic management. *Radiol Clin North Am.* 2008;46(3):545–597.
9. Fereydooni A, Nassiri N. Evaluation and management of the lateral marginal vein in Klippel-Trenaunay and other PIK3CA-related overgrowth syndromes. *J Vasc Surg Venous Lymphat Disord.* 2020;8(3): 482–493.
10. Cornelis F, Neuville A, Labreze C, et al. Percutaneous cryotherapy of vascular malformation: initial experience. *Cardiovasc Intervent Radiol.* 2013;36(3):853–856.
11. Horbach SE, Lokhorst MM, Saeed P, et al. Sclerotherapy for low-flow vascular malformations of the head and neck: a systematic review of sclerosing agents. *J Plast, Reconstr Aesthet Surg.* 2016;69(3): 295–304.

21 Metástasis hepáticas: quimioembolización

Michael C. Soulen, MD, FSIR, FCIRSE

Indicaciones

1. Metástasis predominantemente hepáticas. Los pacientes con enfermedad extrahepática mínima o de escasa malignidad pueden ser candidatos si se considera que la enfermedad hepática es la causa principal de morbimortalidad para ese individuo. Los pacientes deben ser evaluados para la resección quirúrgica como alternativa.
2. Además de las neoplasias primarias hepáticas, como el carcinoma hepatocelular y el colangiocarcinoma, los tumores que suelen cumplir estos criterios son las metástasis del cáncer colorrectal, los tumores neuroendocrinos (TNE), el melanoma ocular y los sarcomas. Aunque de forma infrecuente, otros cánceres digestivos primarios, de mama, pulmón, gastrourinarios u otros tendrán metástasis solo hepáticas o con predominio hepático.

Contraindicaciones

1. Contraindicaciones de la angiografía:
   a. Reacciones anafilácticas graves a los medios de contraste radiográficos.
   b. Coagulopatía no corregible.
   c. Enfermedad arterial periférica grave que impide el acceso arterial.
2. Contraindicaciones para la administración de quimioterapia:
   a. Trombocitopenia grave (< 50 000 por μL) o leucopenia (recuento absoluto de neutrófilos < 1 000 por μL).
   b. Insuficiencia cardíaca (insuficiencia de clase III a IV de la American Heart Association [AHA]) o renal (creatinina > 2.0 mg/dL).
3. Contraindicaciones de la embolización de la arteria hepática:
   a. La presencia de encefalopatía hepática o ictericia es una contraindicación absoluta para la embolización.
   b. La tolerancia de la oclusión de la arteria hepática depende de la presencia de flujo de entrada en la vena porta. La vena porta debe ser cuidadosamente evaluada en el momento de la angiografía. El compromiso del flujo sanguíneo venoso portal es solo una contraindicación relativa para la embolización hepática. La quimioembolización puede realizarse con seguridad a pesar de la oclusión de la vena porta si hay flujo colateral hepatópeto. En este caso, debe embolizarse un volumen menor de hígado en un momento dado.
   c. Cuando hay afectación del parénquima, el hígado se vuelve más dependiente de la arteria hepática y menos de la vena porta. Se ha identificado un subgrupo de pacientes con alto riesgo de insuficiencia hepática aguda tras la embolización de la arteria hepática: tienen más del 50 % del volumen hepático sustituido por el tumor, lactato deshidrogenasa (LDH) superior a 425 UI/L, aspartato transaminasa superior a 100 UI/L y bilirrubina total de 2 mg/dL o superior (1).
   d. La presencia de una anastomosis bilioentérica, una endoprótesis biliar o una esfinterotomía previa permite la colonización de las vías biliares con bacterias entéricas. La embolización de la arteria hepática causa lesiones microscópicas de las vías biliares, lo que conduce a la formación de abscesos hepáticos, que pueden ser mortales (2). Los regímenes profilácticos agresivos reducen la incidencia de abscesos hepáticos alrededor del 20 % (3). La moxifloxacina oral en dosis de 400 mg/día desde 3 días antes hasta 2 semanas después de la quimioembolización transarterial es un régimen establecido y bien tolerado.
   e. La obstrucción biliar es una contraindicación relativa. Incluso con una bilirrubina sérica normal, la presencia de conductos biliares intrahepáticos dilatados sitúa al paciente en una situación de alto riesgo de necrosis de las vías biliares y formación de bilomas en el segmento o segmentos hepáticos obstruidos.
   f. La imposibilidad de colocar la punta del catéter de forma selectiva para evitar la embolización no deseada del intestino, la piel u otras estructuras extrahepáticas vulnerables,

coloca al paciente en riesgo de lesiones graves. Para que la quimioembolización se realice de forma segura, puede bloquearse el vaso no objetivo con un *coil*. La arteria cística puede ser quimioembolizada con seguridad, aunque al hacerlo aumentará la intensidad y duración del síndrome de postembolización (4).

Preparación previa al procedimiento

Evaluación previa al tratamiento

1. Diagnóstico tisular o diagnóstico clínico convincente (p. ej., masa hepática con rasgos característicos y marcadores tumorales elevados).
2. Imágenes transversales del abdomen y la pelvis (tomografía computarizada [TC] o resonancia magnética [RM]) para identificar la localización segmentaria del tumor, la permeabilidad venosa y biliar, y las variantes arteriales.
3. Exclusión de enfermedad extrahepática importante (radiografía o TC de tórax, tomografía por emisión de positrones [PET]-TC).
4. Estudios de laboratorio que incluyan hemograma completo, cociente internacional normalizado (INR), creatinina, pruebas de función hepática y marcadores tumorales.

Información para el paciente

Antes de embarcarse en este régimen paliativo, bastante arduo, los pacientes deben ser cuidadosamente evaluados e informados de los efectos secundarios y los riesgos (5).

La mayoría de los pacientes que reciben quimioembolización transarterial desarrollan *síndrome postembolización*, que consiste en:

1. Síntomas frecuentes (> 20 % de incidencia cada uno): cantidades variables de dolor, fiebre, náusea, estreñimiento, fatiga, pérdida de apetito y aumento de la presión arterial. Rara vez son graves.
2. Síntomas menos frecuentes (10-20 %): vómito, diarrea, acumulación de líquido en el abdomen o el tórax, hinchazón de los miembros y hematomas alrededor del lugar del cateterismo. Rara vez son graves.
3. Entre los poco frecuentes (< 10 %) efectos secundarios se incluyen hipo, confusión, dolor torácico, infección, lesión hepática o de la vesícula biliar. Pueden ser graves e incluso pueden ser mortales.
4. La gravedad del síndrome postembolización es variable y puede durar desde unas horas hasta unas semanas. Otras reacciones adversas significativas son poco frecuentes. Se producen complicaciones graves en el 5 % al 7 % de los procedimientos. Dadas las importantes molestias, riesgos y coste de este tratamiento, su función paliativa debe entenderse claramente.

Preparación del paciente

1. Los pacientes ayunan durante la noche.
2. Se administra hidratación intensiva (solución salina normal [SN] a 200 mL/h).
3. Se administran antibióticos profilácticos (p. ej., cefazolina [1 g], metronidazol [500 mg]) y antieméticos (p. ej., ondansetrón [24 mg], dexametasona [10 mg], difenhidramina [50 mg]) por vía intravenosa. Los pacientes con TNE bien diferenciados reciben octreotida subcutánea (500 μg). El uso de un régimen antiemético basado en corticoesteroides está apoyado en la evidencia. El uso rutinario de antibióticos profilácticos y octreotida es una práctica común, pero no basada en la evidencia, con la excepción de una profilaxis antibiótica intensiva en el contexto de una instrumentación biliar previa.

Procedimiento

1. La arteriografía visceral diagnóstica (incluida la arteriografía celíaca y mesentérica superior) se realiza bajo sedación consciente para determinar el suministro arterial al hígado y confirmar la permeabilidad de la vena porta. Casi la mitad de la población presenta una anatomía variable de la arteria hepática. Los orígenes de los vasos que irrigan el intestino (gastroduodenal, gástrico derecho o supraduodenal) se observan cuidadosamente para evitar la embolización del estómago o el intestino delgado. Debe identificarse la arteria cística. La quimioembolización de la arteria hepática derecha proximal a la arteria

cística es segura. Sin embargo, debe evitarse la quimioembolización de la vesícula biliar, si es posible, para reducir la gravedad del síndrome postembolización.

2. Una vez definida claramente la anatomía arterial, se introduce un catéter de forma superselectiva en la arteria hepática derecha o izquierda, en función del lóbulo que contenga más tumores. Antes de inyectar cualquier antineoplásico, debe realizarse una angiografía superselectiva con inyección de potencia e imagen prolongada para confirmar la posición del catéter y excluir los vasos no objetivo. La TC de haz cónico debe realizarse de forma rutinaria porque se ha demostrado que mejora los resultados.
3. Catéteres: la revisión de las imágenes sagitales de una TC o RM abdominal es útil para guiar la elección del catéter base. La compresión de la arteria celíaca por el ligamento arcuato o una angulación grave en dirección inferior suelen dificultar la cateterización hepática selectiva con un catéter tipo Cobra®, en cuyo caso funciona bien un catéter de curva inversa (p. ej., Simmons®, Sos®) con un microcatéter coaxial. Muchos procedimientos de quimioembolización pueden realizarse con un catéter tipo Cobra® con recubrimiento hidrófilo de 4 Fr y una guía hidrófila de punta larga. Estos catéteres no deben introducirse en un vaso cuyo diámetro sea inferior al doble del diámetro del catéter, ya que se produciría una estasis yatrógena. Cuando los vasos son pequeños o la anatomía es tortuosa, puede introducirse un microcatéter de alto flujo a través de un catéter de curva inversa en el vaso objetivo.
4. Existe una variedad de protocolos quimioembólicos, históricamente de 100 mg a 150 mg de cisplatino, 50 mg de doxorrubicina y/o 10 mg a 30 mg de mitomicina C disueltos en 10 mL de contraste radiográfico y emulsionados con 10 mL a 20 mL de aceite yodado. De forma alternativa, las microesferas liberadoras de fármacos permiten el uso de doxorrubicina o irinotecán en solución. El operador ajusta la proporción aceite:quimioemulsión en función del tamaño y la vascularidad del tumor, pero no debe ser inferior a 2:1. Dividir la dosis en 3 o 4 partes permite al oncólogo intervencionista ajustar la proporción de emulsión durante la embolización para maximizar la administración del fármaco en el punto de casi estasis. La embolización se completa con partículas esféricas de 100 μm a 300 μm mezcladas en la cantidad final de la emulsión quimioembólica. Toda la quimioterapia y las jeringas asociadas se guardan en una bandeja separada o en un soporte Mayo, y deben desecharse de acuerdo con la normativa del hospital. Deben utilizarse jeringas de vidrio o policarbonato, junto con llaves de paso de metal o policarbonato. Las jeringas, llaves de paso e interruptores de flujo de plástico convencionales se desintegrarán rápidamente tras el contacto con la emulsión quimioembólica. Todo el personal de la sala debe llevar protección ocular y mascarilla, y cualquiera que manipule el material quimioterapéutico debe estar completamente cubierto y llevar doble guante.
5. El paciente recibe lidocaína intraarterial (bolos de 30 mg antes y entre partes de la emulsión quimioterapéutica, hasta 200 mg en total) y fentanilo y midazolam intravenosos para aliviar el dolor durante la embolización.
6. Para la quimioembolización con lipiodol (6), los antineoplásicos deben disolverse en contraste en la farmacia y suministrarse en un frasco estéril sellado. La solución de quimioterapia/contraste elaborada se introduce en una jeringa de vidrio o policarbonato de 20 mL. El lipiodol se introduce en otra jeringa de 20 mL. Estas sirven de depósito durante el procedimiento. Posteriormente, puede utilizarse una jeringa de 10 mL y una llave de paso metálica o de policarbonato para extraer partes de solución de quimioterapia/contraste y aceite yodado. A continuación, se utiliza una segunda jeringa de 10 mL para emulsionar los dos fármacos mediante un bombeo enérgico hacia adelante y hacia atrás, a través de la llave de paso, entre 20 y 25 veces. Un ejemplo sería una emulsión 2:1 de 4 mL de aceite yodado y 2 mL de quimiosolución. La quimiosolución debe añadirse siempre a la jeringa de aceite para crear una emulsión de agua en aceite. Esta cantidad inicial de emulsión se inyecta lentamente a través del catéter, seguida de una inyección de lidocaína. Si se utiliza un microcatéter, la emulsión viscosa deberá inyectarse con jeringas de Luer de policarbonato de 1 mL a 3 mL. Se administran cantidades adicionales de emulsión, añadiendo una jeringa de esferas de embolización de 100 μm a 300 μm a la cantidad final. La mezcla quimioembólica se inyecta hasta que se consigue una estasis casi completa del flujo sanguíneo. El objetivo es conseguir un aspecto de «árbol en invierno», con embolización de las ramas terminales de irrigación del tumor, pero preservando el flujo en los troncos arteriales principales. Con la mezcla repe-

tida de pequeñas cantidades de la emulsión, el grosor de la mezcla puede ajustarse para intentar administrar la mayor cantidad posible de la dosis total de fármaco antes de alcanzar el punto de estasis del 90 %. Los tumores de gran tamaño e hipervasculares pueden requerir una mezcla más espesa con la adición de más partículas embólicas o el aumento de la proporción aceite:contraste. Por el contrario, los tumores menos vasculares pueden requerir una reducción de la emulsión mediante el uso de menos aceite o partículas.

7. En el caso de las microesferas liberadoras de fármacos, existen protocolos específicos para la carga de cada tipo de antineoplásico (p. ej., doxorrubicina, irinotecán) en cada marca y tamaño de microesfera (consultar las instrucciones de uso del fabricante). Actualmente, ninguno de estos productos está aprobado en Estados Unidos para la administración de fármacos. Normalmente, se añaden de 50 mg a 100 mg de fármaco en solución a un vial de microesferas unas horas antes del procedimiento para dar tiempo a la absorción del fármaco. A continuación, se retira el sobrenadante, y las microesferas cargadas de fármaco se suspenden en 10 mL a 20 mL de contraste no iónico diluido, que se instila lentamente en el vaso objetivo. Dado que las microesferas no son visibles, es necesario extremar las precauciones para evitar la embolización de vasos no objetivo. El punto deseado es la administración del fármaco, y no se requiere añadir más partículas embólicas. El irinotecán intraarterial puede ser doloroso y puede requerirse analgesia adicional.

Manejo posterior al procedimiento

1. La mayoría de las aseguradoras de Estados Unidos cubren un período de observación de 23 h en lugar de un ingreso hospitalario completo. Con una evaluación cuidadosa, algunos pacientes podrán ser dados de alta el mismo día si la ingesta oral es adecuada y el dolor está controlado. Debe establecerse un protocolo para instaurar un triaje entre el mismo día y el estado de observación que incorpore evaluaciones rutinarias tras el alta (7).
2. Hidratación intensiva (SN 3 L cada 24 h) y luego dextrosa al 5 %, solución salina al 0.45 % (D5½SN) a 80 mL/h hasta que la ingesta oral sea adecuada.
3. Antibióticos intravenosos hasta el alta (p. ej., cefazolina en dosis de 500 mg cada 8 h, metronidazol en dosis de 500 mg cada 12 h).
4. Tratamiento antiemético intravenoso (ondansetrón y dexametasona, 8 mg por vía intravenosa cada 8 h).
5. Se suministran opioides de forma abundante, proclorperazina, ketorolaco y paracetamol para controlar el dolor, la náusea y la fiebre. En ocasiones, si el dolor es intenso, se requiere una bomba de analgesia controlada por el paciente (ACP). Las dosis típicas de ACP son sulfato de morfina en dosis de 1 mg/h a 2 mg/h, 1 mg a 2 mg a demanda, con un bloqueo de 10 min a 15 min. Como alternativa, puede utilizarse hidromorfona en una dosis de 0.2 mg/h y 0.2 mg a demanda.
6. El paciente es dado de alta tan pronto como la ingesta oral sea adecuada y no se requieran opioides parenterales para el control del dolor. La mayoría de los pacientes son dados de alta en 1 día. Antieméticos (proclorperazina [10 mg por vía oral cada 6 h], granisetrón [1 mg por vía oral dos veces al día] u ondansetrón [8 mg por vía oral dos veces al día]) y opioides orales (paracetamol/codeína, oxicodona/paracetamol o hidromorfona [2 mg]), 1 a 2 comprimidos cada 4 h según sea necesario. Los pacientes que toman opioides deben ser advertidos sobre el estreñimiento y recibir instrucciones para un régimen laxante simultáneo.
7. Los estudios de laboratorio se repiten a las 3 semanas. No se requieren estudios imagenológicos de hígado entre procedimientos, a menos que el paciente presente signos o síntomas que sugieran una complicación.
8. A las 4 u 8 semanas, el paciente regresa para un segundo procedimiento dirigido al otro lóbulo del hígado. En función de la anatomía arterial, pueden ser necesarios de dos a cuatro procedimientos para tratar toda la carga tumoral, tras lo cual se evalúa la respuesta mediante la repetición de estudios de imagen y marcadores tumorales. Un tumor viable residual puede indicar la necesidad de procedimientos adicionales.

Resultados

1. Hepatoma (8): entre el 60 % y el 80 % de los pacientes tendrán un control de la enfermedad y entre el 40 % y el 60 % una respuesta objetiva de su hepatoma y una disminución de

los valores de α-fetoproteína, si están aumentados, tras la quimioembolización transarterial con lipiodol. La mediana de la duración de la respuesta oscila entre 3 y 15 meses. La mediana de supervivencia global se sitúa en torno a los 19 meses, con un 70 % de supervivientes al año, un 40 % a los 3 años y un 32 % a los 5 años. Entre los factores pronósticos importantes se encuentra el tumor. Tres estudios controlados aleatorizados (ECA) no han mostrado ningún beneficio oncológico de las microesferas cargadas de doxorrubicina frente a la embolización simple.

2. Cáncer de colon (9): el control de la enfermedad se consigue en un 45 % a 65 %. No existen ensayos de fase III de quimioembolización con lipiodol que evalúen la ventaja de supervivencia. En el caso de los agentes de embolización liberadores de fármacos con irinotecán, en una revisión de 10 ensayos prospectivos de un solo grupo que abarcaron 638 sujetos observó una supervivencia global del 40 % al 78 %, una supervivencia sin progresión de 11 meses y una supervivencia global de 19 a 33 meses entre los estudios con > 50 sujetos. Los ensayos aleatorizados frente a la quimioterapia estándar en primera y segunda línea mostraron una mejora de la supervivencia sin progresión.
3. Los TNE (10) tienen una tasa de respuesta del 50 % al 60 % tanto a la embolización simple como a la quimioembolización. La duración de la respuesta depende principalmente del grado del tumor subyacente. En tres ensayos prospectivos se notificó una tasa inaceptable de reacciones adversas graves tras la administración de microesferas cargadas de doxorrubicina a pacientes con TNE metastásicos; este régimen de tratamiento no debería utilizarse en esta enfermedad.
4. Existen datos limitados sobre las metástasis del melanoma ocular, los sarcomas y el cáncer de mama.

Complicaciones

Las principales complicaciones de la embolización hepática son la insuficiencia hepática o el infarto (2 %), el absceso hepático (2 %), la necrosis o estenosis biliar, la rotura tumoral, la colecistitis quirúrgica y la embolización no deseada al intestino. Con una selección cuidadosa de los pacientes y una técnica escrupulosa, la incidencia de estos acontecimientos graves en conjunto es del 5 % al 7 %. Otras complicaciones son los episodios cardíacos, la insuficiencia renal y la anemia que requiere transfusión, con una incidencia inferior al 1 % en cada caso. La mortalidad a los 30 días es < 1 %.

Referencias bibliográficas

1. Charnsangavej C. Chemoembolization of liver tumors. *Semin Interv Radiol.* 1993;10:150–160.
2. Kim W, Clark TWI, Baum RA, et al. Risk factors for liver abscess formation after hepatic chemoembolization. *J Vasc Interv Radiol.* 2001;12(8):965–968.
3. Parikh RS, Abousoud O, Hunt S, et al. Infection rates following hepatic embolotherapy in patients with prior biliary interventions: comparison of single-drug moxifloxacin and multidrug antibiotic prophylaxis. *J Vasc Interv Radiol.* 2021;32(5):739–744. doi:10.1016/j.jvir.2021.01.273.
4. Leung DA, Goin JE, Sickles C, et al. Determinants of postembolization syndrome after hepatic chemoembolization. *J Vasc Interv Radiol.* 2001;12(3):321–326.
5. Tuite CM, Sun W, Soulen MC. General assessment of the patient with cancer for the interventional oncologist. *J Vasc Interv Radiol.* 2006;17(5):753–758.
6. de Baere T, Arai Y, Lencioni R, et al. Treatment of liver tumors with lipiodol TACE: technical recomendations from experts opinion. *Cardiovasc Intervent Radiol.* 2016;39(3):334–343.
7. Fritsche MR, Watchmaker JM, Lipnick AJ, et al. Outpatient transarterial chemoembolization of hepatocellular carcinoma: review of a same-day discharge strategy. *J Vasc Interv Radiol.* 2018;29:550–555.
8. Lencioni R, de Baere T, Soulen MC, et al. Lipiodol transarterial chemoembolization for hepatocellular carcinoma: a systematic review of efficacy and safety data. *Hepatology.* 2016;44(1):106–116.
9. Fiorentini G, Sarti D, Nani R, et al. Updates of colorectal cancer liver metastases therapy: review on DEBIRI. *Hepat Oncol.* 2020;7(1):HEP16.
10. Chen JX, Rose S, White SB, et al. Embolotherapy for neuroendocrine tumor liver metastases: prognostic factors for hepatic progression-free survival and overall survival. *Cardiovasc Intervent Radiol.* 2017;40(1):69–80.

22 Carcinoma hepatocelular: quimioembolización

Andrew R. Kolarich, MD, Iakovos Theodoulou, BSc (Hons), MBBS, FHEA y Christos S. Georgiades, MD, PhD, FSIR, FCIRSE

Introducción

La quimioembolización transarterial (QETA) se ha establecido como el tratamiento estándar para el carcinoma hepatocelular (CHC) en estadio intermedio (Barcelona Clinic Liver Cancer [BCLC-B]) durante casi dos décadas, con dos ensayos controlados aleatorizados de referencia (1,2) y un metaanálisis posterior (3) que demostraron una mejor supervivencia global en comparación con el mejor tratamiento de apoyo (MCS). Véase el capítulo 75 para la estadificación del CHC. Este nivel de evidencia 1A ha dado lugar a la inclusión de la QETA en las principales directrices de tratamiento del CHC, incluidas las de la American Association for the Study of Liver Diseases (AASLD) y la European Association for the Study of the Liver (EASL). Aunque la resección o el trasplante en pacientes con cirrosis descompensada sigue siendo el tratamiento curativo de referencia del CHC, la presencia de enfermedad multifocal, la función hepática limitada y la escasez de trasplantes de hígado hacen que estas opciones no estén disponibles para la mayoría de los pacientes. El fundamento de la administración de quimioterapia y la embolización selectiva de la arteria hepática se basa en el hecho de que los tumores del CHC obtienen el suministro sanguíneo casi exclusivo a través de la arteria hepática, mientras que el parénquima hepático depende principalmente de la vena porta. En la QETA convencional (QETAc), se inyecta una mezcla de quimioterapia y lipiodol (un medio de contraste aceitoso) (fig. 22-1), seguido de un agente de embolización en el lecho vascular del tumor a través de la selección de ramas de la arteria hepática. Esto permite la visualización fluoroscópica durante la administración de altos niveles de quimioterapia local seguida de isquemia, lo que prolonga el contacto del agente con el tumor y provoca una mayor isquemia del propio tumor. Los antineoplásicos más utilizados son la epirrubicina, la idarrubicina, la mitomicina C, la doxorrubicina y el cisplatino, utilizados como fármacos únicos o en combinación de dos o tres fármacos. Las microesferas liberadoras de fármacos (MELF) consisten en microesferas de acetato de polivinilo que liberan la quimioterapia a un ritmo lento, con ventajas de selectividad, mejor efecto embólico y liberación sostenida del fármaco, lo que se traduce en menos efectos secundarios y un tiempo de permanencia prolongado (4). Pero, no se ha demostrado que mejore la seguridad o la supervivencia con respecto a la QETAc (4,5).

Indicaciones

1. La indicación principal de la QETA es el CHC en estadio intermedio (BCLC-B).
2. Indicaciones secundarias:
   a. Puente al trasplante, como control local para pacientes en los que se prevé que el tiempo de espera para el trasplante sea superior a 4 meses, sin importar el tamaño del tumor (6). Casi todos los candidatos a trasplante de CHC entran en esta categoría.
   b. Criterios de tamaño de reducción para resección o trasplante.
   c. Ayudar a la cirugía mediante la reducción del tamaño de un tumor adyacente a un haz vascular intrahepático importante (p. ej., la vena porta derecha o izquierda).
   d. Paliación de pacientes cuidadosamente seleccionados con CHC avanzado (BCLC-C).

Contraindicaciones

Absolutas

1. Enfermedad hepática avanzada (Child-Pugh C) a menos que la QETA pueda realizarse de forma selectiva.
2. Encefalopatía hepática médicamente resistente, a menos que la QETA pueda realizarse de forma selectiva.

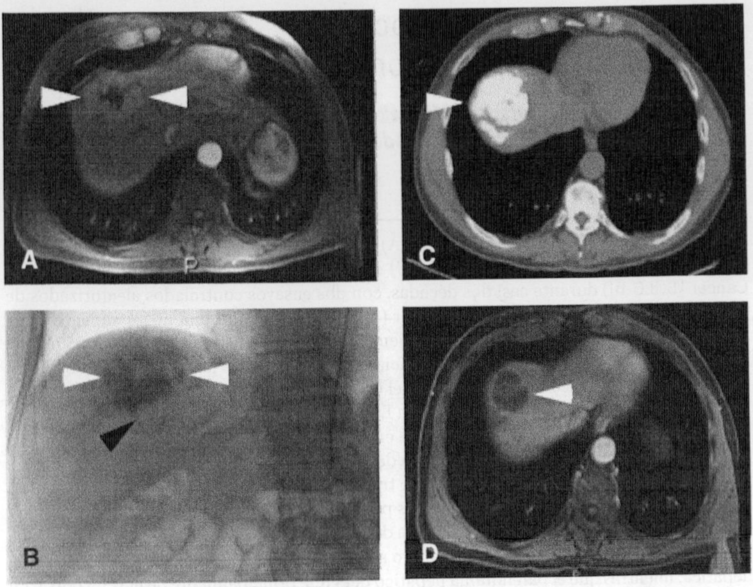

FIGURA 22-1 • Quimioembolización transarterial convencional (QETAc). La RM axial, ponderada en T1, con contraste (**A**) antes del tratamiento muestra una lesión hipervascular de 4 cm (*puntas de flecha blancas*) en la cúpula del hígado. La imagen fluoroscópica durante la QETAc (**B**) muestra la punta del microcatéter superselectivo (*punta de flecha negra*) a través del cual se inyecta la mezcla de lipiodol y quimioterapia para saturar la lesión objetivo (*puntas de flecha blancas*). La TC sin contraste posterior a la ACTC (**C**) muestra un depósito denso de lipiodol (*punta de flecha blanca*) dentro del tumor. A los 3 meses de seguimiento, la RM axial potenciada con contraste en T1 (**D**) muestra necrosis completa de la lesión en la cúpula (*punta de flecha blanca*).

3. Estado funcional deficiente. Los pacientes con un índice del Eastern Cooperative Oncology Group (ECOG) > 2 o un índice de Karnofsky (< 70) no se benefician de la QETA.
4. Diátesis hemorrágica incorregible.
5. Gran carga de enfermedad metastásica extrahepática.
6. Infección activa.

Relativas

1. Bilirrubina total > 4. La QETA puede considerarse si la hiperbilirrubinemia es secundaria a obstrucción biliar y puede revertirse con drenaje. El drenaje debe realizarse por vía percutánea y externa para evitar cruzar el esfínter de Oddi, lo que puede provocar la colonización bacteriana de los conductos biliares intrahepáticos. Esto puede conducir a la formación de abscesos intrahepáticos posteriores a la QETA y/o colangitis en el plexo peribiliar, que experimenta una profunda isquemia tras la QETA. Después del procedimiento puede colocarse un drenaje biliar interno-externo.
2. Reacción anafiláctica al contraste.
3. Reacción anafiláctica al antineoplásico.
4. Obstrucción de la vena porta. La obstrucción de la vena porta es un factor predictivo de mala respuesta al tratamiento con los parámetros EASL y AASLD en contra del uso de QETA en estos pacientes; los estudios han demostrado que la obstrucción segmentaria o subsegmentaria de la vena porta no aumenta el riesgo de complicaciones siempre que la reserva hepática esté dentro de los criterios y/o exista flujo colateral al hígado (7).

Preparación previa al procedimiento

1. Revisión multidisciplinar de la enfermedad y el estado funcional del paciente para garantizar que no se pasa por alto ninguna opción curativa.
2. Visita clínica en la que el paciente y su familia reciben información completa sobre los riesgos, los beneficios y las expectativas razonables del tratamiento.
3. Revisión de imágenes transversales, con preferencia de la resonancia magnética (RM) con contraste a la tomografía computarizada (TC).
4. Estado de ayuno completo excepto para los medicamentos permitidos durante al menos 8 h antes de la sedación o la anestesia.
5. Hidratación intravenosa (i.v.). La deshidratación por estado de ayuno, la carga de contraste, la nefrotoxicidad de la quimioterapia y la posibilidad de síndrome de lisis tumoral aumentan el riesgo de lesión renal aguda. Si no existe ninguna contraindicación, como insuficiencia cardíaca, se recomienda un bolo de solución salina normal (es decir, 500 mL) seguido de hidratación i.v. continua (100 mL/h).
6. Premedicación:
   a. Dexametasona (10 mg i.v.), difenhidramina (50 mg i.v.).
   b. Nefroprotectores, si es necesario. Lo más importante es la hidratación.
   c. Antieméticos. Ondansetrón (8 mg i.v.) (revisión de la electrocardiografía previa a la cirugía para evaluar la prolongación del segmento QTc).

Procedimiento

1. La sedación moderada es adecuada para la mayoría de los pacientes.
2. Preparación estéril del acceso femoral.
3. Arteriografía:
   a. La aortografía abdominal puede revelar irrigación tumoral colateral. Esto es importante en tratamientos repetidos, ya que las arterias frénicas, suprarrenales o intercostales pueden desarrollar una irrigación tumoral (fig. 22-2). En ocasiones infrecuentes puede identificarse una irrigación colateral extraabdominal (fig. 22-3).
   b. Arteriografía mesentérica superior para identificar las arterias hepáticas accesorias y evaluar la permeabilidad de la vena porta.
   c. *Arteriografía celíaca y hepática para la planificación del tratamiento.*
   d. Podría realizarse una TC de haz cónico antes del tratamiento para garantizar la correcta orientación del tumor en determinados casos.
4. Colocación del catéter (o microcatéter coaxial, si es necesario) lo más distal posible para reducir al mínimo la lesión hepática colateral, pero lo suficientemente proximal para tratar toda la lesión objetivo.
5. Administración de la mezcla de quimioterapia/lipiodol/embolización o MELF cargada con quimioterapia bajo visualización fluoroscópica continua para evitar la administración inadvertida de fármacos y/o agentes de embolización en vasos no objetivo:
   a. Para la QETAc, debe crearse una emulsión de lipiodol (aceite): quimioterapia (acuosa). Comenzar con una proporción de 1:1 y aumentarla para tumores vasculares de mayor tamaño o disminuirla para tumores con flujo arterial más lento. La cantidad máxima de lipiodol no debe superar los 20 mL. La cantidad de emulsión de lipiodol a inyectar depende del tamaño del tumor. Si se identifica una derivación visible entre la arteria hepática y la vena hepática o, más comúnmente, entre la arteria hepática y la vena porta, debe realizarse la embolización completa de la derivación con torundas de Gelfoam® antes del procedimiento QETA. Puede administrarse lidocaína intraarterial adicional después de administrar la emulsión de lipiodol-quimioterapia para aumentar la citotoxicidad, pero antes del componente de embolización del procedimiento. Deben utilizarse microesferas calibradas de 100 μm a 300 μm para completar la embolización. El punto final angiográfico debe ser de 2 a 5 latidos para vaciar la columna de contraste (estasis o casi estasis).
   b. Para la QETA-MELF (fig. 22-4), se recomienda el uso de MELF de 100 μm a 300 μm de tamaño para conseguir una penetración más profunda en el tumor o tumores. El

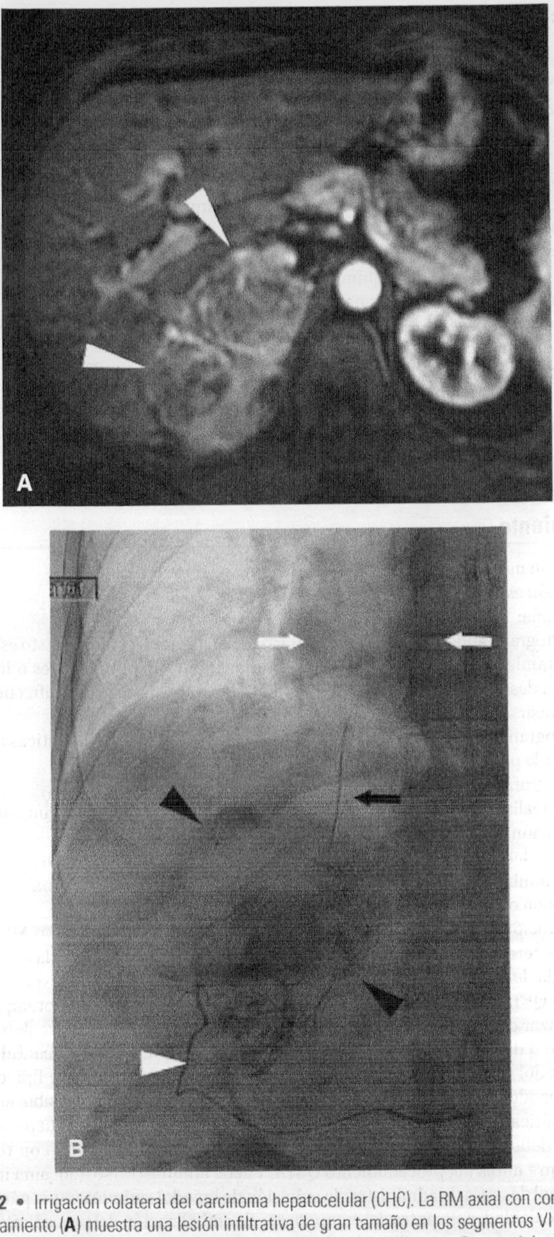

FIGURA 22-2 • Irrigación colateral del carcinoma hepatocelular (CHC). La RM axial con contraste T1 previa al tratamiento (**A**) muestra una lesión infiltrativa de gran tamaño en los segmentos VI y VII (*puntas de flecha blancas*) que se extiende más allá de la cápsula hepática. La imagen fluoroscópica durante la angiografía (**B**) muestra la irrigación colateral al gran CHC (*puntas de flecha negras*) a través de la arteria suprarrenal derecha. La punta del microcatéter superselectivo se indica con la *punta de flecha blanca*. Se observa la irrigación arterial a través de la arteria hepática derecha (*flecha negra*), que irriga una masa pediculada en la aurícula derecha (*flechas blancas*). (*Continúa*)

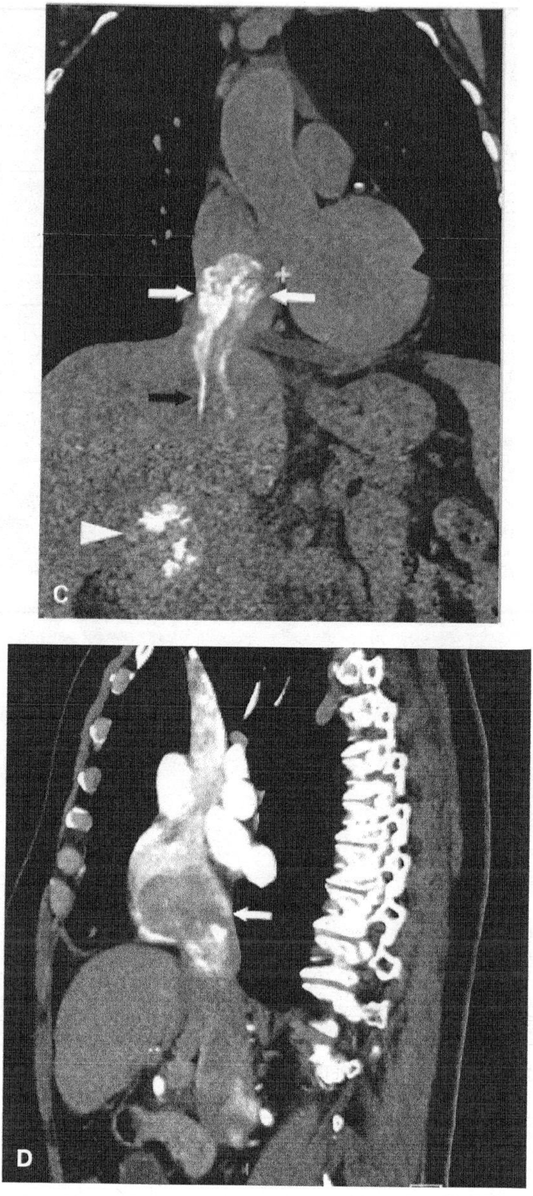

FIGURA 22-2 • (*Continuación*) Post-QETAc, TC coronal sin contraste (**C**), que muestra el depósito de lipiodol dentro de la masa hepática (*cabeza de flecha blanca*), y su extensión al componente auricular derecho (*flechas blancas*) a través de la invasión de la arteria hepática (*flecha negra*). TC sagital con contraste antes (**D**) y 3 meses después. (*Continúa*)

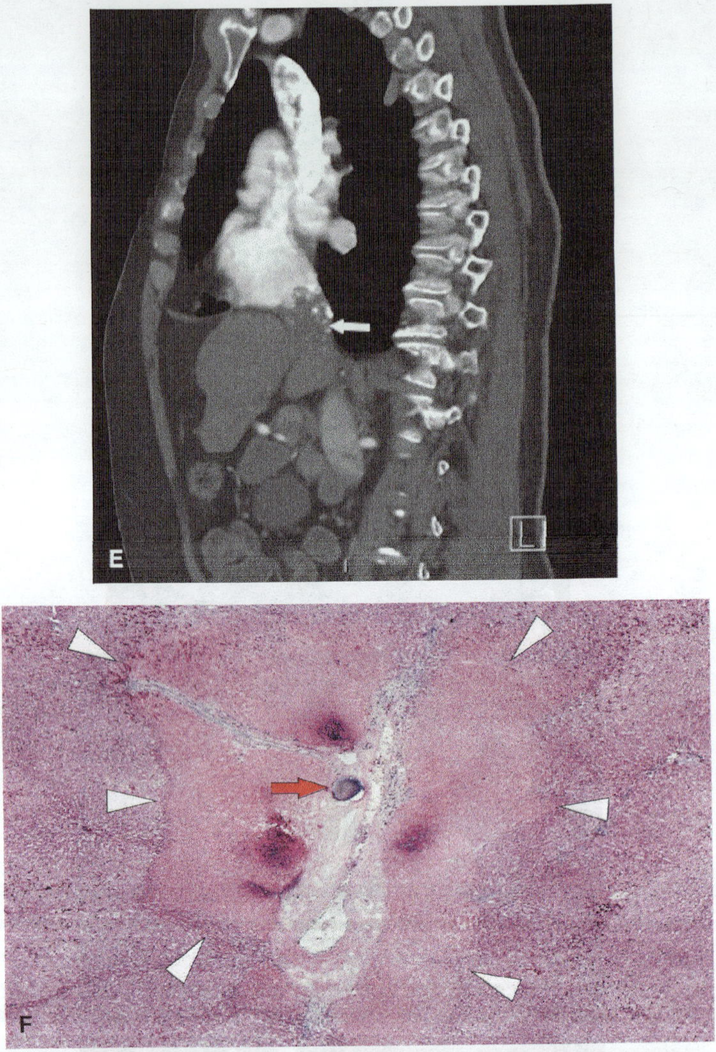

FIGURA 22-2 • (*Continuación*) (**E**) La QETAc muestra una respuesta casi completa del tumor de la aurícula derecha (*flecha blanca*). Tras este notable resultado, el paciente pasó a resección. La preparación histopatológica con hematoxilina y eosina (**F**) muestra una perla (*flecha roja*) embolizada en la irrigación arteriolar del tumor. El antineoplásico eluido (doxorrubicina) y la isquemia dieron lugar a una zona de necrosis bien delimitada (*puntas de flecha blancas*) dentro del CHC objetivo.

contraste yodado debe mezclarse con la MELF en una proporción de 3 a 4:1. Las dosis de doxorrubicina adecuadas para la QETA-MELF oscilan entre 50 mg y 150 mg.

6. Después del tratamiento debe realizarse una TC de haz cónico (fig. 22-5) para confirmar que el tumor se ha tratado correctamente y evaluar el éxito técnico. Las herramientas adicionales de orientación disponibles, como la detección automática de alimentadores, la

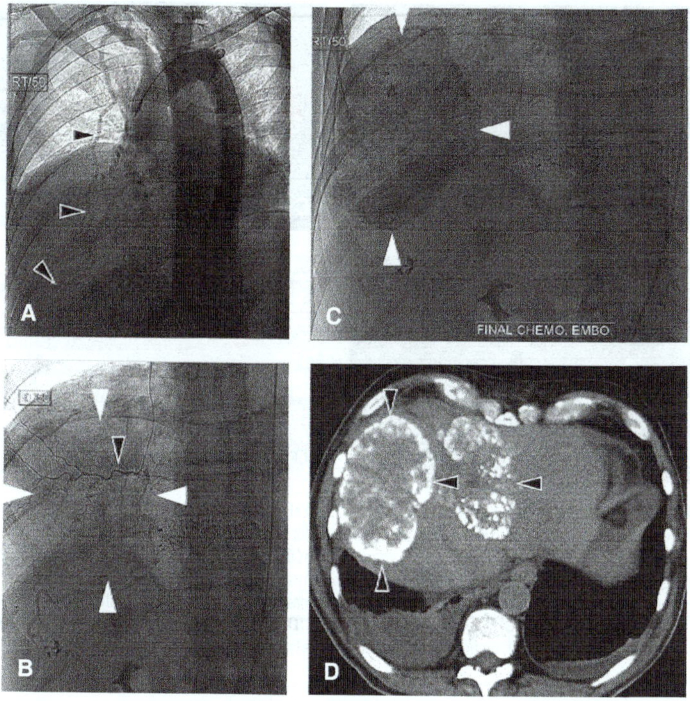

FIGURA 22-3 • Irrigación colateral extrahepática al carcinoma hepatocelular (CHC). La arteriografía oblicua izquierda del arco aórtico ascendente (**A**) muestra una arteria mamaria interna derecha (*puntas de flecha negras*) que irriga una arteria tumoral en el hígado. Fase retardada de la misma arteriografía (**B**) que muestra colateralización con arteria intercostal (*punta de flecha negra*) y gran rubor tumoral (*puntas de flecha blancas*). La exposición fluoroscópica única frontal tras la QETAc de las arterias mamaria interna e intercostal (**C**) muestra una excelente cobertura del tumor por el lipiodol (*puntas de flecha blancas*). La TC sin contraste intrevenoso (CIV) posterior a la QETAc (**D**) confirma la excelente cobertura del tumor objetivo por el lipiodol (*puntas de flecha negras*).

superposición en tres dimensiones (3D) y la fusión de imágenes (figs. 22-6 y 22-7) pueden mejorar aún más la respuesta y atenuar la embolización fuera del objetivo.

7. Hemostasia de acceso.

Seguimiento

Aunque los protocolos pueden variar ligeramente, el seguimiento estándar consiste en una RM con contraste posterior al tratamiento, una evaluación de laboratorio y una exploración clínica entre 4 y 6 semanas después del tratamiento. La respuesta se documenta mediante los criterios EASL o mRECIST (*Modified Response Evaluation Criteria in Solid Tumors*).

Resultados

Se ha demostrado un beneficio relacionado con la supervivencia de los pacientes con Child-Pugh A y B, en comparación con el mejor tratamiento de soporte solo:

1. Un ensayo controlado aleatorizado de referencia realizado por Llovet y cols. en 2002 informó de una supervivencia media significativamente mayor con QETAc (28.6 meses) que con el mejor tratamiento de soporte (17.9 meses; $p = 0.009$) (1). En un ensayo similar

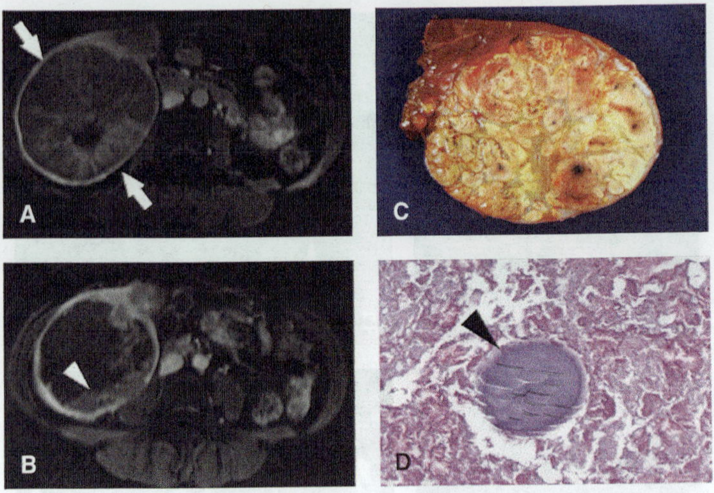

FIGURA 22-4 • Correlación histopatológica tras QETA-MELF de un gran carcinoma hepatocelular (CHC) del lóbulo derecho. La imagen axial de RM con contraste, ponderada en T1 y supresión de grasa antes del tratamiento (**A**) muestra un CHC de 16 cm con realce sólido (*flechas blancas*). La imagen 3 meses después del tratamiento con QETA-MELF (**B**) muestra un CHC en contracción que es principalmente necrótico. Se observa un pequeño tejido tumoral periférico viable (*punta de flecha blanca*). Tras esta respuesta, se realizó la resección del CHC (**C**). El examen histopatológico (**D**) mostró más de un 90 % de necrosis tumoral centrada alrededor de la MELF embolizada en las arteriolas (*punta de flecha negra*).

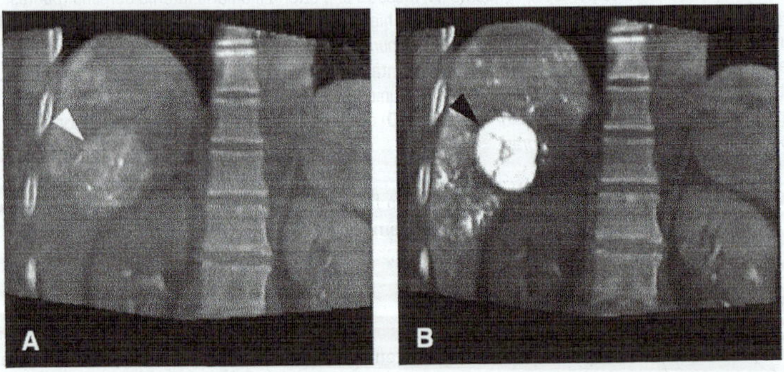

FIGURA 22-5 • Utilidad de la TC con brazo en C durante el procedimiento. Durante la QETAc, se colocó el microcatéter subselectivo en la localización deseada y se inyectó contraste a una velocidad de 1.5 cm^3/s para una duración total de la inyección de 7 s. Se obtuvieron TC con brazo en C en fases arterial y venosa. La primera imagen (**A**) es una reconstrucción coronal de una TC con brazo en C previa a la embolización en este paciente con CHC. Muestra una cobertura completa del CHC objetivo (*punta de flecha blanca*) con un realce mínimo no objetivo. La reconstrucción coronal de una TC sin contraste intravenoso (CIV) posterior a la QETAc (**B**) muestra una captación completa y densa del lipiodol por el CHC (*punta de flecha negra*), sugestiva de una respuesta excelente.

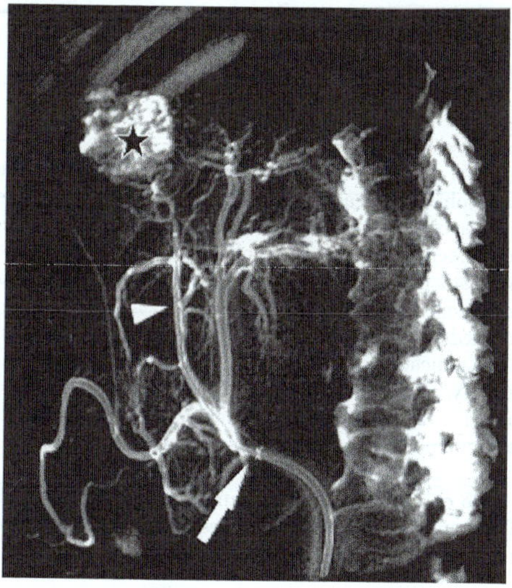

FIGURA 22-6 • Ejemplo de planificación de embolización. Vía vascular arterial generada por ordenador que conecta el catéter selectivo (*flecha blanca*) y el carcinoma hepatocelular (CHC) objetivo (*estrella negra*) seleccionando la rama correcta de la arteria hepática (*punta de flecha blanca*). El conocimiento de esta anatomía facilita al operador la subselección de las arterias adecuadas para una administración más específica del tratamiento.

realizado por Lo en 2002 se observó un beneficio en términos de supervivencia con respecto al mejor tratamiento de soporte (57 % frente a 32 % a 1 año, 31 % frente a 11 % a 2 años, 26 % frente a 3 % a 3 años; $p = 0.002$) (2).

2. Los metaanálisis posteriores, incluida una gran revisión sistemática que implicó a más de 10 000 pacientes con CHC, demostraron una supervivencia global de 19.4 meses y una tasa de supervivencia a 5 años del 32.4 % (8).
3. No existen ensayos controlados aleatorizados que evalúen la QETA como tratamiento neoadyuvante en comparación con el mejor tratamiento de soporte antes del trasplante hepático. Los estudios comparativos retrospectivos (niveles 3b y 4) presentan resultados

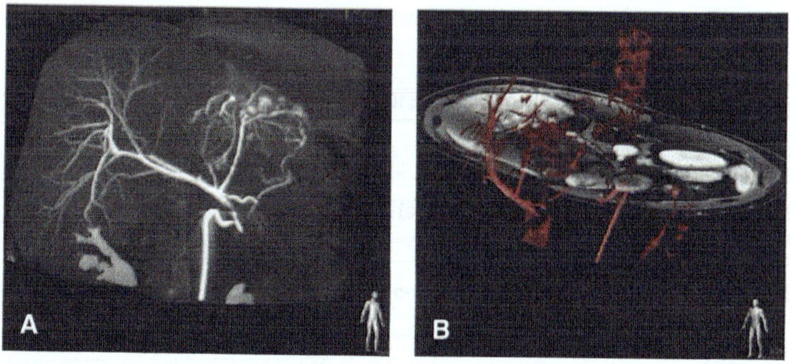

FIGURA 22-7 • Ejemplo de fusión de imágenes. Reconstrucción 3D tras TC (**A**) que muestra la anatomía vascular arterial del hígado. La fusión de imágenes con la RM de referencia (**B**) confirma la vía arterial hacia el carcinoma hepatocelular (CHC) objetivo.

dispares en cuanto a las tasas comparativas de abandono de la lista de espera y la reducción de la recurrencia del CHC, sin pruebas de un aumento de la supervivencia global tras el trasplante (9).

Complicaciones

Las complicaciones más graves relacionadas con la QETA son la insuficiencia hepática, la embolización fuera del objetivo y el absceso hepático. Las complicaciones esperables relacionadas con la QETA se resumen en la tabla 22-1. El efecto secundario más frecuente de la QETA es el síndrome posquimioembolización, que se observa entre el 60 % y el 80 % de los pacientes. Se compone de una tríada de dolor abdominal, náusea y fiebre, es autolimitado y no indica una verdadera complicación:

1. El fallo hepático puede evitarse con una selección adecuada de los pacientes. La hepatopatía avanzada está indicada por Child-Pugh C, bilirrubina elevada, albúmina baja, estado funcional deficiente y/o encefalopatía, que son predictores significativos de insuficiencia hepática tras la QETA. La QETA en estos pacientes debe evitarse a menos que exista un objetivo muy específico, como la QETA superselectiva para mejorar la candidatura al trasplante.
2. El absceso hepático es una complicación infrecuente a menos que haya colonización del conducto biliar por la flora digestiva como resultado de un compromiso del esfínter de Oddi (conducto biliar, hepaticoyeyunostomía). En este último caso, el riesgo de absceso

Tabla 22-1 Complicaciones relacionadas con la quimioembolización transarterial

		Riesgo		
Complicación	**Factor de riesgo**	**Línea de base**	**Tras la mitigación de riesgos**	**Acción de mitigación de riesgos**
Insuficiencia hepática/muerte	Child-Pugh C Bilirrubina total ≥4 mg/dL Albúmina ≤2 mg/dL Bajo rendimiento	5-10 %	1 %	Embolización superselectiva
Encefalopatía	Antecedentes de encefalopatía, mala reserva de función hepática	20-40 %	5-10 %	Embolización superselectiva, medicación
Absceso hepático	Esfínter de Oddi comprometido	30-80	0-20 %	Antibióticos de amplio espectro Preparación intestinal
Embolización fuera del objetivo	Anatomía aberrante, anatomía vascular difícil	<10 %	<1 %	Embolización con *coil* de vaso no objetivo, TC con brazo en C
Embolia pulmonar	Derivación de arteria hepática a vena hepática	<1 %	<1 %	Embolización de derivación con Gelfoam®
Hemorragia varicosa	Varices gastroesofágicas	1-5 %	Desconocido pero inferior	Vendaje endoscópico previo a la QETA
Insuficiencia renal aguda	Insuficiencia renal, diabetes, hipertensión	5-10 %	<2 %	Hidratación, renoprotección, reducir al mínimo el contraste

hepático es del 60 % al 80 % y solo se reduce moderadamente con antibióticos de amplio espectro y preparación del colon antes de la QETA. La QETA puede provocar una isquemia biliar y causar un absceso local.

3. La embolización fuera del objetivo puede ser catastrófica y puede evitarse con un profundo conocimiento de la anatomía vascular, experiencia y una técnica meticulosa. Una dilución elevada de la MELF con contraste y una visualización ampliada y continua limitan las posibilidades de reflujo. Si un vaso no objetivo se encuentra cerca del vaso objetivo, la embolización con *coil* puede evitar esta complicación.

Tratamiento de las complicaciones

1. Insuficiencia hepática, encefalopatía y muerte. Estas complicaciones están relacionadas con una reserva de función hepática deficiente antes de la QETA, y la única intervención posible es el apoyo sintomático. La hidratación intravenosa, la presión de soporte y el metronidazol/lactulosa o la rifaximina para la encefalopatía hepática pueden ayudar a estabilizar al paciente hasta que el hígado se recupere.
2. Absceso hepático. El absceso hepático subsiguiente debe drenarse por vía percutánea. Tales abscesos son notoriamente difíciles de tratar y pueden requerir drenaje prolongado, repetición del drenaje y antibióticos a largo plazo.
3. Embolización fuera del objetivo:
   a. Gástrico: soporte sintomático, incluyendo ayuno absoluto, hidratación intravenosa, inhibidores de la bomba de protones y protección de la superficie gástrica. Si hay perforación, puede ser necesaria la cirugía.
   b. Vesícula biliar: la mayoría de las veces es una situación autolimitada. El dolor, el control de la náusea, el ayuno absoluto y la hidratación intravenosa son adecuados en la mayoría de los casos. La vesícula biliar acaba cicatrizando y los síntomas se resuelven.
4. Embolia pulmonar: medidas de apoyo a la resolución incluyendo anticoagulación.
5. Insuficiencia renal. La deshidratación, la nefrotoxicidad del contraste, la nefrotoxicidad de la quimioterapia y la lisis tumoral aumentan el riesgo de lesión renal. Una hidratación intravenosa agresiva antes de la QETA es la maniobra más importante para proteger el riñón. La limitación de la carga de contraste y el uso de nefroprotectores antes de la QETA pueden ayudar a reducir el riesgo de insuficiencia renal.
6. Hemorragia digestiva. Dos complicaciones distintas:
   a. Hemorragia arterial: la embolización fuera del objetivo puede producir ulceración/perforación duodenal o gástrica, lo que puede dar lugar a hemorragia arterial.
   b. Hemorragia varicosa: los pacientes con hipertensión portal, varices gástricas y antecedentes de hemorragia varicosa tienen un mayor riesgo de una nueva hemorragia varicosa. Se cree que esto se debe a un aumento transitorio de la hipertensión portal. El tratamiento es sintomático y, si no tiene éxito, se requiere la colocación de bandas endoscópicas/esclerosis.

Resumen

La QETA es el tratamiento recomendado para el CHC en estadio intermedio (BCLC-B) y múltiples estudios de nivel de evidencia 1 han demostrado que ofrece un beneficio sustancial en términos de supervivencia. También se ha demostrado que el uso de QETA permite mantener a los pacientes en lista de espera para un trasplante de hígado y reducir el estadio de los pacientes para que cumplan los criterios de trasplante. La expansión de estas indicaciones está intrínsecamente ligada a la competencia continua del operador, una selección cuidadosa del paciente, la colaboración efectiva entre distintas disciplinas médicas y la constante validación de estos beneficios a través de investigaciones de alta calidad.

Referencias bibliográficas

1. Llovet JM, Real MI, Montana X, et al. Arterial embolisation or chemoembolisation versus symptomatic treatment in patients with unresectable hepatocellular carcinoma: a randomised controlled trial. *Lancet*. 2002;359(9319):1734–1739.

2. Lo CM, Ngan H, Tso WK, et al. Randomized controlled trial of transarterial lipiodol chemoembolization for unresectable hepatocellular carcinoma. *Hepatology*. 2002;35(5):1164–1171.
3. Llovet JM, Bruix J. Systematic review of randomized trials for unresectable hepatocellular carcinoma: chemoembolization improves survival. *Hepatology*. 2003;37(2):429–442.
4. Lammer J, Malagari K, Vogl T, et al. Prospective randomized study of doxorubicin-eluting-bead embolization in the treatment of hepatocellular carcinoma: results of the PRECISION V study. *Cardiovasc Intervent Radiol*. 2010;33(1):41–52.
5. Golfieri R, Giampalma E, Renzulli M, et al. Randomised controlled trial of doxorubicineluting beads vs conventional chemoembolisation for hepatocellular carcinoma. *Br J Cancer*. 2014;111(2):255–264.
6. Frangakis C, Geschwind JF, Kim D, et al. Chemoembolization decreases drop-off risk of hepatocellular carcinoma patients on the liver transplant list. *Cardiovasc Intervent Radiol*, 2011;34(6):1254–1261.
7. Georgiades, CS, Hong K, D'Angelo, M, et al. Safety and efficacy of transarterial chemoembolization in patients with unresectable hepatocellular carcinoma and portal vein thrombosis. *J Vasc Interv Radiol*, 2005;16(12):1653–1659.
8. Lencioni R, de Baere T, Soulen MC, et al. Lipiodol transarterial chemoembolization for hepatocellular carcinoma: a systematic review of efficacy and safety data. *Hepatology*. 2016;64(1):106–116.
9. Wallace D, Cowling TE, Walker K, et al. Liver transplantation outcomes after transarterial chemotherapy for hepatocellular carcinoma. *Br J Surg*. 2020;107(9):1183–1191.

23 Tumores malignos hepáticos: radioembolización

Ahmed Gabr, MD, Riad Salem, MD, MBA y Robert J. Lewandowski, MD

Introducción

La radioembolización, una forma de braquiterapia intraarterial, es una técnica en la que se infunden partículas de vidrio o resina, impregnadas con el isótopo itrio-90 (^{90}Y), a través de un catéter directamente en las arterias hepáticas. El ^{90}Y es un emisor β puro que decae a circonio-90 estable con una semivida física de 64.1 h. La energía media de las partículas β es de 0.9367 MeV, con una penetración media en el tejido de 2.5 mm y una penetración máxima de 10 mm. Una vez que las partículas se han infundido a través del catéter en la arteria hepática, viajan hasta las arteriolas distales dentro de los tumores, donde las emisiones β del isótopo irradian el tumor.

Indicaciones

1. Microesferas de vidrio:
   a. TheraSphere© (Boston Scientific, Natick, MA) fue aprobado por la Food and Drug Administration (FDA) de Estados Unidos en 1999 como tratamiento compasivo, definido como seguro y probablemente beneficioso para el tratamiento del carcinoma hepatocelular irresecable con o sin trombosis de la vena porta (TVPo), o como puente hasta el trasplante en los pacientes que podían tener catéteres adecuadamente colocados. Este dispositivo también está aprobado para el tratamiento de neoplasias hepáticas en Europa y Canadá.
2. Microesferas de resina:
   a. Las microesferas SIR-Spheres© (Sirtex Medical, Lane Cove, Australia) recibieron la aprobación previa a la comercialización de la FDA en 2002, y se definieron como seguras y eficaces para el tratamiento del cáncer colorrectal metastásico en el hígado con el uso concurrente de floxuridina. Este dispositivo también está aprobado en Europa, Australia y varios países asiáticos para el tratamiento de neoplasias hepáticas.

Contraindicaciones

Absolutas

1. Contraindicaciones de la angiografía:
   a. Coagulopatía no corregible.
   b. Insuficiencia renal grave.
   c. Reacción anafilactoide grave a los medios de contraste yodados.
   d. Enfermedad vascular periférica grave que impide el acceso arterial.
2. Enfermedad extrahepática de riesgo vital inmediato.
3. Incapacidad para evitar la liberación de ^{90}Y al tubo digestivo.
4. Derivación pulmonar hepatopulmonar:
   a. Para TheraSphere©, el límite superior de lo que se puede administrar a los pulmones se basa en la dosis pulmonar, no en la fracción de derivación pulmonar (FDP) (30 Gy por infusión, 50 Gy acumulativos).
   b. Para SIR-Spheres©, la infusión está limitada por la FDP (20 %).

Relativas

1. Trombosis de la vena porta:
   a. Los pacientes con TVPo principal tienen mal pronóstico; los pacientes Child-Pugh A con TVPo principal pueden ser tratados con seguridad.
   b. La radioembolización no está contraindicada en la TVPo lobular o segmentaria.
2. Mala reserva hepática:
   a. Bilirrubina total > 2 mg por dL.
   b. Los riesgos pueden reducirse mediante radioembolización selectiva.
3. Mal estado general:
   a. Eastern Cooperative Oncology Group (ECOG) > 2.
4. Obstrucción biliar:
   a. El riesgo de complicaciones infecciosas es significativamente mayor cuando el esfínter de Oddi está comprometido.

Preparación previa al procedimiento

1. Selección de pacientes:
   a. Anamnesis, exploración física y evaluación del estado funcional.
   b. Estudios clínicos de laboratorio (hemograma completo con diferencial, nitrógeno ureico en sangre, creatinina sérica, electrólitos séricos, función hepática, albúmina, lactato deshidrogenasa [LDH], tiempo de protrombina [TP], ensayo de marcadores tumorales: antígeno carcinoembrionario [CEA], α-fetoproteína [AFP]).
   c. Tomografía computarizada (TC) torácica para la evaluación de metástasis pulmonares.
   d. TC y resonancia magnética (RM) del abdomen y la pelvis para la estadificación con evaluación de la permeabilidad de la vena porta.
   e. Estudios de la derivación pulmonar con arteriografía/macroagregados de albúmina (MAA).
2. Preparación del paciente:
   a. Los pacientes deben estar en ayuno absoluto 6 h antes del procedimiento:
      (1) Se permiten medicamentos con sorbos de agua.
   b. Línea intravenosa periférica colocada antes del procedimiento:
      (1) Hidratación de pacientes con insuficiencia renal.

Procedimiento

1. Angiografía previa al tratamiento: para definir la anatomía arterial hepática, permitir la embolización de vasos comunicantes que puedan dar lugar a la embolización de áreas no deseadas por las microesferas y facilitar la dosimetría de la radiación:
   a. Arteria mesentérica superior (3 mL/s durante 30 mL):
      (1) Permite la identificación de una arteria hepática derecha aberrante, una hepática propia aberrante, una hepática común aberrante, una hepática derecha accesoria y

la permeabilidad de la vena porta, así como el raro desvío del flujo sanguíneo de la AMS al hígado.

(2) También se evalúa el flujo retrógrado (por hundimiento tumoral u oclusión/estenosis celíaca) hacia la arteria gastroduodenal (AGD).

b. Tronco celíaco (3-4 mL/s durante 12-15 mL):

(1) Permite evaluar la anatomía celíaca e identificar la presencia de posibles variantes, incluida una arteria hepática izquierda aberrante que nace de la gástrica izquierda (tronco gastrohepático), así como las arterias frénicas inferiores derecha e izquierda. La arteria pancreática dorsal puede nacer del tronco celíaco.

c. Arteria hepática común (microcatéter; 3 mL/s durante 10-12 mL):

(1) Las variantes complejas incluyen:

(a) Una arteria hepática derecha aberrante que nace en la AMS con una trifurcación desde la arteria hepática común en la AGD, la hepática izquierda y las arterias hepáticas medias. En tales casos, a menudo se observa una derecha gástrica, y a menos que se tengan previstas infusiones segmentarias de la radioembolización, la AGD o derecha gástrica deben embolizarse. Esta funcionalidad convierte la arteria hepática común en una arteria hepática izquierda.

(b) Trifurcación de la arteria hepática común en la AGD, arterias hepáticas derecha e izquierda. Dado el poco margen de error si se produce reflujo a partir de una infusión lobular o segmentaria, en este caso la AGD debe embolizarse, sobre todo si se administran más microesferas de resina de embolización.

(c) Una separación muy temprana de la arteria hepática derecha. A menos que se inyecte suficiente contraste y refluya hasta el origen del tronco celíaco, este vaso puede respetarse.

d. Angiografía hepática izquierda (microcatéter; 2 mL/segundo durante 8 mL):

(1) Los vasos de interés incluyen la arteria frénica inferior izquierda, la arteria gástrica izquierda accesoria, la arteria esofágica inferior, la arteria gástrica derecha y la arteria falciforme. La embolización profiláctica de estos vasos puede disminuir los efectos adversos tras la radioembolización, como el dolor abdominal, la gastritis y la ulceración. Además, se recomienda realizar una angiografía hepática izquierda diferida para confirmar la ausencia de opacificación de la vena coronaria. Por último, la inyección de la arteria hepática izquierda debe indicar dónde existe flujo al segmento 4 a través de la rama medial. Si la rama medial está ausente, debe buscarse una arteria hepática media separada, que en general nace de la arteria hepática derecha.

(2) Si se identifica un tronco gastrohepático, deben tenerse en cuenta algunas observaciones vasculares. Una vez que todos los vasos gástricos se han ramificado, el tronco se desplaza en dirección horizontal. Todos los vasos que nacen de la porción horizontal del tronco gastrohepático son extrahepáticos y proporcionan flujo al esófago y al estómago. Cuando se administran microesferas de vidrio, la inyección debe ser distal a estos vasos. Con microesferas de resina, estas arterias extrahepáticas deben embolizarse; de lo contrario, podría considerarse la redistribución vascular.

e. Angiografía hepática derecha (microcatéter; 2-3 mL/s durante 10-12 mL):

(1) Los vasos de interés incluyen la arteria hepática media, la arteria supraduodenal y la arteria cística.

f. Arterias frénicas (microcatéter; 1-2 mL/s durante 4-6 mL):

(1) Si una porción del tumor hepático (especialmente CHC) no está opacificada por la arteriografía hepática, la búsqueda de estos vasos permite identificar el resto de la fuente de irrigación a los tumores.

2. Administración de los de macroagregados de albúmina:

a. La FDP (la fracción de MAA con Tc-99m observada en los pulmones en relación con la actividad de MAA con Tc-99m total observada) puede determinarse por infusión de 4-5 mCi de partículas de MAA marcados con Tc-99m a través del catéter en la distribución del hígado deseada y la obtención de imágenes planares.

b. La exploración mediante MAA con Tc-99m también puede mostrar la presencia de alguna perfusión del estómago o intestino, especialmente si se realiza una tomografía computarizada de emisión de fotón único (SPECT). Por tanto, se recomienda realizar la inyección de MAA una vez que se han embolizado todos los vasos de interés. La evaluación del *shunt* (derivación) permite al médico planificar la terapia de radioembolización y minimizar cualquier duda en la distribución de las microesferas en el momento del tratamiento.

3. Dosimetría:

a. Microesferas de vidrio:

(1) Como se describe en el prospecto del producto, TheraSphere© consiste en microesferas de vidrio insolubles en las que el ^{90}Y es un constituyente integral del vidrio. El diámetro medio de las esferas oscila entre 20 µm y 30 µm. Cada miligramo contiene entre 22 000 y 73 000 microesferas. TheraSphere© se suministra en 0.05 mL de agua estéril, libre de pirógenos, contenida en un vial de 0.3 mL con fondo en V, asegurado dentro de una ampolleta de acrílico transparente de 12 mm. Las TheraSphere© son dispensadas semanalmente por el fabricante (BTG, Londres, Reino Unido) los miércoles y están calibradas para el mediodía, hora estándar del este, del domingo siguiente y están disponibles en los tamaños de actividad de 3 GBq (81 mCi) a 20 GBq (540 mCi). La actividad por microesfera en el momento de la calibración es de aproximadamente 2 500 Bq.

(2) La actividad recomendada de TheraSphere© que debe aplicarse a un lóbulo del hígado con tumor oscila entre 80 Gy y 150 Gy. Esta amplia gama tiene por objeto proporcionar flexibilidad clínica al médico tratante.

(3) Los pacientes con cirrosis significativa deben recibir un tratamiento más conservador (80-100 Gy), mientras que los pacientes sin cirrosis pueden recibir un tratamiento más agresivo (100-150 Gy).

(4) Asumiendo que las microesferas TheraSphere© ^{90}Y se distribuyen de manera uniforme por todo el hígado y que el ^{90}Y sufre decaimiento completo *in situ*, la radioactividad necesaria para administrar la dosis deseada en el hígado puede calcularse mediante la siguiente fórmula:

$$A\ (\text{GBq}) = [D\ (\text{Gy}) \times M\ (\text{kg})]\ /\ 50.$$

Dado que una fracción de las microesferas fluirá hacia la circulación pulmonar sin alojarse en las arteriolas, cuando se tiene en cuenta la FDP, la dosis real administrada al volumen objetivo se convierte en:

$$D\ (\text{Gy}) = [A\ (\text{GBq}) \times 50 \times (1\text{-LSF})]\ /\ M\ (\text{kg}).$$

A es la actividad administrada al hígado, *D* es la dosis absorbida administrada a la masa hepática objetivo y *M* es la masa hepática objetivo. El volumen del hígado (mL) se calcula con TC y luego se convierte en masa utilizando un factor de conversión de 1.03 mg/mL. Obsérvese que la dosimetría de TheraSphere© es independiente de la carga tumoral.

b. Microesferas de resina:

(1) Como se describe en el prospecto del producto, las microesferas SIR-Spheres© consisten en microesferas biocompatibles a base de resina que contienen ^{90}Y con un tamaño de entre 20 µm y 60 µm de diámetro. Las microesferas SIR-Spheres© son un implante permanente y se suministran en un vial con agua para inyección. Cada vial contiene 3 GBq de ^{90}Y (en el momento de la calibración) en un total de 5 mL de agua para inyección. Cada vial contiene entre 40 y 80 millones de microesferas. Por consiguiente, la actividad por microesfera en el momento de la calibración de las microesferas SIR-Spheres© es mucho menor que la de las microesferas TheraSphere© (50 Bq frente a 2 500 Bq, respectivamente). Las microesferas SIR-Spheres© son dispensadas tres veces por semana por el fabricante (Sirtex, Lane Cove, Australia) y están calibradas para las 18:00 h, hora del este, en la fecha del tratamiento. La caducidad es de 24 h a partir de la fecha y hora de calibración. Al igual que con TheraSphere©, asumiendo que las microesferas SIR-Spheres© ^{90}Y se distribuyen de manera uniforme por todo el hígado y sufren decaimiento completo *in situ*, la radioactividad suministrada al hígado puede calcularse incorporando la superficie corporal y la estimación de la carga tumoral de la siguiente manera:

$$A\ (GBq) = SC\ (m^2) - 0.2 + (\%\ \text{de afectación tumoral} / 100),$$

donde SC es la superficie corporal.

4. Radioembolización:
   a. El catéter seleccionado se introduce en el vaso de tratamiento elegido según lo determinado por la angiografía previa al tratamiento y se utiliza el dispositivo de administración TheraSphere© o SIR-Spheres© para la infusión de microesferas.
   b. Se recomienda un planteamiento terapéutico paralelo a la quimioembolización transarterial, es decir, infusiones lobulares o sub/segmentarias:
      (1) Si el médico tratante insiste en atender todo el hígado a la vez, se recomienda una infusión «bilobular lobular». Esto implica la colocación del catéter en una arteria hepática y luego en la otra, donde se realiza la infusión.

Manejo posterior al procedimiento

1. Manejo ambulatorio:
   a. Los pacientes son dados de alta a su domicilio tras el tratamiento adecuado de la arteriotomía femoral.
   b. Los pacientes reciben un inhibidor de la bomba de protones durante 7 a 10 días después del tratamiento.
2. Seguimiento:
   a. Evaluación clínica: se evalúa a los pacientes para detectar efectos secundarios relacionados con el tratamiento (p. ej., fatiga, náusea, fiebre, dolor abdominal) y posibles complicaciones (p. ej., colecistitis por radiación, úlcera digestiva).
   b. Pruebas de laboratorio: se obtienen marcadores tumorales (AFP, CEA, CA19-9, cromogranina A, CA125), hemograma completo, pruebas de función hepática y bioquímica general entre 4 y 6 semanas después del procedimiento.
   c. Pruebas de imagen: en ese momento se realizan imágenes transversales (TC trifásica, RM dinámica mejorada con gadolinio, imágenes de perfusión) e imágenes funcionales con tomografía por emisión de positrones (PET), cuando procede, para evaluar los resultados del tratamiento. Si la enfermedad es bilobular, el lóbulo contralateral suele tratarse poco después de la evaluación de la respuesta. La evaluación final y la valoración de la respuesta (TC/PET/RM/marcadores tumorales) suelen completarse una vez que se han tratado ambos lóbulos y han transcurrido entre 30 y 60 días desde el último tratamiento.

Resultados

1. Carcinoma hepatocelular:
   a. CHC en estadio inicial:
      (1) Intención curativa: la segmentectomía con radiación en tumores solitarios ≤ 5 cm y función hepática preservada tiene una tasa de respuesta elevada (85-90 %) y tasas de supervivencia global a 5 años del 75 %, lo que es comparable a los resultados de supervivencia de la resección quirúrgica y la ablación (1).
      (2) Puente al trasplante hepático: los pacientes con tumores dentro de los Criterios de Milán se benefician del tratamiento puente con Y90 al conseguir una respuesta tumoral y retrasar la progresión. El tiempo hasta la progresión de la segmentectomía por radiación suele ser > 26 meses, lo que beneficia a los pacientes en lista de trasplante (2). Un reciente análisis unicéntrico por intención de tratar demostró que la tasa de abandono por progresión de la enfermedad en pacientes tratados con Y90 en espera de un trasplante de hígado puede ser tan baja como el 5.2 %.
      (3) Reducción de la resección: el CHC solitario irresecable con función hepática preservada y sin signos de hipertensión portal puede tratarse con lobectomía por radiación (Y90 lobular) o lobectomía por radiación modificada (Y90 lobular + segmentectomía por radiación Y90) para lograr la necrosis tumoral y estimular la hipertrofia del lóbulo hepático contralateral, y permitir posteriormente una futura candidatura para cirugía.

b. CHC en estadio intermedio:
   (1) Supervivencia global: estudios recientes han demostrado que los pacientes en estadio intermedio (BCLC-B) pueden tener una mediana de supervivencia global de 25 meses en pacientes Child-Pugh A y de 15 meses en pacientes Child-Pugh B.
   (2) El tiempo hasta la progresión en pacientes con BCLC-B es de 13 meses (mediana), con un rango de 8 a 26 meses (3).

c. CHC en estadio avanzado:
   (1) El tratamiento en pacientes con TVPo es seguro, con una supervivencia media de 8 a 14 meses.
   (2) Los factores pronósticos favorables incluyen bilirrubina basal ≤ 1.2 mg por dL, carga tumoral < 50 % y trombosis tumoral de la vena porta limitada a segmento (tercer orden) de la vena. En estos pacientes, la mediana de supervivencia global es de 14.1 (índice de confianza, 6.9 a 21.3) meses (4).
   (3) En dos importantes ensayos controlados aleatorizados de fase III en los que se comparó la radioembolización frente al sorafenib en pacientes con CHC localmente avanzado, los resultados de supervivencia global no fueron diferentes entre los grupos de tratamiento. Sin embargo, los pacientes del grupo de radioembolización mostraron una mejor calidad de vida y un mejor perfil de toxicidad (5,6).
   (4) Se ha observado que la dosimetría personalizada dirigida a administrar una dosis de radiación de al menos 205 Gy se asocia significativamente con tasas de respuesta más elevadas. Estos hallazgos animan a adoptar la dosimetría personalizada en futuros ensayos controlados aleatorizados y cuestionan las interpretaciones de ensayos recientes que comparan la radioembolización frente al sorafenib (4).

2. Enfermedad colorrectal con metástasis al hígado:
   a. Entorno de primera línea:
      (1) Recientemente se ha estudiado la combinación con quimioterapia. La adición de radioembolización a la quimioterapia de primera línea basada en FOLFOX en pacientes con cáncer colorrectal metastásico de predominio hepático o solo hepático no mejoró la supervivencia sin progresión, pero retrasó significativamente la progresión de la enfermedad en el hígado (7,8).
   b. Ajuste de segunda línea:
      (1) Actualmente, un ensayo de fase III (EPOCH) está evaluando la radioembolización en pacientes con carcinoma colorrectal con metástasis de hígado en los que ha fracasado la quimioterapia de primera línea (9).
   c. Ajuste de rescate:
      (1) La mediana de supervivencia en el contexto de rescate (tras fracasar al menos los tratamientos sistémicos de segunda línea) es de aproximadamente 10.5 meses (10).
3. Colangiocarcinoma:
   a. Mediana de supervivencia de aproximadamente 11 meses, similar al tratamiento sistémico (gemcitabina y cisplatino). El colangiocarcinoma periférico (formador de masa) puede responder, mientras que los tumores infiltrantes suelen tener mal pronóstico.

Efectos adversos

1. Síndrome posradioembolización:
   a. Fatiga.
   b. Dolor abdominal.
   c. Náusea.
   d. Anorexia.
   e. Fiebre.
2. Reacción idiosincrásica: durante el tiempo inmediatamente posterior al procedimiento tras la radioembolización, los pacientes pueden experimentar una reacción rara e inusual, casi idéntica a la obtenida en pacientes que reciben urocinasa, con síntomas clínicos de rigidez y alteraciones de la hemodinámica.
3. Complicaciones:
   a. Absceso.
   b. Biloma.

c. Gastritis/ulceración.
d. Colecistitis por radiación.

Tratamiento de las complicaciones

1. Síndrome posradioembolización: los efectos secundarios típicos de la radioembolización se tratan de forma conservadora. En caso necesario, pueden utilizarse analgésicos de venta libre.
2. Reacción idiosincrásica:
   a. El manejo es de apoyo, incluidos líquidos en caso de hipotensión, así como difenhidramina y meperidina.
   b. Esta reacción es de corta permanencia y suele durar menos de 1 h.
3. Complicaciones:
   a. Absceso: los abscesos hepáticos piógenos requieren tratamiento antibiótico dirigido al organismo u organismos causantes y, en la mayoría de los casos, drenaje. Para un absceso pequeño, puede ser suficiente el tratamiento antibiótico sin drenaje.
   b. Biloma: los tratamientos percutáneos incluyen drenaje del biloma, drenaje biliar transhepático percutáneo o embolización/esclerosis del sitio de filtracion biliar.
   c. Gastritis/ulceración: las opciones de tratamiento incluyen la supresión del ácido. Una úlcera que no cicatriza puede requerir cirugía si los síntomas son graves o persistentes.
   d. Colecistitis por radiación: la mayoría de los pacientes cuya arteria cística está expuesta directamente a partículas radioactivas se recuperan sin síntomas o con cuidados de soporte mínimos a pesar de los hallazgos radiográficos anómalos. Los antibióticos y/o la colecistectomía pueden estar justificados en ciertos casos.

Referencias bibliográficas

1. Lewandowski RJ, Gabr A, Abouchaleh N, et al. Radiation segmentectomy: potential curative therapy for early hepatocellular carcinoma. *Radiology*. 2018;287(3):1050–1058.
2. Salem R, Gordon AC, Mouli S, et al. Y90 radioembolization significantly prolongs time to progression compared with chemoembolization in patients with hepatocellular carcinoma. *Gastroenterology*. 2016;151(6):1155–1163.e2.
3. Salem R, Gabr A, Riaz A, et al. Institutional decision to adopt Y90 as primary treatment for hepatocellular carcinoma informed by a 1,000-patient 15-year experience. *Hepatology*. 2018;68(4):1429–1440.
4. Garin E, Tzelikas L, Guiu B, et al. Major impact of personalized dosimetry using ^{90}Y loaded glass microspheres SIRT in HCC: final overall survival analysis of a multicenter randomized phase II study (DOSISPHERE-01). *J Clin Oncol*. 2020;38(4_suppl):516.
5. Vilgrain V, Pereira H, Assenat E, et al. Efficacy and safety of selective internal radiotherapy with yttrium-90 resin microspheres compared with sorafenib in locally advanced and inoperable hepatocellular carcinoma (SARAH): an open-label randomised controlled phase 3 trial. *Lancet Oncol*. 2017;18(12):1624–1636.
6. Chow PKH, Gandhi M, Tan SB, et al. SIRveNIB: selective internal radiation therapy versus sorafenib in Asia-Pacific patients with hepatocellular carcinoma. *J Clin Oncol*. 2018;36(19):1913–1921.
7. van Hazel GA, Heinemann V, Sharma NK, et al. SIRFLOX: Randomized phase III trial comparing first-line mFOLFOX6 (plus or minus bevacizumab) Versus mFOLFOX6 (plus or minus bevacizumab) plus selective internal radiation therapy in patients with metastatic colorectal cancer. *J Clin Oncol*. 2016;34(15):1723–1731.
8. Wasan HS, Gibbs P, Sharma NK, et al. First-line selective internal radiotherapy plus chemotherapy versus chemotherapy alone in patients with liver metastases from colorectal cancer (FOXFIRE, SIRFLOX, and FOXFIRE-Global): a combined analysis of three multicentre, randomised, phase 3 trials. *Lancet Oncol*. 2017;18(9):1159–1171.
9. Chauhan N, Mulcahy MF, Salem R, et al. TheraSphere Yttrium-90 glass microspheres combined with chemotherapy versus chemotherapy alone in second-line treatment of patients with metastatic colorectal carcinoma of the liver: protocol for the EPOCH phase 3 randomized clinical trial. *JMIR Res Protoc*. 2019;8(1):e11545.
10. Hickey R, Mouli S, Kulik L, et al. Independent analysis of albumin-bilirubin grade in a 765-patient cohort treated with transarterial locoregional therapy for hepatocellular carcinoma. *J Vasc Interv Radiol*. 2016;27(6):795–802.

24 Embolización de miomas uterinos

James B. Spies, MD, MPH

Introducción

La embolización de los miomas uterinos (EMU) se comunicó por primera vez en 1995 y rápidamente se aceptó en la práctica en todo el mundo. Se han realizado numerosos estudios sobre los resultados de la embolización de los miomas, incluidos varios ensayos aleatorizados en los que se compara la EMU con la cirugía, lo que ha llevado al *Practice Bulletin on Alternatives to Hysterectomy in the Management of Leiomyomas* del American College of Obstetricians and Gynecologist a afirmar que la embolización de la arteria uterina es una opción segura y eficaz para las mujeres con miomas uterinos (1). Este hallazgo fue confirmado en una reciente revisión sistemática de Cochrane Collaborative (2).

Indicaciones

1. Hemorragia menstrual abundante:
   a. Los miomas suelen causar hemorragias menstruales abundantes sin hemorragia entre períodos. La excepción son los miomas submucosos, que, además, pueden causar hemorragia intermenstrual y metrorragia. En casi todos los casos, los miomas deben encontrarse en la profundidad del útero y distorsionar la cavidad endometrial para provocar hemorragias abundantes. Si solo hay miomas serosos o pequeños miomas intraparietales y se produce una hemorragia menstrual intensa, deberán considerarse otras posibles causas antes de proceder a la embolización.
2. Presión pélvica:
   a. Los síntomas más frecuentes relacionados con la masa son presión, pesadez o hinchazón. Estos síntomas suelen empeorar alrededor del período menstrual. Responden bien a la EMU. Es importante recordar que cierta hinchazón perimenstrual es normal, que probablemente persistirá a pesar de una EMU exitosa.
3. Dolor pélvico:
   a. Los miomas suelen provocar dolores menstruales leves. Con menor frecuencia, pueden causar dolor punzante o intenso. Cuando el dolor intenso es el síntoma predominante, es importante considerar otras causas de dolor pélvico femenino, como la endometriosis. Además, las pacientes suelen experimentar dolor a la palpación sobre un mioma concreto. Si los miomas están principalmente en un lado de la pelvis y la paciente tiene dolor en el otro, deberán considerarse otras causas.
4. Urgencia urinaria, polaquiuria, incontinencia, retención e hidronefrosis:
   a. Los miomas uterinos suelen comprimir la vejiga urinaria y provocar urgencia y polaquiuria, las cuales responden bien a la embolización. La incontinencia urinaria es menos frecuente, y en las mujeres que han tenido partos vaginales previos, la incontinencia puede ser de origen multifactorial. La hidronefrosis puede deberse a un útero fibroso considerablemente grande, y suele resolverse tras la EMU. Sin embargo, es necesario realizar una ecografía renal de seguimiento entre 3 y 6 meses después del tratamiento para garantizar su resolución.

Contraindicaciones

Absolutas

1. Embarazo.
2. Sospecha de leiomiosarcoma o neoplasia endometrial, cervical u ovárica:
   a. En ocasiones se solicita una embolización antes de la resección quirúrgica de una presunta neoplasia maligna; este es un uso aceptable de la embolización, pero la UFE nunca debe considerarse como tratamiento único para un presunto leiomiosarcoma.

Relativas

Muchas de estas contraindicaciones relativas son circunstancias que pueden manejarse con cuidados adicionales y no deben excluir el uso de la embolización:

1. Coagulopatía o necesidad de anticoagulación continua:
   a. La cirugía presenta riesgos de hemorragia similares y mayores. Los riesgos pueden reducirse o eliminarse con el uso de un dispositivo de cierre arterial en el lugar de punción, o acceso arterial radial.
2. Insuficiencia renal:
   a. El uso de contraste debe ser limitado y la paciente debe estar bien hidratada antes del procedimiento.
3. Reacción alérgica grave previa al medio de contraste yodado:
   a. La premedicación con corticoesteroides puede reducir este riesgo. Es importante que se disponga de inmediato de los fármacos y el equipo adecuados y que haya un acceso intravenoso seguro. El apoyo anestésico puede ser útil para aquellos con compromiso previo de las vías respiratorias durante una reacción alérgica.
4. Deseo de embarazo en un plazo de 2 años:
   a. Aunque las pacientes pueden quedarse embarazadas y llevar el embarazo a término, la probabilidad relativa de que esto ocurra tras una EMU puede ser menor que con la miomectomía, al menos en los 2 primeros años tras el tratamiento (3). Sin embargo, la evidencia que apoya esta afirmación es escasa y, por tanto, no definitiva. Además, los resultados relacionados con fecundidad tras la miomectomía repetida son bastante pobres y, por tanto, la embolización puede ser la mejor opción. La embolización también puede ser una buena opción para quienes corren poco riesgo quirúrgico o han rechazado la cirugía, teniendo claro que los resultados reproductivos son inciertos.

Preparación previa al procedimiento

1. Anamnesis previa al procedimiento, exploración física y consulta con un radiólogo intervencionista:
   a. Examen ginecológico realizado por un ginecólogo en el plazo de 1 año.
   b. Evaluación del tamaño uterino (por semanas de embarazo) útil durante la exploración abdominal.
2. Evaluación por imagen:
   a. La resonancia magnética (RM) con contraste es la prueba de imagen preferida porque permite una evaluación precisa del número, tamaño y localización de los fibromas, así como la detección de adenomiosis.
   b. La ecografía transabdominal y transvaginal de buena calidad puede ser un reemplazo adecuado de la RM en un entorno de práctica con recursos limitados.
3. Evaluación de laboratorio:
   a. Citología cervicovaginal, que debe ser normal o indicar una vigilancia rutinaria mejorada. Si los resultados de la citología indican la necesidad de una colposcopia o una conización, estas deben realizarse si es posible antes de proceder a la EMU.
   b. Biopsia endometrial cuando la hemorragia menstrual es significativamente prolongada o cuando hay hemorragia intermitente entre ciclos. Una regla empírica útil es la biopsia para períodos menstruales que son de rutina más largos de 10 días o cuando hay hemorragia con más frecuencia que cada 21 días.
   c. Hemograma completo, electrólitos séricos (incluida creatinina sérica) y una prueba de embarazo en orina o suero en las mujeres con riesgo de embarazo antes de la intervención. Dada la importancia de excluir el embarazo, debe obtenerse una prueba de embarazo en orina en todas las mujeres premenopáusicas justo antes del procedimiento.
   d. Pruebas de coagulación solo en pacientes en las que se sospeche una coagulopatía o que estén anticoagulados antes del procedimiento.
4. Preparación de la paciente:
   a. La paciente no debe ingerir nada por vía oral, excepto medicamentos normales con un sorbo de agua, durante al menos 6 h antes del procedimiento.

b. Puede considerarse la colocación de una sonda de Foley en la vejiga antes del procedimiento. Esto es para la comodidad de la paciente y para mantener la vejiga vacía, lo que reducirá la dosis fluoroscópica, pero con un riesgo pequeño, pero real, de infección de las vías urinarias asociada al catéter.
c. Debe explicarse a la paciente la recuperación posterior al procedimiento prevista e instruirle sobre el dolor previsto y el plan para su tratamiento.
d. Muchos intervencionistas administran una dosis única de antibióticos profilácticos, como cefazolina (1 g por vía intravenosa), aunque no hay pruebas de que esto tenga ningún impacto en las tasas de infección tras el procedimiento.
e. Los medicamentos necesarios para el tratamiento posterior al procedimiento deben estar preparados y listos para su administración inmediata al final de la intervención.
f. Algunos intervencionistas utilizan dexametasona (10 mg por vía intravenosa) justo antes del procedimiento, lo que disminuye la inflamación, el dolor y la náusea periprocedimiento.
g. Debe colocarse una vía intravenosa e hidratar a la paciente. Un método consiste en infundir 500 mL de suero salino normal durante las 2 h previas a la intervención y durante esta, y después reducir el ritmo a 125 mL/h.
h. El paciente es sedado al inicio del procedimiento, con monitorización continua por un anestesista o personal enfermero con formación en sedación.

Procedimiento

Cateterización de la arteria uterina

1. Abordaje femoral:
   a. Puede realizarse una punción femoral unilateral o bilateral, con un introductor de 4 Fr o 5 Fr en cada punto de punción.
   b. Se pasa un catéter Cobra, Rösch mesentérico inferior (RMI) u otro catéter curvo de 4 Fr o 5 Fr desde el introductor femoral derecho a través de la bifurcación de la aorta hasta la arteria hipogástrica izquierda.
   c. El mismo catéter de 4 Fr o 5 Fr o, más comúnmente, un microcatéter de 0.027″ de diámetro, se introduce en la arteria uterina utilizando un *road mapping* como orientación. La arteria uterina suele ser la primera rama que nace de la arteria glútea inferior o surgir como parte de un tronco genitourinario a nivel de la bifurcación de las arterias glútea superior e inferior. La colocación oblicua de la unidad angiográfica es esencial para una mejor observación del vaso, ya que es importante tener una buena visualización del origen de la arteria uterina para permitir un acceso fácil. A menudo, se utiliza la oblicua anterior izquierda para ambas arterias uterinas. Si una oblicua no muestra bien el origen del vaso, debe utilizarse la oblicua opuesta.
   d. Una alternativa de uso frecuente es utilizar el catéter de Roberts® (Cook Inc., Bloomington, IN) para seleccionar la arteria uterina. Este catéter recurvado de brazo largo se retrae en el punto de entrada de la ingle, lo que hace avanzar la punta hasta la arteria uterina. También puede utilizarse con un microcatéter.
   e. La arteria uterina en pacientes con miomas suele ser tortuosa, con una configuración general en forma de U. Desciende hasta el nivel del ligamento cardinal, rota medialmente a lo largo de ese ligamento y sigue su curso hasta el margen uterino, donde asciende por el lateral del útero. El microcatéter (o catéter) se avanza hasta la arteria uterina. Lo ideal sería avanzarlo más allá de cualquier rama identificable en el segmento transversal del vaso para evitar una embolización no deseada en las ramas de las estructuras adyacentes. Sin embargo, debido a la gran tortuosidad, el avance del catéter hasta el interior del vaso puede provocar espasmos. Así pues, es necesario encontrar un equilibrio entre la posición ideal y evitar los espasmos, y puede ser recomendable una colocación más proximal. Debe evitarse el espasmo porque puede conducir a un falso objetivo final (*end point*) de embolización, con recanalización poco después de retirar el catéter.
   f. Si va a utilizarse un abordaje bilateral, el proceso anterior debe repetirse desde el lado opuesto en la arteria uterina derecha antes de la filmación y la embolización para permitir el tratamiento simultáneo.

g. Si se utiliza un abordaje unilateral, la arteriografía uterina y la embolización se realizan en la izquierda y, a continuación, se utiliza un lazo de Waltman para desplazar el catéter hasta la arteria hipogástrica derecha. Como alternativa, se puede retraer un catéter RMI hasta que su extremo se ancle en el origen de la arteria hipogástrica derecha. Luego, puede utilizarse un microcatéter para acceder a la arteria uterina, para lo que se emplea la técnica que se usa para el lado izquierdo.

2. Abordaje radial:

El acceso radial (*v.* cap. 1) para la embolización de la arteria uterina es cada vez más popular y presenta las ventajas de la deambulación precoz y una elevada satisfacción de la paciente. Existe un pequeño riesgo de lesión en la mano y de accidente cerebrovascular, dado que el catéter atraviesa el origen o los orígenes de los vasos cerebrales.

Técnica de embolización

1. Elección y técnica embólica:
   a. Existen varios materiales para embolización actualmente disponibles para su uso en Estados Unidos y Europa. Los dos mejor estudiados son las partículas de alcohol polivinílico (PVA) (Contour™, Boston Scientific, Natick, MA; Bearing™, Merit Medical, South Jordan UT; Polyvinyl Alcohol Particles, Cook Inc., Bloomington, IN) y las microesferas de gelatina de trisacrilo Embosphere Microspheres® (Merit Medical, South Jordan, UT) (4,5). Se ha demostrado que el PVA esférico (Contour™ SE, Boston Scientific, Natick, MA) es inferior en el infarto de fibroma y no debe utilizarse para la embolización de fibromas (5,6). Otros materiales embólicos autorizados por la Food and Drug Administration (FDA) de Estados Unidos para la embolización son las esferas de hidrogel de PVA con acrilamida (Bead Block®, Boston Scientific, Natick, MA), las esferas de hidrogel recubiertas de Polyzene-F® (Embozene Microspheres®, Varian Medical Systems, Palo Alto, CA) y las esferas de polietilenglicol (PEG) (Hydropearl®, Terumo Interventional Systems, Somerset, NJ).
   b. El material de embolización se inyecta en pequeñas cantidades utilizando el flujo de los vasos uterinos para llevar el material embólico a la irrigación arterial del fibroma. Las ramas de los miomas se reconocen como ramas grandes, generalmente curvilíneas, que rodean cada mioma antes de penetrar en el mismo. Estos son los objetivos de la oclusión. El objetivo no es ocluir toda la arteria uterina, sino dejarla con un flujo más lento o próximo a la estasis, según el tipo de material de embolización utilizado. No deben utilizarse tapones de espuma de espongostán o *coils* suplementarios, ya que causan mucho más dolor debido a la mayor isquemia miometrial y porque pueden producir una oclusión completa y permanente de las arterias uterinas. Esto impedirá repetir la embolización si la paciente desarrolla nuevos miomas.
2. Suministro ovárico y embolización:
   a. En ocasiones, el útero y los miomas reciben un suministro adicional de las arterias ováricas. Aunque esta situación solo la presentan el 5 % de las pacientes, esto puede afectar el resultado. Dado que puede ser difícil determinar si los miomas reciben suministro sanguíneo de las arterias ováricas, en la mayoría de las pacientes está indicada la evaluación previa al procedimiento mediante RM o al final del procedimiento de embolización con aortografía, especialmente en los casos en que la arteria uterina es desproporcionadamente pequeña, cuando la arteriografía uterina muestra claramente tejido no perfundido o en procedimientos de embolización repetidos.
   b. La embolización ovárica no está bien estudiada, y aunque hay una pequeña cantidad de evidencia que confirma que la embolización de la arteria ovárica no aumenta significativamente el riesgo de lesión ovárica (7), antes de proceder puede ser conveniente consultar a la paciente sobre una posible lesión ovárica.
   c. Es preferible realizar el cateterismo selectivo de la arteria ovárica con un catéter Mikaelsson® (AngioDynamics, Queensbury, NY). Debe utilizarse un microcatéter y avanzar en el vaso aproximadamente un tercio de la distancia hasta el ovario, para garantizar que no se produzca reflujo hacia la aorta.
   d. La embolización ovárica se realiza con material de embolización particulado o esférico hasta ocluir las ramas del fibroma. El flujo suele ser muy lento debido al grave espasmo que suele observarse con el cateterismo ovárico.

Manejo posterior al procedimiento

1. Cuidados generales de la paciente:
   a. La mayoría de los intervencionistas dejan a la paciente en observación en el hospital durante la noche, aunque cada vez es más frecuente darle el alta el mismo día. El tratamiento posprocedimiento suele ser el mismo para las pacientes que pasan la noche en el hospital o las que son dadas de alta el mismo día.
   b. Iniciar la alimentación progresivamente y según se tolere. La náusea puede ser un problema si se avanza demasiado rápido.
   c. La sonda de Foley (si se utiliza) puede retirarse en cuanto la paciente sea ambulatoria.
   d. La hidratación intravenosa debe continuarse hasta que se toleren bien los líquidos por vía oral.
2. Manejo del dolor:
   a. Suele haber dolor moderado durante 2 h a 6 h después de la embolización debido a la isquemia miometrial transitoria. Es probable que la intensidad del dolor dependa del grado de oclusión de las arterias uterinas; debe evitarse la sobreembolización.
   b. La lidocaína intraarterial sin conservantes inyectada en las arterias uterinas al final de la embolización reduce significativamente el dolor tras la EMU (8). Esto representa un uso fuera de indicación, si bien, con base en la amplia historia de uso intraarterial en la angiografía, parece ser seguro.
   c. También se ha demostrado que el bloqueo del nervio hipogástrico reduce de manera significativa el dolor tras la embolización (4). Es un procedimiento invasivo, y debe tenerse mucho cuidado para evitar la inyección intravenosa, que puede provocar convulsiones. También se han dado casos infrecuentes de osteomielitis y discitis, y es importante evitar el disco intervertebral.
   d. Aunque el pilar del tratamiento intravenoso del dolor son los opioides intravenosos, los antiinflamatorios no esteroideos intravenosos y el paracetamol son componentes importantes de un plan equilibrado de tratamiento del dolor. El ketorolaco suele administrarse de 15 mg a 30 mg por vía intravenosa cada 6 h, sin importar el dolor, y los opioides para analgesia controlada por el paciente (ACP) se administran mediante bomba de ACP como complemento. En las primeras horas, la dosis típica de ACP puede ser inadecuada, independientemente de la medicación utilizada. Pueden ser necesarias dosis suplementarias. El paracetamol intravenoso en dosis de 1 g también es un potente analgésico complementario para tratar el dolor no del todo controlado.
   e. En el momento del alta, se pasa a la paciente a la medicación oral. Normalmente, se utiliza un antiinflamatorio no esteroideo oral como el ibuprofeno o el naproxeno a intervalos regulares durante 4 o 5 días. Esto se complementa con oxicodona/paracetamol oral o hidrocodona/paracetamol para uso intermitente según sea necesario para el dolor más intenso. El pico de dolor tras el alta suele producirse en los días 2 y 3 de la postembolización.
   f. La mayoría de las pacientes experimentarán calambres intermitentes, fatiga y malestar, y una tercera parte presentará febrícula durante varios días. Por lo general, se requiere una recuperación de 7 a 10 días para reanudar la actividad completa.
3. Náusea:
   a. El segundo síntoma más frecuente que requiere tratamiento médico es la náusea. Esto puede prevenirse en gran medida con dosis profilácticas de ondansetrón (4 mg por vía intravenosa en el momento del procedimiento con la misma dosis 6 h después). Pueden administrarse dosis adicionales, junto con prometazina oral o rectal u otros antieméticos.

Resultados

1. Resultados a corto plazo:
   a. Tanto la menorragia como los síntomas relacionados con el volumen (dolor, presión y síntomas urinarios) mejoran entre el 80 % y el 95 % de las pacientes, según el estudio revisado.

b. La reintervención es necesaria en aproximadamente el 5 % al 10 % de las pacientes durante el primer año debido a la falta de mejoría de los síntomas.

2. Resultados a largo plazo:
   a. La EMU ha demostrado ser eficaz, en comparación con la histerectomía, en ensayos aleatorizados a 5 años (5) y 10 años (6).
   b. La EMU tiene un nivel similar de control de los síntomas, en comparación con la miomectomía.
   c. No hay datos suficientes para determinar si es preferible la miomectomía o la EMU para las mujeres que desean quedarse embarazadas, aunque los resultados de un ensayo comparativo sugieren que hay mejores resultados con la miomectomía en los 2 primeros años en las mujeres que no han recibido cirugía previa de miomas (3).

Complicaciones

1. Expulsión del fibroma:
   a. La expulsión del fibroma, que se produce en alrededor del 5 % de los casos, es la complicación grave más frecuente y se presenta como cólicos menstruales intensos, con o sin flujo, expulsión de tejidos o hemorragia abundante (9). También puede tener una presentación más crónica, con flujo vaginal persistente, a menudo descrito como mucosa acuosa o transparente, que puede sobreinfectarse. Esto se produce con mayor frecuencia entre 3 semanas y 6 meses después de la intervención y con grandes miomas intracavitarios o grandes miomas con una gran interfase submucosa.
   b. El diagnóstico puede realizarse mediante tacto vaginal si hay tejido en la vagina o dilatación del cuello uterino. La expulsión inminente puede presentar los mismos síntomas, pero con un tacto vaginal negativo. La RM pélvica mostrará tejido en dirección descendente en la cavidad endometrial, apuntando al cuello uterino y con dilatación ocasional del orificio cervical interno. Con una expulsión más avanzada, el cuello uterino puede estar dilatado con tejido que se extiende desde la cavidad endometrial hacia la vagina.
2. Émbolo pulmonar:
   a. Se trata de la complicación potencialmente mortal más frecuente, con una incidencia aproximada de 1 de cada 400 casos.
   b. La hipercoagulabilidad transitoria se produce después de la EMU (impacto similar, pero en menor grado, que la hipercoagulabilidad después de la cirugía).
   c. El uso de dispositivos de compresión neumática intermitente en las piernas puede reducir el riesgo. Para las pacientes de alto riesgo, debe considerarse la profilaxis con heparina de bajo peso molecular.
3. Misembolización:
   a. Debido a que el material de embolización obstruye el suministro vascular a los órganos adyacentes. La lesión de otros órganos (distintos de los ovarios) o de la piel es muy poco frecuente, probablemente menos de 1 de cada 1 000 pacientes para intervencionistas experimentados.
4. Lesión miometrial:
   a. La lesión del miometrio también es infrecuente; se produce en más o menos 1 de cada 500 casos. El diagnóstico debe sospecharse cuando el dolor persiste y no mejora después de 4 a 5 días posterior a la embolización o cuando el dolor es lo suficientemente intenso como para requerir readmisión. La RM con contraste mostrará áreas de miometrio sin realce.
5. Pérdida de reserva ovárica/fallo ovárico:
   a. Puede producirse como resultado de la embolización uterina y depende de la edad. Cerca del 5 % de las mujeres mayores de 45 años pueden presentar amenorrea temporal o permanente tras una EMU. A los 40 años, la probabilidad se aproxima al 1 %.

Tratamiento de las complicaciones

1. Expulsión del mioma: es la complicación más frecuente que requiere una reintervención:

   a. Puede tratarse con observación si no presenta complicaciones, aunque, si se produce infección, se administran antibióticos orales o intravenosos.
   b. A menudo, es necesaria la dilatación y legrado/resección histeroscópica o la extracción manual del mioma. Si el mioma no puede extraerse, puede ser necesaria una histerectomía.
2. Embolización no deseada:
   a. El tratamiento suele ser conservador, con cuidados locales de la herida para lesiones cutáneas leves. Puede considerarse la consulta de cirugía plástica para lesiones más graves que provoquen ulceración cutánea.
   b. Las lesiones de la vejiga pueden requerir una evaluación urológica y, en ocasiones, una intervención.
3. Lesión miometrial:
   a. El tratamiento inicial es conservador, con reinstitución de opioides intravenosos mientras se evalúa la reparación miometrial con estudios seriados de RM con contraste.
   b. Si hay lesiones uterinas graves, puede ser necesaria una histerectomía.
4. Pérdida de reserva ovárica/fallo ovárico:
   a. El tratamiento es conservador, y algunas mujeres recuperan los ciclos menstruales varios meses después de la embolización.
   b. En caso de síntomas menopáusicos molestos, debe consultarse al ginecólogo de la paciente para considerar el manejo de los síntomas con hormonoterapia sustitutiva.

Referencias bibliográficas

1. American College of Obstetricians and Gynecologists. ACOG practice bulletin. Alternatives to hysterectomy in the management of leiomyomas. *Obstet Gynecol.* 2008;112(2 Pt 1):387–400.
2. Gupta JK, Sinha A, Lumsden MA, et al. Uterine artery embolization for symptomatic uterine fibroids. *Cochrane Database Syst Rev.* 2012;5:CD005073.
3. Mara M, Maskova J, Fucikova Z, et al. Midterm clinical and first reproductive results of a randomized controlled trial comparing uterine fibroid embolization and myomectomy. *Cardiovasc Intervent Radiol.* 2008;31(1):73–85.
4. Yoon J, Valenti D, Muchantef K, et al. Superior hypogastric nerve block as post-uterine artery embolization analgesia: a randomized and double-blind clinical trial. *Radiology.* 2018;289(1):248–254.
5. Moss JG, Cooper KG, Khaund A, et al. Randomised comparison of uterine artery embolisation (UAE) with surgical treatment in patients with symptomatic uterine fibroids (REST trial): 5-year results. *BJOG.* 2011;118(8):936–944.
6. de Bruijn AM, Ankum WM, Reekers JA, et al. Uterine artery embolization vs hysterectomy in the treatment of symptomatic uterine fibroids: 10-year outcomes from the randomized EMMY trial. *Am J Obstet Gynecol.* 2016;215(6):745.e1–745.e12.
7. Hu N, Kaw D, McCullough M, et al. Menopause and menopausal symptoms after ovarian artery embolization: a comparison with uterine artery embolization controls. *J Vasc Interv Radiol.* 2011;22(5):710–715.
8. Noel-Lamy M, Tan KT, Simons ME, et al. Intraarterial lidocaine for pain control in uterine artery embolization: a prospective, randomized study. *J Vasc Interv Radiol.* 2017;28(1):16–22.
9. Shlansky-Goldberg RD, Coryell L, Stavropoulos SW, et al. Outcomes following fibroid expulsion after uterine artery embolization. *J Vasc Interv Radiol.* 2011;22(11):1586–1593.

25 Embolización esplénica y renal

Sebastian Kos, EBIR, FCIRSE, David M. Liu, BSc, MD, FRCPC y Stephen G.F. Ho, MD, FRCPC

Introducción

La embolización de órganos sólidos en el paciente no traumático puede realizarse para muchas indicaciones (tumor, aneurisma, hiperesplenismo y antes de una cirugía). La embolización para traumatismos, aneurismas viscerales y neoplasias hepáticas se trata en otras secciones de este libro. En este capítulo se trata la embolización esplénica para el hiperesplenismo y la embolización renal para el angiomiolipoma (AML), el riñón no funcionante/síndrome nefrótico y antes de la cirugía o el carcinoma de células renales (CCR).

Indicaciones

1. Embolización de la arteria esplénica para el hiperesplenismo y la pancitopenia:
   a. Trastornos hematológicos (púrpura trombocitopénica idiopática, talasemia, esferocitosis hereditaria).
   b. Cirrosis con hipertensión portal.
   c. Neoplasias malignas primarias (linfoma, leucemia).
   d. Enfermedad congénita (p. ej., enfermedad de Gaucher, atresia de vías biliares).
   e. Hiperesplenismo idiopático.
   f. Esplenomegalia asociada a la quimioterapia.
2. Embolización de la arteria renal:
   a. Embolización total:
      (1) Insuficiencia renal terminal con hipertensión secundaria intratable.
      (2) Insuficiencia renal terminal con pérdida no tratable de proteínas/síndrome nefrótico.
      (3) Insuficiencia renal terminal con hidronefrosis y dolor de costado secundario intratable (1).
      (4) Trasplantes renales fallidos con síndrome de intolerancia al injerto.
      (5) CCR grande inoperable que causa síndromes paraneoplásicos.
      (6) Preparación para la cirugía en pacientes que rechazan transfusiones de sangre.
      (7) Hematuria inducida por neoplasia intratable en el paciente no quirúrgico.
   b. Embolización parcial:
      (1) CCR pequeño con hematuria o síndromes paraneoplásicos en el paciente inoperable.
      (2) CCR grande con hematuria o síndromes paraneoplásicos en el paciente inoperable con un solo riñón.
      (3) AML; hemorragia activa o recurrente. Los datos que guían la embolización profiláctica basada en el tamaño no son concluyentes (2).
      (4) Preparación para radiofrecuencia o crioablación de CCR (3).
      (5) Preparación para la cirugía en pacientes que rechazan transfusiones de sangre.

Contraindicaciones

Absolutas

No existen contraindicaciones absolutas para la embolización de las arterias renal y esplénica. Dado que estos procedimientos suelen implicar a otras disciplinas clínicas, a saber, oncólogos, nefrólogos, urólogos, hematólogos, etc., debe obtenerse un consenso multidisciplinar antes de estos tratamientos.

Relativas

1. Contraindicaciones de la angiografía:
   a. Reacción anafilactoide grave a medios de contraste yodados.

b. Coagulopatía no corregible.
c. Insuficiencia renal.
2. Embarazo.
3. Infección aguda o crónica de bazo/riñón.
4. Hipertiroidismo agudo.
5. Carcinoma de tiroides y tratamiento con yodo radiactivo planificada.
6. Para la embolización de la arteria renal: riñón solitario.

Preparación previa al procedimiento

1. Evaluación previa al procedimiento:
   a. Debe obtenerse el consentimiento informado antes del procedimiento.
   b. Antes de la intervención debe realizarse una angiografía por tomografía computarizada (ATC) o una angiografía por resonancia magnética (ARM) para describir la anatomía vascular, la extensión y la localización de la enfermedad (p. ej., el tumor) y el tamaño de los órganos afectados (bazo).
   c. Datos de laboratorio recientes, incluidos el tiempo de tromboplastina parcial (TTP), el cociente internacional normalizado (INR), la creatinina, la filtración glomerular (FG), el hemograma completo, el recuento de plaquetas y la proteína C reactiva (PCR).
2. Preparación del paciente:
   a. La preparación del paciente y el tratamiento previo a la cirugía varían mucho de un centro a otro e incluso de un operador a otro. Para la embolización de la arteria esplénica, en 1979, Spigos y cols. (4) describieron un régimen que sigue siendo aceptado por algunos autores (5). Este incluye profilaxis antibiótica (p. ej., cefazolina en dosis de 1 g, 12 h antes y 1 a 2 semanas después del procedimiento), antibióticos locales adicionales (p. ej., gentamicina) aplicados con la solución embólica. Nota: se han aplicado otros regímenes que incluyen cobertura de amplio espectro (p. ej., Zosyn®, 3.375 mg por vía intravenosa cada 12 h × 3 días después del tratamiento) y 5 millones de unidades de penicilina V, coadministrada con el agente de embolización, pero no existe evidencia para recomendar la «mejor práctica». Se hace hincapié en la esterilidad estricta (lavado quirúrgico amplio y/o baño de povidona yodada) para reducir al mínimo las preocupaciones relacionadas con la infección posterior a la embolia.
   b. Para la embolización esplénica, debe administrarse una vacuna antineumocócica (14-valente) días antes del procedimiento. Existe controversia sobre este tema.
   c. Paciente en ayuno total durante al menos 6 h antes del procedimiento.
   d. Establecer el acceso intravenoso.
   e. Terapia de apoyo (p. ej., volumen, oxígeno).
   f. Establecer la monitorización del paciente (electrocardiografía [ECG], frecuencia respiratoria [FR], frecuencia cardíaca [FC], pulsioximetría).
   g. Administrar sedación consciente. Nota: para la embolización renal total, puede ser necesaria la anestesia general (especialmente cuando se utilizan agentes de embolización líquidos [cianoacrilatos u Onyx®] o esclerosantes líquidos [alcohol]) debido al dolor intenso.
   h. Administrar antieméticos intravenosos (p. ej., 50 mg de difenhidramina, 10 mg dexametasona, 2-4 mg de ondansetrón).
   i. Debe aplicarse preparación estéril y vendaje estándar.
   j. Puede utilizarse un acceso transfemoral o transradial. En particular, para pacientes con parámetros de coagulación anormales, puede preferirse el acceso transradial (6).

Procedimiento

1. Embolización de la arteria esplénica:
   a. Una vez establecido el acceso arterial, se realiza un cateterismo selectivo del tronco celíaco y la arteria esplénica. Para ello, suelen utilizarse catéteres selectivos de 5 Fr (p. ej., Cobra, Sidewinder) en combinación con una guía hidrófila.
   b. Se realiza la arteriografía y se relaciona con la anatomía individual (deben tenerse en cuenta las variaciones anatómicas); el catéter se avanza de forma que puedan evitarse con

seguridad los vasos no objetivo (para la esplénica: embolización de las ramas pancreática dorsal, pancreática mayor y gástrica corta, o reflujo a la aorta; para la renal: colaterales suprarrenales, espinales y lumbares). Sin embargo, el catéter selectivo no debe introducirse en vasos cuyo diámetro sea inferior al doble del diámetro del catéter, para evitar la estasis y la oclusión. El tamaño de los vasos objetivo y la tortuosidad de la arteria esplénica a menudo hacen obligatorio el uso de un sistema coaxial. Los microcatéteres coaxiales permiten abordar con seguridad las arterias esplénicas incluso distales al hilio.

Asegurarse de que el agente de embolización y el microcatéter son compatibles. Esto incluye los *coils* de embolización, tanto los sistemas de liberación controlada como los de despliegue no controlado.

Puede realizarse una inyección intraarterial de clorhidrato de lidocaína (50-100 mg) antes de la embolización (basada en evidencia anecdótica) para disminuir las molestias del paciente y el dolor abdominal durante y después del procedimiento. (La inyección lenta y la monitorización con ECG son obligatorias, ya que puede inducirse arritmia cardíaca).

c. El material de embolización a utilizar puede elegirse en función de la experiencia y las preferencias del operador. En la literatura se han descrito y aplicado diferentes agentes para la embolización de la arteria esplénica (p. ej., coágulo autólogo, torundas de Gelfoam® [Pfizer, Nueva York, NY], partículas de alcohol polivinílico, microesferas, *microcoils*, etanol, pegamento [isobutil-2-cianoacrilato]). Sin embargo, no se han constatado diferencias en la tasa de complicaciones, la eficacia o los resultados. Más impotante que la elección real del agente de la embolización es su despliegue distal (hiliar/posthilar), ya que la embolización central puede no producir un infarto suficiente debido al flujo colateral de las ramas pancreática y gástrica (es importante señalar que el Gelfoam® y las partículas no esféricas pueden obstruirse dentro de los microcatéteres, lo que daría lugar a una embolización no controlada o a la necesidad de volver a cateterizar el vaso y reemplazar el catéter).

d. Para el resultado del procedimiento, es más relevante el concepto de embolización aplicada que el agente de embolización en sí (5):

(1) La embolización esplénica **completa** se describió inicialmente en 1973, pero pueden producirse complicaciones graves y no debe realizarse (7).

(2) La embolización esplénica **parcial** demostró los mejores resultados y una tasa de complicaciones significativamente menor. Toda embolización por hiperesplenismo debe realizarse como embolización parcial. Se han descrito dos técnicas principales (selectiva frente a no selectiva):

(a) Con la técnica selectiva, las ramas de la arteria esplénica se cateterizan selectivamente y se embolizan hasta conseguir estasis. Las imágenes angiográficas intermitentes (en fase parenquimatosa) documentan la extensión real del infarto.

(b) Para el abordaje no selectivo, el catéter se coloca en la arteria esplénica principal distal a las ramas pancreáticas y se realiza la embolización. Como punto final objetivo, puede utilizarse una disminución del 50 % al 80 % de la perfusión parenquimatosa durante la arteriografía por angiografía con sustracción digital (ASD).

(3) La embolización **parcial secuencial** es un concepto que debe aplicarse para el tratamiento embólico de la esplenomegalia masiva, ya que la embolización en un solo paso puede ser más propensa a complicaciones (p. ej., síndrome postembólico). En estos casos, algunos autores recomiendan realizar embolizaciones parciales escalonadas (de dos a tres tratamientos).

(4) En la actualidad, no se dispone de evidencia sobre la proporción óptima de tejido esplénico que debe infartarse. La práctica sugiere que la embolización del 50 % al 80 % del tejido esplénico produce mejores resultados que la embolización de $<50\%$ de tejido y menos complicaciones que la embolización de $>80\%$ de tejido esplénico.

2. Embolización de la arteria renal:

a. Se realiza una inyección selectiva de las arterias renales. En la mayoría de los casos, debe utilizarse un abordaje coaxial con una combinación de un introductor estándar de 5 Fr a 6 Fr o un catéter guía de 5 Fr a 6 Fr de diámetro interno (DI) (p. ej., doble curva renal), un catéter de diagnóstico de 4 Fr a 5 Fr (p. ej., Sos-Omni, Cobra, Vertebral, Angled taper) y una guía hidrófila. El uso adicional de microcatéteres puede ser obligatorio para la embolización superselectiva de tumores renales pequeños.

b. La angiografía selectiva debe realizarse con angulación del tubo (*gantry*) calculada a partir de TC o RM para obtener una representación óptima de la vasculatura renal.

c. *Nota*: especialmente en pacientes con CCR, si el angiograma revela fístulas arteriovenosas, estas deben embolizarse primero, antes de cualquier embolización renal total o parcial, para evitar la embolización venosa paradójica y sus complicaciones (p. ej., trombosis de la vena renal, embolia pulmonar, accidente cerebrovascular).

d. Se han descrito dos conceptos técnicos principales:

(1) Embolización renal **total**:

(a) Para la desvascularización total del riñón, se han propuesto y aplicado muchos medicamentos (p. ej., etanol, pegamento, partículas pequeñas, *coils*, tapón vascular Amplatzer® [AGA Medical Corp, Plymouth, MN]). A falta de evidencia significativa de que un agente de embolización específico sea superior, muchas instituciones utilizan el etanol debido a su rentabilidad. Para la embolización con etanol:

i. Las oclusiones proximales con balón deben realizarse para reducir al mínimo la administración no dirigida y maximizar el tiempo de permanencia.

ii. La anestesia general es esencial para el tratamiento de la inestabilidad hemodinámica potencial resultante de la liberación sistémica de etanol intraarterial, así como para el tratamiento del dolor profundo.

iii. Tras una oclusión proximal, una única inyección de contraste puede determinar el volumen de llenado individual del árbol arterial renal.

iv. Tras el desinflado del balón, el lavado del medio de contraste y el reinflado del balón, puede inyectarse con seguridad el volumen evaluado de etanol de potencia médica (< 20 mL de media).

v. El balón debe permanecer inflado durante varios minutos y, antes de desinflarlo, debe aspirarse el etanol restante a través del catéter del balón.

vi. Cuando se utilice una técnica sin balón de oclusión, deben inyectarse lentamente de 4 mL a 10 mL de etanol durante varios minutos.

vii. La angiografía debe demostrar la estasis como punto final del procedimiento.

(2) Embolización renal **parcial**:

(a) La embolización parcial se realiza principalmente para el tratamiento de tumores renales (CCR, LMA) antes o en lugar (p. ej., en pacientes inoperables) de cualquier tratamiento quirúrgico o locorregional (p. ej., ablación por radiofrecuencia [ARF], crioablación). La descripción precisa de la anatomía vascular y de los vasos que alimentan el tumor es crucial para la emboloterapia selectiva.

(b) En el caso de tumores pequeños, suele ser necesario el uso coaxial de microcatéteres para permitir el compromiso superselectivo de las ramas de suministro, lo que evita así el infarto del tejido sano.

(c) Para la embolización superselectiva de las ramas de suministro, se utilizan principalmente partículas pequeñas, microesferas y pegamento. Se prefieren microesferas pequeñas y calibradas de < 300 μm de diámetro para asegurar una embolización terminal adecuada.

Manejo posterior al procedimiento

1. Embolización de la arteria esplénica:

a. Antibióticos intravenosos (cefazolina en dosis de 500-1 000 mg cada 8 h; adaptado a la función renal).

b. Terapia analgésica (perclorpromazina y paracetamol). En la mayoría de los casos, se requiere una bomba de analgesia controlada por el paciente (ACP).

c. Tratamiento antiemético (ondansetrón y dexametasona).
d. Antes del alta, o al cabo de 1 mes, debe realizarse una TC o una RM para evaluar la cantidad real de tejido infartado.
e. La duración de la estancia hospitalaria depende de la enfermedad subyacente, del grado de síndrome postembolización y de la presencia de complicaciones. Con base en la experiencia de los autores, la mayoría de los pacientes pueden ser dados de alta entre 3 y 6 días después del procedimiento.
f. Proporcionar instrucciones específicas para minimizar la posibilidad, en las fases aguda y subaguda (3 a 6 meses), de una posible rotura esplénica.
g. Evaluación hematológica de seguimiento a las 2 y 4 semanas.

2. Embolización de la arteria renal:
a. La embolización renal total puede provocar dolor intenso; por tanto, se justifica la anestesia general y el ingreso anticipado de varios días para el tratamiento del síndrome postembolización.
b. Para los cuidados posteriores al procedimiento, véanse las recomendaciones para la embolización esplénica.

Resultados

1. Embolización de la arteria esplénica: los datos descritos sobre el beneficio clínico de la embolización de la arteria esplénica se basan en ensayos clínicos limitados con un número relativamente bajo de pacientes:
a. Tras la embolización de la arteria esplénica, se observa un aumento de las plaquetas a las 2 semanas de la intervención en hasta el 90 % de los pacientes. Puede producirse una hipertrombocitemia transitoria, e incluso pueden observarse recuentos plaquetarios normales años después del procedimiento.
b. Se observaron tasas de éxito inferiores, de hasta el 70 %, en 35 pacientes con hipertensión portal debida a atresia biliar, obstrucción portal extrahepática y cirrosis idiopática (1,8).
c. En el caso de la embolización esplénica parcial en pacientes con hipertensión portal, puede reducirse de manera significativa la frecuencia de episodios hemorrágicos por varices esofágicas y aumentar la hemoglobina, los leucocitos y las plaquetas. Sin embargo, cabe destacar que los datos sobre el efecto de la embolización de la arteria esplénica en el riesgo de hemorragia por varices son controvertidos. Puede considerarse la posibilidad de repetir la embolización en aquellos pacientes con una respuesta solo parcial, ya que es posible una respuesta completa.
d. En comparación con la esplenectomía total quirúrgica y el riesgo asociado de infección grave postesplenectomía, incluso la literatura quirúrgica actual apoya la embolización esplénica parcial como un procedimiento seguro y eficaz (9).
e. No se han demostrado diferencias significativas en los resultados al comparar el agente de embolización (*coils* frente a partículas de gelatina).

2. Embolización de la arteria renal:
a. No hay evidencia de que la embolización renal tenga un beneficio terapéutico para el CCR (10). Sin embargo, la embolización selectiva antes de la cirugía puede facilitar la cirugía tumoral laparoscópica.
b. En pacientes con enfermedades renales (p. ej., malformación arteriovenosa, AML, hemorragia recurrente) y alto riesgo quirúrgico para nefrectomía quirúrgica, el éxito clínico con respecto al manejo de la hemorragia aguda (definido como resolución de los síntomas de presentación sin necesidad de otras intervenciones) de la embolización transarterial es comparable a la nefrectomía completa.
c. En la enfermedad renal terminal, la hipertensión secundaria y el síndrome nefrótico pueden tratarse con éxito mediante embolización renal total bilateral.
d. En pacientes con intolerancia al injerto, la embolización total del injerto puede tener éxito clínico en más del 50 % de los pacientes.
e. La embolización renal en pacientes con poliquistosis renal puede reducir el tamaño del riñón y mejorar la calidad de vida (1).

f. La embolización para el AML es eficaz, segura y la función renal puede preservarse. El volumen de reducción del tamaño de un AML sigue siendo alto, > 70 %.

Complicaciones

1. Embolización de la arteria esplénica:
   a. Complicaciones locales de la zona de punción arterial.
   b. El dolor, la náusea, el derrame pleural reactivo, la atelectasia y la fiebre postembolización se consideran efectos secundarios del tratamiento y no complicaciones.
   c. Absceso esplénico (< 10 %) sobre la base de tejido infartado y reflujo de bacterias digestivas a través de la vena esplénica de flujo invertido.
   d. El riesgo de otras posibles complicaciones importantes (p. ej., perforación esplénica, necrosis de la pared gástrica, pancreatitis) puede reducirse al mínimo mediante una técnica meticulosa y embolización selectiva.
2. Embolización de la arteria renal:
   a. Complicaciones locales en la zona de punción arterial.
   b. En cuanto a la embolización esplénica, el riesgo de complicaciones importantes, en particular la embolización no objetivo (p. ej., reflujo aórtico, infarto suprarrenal, embolización colónica y periférica), puede reducirse al mínimo mediante una técnica meticulosa y embolización selectiva.
   c. El síndrome postembolización es un efecto secundario frecuente, como se ha descrito anteriormente.

Tratamiento de las complicaciones

1. Neumonía y derrame pleural: tratamiento con antibióticos y drenaje pleural.
2. Absceso esplénico/renal: tratamiento con antibióticos, drenaje percutáneo, esplenectomía si es refractario al tratamiento.
3. Para el síndrome postembolización: tratamiento sintomático con hidratación y fármacos antieméticos y analgésicos.

Referencias bibliográficas

1. Ubara Y, Tagami T, Sawa N, et al. Renal contraction therapy for enlarged polycystic kidneys by transcatheter arterial embolization in hemodialysis patients. *Am J Kidney Dis*. 2002;39(3):571–579.
2. Murray TE, Lee MJ. Are we overtreating renal angiomyolipoma: a review of the literature and assessment of contemporary management and follow-up strategies. *Cardiovasc Intervent Radiol*. 2018;41(4):525–536.
3. Tacke J, Mahnken A, Bücker A, et al. Nephron-sparing percutaneous ablation of a 5 cm renal cell carcinoma by superselective embolization and percutaneous RF-ablation. *Rofo*. 2001;173(11):980–983.
4. Spigos DG, Jonasson O, Mozes M, et al. Partial splenic embolization in the treatment of hypersplenism. *AJR Am J Roentgenol*. 1979;132(5):777–782.
5. Madoff DC, Denys A, Wallace MJ, et al. Splenic arterial interventions: anatomy, indications, technical considerations, and potential complications. *Radiographics*. 2005;25(suppl 1): S191–S211.
6. Naritaka Y, Shiozawa S, Shimakawa T, et al. Transradial approach for partial splenic embolization in patients with hypersplenism. *Hepatogastroenterology*. 2007;54(78):1850–1853.
7. Maddison FE. Embolic therapy of hypersplenism [abstract]. *Invest Radiol*. 1973;8:280–281.
8. Nio M, Hayashi Y, Sano N, et al. Long-term efficacy of partial splenic embolization in children. *J Pediatr Surg*. 2003;38(12):1760–1762.
9. Amin MA, el-Gendy MM, Dawoud IE, et al. Partial splenic embolization versus splenectomy for the management of hypersplenism in cirrhotic patients. *World J Surg*. 2009;33(8):1702–1710.
10. May M, Brookman-Amissah S, Pflanz S, et al. Pre-operative renal arterial embolisation does not provide survival benefit in patients with radical nephrectomy for renal cell carcinoma. *Br J Radiol*. 2009;82(981):724–731.

26 Hiperplasia prostática benigna: embolización de la arteria prostática

Francisco Cesar Carnevale, PhD, Airton Mota Moreira, MD, PhD y André Moreira de Assis, MD

La hiperplasia prostática benigna (HPB) es la neoplasia benigna más frecuente en hombres, y los síntomas moderados o graves de las vías urinarias inferiores (SVUI) se presentarán en cerca de la mitad de los hombres de 80 años. Los hombres con HPB pueden presentar agrandamiento prostático, obstrucción de la salida de la vejiga o ambos. Los SVUI debidos a la HPB, como retardo miccional, flujo escaso y/o intermitente, esfuerzo, micción prolongada, sensación de vaciado incompleto de la vejiga, goteo o síntomas irritativos como polaquiuria, tenesmo vesical, incontinencia de urgencia y nicturia, pueden afectar significativamente la calidad de vida del paciente y solo pueden aliviarse parcialmente con tratamiento médico. Los tratamientos invasivos de la HPB incluyen resección transuretral de la próstata (RTUP), prostatectomía abierta o enucleación con láser. La embolización de la arteria prostática (EAP) ha surgido como una alternativa eficaz para los hombres que desean evitar las importantes morbilidades asociadas a estos procedimientos (incluida la eyaculación retrógrada, una de las principales preocupaciones de muchos hombres que recurren a la EAP) (1). Estudios previos han establecido su seguridad y eficacia con una reducción significativa del volumen prostático, así como mejoras urodinámicas, de SVUI y de la calidad de vida (CdV). Estos resultados se han reproducido en múltiples centros y han sido avalados por las principales sociedades internacionales (2). Es fundamental que el radiólogo intervencionista (RI) esté familiarizado con la fisiopatología y la gama completa de tratamientos de la HPB.

Indicaciones

1. SVUI por HPB sin mejora o falta de respuesta al tratamiento médico (inhibidores de la 5α-reductasa y/o bloqueadores α selectivos).
2. SVUI debido a HPB.
3. Retención urinaria (RU) con catéter permanente.

Contraindicaciones

Absolutas

1. Infección activa de las vías urinarias (IVU).
2. Atonía vesical.
3. Disfunción neurológica de la vejiga u otro trastorno neurológico que afecte la función vesical.
4. Divertículos vesicales grandes o cálculos que requieran cirugía.
5. Estenosis uretral.
6. Insuficiencia renal.

Relativas

1. Neoplasia maligna confirmada o sospechada.
2. Hipocontractilidad del músculo detrusor.
3. Trastornos de la coagulación.

Preparación previa al procedimiento

1. Es obligatoria la participación de un equipo multidisciplinar de radiología intervencionista, radiólogos diagnósticos y urólogos en la selección y el seguimiento de los pacientes.
2. Como herramientas de evaluación se utilizan la Puntuación internacional de síntomas prostáticos (IPSS, International Prostate Symptoms Score), cuyos resultados establecen afección leve, moderada o grave; el Índice internacional de función eréctil (IIEF, International Index of Erectile Function), que establece afección grave, moderada, leve a moderada, leve o sin disfunción; y el cuestionario IPSS-CdV.

3. Todos los pacientes reciben un tacto rectal y la medición del antígeno prostático específico (PSA, *prostate-specific antigen*). La biopsia transrectal de próstata está indicada si hay sospecha de cáncer.
4. Si es necesario, se realiza un estudio urodinámico para confirmar la presencia de obstrucción infravesical y evaluar la función vesical. Algunos pacientes todavía pueden presentar obstrucción en las pruebas de seguimiento urodinámico, a pesar de la mejora de los SVUI.
5. La resonancia magnética (RM) pélvica permite evaluar con detalle los volúmenes prostáticos total y regional, los nódulos de HPB, la simetría de los lóbulos, la protrusión del lóbulo medio y las lesiones sospechosas de malignidad:
   a. Las secuencias de poscontraste muestran patrones de realce del parénquima prostático y cambios ateroescleróticos en las arterias pélvicas.
   b. Puede evaluarse el grosor de la pared de la vejiga, divertículos, pólipos, cálculos o trastornos de otras estructuras pélvicas.
   c. En la gran mayoría de los casos, no se necesita utilizar antena endorrectal.
6. Una ecografía puede evaluar las vías urinarias superiores, el volumen de la próstata, la pared de la vejiga y el residuo posmiccional (RPM); si se dispone de la técnica, también puede realizarse una elastografía prostática.
7. Se administra un inhibidor de la bomba de protones, un antiinflamatorio no esteroideo (AINE) y otros medicamentos sintomáticos, incluidos analgésicos urinarios. Se prescriben antibióticos profilácticos como ciprofloxacino o una cefalosporina de tercera generación a partir de las 24 h previas al procedimiento (dosis de 400 mg de ciprofloxacino intravenoso antes del procedimiento y 500 mg por vía oral dos veces al día durante 7 días después de la EAP).

Procedimiento (3,4)

1. Obtener el consentimiento informado.
2. La EAP suele realizarse con anestesia local y sedación intravenosa en régimen ambulatorio.
3. Para conseguir una buena referencia anatómica, se usa una sonda de Foley y el balón se llena de una mezcla de solución salina y un medio de contraste yodado del 10 % al 20 %. Esto ayuda a los principiantes a estar más seguros, pero puede provocar traumatismo uretral (dolor y hemorragia), traumatismo del lóbulo medio o infección urinaria.
4. Es esencial disponer de un equipo angiográfico con tomografía computarizada (TC) de haz cónico.
5. Al igual que la prevalencia de HPB aumenta con la edad, también lo hacen la ateroesclerosis y otras comorbilidades. La EAP puede ser un procedimiento técnicamente difícil y, además, conlleva una elevada exposición a la radiación tanto para el equipo médico como para el paciente. Se requiere una profunda familiarización con los materiales y dispositivos, técnicas de imagen durante el procedimiento, habilidades de microcateterización y un conocimiento preciso de la anatomía vascular pélvica. La identificación y cateterización de las ramas arteriales objetivo se encuentran entre los pasos más críticos y que más tiempo consumen:
   a. La angiografía por sustracción digital (ASD) aortoilíaca pélvica puede ser útil para evaluar la anatomía arterial (catéter *pigtail* [en J] en la aorta distal, 20 mL de contraste, 10 mL/s, 600 psi).
   b. Se cruza la bifurcación aórtica y se cateteriza la arteria ilíaca interna con un catéter de diagnóstico de 5 Fr. Los catéteres de diagnóstico más utilizados a través del abordaje femoral son Cobra C2, vertebral, catéter uterino Robert (CUR; Cook Inc., Bloomington, IN) y catéter prostático de Carnevale (CPC; Merit Medical System, Inc., South Jordan, UT). Los catéteres CUR y CPC pueden utilizarse para ambas arterias ilíacas internas AII. Debido a su curva larga, el CUR puede reducir la capacidad de torsión y empuje de la microguía cuando se utiliza en un sistema coaxial. El catéter CPC (puntas de 5, 10 y 15 cm) se elige en función de la distancia entre la bifurcación aórtica y la AII. En caso necesario, pueden utilizarse catéteres Simmons I o II, o catéteres vertebrales.
   c. Aunque la punción femoral común es más frecuente, el acceso radial es seguro y factible. Se accede a la AII bajo guía fluoroscópica o *roadmap* con un catéter Berenstein de 125 cm y 5 Fr, y una guía hidrófila de 0.035".

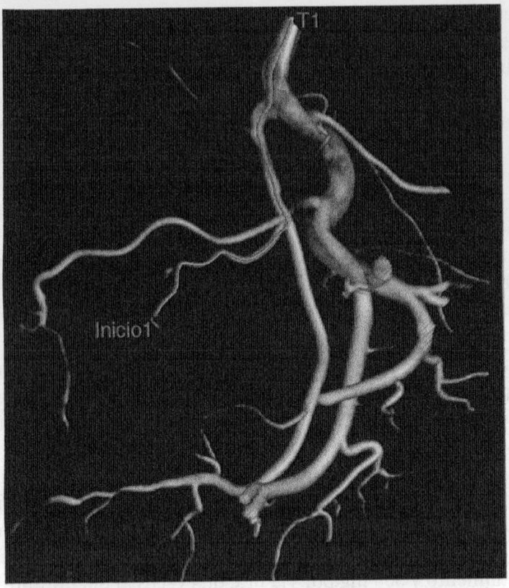

FIGURA 26-1 • La imagen angiográfica en 3D de la arteria ilíaca interna puede utilizarse como hoja de ruta (*roadmap*) para la identificación precisa de la arteria prostática.

d. Tras seleccionar el tronco de la AII, se realiza una TC de haz cónico (2 mL/s, con 4-6 s de retraso) para identificar la anatomía vascular, evitar múltiples series de ASD y reducir la exposición a la radiación. Para evitar pasar por alto una rama proximal, es esencial que el catéter de 5 Fr se coloque en el tronco común de la AII. Las imágenes proporcionan una rica fuente de información anatómica que ayuda a identificar las arterias prostáticas y las ramas no objetivo. Tras la reconstrucción de las imágenes, una guía angiográfica pélvica computarizada en 3D permite identificar la arteria prostática y su vía de acceso (fig. 26-1).

e. También puede realizarse una ASD de la AII (12 mL; 4 mL/s; 300 psi; 20-50° de angulación oblicua ipsilateral y/o 10-20° de angulación caudal).

f. El acrónimo PROVISO (que se refiere a las arterias Pudenda interna, Rectal media, Obturatriz, Vesical Inferior y Superior bajo vista Oblicua) es un apoyo nemotécnico muy útil para recordar la anatomía arterial pélvica (fig. 26-2).

g. De Assis propuso una clasificación angiográfica utilizada por los autores (5): **tipo I** (origen de un tronco común con la arteria vesical superior (AVS) (28.7 %), **tipo II** (origen desde la división anterior de la AII, inferior a la AVS) (14.7 %), **tipo III** (origen desde la arteria obturatriz) (18.9 %), y **tipo IV** (origen desde la arteria pudenda interna [API]) (31.1 %). Existen otros orígenes menos frecuentes que se clasifican como tipo 5 (5.6 %), el más relevante de los cuales es el origen desde la API accesoria (2.1 %). En el 8 % de los casos se observó duplicación unilateral. Cada tipo de anatomía presenta un reto técnico específico, y el tipo I con cambios ateroescleróticos puede ser el más difícil de cateterizar. En estos casos, puede ser útil realizar una doble curva en la microguía (forma de «C» o Cobra), utilizar microguías curvas o avanzar el catéter de 5 Fr cerca del origen de la arteria prostática (3).

h. En algunos casos es necesaria la embolización protectora con *coils* o esponja de gelatina para evitar la embolización distal no objetivo, con mayor frecuencia anastomosis de alto flujo a pene, vejiga y recto.

i. Dado que estas ramas son pequeñas y tortuosas, los autores sugieren la cateterización de la arteria prostática con microcatéteres hidrófilos de diámetro pequeño (2-2.4 Fr) y una microguía hidrófila moldeable de 0.014" 0.016". La guía de

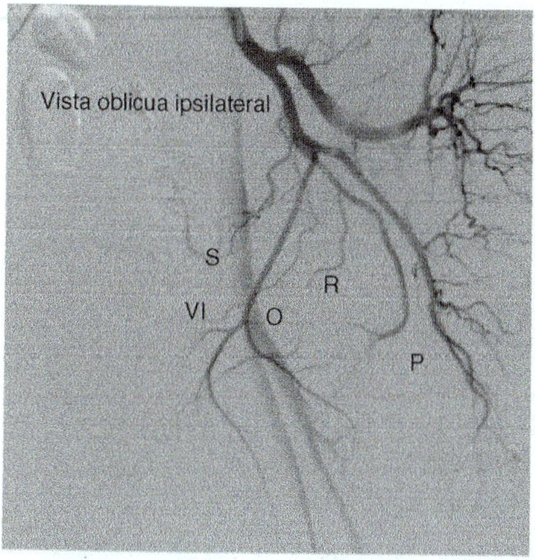

FIGURA 26-2 • Angiografía de la arteria ilíaca interna que muestra las arterias Pudenda interna, Rectal media, Obturatriz, Vesical Inferior y Superior bajo vista Oblicua ipsilateral para explicar el acrónimo PROVISO.

0.406 mm (0.016″) Fathom™ (Boston Scientific, Natick, MA) tiene una buena capacidad de seguimiento en vasos tortuosos y su punta puede ser remodelada fácilmente en caso de necesidad.

j. Entre las mejoras implementadas en los dispositivos para reducir el reflujo y la embolización no deseada se incluyen los microcatéteres equipados con un balón flexible incorporado u otros sistemas antirreflujo. Estos dispositivos evitan el reflujo al reducir la presión en la parte proximal e invertir el flujo en las anastomosis vasculares distales. Sin embargo, es importante señalar que hasta la fecha no se han notificado resultados clínicos significativamente superiores con respecto a un tipo específico de microcatéter.

k. Tras la cateterización de la arteria prostática, se obtiene una serie de ASD para visualizar las ramas de la glándula central (anteromedial) y de la zona periférica (posterolateral) (fig. 26-3).

l. Se inyecta nitroglicerina (100-200 μg) diluida en solución salina para prevenir el vasoespasmo y facilitar el cateterismo distal. El espasmo vascular puede tratarse con vasodilatadores adicionales.

m. La embolización se realiza utilizando una jeringa de 1 mL e inyecciones lentas de una solución altamente diluida de Embosphere® (Merit Medical Systems, Inc., South Jordan, UT) (100-500 μm) o partículas de alcohol polivinílico (50-250 μm) hasta la estasis vascular completa, lo que evita el reflujo a ramas no deseadas (3,6).

n. Después de la estasis, esperar de 3 min a 5 min para evaluar la recanalización precoz. Lavar el microcatéter regularmente con suero fisiológico durante la embolización. Si se observa flujo en sentido hacia adelante, continuar con el proceso de embolización. Si se observa llenado venoso y estasis total, considerar la interrupción del procedimiento (objetivo final o *end point*).

o. Retirar el catéter proximalmente y realizar una última angiografía de control para comprobar si hay ramas prostáticas adicionales. Si no se embolizan las ramas prostáticas accesorias, puede producirse una recidiva clínica de SVUI (7).

p. La AII contralateral se cateteriza con un asa de Waltman si se utiliza un catéter o vertebral, o los catéteres CUR o CPC, y la embolización se realiza siguiendo los mismos pasos. La embolización bilateral tiene mejores resultados clínicos que la embolización unilateral, y está respaldada por una declaración de posición de varias sociedades (2).

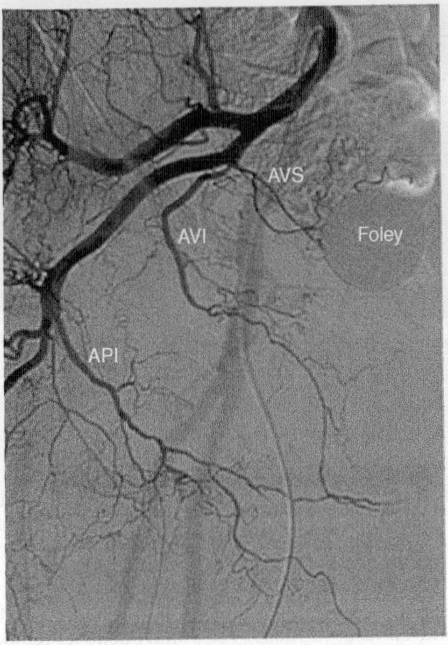

FIGURA 26-3 • Angiografía de la arteria ilíaca interna (imagen oblicua ipsilateral) obtenida durante una embolización de la arteria prostática que muestra las ramas de la división anterior, como la arteria vesical superior (AVS), la arteria vesical inferior (AVI) y la arteria pudenda interna (API), así como sus relaciones con el balón de Foley. La glándula central y las ramas capsulares surgen de la AVI.

q. Consideraciones técnicas importantes:

(1) La técnica PErFecTED (embolización proximal primero, embolización distal después) es un protocolo de embolización bilateral en dos pasos que da lugar a mayores tasas de infarto de próstata, una mejora significativa en los resultados IPSS y de la tasa de flujo urinario máximo, así como una menor tasa de recurrencia de los síntomas; Carnevale y cols. mostraron una tasa de recurrencia a 1 año del 22.0 % con embolización estándar frente al 5.3 % con la técnica PErFecTED ($p < 0.01$) (8):

(a) Tras la embolización proximal estándar (primer paso), el microcatéter debe avanzarse hacia las ramas intraprostáticas para completar la embolización (segundo paso). Se recomienda encarecidamente el uso de un microcatéter de 2.0 Fr. La inyección lenta de las microesferas es esencial para lograr la isquemia del parénquima.

(b) Debe realizarse una angiografía de control varios minutos después de completar la embolización.

(c) La TC de haz cónico es muy recomendable tanto para diferenciar las ramas prostáticas de las rectales o vesicales, así como para confirmar que se ha embolizado todo el lóbulo prostático (fig. 26-4).

(d) Antes de realizar una embolización selectiva es esencial prestar atención a la anatomía demostrada en la TC de haz cónico y en la angiografía convencional (fig. 26-5).

(e) En casos de anastomosis de arterias prostáticas de alto flujo hacia áreas clínicamente importantes, pueden utilizarse dos abordajes principales: uno consiste en avanzar el microcatéter más allá del punto de origen de la anastomosis antes de iniciar la embolización con micropartículas, y el otro

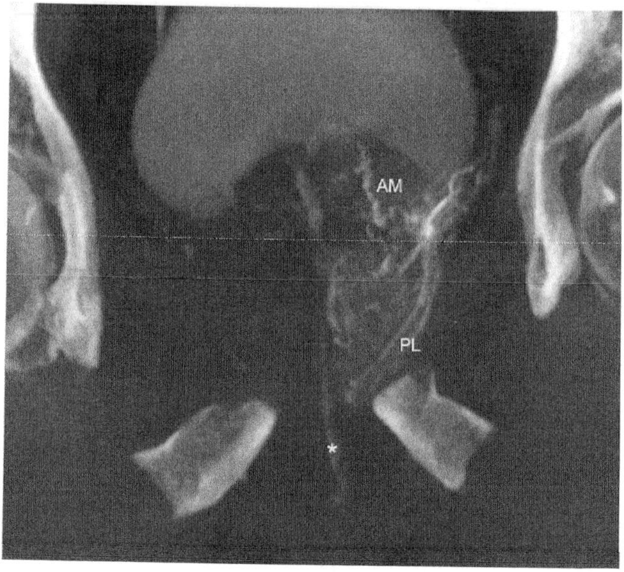

FIGURA 26-4 • La tomografía computarizada (TC) de haz cónico realizada durante la embolización de la arteria prostática muestra un realce con contraste de todo el lóbulo prostático izquierdo a través de las ramas anteromedial (AM) y posterolateral (PL). Se observa realce en fase venosa en el vértice de la próstata (*asterisco*).

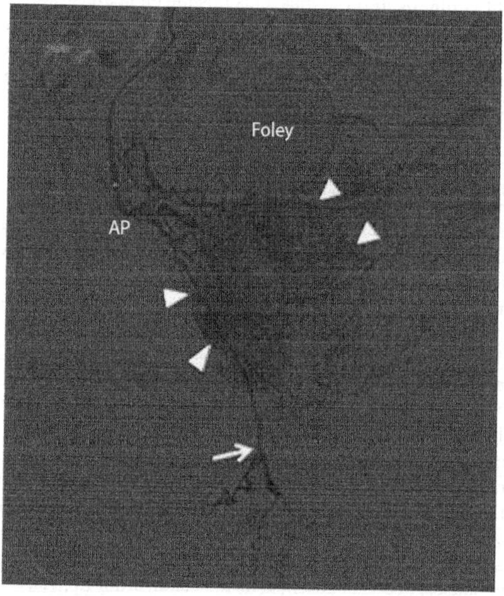

FIGURA 26-5 • Vista anteroposterior de una angiografía de arteria prostática superselectiva que muestra el microcatéter colocado en el origen de las arterias prostáticas (AP) derechas. Se observan ramas intraprostáticas derechas y opacificación parcial del lóbulo izquierdo (*puntas de flecha*). Se observa una derivación arterial colateral hacia el pene (*flecha blanca*).

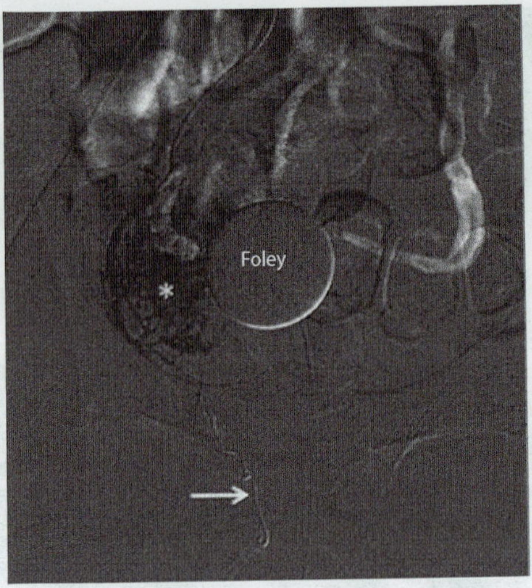

FIGURA 26-6 • Angiografía superselectiva que muestra la derivación capsular ocluida tras la embolización con *coil* (espiral).

involucra una embolización selectiva de la anastomosis con *coils* o esponja de gelatina con fines protectores (figs. 26-6 y 26-7).

(f) Cuando se lleva a cabo una embolización protectora, resulta fundamental insertar el microcatéter lo más lejos posible en la anastomosis intraprostática.

(2) Aunque puede producirse la migración de pequeñas cantidades de microesferas a través de las anastomosis al territorio obturador u otras estructuras parietales pélvicas, no se esperan complicaciones clínicas. Por tanto, no es necesario colocar *coils* en estas conexiones. Además, el reflujo de partículas a las ramas de las vesículas seminales no parece causar complicaciones.

Manejo posterior al procedimiento

1. Las sondas vesicales, si se utilizan exclusivamente como guía durante la EAP, deben retirarse de inmediato después del procedimiento. A los pacientes con uso crónico de sonda vesical se les debe indicar que vuelvan 2 semanas después para intentar la micción espontánea. Si los síntomas urinarios persisten y no puede retirarse la sonda, debe intentarse de nuevo cada 7 días.
2. Los pacientes deben ser dados de alta entre 3 h y 6 h después de la EAP. Los autores usan dispositivos de cierre para reducir la estancia hospitalaria.
3. Los antibióticos se mantienen hasta 7 días después de la EAP. Durante la primera semana, los pacientes también deben recibir inhibidores de la bomba de protones, antieméticos, analgésicos no opioides y AINE. El antagonista del receptor α1-adrenérgico se mantiene de 2 a 4 semanas, para mitigar el síndrome posterior a la EAP. También pueden utilizarse opioides y antiinflamatorios esteroideos siempre que sea necesario. Se ha observado disuria, polaquiuria y tenesmo vesical en todos los pacientes tratados mediante EAP, todos relacionados con la prostatitis isquémica. Al igual que en cualquier otra embolización visceral, cabe esperar síntomas como náusea, fiebre en ausencia de infección, ardor uretral, dolor periprostático o peripélvico, pequeñas cantidades de sangre en la orina y/o mezclada en las heces con moco durante 3 a 5 días (síndrome posterior a la EAP) (9).
4. La medición del PSA 24 h después del procedimiento parece correlacionarse con el grado de isquemia. Cuanto mayor es el PSA, mayor es la isquemia glandular.

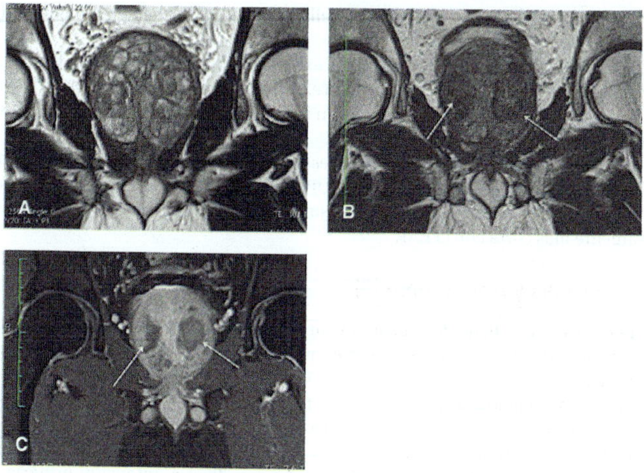

FIGURA 26-7 • **A:** resonancia magnética (RM) coronal ponderada en T2 que demuestra un agrandamiento de la próstata debido a nódulos de hiperplasia prostática benigna (HPB) en la glándula central. **B:** RM 3 meses después de la embolización en la que se observa una reducción del volumen prostático en zonas de baja señal en la glándula central (zonas infartadas). **C:** nódulos infartados (*flechas blancas*) que se observan como regiones avasculares (secuencia poscontraste con supresión grasa).

5. Se recomienda a los pacientes que se pongan en contacto con el equipo de radiología intervencionista si tienen alguna duda durante la primera semana.
6. El seguimiento se programa a los 3 y 12 meses y luego cada año para evaluación clínica, que incluye puntuaciones IPSS y IPSS-QoL, ecografía con evaluación del RPM, RM prostática, uroflujometría y PSA sérico.

Resultados (2,4,8,10)

1. El éxito técnico, definido como la embolización bilateral, muestra variaciones del 75 % al 94.3 %. Cuando se incluye la embolización unilateral en la definición de éxito técnico, las tasas publicadas alcanzan del 95 % al 100 %.
2. El éxito clínico puede definirse de varias maneras, con un enfoque principal en la ausencia de sonda de Foley y las mejoras en puntuación IPSS y la CdV:
   a. Para los pacientes con retención urinaria crónica, el éxito clínico puede definirse como la retirada de la sonda vesical permanente; varía entre el 80.5 % y el 91 %.
   b. Los autores consideran alcanzado el éxito clínico cuando la puntuación IPSS disminuye en 8 y la CdV en 3.
   c. Otros autores definen el éxito clínico como la mejora de los síntomas (IPSS ≤ 15 puntos y una disminución de al menos el 25 % con respecto a la puntuación basal), la mejora de la CdV (puntuación de CdV ≤ 3 puntos o una disminución de al menos 1 punto con respecto a la puntuación basal) y la no necesidad de tratamiento médico o de otro tipo tras la EAP.
   d. La media de resultados publicados a los 12 meses incluyen: descenso de 15 puntos en la IPSS, una disminución media de la puntuación de la CdV de 2.2 y un cambio medio de 5.5 puntos en la tasa de flujo urinario máximo a los 12 meses.
   e. Los resultados notificados por los autores tras una mediana de seguimiento de 72 meses (10) incluyen mejora en: IPSS, 16 puntos +/− 7; puntuación de CdV, 4 puntos +/− 1; reducción del volumen prostático, 39 cm^3 +/− 39 (39 % +/− 29); flujo urinario máximo, 6 mL/s +/− 10 (155 % +/− 293); y RPM, 70 mL +/− 121 (48 % +/− 81) ($p < 0.05$ para todos). Se observó recurrencia sintomática en el 23 % de los casos.

3. La reducción del volumen prostático oscila entre el 20 % y el 40 % (media del 30 %) (fig. 26-7A-C):
   a. Los cambios isquémicos se producen exclusivamente en la zona de transición en el lado de la embolización, inicialmente, como necrosis hemorrágica y, después de 12 meses, la mayoría se transforman en infartos de menor tamaño. No se observan infartos en la zona periférica.
4. Los resultados clínicos, incluidos los valores de IPSS y CdV, el flujo urinario máximo y el RPM, son comparables entre la EAP y la RTUP a los 12 y 24 meses de seguimiento. La RTUP presenta mejores resultados a 1 y 3 meses; sin embargo, la estancia hospitalaria es significativamente más corta con la EAP.

Complicaciones y tratamiento (9)

1. El conocimiento detallado de la anatomía arterial pélvica y la familiaridad con las técnicas avanzadas de microcateterismo son esenciales para optimizar los resultados y evitar complicaciones.
2. El síndrome postembolización, que incluye náusea, vómito, hematuria y fiebre, es previsible y debe tratarse con antibióticos profilácticos, analgésicos, AINE o corticoesteroides, antieméticos, antipiréticos y bloqueadores α.
3. Entre los episodios leves se incluyen proctalgia con disuria, retención urinaria aguda, hemorragia urinaria, rectal o seminal (normalmente leve), IVU o prostatitis infecciosa y complicaciones en el punto de acceso. Afortunadamente, la mayoría son autolimitadas o se controlan con tratamiento médico:
   a. El uso de microesferas más pequeñas puede estar relacionado con una mayor incidencia de reacciones adversas leves, aunque los datos no son concluyentes.
4. Las complicaciones importantes relacionadas con la embolización no dirigida son poco frecuentes. Hasta la fecha, se ha notificado un caso de necrosis de la pared vesical que requirió resección quirúrgica. Otros incluyen isquemia transitoria de la pared vesical y rectal, infarto óseo y radiodermitis.

Referencias bibliográficas

1. Manov JJ, Mohan P, Kava B, et al. Benign prostatic hyperplasia: a brief overview of pathogenesis, diagnosis, and current state of therapy. *Tech Vasc Interv Radiol.* 2020;23(3):10068.
2. Young S, Golzarian J. Prostate artery embolization: state of the evidence and societal guidelines. *Tech Vasc Interv Radiol.* 2020;23(3):100695.
3. Carnevale FC, Antunes AA. Prostatic artery embolization for enlarged prostates due to benign prostatic hyperplasia. How I do it. *Cardiovasc Intervent Radiol.* 2013;36(6):1452–1463.
4. Bhatia S, Harward SH, Sinha VK, et al. Prostate artery embolization via transradial or transulnar versus transfemoral arterial access: technical results. *J Vasc Interv Radiol.* 2017;28(6):898–905.
5. de Assis AM, Moreira AM, de Paula Rodrigues VC, et al. Pelvic arterial anatomy relevant to prostatic artery embolisation and proposal for angiographic classification. *Cardiovasc Intervent Radiol.* 2015;38(4):855–861.
6. Maclean D, Harris M, Drake T, et al. Factors predicting a good symptomatic outcome after prostate artery embolisation (PAE). *Cardiovasc Intervent Radiol.* 2018;41(8):1152–1159.
7. de Assis AM, Moreira AM, Carnevale FC. Angiographic findings during repeat prostatic artery embolization. *J Vasc Interv Radiol.* 2019;30(5):645–651.
8. Carnevale FC, Moreira AM, Harward SH, et al. Recurrence of lower urinary tract symptoms following prostate artery embolization for benign hyperplasia: single center experience comparing two techniques. *Cardiovasc Intervent Radiol.* 2017;40(3):366–374.
9. Moreira AM, de Assis AM, Carnevale FC, et al. A review of adverse events related to prostatic artery embolization for treatment of bladder outlet obstruction due to BPH. *Cardiovasc Intervent Radiol.* 2017;40(10):1490–1500.
10. Carnevale FC, Moreira AM, de Assis AM, et al. Prostatic artery embolization for the treatment of lower urinary tract symptoms due to benign prostatic hyperplasia: 10 years' experience. *Radiology.* 2020;296(2):444–451.

SECCIÓN III

PROCEDIMIENTOS TRANSVENOSOS

27 Acceso venoso central temporal: catéteres centrales de inserción periférica y catéteres venosos centrales no tunelizados

Sidney Regalado, MD y Brian Funaki, MD

Introducción

Los dispositivos de acceso venoso central (VC) pueden colocarse de forma más rápida, segura y con menos complicaciones cuando se utiliza la guía por imagen que cuando se colocan según puntos de referencia anatómicos externos (1). La colocación de un catéter VC no tunelizado tiene ciertas ventajas sobre la colocación de uno tunelizado o un acceso subcutáneo torácico implantable. Los catéteres VC no tunelizados se colocan habitualmente solo con anestesia local, a menudo a pie de cama en una unidad de cuidados intensivos (UCI) cuando el paciente se encuentra demasiado enfermo como para ser trasladado. Dado que estos catéteres temporales se colocan sin tunelización subcutánea, pueden usarse parámetros de coagulación menos estrictos. Al terminar la indicación de uso para estos catéteres, los dispositivos se pueden retirar fácilmente en la cama del paciente.

Indicaciones (2)

1. Indicaciones terapéuticas:
   a. Administración de quimioterapia, nutrición parenteral total, hemoderivados, medicamentos y líquidos intravenosos.
   b. Realización de hemodiálisis y plasmaféresis.
2. Indicaciones diagnósticas:
   a. Para confirmar un diagnóstico o establecer un pronóstico.
   b. Monitorizar la respuesta al tratamiento.
   c. Para la toma repetida de muestras de sangre.

Contraindicaciones

Absolutas

1. Celulitis en el sitio de inserción.
2. Alergia al material del catéter.

Relativas

1. Coagulopatía no corregible.
2. Obstrucción venosa central.
3. Los catéteres centrales de inserción periférica (CCIP) están contraindicados en pacientes con riesgo de insuficiencia renal crónica o que padezcan una enfermedad renal crónica, porque pueden dañar los posibles sitios de realización de fístulas que podrían requerirse en una diálisis futura.

Preparación previa al procedimiento

La preparación antes del procedimiento es similar independientemente del dispositivo de acceso elegido:

1. Revisión de la anamnesis para:
   a. Establecer una indicación.
   b. Obtener antecedentes de dispositivos de acceso VC concurrentes o previos y antecedentes de complicaciones relacionadas, como edema de miembros o facial.
   c. Identificar las alergias pertinentes.
2. Revisión de las pruebas de imagen previas para evaluar las variantes anatómicas y la permeabilidad de los vasos. Se recomienda un estudio ecográfico rápido.
3. Exploración física de los miembros, incluidos los pulsos.
4. Consentimiento informado.
5. *No es necesario que el paciente esté bajo ayuno total, ya que el procedimiento suele realizarse solo con anestesia local.*
6. Deben seguirse las directrices relativas a los *parámetros de coagulación*. Los CCIP y el acceso VC no tunelizado se consideran de bajo riesgo de hemorragia, que se detecta y controla fácilmente (3):
   a. Debe comprobarse el cociente internacional normalizado (INR, *international normalized ratio*) en pacientes con warfarina. El objetivo del INR es inferior a 2.0.
   b. Se recomienda determinar el tiempo de tromboplastina parcial (TTP) en pacientes que reciben heparina no fraccionada intravenosa, que debe ser inferior a 1.5 veces el control.
   c. No se recomienda el recuento sistemático de plaquetas, pero sí se recomienda transfusión en pacientes con recuentos inferiores a 50 000/µL. Otros aceptan un recuento de plaquetas ≥ 25 000 (4).
   d. No es necesario interrumpir la administración de clopidogrel y ácido acetilsalicílico.
   e. La heparina de bajo peso molecular (dosis terapéutica) debe suspenderse durante una dosis antes del procedimiento.
7. No se administran antibióticos profilácticos antes de la colocación de un catéter VC no tunelizado.

Procedimiento

Consideraciones generales

1. Los catéteres VC no tunelizados y los CCIP se colocan en la sala de radiología intervencionista o en la cama del paciente (con o sin guía fluoroscópica) según la preferencia del operador y el estado clínico del paciente.
2. La piel se limpia con una preparación de clorhexidina al 2 %. El protocolo de antisepsia quirúrgica estándar para el operador incluye lavado de manos, guantes, mascarilla, gorro y bata quirúrgica.
3. En todas las colocaciones de vías se usa anestesia local con lidocaína al 1 %.
4. Elección de la vía:
   a. Los catéteres VC difieren en composición, longitud, luz y tamaño. Una luz interna grande resulta óptima para las infusiones de líquidos viscosos, mientras que la disponibilidad de varias luces facilita la administración de infusiones compatibles. En general, cuanto mayor es la luz, mayor es el tamaño del catéter. Para los catéteres con varias luces, si una luz aumenta de tamaño, las otras tendrán que ser menores, para mantener un diámetro exterior del catéter razonable. La elección del tamaño del catéter y el número de luces es importante, ya que el riesgo de infección y trombosis de los vasos es mayor a medida que aumenta el tamaño del catéter y el número de luces.
   b. Hay CCIP y catéteres VC no tunelizados para inyección de alta presión con bomba y pueden identificarse por el tubo del catéter que indica los parámetros de la velocidad de inyección. El CCIP Bard Power® (Bard Access Systems, Salt Lake City, UT) tiene una velocidad de inyección máxima de 5 mL/s a 300 psi.

5. Técnica de guía:
   a. Se recomienda la guía por ecografía para las venopunciones a fin de evitar la punción accidental de arterias.
   b. Cuando el paciente pueda tolerar médicamente el ser trasladado a la sala de angiografía, se utiliza la guía fluoroscópica con el fin de lograr la visualización de guías y catéteres y la flebografía. Al final del procedimiento, se toma una imagen fluoroscópica focalizada para documentar la posición de la punta del catéter.
   c. Cuando se colocan vías VC en la cama del paciente, solo se usa la guía ecográfica. Después se toma una radiografía de seguimiento para verificar la posición de la punta del catéter.
6. Posición de la punta del catéter:
   a. Es ideal la unión de la vena cava superior (VCS) y la auricular derecha.
   b. Las puntas de catéter pueden migrar con las respiraciones, con la tracción causada por tejido mamario pendular y con el cambio de la posición supina a la bipedestación (1).
   c. La estenosis de una VC preexistente o las cápsulas de fibrina pueden requerir una colocación más alta en la VCS o más profunda en la aurícula derecha.

Colocación del CCIP: catéter central de inserción periférica

1. Elección de la vena:
   a. Puede usarse cualquier brazo, pero se recomienda el no dominante.
   b. Algunos operadores eligen la vena más grande en la parte superior del brazo por encima del codo para el acceso, mientras que otros habitualmente seleccionan la basílica como vena de acceso, ya que no está cerca de la arteria y el nervio braquial:
      (1) Puede usarse la vena cefálica, pero es propensa a espasmos y trombosis.
      (2) Las venas braquiales discurren junto a la arteria braquial, lo que aumenta el riesgo de punción arterial.
2. Se coloca un torniquete en la parte superior del brazo para dilatar las venas.
3. La punción venosa debe hacerse idealmente bajo control ecográfico usando un equipo de micropunción (21 G). La vena de acceso también puede puncionarse mediante guía fluoroscópica tras la inyección del medio de contraste.
4. A continuación, se avanza con una guía de 0.018″ (60 cm), bajo guía fluoroscópica o hasta que se sienta resistencia en caso de no disponer de radiografía.
5. Se hace una incisión en la piel y se coloca un introductor pelable del tamaño adecuado.
6. Mediante fluoroscopia, se mide la longitud requerida del catéter usando la guía, y el CCIP se corta a la longitud adecuada. Si el procedimiento se realiza en la cama del paciente, se debe estimar la longitud del catéter.
7. El CCIP se avanza usando un fijador o una guía a la posición deseada.
8. El funcionamiento del CCIP se verifica mediante inyección de solución salina, y se extrae el introductor pelable.
9. Se ancla el catéter a la piel con un fijador adhesivo o con un punto irreabsorbible.
10. Se instila solución salina heparinizada en las luces y se colocan los tapones del catéter.
11. Se coloca un apósito estéril.
12. Para terminar, se toma una imagen fluoroscópica focalizada (o radiografía de tórax) para documentar la posición de la punta del catéter para futura referencia.
13. Consejos para la punción venosa:
    a. En caso de que ocurra una punción arterial accidental con una aguja fina, simplemente se retira la aguja y se aplica compresión manual para conseguir la hemostasia.
    b. Si la guía no avanza fácilmente a través de la aguja, la punta de esta puede estar apoyada sobre la pared o tratarse de una punción doble de la pared. Se tracciona la guía dentro de la aguja. Se retira la aguja de la luz y se introduce con suavidad la guía bajo fluoroscopia hasta que avance.
    c. Si la punta se deforma significativamente, se considera retirar la guía y la aguja juntas (al unísono) para evitar que la guía desgarre la pared.

d. Si es difícil avanzar la guía a lo largo de la vena, puede haber un vasoespasmo, lo que se puede confirmar con un poco de contraste. Hay que esperar unos minutos para que el vasoespasmo se resuelva espontáneamente o considerar la administración de nitroglicerina de forma local (100-200 µg). También se puede elegir una vena nueva.
e. Estenosis u oclusión: puede haber una vena tortuosa o una variante anatómica. La flebografía definirá la anatomía. Un *road mapping* digital y una selección adecuada de la guía y el catéter ayudarán a sortear el problema.

Colocación de catéteres venosos centrales

1. Elección de la vena:
   a. La vena yugular interna (VYI) derecha es el sitio preferido. El acceso a esta vena tiene el menor riesgo de complicaciones, incluidas neumotórax y trombosis (5). Tiene un curso recto hacia la aurícula derecha, lo que simplifica la colocación del catéter.
   b. La VYI izquierda es un sitio de más difícil acceso, porque drena en la vena braquiocefálica, que puede ser tortuosa y entrar en la VCS en ángulo recto, haciendo necesaria la manipulación adicional del acceso central. La guía tiene una tendencia natural a entrar en el arco de la ácigos o el ventrículo derecho cuando es dirigida desde la izquierda. En tales situaciones, los catéteres curvos (p. ej., MPA®, Boston Scientific, Natick, MA) y las guías de punta flexible (p. ej., guía en «J» o un Glidewire® hidrófilo) son útiles para acceder a la VCI.
   c. Si no puede accederse a la yugular interna, las venas yugulares externas son objetivos aceptables (1).
   d. Las venas subclavias a menudo son el objetivo de quienes no son radiólogos, dado que pueden ser cateterizadas usando puntos de referencia externos. Sin embargo, el acceso a la vena subclavia se asocia con un mayor riesgo de trombosis venosa central y neumotórax (1,2,5). Dado el riesgo de trombosis y estenosis, el acceso de la vena subclavia está contraindicado en pacientes que están en riesgo de insuficiencia renal crónica, que tienen nefropatía crónica o que están en diálisis.
   e. Las venas femorales a menudo se cateterizan en pacientes con impedimentos para cooperar o con coagulopatías, o cuando se obtiene acceso en situación de urgencia, pues estas venas pueden ser más fáciles de canular. La ingle tolera mejor las complicaciones, como las hemorragias, en comparación con el cuello. Las venas femorales son puntos de acceso venoso menos óptimos, ya que existe un mayor riesgo de infección y peor permeabilidad (1).
   f. Después de una intervención médica que requiere varios cateterismos, los pacientes son propensos a desarrollar obstrucciones venosas centrales. Cuando se han agotado las venas convencionales, debe intentarse el acceso venoso no convencional (1,6). Algunas vías no convencionales para las venas centrales incluyen la recanalización de las venas colaterales del cuello o el tórax, el acceso translumbar a la VCI, el acceso venoso transhepático o un acceso venoso auricular derecho directo colocado mediante cirugía.
2. Acceso: se accede a la vena mediante guía ecográfica y una aguja de micropunción (fig. 27-1).
3. La microguía de 0.457 mm (0.018″) se avanza bajo guía fluoroscópica, o hasta que se sienta resistencia si no hay fluoroscopio. Se coloca un dilatador de transición (en general de 5 Fr).
4. Se avanza una guía convencional (habitualmente de 0.889 mm [0.035″]) en la VCI (fig. 27-2).
5. Se avanzan dilatadores en serie sobre la guía.
6. Un catéter de longitud apropiada se avanza sobre la guía. A menudo se usa un catéter largo de 15 cm cuando se accede a la VYI derecha, y un catéter largo de 19 cm cuando se accede a la VYI izquierda. Luego se retira la guía.
7. La posición de la punta del catéter se evalúa cuando sea posible y se verifica su funcionamiento.
8. El catéter se sutura a la piel.
9. El lavado del catéter y los apósitos se colocan según el protocolo del hospital.

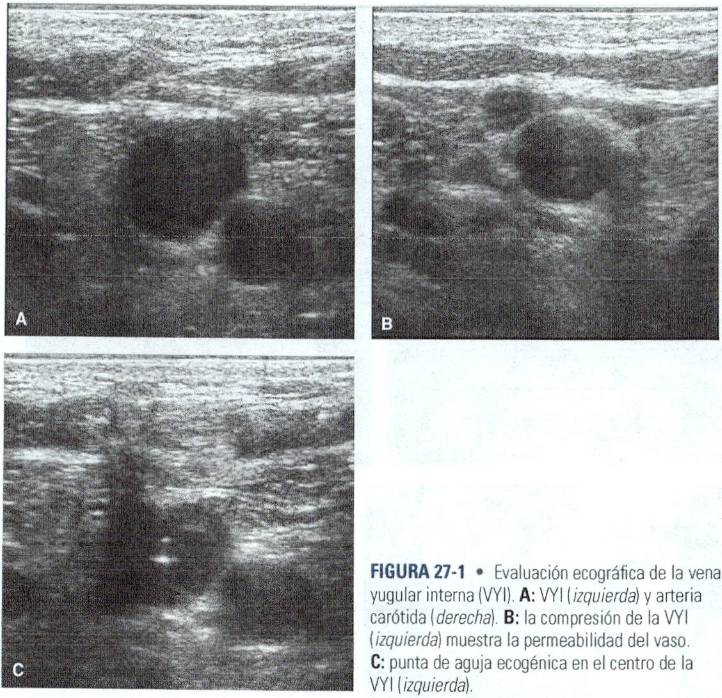

FIGURA 27-1 • Evaluación ecográfica de la vena yugular interna (VYI). **A:** VYI (*izquierda*) y arteria carótida (*derecha*). **B:** la compresión de la VYI (*izquierda*) muestra la permeabilidad del vaso. **C:** punta de aguja ecogénica en el centro de la VYI (*izquierda*).

Extracción del dispositivo

1. Las vías centrales no tunelizadas y los CCIP, pueden retirarse en la cabecera del paciente o en la sala de recuperación con anestesia local y tracción manual.
2. Si se retira el dispositivo por sospecha de infección del catéter, la punta de este debe enviarse para cultivo.

Manejo posterior al procedimiento

1. Cuando se usan estudios por imagen como guía, rara vez se produce una mala posición del catéter. Si no se colocó el catéter bajo guía fluoroscópica, se obtiene una radiografía de tórax después del procedimiento para documentar su posición.
2. Los pacientes reciben instrucciones escritas que describen el cuidado del catéter y de sus sitios de salida. Se explican los signos y los síntomas de complicaciones y se proporciona información de contacto.
3. El cuidado de los catéteres VC se basa en el protocolo del hospital e incluye instrucciones para el lavado de la vía y los cambios de apósito. Esto se trata en el capítulo 29.

Resultados

La colocación exitosa de un dispositivo de acceso VC requiere un catéter insertado en el sistema venoso con la punta en el sitio deseado. El catéter también debe funcionar adecuadamente para su uso previsto (administración de medicamentos frente a diálisis) (2). Las tasas de éxito de colocación informadas se sitúan entre el 95 % y el 96 %. El umbral para la colocación exitosa en la VYI es del 95 % y en la vía subclavia o periférica es del 90 % (2).

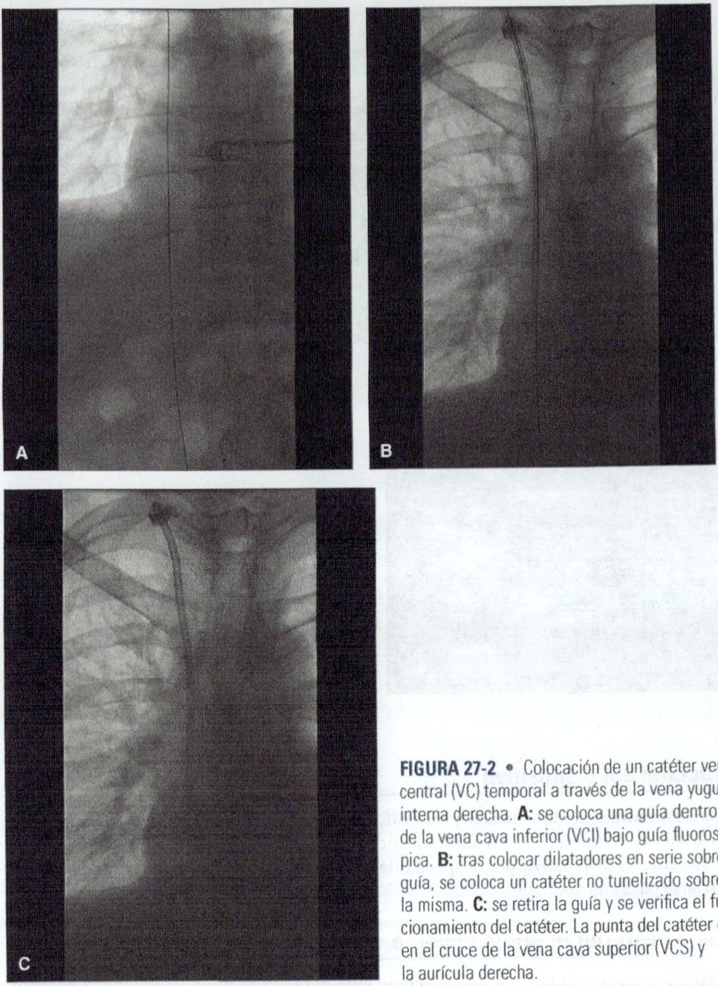

FIGURA 27-2 • Colocación de un catéter venoso central (VC) temporal a través de la vena yugular interna derecha. **A:** se coloca una guía dentro de la vena cava inferior (VCI) bajo guía fluoroscópica. **B:** tras colocar dilatadores en serie sobre la guía, se coloca un catéter no tunelizado sobre la misma. **C:** se retira la guía y se verifica el funcionamiento del catéter. La punta del catéter está en el cruce de la vena cava superior (VCS) y la aurícula derecha.

Complicaciones

Las complicaciones se definen como tempranas (en los 30 días siguientes a la colocación) o tardías (después de 30 días). Las complicaciones tempranas se subdividen en las que se producen en las primeras 24 h (relacionadas con el procedimiento) y las que se producen después de esa ventana temporal. La introducción guiada por imagen se asocia con tasas más bajas de complicaciones en comparación con la colocación utilizando puntos de referencia anatómicos externos (2,5). La tasa global de complicaciones es del 7 % (2,5). El umbral general del procedimiento para las complicaciones mayores es del 3 % (4). La colocación radiológica produce menos complicaciones tempranas (5-10 %), menores tasas de infección (9.7 frente a 14 por 1 000 días de catéter) y menos complicaciones tardías (20 % frente a 30 %), en comparación con la colocación quirúrgica (7). A continuación, se describen algunas de las complicaciones más frecuentes:

1. Mala posición:
   a. La mala posición del catéter inmediatamente después de la colocación es infrecuente cuando se usa una guía por imagen. Se produce una mala posición de la punta en un 3 % a un 32 % de los casos *sin* guía por imagen frente a del 0 % al 4 % *con* esta (7). La guía fluoroscópica es útil para confirmar la correcta colocación del catéter y pueden hacerse ajustes inmediatos en el momento de la colocación. Si la posición del catéter es dudosa, también puede realizarse una flebografía. Las radiografías de tórax de rutina no son necesarias después de la colocación del catéter guiado por imagen. Si se coloca un CCIP en la cama del paciente, debe obtenerse una radiografía de tórax de seguimiento para verificar la posición de la punta del catéter.
   b. Las puntas de catéter pueden alojarse en distintos sitios debido a variantes anatómicas, incluidas VCS izquierda, VCS duplicada, vena pulmonar anómala, o vena colateral o retrógrada dentro de una vena.
2. Neumotórax:
   a. La incidencia de neumotórax y punción arterial accidental es baja cuando se usa la ecografía como guía para el acceso a la VYI (1-2 %). El riesgo de neumotórax es mayor cuando solo se usan puntos de referencia anatómicos externos para el acceso directo de la vena subclavia (1). El riesgo es del 0 % para la colocación del CCIP.
   b. La mayoría de los neumotórax permanecen asintomáticos, especialmente si la pleura visceral se desplaza a menos de 2 cm o 3 cm de la pleura parietal, pero es evidente por imagen inmediatamente después del procedimiento. En casos infrecuentes puede aparecer un neumotórax tardío varios días después (1.8-10).
3. Embolia gaseosa:
   a. La embolia gaseosa es una complicación rara que se presenta si la presión intratorácica cae durante la introducción del catéter en la vena a través de un introductor pelable (1 %). La entrada de aire puede reducirse haciendo que el paciente mantenga una presión intratorácica positiva continua realizando una maniobra de Valsalva y al comprimir manualmente la porción externa del introductor inmediatamente después de retirar el dilatador y la guía. El introductor debe quedar comprimido hasta que el catéter se avanza dentro del mismo. Los émbolos gaseosos pequeños se encuentran menos, a menudo porque los pacientes permanecen asintomáticos. Los émbolos gaseosos grandes pueden ser sintomáticos, con tos y dificultad respiratoria, o incluso pueden ser mortales. En estos casos se verá la imagen del aire en la aurícula derecha o la vía de salida de la pulmonar con fluoroscopia. El uso de un introductor pelable con válvula puede ayudar a reducir este riesgo (10).
4. Perforación de grandes vasos o cardíaca:
   a. La perforación es una complicación infrecuente (< 1 %) que puede producirse si el dilatador avanza sobre una guía doblada o si la guía no está en la VCI (1,10). Los catéteres colocados en la vena subclavia derecha son más propensos a ello, ya que el vaso entra perpendicular a la VCS. Puede haber signos de inestabilidad hemodinámica, hemotórax, hematoma mediastínico o taponamiento cardíaco.
5. Las complicaciones tardías como la infección, la formación de cápsulas de fibrina, la trombosis venosa y la fractura del catéter, así como su tratamiento, se tratarán en el capítulo 29. Estas complicaciones suelen ser consecuencia de un acceso vascular prolongado.

Tratamiento de las complicaciones

Mala posición

1. Un catéter mal colocado inicialmente puede ajustarse mediante guía fluoroscópica y una guía metálica.
2. Si la punta de un catéter ha migrado tras la colocación inicial, existen muchas opciones de corrección. Por ejemplo, si la punta del catéter ha migrado hacia el arco de la ácigos, el catéter puede recolocarse en la VCS con el uso de un catéter *pigtail* (en J) o un asa endovascular desde un abordaje femoral. Si el catéter es demasiado corto, puede estar indicado cambiar el catéter. Si el catéter es demasiado largo, puede retirarse.

3. La aspiración deficiente de un CCIP puede indicar que el catéter se ha acodado. Esto se corrige con una guía para enderezar el catéter. Si un catéter no aspira bien cuando la punta se encuentra en posición central, la punta podría estar apoyada en la pared de la aurícula derecha. En ese caso, el catéter puede retirarse lentamente hasta lograr el flujo libre.
4. Si se coloca accidentalmente un catéter de pequeño calibre en el sistema arterial, puede intentarse su retirada con compresión manual. Si se coloca un catéter de diámetro grande en el sistema arterial, la retirada debe realizarse en el quirófano mediante una incisión. Otras opciones para retirar un catéter arterial incluyen el taponamiento con balón o el despliegue de una endoprótesis cubierta o dispositivo de cierre.

Neumotórax

1. Los neumotórax pequeños se tratan de forma conservadora.
2. Un neumotórax grande o sintomático puede tratarse con un tubo pleural de pequeño calibre conectado a una válvula de Heimlich (Becton Dickinson, Franklin Lakes, NJ).
3. Si la válvula de Heimlich no es suficiente, el catéter puede acoplarse a un sistema Pleur-evac® (Teleflex, Inc., NC) o a la aspiración de pared.
4. En ocasiones infrecuentes será necesario colocar un tubo torácico quirúrgico convencional de gran calibre.

Embolia gaseosa

1. No se trata si los émbolos son pequeños o el paciente es asintomático.
2. Si presenta síntomas, se coloca al paciente en decúbito lateral izquierdo (costado izquierdo hacia abajo) y se le administra oxígeno al 100 %.

Perforación de grandes vasos o cardíaca

1. Retirada del catéter en quirófano, según sea necesario.
2. El catéter puede retirarse en la sala de angiografía. Sin embargo, debe haber rápidamente disponible un equipo para taponamiento con balón o una endoprótesis. Tal vez deba estar disponible un equipo quirúrgico para casos de alto riesgo.

Referencias bibliográficas

1. Funaki B. Central venous access: a primer for the diagnostic radiologist. *Am J Roentgenol.* 2002;179(2):309–318.
2. Lewis CA, Allen TE, Burke DR, et al. Quality improvement guidelines for central venous access. *J Vasc Interv Radiol.* 2003;14(9 Pt 2):S231–S235.
3. Malloy PC, Grassi CJ, Kundu S, et al. Consensus guidelines for periprocedural management of coagulation status and hemostasis risk in percutaneous image-guided interventions. *J Vasc Interv Radiol.* 2009;20(7 Suppl):S240–S249.
4. O'Connor SD, Taylor AJ, Williams EC, et al. Coagulation concepts update. *Am J Roentgenol.* 2009;193(6):1656–1664.
5. Silberzweig JE, Sacks D, Khorsandi AS, et al. Reporting standards for central venous access. *J Vasc Interv Radiol.* 2003;14(9 Pt 2):S443–S452.
6. Funaki B, Zaleski GX, Leef JA, et al. Radiologic placement of tunneled hemodialysis catheters in occluded neck, chest, or small thyrocervical collateral veins in central venous occlusion. *Radiology.* 2001;218(2):471–476.
7. McBride KD, Fisher R, Warnock N, et al. A comparative analysis of radiological and surgical placement of central venous catheters. *Cardiovasc Intervent Radiol.* 1997;20(1):17–22.
8. Tyburski JG, Joseph AL, Thomas GA, et al. Delayed pneumothorax after central venous access: a potential hazard. *Am Surg.* 1993:59(9):587–589.
9. Vescia S, Baumgartner AK, Jacobs VR. Management of venous port systems in oncology: a review of current evidence. *Ann Oncol.* 2008;19(1):9–15.
10. Bhutta ST, Culp WC. Evaluation and management of central venous access complications. *Tech Vasc Interventional Rad.* 2011;14(4):217–224.

28 Acceso venoso central a largo plazo: catéteres tunelizados y reservorios subcutáneos

Sidney Regalado, MD y Brian Funaki, MD

Introducción

Los dispositivos de acceso venoso central (VC) a largo plazo están formados por catéteres tunelizados y puertos (reservorios) torácicos subcutáneos. Los primeros se usan semanas a meses (o incluso años) y a menudo se colocan para quimioterapia, nutrición parenteral total, plasmaféresis y hemodiálisis. Los reservorios implantables subcutáneos se usan para acceso si la indicación persiste meses o años. En general, los reservorios se colocan para quimioterapia. Los catéteres tunelizados se colocan y reemplazan más fácil y rápidamente, pero tienen un mayor riesgo de infección y limitan más el estilo de vida (el aspecto estético global y la facilidad para la higiene) en comparación con los reservorios subcutáneos. Todos estos dispositivos pueden retirarse cuando ya no son necesarios (1).

Indicaciones (2)

1. Administración de quimioterapia, nutrición parenteral total, hemoderivados, medicamentos y líquidos intravenosos.
2. Realización de hemodiálisis y plasmaféresis.

Contraindicaciones

Absolutas (1)

1. Bacteriemia o sepsis.
2. Celulitis en el sitio de inserción.
3. Alergia al material del catéter.

Relativas (1)

1. Coagulopatía no corregible.
2. Obstrucción venosa central.

Preparación previa al procedimiento

La preparación antes del procedimiento es similar a la colocación de catéteres de acceso VC temporales descrita en el capítulo anterior. A continuación, se describen las diferencias más notables:

1. Además de la anestesia local, los pacientes suelen requerir sedación consciente. Los pacientes deben permanecer en ayuno total durante 6 h, o según el protocolo institucional.
2. Deben respetarse las recomendaciones para los *parámetros de coagulación* con el objetivo de evitar complicaciones hemorrágicas (3). El acceso VC tunelizado y los puertos subcutáneos se consideran procedimientos con riesgo moderado de hemorragia:
   a. Debe evaluarse de rutina el cociente internacional normalizado (INR, *international normalized ratio)* en todos los pacientes, cuyo objetivo es inferior a 1.5.
   b. Se recomienda evaluar el tiempo de tromboplastina parcial (TTP) en los pacientes que reciban heparina no fraccionada intravenosa. El rango normal es de 25-35 s y debe ser inferior a 1.5 veces el control.

   c. El recuento sistemático de plaquetas no es necesario, pero la transfusión sí lo es cuando el recuento sea menor de 50 000/μL. Otros autores aceptan un recuento plaquetario de 25 000/μL o mayor (4).
   d. Se suspende el clopidogrel durante 5 días antes del procedimiento. El ácido acetilsalicílico se continúa.
   e. Debe suspenderse la última dosis de heparina de bajo peso molecular (dosis terapéutica) previa al procedimiento.
3. La *profilaxis antibiótica* antes de la colocación de una vía central es tema de debate, ya que varios estudios apoyan y refutan su utilidad (5). Si se desea la profilaxis para la colocación de un catéter tunelizado o de un reservorio, puede administrarse 1 g de cefazolina o 500 mg de clindamicina en los 45 min posteriores a la incisión cutánea.

Procedimiento

Consideraciones generales

1. Todos los reservorios y catéteres tunelizados se colocan en una sala de fluoroscopia.
2. La piel se esteriliza con un preparado a base de clorhexidina al 2 %. El protocolo de antisepsia quirúrgico estándar para el operador incluye lavado de manos, guantes, mascarilla, gorro y ropas quirúrgicas.
3. Se utiliza anestesia local con lidocaína al 1 % para todas las colocaciones de vías.
4. De manera sistemática se administra sedación consciente con citrato de fentanilo y clorhidrato de midazolam. El personal de enfermería debe monitorizar continuamente las constantes vitales.
5. Elección del dispositivo: al igual que con los catéteres temporales, es importante elegir el tamaño de catéter más pequeño y el número mínimo de luces para satisfacer las indicaciones para el acceso a fin de disminuir las complicaciones trombóticas. Los dispositivos de inyección automática sirven para administrar el contraste durante la tomografía computarizada (TC).
6. Guía por imagen:
   a. Se recomienda la guía por ecografía en las venopunciones.
   b. La guía fluoroscópica se utiliza para la visualización de guías, catéteres y flebografía.
7. Elección de la vena:
   a. Las venas yugulares son el sitio de acceso preferido para los catéteres tunelizados y los puertos subcutáneos. Estos últimos pueden colocarse a través de una vena del brazo, de forma similar a un catéter central de inserción periférica (CCIP). Sin embargo, los reservorios en los brazos se asocian a un mayor riesgo de complicaciones, como la trombosis (1).
   b. Las venas femorales son sitios de acceso venoso menos óptimos, ya que existe un mayor riesgo de infección y una peor permeabilidad (1,6).
   c. Cuando se agotan las venas convencionales, debe considerarse el acceso no convencional.

Catéteres venosos centrales tunelizados

1. En el caso de mujeres con mamas de gran tamaño, la mama debe fijarse con cinta en dirección caudal para evitar la retracción excesiva (con movimiento de la punta del catéter en dirección cefálica) cuando la paciente vuelve a una postura vertical.
2. La colocación de catéteres tunelizados en venas convencionales es esencialmente la misma para todas las indicaciones. El acceso a la vena yugular es similar al acceso no tunelizado (fig. 28-1A-C).
3. Se introduce una guía convencional en el sitio de acceso en la vena cava inferior (VCI) (fig. 28-1D).
4. La ruta subcutánea prevista del túnel se anestesia con lidocaína mediante una aguja larga y, preferiblemente, una sola entrada cutánea.
5. Se realiza una incisión cutánea en la pared torácica en el sitio de entrada del catéter, calculado para crear un túnel subcutáneo de 8 cm a 10 cm de longitud, y se hace avanzar un

dispositivo tunelizado a través de esta incisión hacia el sitio de la flebotomía en el cuello haciendo una suave curva en la zona (fig. 28-1E). Algunos dispositivos tienen una curva preformada.

6. Se coloca un introductor pelable de tamaño adecuado a través del acceso yugular sobre la guía rígida de 0.889 mm (0.035").
7. El catéter tunelizado se tracciona a través del túnel para que el manguito de retención proximal quede al menos 2 cm dentro de la entrada del túnel (fig. 28-1F).
8. A continuación, el catéter se hace avanzar enérgicamente a través del introductor pelable de la yugular, colocando la punta en la unión de la vena cava superior con la aurícula derecha (VCS/AD) (fig. 28-1G). Véanse los consejos para evitar la embolia gaseosa.
9. El sitio de la flebotomía en el cuello se cierra con pegamento cutáneo (Dermabond®; Ethicon, Mokena, IL) o una sutura.
10. El catéter tunelizado se ancla a la piel con una sutura no reabsorbible.
11. Se verifica el funcionamiento mediante aspiración y lavado de los puertos con solución salina.
12. Se instila heparina en los lúmenes y se colocan tapones según la política del hospital.
13. Se aplica una curación estéril.
14. La imagen fluoroscópica del punto de finalización se guarda para documentar la posición de la punta.

Reservorio torácico

1. Tras acceder a la vena yugular, se coloca una guía convencional desde el sitio de acceso hasta la VCI (fig. 28-2A).
2. El lugar previsto para la colocación del puerto y el trayecto del túnel se anestesian ampliamente con lidocaína con un número mínimo de punciones cutáneas.
3. Con un bisturí núm. 15 se realiza una sola incisión cutánea de 3 cm de largo en la pared del tórax, paralela a los dermatomas sensitivos. Se confecciona un bolsillo subcutáneo mediante disección roma, el cual debe ser suficientemente grande para contener el reservorio sin tensión excesiva de la piel. Si el reservorio se coloca muy profundamente, el acceso con la aguja de Huber® (B. Braun Medical, Inc., Bethlehem, PA) puede resultar difícil. Si el bolsillo es demasiado superficial, puede ocurrir la erosión de la piel y su descomposición; si es muy grande, el reservorio puede darse vuelta, y si es demasiado pequeño, la tensión excesiva puede producir la dehiscencia de la herida.
4. A continuación, el dispositivo que se va a tunelizar se avanza desde el bolsillo hacia el sitio de la flebotomía en el cuello, haciendo una suave curva en el trayecto (fig. 28-2B). El catéter se introduce a través del túnel subcutáneo (fig. 28-2C).
5. Se coloca un introductor pelable apropiado sobre la guía en el sitio de entrada de la vena yugular interna (VYI).
6. El catéter se avanza a través del introductor pelable y se coloca en la unión VCS/AD. El orificio en el extremo del catéter que se encuentra fuera del paciente debe pinzarse con el objetivo de evitar una embolia gaseosa y hemorragias.
7. El catéter se recorta a nivel del bolsillo del reservorio, se conecta con el depósito de este último y se fija en el cono (en los sistemas no integrados). Se debe tener cuidado de que la longitud del catéter dentro del bolsillo sea suficiente para conectar el puerto, pero no tanta como para que se doble el catéter. El reservorio se lleva al bolsillo.
8. El bolsillo se cierra en dos planos. La capa profunda se cierra con suturas reabsorbibles 3-0 (Ethicon, Mokena, IL). Un informe reciente sugiere que se puede utilizar material reabsorbible dentado para el cierre del plano profundo con éxito y resultados potencialmente mejores que la sutura reabsorbible tradicional. El plano cutáneo se cierra con pegamento para piel o con una sutura intradérmica continua reabsorbible 4-0.
9. Se accede al puerto con una aguja Huber, se aspira, se lava con solución salina para comprobar que no hay fugas y se instila un volumen de heparina según lo especificado.
10. El cierre del sitio de la flebotomía se realiza mediante pegamento de piel o sutura reabsorbible 4-0.
11. Se aplica un apósito estéril.

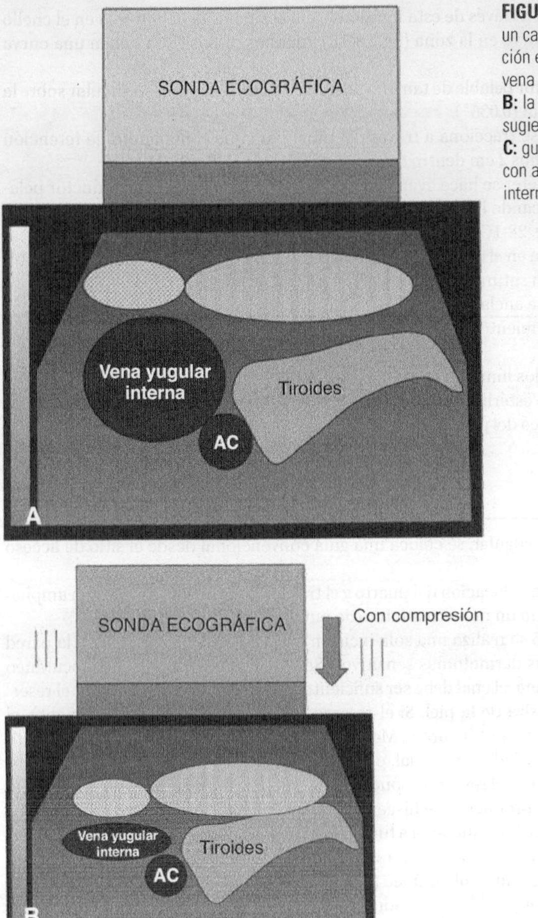

FIGURA 28-1 • Colocación de un catéter tunelizado. **A:** evaluación ecográfica transversal de la vena yugular interna derecha. **B:** la vena es compresible, lo que sugiere la permeabilidad del vaso. **C:** guía ecográfica para la punción con aguja fina de la vena yugular interna derecha. (*Continúa*)

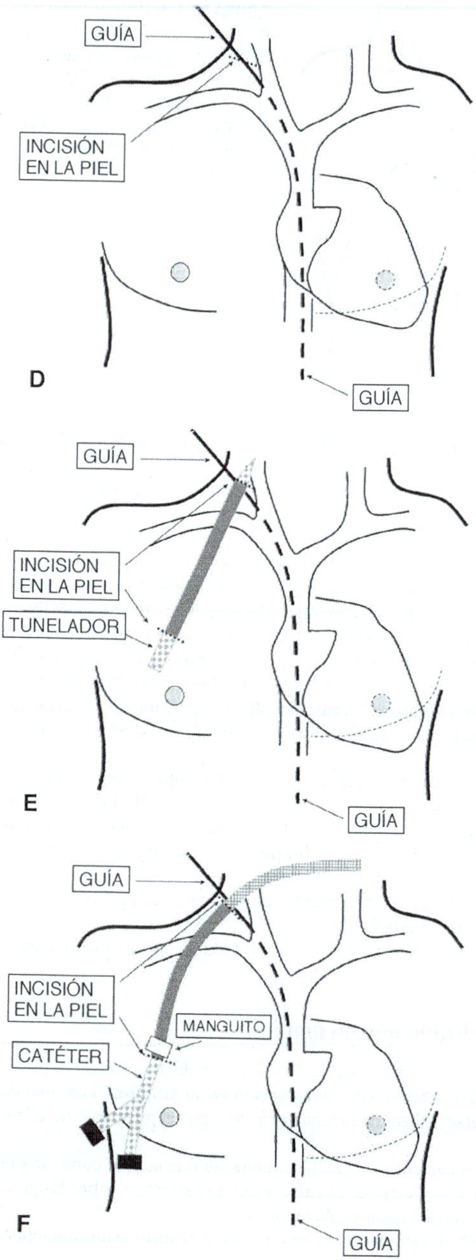

FIGURA 28-1 • (*Continuación*) **D:** la guía se introduce en la vena cava inferior (VCI) (la *parte sólida* es externa al vaso y la *parte discontinua* es intravascular). **E:** se realizan incisiones cutáneas en la pared torácica derecha y en los puntos de flebotomía en el cuello (*líneas discontinuas cortas*). Se avanza un tunelizador hasta el punto de punción en el cuello (la *parte punteada* es externa a la piel y la *parte sólida* está en el túnel subcutáneo). **F:** el catéter se introduce a través del túnel y el manguito de retención queda bajo la piel (la *parte punteada* es externa a la piel, la *parte sólida* se encuentra en la vía y el *patrón reticulado* entra en el vaso a través de un introductor pelable). (*Continúa*)

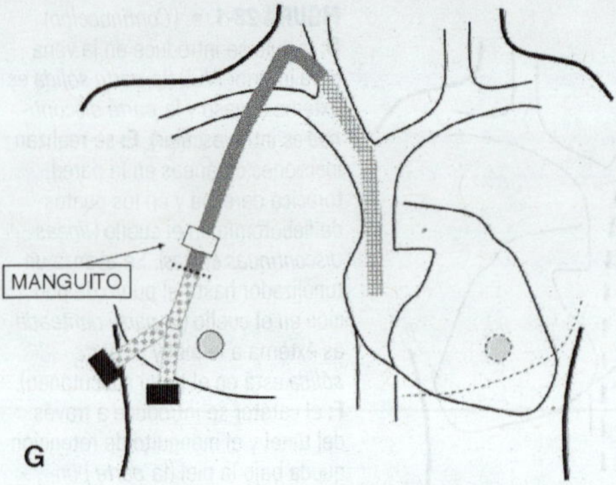

FIGURA 28-1 • (*Continuación*)
G: punta del catéter tunelizado está en la unión de la vena cava superior con la aurícula derecha (VCS/AD) (la *porción punteada* es externa a la piel, la *porción continua* está en la vía y el *patrón reticulado* es intravascular). AC, arteria carótida.

12. Se obtiene una imagen fluoroscópica focalizada de seguimiento para documentar la posición de la punta del catéter.
13. En caso necesario, se colocan y fijan las agujas Huber para el tratamiento clínico.

Extracción del dispositivo

1. Las vías centrales tunelizadas pueden retirarse en la cama del paciente o en la sala de recuperación usando anestesia local y tracción manual. El manguito de retención se libera de los tejidos subcutáneos mediante disección roma o cortante. Los catéteres tunelizados pueden romperse durante la extracción, por lo general en su unión con el manguito. Si es posible, el catéter se pinza para evitar la embolia gaseosa y el sangrado. Si esto no fuera posible, se realiza la compresión extrínseca del catéter sobre la clavícula para evitar estas complicaciones. Se realiza una incisión en el centro del manguito y se retira el catéter utilizando disección roma.
2. La extracción del reservorio se lleva a cabo en la sala de procedimientos en condiciones de asepsia. La mayoría de las extracciones se realizan solamente con el uso de anestesia local:
   a. Se practica una incisión y se extrae el puerto mediante disección roma. Se retiran el puerto, el conector y el catéter. Si el bolsillo está limpio, se cierra con puntos reabsorbibles y pegamento cutáneo.
   b. Si el bolsillo está infectado, se irriga con abundante líquido. Se colocan gasas con yodoformo y se permite un cierre por segunda intención.
   c. Si el dispositivo se retira por sospecha de infección del catéter, la punta de este se envía para cultivo.

Cambio de un catéter tunelizado que no funciona

1. Un catéter tunelizado puede no estar funcionando debido a la mala posición de su punta, por formación de una cápsula de fibrina o por coagulación en su interior. El cambio del catéter tunelizado puede hacerse utilizando la misma vía. Se sigue el protocolo detallado anteriormente.
2. Se avanza una guía hidrófila en cada luz del catéter tunelizado que se va a cambiar y en la vena cava inferior con guía fluoroscópica. El catéter antiguo se retira sobre las guías después de disecar el manguito de los tejidos subcutáneos.
3. Si se sospecha una cápsula de fibrina alrededor del catéter, puede realizarse una angioplastia con balón de 8 mm a 12 mm para romperla.
4. Se avanza un nuevo catéter sobre las guías.
5. El catéter se fija y se verifica su funcionamiento.
6. Se toma una imagen fluoroscópica focalizada y se realiza la cura.

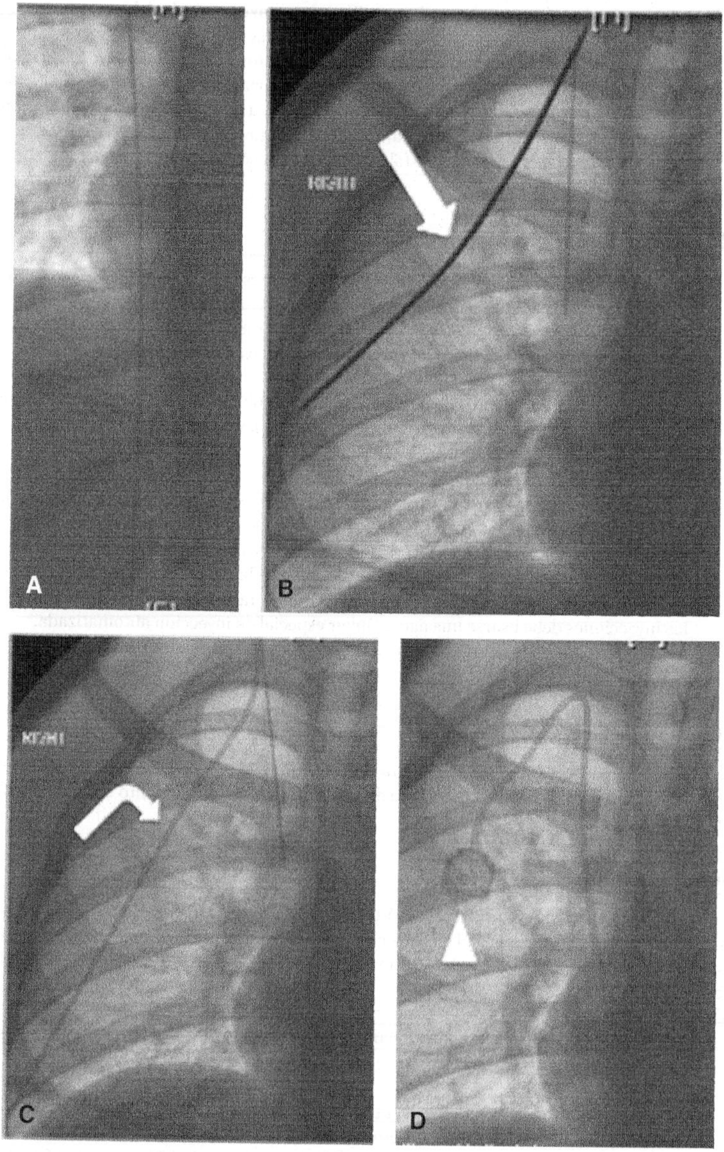

FIGURA 28-2 • Colocación de un catéter VC tunelizado o un reservorio torácico subcutáneo. **A:** se coloca una guía en la vena cava inferior (VCI) bajo guía fluoroscópica. **B:** durante la colocación de un puerto, se crea un bolsillo mediante disección roma tras realizar una incisión cutánea de 2-3 cm. Se realiza un túnel subcutáneo con un dispositivo tunelizador (*flecha*). **C:** el catéter (*flecha doblada*) se introduce a través del túnel hasta el sitio de flebotomía del cuello. **D:** el catéter se hace avanzar a través de un introductor pelable. La mayoría de los reservorios aún deben ensamblarse conectando las vías del catéter, el cono y el puerto. El puerto (*punta de flecha*) se entierra en el bolsillo y este se cierra. Punta del catéter en la unión de la vena cava superior con la aurícula derecha (VCS/AD).

7. En ocasiones, el catéter nuevo puede ser difícil de avanzar a través del trayecto, lo que puede deberse a su falta de maduración o a una angulación pronunciada en el sitio de entrada de la flebotomía. El trayecto y el sitio de la flebotomía se pueden estirar con dilatadores o balones de angioplastia. El catéter puede avanzarse a través de un introductor pelable en el trayecto para proporcionar rigidez y apoyo a la vez que se hace compresión manual sobre el sitio de la flebotomía para ayudar a dirigir el catéter en dirección inferior. Muchos catéteres tienen extremos distales cónicos o mandriles guía que pueden facilitar el intercambio del catéter.

Manejo posterior al procedimiento

1. Con una guía por imagen, la mala posición del catéter es rara. Se toma una radiografía focalizada para documentar la posición de la punta.
2. Los pacientes reciben instrucciones por escrito sobre los cuidados adecuados del catéter y la herida. Se analizan los signos y síntomas de complicaciones y se proporciona información de contacto.
3. El cuidado de los catéteres tunelizados y los reservorios subcutáneos está determinado por el protocolo del hospital e incluye instrucciones para el lavado de la vía y los cambios de apósito. Esto se trata en el capítulo 29.
4. Catéteres de inyección automatizada:
   a. Los catéteres tunelizados de inyección automatizada tienen etiquetas de identificación en el catéter que indican las máximas tasas de inyección.
   b. Los puertos de inyección tienen varios identificadores de seguridad. Ciertos dispositivos pueden identificarse por su forma o mediante la palpación de puntos sobre el tabique. También hay identificadores en la TC de exploración o las radiografías. Durante las inyecciones debe usarse una aguja Huber especial de inyección automatizada.
   c. Los pacientes deben recibir información por escrito que documente el tipo de dispositivo que tienen colocado.

Resultados

Al igual que con el acceso temporal, se logra la colocación fluoroscópica exitosa de un dispositivo de acceso VC con la punta en el sitio deseado y con el funcionamiento apropiado para su uso en casi todos los casos (95 %).

Complicaciones

Las complicaciones tempranas del acceso VC se describieron en el capítulo anterior y se pueden aplicar al acceso VC a largo plazo. Los catéteres VC a largo plazo tienen complicaciones tardías particulares porque su tiempo de implantación es mayor que el de los catéteres temporales:

1. Infección:
   a. Se trata de la complicación más frecuente. Las especies de *Staphylococcus* coagulasa negativo, *Staphylococcus aureus*, bacilos gramnegativos aerobios y *Candida albicans* son los patógenos más frecuentes (1):
      (1) En general, los reservorios presentan la tasa de infección más baja, seguidos de los catéteres tunelizados y, a continuación, los catéteres no tunelizados (7,8). Se ha comunicado que la tasa de infección de los puertos es de 0.21 por cada 1 000 días de catéter, mientras que la de las vías tunelizadas es de 2.77 por cada 1 000 días de catéter (1,9).
      (2) La tasa de infección del sitio del catéter es de 0.26 por cada 1 000 días de catéter. La tasa de infecciones del torrente sanguíneo es de 0.19 por cada 1 000 días de catéter (1,8,9).
      (3) En caso de sospecha de infección de la vía, los pacientes son tratados con antibióticos de amplio espectro para cubrir los patógenos más frecuentes. La elección del

antibiótico se basa en los resultados de los hemocultivos, los cultivos de la herida o los cultivos de la punta del catéter.

2. Formación de una cápsula de fibrina:
   a. Es la causa más frecuente de disfunción del catéter. La consulta clásica es porque el catéter puede infundirse, pero no aspirarse.
   b. Una cápsula de fibrina es una capa proteica de material eosinófilo y células inflamatorias dispersas que rodean el catéter y su punta, y que puede identificarse en la flebografía por la acumulación de contraste en la punta o porque se mueve en dirección retrógrada a lo largo del catéter, en lugar de fluir directamente en las venas centrales (1,10).
   c. La disfunción del catéter por un trombo cerca de la punta del catéter puede simular los síntomas de una cápsula de fibrina, ya que ambos pueden causar una válvula unidireccional que interrumpe el funcionamiento correcto.
3. Trombosis venosa central relacionada con el catéter:
   a. Las manifestaciones del síndrome de la VCS, como inflamación y edema de brazos y cara, pueden deberse a una trombosis venosa central relacionada con el catéter. Con frecuencia hay una estenosis preexistente que se agrava por un coágulo agudo superpuesto. La mala posición de la punta del catéter aumenta el riesgo de trombosis (10).
   b. La incidencia es de alrededor del 4 % (2).
4. Pinzamiento del catéter:
   a. Las complicaciones relacionadas con el paso del catéter a través de la vena subclavia no se producen con el acceso de la VYI derecha.
   b. Los catéteres con una colocación demasiado medial están comprimidos de manera crónica contra la costilla derecha y la clavícula por el ligamento costoclavicular y el músculo subclavio (1,10). La compresión repetitiva puede provocar fatiga y rotura del material. El fragmento del catéter puede entonces embolizar hacia el corazón o la arteria pulmonar (~1 %) (10).

Tratamiento de las complicaciones

1. Infecciones:
   a. No todos los catéteres con sospecha de estar infectados deben retirarse de inmediato. Puede considerarse la posibilidad de rescatar el catéter si el paciente está estable y/o carece de otros sitios para un posible acceso venoso.
   b. Las infecciones del sitio de salida o de la herida se tratan inicialmente con antibióticos.
   c. Las infecciones del túnel o del bolsillo del puerto requieren la retirada del catéter y antibióticos.
   d. Si hay bacteriemia, se administran antibióticos. Si los hemocultivos son negativos durante 48 h, puede realizarse un intercambio de catéteres sobre una guía para el CCIP tunelizado o las vías centrales tunelizadas.
   e. Si el paciente se encuentra en estado séptico, está indicada la retirada urgente del catéter.
   f. Las vías tunelizadas infectadas se retiran por tracción manual tras la disección del manguito. El sitio de salida del catéter se cierra por segunda intención. La punta del catéter se envía para cultivo y antibiograma.
   g. Se extirpan los puertos y se lava el bolsillo. Si el bolsillo está limpio, puede cerrarse por intención primaria. Si hay pus en el bolsillo del puerto, se rellena con gasa con yodoformo hasta que queda limpio y luego se cierra por segunda intención. Las puntas del catéter se envían para su cultivo y antibiograma. Las infecciones extensas del bolsillo del puerto pueden requerir consulta con cirugía plástica.
2. Formación de una cápsula de fibrina:
   a. El tratamiento de primera línea consiste en administrar activador tisular del plasminógeno en las luces (1.10). La tasa de éxito es del 87 % al 93 % para la extracción del catéter (10):
      (1) La alteplasa (Cathflo®; Genentech, San Francisco, CA) se reconstituye al inyectar 2.2 mL de agua estéril en el polvo del fármaco.

(2) Administrar la cantidad adecuada de alteplasa en función del volumen especificado del catéter.
(3) Dejar pasar 30 min y volver a evaluar la permeabilidad.
(4) Si la obstrucción persiste, dejar transcurrir 90 min más (120 min en total) y volver a comprobar la permeabilidad.
(5) Si la obstrucción persiste, volver a administrar una dosis de alteplasa y repetir los tiempos de acción.
(6) Un protocolo alternativo para la desintegración farmacéutica de la cápsula de fibrina consiste en administrar alteplasa por goteo. El protocolo de infusión puede consistir en la administración de 2 mg a 4 mg de alteplasa mezclados con 50 mL de solución salina y administrados en infusión durante 3 h a 4 h (10).

b. Si los trombolíticos fracasan, puede realizarse el intercambio del catéter sobre una guía, con o sin angioplastia con balón (1,10).
c. El cambio de un reservorio es más complicado que el cambio de un catéter tunelizado. Por tanto, se recomienda retirar la cápsula de fibrina con un catéter lazo.

3. Trombosis venosa central relacionada con el catéter:
   a. La anticoagulación es el tratamiento inicial.
   b. Si el catéter ya no es necesario, está indicada la retirada.
   c. Si el catéter es necesario, la anticoagulación es permanente. Si la anticoagulación es insuficiente, puede iniciarse un tratamiento trombolítico.
   d. Si un paciente tiene una estenosis de la VCS subyacente, se requiere angioplastia o endoprótesis para aliviar los síntomas.
   e. A menudo, la TC muestra un trombo pequeño alrededor de las puntas del catéter. Si es asintomático o la carga del coágulo es pequeña, el tratamiento es conservador. Si el trombo es grande, se considera la anticoagulación.
4. Pinzamiento del catéter:
   a. Un catéter subclavio comprimido, pero sin rotura, se controla con radiografías seriadas.
   b. Si el catéter se rompe parcialmente o está embolizado, está indicada la retirada del dispositivo. El fragmento embolizado puede recuperarse usando un lazo.
   c. Los fragmentos pueden «endotelizarse» de manera crónica en la pared derecha del corazón, lo cual impediría su extracción.

Referencias bibliográficas

1. Funaki B. Central venous access: a primer for the diagnostic radiologist. *Am J Roentgenol.* 2002;179(2):309–318.
2. Lewis CA, Allen TE, Burke DR, et al. Quality improvement guidelines for central venous access. *J Vasc Interv Radiol.* 2003;14(9 Pt 2):S231–S235.
3. Malloy PC, Grassi CJ, Kundu S, et al. Consensus guidelines for periprocedural management of coagulation status and hemostasis risk in percutaneous image-guided interventions. *J Vasc Interv Radiol.* 2009;20(7 Suppl):S240–S249.
4. O'Connor SD, Taylor AJ, Williams EC, et al. Coagulation concepts update. *Am J Roentgenol.* 2009;193(6):1656–1664.
5. Covey AM, Toro-Pape FW, Thornton RH, et al. Totally implantable venous access device placement by interventional radiologists: are prophylactic antibiotics necessary? *J Vasc Interv Radiol.* 2012;23(3):358–362.
6. Zaleski GX, Funaki B, Lorenz JM, et al. Experience with tunneled femoral hemodialysis catheters. *Am J Roentgenol.* 1999;172(2):493–496.
7. Yip D, Funaki B. Subcutaneous chest ports via the internal jugular vein. *Acta Radiol.* 2002;43(4):371–375.
8. Moureau N, Poole S, Murdock MA, et al. Central venous catheters in home infusion care: outunneled catheteromes analysis in 50,470 patients. *J Vasc Interv Radiol.* 2002;13(10):1009–1016.
9. Groeger JS, Lucas AB, Thaler HT, et al. Infectious morbidity associated with long-term use of venous access devices in patients with cancer. *Ann Intern Med.* 1993;119(12):1168–1174.
10. Bhutta ST, Culp WC. Evaluation and management of central venous access complications. *Tech Vasc Interv Radiol.* 2011;14(4):217–224.

29 Manejo del acceso venoso central

Rakesh Navuluri, MD, FSIR y Brian Funaki, MD

Introducción

Las complicaciones asociadas a los catéteres venosos centrales (CVC) incluyen:

- Infección.
- Hemorragia.
- Cápsula de fibrina.
- Trombosis.
- Estenosis u obstrucción venosa central.
- Mala colocación del catéter.
- Embolia gaseosa.
- Arritmia cardíaca.

La reducción al mínimo de estas complicaciones comienza con el cuidado adecuado del sitio, pero los radiólogos intervencionistas también deben ser conscientes de cómo identificar y resolver estos problemas.

Cuidado del sitio

Una fuente importante de infecciones sanguíneas asociadas a catéteres (ITSAVC) es la contaminación en el sitio de entrada del catéter. El uso de directrices de buenas prácticas puede reducir la colonización en el punto de entrada del catéter y, en consecuencia, la incidencia de ITSAVC:

1. Uso de solución antiséptica cutánea durante los cambios de apósito y cuando se realicen cambios cada 7 días.
2. El daño cutáneo en la inserción del CVC, ya sea preexistente o como consecuencia de la propia inserción, los adhesivos de la cura cutánea o irritantes químicos, puede deteriorar aún más la integridad de la piel y provocar una infección. Los cambios de apósito deben realizarse mediante una técnica aséptica sin contacto que implique lavado adecuado de manos, uso de guantes y manipulación del catéter en las partes no estériles alejadas de la luz. Otras recomendaciones incluyen el uso de una higiene adecuada de la zona, un apósito transparente para permitir la supervisión de la zona de entrada y la fijación adecuada del catéter con sutura y/o un dispositivo de estabilización del catéter.
3. Se ha demostrado que los apósitos de gluconato de clorhexidina reducen la tasa de infecciones relacionadas con catéteres en el entorno de cuidados intensivos (1). Sin embargo, no hay datos suficientes que respalden el uso de una solución antibiótica de bloqueo o el uso profiláctico de antibióticos sistémicos. El uso innecesario de antibióticos puede provocar resistencia a los antimicrobianos, reacciones alérgicas o toxicidad (2). Se recomienda considerar el bloqueo profiláctico con antibióticos solo en pacientes con catéteres de larga duración que tengan antecedentes de múltiples ITSAVC a pesar de una adherencia máxima óptima a la técnica aséptica.
4. Debe utilizarse una solución anticoagulante de bloqueo para prevenir la trombosis. La heparina de baja concentración (1 000 U por mL) es la más utilizada. Las alternativas incluyen citrato trisódico al 4 % y solución salina al 0.9 %, o incluso activador tisular del plasminógeno. La anticoagulación sistémica no tiene ningún papel como tratamiento profiláctico sistemático en pacientes sin antecedentes de trombosis recurrente o estado hipercoagulable conocido.
5. La utilización adecuada del catéter también es importante para mantener su funcionalidad y reducir al mínimo las infecciones. Las vías temporales en la vena yugular interna no deben utilizarse durante más de 3 semanas, y no más de 1 semana en el caso de las vías venosas femorales. El uso de catéteres debe limitarse a terapias intermitentes, como quimioterapia, infusiones de antibióticos en la fibrosis quística o infusiones de factor en la

hemofilia. La administración de nutrición parenteral total a través de reservorios subcutáneos está totalmente desaconsejada debido al riesgo de infección y a las complejidades asociadas a la retirada de un dispositivo totalmente implantable, en comparación con un catéter tunelizado. Los lípidos de la solución de nutrición parenteral total y algunos fármacos pueden precipitarse dentro de la luz del catéter del puerto y causar obstrucción (3).

Evaluación de catéteres

La exploración física es la primera línea de evaluación del catéter:

1. La zona de entrada del catéter debe evaluarse para detectar signos de infección, como eritema, calor, edema, dolor, fluctuación o pus.
2. La funcionalidad del catéter debe comprobarse con una jeringa de suero salino. La capacidad de lavado del suero salino, pero no de aspiración de sangre, puede indicar un efecto de válvula de bola (o de esfera) que puede deberse a que la punta del catéter está en contacto con la pared de un vaso, a un trombo en la punta del catéter o a una cápsula de fibrina. También puede reflejar una fractura del catéter que puede observarse como una fuga de suero salino en la parte extracorpórea del catéter. Sin embargo, la fractura de la porción intracorpórea no puede confirmarse mediante exploración física.

El mal funcionamiento del catéter debe evaluarse mediante radiografía. Las imágenes pueden revelar un acodamiento o una fractura, o incluso una mala colocación del catéter con la punta desviada hacia la vena ácigos o la vena lumbar ascendente. Una linografía o portografía, realizado con inyección de contraste bajo fluoroscopia, es lo mejor para confirmar la presencia de fractura del catéter, cápsula de fibrina, trombo o incluso estenosis u obstrucción del vaso.

Mal funcionamiento del catéter

1. Infección:
   a. La infección asociada al catéter en los 10 días siguientes a su colocación suele estar relacionada con la flora cutánea, y los organismos más frecuentes son *Staphylococcus aureus* y *Staphylococcus epidermidis*. Estos se introducen durante la colocación del catéter o el acceso posterior al mismo. La infección que se produce después de 10 días suele estar asociada a la colonización intraluminal. La incidencia de la infección también aumenta de manera exponencial con el período de uso del catéter. Otros factores de riesgo de infección asociada al catéter son la neutropenia, la neoplasia maligna, el uso de esteroides, la trombosis, la nutrición parenteral total y el uso frecuente. También hay una mayor incidencia con catéteres temporales no tunelizados.
   b. Deben obtenerse hemocultivos, tanto del CVC como de una vena periférica, antes de iniciar el tratamiento antibiótico sistémico. La infección superficial o del sitio de salida (celulitis) puede tratarse solo con antibióticos sin necesidad de retirar el catéter. La mayoría de los demás casos, incluida la infección de un trayecto tunelizado o un bolsillo subcutáneo, requieren la retirada del CVC. Una vez retirados, debe tomarse una muestra de la punta distal del catéter y del tabique del reservorio en el caso de los catéteres de puerto.
   c. La infección del bolsillo del reservorio subcutáneo asociada a material purulento grueso debe cerrarse por segunda intención. Esto puede conseguirse mediante el taponamiento diario de la herida abierta con una gasa yodoformada y el cambio posterior a una gasa empapada en suero salino cada 2 o 3 días una vez que la herida parezca limpia.

   Los criterios para la sustitución de catéteres varían según la institución. En la institución de los autores, el paciente debe estar afebril y los hemocultivos no deben mostrar crecimiento durante 48 h antes de la sustitución de un catéter tunelizado o un puerto. Puede ser preferible la sustitución del catéter en un sitio nuevo, distinto del de un CVC infectado retirado recientemente.
2. Cápsula de fibrina

   Una cápsula de fibrina es una cubierta de tejido conjuntivo que envuelve el catéter y representa una reacción a la presencia de un cuerpo extraño. Suele desarrollarse desde el sitio de entrada en la vena a lo largo del catéter hacia la punta, aunque también puede desarrollarse en la punta del catéter donde entra en contacto con la pared del vaso. En consecuencia, colocar la punta del CVC en la cava superior, en lugar de en la aurícula derecha puede ser un factor predisponente. Las cápsulas de fibrina pueden desarrollarse tan pronto como 24 h después de la inserción del catéter:

a. El tratamiento de primera línea es la instilación de activador tisular del plasminógeno, ya que no es invasiva y puede realizarse a pie de cama. Se deben instilar lentamente 2 mg (en 2 mL de solución salina) en cada luz del catéter y dejar reposar durante 30 min, tras lo cual el catéter se lava con solución salina. Si es necesario, puede repetirse el procedimiento.
b. Las opciones más invasivas incluyen cambio de catéter, rotura de la cápsula de fibrina con angioplastia con balón o extirpación de la cápsula de fibrina con un asa. Existen pruebas que sugieren la posibilidad de lograr tasas de permeabilidad más elevadas con un simple cambio de catéter, en lugar de la extirpación de la cápsula de fibrina, y este suele ser el tratamiento de primera línea. Sin embargo, el simple cambio de catéter podría dar lugar a la colocación del nuevo catéter dentro de la cápsula de fibrina existente. En los casos resistentes, puede considerarse la rotura simultánea de la cápsula de fibrina con el cambio de catéter. Debe tenerse en cuenta la evidencia existente de que la angioplastia de las venas centrales puede predisponer a posterior estenosis crónica de estas (4) y, por tanto, debe realizarse con moderación.

3. Trombosis

El trombo asociado al catéter puede ser intrínseco o extrínseco. El trombo intrínseco se produce dentro del catéter o inmediatamente alrededor de este, mientras que el trombo extrínseco es externo al catéter y/o está adherido a la íntima del vaso (5). El trombo puede causar una oclusión parcial o completa del catéter, incluido un efecto similar a una válvula de bola que impide la aspiración del catéter, e incluso un mayor riesgo de infección. Solo entre el 1 % y el 5 % de las trombosis relacionadas con catéteres son sintomáticas y suelen presentarse después de 2 semanas. Con la detección sistemática mediante flebografía, la incidencia de trombos asociados a CVC en pacientes con cáncer se ha descrito entre el 27 % y el 66 % (6). Muchos casos se observan de manera fortuita en la tomografía computarizada (TC). La incidencia de trombos asociados a catéteres es mayor con:

- Posición más elevada de la punta del catéter.
- Acceso venoso subclavio y vena yugular interna izquierda.
- Mayor duración de la colocación del catéter.
- Mayor diámetro del catéter.
- Menor diámetro de la vena central.
- Mayor número de luces.
- Material del catéter (poliuretano > silicona).
- Tipo de solución instilada en la luz del catéter.
- Estado de hipercoagulabilidad.
- Comorbilidades médicas asociadas (neoplasia, obesidad) (5).

Las posibles consecuencias a largo plazo del trombo asociado al catéter incluyen obstrucción venosa central, inflamación de los miembros superiores y síndrome de VCS.

La anticoagulación es el tratamiento de primera línea del trombo asociado al catéter. Como alternativa, los trombos pequeños de la punta del catéter pueden desprenderse con lavado salino enérgico o haciendo avanzar y rotar una guía con punta en J a través de la luz del catéter. También se ha descrito la instilación o infusión intraluminal de trombolíticos. El cambio de catéter puede resolver los problemas de funcionamiento del catéter, pero inevitablemente provocará el desplazamiento y la embolización del trombo. En la mayoría de los casos esto es asintomático y bien tolerado en el contexto de la anticoagulación. Los trombos de gran tamaño o los trombos sépticos pueden tratarse con trombectomía por aspiración.

4. Estenosis venosa central

La estenosis venosa central es una complicación a largo plazo de los CVC. La incidencia real es difícil de determinar, ya que la mayoría de los casos son asintomáticos debido al desarrollo de vasos colaterales. Sin embargo, la estenosis puede presentarse como síndrome de la vena cava superior, que se caracteriza por edema facial o de los miembros superiores. En estos casos, debe llevarse a cabo una evaluación adicional mediante flebografía por TC con tratamiento endovascular posterior, incluida la posible colocación de una endoprótesis.

En ocasiones infrecuentes puede producirse el atrapamiento del catéter con el crecimiento del endotelio del vaso o incluso del endocardio en la luz del catéter. Sin embargo, no se recomienda el cambio sistemático del catéter tunelizado para prevenir esta complicación.

5. Mala posición del catéter:
   a. La mala colocación espontánea del catéter puede producirse debido a cambios en la posición del cuerpo durante las actividades diarias normales. En algunos casos, la mala colocación puede reflejar una longitud de catéter subóptima. La retracción del catéter debida al desplazamiento en dirección inferior de las partes blandas del tórax en posición erguida refleja un catéter de longitud inadecuada y a menudo requiere la sustitución por un CVC de mayor longitud. Por el contrario, los catéteres demasiado largos pueden provocar arritmias por irritación de la pared auricular derecha con la punta del catéter y requieren la sustitución del catéter por un CVC más corto.
   b. El acodamiento o la redundancia de un catéter pueden resolverse mediante la colocación de una guía rígida a través de la luz bajo guía fluoroscópica o mediante inyección forzada de solución salina. La punta del catéter también puede reposicionarse con un asa.
   c. El síndrome de pinzamiento puede ser consecuencia de CVC colocados en la subclavia que se debilitan y fracturan en la entrada torácica entre la clavícula y la primera costilla. Es necesario la retirada inmediata de la vía central y la recuperación de cualquier fragmento de fractura migrado. La fractura del catéter también puede producirse como complicación durante la retirada del catéter. Esto se asocia a catéteres que se han cicatrizado por un tiempo de implantación prolongado o que se han degradado con el tiempo o el uso extenso. El catéter retenido debe pinzarse de inmediato para evitar la embolia gaseosa. Se han descrito varias maniobras para retirar el catéter retenido, como el corte con disección de tejidos blandos o el uso de un asa bajo guía fluoroscópica.

Referencias bibliográficas

1. Timsit JF, Schwebe LC, Bouadma L, et al. Chlorhexidine-impregnated sponges and less frequent dressing changes for prevention of catheter-related infections in critically ill adults: a randomized controlled trial. *JAMA*. 2009;301(12):1231–1241.
2. Schiffer CA, Mangu PB, Wade JC, et al. Central venous catheter care for the patient with cancer: American society of clinical oncology clinical practice guideline. *J Clin Oncol*. 2013;31(10):1357–1370.
3. Tabatabaie O, Kasumova GG, Eskander MF, et al. Totally implantable venous access devices: a review of complications and management strategies. *Am J Clin Oncol*. 2017;40(1):94–105.
4. Ni N, Mojibian H, Pollak J, et al. Association between disruption of fibrin sheaths using percutaneous transluminal angioplasty balloons and late onset central venous stenosis. *Cardiovasc Intervent Radiol*. 2009;31:114–119.
5. Gunawansa N, Sudusinghe DH, Wijayaratne DR. Hemodialysis catheter-related central venous thrombosis: clinical approach to evaluation and management. *Ann Vasc Surg*. 2018;51:298–304.
6. Verso M, Agnelli G. Venous thromboembolism associated with long-term use of central venous catheters in cancer patients. *J Clin Oncol*. 2003;21:3665–3675.

30 Fístulas para diálisis

Aalpen A. Patel, MD, MBA y Scott O. Trerotola, MD

Introducción

Se calcula que 4 millones de pacientes en todo el mundo reciben tratamiento renal sustitutivo y se prevé que la cifra aumente a 5.4 millones de pacientes en 2030. Cerca de 520 000 de estos pacientes proceden de los Estados Unidos (1,2). A mediados de la década de 1990, la National Kidney Foundation comenzó a ofrecer orientación basada en la evidencia a los equipos que atienden a los pacientes en diálisis. En 1997 se publicó el documento de recomendaciones DOQI (*Disease Outcomes Quality Initiative*). En 2000, se amplió el ámbito de aplicación para incluir la enfermedad renal crónica incluso antes de que surgiera la necesidad de diálisis. Este esfuerzo se denomina actualmente *Kidney Disease Outcomes Quality Initiative* (NKF-KDOQI). La sección sobre acceso vascular se actualizó por última vez en 2019 (3).

El acceso para diálisis a largo plazo se establece mediante la construcción de una derivación arteriovenosa (AV). Esta conexión entre una arteria y una vena puede crearse con el uso de conductos nativos (arterias y venas nativas), conductos artificiales (injertos) o conductos híbridos. En este capítulo se abordarán las fístulas arteriovenosas (FAV) nativas. Existen dos nuevos dispositivos (el sistema de fístula arteriovenosa endovascular Ellipsys™ [endoAVF] de Medtronic, Dublín, Irlanda, y el sistema de endoAVF™ WavelinQ de Becton, Dickinson and Company, Franklin Lakes, Nueva Jersey) que permiten la creación endovascular de FAV. A medida que se acumule más evidencia y más equipos de diálisis reciban formación sobre canulación de las fístulas creadas con estos dispositivos, estos pueden desempeñar un papel importante en la creación de accesos para pacientes seleccionados adecuadamente.

El abordaje tradicional de «primero la fístula» ha dado paso a un abordaje centrado en el paciente que tiene en cuenta las necesidades, circunstancias y preferencias de cada paciente a la hora de desarrollar un plan de vida para la enfermedad renal en estadio terminal (ERET; en inglés, *ESKD Life-Plan*). La creación de un plan de vida para la ERET permite un debate abierto sobre las complicaciones del acceso vascular y el plan para el siguiente acceso; también fomenta una evaluación exhaustiva de las necesidades de acceso vascular de por vida para la terapia renal sustitutiva (TRS). La actualización NKF-KDOQI del 2019 recomienda que la elección del acceso vascular se considere en el contexto plan de vida para la ERET (3).

Debe realizarse una evaluación periódica de la FAV para detectar estenosis con significado hemodinámico. En un ensayo aleatorizado se ha demostrado que el tratamiento de las estenosis anatómicas con significado hemodinámico en las fístulas reduce la incidencia de trombosis del acceso y mejora la permeabilidad (4). Los siguientes métodos complementarios pueden utilizarse como parte de un programa de garantía de calidad (GC). La exploración física y la evaluación de hallazgos como edema del brazo, desarrollo de venas colaterales, hemorragia prolongada, cambio en la flacidez de la fístula y cambio en la vena de salida, deben ser realizadas mensualmente por un profesional sanitario cualificado, lo que se denomina *monitorización*. Si se utiliza instrumentación especial para realizar la evaluación de la FAV a intervalos periódicos, se denomina *vigilancia*. La actualización NKF-KDOQI del 2019 no recomienda mediciones sistemáticas de flujo directo, mediciones de presión o imágenes para la vigilancia debido a evidencia insuficiente (3).

Indicaciones (para diagnóstico por imagen e intervención)

1. Falta de maduración de la FAV. La primera evaluación del acceso debe realizarse entre 4 y 6 semanas después de su creación:
   a. Fistulografía diagnóstica si:
      (1) Flujo < 600 mL/min (en el segmento utilizable).
      (2) Vena de drenaje < 6 mm de diámetro (segmento utilizable).
   b. Angioplastia de estenosis en cualquier parte del circuito hasta las venas centrales; no hay evidencia de que la estenosis venosa central afecte la maduración.

c. Embolización o ligadura de venas «competidoras». Se trata de un tema controvertido porque existe poca evidencia de que el tratamiento de dichos vasos ayude a la maduración.

2. Fallo de la FAV. Se considera que una FAV está fallando cuando existe un flujo inadecuado (< 600 mL/min o diámetro inadecuado del segmento venoso utilizable inferior a 6 mm). Este comportamiento defectuoso suele deberse a estenosis de entrada o salida superiores al 50 % asociadas a:
   a. Disminución del flujo (disminución del aclaramiento).
   b. Aumento de la presión venosa estática.
   c. Seudoaneurisma.
   d. Hemorragia prolongada tras la extracción de la aguja.
   e. Edema del brazo.
   f. Recirculación.
   g. Exploración física anómala.
3. Coagulación de la FAV.

Contraindicaciones

Absolutas

a. Coagulopatía no corregible.
b. Infección de la fístula. *Nota:* es muy infrecuente. A diferencia de las FAV, el eritema y el calor sobre una FAV coagulada casi siempre representan una tromboflebitis y no una infección.

Relativas

a. Derivación cardiopulmonar derecha-izquierda (para procedimientos de descoagulación debido al riesgo de embolia paradójica).
b. Antecedentes de reacción al medio de contraste.
c. Enfermedad cardiopulmonar significativa. Durante los procedimientos de descoagulación pueden producirse embolias pulmonares. La mayoría de las veces, no tienen consecuencias clínicas; sin embargo, en pacientes con insuficiencia ventricular derecha, hipertensión pulmonar y arritmias cardíacas, se han descrito embolias pulmonares mortales.
d. Isquemia distal a la anastomosis AV. Aumentar el flujo a través de una fístula puede desviar aún más la sangre de la zona isquémica y provocar un empeoramiento del síndrome de robo.
e. Infección sistémica.

Preparación previa al procedimiento

1. Consentimiento informado. Este encuentro también ayuda a establecer una relación con el paciente y a calmar la ansiedad.
2. Deben administrarse antibióticos intravenosos antes de la trombectomía/trombólisis (cefazolina en dosis de 1-3 g por vía intravenosa [en función del peso] o vancomicina en dosis de 0.5-1.5 g por vía intravenosa [en función del peso] porque el contenido de una fístula coagulada puede estar colonizado) (5).
3. La obtención de los antecedentes de la fístula actual (junto con la exploración física) es un paso fundamental en la evaluación previa al procedimiento. Debe evaluarse y documentarse lo siguiente:
   a. Cuándo se creó la fístula.
   b. Tipo de fístula.
   c. El método utilizado para la creación de la fístula.
   d. Si no ha madurado, ¿ha habido algún uso previo con éxito?
   e. Cuándo se produjo la disfunción o la coagulación.
   f. Presencia de síntomas de robo.
   g. Edema de brazos, cara o mamas.
   h. Fiebre o escalofríos.
   i. Historial de intervenciones previas.

4. Sin importar el tipo de acceso, debe evaluarse mediante exploración física y documentarse lo siguiente:
   a. Pulsos: radial, cubital y braquial (utilizar Doppler si no son palpables).
   b. Relleno capilar y calor del brazo/mano.
   c. Colaterales de la pared torácica.
   d. Exploración cardíaca y pulmonar: para evaluar la capacidad del paciente para tolerar con seguridad una sedación moderada y el procedimiento. Los pacientes con edema pulmonar pueden requerir diálisis previa a la intervención mediante un catéter para hemodiálisis temporal.
   e. Debe realizarse una evaluación física de la FAV antes de cada intervención:
      (1) Tipo y estado del acceso (fístula radiocefálica, fístula braquiocefálica, transposición de vena basílica o cefálica, fístula de Gracz o fístula endovascular), presencia de aneurismas, seudoaneurismas o hematomas y localización de la anastomosis. Esta información ayuda a elegir el lugar o sitios de acceso de la fístula para la intervención.
      (2) Presencia o ausencia de frémito/pulso.
      (3) Una evaluación de si la fístula está tensa o flácida (incluso con frémito palpable).
5. La revisión de las imágenes de intervenciones anteriores es fundamental (especialmente cuando se produce un fracaso precoz tras un procedimiento anterior). En particular, determinar si la intervención anterior fue óptima. Este es un paso crucial y no debe omitirse.
6. Deben evaluarse los parámetros de coagulación (cociente internacional normalizado [INR, *international normalized ratio*], tiempo de tromboplastina parcial [TTP] y recuento de plaquetas). Un INR ≤ 2, un TTP < 40 s y plaquetas > 25 000 son cifras aceptables.

Procedimiento

Las intervenciones realizadas en las FAV incluyen fistulografía y angioplastia en las fístulas que no maduran o fallan y eliminación del coágulo de las fístulas obstruidas (procedimientos de descoagulación). Cada una de estas intervenciones se describirá por separado.

Fistulografía y angioplastia transluminal percutánea (con balón) para fístulas inmaduras

1. Se preparan las herramientas y el equipo adecuados antes del procedimiento:
   a. Para el acceso a la fístula: aguja angiográfica de 18 G (Angiocath) o un equipo de micropunción.
   b. Agujas guía: Roadrunner® (Cook Medical, Bloomington, IN) (preferida), Bentson® o Glidewire® cónica larga (8 cm).
   c. Introductor: introductores cortos de alto flujo de 6 Fr y/o Fr (4-6 cm de longitud) con apertura lateral.
   d. Balones: de muy alta presión. A menudo se necesitan altas presiones para la angioplastia transluminal percutánea (con balón) (ATP), especialmente en las FAV. Los balones de eje corto pueden ser más convenientes en la intervención de fístulas.
   e. Sistema de inflado (cualquiera de los dos siguientes):
      (1) Jeringa de policarbonato de 1 mL, jeringa de 10 mL y un interruptor de flujo. Cuando se utiliza un balón de alta presión, este sistema es rentable y puede generar más presión que una bomba de inflado (6).
      (2) Manómetro o pistola de inflado manual.
   f. Otros equipos según sea necesario:
      (1) Endoprótesis (cubiertas y descubiertas, autoexpandibles y expandibles con balón).
      (2) Catéteres: Berenstein o Kumpe (40 o 65 cm), Binkert, catéter de arteria mamaria interna izquierda (AMI), mesentérica inferior Rösch (MIR) o Cobra I, según el tipo de fístula y la anatomía.
2. Se administran 3 000 unidades de heparina por vía intravenosa al inicio del procedimiento y, después, según sea necesario, de acuerdo con el tiempo de coagulación activado, ya que las fístulas no maduras son propensas al espasmo y la trombosis. Debe disponerse de nitroglicerina (NTG, 100 μg/mL) para el tratamiento del espasmo.

3. Para las fístulas no maduras, el primer acceso debe realizarse por el lado arterial. El acceso retrógrado braquial o radial se obtiene mediante punción directa guiada por ecografía utilizando el dilatador interior de 3 Fr de un sistema de micropunción. Este método reduce el riesgo de espasmo venoso y la necesidad de inflar un manguito de presión arterial para obtener reflujo del contraste a través de la anastomosis, como es necesario con la punción del lado venoso de la fístula. Una fistulografía mediante inyección en la arteria braquial demostrará la «verdadera» dinámica de flujo de la fístula y cualquier estenosis significativa desde el punto de vista hemodinámico que pueda ser la causa de la no maduración de la fístula. El espasmo venoso es frecuente en una fístula que no madura y responde bien a la NTG, aunque raramente requerirá ATP para tratarlo. El acceso arterial braquial también puede utilizarse para la administración de NTG y heparina según sea necesario en el procedimiento.
4. Si hay una estenosis que requiere tratamiento, los sitios de entrada a la fístula desde el lado venoso se seleccionan según la fistulografía. La angioplastia debe realizarse por el lado venoso de la fístula para evitar complicaciones arteriales. Si no es posible la dilatación de toda la estenosis a través de un solo acceso, puede realizarse un segundo acceso guiado por ecografía o por palpación de la fístula con un equipo de micropunción o un Angiocath®.
5. Toda estenosis de 50 % o mayor que pueda comprometer el flujo de entrada o de salida debe tratarse con ATP:
   a. En general, un balón 1 mm mayor que el tamaño de la vena adyacente es adecuado en la vena eferente principal (los balones de 7 mm y 8 mm son frecuentes), con un inflado de 90 s.
   b. Para la anastomosis radiocefálica, por lo general, son suficientes balones de 5-6 mm. Los autores prefieren los de 6 mm, siempre que sea posible.
   c. Si los resultados iniciales no son satisfactorios, se usan balones de tamaño progresivamente mayores e inflados prolongados de 5 min o más.
   d. Las prótesis cubiertas se utilizan para roturas venosas que no responden a la ATP prolongada o para el retroceso elástico en localizaciones que no son fácilmente susceptibles de intervención quirúrgica. Las endoprótesis, cubiertas o no, no deben utilizarse en lesiones en las que la estrechez de la estenosis no pueda vencerse con balón. Cabe destacar que las endoprótesis metálicas sin recubrimiento tienen un papel escaso o nulo en las intervenciones de accesos de hemodiálisis debido a sus resultados inferiores, en comparación con las endoprótesis cubiertas.
6. Al final del procedimiento debe realizarse una fistulografía mediante inyección manual de contraste a través de la apertura lateral del introductor, para evaluar la estenosis residual y descartar una rotura. La estenosis residual máxima aceptable es de menos del 30 %. La restauración de un frémito no pulsátil es el mejor predictor de los resultados a largo plazo; este debe ser el objetivo en todos los casos (7).
7. Si no hay una estenosis significativa y hay venas que se considera pueden desviar sangre desde el conducto principal, debe considerarse la ligadura quirúrgica/percutánea (preferida por el costo) o la embolización de estas venas. La prueba de que dichas venas realmente derivan flujo es ocluir temporalmente la vena mediante compresión externa y determinar si hay una mejoría en la exploración física o, idealmente, mediante medición directa del flujo. Las venas competidoras son extremadamente raras, menos del 1 % en la mayoría de las prácticas (8).
8. El tratamiento de venas «competidoras» no se debe hacer al mismo tiempo que la ATP de la estenosis, porque esta permite la maduración en la mayoría de las fístulas que no lo hacen (8).
9. El sitio de punción puede cerrarse de varias formas, teniendo cuidado de no trombosar la fístula:
   a. Para los accesos arteriales y todas las punciones de fístulas que no maduran, los autores recomiendan la compresión manual. La compresión guiada por ecografía puede ayudar a prevenir los hematomas en los pacientes con brazos grandes.
   b. Compresión manual con un coagulante.
   c. Sutura en bolsa de tabaco con un dispositivo temporal que sostenga los hilos o el nudo.

Fistulografía y angioplastia transluminal percutánea para fístulas no funcionantes

1. Equipamiento: igual que para las fístulas no maduras.
2. Para la mayoría de las intervenciones en fístulas maduras no obstruidas con función disminuida, la heparina no es necesaria a menos que se observe una reducción marcada del flujo en la fistulografía.
3. Por lo general, el sitio de punción puede elegirse según los síntomas que se presentan y en la exploración física, con guía ecográfica. Esta evaluación inicial ayudará a evitar la punción en la dirección y el lugar equivocados:
   a. Si se sospecha un flujo bajo y la fístula es blanda, probablemente se deba a una estenosis en el influjo, lo cual requiere una punción venosa dirigida hacia la anastomosis AV.
   b. Si el síntoma principal es la presión elevada y la fístula está tensa, la estenosis probablemente esté en el lado venoso y la punción venosa debe realizarse en dirección distal.
   c. Una opción alternativa de sitio de entrada en la fístula para la fistulografía y la intervención en fístulas no funcionantes y coaguladas es un abordaje transradial (9). Se ha demostrado que reduce el tiempo de procedimiento manteniendo un uso de medio contraste y un tiempo de fluoroscopia similares. Es otra opción disponible en el equipo de herramientas para la intervención de la fístula (10).
4. Una fistulografía diagnóstica es vital y debe opacificar la anatomía desde el acceso arterial a la aurícula derecha antes de cualquier intervención. Lo anterior proporciona una imagen tanto de las estenosis estáticas como del flujo dinámico desviado a través de colaterales venosas. El flujo arterial de entrada puede evaluarse mediante una maniobra de reflujo. Para las fístulas del antebrazo, se infla un manguito de presión arterial en el antebrazo, con una presión suprasistólica para ocluir las venas de salida y dirigir el medio de contraste de nuevo hacia la anastomosis y no a través de la vena eferente.
5. Debe identificarse cualquier estenosis mayor o igual al 50 % responsable de los síntomas y tratarla con ATP:
   a. La obstrucción o estenosis se atraviesa con una guía utilizando técnicas estándar.
   b. Por lo general, es adecuado un balón 1 mm mayor que el tamaño del vaso (6 mm para una anastomosis radiocefálica; balones de 7 y 8 mm para el resto de la fístula) con un tiempo de inflado de 90 s y hasta 5 min para una ATP prolongada. Un ensayo aleatorizado demostró que un inflado de 3 min producía un mejor resultado inmediato que un inflado de 1 min; sin embargo, esto no se tradujo en una mejor permeabilidad a largo plazo (11).
   c. Los balones de ultra alta presión han eliminado prácticamente la estenosis «resistente».
   d. Si el resultado inicial tras la dilatación es inadecuado, se usan balones progresivamente mayores y tiempos de inflado de 5 min o más hasta alcanzar un resultado satisfactorio.
   e. Las recomendaciones KDOQI aconsejan evitar la colocación de endoprótesis metálicas sin recubrimiento en el tratamiento de lesiones estenóticas significativas en una FAV. Se recomienda el uso primario de una endoprótesis cubierta frente a la angioplastia para la estenosis dentro de la endoprótesis en el circuito de FAV debido a la mejora de los resultados a los 6 meses. Además, las mismas guías recomiendan que en cualquier decisión de colocación de una endoprótesis cubierta se tengan en cuenta las consecuencias de la colocación de la endoprótesis cubierta en futuros accesos, según lo previsto en el plan de vida para la ERET (3). Otras indicaciones habituales para la colocación de una endoprótesis cubierta son la rotura venosa que no responde a la ATP prolongada, las estenosis elásticas en localizaciones donde la intervención quirúrgica no es fácilmente posible y las estenosis que recidivan en un plazo de 3 meses o menos cuando no se dispone de opciones quirúrgicas. La literatura apoya la revisión quirúrgica de las lesiones accesibles cuando fracasa la ATP (12,13). La cuestión de si las endoprótesis, cubiertas o no, son preferibles a la revisión quirúrgica sigue sin resolverse.
   f. Cada vez hay más evidencia de que los balones recubiertos de fármacos pueden desempeñar un papel en el algoritmo de tratamiento de las estenosis de las fístulas nativas. Un reciente ensayo aleatorizado simple ciego realizado por Lookstein y cols. mostró una permeabilidad estadísticamente significativa mayor en el grupo de balón recubierto de fármacos a los 6 meses, en comparación con el grupo de balón no recubierto, sin que se observara un aumento del riesgo en el primer grupo. Futuros ensayos permitirán

determinar si estos resultados son válidos para los injertos AV en las estenosis dentro de la endoptótesis (2).

6. Después del procedimiento debe realizarse una fistulografía para evaluar la eficacia de la angioplastia y descartar la rotura de vasos. Después del tratamiento máximo, debe haber menos del 30 % de estrechamiento residual en todas las estenosis, idealmente, tan cerca del 0 % como sea posible. La presencia de frémito continuo (sin pulsatilidad significativa) es más indicativa de un resultado satisfactorio un criterio de valoración centrado en la hemodinámica (7).
7. La estenosis residual debida a retroceso (es decir, eliminación satisfactoria de la estrechez de la estenosis con estenosis residual > 30 %) es moderadamente frecuente y casi siempre responde a la ATP prolongada (dos inflados de 5 min). Si la ATP prolongada fracasa, puede estar indicada una endoprótesis o una endoprótesis cubierta. Si no hay anomalías anatómicas en la fistulografía posterior al procedimiento y hay anomalías en la exploración física (en particular un frémito muy débil), debe sospecharse una estenosis de la arteria subclavia o innominada y tratarla si existe, y esta debe tratarse a través del acceso para diálisis.

Eliminación del trombo de las fístulas arteriovenosas obstruidas («procedimiento de repermeabilización»)

Equipo: el mismo que para las fístulas no maduras.

La heparina sistémica es esencial para los procedimientos de repermeabilización, porque ayuda a anular cualquier respuesta vasoespástica o broncoespástica a pequeñas embolias pulmonares, además de tener un papel en la prevención de una retrombosis durante el procedimiento. Antes de cualquier procedimiento de repermeabilización de una FAV, se deben administrar 3 000 U de heparina intravenosa. Los procedimientos de repermeabilización de la fístula nativa pueden prolongarse y requerir la administración reiterada de heparina para mantener el tiempo de coagulación activado por encima de 250 s:

1. Trombectomía mecánica: los autores utilizan casi exclusivamente esta técnica. Hay varios dispositivos para la trombectomía mecánica disponibles; está fuera del alcance de este capítulo describirlos todos. La técnica descrita en el siguiente texto tiene pasos comunes a todo tipo de dispositivo mecánico. Los pasos descritos están en la secuencia empleada para la mayoría de los casos, pero pueden variar para adaptarse a una situación particular:
   a. Acceso: como en cualquier acceso para hemodiálisis, el sitio de entrada a la fístula depende de la exploración física. Los resultados de la ecografía son útiles para elegir un sitio libre de coágulos o estenosis y lo más central posible. Siempre que sea posible, debe evitarse realizar la punción en o inmediatamente adyacente a una estenosis. Lo anterior ayuda a evitar la necesidad de una segunda punción. El acceso se realiza en dirección a la anastomosis usando un Angiocath® o un sistema de micropunción. Pueden requerirse dos punciones, una hacia la anastomosis y la otra hacia la vena eferente principal. Una distancia suficiente entre cada sitio de acceso permitirá el tratamiento de cualquier segmento estrechado interviniente y elimina la superposición de los introductores, que puede comprometer el flujo. Se colocan introductores de 6 o 7 Fr según el tamaño de los balones o dispositivos que se vayan a utilizar.
   b. Eliminación de coágulos: después de la administración adecuada de heparina, se usan una guía y un catéter para atravesar la anastomosis. Lograr este paso es esencial para una descoagulación eficaz. Rara vez puede requerirse la punción de la arteria braquial para atravesar la anastomosis AV; sin embargo, los autores no recomiendan el uso del acceso de la arteria braquial para la intervención. A través de introductores dirigidos hacia la anastomosis o las venas centrales, el trombo se macera con un balón o un dispositivo de trombectomía mecánica en ambas direcciones y se aspira manualmente a través de la gran apertura lateral o automáticamente por el dispositivo mismo.
   c. En ocasiones, un trombo crónico adherente es difícil de fragmentar y eliminar, incluso con dispositivos de contacto con la pared. El masaje local (con la mano o con un transductor ecográfico para monitorizar el progreso) puede aflojar el coágulo. Si esta maniobra no tiene éxito, el coágulo puede aflojarse con un catéter de Fogarty para coágulos adherentes (Edwards Lifesciences, Irvine, CA) y ser fragmentado luego con un dispositivo de trombectomía y retirado. La eliminación del coágulo adherido a la pared puede dar mejor pronóstico después del procedimiento.

d. Tratamiento de la estenosis de la anastomosis o la perianastomosis: la clave de una trombólisis eficaz en un acceso para diálisis es el restablecimiento del flujo. Lo anterior se logra, por lo general, tratando el tapón anastomótico/estenosis. Inicialmente, estos pueden tratarse con un balón de Fogarty o un dispositivo de trombectomía de contacto con la pared, seguido de una ATP.

e. Tratamiento de las estenosis significativas con angioplastia o endoprótesis: después de confirmar con cuidado el flujo anterógrado en la fístula con una pequeña inyección de contraste, puede realizarse una fistulografía diagnóstica. Sin embargo, para evitar émbolos arteriales, el flujo hacia adelante debe documentarse antes de realizar el estudio diagnóstico. Toda estenosis identificada se trata con ATP.

f. Fistulografía posprocedimiento: se realiza una fistulografía después del procedimiento, desde la anastomosis hasta la aurícula derecha, que incluya la vena eferente primaria. El flujo arterial aferente puede visualizarse mediante la oclusión del flujo eferente y el reflujo de contraste (preferido) o mediante la inyección de contraste directamente en la arteria. El flujo venoso puede obstruirse usando un balón o mediante compresión externa (manual o con un manguito de presión). La compresión manual puede elevar la dosis de radiación para el operador. Se usan los mismos puntos finales anatómicos y clínicos que para la angioplastia de fístulas no funcionantes.

g. Hemostasia del sitio de acceso: como para las fístulas no funcionantes.

2. Trombólisis farmacéutica (incluida para aplicaciones especializadas y fines históricos):

a. Trombólisis primaria: el uso de trombolíticos es otra manera de obtener la permeabilidad. Se colocan dos catéteres desde direcciones opuestas sin cruzar la anastomosis. Se administran de manera pulsada heparina y agentes líticos en el coágulo hasta que se destruye. Toda estenosis subyacente que sea descubierta se trata de la manera estándar (14). Las dosis de activador tisular del plasminógeno varían entre 3 mg y 20 mg. Para los coágulos resistentes o cuando haya una carga grande de coágulos, puede realizarse una infusión trombolítica.

b. Trombólisis adyuvante: cuando hay un coágulo muy firme, grandes volúmenes de coágulo o en fístulas que llevan coaguladas más de una semana, algunos operadores instilan agentes líticos en el coágulo antes de la trombectomía mecánica. El agente lítico, activador tisular del plasminógeno (2-4 mg) o reteplasa (2-3 U), combinado con heparina (3 000-5 000 U) se inyecta en la fístula coagulada entre 0.5 h y 2 h antes del procedimiento. Para evitar embolias venosas centrales y arteriales debidas a la presurización de la fístula, ambas «ramas» de la fístula se ocluyen manualmente. La teoría es que la lisis parcial del coágulo antes o durante la trombectomía mecánica acortaría el procedimiento; sin embargo, en un ensayo prospectivo aleatorizado se demostró que no era así (15).

Manejo posterior al procedimiento

1. Diálisis posterior al procedimiento: el estado del paciente, el programa de diálisis y las concentraciones de potasio previos al procedimiento guiarán la decisión de dializar en el día del procedimiento.
2. Los pulsos distales deben volver a comprobarse y documentarse.
3. A efectos de garantía de calidad, debe confirmarse que el acceso sirve para diálisis.

Resultados

1. Resultados de la angioplastia de la FAV cuando a la FAV no funcionante no se le ha realizado una trombectomía mecánica o trombólisis:

a. Éxito técnico (estenosis residual inferior al 30 %): 87 %.

b. Permeabilidad primaria tras la intervención: 66 % a los 6 meses, 49 % al año y 29 % a los 2 años (16).

c. Permeabilidad secundaria tras la intervención: 94 % a los 6 meses, 84 % al año y 79 % a los 2 años (16).

2. Resultado de la angioplastia de la FAV cuando la FAV ha pasado por angioplastia tras la repermeabilización mecánica o farmacológica (mediante un abordaje transradial) (9):

a. Éxito técnico: 96 % (9).

b. Permeabilidad primaria tras la intervención (varía en función del volumen del coágulo): 92 % a 1 mes, 77 % a 3 meses, 55 % a 6 meses y 44 % a 12 meses. La permeabilidad primaria de la trombosis de segmento corto frente a la de segmento largo fue del 57 % frente al 19 %, respectivamente.
c. Permeabilidad secundaria tras la intervención inicial: 96 % al mes, 93 % a los 3 meses, 89 % a los 6 y 12 meses.

Complicaciones

Graves

1. Rotura de la vena que resulta en un acceso no funcionante.
2. Muerte relacionada con sepsis.
3. Sobrecarga de volumen por líquidos administrados durante el procedimiento.
4. Complicaciones hemorrágicas de la trombólisis.
5. Embolia pulmonar.
6. Embolia arterial (puede ser mayor o menor).

Leves

1. Se ha descrito rotura venosa hasta en un 10 % de las fístulas transpuestas. Si se reconoce y trata, no suele provocar la pérdida del acceso vascular.
2. Trombosis de la fístula durante la ATP.
3. Bacteriemia.
4. Formación de seudoaneurismas.

Tratamiento de las complicaciones

1. Embolia arterial:
   a. Si es sintomática, debe extraerse el émbolo. Los tratamientos iniciales deben incluir hemorragia posterior, técnica de catéter de Fogarty o tromboaspiración.
   b. A continuación, puede intentarse una trombólisis. La trombectomía quirúrgica es una opción de último recurso.
   c. La punción de la arteria radial puede utilizarse para empujar el coágulo en dirección retrógrada fuera de la arteria.
   d. En un paciente asintomático, se puede intentar la técnica de sangramiento retrógrado, porque no hay riesgo de mayor impacto de los coágulos. Para que esta técnica sea eficaz, primero se debe establecer el flujo de la fístula. Aunque el coágulo no es eliminado con este método, es posible que no se requiera más tratamiento, particularmente ante la posibilidad de impactación del coágulo o de embolización más distal asociada con otras técnicas.
2. Rotura venosa:
   a. Cerca del 70 % de las roturas venosas responderán al taponamiento prolongado con balón (dos inflados de 5 min).
   b. En el 30 % de las roturas en las que fracasa el taponamiento, pueden utilizarse con éxito endoprótesis cubiertas para preservar el acceso (13,17).

Referencias bibliográficas

1. Liyanage T, Ninomiya T, Jha V, et al. Worldwide access to treatment for end-stage kidney disease: a systematic review. *Lancet.* 2015;385(9981):1975–1982. doi:10.1016/S0140-6736(14)61601-9
2. Lookstein RA, Haruguchi H, Ouriel K, et al. Drug-coated balloons for dysfunctional dialysis arteriovenous fistulas. *N Engl J Med.* 2020;383(8):733–742. doi:10.1056/NEJMoa1914617
3. Lok CE, Huber TS, Lee T, et al. KDOQI clinical practice guideline for vascular access: 2019 update. *Am J Kidney Dis.* 2020;75(4 Suppl 2):S1–S164. doi:10.1053/j.ajkd.2019.12.001
4. Tessitore N, Mansueto G, Bedogna V, et al. A prospective controlled trial on effect of percutaneous transluminal angioplasty on functioning arteriovenous fistulae survival. *J Am Soc Nephrol.* 2003;14(6):1623–1627.

5. Ayus JC, Sheikh-Hamad D. Silent infection in clotted hemodialysis access grafts. *J Am Soc Nephrol.* 1998;9(7):1314–1317.
6. Foering K, Chittams JL, Trerotola SO. Percutaneous transluminal angioplasty balloon inflation with syringes: who needs an inflator? *J Vasc Interv Radiol.* 2009;20(5):629–633.
7. Trerotola SO, Ponce P, Stavropoulos SW, et al. Physical examination versus normalized pressure ratio for predicting outcomes of hemodialysis access interventions. *J Vasc Interv Radiol.* 2003;14(11): 1387–1394.
8. Liang H, Fu J, Wang P, et al. Endovascular salvage of immature autogenous hemodialysis fistulas. *Cardiovas Intervent Radiol.* 2014;37(3):671–678.
9. Wu CC, Wen SC, Chen MK, et al. Radial artery approach for endovascular salvage of occluded autogenous radial-cephalic fistulae. *Nephrol Dial Transplant.* 2009;24(8):2497–2502.
10. Shamimi-Noori S, Sheng M, Mantell MP, et al. Diagnosis and treatment of nonmaturing fistulae for hemodialysis access via transradial approach: a case-control study. *J Vasc Interv Radiol.* 2020;31(6):993–999.e1. doi:10.1016/j.jvir.2020.01.023
11. Forauer AR, Hoffer EK, Homa K. Dialysis access venous stenoses: treatment with balloon angioplasty—1- versus 3-minute inflation times. *Radiology.* 2008;249(1):375–381.
12. Quinn SF, Schuman ES, Demlow TA, et al. Percutaneous transluminal angioplasty versus endovascular stent placement in the treatment of venous stenoses in patients undergoing hemodialysis: intermediate results. *J Vasc Interv Radiol.* 1995;6(6):851–855.
13. Gray RJ, Horton KM, Dolmatch BL, et al. Use of Wallstents for hemodialysis access-related venous stenoses and occlusions untreatable with balloon angioplasty. *Radiology.* 1995;195(2):479–484.
14. Cohen MA, Kumpe DA, Durham JD, et al. Improved treatment of thrombosed hemodialysis access sites with thrombolysis and angioplasty. *Kidney Int.* 1994;46(5):1375–1380.
15. Vogel PM, Bansal V, Marshall MW. Thrombosed hemodialysis grafts: lyse and wait with tissue plasminogen activator or urokinase compared to mechanical thrombolysis with the Arrow-Trerotola percutaneous thrombolytic device. *J Vasc Interv Radiol.* 2001;12(10):1157–1165.
16. Neuen BL, Gunnarsson R, Baer RA, et al. Factors associated with patency following angioplasty of hemodialysis fistulae. *J Vasc Interv Radiol.* 2014;25(9):1419–1426. doi:10.1016/j.jvir.2014.05.020
17. Dale JD, Dolmatch BL, Duch JM, et al. Expanded polytetrafluoroethylene–covered stent treatment of angioplasty-related extravasation during hemodialysis access intervention: technical and 180-day patency. *J Vasc Interv Radiol.* 2010;21(3):322–326.

31 Injertos para diálisis

Aalpen A. Patel, MD, MBA y Scott O. Trerotola, MD

Introducción

El acceso para diálisis de larga duración se confecciona quirúrgicamente mediante una conexión entre una arteria y una vena usando vasos nativos o conductos no nativos. Los conductos no nativos incluyen injertos sintéticos (politetrafluoretileno o poliuretano), injertos biológicos (heteroinjertos bovinos, vena mesentérica bovina, vena femoral criopreservada o vena de cordón umbilical humano) o injertos híbridos (con material compuesto autosellante o vena criopreservada). Este capítulo abordará el manejo endovascular de los injertos arteriovenosos (IAV) no nativos.

Las recomendaciones de la *Kidney Diseases Outcomes Quality Initiative* (NKF-KDOQI) establecen que la construcción del acceso para diálisis debe tener en cuenta un enfoque centrado en el paciente mediante un plan de vida para la enfermedad renal en estadio terminal (ERET; en inglés, *ESKD Life-Plan*) y las necesidades de acceso del paciente. Un plan de vida para la ERET permite elaborar un plan de acceso completo y personalizado para el período de vida previsto del paciente. El tipo de acceso se determina teniendo en cuenta el plan de vida para la ERET, las preferencias del paciente y la estructura de apoyo. Por supuesto, el objetivo final es el éxito del acceso vascular para diálisis con una gran facilidad de uso y mínimas complicaciones. De este modo, las nuevas directrices son menos prescriptivas. Si un IAV se ajusta al plan de vida para la ERET y a las preferencias del paciente, debe utilizarse el abordaje de primero distal y después proximal (1). El orden preferido para la creación de un IAV es un injerto de antebrazo (se prefiere el injerto en asa al injerto recto), un injerto de brazo y un injerto protésico en la pared torácica («injerto en collar»). El IAV del miembro inferior es un acceso de último recurso.

Los fundamentos de los métodos de seguimiento y vigilancia son los mismos que para las fístulas de diálisis y se tratan en el capítulo 30.

Indicaciones

1. IAV no funcionante. Anomalía clínica o hemodinámica y estenosis asociada del vaso o del injerto superior al 50 %, que da lugar a:
   a. Disminución del flujo (disminución del aclaramiento).
   b. Aumento de la presión venosa.
   c. Seudoaneurisma.
   d. Hemorragia prolongada tras la extracción de la aguja.
   e. Edema del brazo.
   f. Recirculación.
   g. Exploración física anómala.
2. IAV coagulado.

Contraindicaciones

Absolutas

1. Coagulopatía no corregible.
2. Infección del injerto.

Relativas

1. Derivación cardiopulmonar de derecha a izquierda (para procedimientos de descoagulación por riesgo de embolia paradójica).
2. Antecedentes de reacción al medio de contraste.
3. Infección sistémica.
4. Enfermedad cardiopulmonar significativa. Durante los procedimientos de descoagulación pueden producirse embolias pulmonares. La mayoría de las veces no tienen consecuencias clínicas; sin embargo, en pacientes con insuficiencia ventricular derecha, hipertensión pulmonar o arritmias cardíacas, se han descrito embolias pulmonares mortales.
5. Isquemia distal a la anastomosis arteriovenosa (AV). El aumento del flujo a través de un injerto puede desviar más sangre de la zona isquémica y producir un agravamiento del síndrome de robo.
6. Los IAV colocados menos de 30 días antes de la intervención no han formado suficiente tejido cicatricial alrededor de la prótesis y pueden sangrar con la punción. El hematoma resultante puede llevar a la pérdida del acceso de la hemodiálisis o a una infección local. La permeabilidad asociada con la descoagulación en esta situación es extremadamente baja.

Preparación previa al procedimiento

1. Un médico (de preferencia quien realiza el procedimiento) o enfermero/a avanzado (dependiendo de la política del hospital o la ley estatal) debe conseguir el consentimiento informado. Este encuentro también ayuda a establecer un lazo de confianza con el paciente y alivia su ansiedad.
2. Deben administrarse antibióticos intravenosos antes de la trombectomía (cefazolina o vancomicina, según el peso), porque el contenido de un injerto coagulado con frecuencia está colonizado (2).
3. La obtención de los antecedentes del IAV actual (junto con la exploración física) es uno de los pasos más importantes de la evaluación previa al procedimiento. Debe evaluarse y documentarse lo siguiente:

a. Cuándo se creó el acceso.
b. Tipo de acceso.
c. Cuándo se produjo la disfunción o la coagulación.
d. Presencia de síntomas de robo.
e. Edema de brazos, cara o mamas.
f. Calor o eritema del sitio de acceso.
g. Fiebre o escalofríos.
h. Antecedentes de intervenciones previas.

4. Sin importar el tipo de acceso, debe evaluarse mediante exploración física y documentarse lo siguiente:
   a. Pulsos: radial, cubital y braquial (doral del pie, tibial posterior, poplíteo y femoral para injertos de miembros inferiores). Utilizar un aparato Doppler si los pulsos no son palpables.
   b. Relleno capilar y temperatura de brazo/mano.
   c. Colaterales en la pared torácica.
   d. Exploración cardíaca y pulmonar. Evaluación de la capacidad del paciente para tolerar con seguridad una sedación moderada y el procedimiento. Los pacientes con edema pulmonar pueden requerir diálisis previa al procedimiento mediante un catéter para hemodiálisis temporal.
   e. Debe realizarse una evaluación física del injerto antes de cada intervención:
      (1) Sitio del injerto: se busca la presencia de calor y eritema que indiquen infección del injerto o celulitis. Una infección del injerto es una contraindicación absoluta para la intervención percutánea.
      (2) Tipo de acceso: recto o en asa, dirección aferente y eferente, presencia de degeneración aneurismática del injerto y localización de las anastomosis. Esta información ayuda a determinar el sitio de acceso.
      (3) Presencia o ausencia de latido o pulso. En raras ocasiones, un paciente puede ser derivado con un «injerto coagulado», que en realidad no está coagulado pero que tiene un flujo muy bajo. En estos casos, debe buscarse y corregirse una lesión del flujo de entrada.
      (4) La revisión de las imágenes de intervenciones anteriores es vital (especialmente cuando hay un fracaso precoz tras un procedimiento previo). En particular, determinar si el resultado de la intervención anterior fue óptimo.
      (5) Deben evaluarse los parámetros de coagulación (cociente internacional normalizado [INR, *international normalized ratio*], tiempo de tromboplastina parcial [TTP] y recuento de plaquetas). Son aceptables los valores de INR < 2.0, TTP < 40 s y plaquetas > 25 000/μL.

Procedimiento

Las intervenciones realizadas en los IAV incluyen fistulografía y angioplastia en los injertos no funcionantes y la eliminación del coágulo de los injertos ocluidos («procedimientos de descoagulación»).

Fistulografía y angioplastia para injertos arteriovenosos no funcionantes

1. Preparación del equipo apropiado:
   a. Para el acceso: Angiocath® de calibre 18 o equipo de micropunción.
   b. Guías: guía hidrófila rígida o guía Bentson.
   c. Introductores: cortos de alto flujo de 6 Fr o 7 Fr (4-6 cm de longitud) con apertura lateral.
   d. Balones: balones para angioplastia de alta presión.
   e. Sistema de inflado:
      (1) Manómetro o pistola de inflado manual o
      (2) Jeringa de policarbonato de 1 mL, jeringa de 10 mL e interruptor de flujo (3).
   f. Otros equipos según sea necesario: endoprótesis (autoexpandibles cubiertas y expandibles con balón).

2. El sitio de punción suele elegirse en función de los síntomas y la exploración física, que en ocasiones se complementa con una ecografía. Esta evaluación inicial ayudará a evitar la punción en la dirección equivocada. Por ejemplo, si se sospecha un flujo bajo y el injerto es blando, la rama arterial corriente arriba con respecto al segmento blando (arterias aferentes) pueden ser la lesión responsable. Esto requeriría una punción en dirección a la anastomosis arterial. Por el contrario, si el síntoma principal es la hipertensión y el injerto es tenso, la punción debe realizarse hacia la anastomosis venosa.
3. Es fundamental realizar una fistulografía diagnóstica desde el aferente arterial a la aurícula derecha antes de cualquier intervención. La fistulografía ofrece una imagen tanto de las estenosis estáticas como del flujo dinámico como resultado de la estenosis, desviado a través de las colaterales venosas. El flujo arterial de entrada puede evaluarse con una maniobra de reflujo. Una técnica habitual consiste en comprimir el injerto corriente abajo desde el acceso para dirigir el contraste hacia el flujo de entrada.
4. Cualquier estenosis igual o mayor al 50 % que explique los síntomas de presentación debe identificarse y tratarse con angioplastia transluminal percutánea (con balón) (ATP). En determinadas lesiones, como se indica a continuación, debe considerarse la colocación de una endoprótesis, en lugar de ATP sola:
   a. La obstrucción o estenosis se atraviesa con una guía utilizando técnicas estándar.
   b. Normalmente, es adecuado un balón 1 mm mayor que el tamaño del injerto, con un tiempo de inflado de 90 s.
   c. Si el resultado inicial es inadecuado, se realiza la introducción de balones progresivamente más grandes, así como inflados prolongados de 5 min o más, para lograr un resultado satisfactorio.
   d. Las recomendaciones KDOQI aconsejan evitar las endoprótesis metálicas sin recubrimiento en el tratamiento de lesiones estenóticas significativas en un IAV (1).
   e. Las recomendaciones KDOQI aconsejan el uso de endoprótesis vasculares autoexpandibles, en lugar de la angioplastia sola, para el tratamiento de la estenosis anastomótica injerto-venosa y las estenosis dentro de la endoprótesis, ya que se ha demostrado que mejora la permeabilidad a los 6 meses (1,6). Por supuesto, cualquier colocación de endoprótesis debe tener en cuenta las consecuencias de los futuros planes de acceso AV indicados en el plan de vida para la ERET del paciente; debe consultarse al equipo de acceso cuando sea necesario (1). Otras indicaciones más habituales para la colocación de una endoprótesis cubierta son la rotura venosa que no responde a la ATP prolongada, las estenosis elásticas en localizaciones en las que la intervención quirúrgica no es fácilmente posible y las estenosis que recidivan en un plazo de 3 meses o menos cuando no se dispone de opciones quirúrgicas. La literatura ha respaldado la revisión quirúrgica de las lesiones accesibles en caso de ATP fallida (4).
   f. Cada vez hay más evidencia de que el uso de balones recubiertos de fármacos en las FAV da lugar a una mayor permeabilidad de la zona tratada que el uso de balones convencionales en el tratamiento de las estenosis de las fístulas. Futuros ensayos determinarán si estos resultados se trasladan a las FAV y a las estenosis dentro de la endoprótesis (5).
5. Se realiza una fistulografía después del procedimiento (desde la anastomosis arterial hasta la aurícula derecha incluyendo el flujo venoso) para evaluar la eficacia de la angioplastia y para excluir la rotura de vasos. El flujo arterial puede visualizarse ocluyendo la rama eferente y mediante el reflujo de contraste (preferido) o canulando la arteria (a través de la prótesis) y realizando una fistulografía. El flujo venoso puede obstruirse con un balón (de preferencia) o mediante compresión manual.
6. Tras el tratamiento máximo, debe haber menos de un 30 % de estrechamiento residual en todas las estenosis (6), idealmente lo más cerca posible del 0 %. El restablecimiento de un frémito en la exploración física es el mejor factor pronóstico de los resultados a largo plazo; así, en todos los casos se debe buscar el frémito (7).
7. El sitio de la punción puede cerrarse de varias maneras. Hay que tener cuidado de no trombosar el injerto:
   a. Compresión manual.
   b. Compresión manual con un coagulante (8).
   c. Sutura en bolsa de tabaco con un dispositivo temporal que sostenga los hilos o el nudo.

Eliminación de trombos de injertos arteriovenosos obstruidos (procedimientos de repermeabilización)

1. Equipamiento: el mismo que para el tratamiento de IAV no funcionantes; equipamiento adicional según se indica en el texto siguiente.
2. Trombectomía mecánica. Los autores utilizan la trombectomía mecánica casi exclusivamente para los procedimientos de repermeabilización. Hay varios dispositivos de trombectomía mecánica disponibles; está fuera del alcance de este capítulo describirlos todos. La técnica descrita en el texto siguiente tiene pasos comunes a todos los tipos de dispositivos mecánicos. Los pasos descritos corresponden a la secuencia utilizada en la mayoría de los casos, pero puede variarse para adaptarse a una situación particular. Si se utiliza un dispositivo reolítico, debe realizarse previamente la ATP del flujo de salida para reducir la posibilidad de que aumente la presión en el acceso y la probabilidad de émbolos arteriales:
   a. Acceso: la elección del sitio de acceso depende de la configuración del injerto:
      (1) IAV en asa: la primera punción se realiza cerca del vértice, dirigido hacia la anastomosis venosa y una segunda punción (a 1-2 cm de la anastomosis venosa) se dirige hacia la anastomosis arterial. De esta manera, la elección del acceso permite la máxima flexibilidad para acceder al coágulo, la distancia suficiente entre cada sitio de acceso para tratar cualquier segmento estrechado entre ellos y reduce la probabilidad de superposición de los introductores que impida el flujo.
      (2) IAV recta: la primera punción se realiza a 1 cm a 2 cm de la anastomosis arterial en la dirección de la anastomosis venosa, y la segunda a 1 cm a 2 cm de la anastomosis venosa dirigida hacia la anastomosis arterial.
   b. La heparina sistémica es esencial en procedimientos de descoagulación porque ayuda a reducir la respuesta fisiológica a pequeñas embolias pulmonares, además de su papel en la prevención de retrombosis durante el procedimiento. Antes de cualquier procedimiento de descoagulación en un IAV, deben administrarse 3 000 U de heparina intravenosa.
   c. Se introduce un catéter angulado (Berenstein o Kumpe) a través de la obstrucción y en las venas centrales. Se realiza una flebografía retrógrada desde la aurícula derecha hasta la anastomosis venosa, teniendo cuidado de no inyectar en el injerto coagulado, ya que esto puede dar lugar a émbolos arteriales.
   d. Se inserta un introductor corto de 7 Fr (preferiblemente de 4-6 cm) con punta radioopaca y una apertura lateral de gran diámetro (para aspiración) a través de la punción, dirigido hacia la anastomosis venosa.
   e. Se coloca un introductor de 6 Fr o 7 Fr en la segunda punción dirigida hacia la anastomosis arterial. El coágulo no se aspira antes del segundo acceso, ya que hacerlo puede llevar al colapso del injerto, lo que dificulta el segundo acceso.
   f. Eliminación del coágulo. El trombo se macera con un dispositivo de trombectomía mecánica en ambas direcciones y se aspira manualmente a través del introductor, o se fragmenta y aspira automáticamente con un dispositivo reolítico. La maceración con balón puede producir una carga embólica pulmonar alta que es inaceptable.
   g. Tratamiento del tapón arterial: puede realizarse con un balón de Fogarty (con o sin guía) o con un dispositivo de trombectomía mecánica (sin embargo, solo un dispositivo, el dispositivo trombolítico percutáneo Arrow-Trerotola® (PTD), está aprobado por la Food and Drug Administration [FDA] de Estados Unidos para este fin):
      (1) El balón de Fogarty debe avanzarse más allá de la anastomosis arterial; entonces, bajo fluoroscopia, el balón se infla y tracciona a través de la anastomosis. El tapón suele ser firme y adherente, y puede requerir varias pasadas para lograr un tratamiento adecuado.
      (2) Si se utiliza un dispositivo de trombectomía mecánica (en particular el PTD), se pasa más allá de la anastomosis arterial y se despliega en la arteria. El dispositivo se retira lentamente hasta que se observa la deformación del tapón arterial y luego se activa y se realiza la trombectomía mecánica, tratando el tapón arterial y la rama arterial. Es importante que el dispositivo no se despliegue en la anastomosis, sino más bien en la arteria, porque el movimiento involuntario hacia adelante de la canasta durante el despliegue podría provocar una embolia arterial.

(3) Sin importar el método utilizado para romper el coágulo, se realiza la aspiración del trombo fragmentado a través de los introductores.

(4) Puede realizarse una fistulografía diagnóstica; sin embargo, para prevenir embolias arteriales, el flujo anterógrado en el injerto debe documentarse con una pequeña inyección de contraste. Cualquier coágulo residual debe tratarse.

3. El tratamiento de las estenosis significativas con angioplastia o endoprótesis, así como la fistulografía posprocedimiento, se realizan de la misma manera que se describió antes para los injertos no funcionantes.
4. Se obtiene la hemostasia del sitio de acceso.
5. Trombólisis química. La trombólisis primaria y secundaria puede realizarse de la misma manera en la que se describe en las fístulas para diálisis.

Manejo posterior al procedimiento

1. Diálisis posterior al procedimiento: el estado del paciente, el programa de diálisis y las concentraciones de potasio previos al procedimiento guiarán la decisión de dializar en el día del procedimiento.
2. Los pulsos distales deben volver a comprobarse y documentarse.
3. A efectos de garantía de calidad, debe confirmarse que el injerto sirve para diálisis.

Resultados

1. Resultados de la angioplastia del injerto cuando a este no se le ha realizado una trombectomía mecánica o trombólisis:
   a. Éxito clínico (capacidad de realizar diálisis durante al menos una sesión): 86 % a 98 % (9,10).
   b. Permeabilidad primaria tras angioplastia: 85 %, 53 %, 29 % a los 3, 6 y 12 meses, respectivamente (10).
   c. Permeabilidad de los injertos con asistencia primaria tras la ATP: del 56 % al 86 % y del 37 % al 63 % a los 6 y 12 meses en función del balón convencional frente al balón con corte (9).
   d. La permeabilidad primaria del IAV para la endoprótesis cubierta: si se hace solo hincapié en la anastomosis endoprótesis-venosa, a los 6 meses, la permeabilidad primaria del tratamiento es del 51 % para el grupo de endoprótesis cubierta y solo del 23 % para el grupo de ATP (6).
2. Descoagulación mecánica o trombólisis:
   a. Eliminación satisfactoria del trombo: 89 % a 100 % (10-12).
   b. Permeabilidad primaria tras la intervención: 40 % a 63 % a los 3 meses y en torno al 20 % a 26 % a los 12 meses (10,13).

Complicaciones y tratamiento de las complicaciones

Lo mismo que lo descrito para las fístulas para diálisis.

Referencias bibliográficas

1. Lok CE, Huber TS, Lee T, et al. National kidney foundation. KDOQI clinical practice guideline for vascular access: 2019 update. *Am J Kidney Dis.* 2020;75(4 Suppl 2):S1–S164. doi:10.1053/j.ajkd.2019.12.001
2. Ayus JC, Sheikh-Hamad D. Silent infection in clotted hemodialysis access grafts. *J Am Soc Nephrol.* 1998;9(7):1314–1317.
3. Foering K, Chittams JL, Trerotola SO. Percutaneous transluminal angioplasty balloon inflation with syringes: who needs an inflator? *J Vasc Interv Radiol.* 2009;20(5):629–633.
4. Anaya-Ayala JE, Smolock CJ, Colvard BD, et al. Efficacy of covered stent placement for central venous occlusive disease in hemodialysis patients. *J Vasc Surg.* 2011;54(3):754-9. doi:10.1016/j.jvs.2011.03.260
5. Lookstein RA, Haruguchi H, Ouriel K, et al. Drug-coated balloons for dysfunctional dialysis arteriovenous fistulas. *N Engl J Med.* 2020;383(8):733–742. doi:10.1056/NEJMoa1914617
6. Haskal ZJ, Trerotola S, Dolmatch B, et al. Stent graft versus balloon angioplasty for failing dialysis-access grafts. *N Engl J Med.* 2010;362(6):494–503.

7. Trerotola SO, Ponce P, Stavropoulos SW, et al. Physical examination versus normalized pressure ratio for predicting outcomes of hemodialysis access interventions. *J Vasc Interv Radiol.* 2003;14(11):1387–1394.
8. Wang DS, Chu LF, Olson SE, et al. Comparative evaluation of noninvasive compression adjuncts for hemostasis in percutaneous arterial, venous, and arteriovenous dialysis access procedures. *J Vasc Interv Radiol.* 2008;19(1):72–79.
9. Saleh HM, Gabr AK, Tawfik MM, et al. Prospective, randomized study of cutting balloon angioplasty versus conventional balloon angioplasty for the treatment of hemodialysis access stenoses. *J Vasc Surg.* 2014;60(3):735–740.
10. Turmel-Rodriques L, Pengloan J, Baudin S, et al. Treatment of stenosis and thrombosis in haemodialysis fistulas and grafts by interventional radiology. *Nephrol Dial Transplant.* 2000:15(3);2029–2036.
11. Beathard GA, Welch BR, Maidment HJ. Mechanical thrombolysis for the treatment of thrombosed hemodialysis access grafts. *Radiology.* 1996;200(3):711–716.
12. Uflacker R, Rajagopalan PR, Vujic I, et al. Treatment of thrombosed dialysis access grafts: randomized trial of surgical thrombectomy versus mechanical thrombectomy with the Amplatz device. *J Vasc Interv Radiol.* 1996;7(2):185–192.
13. Turmel-Rodriques L, Pengloan J, Bourquelot P. Interventional radiology in hemodialysis fistulae and grafts: a multidisciplinary approach. *Cardiovasc Intervent Radiol.* 2002;25(1):3–16.

32 Manejo de catéteres para diálisis

Peter R. Bream Jr., MD, FSIR

Introducción

En 2019, la National Kidney Foundation revisó sus *Guidelines for Vascular Access* (*Kidney Disease Outcomes Quality Initiative* [NKF-KDOQI]) (1). Todos los técnicos que coloquen catéteres para diálisis deben estar familiarizados con este documento. Las nuevas directrices se centran en el desarrollo de un plan de vida para la enfermedad renal en estadio terminal (ERET; en inglés, *ESKD Life-Plan*) personalizado para cada paciente, que se revisa anualmente y que debe consultarse al decidir dónde colocar un catéter para diálisis.

Los catéteres para hemodiálisis pueden clasificarse según la duración del uso (agudos o crónicos) y el método de inserción (tunelizados o no tunelizados). Los catéteres tunelizados son adecuados para la mayoría de las situaciones clínicas. Los catéteres temporales no tunelizados se utilizan principalmente en pacientes hospitalizados sin un acceso funcional existente, ya sea para el inicio de la hemodiálisis o para la diálisis temporal. Los catéteres venosos centrales presentan ventajas en comparación con las fístulas arteriovenosas (FAV) y los injertos protésicos, como la sencillez de inserción, la utilidad inmediata, el acceso sin canulación con aguja y la facilidad de sustitución y extracción.

Los técnicos que colocan accesos para diálisis deben preservar las venas en todos los pacientes. Esto significa una selección cuidadosa del sitio de acceso, la colocación deliberada de la punta del catéter y el uso liberal del acceso previo mediante el intercambio o abordaje directo.

Indicaciones

1. Necesidad urgente de tratamiento renal sustitutivo pero sin FAV funcionante o injerto.
2. Enfermedad renal crónica en estadio 5 (ERC 5) que requiere tratamiento de hemodiálisis aguda, pero no tienen acceso para hemodiálisis utilizable:
   a. Deben utilizarse catéteres de uso prolongado (tunelizados), como se indica en las directrices NKF-KDOQI, mientras se espera la colocación o maduración de una FAV arteriovenosa o un injerto protésico.

3. Acceso vascular permanente en casos excepcionales, por ejemplo, en pacientes con insuficiencia cardíaca que no toleran una derivación de izquierda a derecha, anomalías o enfermedades vasculares de los miembros superiores que impiden la colocación de un injerto o fístula, y pacientes con afecciones dermatológicas difusas que complicarían la colocación quirúrgica o la canulación recurrente con aguja de la fístula.
4. Pacientes con una esperanza de vida limitada (p. ej., malignidad).
5. Fallo de la FAV o del injerto protésico mientras se espera la revisión quirúrgica o la creación de un nuevo acceso vascular.
6. Pacientes que han agotado todas las opciones quirúrgicas para una FAV o la colocación de un injerto.
7. Mal funcionamiento o infección del catéter para diálisis peritoneal.
8. Pacientes sin insuficiencia renal que presenten alteraciones metabólicas, no corregibles sin hemodiálisis, que reciben plasmaféresis o a extracción de células madre.

Contraindicaciones

Absolutas

1. Sepsis. Puede insertarse un catéter temporal no tunelizado.
2. Coagulopatía no corregible. Considerar un catéter no tunelizado colocado con guía ecográfica.

Relativas

1. Coagulopatía. Los parámetros de coagulación anómalos o los recuentos bajos de plaquetas deben corregirse antes de la colocación del acceso vascular. La uremia provoca una disfunción plaquetaria que puede dar lugar a hemorragias, lo que puede requerir un tratamiento como la administración de acetato de desmopresina (DDAVP).
2. Anomalías electrolíticas. Los pacientes urémicos pueden presentar hiperpotasemia e irritabilidad cardíaca. Se recomienda la medición del potasio sérico en pacientes con insuficiencia renal aguda. El potasio elevado puede inducir arritmias manifestadas por ondas T en pico, ondas P aplanadas y QRS prolongado. Todos los pacientes con hiperpotasemia, especialmente si es aguda, deben someterse a un electrocardiograma (ECG) y deben tomarse medidas para reducir el potasio sérico. Las intervenciones incluyen kayexalato oral (sulfonato de poliestireno sódico), insulina y glucosa intravenosa y albuterol inhalado.
3. Ortopnea. Los pacientes con insuficiencia cardíaca congestiva, edema pulmonar o apnea del sueño pueden no ser capaces de permanecer en decúbito supino durante un procedimiento. Se requieren la optimización de la oxigenación y una juiciosa administración de sedación. Puede considerarse la colocación de un catéter temporal o tunelizado en los miembros inferiores.

Preparación previa al procedimiento

Consideraciones básicas

1. Evaluación de los antecedentes cínicos actuales y recientes, incluida la revisión del plan de vida para la ERET del paciente (1):
   a. Valores de laboratorio actuales: solo en pacientes con factores de riesgo.
   b. Conocimiento de procedimientos previos de acceso venoso central y complicaciones.
   c. Alergias a medicamentos, incluidos los medios de contraste.
2. Debe obtenerse y documentarse el consentimiento informado.
3. A menudo es necesaria la sedación intravenosa con una monitorización adecuada.
4. La reciente actualización de las directrices sobre procedimientos intervencionistas considera *de bajo riesgo* la colocación, el intercambio y la retirada de catéteres, tanto tunelizados como no tunelizados. El tratamiento antiagregante plaquetario, como clopidogrel o ácido acetilsalicílico, no requiere interrupción (2,3).
5. Los antibióticos no disminuyen la incidencia de infecciones relacionadas con el catéter tras el procedimiento (4).

Selección del sitio de inserción del catéter

1. La preservación de la vena es un principio rector a la hora de elegir un lugar de acceso. Las zonas de acceso preferidas son, por orden, la vena yugular interna derecha, la vena yugular externa derecha y la vena yugular interna izquierda.
2. Un catéter tunelizado *no* debe insertarse en el mismo lado que una fístula o injerto de hemodiálisis en maduración.
3. Evitar el acceso venoso subclavio (única salida venosa del miembro superior ipsilateral) debido al riesgo de estenosis venosa central y trombosis. Solo debe utilizarse cuando se hayan agotado las opciones quirúrgicas en el miembro superior ipsilateral.
4. Catéteres de vena femoral:
   a. Tienen una mayor incidencia de infección y desprendimiento y menor tiempo de permeabilidad (5).
   b. Cuando no sean tunelizados, solo deben utilizarse para pacientes en cama.
   c. Debido al riesgo de estenosis de la vena ilíaca, solo debe utilizarse después de una cuidadosa discusión con el cirujano de trasplante, teniendo en cuenta el plan de vida del paciente para ERET.
   d. Debe extenderse hasta la VCI debido a la tortuosidad de las venas ilíacas y el consiguiente riesgo de estenosis.

Evaluación del sitio de inserción del catéter

1. El cuello, la pared torácica y la región de los hombros deben examinarse en busca de:
   a. Afecciones cutáneas o cicatrices que puedan interferir con la inserción del catéter o la creación de un túnel subcutáneo.
   b. Venas colaterales superficiales indicativas de obstrucción venosa central.
   c. La presencia de marcapasos o desfibriladores cardioversores implantados.
2. La ubicación y la permeabilidad de la vena de acceso deben evaluarse mediante ecografía antes de cubrir al paciente. Las imágenes deben registrarse para satisfacer los requisitos de conformidad.

Selección de un catéter para hemodiálisis

1. Criterios para seleccionar un catéter para hemodiálisis:
   a. Duración del uso: los catéteres para hemodiálisis no tunelizados son para uso a corto plazo (< 14 días). Debe utilizarse un catéter para hemodiálisis tunelizado (con manguito) cuando la duración prevista del tratamiento de hemodiálisis sea > 1 semana. A los pacientes hospitalizados que vayan a necesitar un acceso venoso central más allá de la diálisis se les debe colocar un catéter para diálisis de triple luz para permitir el acceso venoso central y la diálisis concurrentes.
   b. Rendimiento del catéter: a pesar de las diferencias notificadas, actualmente no hay ninguna ventaja demostrada de un diseño de catéter sobre otro. La elección del catéter debe basarse en la experiencia local, los objetivos de uso y el coste.
   c. Longitud del catéter: el extremo distal de un catéter para hemodiálisis no debe cortarse. Los catéteres para hemodiálisis están disponibles en varias longitudes estándar, medidas en centímetros de la punta al manguito; la longitud correcta del catéter viene determinada por la talla del paciente y el sitio de inserción. Los catéteres rígidos no tunelizados deben tener el extremo distal situado en la unión de la vena cava superior y la aurícula derecha. Los catéteres tunelizados blandos pueden colocarse con la punta en la aurícula derecha. Los catéteres femorales deben colocarse con la punta del catéter en la vena cava inferior (VCI), en posición cefálica respecto de la confluencia de las venas ilíacas comunes.

Procedimiento

Inserción de catéter tunelizado para hemodiálisis

1. Todos los procedimientos requieren una técnica estéril máxima (1,4).
2. Cuando se utiliza la vena yugular interna o externa, el cuello debe estar ligeramente extendido y la cabeza girada para proporcionar una exposición óptima.

3. La sedación moderada con fentanilo intravenoso y midazolam es típica para la inserción. La sedación o los analgésicos no suelen ser necesarios para el cambio o la retirada del catéter.
4. El lugar de entrada de la vena debe situarse cerca de la base del cuello para evitar que el catéter se doble. El tejido circundante se infiltra con 5 mL a 10 mL de solución con lidocaína con o sin adrenalina al 1 % o 2 %. Se realiza una pequeña dermatotomía y se extiende con pinzas Kelly hasta la vena. Cuando se coloca un catéter tunelizado, se crea un bolsillo lo suficientemente grande para que el catéter pueda girar hacia la vena extendiendo los tejidos en dirección caudal hacia el túnel previsto. Esto facilitará el paso del tunelizador y evitará que el catéter se doble.
5. Para la punción venosa debe utilizarse la guía ecográfica (1,6). Existen dos métodos:
   a. En el plano: en general, la colocación del catéter debe realizarse con este método. El transductor se coloca transversalmente a través de la vena yugular interna inferior y luego se gira ligeramente de modo que una línea trazada a través del plano ecográfico apunte hacia el pezón opuesto. Este ligero ángulo oblicuo facilitará que la aguja se desplace en dirección caudal, en lugar de craneal. A continuación, se inserta la aguja junto al transductor y se ajusta la ecografía para permitir la visualización de la aguja desde la piel hasta el sitio de entrada de la vena.
   b. Fuera del plano: este método puede favorecer el acodamiento del catéter debido a su elevado punto de entrada en la vena y no debe utilizarse para la inserción de catéteres tunelizados.
6. Un equipo de micropunción disminuye las complicaciones relacionadas con la punción.
7. Tras la punción venosa, se hace avanzar la guía de 0.018″ (0.457 mm) hasta la vena central, sobre la que se inserta el dilatador del equipo microintroductor.
8. La guía puede utilizarse para medir la distancia intravascular desde el punto de punción hasta la aurícula derecha. Localizar la carina en la imagen fluoroscópica supina. La unión cavoauricular se encuentra aproximadamente entre 2 y 2.5 cuerpos vertebrales por debajo de la carina (7).
9. El lugar de salida del catéter y la longitud del túnel subcutáneo están determinados por la longitud del catéter para hemodiálisis. La elección de la longitud del catéter está determinada por varios factores:
   a. Medición de la distancia intravascular (según la definición anterior).
   b. El manguito del catéter debe estar al menos a 4 cm del sitio de entrada de la vena yugular.
   c. El lugar de salida del catéter debe estar a 2 cm del manguito, para facilitar la extracción sin necesidad de cortarlo.
   d. La mayoría de los pacientes necesitarán un catéter de 19 cm o 23 cm para el lado derecho y un catéter de 23 cm o 27 cm para el lado izquierdo. La tabla 32-1 ayuda a determinar la elección del catéter y la longitud del túnel.
10. Con el uso de las medidas descritas se determina el sitio de salida del catéter y el recorrido del túnel subcutáneo, y se infiltra con anestesia local. El túnel debe estar en el surco deltopectoral en un ángulo aproximado de 45° desde el sitio de entrada.
11. Se practica una incisión de 1 cm a 1.5 cm en el sitio de salida del catéter.

Tabla 32-1 Medidas para determinar la longitud del catéter tunelizado de diálisis

Longitud intravascular medida	Longitud del catéter (TTC, cm)[a]	Longitud del túnel (cm)
≤ 15 cm	19	6
> 15 cm a 19 cm	23	6-9
> 19 cm a 23 cm	27	6-9
> 23 cm a 27 cm	31	6-9

[a]Longitud de la punta al manguito.

12. El tunelizador, con el catéter para hemodiálisis acoplado, se inserta en el sitio de salida del catéter, se avanza hasta el sitio de la flebotomía para crear el túnel subcutáneo y se tira del mismo para que el manguito de Dacron® se sitúe al menos 2 cm dentro del túnel subcutáneo.
13. Desconectar el tunelizador; ambas luces del catéter para hemodiálisis deben llenarse con solución salina estéril y bloquearse. Verificar que ambas pinzas de sujeción estén cerradas.
14. Se inserta una guía rígida de 0.038″ (0.9652 mm) a través del dilatador en la flebotomía y se hace avanzar bajo fluoroscopia hasta la VCI. Esto asegura que no se cateterice inadvertidamente la vena ácigos, por lo que el introductor despegable estará en la vena cava superior (VCS).
15. El sitio de la flebotomía se dilata de manera secuencial: cada dilatador se avanza solo 2 cm a 3 cm en la vena central.
16. Bajo fluoroscopia se inserta un introductor pelable sobre la guía rígida en la vena central. La guía y el dilatador interno se retiran al mismo tiempo del introductor pelable; el introductor se pinza inmediatamente, si no está equipado con una válvula hemostática, para evitar la embolia gaseosa. También puede usarse la posición de Trendelenburg para aumentar la presión intratorácica. El catéter para hemodiálisis se introduce rápidamente a través del introductor.
17. La punta del catéter debe ajustarse al nivel de la unión cavoauricular o dentro de la aurícula derecha para garantizar un flujo sanguíneo óptimo (1). La orientación correcta de la punta del catéter es importante para un rendimiento óptimo. En los catéteres de punta escalonada o dividida, el orificio del extremo distal de la luz arterial (rojo) debe orientarse medialmente, y el orificio del extremo distal de la luz venoso (azul), lateralmente. En los catéteres de punta simétrica, la punta se encuentra en la mitad de la aurícula derecha.
18. Sujetar firmemente el catéter para hemodiálisis en el sitio de la flebotomía mientras se retira el introductor pelable.
19. Se utiliza fluoroscopia para determinar la posición de la punta del catéter y comprobar si hay acodamientos:
    a. El catéter puede ajustarse aplicando una tracción suave.
    b. Puede insertarse una guía rígida en la luz para hacer avanzar el catéter o para eliminar acodamientos.
    c. Debe registrarse una imagen fluoroscópica de la posición final.
20. El sitio de la flebotomía se cierra con sutura reabsorbible o adhesivo estéril. El catéter se fija con una sutura en sandalia romana o mediante sutura de las aletas del catéter.
21. Debe aplicarse un vendaje oclusivo estéril para cubrir el sitio de salida del catéter. Si hay hemorragia en el lugar, puede colocarse un apósito de gasa debajo del vendaje oclusivo.

Retirada de un catéter tunelizado para hemodiálisis

Como regla general, el catéter puede retirarse cuando la fístula o el injerto se han utilizado con éxito durante tres sesiones de hemodiálisis, el catéter para diálisis peritoneal es funcionante o el paciente ya no requiere hemodiálisis. El estado de coagulación no influye en el riesgo de hemorragia y no debe evaluarse sistemáticamente antes de retirar el catéter (8):

1. Se cortan y retiran las suturas de retención para permitir una limpieza a fondo del catéter y del sitio de salida.
2. Se coloca un paño estéril sobre el sitio de salida del catéter. El cono del catéter y la conexión de Luer quedan excluidos del campo estéril.
3. El sitio de salida del catéter se infiltra con lidocaína (1-2 %). Si el manguito de Dacron® se encuentra en la profundidad del túnel subcutáneo, entonces se debe inyectar un poco más de lidocaína alrededor del manguito.
4. La facilidad para retirar el catéter depende del tiempo que lleve colocado y de la ubicación del manguito de Dacron®. El manguito se incorpora al tejido circundante en un plazo de 2 a 3 semanas; si no está totalmente incorporado, el catéter puede retirarse aplicando una tracción firme. Si el catéter es difícil de retirar, pueden insertarse pinzas de Kelly en el sitio de salida del catéter y diseccionar el manguito de Dacron® del tejido circundante. Si el

manguito se encuentra demasiado profundo, puede ser necesaria una incisión separada junto al manguito para la disección roma. Siempre debe utilizarse una disección roma para evitar la perforación o el corte del catéter.

5. A medida que se retira el catéter, se aplica compresión manual en el túnel subcutáneo para evitar embolia gaseosa y hemorragia. Debe inspeccionarse el catéter para comprobar que se ha retirado completamente.
6. Se aplica un vendaje de gasa estéril y un apósito oclusivo.

Intercambio de un catéter para hemodiálisis tunelizado

El intercambio puede ser necesario para mejorar la función del catéter, cambiar la posición de la punta del catéter, reemplazar un catéter dañado o retirar un catéter colonizado o infectado:

1. Se aspira y desecha la solución de bloqueo de ambas luces del catéter para hemodiálisis. Las suturas de retención se retiran para permitir una limpieza más exhaustiva del catéter y del sitio de salida.
2. La sedación consciente o los antibióticos previos al procedimiento no suelen ser necesarios.
3. Se evalúa el trayecto y la posición de la punta del catéter para hemodiálisis que se va a cambiar y determinar la longitud adecuada del catéter mediante fluoroscopia.
4. Se llenan y bloquean ambas luces del nuevo catéter con solución salina estéril y se cierran grapas de pinzamiento.
5. El manguito del catéter se suelta como se ha detallado anteriormente.
6. Bajo fluoroscopia, se hace avanzar una guía metálica de 0.889 mm (0.035″; normalmente hidrófila rígida) a través de la luz venosa (azul) hasta la VCI. Mientras se mantiene la posición de la guía, se retira el catéter para hemodiálisis. A medida que se retira del sitio de salida, se aplica compresión manual en el túnel subcutáneo para evitar embolia gaseosa y hemorragia. Se inspecciona el catéter para comprobar que se ha retirado por completo:
   a. Puede realizarse una flebografía si existe preocupación por la presencia de una cápsula de fibrina.
   b. El catéter se retrae de forma que el luz arterial (rojo) siga en la vena y se inyecta el medio de contraste.
   c. Para romper una cápsula de fibrina, se infla un balón de angioplastia de 10 mm × 40-80 mm dentro de la vena justo dentro del sitio de entrada y luego se avanza hasta el fondo de la VCI mientras está inflado. Hay que tener cuidado de no realizar la angioplastia de la vena, solo de romper la cápsula.
7. Se inserta el nuevo catéter para hemodiálisis. La mayoría de los catéteres para hemodiálisis tunelizados tienen un orificio lateral en la punta distal de la luz venosa (azul) para permitir la manipulación de la guía metálica a través de las puntas distales de las luces venosa y arterial, a fin de aumentar la estabilidad de la punta del catéter. La guía se mantiene en posición mientras el nuevo catéter para hemodiálisis se coloca con la punta distal en la aurícula derecha, teniendo cuidado de asegurar la orientación adecuada de las luces arterial y venosa:
   a. Después de retirar un catéter infectado o colonizado, debe considerarse la posibilidad de limpiar la guía con una gasa empapada en alcohol.
8. El catéter se fija y se cura de forma similar a una vía recién colocada.

Manejo posterior al procedimiento

1. Se documenta la posición final de la punta del catéter con fluoroscopia o radiografía de tórax.
2. El catéter debe bloquearse con una solución entre cada uso según el protocolo local.
3. Algunos pacientes pueden necesitar analgésicos orales durante 24 h a 48 h.
4. En cada paciente debe planificarse un acceso vascular permanente que reduzca al mínimo la duración del uso del catéter para hemodiálisis.

Resultados

1. Mediante guía por imagen puede insertarse un catéter en casi todos los pacientes. Pueden utilizarse vías alternativas de acceso venoso (translumbar, transhepática) para pacientes con venas centrales obstruidas.
2. Las directrices NKF-KDOQI para el acceso vascular de la National Kidney Foundation han redefinido la disfunción del catéter. Anteriormente se proporcionaban directrices para las tasas de flujo sanguíneo, mientras que actualmente la disfunción del catéter se define como «la incapacidad de mantener el flujo sanguíneo extracorpóreo prescrito necesario para una hemodiálisis adecuada sin prolongar el tratamiento de hemodiálisis prescrito». (1)
3. La supervivencia a largo plazo del catéter tunelizado puede depender del sitio de inserción del catéter. Los catéteres insertados desde la vena yugular interna izquierda tienden a crear acodamientos y presentan un mayor movimiento de la punta del catéter, en comparación con los catéteres insertados desde la vena yugular interna derecha.

Complicaciones/manejo

Las complicaciones relacionadas con los catéteres son una causa importante de hospitalización y morbimortalidad en los pacientes dependientes de hemodiálisis. Un manejo excelente del catéter es vital. Las complicaciones deben clasificarse según el momento de aparición: inserción (< 24 h), precoz (24 h a 30 días) y tardía (> 30 días), y según su gravedad: graves (que requieren una intensificación de los cuidados) y leves (que no requieren una intensificación de los cuidados); todas las complicaciones deben notificarse de forma coherente:

1. Las complicaciones relacionadas con la inserción y las complicaciones precoces derivadas de un abordaje yugular o subclavio (el umbral global no debe superar el 4 % según las directrices de la Society of Interventional Radiology) (9,10). Las tasas de complicaciones reales en la práctica son las siguientes:
   a. Mala posición (3 %): la mayoría requerirá recolocación o intercambio.
   b. Neumotórax (1-3 %): puede tratarse con un tubo torácico si es sintomático.
   c. Hemotórax (1 %): debe evaluarse con tomografía computarizada (TC) con contraste, preferiblemente con fase arterial e imagen diferida. Si hay extravasación activa, está indicada la intervención quirúrgica abierta o endovascular. En algunos casos puede estar indicada la colocación de un tubo torácico.
   d. Hematoma (1-3 %): tratar con presión directa y posiblemente mediante reversión de la anticoagulación.
   e. Perforación venosa (0.5-1 %): puede ser inmediatamente mortal (generalmente hemopericardio). La perforación no mortal suele requerir una intervención quirúrgica inmediata. Puede inflarse un balón de gran tamaño para fines de temporización hasta que sea posible la intervención percutánea o quirúrgica.
   f. Embolia gaseosa (< 1 %): se coloca al paciente en decúbito lateral izquierdo para atrapar el aire en el lado derecho del corazón. Se utiliza una mascarilla con reservorio al 100 % para la administración de oxígeno. La mayoría de los casos se resuelven con estas maniobras. Se debe contactar al personal adecuado para que se prepare ante la posibilidad de una parada cardíaca.
   g. Dehiscencia de la herida (1 %): suele requerir la retirada del catéter y su sustitución en un segundo lugar si se sospecha infección. Los antibióticos son necesarios en la mayoría de los casos.
   h. Infección del torrente sanguíneo asociada a la vía central (ITSAVC) (1-3 %): si el catéter central está tunelizado, debe retirarse e insertarse un catéter temporal. Por lo demás, la sepsis debe tratarse como en cualquier otro caso, con una intensificación adecuada de los cuidados clínicos.
   i. Trombosis venosa asociada al catéter (4 %): el tratamiento depende del capital de acceso venoso del paciente. Si existen otras opciones de acceso, la retirada del catéter existente y su sustitución en un segundo sitio con anticoagulación es lo apropiado, especialmente si la trombosis es sintomática. Si es asintomática, se prefiere el tratamiento con anticoagulación y la conservación del acceso.

2. Complicaciones a largo plazo de los catéteres para hemodiálisis:
   a. Obstrucción del catéter relacionada con trombosis venosa o cápsula de fibrina (8 %): a menudo es preferible mantener el acceso en el sitio del catéter obstruido. A veces puede mantenerse mediante la extracción sobre una guía con venoplastia y potencialmente la colocación de una endoprótesis si el acceso venoso es rescatable. El simple intercambio de catéteres no tiene éxito en la mayoría de los casos porque la extracción del catéter no necesariamente rompe la cápsula de fibrina que está presente en la colocación crónica del catéter.
   b. Estenosis venosa: se trata de una consecuencia casi inevitable de la cateterización venosa permanente a largo plazo, especialmente de los catéteres para hemodiálisis de gran tamaño. Puede tratarse con angioplastia y colocación de endoprótesis.
   c. La infección es una causa importante de hospitalización y morbimortalidad en pacientes dependientes de hemodiálisis. La amplia variedad de tasas de infección notificadas puede deberse a variaciones en la práctica clínica. *Staphylococcus epidermidis* y *Staphylococcus aureus* son responsables de la mayoría de las infecciones relacionadas con catéteres. En algunos casos, debe retirarse el catéter y, o bien el paciente debe permanecer sin vía con tratamiento antibiótico concurrente, o bien debe colocarse un catéter temporal hasta que los hemocultivos estén limpios.

Referencias bibliográficas

1. Lok CE, Huber TS, Lee T, et al. KDOQI clinical practice guideline for vascular access: 2019 update. *Am J Kidney Dis*. 2020;75(4):S1–S164.
2. Davidson JC, Rahim S, Hanks SE, et al. Society of interventional radiology consensus guidelines for the periprocedural management of thrombotic and bleeding risk in patients undergoing percutaneous image-guided interventions—Part I: Review of anticoagulation agents and clinical considerations. *J Vasc Interv Radiol*. 2019;30(8):1155–1167. Available from: https://doi.org/10.1016/j.jvir.2019.04.016
3. Patel IJ, Rahim S, Davidson JC, et al. Society of interventional radiology consensus guidelines for the periprocedural management of thrombotic and bleeding risk in patients undergoing percutaneous image-guided interventions—Part II: Recommendations: Endorsed by the Canadian Association for Interventional Radiology and the Cardiovascular and Interventional Radiological Society of Europe. *J Vasc Interv Radiol*. 2019;30(8):1168–1184.e1. Available from: https://doi.org/10.1016/j.jvir.2019.04.017
4. Miller DL, O'Grady NP. Guidelines for the prevention of intravascular catheter-related infections: recommendations relevant to interventional radiology. *J Vasc Interv Radiol*. 2003;14(2 Pt 1):133–136.
5. Fry AC, Stratton J, Farrington K, et al. Factors affecting long-term survival of tunnelled haemodialysis catheters–a prospective audit of 812 tunnelled catheters. *Nephrol Dial Transplant*. 2008;23(1):275–281. Available from: http://www.ncbi.nlm.nih.gov/pubmed/17890252
6. Dexheimer Neto FL, Teixeira C, de Oliveira RP. Ultrasound-guided central venous catheterization: what is the evidence? *Rev Bras Ter Intensiva*. 2011;23(2):217–221. Available from: http://www.scielo.br/scielo.php?script=sci_arttext&pid=S0103-507X2011000200015&lng=pt&nrm=iso&tlng=en
7. Song YG, Byun JH, Hwang SY, et al. Use of vertebral body units to locate the cavoatrial junction for optimum central venous catheter tip positioning. *Br J Anaesth*. 2015;115(2):252–257. Available from: http://www.ncbi.nlm.nih.gov/pubmed/26170349
8. Patel IJ, Davidson JC, Nikolic B, et al. Consensus guidelines for periprocedural management of coagulation status and hemostasis risk in percutaneous image-guided interventions. *J Vasc Interv Radiol*. 2012;23(6):727–736. Available from: http://dx.doi.org/10.1016/j.jvir.2012.02.012
9. Dariushnia SR, Wallace MJ, Siddiqi NH, et al. Quality improvement guidelines for central venous access. *J Vasc Interv Radiol*. 2010;21(7):976–981. Available from: http://dx.doi.org/10.1016/j.jvir.2010.03.006
10. Vesely TM, Beathard G, Ash S, et al. Classification of complications associated with hemodialysis vascular access procedures a position statement from the American Society of Diagnostic and Interventional Nephrology. *J Vasc Access*. 2008;9(1):12–19.

33 Flebografía

Rulon L. Hardman, MD, PhD

Introducción

La flebografía (o venografía) diagnóstica solo se realiza cuando la imagen no invasiva no es diagnóstica o antes de una intervención programada. Es una modalidad de primera línea poco frecuente debido a la alta precisión de las imágenes no invasivas de las venas, tanto de las periféricas (ecografía Doppler) como de las centrales (flebografía por tomografía computarizada [FTC]/flebografía por resonancia magnética [FRM]). La flebografía previa a la intervención se trata en los capítulos correspondientes. En este caso, el análisis se limita a la técnica cuidadosa necesaria para realizar una flebografía diagnóstica de alta calidad.

Indicaciones

Flebografía de los miembros inferiores

1. Planificación de una trombólisis venosa dirigida por catéter.
2. Evaluación de malformaciones venosas.
3. Evaluación de la anatomía superficial y de perforantes en abordajes endovasculares complejos (1).
4. Evaluación del reflujo venoso y de la incompetencia valvular mediante flebografía descendente de los miembros inferiores.
5. Diagnóstico de trombosis venosa profunda (TVP) tras un examen ecográfico no diagnóstico o incompleto; también, cuando existe una alta sospecha clínica de TVP, pero un estudio ecográfico de los miembros es negativo.

Flebografía de los miembros superiores

1. Evaluación de la obstrucción o estenosis de la vena cava superior (VCS) o de la vena subclavia (2).
2. Evaluación de la compresión externa de la vena axilar-subclavia secundaria a fractura clavicular, síndrome de la abertura torácica superior (SATS) o compresión neoplásica.
3. Mapeo (cartografía) prequirúrgico para el acceso de hemodiálisis, incluida la creación de fístulas percutáneas (3).
4. Planificación de un acceso venoso central complicado o evaluación tras una complicación de un acceso venoso central.
5. Diagnóstico de trombosis superficial o TVP tras ecografía o FRM no diagnóstica o incompleta.

Contraindicaciones

Relativas

1. Reacción previa al medio de contraste (premedicar si es necesario).
2. Insuficiencia renal.
3. Embarazo: realizar solo en casos extremos en los que la ecografía doble y la FRM no sean diagnósticas. Utilizar protección con plomo sobre la pelvis durante la fluoroscopia.
4. Grave afectación del estado cardiopulmonar.

Preparación previa al procedimiento

1. Aclarar la indicación del procedimiento.
2. Revisar todas las ecografías previas, pruebas no invasivas e imágenes transversales disponibles.
3. Obtener el consentimiento informado.
4. Considerar la evaluación de la función renal si se van a utilizar grandes volúmenes de medios de contraste.

Procedimiento

Flebografía ascendente de los miembros inferiores (4,5)

1. El paciente se coloca en una mesa fluoroscópica, preferiblemente inclinable y con capacidad integrada de angiografía por sustracción digital (ASD). Algunos realizan la flebografía ascendente con el paciente en decúbito supino, pero la inclinación puede proporcionar información fisiológica adicional. Se utiliza un reposapiés de 15 cm o 30.5 cm para apoyar la pierna contralateral. La rodilla del miembro estudiado puede apoyarse a 30° de flexión sobre una almohadilla de espuma para mejorar el flujo a través de la vena poplítea. Debe evitarse la compresión externa excesiva, que puede obstruir dicha vena.
2. Acceder a una vena del dorso del pie con una aguja con aletas de calibre 20 o 21 o con un catéter intravenoso periférico de tamaño pequeño. Dirigir la aguja hacia los dedos del pie si es posible, para facilitar el llenado de las venas profundas. Si se observa extravasación, dejar el catéter en su sitio y seleccionar otra ubicación para el acceso:
   a. Un pie hinchado puede provocar la compresión de las venas superficiales:
      (1) Elevar el miembro durante varias horas antes del procedimiento, o
      (2) Envolver el pie con una venda elástica durante 30 min a 60 min o más, según sea necesario.
   b. Colapso de las venas poco visibles:
      (1) Mantener el miembro en posición dependiente, o
      (2) Aplicar compresas calientes en el dorso del pie.
      (3) La guía ecográfica puede facilitar el acceso difícil.
3. Preparación de la infusión: conectar una llave de paso de tres vías, con entradas para una jeringa para medio de contraste y una jeringa o bolsa con solución salina heparinizada.
4. Un medio de contraste con una concentración alta (350 mg/mL) no se mezcla con la sangre como lo hace una concentración baja. La flebografía sistemática en general requiere entre 50 mL y 100 mL de contraste.
5. Proyecciones estándar:
   a. Preferiblemente con la mesa en posición vertical de 45° a 60°, inyectar con suavidad el medio contraste con la mano y evaluar periódicamente el sitio de punción de la vena para ver si hay extravasación. Si no hay ninguna, seguir la columna del medio de contraste intravenoso de forma intermitente con fluoroscopia, hasta que el contraste llegue a la vena poplítea (unos 50 mL).
   b. Obtener imágenes anteroposteriores (AP) y laterales de la parte inferior de la pierna rotando manualmente el miembro o el brazo en C. Obtener imágenes ampliadas en cualquier área de discontinuidad o vena que presente un coágulo.
   c. Obtener imágenes AP y oblicuas bilaterales de la vena poplítea con la mesa a 30-45°.
   d. Las imágenes AP del muslo se obtienen con una reducción de la inclinación de 15° a 30°. El flujo puede ser rápido a través del muslo y puede ser necesario obtener imágenes digitales a uno o dos imágenes por segundo.
   e. Continuar la flebografía a través de las venas pélvicas hasta la confluencia en la vena cava inferior (VCI). Se obtiene una vista AP de la pelvis. Se recomiendan las oblicuas bilaterales para evaluar las venas ilíacas internas. Si se realiza un diagnóstico positivo de trombo a un nivel inferior, especialmente en pacientes embarazadas, no es necesaria la exploración de la pelvis.
   f. Para mejorar la visualización de las venas ilíacas y la VCI, se utilizan imágenes ASD a dos o tres imágenes por segundo combinadas con una de las siguientes técnicas:
      (1) Hacer que el paciente comprima su vena femoral por debajo del ligamento inguinal durante la inyección de contraste para llenar las venas de los miembros. Liberar la compresión justo antes de la exposición radiográfica de la pelvis.
      (2) Comprimir manualmente las venas de la pantorrilla y el muslo (si no se observan coágulos grandes en las venas mayores en la fluoroscopia) mientras se toman imágenes de las venas superiores.
      (3) Levantar la pierna o inclinar la mesa a la posición horizontal antes de realizar imágenes rápidas de las venas pélvicas.

6. Llenado preferencial de las venas superficiales:

a. La colocación de torniquetes tanto por encima del tobillo como por encima de la rodilla mejora el llenado venoso profundo. El uso de torniquetes puede provocar espasmos venosos o artefactos en el lugar del torniquete. El diagnóstico por imagen puede realizarse con y sin torniquetes.

b. Un manguito de presión arterial inflado a 50 mm Hg justo por encima del tobillo puede proporcionar una compresión uniforme y evitar los artefactos asociados a los torniquetes.

7. Interpretación:

a. Observar la anatomía venosa normal de los miembros inferiores (figs. 33-1 y 33-2). La interpretación debe incluir la evaluación de las venas profundas de la pantorrilla, el muslo y la pelvis; se observa el llenado de las venas perforantes con insuficiencia (llenado de profundo a superficial).

b. La visualización del trombo como un defecto de llenado dentro de la vena es diagnóstica de TVP aguda. El trombo, que se delinea con el paso del medio de contraste a lo largo de la pared de la vena, se conoce como «vía de tren», por la doble pared.

c. La estimación cuantitativa de la carga del coágulo y su cambio tras el tratamiento puede describirse mediante sistemas de clasificación (6). Estos sistemas rara vez se utilizan en la práctica diaria.

Flebografía de los miembros superiores (7)

1. El paciente se coloca en decúbito supino con el brazo extendido, aproximadamente a 70° del cuerpo, con la palma de la mano hacia arriba (posición anatómica) sobre una tabla de extensión de brazo:

a. La angulación de 90° o más del brazo con respecto al cuerpo puede causar compresión de la vena axilar.

b. Una pequeña almohada detrás del hombro puede facilitar la opacificación con medio de contraste de las venas centrales.

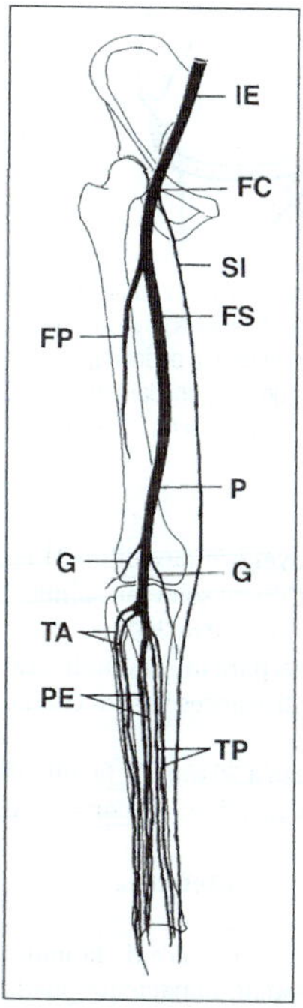

FIGURA 33-1 • Venas de los miembros inferiores. El miembro inferior tiene venas superficiales, profundas y perforantes. Las venas de la pantorrilla son dos. Las venas tibiales anteriores dobles surgen del plexo venoso en el dorso del pie. Las venas peroneas se unen con las venas tibiales posteriores, ambas dobles. Las venas tibiales posteriores surgen de las venas ventrales del pie. La safena interna es la vena superficial dominante, que nace en posición medial a los pies y continúa medial a lo largo de la pierna y medial al muslo. La vena safena externa lateral transcurre a lo largo del tobillo y lateral a la pantorrilla. La safena externa puede drenar en la vena poplítea o en la safena interna. Las ramas perforantes no tienen nombre, pero pueden verse a lo largo del muslo y la pantorrilla. *FC*, femoral común; *FP*, femoral profunda; *FS*, femoral superficial; *G*, venas gastrocnemias; *IE*, ilíaca externa; *P*, poplítea; *PE*, peronea; *SI*, safena interna; *TA*, tibial anterior; *TP*, tibial posterior. (Reimpresa con permiso de Dyer R. *Handbook of Basic Vascular and Interventional Radiology*. Churchill Livingstone; 1993:188).

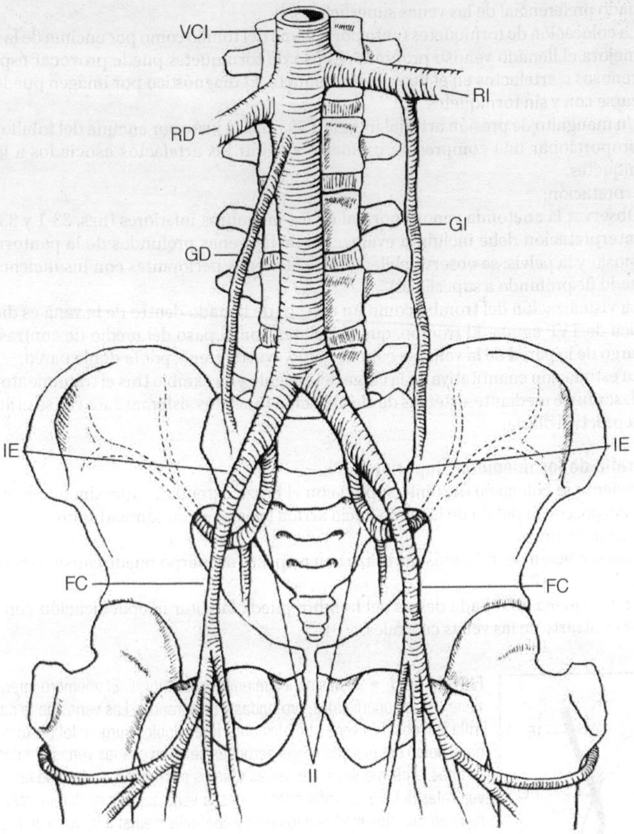

FIGURA 33-2 • Venas pélvicas y abdominales profundas. La vena gonadal izquierda drena en la vena renal izquierda. La vena gonadal derecha casi siempre desemboca directamente en la vena cava inferior. La vena ilíaca interna surge de la confluencia de las venas glútea superior, glútea inferior, pudenda, obturatriz, sacra lateral, hemorroidal media, vesical, uterina y vaginal. *FC*, femoral común; *GI*, gonadal izquierda; *GD*, gonadal derecha; *IE*, ilíaca externa; *II*, ilíaca interna; *RD*, renal derecha; *RI*, renal izquierda; VCI, vena cava inferior. (Ilustración de Sharon A. Vogl).

2. Colocar una aguja con aletas de calibre 22 o 25 o un catéter intravenoso de calibre 21 en una vena dorsal de la mano. Confirmar el acceso mediante inyección de solución salina.
3. La flebografía se realiza con medio contraste con concentraciones entre 200 mg/mL y 300 mg/mL. La inyección manual suele consistir en 2 mL/s a 4 mL/s, para un volumen total de inyección de 8 mL a 20 mL. Puede utilizarse inyección eléctrica si el acceso es adecuado. La extravasación se evalúa entre series.
4. Inflar un manguito de presión arterial en la parte superior del brazo a 50 mm Hg facilita el llenado del sistema venoso profundo. Las venas del antebrazo pueden llenarse con medio de contraste y obtenerse imágenes focalizadas:
   a. Evitar el uso de torniquete porque puede provocar vasoespasmo o artefactos.
5. Imágenes estándar:
   a. Obtener imágenes AP (con la palma de la mano hacia arriba) y laterales de la mano y el antebrazo, incluidas las venas pares cubital, interósea y radial. El paciente puede

sostener una bolsa de solución salina sujetar la mano con cinta adhesiva a un reposabrazos para mantener la posición con la palma hacia arriba. Las imágenes focalizadas suelen ser suficientes para el diagnóstico.

b. Obtener una imagen AP de la parte superior del brazo, incluidas las venas pares branquiales, basílica y cefálica. El flujo puede ser rápido. La ASD a uno o dos imágenes por segundo puede captar la mejor opacificación venosa.

c. Se obtiene una flebografía central que documente la vena axilar, la vena subclavia y la VCS. Obtener imágenes de los miembros superiores y de la vena central mientras lentamente se desinfla el manguito de presión arterial y/o se hace descender el brazo.

d. Colocar un catéter de 4 Fr o 5 Fr en una vena del miembro superior si la flebografía de las venas centrales está demasiado diluida tras la inyección manual. Tras la inyección de medio de contraste con una solución salina de 20 mL también puede facilitarse la opacificación central. Se utiliza ASD a dos o tres imágenes por segundo.

e. En los pacientes evaluados por SATS, las imágenes también deben obtenerse con el brazo en posición de abducción y rotación externa.

6. Interpretación:

a. Observar el estado de la anatomía venosa de los miembros superiores (fig. 33-3). Evaluar las venas profundas y superficiales del antebrazo, brazo y tórax.

b. Planificación del acceso vascular para hemodiálisis (mapeo): evaluar las venas superficiales, incluidos el estado y tamaño de la vena cefálica tanto en el antebrazo como en el brazo y la vena basílica en el brazo. Evaluar cualquier punto de discontinuidad. Anotar las estenosis venosas centrales.

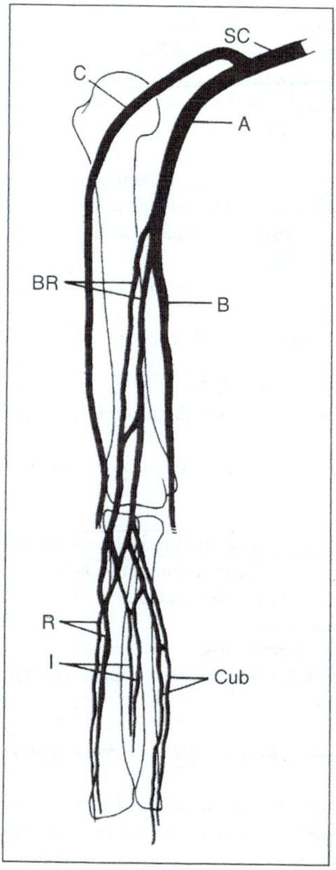

FIGURA 33-3 • Venas del miembro superior. Las venas de los miembros superiores transcurren en pares en el drenaje profundo y superficial. Las venas superficiales tienden a ser más grandes y el sistema dominante del miembro superior. El sistema superficial comprende las venas cefálica y basílica en el antebrazo. La vena cefálica se extiende a lo largo del antebrazo lateral; drena en la vena axilar en la cabeza humeral o la clavícula. La vena cefálica puede ser doble. La vena basílica corre a través del antebrazo medial y continúa hasta la parte superior del brazo. La vena basílica se une a la vena braquial en la parte media superior del brazo para formar la vena axilar. La vena antebraquial mediana transcurre en el antebrazo ventral y drena en el plexo venoso palmar. Las venas profundas (radial y cubital) son pequeñas, dobles, se comunican entre sí y acompañan a las arterias del antebrazo. *A*, axilar; *BR*, braquial; *B*, basílica; *C*, cefálica; *Cub*, cubital; *I*, interósea; *R*, radial; *SC*, subclavia. (De Dyer R. *Handbook of Basic Vascular and Interventional Radiology*. Churchill Livingstone; 1993:160, con permiso).

c. Evaluación de trombosis superficial o TVP: un defecto intraluminal dentro de la vena confirma la trombosis venosa aguda de forma similar a los hallazgos en los miembros inferiores. Las colaterales bien formadas alrededor de la obstrucción son más frecuentes en la trombosis venosa crónica.
d. Obstrucción de la abertura torácica superior: evaluar la longitud y localización de la estenosis/obstrucción venosa al valorar la obstrucción central. Observar las variantes anatómicas, por ejemplo, las costillas cervicales. Observar las colaterales venosas alrededor de la obstrucción.

Flebografía con CO_2 (7,8)

La flebografía con CO_2 es una alternativa razonable en pacientes con alergia al medio de contraste o insuficiencia renal. En los pacientes con insuficiencia renal, pero que aún no están en diálisis, pueden obtenerse mejores imágenes para la planificación del acceso de diálisis con CO_2 (9):

1. Las características del CO_2 se describen en el capítulo 91.
2. Debe tenerse cuidado de utilizar un sistema autónomo (hermético) mientras se administra CO_2. Existen varias opciones de tanques de CO_2, incluidos los sistemas especialmente diseñados para la obtención de imágenes vasculares. Sin importar el sistema que se utilice, debe tenerse sumo cuidado de evitar a toda costa la inyección de aire ambiental:
   a. *Jeringa de 60 mL.* Conectar una jeringa de 60 mL con una válvula unidireccional (antirretorno) y una llave de paso de tres vías a la línea de un depósito de CO_2. Llenar la jeringa con CO_2 y limpiarla enérgicamente tres veces. Bloquear el CO_2 en la jeringa con la llave de paso unidireccional. Fijar la llave de paso al catéter con la conexión de Luer.
   b. *Cartucho desechable con interruptor de válvula K* (AngioAdvancements, LLC, Ft. Myers, FL). Un conector en válvula K es un sistema cerrado que permite el flujo de CO_2 desde un pequeño cartucho desechable a una jeringa de «depósito». A continuación, el gas es empujado desde la jeringa de «depósito» a la jeringa de «administración». Las válvulas unidireccionales entre las conexiones permiten un sistema hermético cerrado continuo.
3. Flebografía:
   a. Las imágenes ASD se obtienen a altas velocidades de imagen, por ejemplo, seis por segundo. La mayoría de los sistemas de angiografía digital disponen de un programa informático de adquisición de imágenes por CO_2 que permite acumular (sumar) imágenes secuenciales para mejorar el contraste de la imagen:
      (1) La inyección de 5 mL a 20 mL en el antebrazo y la parte inferior de la pierna suele ser suficiente para la obtención de imágenes.
      (2) Suele ser necesaria una inyección de 10 mL a 30 mL en la parte superior del brazo y el muslo.
      (3) Se necesita una inyección de 30 mL a 40 mL para evaluar la VCI.
   b. Deben esperarse de 30 s a 60 s entre inyecciones para permitir la absorción del gas inyectado.
   c. El CO_2 desplaza los gases sanguíneos para generar una imagen de contraste negativo (venas blancas sobre fondo en escala de grises).
4. Consideraciones sobre las imágenes:
   a. El CO_2 flota y ascenderá a la parte del vaso que no se encuentra en declive, a menos que el gas desplace todo el volumen sanguíneo en el vaso. Este principio debe tenerse en cuenta si hay un declive trombótico o una anomalía vascular. Una oblicuidad de 90° demostrará si se está tomando la imagen de toda el área del vaso.
   b. El CO_2 define mejor la anatomía en vasos pequeños y medianos.
   c. Los defectos del gas CO_2 deben desaparecer en 30 s. Si el gas persiste, es probable que haya una contaminación del CO_2 con aire ambiente.
5. Seguridad:
   a. En el transcurso de un estudio puede administrarse de forma segura una dosis total de hasta 1.6 mL/kg de CO_2 (8).
   b. «Burbuja de aire»: el gas puede quedar atrapado en la rama de un vaso no declive, lo cual bloquea el flujo sanguíneo y causa isquemia. Para evitar esta burbuja de aire, se espera al menos 60 s entre las inyecciones para eliminar el gas.

c. A diferencia del medio de contraste, el CO_2 es un gas compresible. Una jeringa de 20 mL puede contener hasta 200 mL de gas gracias a la compresión. Una inyección a alta presión puede causar dolor, lo cual puede evitarse utilizando una jeringa grande que impida la compresión excesiva (60 mL).
d. Contaminación: el CO_2 puede contaminarse fácilmente. No deben dejarse las jeringas llenas de CO_2 en reposo durante mucho tiempo porque el gas será reemplazado lentamente por aire ambiente. Cambiar los tanques/depósitos de CO_2 con regularidad.
e. No utilizar CO_2 en las arterias coronarias, la aorta torácica o los vasos cerebrales debido al riesgo de accidente cerebrovascular.

Manejo posterior al procedimiento

1. La observación posterior al procedimiento no es necesaria tras una flebografía realizada sin sedación.
2. La hidratación posprocedimiento es importante tras la administración de grandes volúmenes de contraste para evitar el desarrollo de nefrotoxicidad, especialmente si el paciente tiene una insuficiencia renal preexistente. Fomentar la ingesta oral de líquidos en pacientes que puedan beber; en caso contrario, hidratar con líquidos intravenosos.
3. Lavar el material de contraste de las venas de los miembros al final del estudio mediante infusión de solución salina heparinizada (1 000 U/L) durante varios minutos.

Resultados

1. En la evaluación de la TVP en los miembros, la sensibilidad es del 100 % para los coágulos mayores de 0.5 cm. La especificidad es del 95 %, siguiendo el criterio estricto de un defecto de relleno observado en más de una proyección (6):
   a. Puede haber estudios falsos positivos como resultado de:
      (1) Relleno insuficiente de una vena, lo que crea un seudotrombo.
      (2) Inyección involuntaria de aire.
      (3) Defectos extrínsecos que pueden deberse a la compresión de los músculos adyacentes o atrapamiento posicional.
2. Se ha demostrado que el CO_2 tiene una sensibilidad y especificidad del 97 % y 85 %, respectivamente, en comparación con la flebografía por contraste (7).

Complicaciones

1. Tromboflebitis posterior a la flebografía (incidencia < 3 %):
   a. Se produce 24 h después de la flebografía y la mayoría de las veces se resuelve sin secuelas.
2. Extravasación de material de contraste al tejido subcutáneo:
   a. Detener la infusión inmediatamente.
   b. Evaluar el tamaño de la extravasación: menos de 10 mL en un paciente sin enfermedad arterial o venosa periférica se considera clínicamente insignificante.
   c. Tratar la extravasación significativa con analgésicos y compresas calientes durante 24 h.
   d. La consulta quirúrgica está justificada si hay afectación neurológica o vascular.
3. Reacciones adversas al medio de contraste (*v.* cap. 65).

Referencias bibliográficas

1. Varcoe RL, Thomas SD, Bourke V, et al. Utility of adjunctive digital subtraction venography for the treatment of saphenous vein insufficiency. *J Endovasc Ther.* 2017;24(2):290–296.
2. Desjardins B, Rybicki FJ, Kim HS, et al. ACR appropriateness criteria suspected upper extremity deep vein thrombosis. *J Am Coll Radiol.* 2012;9(9):613–619.
3. Lok CE, Huber TS, Lee T, et al; KDOQI Vascular Access Guideline Work Group. KDOQI clinical practice guideline for vascular access: 2019 update. *Am J Kidney Dis.* 2020;75(4 suppl 2):S1–S164.
4. Sidhu PS, Alikhan R, Ammar T, Quinlan DJ. Lower limb contrast venography: a modified technique for use in thromboprophylaxis clinical trials for the accurate evaluation of deep vein thrombosis. *Br J Radiol.* 2007;80(959):859–865.

5. Andrews RT. Contrast peripheral phlebography and pulmonary angiography for diagnosis of thromboembolism. *Circulation.* 2004;109(12 Suppl 1):I22–I27.
6. Navin P, O'Sullivan GJ. What is the definition of successful lysis: reporting standard? *Phlebology.* 2016;31(1 Suppl):15–23.
7. Heye S, Maleux G, Marchal GJ. Upper-extremity venography: CO_2 versus iodinated contrast material. *Radiology.* 2006;241(1):291–297.
8. Sharafuddin MJ, Marjan AE. Current status of carbon dioxide angiography. *J Vasc Surg.*2017; 66(2): 618–637.
9. Hawkins IF, Cho KJ, Caridi JG. Carbon dioxide in angiography to reduce the risk of contrast-induced nephropathy. *Radiol Clin North Am.* 2009;47(5):813–825.

34 Embolia pulmonar: intervenciones endovasculares

Andrew Kesselman, MD, RPVI, Ronald S. Winokur, MD, FSIR, RPVI y Akhilesh K. Sista, MD, FSIR, FAHA

Introducción

La embolia pulmonar (EP) sigue siendo una causa importante de morbimortalidad en todo el mundo y se asocia a un aumento de las tasas de mortalidad hasta 3 meses después del episodio principal (1). La estratificación del riesgo del paciente con EP según las definiciones de la American Heart Association (AHA) y la European Society of Cardiology (ESC) (tabla 34-1) es importante para orientar el tratamiento (2,3). La EP aguda puede clasificarse en riesgo bajo, submasiva/riesgo intermedio o masiva/alto riesgo. El tratamiento óptimo de la EP de submasiva/riesgo intermedio y masiva/alto riesgo es objeto de un intenso debate en la literatura y aún no se ha definido. En este capítulo se revisan las pruebas diagnósticas, las tendencias actuales y los tratamientos disponibles.

Tabla 34-1 Definiciones de embolia pulmonar (EP) aguda de la AHA y la ESC

1. Definiciones de la American Heart Association (AHA) (2):
   a. Alto riesgo/masiva: hipotensión sostenida (presión arterial sistólica <90 mm Hg durante al menos 15 min o que requiera soporte inotrópico, no debida a una causa distinta de la EP, como arritmia, hipovolemia, sepsis o disfunción ventricular izquierda [VI]); ausencia de pulso; o bradicardia profunda persistente (frecuencia cardíaca <40 lat/min con signos o síntomas de choque)
   b. Riesgo intermedio/submasiva: sin hipotensión sistémica (presión arterial sistólica ≥ 90 mm Hg), pero con disfunción del ventrículo derecho (VD) o necrosis miocárdica
   c. Riesgo bajo: sin hipotensión o disfunción del VD/necrosis miocárdica
2. Definiciones de la European Society of Cardiology (ESC) (3):
   a. Riesgo alto: inestabilidad hemodinámica, parámetros clínicos de gravedad de la EP y/o comorbilidad, incluidas puntuaciones elevadas del índice de gravedad de embolia pulmonar (PESI), disfunción del VD en la ecocardiografía transtorácica (ETT) o la angiografía pulmonar por tomografía computarizada (APTC) y concentraciones elevadas de troponina cardíaca
   b. Riesgo intermedio:
      1. Riesgo intermedio/bajo: puntuación PESI alta, pero no requiere disfunción del VD ni concentraciones elevadas de troponina cardíaca, aunque uno puede estar presente
      2. Riesgo intermedio/alto: puntuaciones PESI altas y requiere disfunción del VD en ETT o APTC *y* concentraciones elevadas de troponina cardíaca
   c. Riesgo bajo: ausencia de estos indicadores de riesgo

Diagnóstico de la embolia pulmonar

Los avances en modalidades radiográficas menos invasivas, como la angiografía pulmonar por tomografía computarizada (APTC), sola o en combinación con puntuaciones clínicas de riesgo, ecografía venosa, ecocardiografía y biomarcadores (p. ej., dímero D sérico), han disminuido el papel diagnóstico de la angiografía por catéter para la EP (4). En el resto de este capítulo, la angiografía pulmonar se describirá junto con la intervención o antes de la cirugía. La angiografía por TC (ATC) ofrece muchas ventajas, como una mayor accesibilidad, un tiempo de realización corto y una gran precisión. Permite una visualización adecuada de las arterias pulmonares hasta las ramas subsegmentarias y puede proporcionar diagnósticos alternativos en caso de exclusión de EP. El estudio *Prospective Investigation On Pulmonary Embolism Diagnosis* (PIOPED) II informó de que la APTC tenía una sensibilidad del 83 % y una especificidad del 96 % y un valor predictivo positivo entre el 92 % y el 96 % en pacientes con mayor probabilidad clínica (4). La gammagrafía V/Q todavía puede desempeñar un papel en casos indeterminados y en situaciones específicas de los pacientes (p. ej., insuficiencia renal, alergia grave al medio de contraste).

Tratamiento de la embolia pulmonar

El tratamiento estándar para todos los pacientes con diagnóstico de EP aguda es la anticoagulación (5). El tratamiento trombolítico (TT) sistémico de los pacientes con EP está disponible desde hace más de 30 años, y sus riesgos y beneficios se han evaluado en varios ensayos aleatorizados y no aleatorizados. La información relativa a la trombólisis dirigida por catéter (TDC) y/o la trombectomía por catéter es más limitada. El American College of Chest Physicians sugiere el tratamiento dirigido por catéter como alternativa al TT para los pacientes que no pueden recibir trombólisis intravenosa, pero que requieren intensificación terapéutica (6). La ESC recomienda que la TDC se considere una alternativa al TT de rescate para los pacientes con deterioro hemodinámico en instituciones con acceso a TDC (4). Las técnicas endovasculares comentadas en este capítulo son en su mayoría aplicaciones no autorizadas de dispositivos aprobados debido a los rápidos cambios en la tecnología, aunque varias de estas han sido aprobadas para la EP en los últimos 5 años.

Para hacer frente a esta crisis de salud pública relacionada con la morbimortalidad de la EP, se han creado en todo el mundo equipos de respuesta a la embolia pulmonar (PERT, *pulmonary embolism response teams*) con el fin de implicar de forma inmediata y simultánea a múltiples especialistas para determinar la mejor línea de actuación y coordinar la atención clínica de los pacientes con EP aguda. Los resultados preliminares de los primeros en adoptarlos sugieren que los PERT son factibles y facilitan el acceso a tratamientos avanzados (7). Se necesita investigación para determinar si el enfoque PERT mejora la supervivencia, reduce las complicaciones a largo plazo y es rentable.

Trombólisis pulmonar y trombectomía

1. La **trombólisis sistémica** para la EP reduce rápidamente la carga de coágulos y mejora los parámetros hemodinámicos en pacientes con choque o hipoperfusión sistémica (5). Un ensayo aleatorizado mostró mayor supervivencia y otro demostró un cambio favorable y significativo en la presión sistólica del ventrículo derecho (VD), así como una mejor tolerancia al ejercicio en los pacientes que recibieron heparina más fibrinólisis frente a heparina sola (3). Sin embargo, no se ha demostrado que el TT reduzca la mortalidad o el riesgo de EP recurrente en pacientes con estabilidad hemodinámica (3). El riesgo de hemorragia por trombólisis sistémica aumenta con la edad y el índice de masa corporal. Una selección adecuada de los pacientes para el TT basada en la estratificación del riesgo debería reducir el daño potencial y maximizar el beneficio para el paciente. Los trombolíticos sistémicos se administran por vía intravenosa periférica. La estreptocinasa, la urocinasa (UC) y el activador tisular del plasminógeno (tPA) (alteplasa) están aprobados por la Food and Drug Administration (FDA) de Estados Unidos para el tratamiento de la EP de alto riesgo. Los principales riesgos del tratamiento trombolítico son la hemorragia y el accidente cerebrovascular. En una revisión de la bibliografía se notificó una tasa de hemorragia grave del 11.9 % y un riesgo de hemorragia intracraneal del 1.2 % al 1.9 % (5).

Se han descrito regímenes de tPA de dosis completa (100 mg) y de media dosis (50 mg). Datos recientes sugieren que la trombólisis de media dosis para la EP puede proporcionar una eficacia similar y un riesgo hemorrágico reducido, en comparación con el tratamiento de dosis completa, pero faltan estudios comparativos.

2. La **embolectomía quirúrgica** se ofrece a menudo como último recurso terapéutico para los pacientes con EP fulminante que son demasiado inestables, no han respondido al tratamiento trombolítico o tienen contraindicaciones para el mismo. Además, el hallazgo de trombos en el corazón derecho en el contexto de una EP de alto riesgo puede cambiar las consideraciones terapéuticas de la trombólisis a la embolectomía quirúrgica (5). La embolectomía quirúrgica tiene una elevada morbimortalidad en estos pacientes graves. Un metaanálisis de 597 pacientes en quienes se realizó una embolectomía pulmonar con derivación cardiopulmonar mostró una mortalidad global del 29 %, que aumentó al 58 % en los pacientes que precisaron reanimación cardiopulmonar (5). Estas cifras son inferiores en los centros especializados; sin embargo, la embolectomía quirúrgica no está muy extendida y solo unos pocos centros tienen amplia experiencia en este procedimiento (5).
3. **Tratamiento endovascular:**
   a. Farmacológico: el tratamiento de la EP aguda con administración intratrombo del fármaco trombolítico intenta maximizar los efectos trombolíticos y reducir al mínimo la dosis necesaria del fármaco y sus complicaciones. Esta suposición se basa en la experiencia con TDC de injertos de derivación arterial periférica y fístulas de diálisis, respaldada por los resultados de modelos animales de EP que muestran la superioridad de la administración directa intratrombo (5). La dosis necesaria del fármaco trombolítico es mucho menor que la requerida para los protocolos de trombólisis sistémica. En el contexto de un choque hemodinámico provocado por una EP de alto riesgo, la TDC es un tratamiento que puede salvar la vida de los pacientes que no han respondido a la trombólisis sistémica o que no la toleran, o cuando la embolectomía quirúrgica de urgencia no está disponible o está contraindicada (3,5).
   b. Mecánico: los sistemas basados en catéteres pueden dividirse en dispositivos que eliminan el trombo y los que fragmentan en trozos más pequeños. La fragmentación disminuye la resistencia vascular pulmonar y mejora la perfusión pulmonar. La explicación es que un trombo oclusivo central impide la perfusión de una porción mayor del lecho distal que los fragmentos más pequeños dispersados periféricamente. Dicha dispersión por fragmentación mecánica del coágulo también aumenta la eficacia de la TDC posterior al incrementar la superficie del trombo para la acción enzimática (5).

Indicaciones

1. Seleccionar los casos de EP de riesgo intermedio en los que el PERT decida que existe un alto riesgo de progresión a EP de alto riesgo. La mayoría de estos pacientes serán EP de riesgo intermedio-alto según los criterios de la ESC.
2. Casos de EP de alto riesgo con compromiso hemodinámico cuando la trombólisis sistémica está contraindicada y/o la embolectomía quirúrgica no está disponible. En los centros en los que se dispone rápidamente de profesionales endovasculares y en los que se puede recurrir rápidamente a técnicas de trombectomía con catéter, estas técnicas pueden considerarse parte del debate del PERT.

Contraindicaciones

1. Bloqueo de rama izquierda en el electrocardiograma (ECG). Considerar la colocación de un catéter de estimulación transvenosa para tratar el bloqueo cardíaco completo en caso de que se produzca un bloqueo de rama derecha (BRD) inducido por catéter.
2. Reacción grave al medio de contraste documentada previamente. Considerar régimen de premedicación urgente según protocolo institucional.
3. Coagulopatía no corregible.
4. Hemorragia intracraneal previa[a].
5. Accidente cerebrovascular isquémico en los 3 meses previos[a].

6. Neoplasia cerebral o espinal primaria o metastásica[a].
7. Cirugía mayor reciente en un plazo de 10 días[a].
8. Traumatismo craneal o facial significativo en los últimos 3 meses[a].

Preparación previa al procedimiento

1. Preparar el equipo estándar previo al procedimiento para la angiografía.
2. Comprobar el estado cardiopulmonar (anamnesis, exploración física, pruebas diagnósticas, etc.), incluido el péptido natriurético cerebral (BNP) y las troponinas, así como la ecocardiografía transtorácica (ETT).
3. Revisar el diagnóstico por imagen: radiografía de tórax, gammagrafía V/Q, APTC y/o estudios Doppler venosos.
4. Comprobar electrólitos séricos, nitrógeno ureico en sangre (BUN)/creatinina (Cr), parámetros de coagulación (cociente internacional normalizado [INR] < 1.8) y plaquetas (> 50 000/µL).

Procedimiento

Acceso venoso

1. El acceso puede obtenerse a través de la vena femoral, la vena braquial o la vena yugular interna para todos los tipos de procedimientos endovasculares. El acceso por vena yugular interna o femoral será necesario para los dispositivos de trombectomía de gran calibre. Hasta un 14 % de los pacientes en quienes se realiza una angiografía pulmonar pueden presentar trombos en la vena cava inferior (VCI) (5). En caso de duda, realizar una ecografía limitada de las venas femorales antes de la punción y realizar una flebografía de la pelvis y/o de la VCI.
2. Introductor colocado y asegurado a la piel, de 5 Fr a 22 Fr (en función del dispositivo utilizado) y con longitudes de hasta 70 cm (longitudes mayores pueden permitir mediciones de presión a través de la arteria pulmonar [AP] principal y ayudar a la estabilidad del catéter en un ventrículo derecho dilatado).

Catéteres

1. Acceso femoral: para acceder a la AP principal pueden utilizarse catéteres preformados (p. ej., Grollman, APC) o catéteres en J (*pigtail*) maniobrados con una guía con punta flexible.
2. Acceso yugular interno o braquial: existen catéteres preformados (p. ej., C2) que penetran en la AP sin necesidad de guía con punta flexible.
3. Los catéteres con punta de balón (p. ej., Swan-Ganz, Fogarty) pueden llenarse con gas CO_2 y hacer que naden a través del ventrículo derecho hasta la AP. Esto puede ayudar a evitar lesiones en el complejo valvular o en la cuerda tendinosa, una consideración importante cuando se utilizan dispositivos de gran calibre. Si es necesario, este catéter también puede cambiarse sobre una guía por otro catéter diagnóstico.

Medición de las presiones del hemicardio derecho

1. Si la presión sistólica de la AP es > 70 mm Hg, la mortalidad asociada a la angiografía pulmonar aumenta (más o menos del 2 % al 3 %) (2). En tal caso, se debe usar una inyección subselectiva (con balón de oclusión, si es necesario) y medios de contraste no iónicos. Estas medidas de seguridad son aún más importantes si el gasto cardíaco es menor que el normal (5).

Técnica arteriográfica

1. Agentes de contraste: se prefieren medios de contraste *no iónicos de osmolaridad baja* y se consideran obligatorios para pacientes con presiones elevadas del lado derecho. Algunos medios alternativos de bajo coste son aceptables cuando las presiones del lado derecho son normales.
2. Velocidades de inyección:
    a. Inyección de la AP principal: 30 mL/s a 15 mL/s, para la evaluación anatómica de las AP centrales.

[a]Consideraciones con la trombólisis.

b. Arteriografía selectiva: AP derecha o izquierda, 20-30 mL/s a 10-15 mL/s.
c. Arteriografía subselectiva: utilizar APTC o gammagrafía V/Q como guía, especialmente en pacientes con hipertensión pulmonar. Las inyecciones manuales suelen realizarse mediante catéter multiperforado.

3. Obtención de imágenes: el uso de APTC o la exploración V/Q como guía puede permitir una evaluación angiográfica más selectiva y un menor número de imágenes angiográficas que den lugar a volúmenes de menor contraste.

Trombólisis dirigida por catéter

En función de la distribución del trombo, pueden colocarse catéteres arteriales pulmonares unilaterales o bilaterales con orificios laterales que abarquen los segmentos afectados. Las tasas de infusión típicas consisten en 1 mg/h a través de un único catéter de infusión, de 0.5 mg/h a 1 mg/h a través de cada catéter de infusión, o una dosis total, basada en el peso, de 0.01 (mg/kg)/h de tPA durante 12 h a 24 h. La necesidad de anticoagulación concurrente en la dosis completa es controvertida, ya que puede aumentar el riesgo de hemorragia; sin embargo, se han descrito protocolos con 300 U/h a 500 U/h de heparina sin ajuste del tiempo de tromboplastina parcial activado (TTPa) (8).

Catéteres para trombólisis

1. Catéteres de infusión estándar: varios proveedores; catéteres de infusión de 4 Fr o 5 Fr con o sin guías o válvulas de oclusión en la punta.
2. *Sistema endovascular Ekos* (Boston Scientific, Natick, MA): catéter de infusión de 5.2 Fr que contiene elementos ultrasónicos que, según la hipótesis, contribuyen a la trombólisis. Este dispositivo está autorizado por la FDA para el tratamiento de la EP.

Trombectomía con catéter, aspiración y maceración

Los nuevos dispositivos de trombectomía y aspiración por catéter son cada vez más numerosos y están disponibles en tamaños de 8 Fr a 24 Fr. Todos funcionan principalmente introduciendo la punta del catéter en el trombo y con aspiración continua a alta presión. Para cada dispositivo existen dispositivos de maceración que rompen el trombo en fragmentos más pequeños y evitan la oclusión del dispositivo. Es importante administrar anticoagulantes al extraer el trombo y vigilar el tiempo de coagulación activado (TCA) terapéutico y la pérdida de sangre.

Dispositivos de trombectomía

1. *Técnica del catéter guía*: se coloca un catéter guía coronario de 8 Fr o 9 Fr (sin orificios laterales) a través de un introductor de 10 Fr (la punta se deja en la AP). La aspiración se realiza con una jeringa de 60 mL y se extraen pequeñas cantidades de coágulo en cada introducción. Sigue siendo un medio sencillo y rentable para la eliminación de trombos.
2. *Sistema de aspiración Indigo®* (Penumbra, Alameda, California): sistema de trombectomía mecánica por aspiración continua diseñado para eliminar el coágulo. Los catéteres de aspiración del sistema Indigo® utilizan una bomba (ENGINE) para la aspiración continua con efecto de vacío (−29 pulgadas de Hg), con el objetivo de tratar trombos en vasos de diversos tamaños (Lightning™ CAT6, CAT8 o CAT12). Los separadores Indigo® están diseñados para ser utilizados en tándem con los catéteres correspondientes para romper el coágulo resistente en la luz del catéter. Autorizados por la FDA para su uso en la EP.
3. *Sistema FlowTriever®* (Inari Medical, Irvine, California): catéter rastreable de gran luz de 16, 20 y 24 Fr y jeringa de gran calibre, ambos diseñados para extraer grandes volúmenes de coágulo. El sistema puede combinarse con un catéter que contiene tres discos de malla de nitinol autoexpandibles diseñados para captar, romper y conducir el coágulo al dispositivo de aspiración. Autorizado por la FDA para su uso en la EP.
4. *ASPIREX®S* (Straub Medical, Wangs, Suiza): dispositivo mecánico de aspiración de trombos de 8 Fr, diseñado específicamente para el tratamiento de la EP. El catéter se introduce sobre una guía de 0.457 mm (0.018″) hasta el lugar de oclusión proximal de la AP o con mayor contenido de trombo, donde se activa. Un motor hace rotar una espiral situada en el cuerpo del catéter a 40 000 rpm, lo que crea una presión negativa; el trombo se macera y

se extrae a través de un sistema de aspiración en forma de L. El dispositivo se ha utilizado con éxito en la EP, pero no está autorizado por la FDA.

5. *AngioVac®* (AngioDynamics, Albany, NY) es una cánula de gran diámetro (22 Fr) aprobada por la FDA para el drenaje venoso durante la derivación extracorpóreo durante un máximo de 6 h para incluir la extracción o el lavado de trombos o émbolos frescos y blandos. Este dispositivo requiere un perfusionista clínico y anestesia general, además de un equipo de radiología intervencionista (RI).
6. *JETi®* (Walk Vascular, Irvine, CA): este dispositivo de trombectomía de 6 Fr u 8 Fr combina fragmentación del coágulo con aspiración del catéter. No está autorizado por la FDA para su uso en la EP.
7. *Sistema de trombectomía periférica AngioJet®* (Boston Scientific, Natick, MA): un chorro de solución salina a alta velocidad procedente de una unidad de accionamiento específica crea un fuerte efecto Venturi en la punta de un catéter (de 6 Fr u 8 Fr). El resultado es la fragmentación del trombo en micropartículas que se aspiran a través del catéter. Este dispositivo se ha utilizado con éxito (8). Sin embargo, también se ha asociado con bradiarritmias y muertes cuando se utiliza en las AP, así como incluye una advertencia de recuadro negro de la FDA. Por tanto, la mayoría de los profesionales deberían evitar su uso en la circulación pulmonar.

Manejo posterior al procedimiento

Trombólisis dirigida por catéter

1. Continuación del tratamiento en la unidad monitorizada (UCI). El fibrinógeno puede comprobarse cada 6 h; sin embargo, no todos los proveedores lo hacen de forma rutinaria.
2. Puede repetirse la angiografía pulmonar y las mediciones de presión en la sala de RI antes de retirar el catéter al finalizar la infusión lítica. Las mediciones de presión a pie de cama sin angiografía pulmonar también son aceptables para documentar el cambio de la presión pulmonar media.
3. El seguimiento ambulatorio debe ser realizado por el intervencionista o un miembro del PERT tras el alta hospitalaria. Si persisten los síntomas de disnea o la ETT es anómala, debe considerarse la derivación a un especialista en hipertensión pulmonar.

Trombectomía con catéter, aspiración y maceración

1. Los cuidados posteriores al procedimiento inmediato podrían implicar una cama en una unidad monitorizada o ubicación en cuidados intensivos, en función de la hemodinámica y la necesidad de continuar con la TDC.
2. En los pacientes con EP de alto riesgo que no superan la TDC y continúan deteriorándose puede realizarse oxigenación por membrana extracorpórea (OMEC).
3. El seguimiento ambulatorio debe ser similar al descrito anteriormente.

Datos y complicaciones

Trombólisis dirigida por catéter

El análisis de 2 392 pacientes en el *International Cooperative Pulmonary Embolism Registry* (ICOPER) demostró que la EP sigue siendo un problema clínico importante con una elevada tasa de mortalidad, y sirvió de base para ensayos posteriores (9). En estudios recientes se han observado tasas relativamente bajas de hemorragias graves y tasas globales elevadas de éxito técnico. Los datos del registro PERFECT de 101 pacientes de 7 centros demostraron que la TDC mejoraba los resultados clínicos, incluido el éxito clínico en el 86 % de los pacientes con EP aguda, la mejora de la distensión del corazón derecho en el 89 % de los pacientes en la ecocardiografía sucesiva y la ausencia de complicaciones importantes relacionadas con el procedimiento, con episodios hemorrágicos leves en el 12.9 % de los pacientes (10). El ensayo SEATTLE II (*A Prospective, Single-Arm, Multicenter Trial of EkoSonic Endovascular System and Activase for Treatment of Acute Pulmonary Embolism*), realizado en 150 pacientes que precisaron al menos una infusión de 12 h y 24 mg de alteplasa, demostró una disminución de la relación media del diámetro del ventrículo derecho (VD)/ventrículo izquierdo (VI), una disminución de la presión sistólica media de la arteria pulmonar (51.4 mm Hg frente a 36.9 mm Hg) y una mejora de la puntuación del índice de Miller modificado (22.5 mm Hg frente a 15.8), pero presentó una tasa alarmante de hemorragias graves del 10 % y careció de un grupo de control para la comparación (11). El ensayo ULTIMA proporcionó datos prospectivos sobre 59 pacientes aleatorizados que respaldaban la TDC frente a la anticoagulación sola para revertir la dilatación del VD (la reducción de la relación VD/VI) a las 24 h, con mínimas complicaciones hemorrágicas (12). Se necesitan más datos de calidad para determinar dosis, duración y el protocolo óptimos de la TDC para mejorar los resultados clínicos a corto y largo plazo.

Trombectomía con catéter, aspiración y maceración

FLARE fue un estudio prospectivo, de un solo grupo y multicéntrico que evaluó la seguridad y eficacia del dispositivo Inari Flowtriever® en 106 pacientes de 18 centros. El dispositivo se asoció a una reducción del cociente VD/VI de 0.38 a las 48 h de la intervención. La tasa de acontecimientos adversos fue del 3.8 % (13).

EXTRACT-PE fue un ensayo prospectivo, monocéntrico y multicéntrico realizado en el marco de una exención para dispositivos de investigación de la FDA de Estados Unidos que evaluó la seguridad y eficacia del sistema de aspiración Indigo® en el tratamiento de la EP aguda. Incluyó a 119 participantes de 22 centros de estudio de Estados Unidos. El criterio principal de valoración de la eficacia se cumplió, con una reducción media significativa del cociente VD/VI de 0.43, lo que corresponde a una reducción del 27.3 % a las 48 h de la intervención. La tasa compuesta de acontecimientos adversos graves fue del 1.7 % a las 48 h (14).

Enfermedad tromboembólica pulmonar crónica

Los avances en las técnicas endovasculares y quirúrgicas han abierto nuevas vías en el tratamiento de la *hipertensión pulmonar tromboembólica crónica (HPTEC)*:

1. La interpretación cuidadosa de los angiogramas pulmonares en el contexto de la HPTEC es esencial para determinar la posibilidad de intervención. Los hallazgos angiográficos de la EP crónica pueden ser sutiles; incluyen defectos saculares, redes, irregularidades parietales, estrechamiento luminal y oclusión.
2. Para los pacientes con HPTEC con enfermedad técnicamente inoperable o con una relación riesgo/beneficio desfavorable para la endarterectomía pulmonar quirúrgica, la angioplastia pulmonar con balón (APB), también denominada angioplastia pulmonar transluminal percutánea, está emergiendo como un posible abordaje alternativo (15).

Conclusiones

1. Dada la escasez de ensayos clínicos rigurosos de TDC, la decisión de proceder al tratamiento percutáneo de la EP se ve facilitada por un equipo multidisciplinar formado por radiólogos intervencionistas, neumólogos, cardiólogos y cirujanos cardiotorácicos que estén familiarizados con todas las opciones de tratamiento disponibles para la EP. La composición del PERT puede variar según la institución y también puede incluir especialidades como medicina vascular, medicina interna y cirugía vascular.
2. En la medida de lo posible y cuando proceda, antes de la intervención debe disponerse un respaldo quirúrgico cardíaco en caso de que sea necesario recurrir a la embolectomía quirúrgica. Esto es especialmente importante en los casos de trombo auricular derecho o EP de alto riesgo.
3. En la actualidad, no existe una técnica única que esté claramente establecida como superior y, por tanto, la elección de las técnicas depende de la experiencia individual del médico y de la institución, así como del consenso PERT. En el contexto de una EP de alto riesgo, puede utilizarse una combinación de estrategias, como trombectomía mecánica, maceración o TDC, para mejorar el flujo a través de la circulación pulmonar y restablecer las presiones sistémicas.
4. Se necesitan datos más rigurosos (ensayos controlados aleatorizados y grandes registros multicéntricos) para impulsar la medicina basada en la evidencia y la atención personalizada en la EP. Las técnicas endovasculares son prometedoras, pero los estudios centrados en los resultados clínicos a corto y largo plazo contribuirán a aumentar el acceso y la utilización.

Referencias bibliográficas

1. Chatterjee S, Chakraborty A, Weinberg I, et al. Thrombolysis for pulmonary embolism and risk of all-cause mortality, major bleeding, and intracranial hemorrhage: a meta-analysis. *JAMA.* 2014;311(23):2414–2421. doi:10.1001/jama.2014.5990
2. Giri J, Sista AK, Weinberg I, et al. Interventional therapies for acute pulmonary embolism: current status and principles for the development of novel evidence: a scientific statement from the American Heart Association. *Circulation.* 2019;140(20):e774–e801.
3. Konstantinides SV, Meyer G, Becattini C, et al. ESC guidelines for the diagnosis and management of acute pulmonary embolism developed in collaboration with the European Respiratory Society (ERS). *European Heart Journal.* 2019;41(4):543–603.
4. Stein PD, Woodard PK, Weg JG, et al. Diagnostic pathways in acute pulmonary embolism: recommendations of the PIOPED II investigators. *Radiology.* 2007;242(1):15–21.
5. Turba UC, Hagspiel KD. The treatment of pulmonary arterial thrombectomy and thrombolysis. In: K. Kandarpa, L. Machan, eds. *Handbook of Interventional Radiologic Procedures.* 4th ed. Lippincott, Williams & Wilkins; 2011:338–345.
6. Guyatt GH, Eikelboom JW, Gould MK, et al. Approach to outcome measurement in the prevention of thrombosis in surgical and medical patients: Antithrombotic Therapy and Prevention of Thrombosis, 9th ed: American College of Chest Physicians Evidence-Based Clinical Practice Guidelines. *Chest.* 2012;141(2 suppl):e185S–e194S.
7. Rivera-Lebron B, McDaniel M, Ahrar K, et al. Diagnosis, treatment and follow up of acute pulmonary embolism: consensus practice from the PERT consortium. *Clin Appl Thromb Hemost.* 2019; 25:1076029619853037. doi:10.1177/1076029619853037
8. Kuo WT, van den Bosch MA, Hofmann LV, et al. Catheter-directed embolectomy, fragmentation, and thrombolysis for the treatment of massive pulmonary embolism after failure of systemic thrombolysis. *Chest.* 2008;134(2):250–254.
9. Goldhaber SZ, Visani L, De Rosa M. Acute pulmonary embolism: clinical outcomes in the International cooperative pulmonary embolism registry (ICOPER). *Lancet.* 1999;353(9162):1386–1389.
10. Kuo WT, Banerjee A, Kim PS, et al. Pulmonary embolism response to fragmentation, embolectomy, and catheter thrombolysis (PERFECT): Initial results from a prospective multicenter registry. *Chest,* 2015;148(3):667–673.
11. Piazza G, Hohlfelder B, Jaff MR, et al. A prospective single-arm multicenter trial of ultrasound-facilitated catheter-directed low-dose fibrinolysis for acute massive and submassive pulmonary embolism: the SEATTLE II study. *JACC Cardiovasc Interv.* 2015;8(10):1382–1392.
12. Kucher N, Boekstegers P, Müller OJ, et al. Randomized controlled trial of ultrasound-assisted catheter-directed thrombolysis for acute intermediate-risk pulmonary embolism. *Circulation.* 2014;129: 479–486.
13. Tu T, Toma C, Tapson VF, et al. A prospective, single-arm, multicenter trial of catheter-directed mechanical thrombectomy for intermediate-risk acute pulmonary embolism. *J Am Coll Cardiol Intv.* 2019;12(9):859–869.
14. National Library of Medicine 2020, ClinicalTrials.gov, NIH, last accessed July 2022, https://clinicaltrials.gov/ct2/show/NCT03218566
15. Godinas L, Bonne L, Budts W, et al. Balloon pulmonary angioplasty for the treatment of nonoperable chronic thromboembolic pulmonary hypertension: Single-center experience with low initial complication rate. *J Vasc Interv Radiol.* 2019;30(8):1265–1272. doi:10.1016/j.jvir.2019.03.023

35 Filtros de vena cava

Leonardo A. Campos, MD y John A. Kaufman, MD, MS

Introducción

Los filtros de vena cava son dispositivos endovasculares diseñados para prevenir la embolia pulmonar (EP) atrapando los émbolos venosos. No impiden la formación de nuevos trombos ni promueven la lisis de un trombo o un émbolo preexistente. Los principales métodos para el tratamiento y la profilaxis de la trombosis venosa profunda (TVP) y la EP son farmacológicos.

Hay tres clases básicas de filtros:

1. Filtros permanentes: los filtros permanentes de vena cava representan la clase más antigua de filtros; no fueron diseñados para ser reposicionados o recuperados. Mediante técnicas especiales, estos dispositivos pueden extraerse por vía percutánea si está indicado.
2. Filtros opcionales: filtros permanentes diseñados para ser retirados por vía percutánea o que pueden pasar a un estado de no filtración. Los dos tipos básicos son los filtros recuperables y los convertibles:
   a. Los filtros recuperables pueden ser retirados o colocados de nuevo por vía percutánea durante una ventana de tiempo específica del dispositivo. Los fabricantes sugieren intervalos de recuperabilidad según ensayos clínicos y experiencia. En la práctica, los tiempos de recuperación de los filtros pueden variar según el dispositivo y suelen ser superiores a los recomendados por los fabricantes. Los filtros deben retirarse cuando ya no estén indicados para evitar las complicaciones de los filtros permanentes a largo plazo.
   b. Los filtros convertibles tienen el potencial de modificarse y adquirir una configuración similar a la de una endoprótesis tras su implantación, de modo que dejan de funcionar como filtros. Tras la conversión, una parte o la totalidad del filtro permanece en la vena cava del paciente sin proporcionar protección frente a la EP. La conversión puede ser mecánica, lo que requiere un segundo procedimiento, o automática (bioconvertible), basada en componentes absorbibles.
3. Filtros temporales: los filtros temporales son dispositivos que deben retirarse en su totalidad o disolverse por completo al cabo de cierto tiempo:
   a. Los dispositivos fijados tienen un catéter o guía conectado que es extravascular en el lugar de acceso, lo que permite la recuperación fácil del filtro. La fuga permanente requiere la retirada del filtro temporal y la colocación de un dispositivo distinto.
   b. Los filtros reabsorbibles son dispositivos implantados sin fijaciones que se disuelven completamente tras un período predeterminado. Se encuentran en fase de ensayo clínico en el momento de esta publicación.

Colocación del filtro

Indicaciones

Todavía existe mucha controversia con respecto a las indicaciones óptimas para la colocación del filtro de la vena cava entre las sociedades médicas profesionales (1).

Todos los tipos de filtro

1. Aceptadas: tromboembolia venosa (TEV) documentada con uno o más de los siguientes:
   a. Una contraindicación para la anticoagulación, como hemorragia digestiva activa (sin sangre oculta en heces), hemorragia intracraneal o cirugía recientes, o metástasis cerebrovascular.
   b. Progresión o recurrencia documentada de la TEV con anticoagulación. En general, debe intentarse primero la anticoagulación con un fármaco distinto.
   c. Una complicación de la anticoagulación, como la hemorragia retroperitoneal masiva, que requiere la interrupción o el cese de la anticoagulación.
   d. EP crónica que requiere tromboendarterectomía.

2. En la actualidad, *no se recomienda* la colocación rutinaria en las siguientes condiciones (1):
   a. Colocación profiláctica de filtro de VCI en pacientes traumáticos sin TEV aguda conocida o pacientes en quienes vaya a realizarse una cirugía mayor sin TEV aguda conocida.
   b. No se recomienda la colocación rutinaria del filtro VCI en pacientes que desarrollen TVP recurrente mientras se encuentran en tratamiento de anticoagulación. En su lugar, debe buscarse una anticoagulación alternativa e investigar la causa de la TVP recurrente.
   c. Colocación rutinaria de un filtro VCI en un paciente que desarrolla TEV y puede ser anticoagulado.
   d. Colocación sistemática de filtros de VCI durante intervenciones por TVP de miembros inferiores e iliocava.

Filtros opcionales y temporales

No existen indicaciones únicas para los filtros opcionales o temporales. Estos filtros deben utilizarse cuando se prevea una protección no permanente frente a la EP en el momento de la colocación del filtro.

Contraindicaciones

1. No existen contraindicaciones absolutas para la colocación de filtros, pero existen circunstancias poco frecuentes en las que los filtros pueden estar contraindicados, entre las que se incluyen:
   a. Trombosis total de la vena cava.
   b. Imposibilidad de acceder a la vena cava.
   c. Imposibilidad de obtener imágenes durante la colocación del filtro.
   d. Vena cava demasiado pequeña o demasiado grande para alojar con seguridad el filtro.
   e. Alergia confirmada a un componente del filtro.
   f. Trombo venoso muscular localizado o trombo focal no oclusivo en una vena axial cuya progresión puede controlarse fácilmente con ecografía mientras se espera la anticoagulación.
2. Las siguientes *no son contraindicaciones* para la colocación del filtro:
   a. Sepsis en curso.
   b. Imposibilidad de documentar un trombo periférico residual en un paciente que no puede ser anticoagulado. Las técnicas de imagen actuales no pueden evaluar completamente todas las posibles fuentes de émbolos, y pueden formarse y embolizarse más trombos después de la obtención de imágenes.

Preparación previa al procedimiento

1. El consentimiento para la colocación de un filtro de vena cava debe *incluir todos los riesgos habituales asociados a los procedimientos venosos percutáneos,* así como los siguientes:
   a. Riesgo de EP recurrente.
   b. Riesgo de trombosis sintomática de la cava.
   c. Riesgo de embolización, fractura o mala posición del filtro.
   d. Riesgo de perforación sintomática por un elemento del filtro.
   e. Riesgo de taponamiento pericárdico para colocación de filtro de vena cava superior (VCS).
2. Valores de laboratorio (2):
   a. La evaluación del tiempo de protombina/cociente internacional normalizado (TP/INR) previa al procedimiento no se recomienda de forma rutinaria, pero puede considerarse en circunstancias especiales:
      (1) Estudios de coagulación y recuentos sanguíneos para pacientes con anticoagulación terapéutica.
      (2) Creatinina sérica en pacientes con deterioro de la función renal.
   b. INR inferior a 3.0.
   c. Plaquetas superiores a 20 000/μl.
3. Evaluación del paciente:
   a. Revisar las imágenes transversales disponibles del abdomen para detectar la anatomía anómala de la cava y la presencia de trombos.

b. Evaluar la disponibilidad de acceso venoso (pacientes traumáticos con collarines, fijación pélvica, vías existentes, etc.).

Procedimiento

1. Obtención del acceso: los filtros de vena cava pueden colocarse desde las venas femorales, yugulares (internas o externas), subclavias, de los miembros superiores o directamente en la VCI mediante abordaje translumbar. El lugar de acceso dependerá del dispositivo y de factores del paciente, como la permeabilidad venosa y la anatomía. Los abordajes preferidos para los filtros que no se avanzan sobre una guía o filtros de un diseño relativamente rígido son la vena yugular interna y la femoral derecha.

2. Estudios por imagen: los estudios por imagen de alta calidad durante la colocación del filtro maximizan la probabilidad de un resultado satisfactorio. Los estudios por imagen de mala calidad aumentan la probabilidad de mala colocación del filtro y otros errores del operador:

a. Objetivos de los estudios de imagen previos a la colocación:

(1) Definir la anatomía de la vena cava y de la vena renal:

(a) Una VCI duplicada aparece en menos del 1 % de los casos y en general drena en la vena renal izquierda, pero también puede hacerlo más abajo.

(b) La VCI se encuentra del lado izquierdo en menos del 1 % de los casos.

(c) La vena renal izquierda circumaórtica se encuentra en el 3 % al 4 % de los casos. El componente inferior del anillo venoso pasa por detrás de la aorta y drena en la VCI, más abajo que la vena renal izquierda normal.

(d) La vena renal izquierda retroaórtica aparece en el 2 % al 3 % de los casos y en general drena en la VCI por debajo de la vena renal derecha o rara vez en la confluencia de las venas ilíacas.

(e) La VCS duplicada aparece en menos del 1 % de los casos.

(f) La VCS izquierda persistente drena en el seno coronario.

(g) La VCS del lado izquierdo es extremadamente rara.

(2) Determinar el tamaño de la vena cava:

(a) La «mega vena cava» (diámetro de la VCI >28 mm) se encuentra en menos del 1 %.

(b) La VCI en general es ovalada en su sección transversal, por lo que las mediciones en un solo plano pueden no ser precisas.

(3) Confirmar la permeabilidad de la vena cava.

b. Cavografía:

(1) Para la VCI, se coloca el catéter en J (*pigtail*; 4 Fr o superior) en la confluencia de las venas ilíacas.

(2) Para la VCS, se inyecta desde una vena braquiocefálica.

(3) Se utiliza la misma colocación y campo de visión que se emplea durante el despliegue del filtro.

(4) Velocidad de la inyección del contraste yodado de 15 mL/s a 20 mL/s durante 2 s.

(5) La cavografía con CO_2 puede realizarse mediante la inyección manual de 30 mL a 40 mL de CO_2.

(6) La angiografía de sustracción digital (ASD) filma de tres a seis imágenes por segundo con suspensión de la respiración en una proyección anteroposterior. Pueden obtenerse proyecciones adicionales, según la necesidad. La vena ilíaca contralateral y las venas renales se identifican por la afluencia de sangre no opacificada o por reflujo de contraste en los orificios de las venas.

(7) Si no pueden localizarse las venas, probar lo siguiente: recolocar el catéter en J más cerca de la ubicación esperada de las tributarias, aumentar la velocidad y el volumen de la inyección de contraste, utilizar una proyección oblicua, cateterizar las venas selectivamente y emplear una ecografía intravascular (EIV).

c. EIV: sola o combinada con fluoroscopia, puede utilizarse para guiar la colocación del filtro en pacientes con contraindicaciones para todos los medios de contraste y en la cama del paciente (3). Es necesario un catéter de EIV con un campo axial amplio (p. ej., 60 mm o más):

(1) El acceso venoso femoral es más fácil cuando se utiliza solo EIV (evita tener que atravesar la aurícula derecha):
(a) Acceso ipsilateral en tándem, acceso bilateral o técnica de punción única.
(2) Determinar las dimensiones y la permeabilidad de la VCI.
(3) Localizar los orificios de las venas renales y la confluencia ilíaca:
(a) Observar las localizaciones con fluoroscopia o medir la distancia desde el sitio de acceso venoso.
(4) El filtro se despliega usando guía fluoroscópica, si está disponible.
(5) Se obtiene una radiografía simple del abdomen para documentar la posición y la configuración del filtro.

d. Ecografía: se ha descrito la guía ecográfica transabdominal para la colocación del filtro, en general en la cama del paciente. Este método tiene las siguientes limitaciones:
(1) La VCI no es siempre fácil de evaluar por imágenes en pacientes grandes o con una cantidad importante de gases intestinales.
(2) Las variantes anatómicas de la vena renal y de la VCI pueden no detectarse.

3. Colocación del filtro:
a. Principios generales:
(1) Después de los estudios por imagen iniciales, se observa el nivel de afluencia y confluencia de las venas ilíacas respecto de un punto de referencia fijo, como la espina dorsal, un marcador radioopaco u otro dispositivo de medición.
(2) Sin mover al paciente ni el intensificador de imágenes, se cambia el catéter en J sobre una guía por un introductor de despliegue del filtro.
(3) Se debe observar bajo fluoroscopia al volver a insertar la guía dentro del catéter en J para evitar su mala posición (p. ej., en una vena lumbar ascendente).
(4) Puede requerirse una dilatación seriada para los sistemas de despliegue más grandes, así como una guía rígida o de longitud variable para un acceso difícil o remoto.
(5) Debe colocarse el introductor de despliegue en el centro de la localización final deseada para el filtro cuando se aborda desde la vena femoral, y en la periferia a las venas renales cuando se accede desde arriba.
(6) La guía se deja en el sitio para el sistema de despliegue sobre guía (asegurarse de usar una guía recta para evitar que se enrede en el filtro después de su despliegue).
(7) Antes de avanzar el filtro en el introductor de despliegue, debe inspeccionarse para garantizar que la orientación del filtro sea la correcta para la vía de acceso elegida (es decir, femoral o yugular).
(8) Se avanza el filtro hasta el final del introductor de despliegue. Se recoloca todo el sistema de manera que el filtro cerrado esté en el lugar deseado.
(9) El filtro se despliega según las instrucciones del fabricante.
(10) El introductor de despliegue se retira varios centímetros por debajo del filtro cuando el acceso sea desde la ingle; se deja el introductor en la parte superior del filtro al desplegarlo desde arriba.
(11) Se repite la cavografía a través del introductor de despliegue usando la misma velocidad de inyección y filmación que se describió antes.

b. Localización del filtro (fig. 35-1):
(1) VCI normal:
(a) La parte superior de un filtro en forma de cono de un solo nivel debe estar justo en o ligeramente por encima del borde inferior del orificio de la vena renal más baja. Lo anterior reduce al mínimo el posible «espacio muerto» sobre el filtro si se produce una obstrucción.
(b) La parte superior de un filtro en forma de cono de dos niveles (un dispositivo con brazos y piernas) debe estar por debajo del orificio de la vena renal más baja para evitar el prolapso de uno de los brazos en una vena renal.
(c) Los filtros que no tienen forma cónica deben colocarse por debajo de los orificios de la vena renal.
(d) Todos los filtros deben colocarse de modo que haya contacto adecuado con la pared entre los elementos estabilizadores del filtro y la VCI.

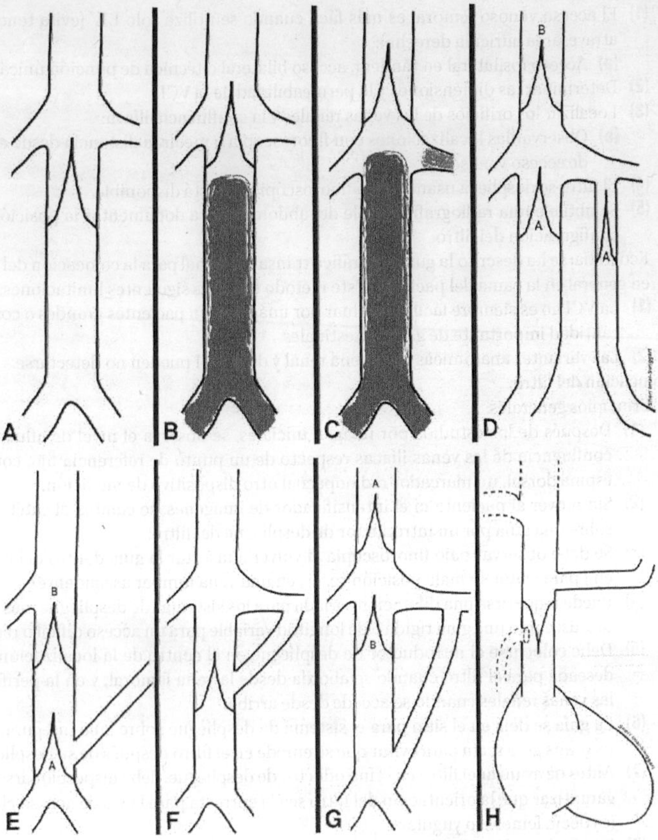

FIGURA 35-1 • Sitios recomendados para la colocación de un filtro de vena cava (VC) en (**A**) una VC inferior (VCI) infrarrenal normal sin trombo intraluminal. (**B**) un trombo en la VCI infrarrenal, no demasiado cerca de las venas renales y con suficiente espacio para que se adhieran las piernas del filtro. (**C**) un trombo infrarrenal y en la vena renal. (**D**) una VCI duplicada: dos filtros infrarrenales *(A)* o un único filtro *(B)* en el segmento suprarrenal. (**E**) componente retroaórtico (inserción baja) de una vena renal izquierda *(A* o *B)*. (**F**) una vena renal izquierda circumaórtica. (**G**) inserción de la vena renal izquierda en la confluencia de la vena ilíaca izquierda y la VCI *(A* o *B)*. (**H**) colocación en la VCS para confinar los émbolos del miembro superior.

(e) Cuando ya hay un filtro, este no contiene trombos y la indicación es EP recurrente, se puede colocar un segundo filtro debajo del primero si hay espacio suficiente. De lo contrario, se coloca un segundo filtro encima del primero (suprarrenal, si es necesario).

(2) Trombo en la VCI:

(a) El trombo no se extiende a las venas renales: el filtro se coloca tan abajo como sea posible en la VCI infrarrenal, pero por encima del trombo, incluso si el cuerpo del filtro se encuentra enteramente dentro de la VCI intrarrenal. Si hay poco espacio para la fijación del filtro infrarrenal, debe considerarse un dispositivo en forma de cono o la colocación suprarrenal.

(b) El trombo se extiende hacia (o se origina en) las venas renales: se coloca el filtro en el segmento suprarrenal, justo por encima de las venas renales o la VCI intrahepática. Debe usarse un filtro corto (no un «nido de pájaro» [*Bird's Nest*], pues las guías pueden prolapsar en la aurícula derecha y causar arritmias).

(c) El trombo se extiende por encima del filtro existente: se coloca un segundo filtro por encima del trombo, por lo general, en la VCI suprarrenal.

(3) VCI duplicada:

(a) Se coloca un filtro en cada VCI, justo debajo de las venas renales.

(b) Se coloca un único filtro suprarrenal.

(c) Si la segunda VCI es una *cava accesoria*, es pequeña y se comunica con la VCI principal a nivel de las venas ilíacas comunes y renales, se considera la oclusión de la cava accesoria con *coils* o un dispositivo de oclusión, y se coloca un filtro en la posición normal en la VCI principal.

(4) Vena renal izquierda circumaórtica:

(a) Una preocupación teórica es la embolización a través del anillo venoso si el filtro se coloca entre los dos orificios venosos. Si existe un anillo retroaórtico grande, se deben colocar los pies del filtro por debajo del orificio del componente retrocavo del anillo.

(b) Si el componente retroaórtico es pequeño y se inserta muy abajo en la VCI, colocar el filtro en el lugar habitual en relación con las venas renales principales:

i. Si el pequeño componente retroaórtico sigue siendo una vía colateral para un émbolo, se ocluye con *coils* o tapones.

(5) Vena renal izquierda retroaórtica:

(a) Se coloca el filtro debajo del orificio de la vena renal izquierda, si existe espacio suficiente.

(b) En el caso de un orificio de la vena renal izquierda muy bajo, se coloca el filtro con su ápice a nivel de la vena renal derecha.

(6) Mega vena cava:

(a) El filtro VenaTech® LP (B. Braun Medical, Bethlehem, PA) fue aprobado en Europa para las VCI de hasta 35 mm de diámetro.

(b) El filtro Bird's Nest® (Cook Medical Inc., Bloomington, IN) fue aprobado para VCI de hasta 40 mm de diámetro.

(c) Si ni (a) ni (b) son posibles, se colocan filtros en cada vena ilíaca común.

(7) Vena cava superior:

(a) Utilizar un filtro corto, idealmente en forma de cono, de un solo nivel y sin brazos.

(b) Los pies del filtro deben estar por encima de la vena ácigos, si es posible, pero aún en la VCS.

(c) Evitar colocar el ápice del filtro en la aurícula derecha.

(d) Si se colocan demasiado bajos en la VCS, los elementos del filtro pueden perforar el espacio pericárdico y causar hemopericardio y taponamiento.

c. Embarazo:

(1) Mujer embarazada:

(a) La localización suprarrenal reduce al mínimo la exposición del feto a la radiación durante la guía fluoroscópica.

(b) La EIV puede utilizarse para la colocación sin radiación ionizante.

(2) Mujer con embarazo próximo planificado: el aborto debido al filtro de la VCI o a un traumatismo materno por compresión del filtro por el útero es una preocupación teórica, pero no demostrada. No obstante, la colocación de un filtro suprarrenal debe discutirse con la paciente:

(a) En una paciente embarazada con filtro VCI permanente, la cesárea reduce al mínimo la duración de la interrupción de la anticoagulación, en comparación con el parto vaginal. Además, esto atenúa la preocupación por el pinzamiento del filtro u otras complicaciones secundarias a las contracciones uterinas.

d. Resolución de problemas durante el despliegue:

(1) *Acodamiento del introductor*: lo anterior ocurre más a menudo con el acceso del lado izquierdo, en vasos tortuosos y con filtros no desplegados sobre una guía. Si se empuja el filtro contra un acodamiento, se puede perforar el introductor y extruir el filtro:

(a) El filtro y el introductor se avanzan 1 cm a 2 cm suavemente y al unísono, lo cual mueve el acodamiento en dirección central al ángulo agudo en el vaso. Se puede reintentar el despliegue.
(b) Si esto no funciona, se retira el filtro y el introductor al unísono por la periferia de la angulación. Lo anterior puede enderezar el acodamiento, aunque a menudo lleva a la formación de uno nuevo.
(c) Si esto no funciona, se retira el filtro y el introductor hasta el sitio de acceso cutáneo como una unidad, dejando dentro del vaso todo el introductor vacío que sea posible. Se corta el introductor y se inserta una guía. Las opciones en este punto incluyen:
i. Colocación de un introductor nuevo lo suficientemente grande para acomodar el introductor de despliegue del filtro y suficientemente largo para cruzar el punto de doblez. Se avanza el filtro y el introductor de despliegue a través del introductor más grande, que debe proporcionar el apoyo necesario para evitar el acodamiento.
ii. Debe cambiarse por un diseño de filtro más flexible.
(d) Si lo anterior no funciona, se abandona el sitio de acceso y se selecciona una alternativa de acceso más directo, si es posible.

(2) *Filtro parcialmente abierto*: se manifiesta de diferentes formas, según los diseños; por ejemplo, con los filtros en forma de cono, como piernas apelotonadas o cruzadas:
(a) En general es de poca importancia clínica, a menos que exista una cobertura incompleta de la VCI, el filtro no funcione correctamente o se haya desplazado a una rama más pequeña.
(b) Si hay alguna duda, se realiza una cavografía u otro estudio por imagen:
i. Confirmar la ubicación y la estabilidad del filtro.
ii. Evaluar la presencia de trombos.
(c) Cuándo está justificada la intervención:
i. Solicitar al paciente que tosa varias veces (rara vez funciona, pero es rápido).
ii. Manipular suavemente el filtro con un catéter angulado.
iii. Para los filtros recuperables y temporales, retirar e insertar un dispositivo nuevo.
iv. Si un filtro permanente o convertible no se abre completamente y hay riesgo de migración, colocar un segundo filtro central al primero o considerar el reposicionamiento o el retiro del filtro sin abrir usando un catéter lazo.

(3) *Filtro muy inclinado (> 15°)*: es más frecuente con los filtros de forma cónica y se asocia a una recuperación difícil y/o fracaso, ya que la punta es propensa a incrustarse en la pared del vaso (4). Teóricamente, una inclinación significativa también puede comprometer la filtración tromboembólica:
(a) Avanzar un catéter de curva inversa sobre una guía para manipular suavemente el filtro y corregir la inclinación. Debe tenerse precaución para evitar la migración del filtro.
(b) Si lo anterior no resuelve la inclinación grave, entonces retirar el filtro y colocar uno nuevo.

Manejo posterior al procedimiento

1. Filtros permanentes:
 a. Monitorización de rutina en el período posprocedimiento inmediato para los procedimientos de acceso venoso.
 b. Se pide al paciente y los cuidadores que estén alerta por si hay edema en los miembros, que puede indicar una trombosis cava o una TVP.
 c. El tratamiento farmacológico primario o la profilaxis para la TEV deben comenzar en la primera oportunidad segura.
 d. Se toman radiografías abdominales regulares (cada 3-5 años) para vigilar la posición e integridad del filtro. Hay distintas proyecciones útiles para identificar la inclinación, la rotura o la migración de una rama.
2. Filtros recuperables:
 a. Lo mismo que en los puntos **a.-c.** para filtros permanentes.

b. Estos pacientes requieren evaluación de seguimiento y control de rutina para evaluar el estado de la anticoagulación y la necesidad continua de usar un filtro. El factor que más influye en la recuperación del filtro VCI/conversión mecánica es un plan de seguimiento en el momento de la colocación del filtro:
   (1) El seguimiento inicial debe realizarse a intervalos estándar (p. ej., de 1 a 3 meses) para evaluar las condiciones apropiadas para la recuperación (*v.* más adelante) y permitir la recuperación del filtro tan pronto como sea clínicamente seguro.
   (2) Los médicos de cabecera pueden necesitar orientación sobre el momento de la retirada del filtro.
   (3) El médico que colocó el filtro debe realizar el seguimiento.
c. Los factores que afectan la recuperación del filtro deben preverse en el momento de la colocación y abordarse durante el período de seguimiento (5):
   (1) Factores del paciente (socioeconómicos/demográficos):
      (a) Edad > 80 años, distancia considerable a un centro sanitario, cobertura de seguro, educación.
   (2) Factores médicos:
      (a) Comorbilidades que pueden limitar la elegibilidad para la recuperación.
   (3) Factores sistémicos:
      (a) Los métodos para aumentar el contacto con el paciente para el seguimiento han demostrado aumentar las tasas de recuperación:
         i. La programación de un seguimiento automático de los pacientes en el momento de la colocación, la formación de los médicos, las bases de datos de seguimiento de los pacientes, la creación de una clínica especializada en filtros de VCI y los sistemas que contactan periódicamente con los pacientes y los médicos de remisión han demostrado un aumento de las tasas de recuperación de los filtros.
   (4) Factores técnicos:
      (a) Aumentar la probabilidad de intentos fallidos de recuperación:
         i. Inclinación, aposición del gancho a la pared de la VCI, perforación de la pierna y tiempo de permanencia.

Resultados

1. *Despliegue satisfactorio:* 99 %.
2. EP recurrente posfiltro: 0.5 % a 6 %.

Complicaciones

Se ha planteado la preocupación de que los filtros recuperables puedan tener una mayor incidencia de reacciones adversas que los filtros permanentes (6):

1. Procedimiento mayor: menos del 1 %.
2. Trombosis del sitio de acceso (sintomática): 2 %.
3. Trombosis de la cava: 0.6 % a 8 %.
4. Rotura del filtro: 2 % a 10 %.
5. Migración del filtro (mayor): 1 %.
6. Infección del filtro: muy inferior al 1 %.
7. Penetración/perforación de la VCI (en general, asintomática): 0 % a 86 %.
8. Mortalidad a 30 días debida al filtro: menos del 1 % (*nota*: la tasa de mortalidad global a 30 días del 17 % se debe, principalmente, a enfermedades concurrentes).

Tratamiento de las complicaciones

1. Sospecha de EP recurrente:
   a. Documentar la EP con pruebas objetivas:
      (1) Sin EP, detenerse.
   b. Si se encuentra PE:
      (1) Imágenes del filtro:
         (a) TC con contraste para la localización del filtro, posición en la VCI y permeabilidad.

(b) Radiografía simple de abdomen con ecografía o resonancia magnética (RM) (para filtros no ferromagnéticos). Es una alternativa para los pacientes que deben evitar los medios de contraste yodados.

c. Si el paciente puede ser anticoagulado:
(1) Iniciar la anticoagulación.

d. Si el paciente no puede ser anticoagulado:
(1) Si el filtro está dañado, abierto de forma incompleta, mal posicionado o ha migrado, colocar un segundo filtro:
(a) Para los filtros recuperables, también se debe considerar el retiro del filtro original.
(2) Determinar la fuente de la EP, incluyendo nueva TVP del miembro inferior, trombo que se extiende a través del filtro, trombo de la vena renal, trombo de la vena ovárica o TVP del miembro superior.
(3) Cuando la fuente está en los miembros inferiores o se debe a la propagación de trombos a través del filtro, colocar un segundo filtro. Si el primer filtro está libre de trombos, el segundo se puede colocar por encima o por debajo. Si el primer filtro contiene trombos atrapados, colocar el segundo filtro por encima (en la VCI suprarrenal si es necesario).
(4) Si la fuente está en los miembros superiores, considerar un filtro de VCS.
(5) Si no se encuentra ninguna fuente, se ha de suponer que lo más probable es una TVP de miembros inferiores y se coloca un segundo filtro.

2. Sospecha de oclusión del filtro o trombosis de la cava:
a. Documentar con pruebas objetivas:
(1) Si el filtro y la VCI son permeables, no es necesaria ninguna otra evaluación.
b. Se detecta oclusión del filtro o de la VCI:
(1) El tratamiento más allá de la anticoagulación no está indicado si el paciente no tiene síntomas.
c. Si el paciente presenta síntomas, se documenta la agudeza y el nivel de oclusión:
(1) Se evalúa la presencia de TVP con la técnica por imagen de elección.
(2) Si no se identifica un trombo en miembros inferiores, se realiza el estudio de la VCI y del filtro con tomografía computarizada (TC), RM o cavografía.
(3) Si el paciente ya no tiene contraindicaciones para la anticoagulación, puede considerarse la trombólisis y la anticoagulación a largo plazo.
(4) Si el paciente tiene una contraindicación para la anticoagulación, se considera la trombectomía mecánica. Debe usarse un dispositivo que no se enrede en el filtro. El objetivo no es limpiar el filtro totalmente, sino restablecer el flujo.
(5) Si el trombo se extiende por encima del filtro, se coloca un segundo filtro central sobre el primero, si está indicado.
(6) La oclusión crónica de la VCI con un filtro colocado puede recanalizarse con angioplastia y endoprótesis:
(a) Retirar el filtro en el momento de la recanalización.
(b) Si no puede retirarse el filtro, se coloca una endoprótesis a través del filtro o se empuja a un lado con las endoprótesis.
(c) El paciente no estará protegido contra la EP y puede requerir anticoagulación prolongada.

3. Sospecha de migración del filtro:
a. Se confirma la migración del filtro al comparar con estudios por imagen antiguos:
(1) Si el filtro se mantiene en una posición que protege al paciente de la EP, entonces no se realiza intervención alguna, pero se continúa el seguimiento:
(a) Realizar un nuevo estudio en 1 a 3 meses.
(b) Si el filtro sigue moviéndose, se considera un segundo dispositivo central al primero:
i. Si el primer filtro es un dispositivo recuperable, se considera su retiro.
(2) Si el filtro ha migrado en la vena ilíaca común y se requiere protección continua, se coloca un segundo filtro central al primero:
(a) Si el primer filtro es un dispositivo recuperable, se considera su retiro.

(3) Si el filtro ha migrado a la circulación cardíaca o pulmonar, la migración puede deberse a un émbolo masivo:
(a) El paciente ya no está protegido contra la EP y puede estar indicado un nuevo filtro.
(b) Los filtros intracardíacos deben retirarse. La recolocación percutánea o la recuperación pueden ser factibles, pero debe tenerse cuidado de evitar el traumatismo cardíaco. Puede requerirse una extirpación quirúrgica.
(c) La limitada experiencia con filtros arteriales pulmonares sugiere que el retiro no es necesario en pacientes asintomáticos.

4. Fractura del elemento filtrante:
   a. Si la rotura compromete la función del filtro, se coloca un segundo filtro:
      (1) Debe considerarse la retirada del filtro, si es recuperable.
   b. El control expectante es útil en pacientes asintomáticos.
   c. Si el fragmento del filtro migra a los tejidos adyacentes, no se requiere tratamiento a menos que el paciente sea sintomático:
      (1) Si el paciente presenta síntomas, debe confirmarse la localización exacta del fragmento con TC.
      (2) Considerar la extirpación quirúrgica si el paciente se encuentra sintomático y la cirugía es factible.
   d. Si el fragmento del filtro ha embolizado el corazón:
      (1) Evaluar al paciente en busca de arritmias, perforación y dolor torácico. Los pacientes sintomáticos requieren una intervención de urgencia:
         (a) Algunos fragmentos pueden recuperarse por vía percutánea, con bajas tasas de complicaciones, mediante el uso de un lazo a través de un catéter guía direccional (7):
            i. Los fragmentos perpendiculares a la pared ventricular parecen ser más propensos a causar síntomas y tienen más probabilidades de ser recuperados por vía percutánea, si una porción de tamaño adecuado del fragmento es endovascular. Sin embargo, la literatura disponible es limitada.
         (b) La extirpación quirúrgica es necesaria si la recuperación percutánea no es posible o existe una perforación.
      (2) Si el paciente no presenta síntomas:
         (a) Obtener imágenes transversales para localizar el fragmento.
         (b) Consultar con cardiología y cirugía cardíaca.
   e. Si el fragmento del filtro embolizó en la arteria pulmonar:
      (1) Las complicaciones son infrecuentes.
      (2) Se usa un tratamiento expectante.
      (3) Extracción percutánea del lazo si el fragmento se considera de alto riesgo.
   f. Si el fragmento del filtro es parcialmente endovascular en la VCI:
      (1) Extracción percutánea del lazo si existe riesgo de embolización del fragmento.
      (2) Se usa un tratamiento expectante.
      (3) Atrapar el filtro contra la pared de la VCI con una endoprótesis si se considera de alto riesgo de migración, pero no puede recuperarse.
5. Penetración de la VCI por un elemento del filtro:
   a. La mayoría de los pacientes son asintomáticos y pueden ser seguidos de forma expectante.
   b. Si el paciente presenta síntomas:
      (1) Confirmar la ubicación de los elementos penetrantes con TC, endoscopia y angiografía, según necesidad.
      (2) Excluir otras etiologías de los síntomas, como enfermedades de la columna lumbar o afecciones digestivas.
      (3) Tratar los síntomas con analgésicos no adictivos.
      (4) Si el filtro es recuperable, considerar su eliminación.
      (5) Contemplar la exploración y la extirpación quirúrgica del elemento del filtro que se halla fuera de la cava, si es necesario.
      (6) Por todo lo anterior, evaluar el estado de TEV del paciente y la necesidad de protección frente a EP.

(7) Antes de retirar un filtro con perforación digestiva, debe considerarse profilaxis antibiótica que cubra la microbiota digestiva (8).

Recuperación de filtro o conversión mecánica

El filtro de la vena cava puede retirarse si el riesgo de EP clínicamente significativo se reduce a un nivel aceptable y se estima menor que el riesgo de dejar el filtro en su sitio. Recuérdese: todos los filtros opcionales están aprobados como implantes permanentes.

Indicaciones

1. Absolutas:
   a. El filtro es una fuente documentada de morbilidad mayor que mejorará con la recuperación (p. ej., dolor intratable debido a perforación de un miembro).
2. Relativas:
   a. Se logra un tratamiento primario adecuado o profilaxis de la ETV, y el filtro ya no se considera necesario.
   b. El paciente ya no se considera en riesgo de TEV; por tanto, el filtro ya no se considera necesario.
   c. El filtro deja de ser protector como consecuencia de un cambio de posición o de la pérdida de su integridad estructural.
   d. El paciente está anticoagulado de por vida únicamente a causa del filtro.

Contraindicaciones

1. El paciente aún tiene una indicación para el filtro de la vena cava.
2. Trombo importante retenido en el filtro. Los pequeños defectos de llenado adheridos a los elementos del filtro no son una contraindicación para la recuperación. Existen pistas visuales para estimar el tamaño del trombo.
3. El paciente no alcanza la anticoagulación adecuada o la profilaxis primaria (a veces se trata de una cuestión de cumplimiento del paciente).
4. Se prevé que el paciente volverá a un estado de alto riesgo de EP en el futuro.
5. La expectativa de vida del paciente es de menos de 6 meses (es poco probable que el paciente tenga los beneficios de la extracción del filtro).
6. Falta de acceso vascular para la recuperación.
7. El paciente desea que el filtro permanezca en su sitio.

Preparación previa al procedimiento

1. Condiciones recomendadas antes de la recuperación o conversión del filtro:
   a. No hay indicación de filtración permanente.
   b. El riesgo de EP grave es aceptablemente bajo como resultado de un cambio en el estado clínico, el mantenimiento de una anticoagulación adecuada sostenida o una buena profilaxis.
   c. No se espera que el paciente vuelva a un estado de alto riesgo de EP en el futuro.
   d. La expectativa de vida del paciente es suficientemente larga para observar los presuntos beneficios de la extracción del filtro.
   e. El filtro puede recuperarse o ser convertido de forma segura.
2. Debe realizarse una anamnesis y una exploración física específicas para evaluar los signos y síntomas de TEV de nueva aparición, recurrente o progresiva.
3. El médico que realiza la intervención debe discutir con el paciente las razones para retirar el filtro y la naturaleza voluntaria de su recuperación o conversión.
4. Estudios de laboratorio:
   a. No se recomienda el uso rutinario de estudios de laboratorio antes del procedimiento, excepto en determinados casos:
      (1) Estudios de coagulación y recuentos sanguíneos en pacientes con anticoagulación terapéutica.
      (2) Los pacientes que toman warfarina deben tener valores de laboratorio estables, sin evidencia de hemorragia durante al menos 7 días. Para los pacientes que toman warfarina, medir el INR el día del procedimiento para asegurarse de que se encuentra dentro del intervalo apropiado.

(3) Creatinina sérica en pacientes con deterioro de la función renal.

5. Pruebas de imagen (1):
   a. No se recomienda la obtención rutinaria de imágenes del filtro antes de recuperarlo, excepto en determinadas situaciones:
      (1) En pacientes con sospecha de TEV de nueva aparición, recurrente o progresiva, debe realizarse un diagnóstico por imagen de TVP o EP antes de recuperar el filtro. Por el contrario, si un paciente está anticoagulado mediante tratamiento y no presenta signos o síntomas de TEV de nueva aparición, recurrente o progresiva, no es necesario realizar pruebas de imagen adicionales.
      (2) A los pacientes con filtros colocados para la profilaxis de la TEV se les debe realizar pruebas de imagen de las venas de los miembros inferiores (ecografía venosa doble) antes de la recuperación del filtro para detectar el desarrollo de TEV a intervalos.
      (3) Se recomienda realizar una TC con contraste a los pacientes para los que se haya planificado la recuperación de filtros colocados en centros externos sin disponer de imágenes previas, o a aquellos con filtros colocados durante más de 180 días, para evaluar los factores asociados a una recuperación difícil: inclinación, punta incrustada, fractura o penetración.
   b. Revisar las imágenes previas disponibles para evaluar el tipo de filtro, la localización, la presencia de trombos atrapados, la integridad del filtro, la penetración en la vena cava y la migración del filtro.
   c. Objetivos de la revisión de las imágenes previas a la recuperación:
      (1) Evaluar la presencia de trombos atrapados en el filtro.
      (2) Definir la posición del filtro en la vena cava.
      (3) Evaluar la presencia de factores que ocasionen complicaciones, como una punta o un gancho de recuperación encajados o la penetración de una rama.
6. Estado de anticoagulación:
   a. La duración recomendada de la anticoagulación para la TEV antes de la recuperación del filtro es de 2 a 3 semanas.
   b. Los pacientes que toman warfarina deben tener un INR estable y ausencia de evidencia de hemorragia durante al menos 7 días.
   c. *No* suspender la anticoagulación para la recuperación o conversión del filtro.
   d. *No* intentar recuperar o convertir el filtro si el paciente cumple los criterios de anticoagulación terapéutica y no se encuentra terapéuticamente anticoagulado.
   e. La extracción puede posponerse para INR > 3.5 o plaquetas < 20 000/μL.
7. El consentimiento para la recuperación o conversión de un filtro de vena cava incluye todos los riesgos habituales asociados a los procedimientos venosos percutáneos, así como los siguientes:
   a. Falta de recuperación del filtro: 5 % a 50 %:
      (1) La tasa de fallos aumenta con la duración del tiempo de permanencia y el filtro específico.
   b. Migración del filtro: < 1 %.
   c. Rotura del filtro: < 1 %.
   d. Laceración o perforación sintomática de la vena cava: < 1 %.
   e. Trombosis de la vena cava: < 1 %.
   f. Arritmia hemodinámicamente significativa: < 1 %.

Procedimiento

1. Acceso:
   a. Depende del diseño del filtro; normalmente la vena yugular o la femoral.
2. Pruebas de imagen: las imágenes de alta calidad durante la recuperación del filtro aumentan la probabilidad de recuperación exitosa y reducen al mínimo las de complicaciones o de una recuperación difícil o prolongada:
   a. Los objetivos de las pruebas de imagen previas a la recuperación son los mismos que los mencionados anteriormente (sección 5c de pruebas de imagen previas al procedimiento):
      (1) Evaluar la presencia de trombos atrapados en el filtro.
      (2) Definir la posición del filtro en la vena cava.

(3) Evaluar la presencia de factores que ocasionen complicaciones, como una punta o un gancho de recuperación encajados o la penetración de una rama.

(4) Si otros métodos de imagen (TC, RM, ecografía) han logrado estos objetivos en las 24 h siguientes al procedimiento, la cavografía con catéter es opcional, pero muy recomendable.

b. Cavografía:

(1) Para la VCI, colocar el catéter en J (*pigtail* 5-7 Fr) debajo del filtro. Se debe tener cuidado de no desalojar el filtro o atrapar catéteres o guías en el mismo.

(2) Para la VCS, se inyecta desde una vena braquiocefálica.

(3) La velocidad de inyección del contraste yodado es de 15 mL/s 20 mL/s durante 2 s.

(4) La ASD toma de cuatro o seis imágenes por segundo durante una suspensión de la respiración en una proyección anteroposterior. Pueden tomarse proyecciones adicionales según la necesidad para evaluar el estado del filtro.

(5) Considerar la cavografía de TC de haz cónico.

(6) La cavografía con CO_2 es una alternativa segura en pacientes con insuficiencia renal o alergias al medio de contraste.

c. EIV: en los pacientes con contraindicaciones para todos los medios de contraste, puede usarse la ecografía intravascular, junto con la fluoroscopia, para evaluar el filtro antes de la recuperación:

(1) Evaluar presencia de trombo.

(2) Evaluar la incrustación de la punta/gancho en la pared de la cava.

(3) Identificar si hay penetración de una rama.

3. Recuperación:

a. Dispositivos de recuperación:

(1) Asas endovasculares o variantes.

(2) Dispositivos de prensión (agarre) patentados.

(3) Pinzas para biopsia.

(4) Introductor de láser excimérico.

b. Técnica general:

(1) Los elementos del filtro en contacto con la pared de la VCI pueden estar cubiertos por una capa de matriz fibrocelular, una neoíntima y una seudoíntima. Los elementos que perforan esta pared quedan encapsulados (salvo que entren en otra luz) por el tejido que se halla en continuidad con la adventicia de la VCI.

(2) Se coloca un introductor del tamaño adecuado cerca del sitio previsto para enganchar el ápice del filtro. Se deben consultar las instrucciones del fabricante respecto del tamaño apropiado del introductor; en general, es mayor que el tamaño del introductor de despliegue:

(a) Si se anticipa una recuperación difícil por la incorporación de elementos del filtro en la pared de la VCI, se deben considerar introductores coaxiales de longitud similar. Para extracciones complejas, pueden ser necesarios introductores de 16 Fr a 20 Fr.

(3) Se introduce un lazo y un catéter u otro dispositivo de recuperación recomendado a través del introductor y se engancha el filtro.

(4) La técnica para extraer el filtro varía según el dispositivo. Consultar siempre las instrucciones del fabricante. Existen dos abordajes básicos:

(a) Desprender el filtro de la VCI:

i. Mantenga el filtro en una posición estable con el dispositivo de agarre de contratracción y empujar el introductor de recuperación sobre el filtro hasta que quede completamente atrapado en el introductor.

(b) Extraer el filtro de la VCI:

i. Mantener el introductor en posición estable ejerciendo contrapresión en la pared de la VCI y tirar del filtro hacia el interior del introductor de recuperación.

(5) Una vez que el filtro está dentro del introductor, se recupera evitando el daño del introductor por los bordes afilados del filtro. Se revisa la integridad de este último verificando que todas las piezas fueron retiradas.

(6) Se hace una cavografía posterior a la recuperación si el paciente informa dolor durante o después del procedimiento, o después de una recuperación prolongada o difícil.

c. Técnicas avanzadas: en general, son todas aquellas técnicas que vayan más allá de la técnica estándar de introductor y lazo. Las técnicas avanzadas se emplean como una forma de intensificación en el momento de una recuperación difícil, o después de una recuperación fallida con técnicas estándar. Se recomienda realizar una cavografía tras una recuperación con estas técnicas:
(1) Debe disponerse de balones de oclusión y endoprótesis vasculares del tamaño adecuado para tratar las complicaciones inmediatas.
(2) Catéter lazo:
(a) Introducir un catéter de curva inversa a través del filtro, teniendo cuidado de permanecer por encima de los soportes (*struts*) secundarios. Hacer avanzar una guía hidrófila de longitud intercambiable de nitinol (y con bajo riesgo de acodamiento) a través de este catéter, enganchar la guía desde el mismo punto de acceso venoso y tirar del extremo distal de la guía a través del introductor para formar un lazo. Capturar el filtro utilizando un introductor del tamaño adecuado y el lazo o pasar un lazo por ambos extremos del lazo para capturar el filtro.
(3) Técnica del ahorcado (9):
(a) Formar un lazo alrededor del ápice del filtro, pasando la guía entre los elementos del filtro y la pared de la cava, pero no a través de los elementos del filtro. Aplicar tracción sobre el lazo para separar el ápice del filtro de la pared de la cava.
(4) Pinzas endobronquiales (uso extraoficial):
(a) Tras una flebografía detallada, avanzar las pinzas endobronquiales (modelo 4162; Lymol Medical, Woburn, MA) a través de un introductor de 16 Fr o 18 Fr:
i. Antes de la inserción en el introductor, la pinza puede doblarse suavemente con un ligero ángulo para permitir que la pinza encaje en la punta del filtro.
(b) Si hay tejido encapsulado, asir suavemente y retirar el tejido que rodea la punta del filtro.
(c) Una vez retirado el tejido encapsulado, sujetar la punta del filtro y retirar el filtro a través del introductor.
(5) Asistencia con introductor de láser excimérico:
(a) Conectar el introductor con punta de láser al sistema (Cava Clear, Philips, Cambridge, MA) y calibrar por protocolo a 60 mJ/mm^2.
(b) Colocar un introductor de 16 Fr o 18 Fr de manera que su punta se sitúe inmediatamente por encima de la punta del filtro. Insertar un introductor con punta láser de 14 Fr o 16 Fr, según sea adecuado, a lo largo de una guía de manera coaxial dentro del introductor de 16 Fr o 18 Fr. Continuar con la inserción hasta encontrar resistencia.
(c) Mantener una tracción suave sobre el filtro utilizando un lazo. Activar el láser y avanzar el introductor. Puede utilizar el introductor exterior de mayor tamaño para realizar una disección roma adicional mientras se mantiene una tracción opuesta sobre el filtro y se desactiva el láser.
(d) Una vez liberados los componentes adheridos, avanzar los introductores sobre el filtro manteniendo la contratracción con el lazo.
(e) La recuperación asistida por láser tiene un 99.4 % de éxito en la recuperación de filtros incrustados que son resistentes a la recuperación de alta fuerza a través de otras técnicas avanzadas y con una fuerza significativamente menor, ya que utiliza la ablación tisular fototérmica mientras se aplica tensión al filtro (10).
(6) Factores asociados a una recuperación difícil:
(a) Inclinación significativa del filtro.
(b) Tapa de filtro incrustada.
(c) Tiempo prolongado de permanencia del filtro.
(d) Penetración de una o más patas.

4. Resolución de problemas de recuperación difícil (*v.* cap. e-83, Extracción de cuerpos extraños endovasculares):
   a. Las extracciones difíciles a menudo requieren el uso de técnicas de extracción avanzadas, definidas como aquellas que implican algo más que un lazo y un introductor de extracción.
   b. Se recomienda tener preparados balones de oclusión del tamaño adecuado para la VCI y endoprótesis cubierta si se intentan estas técnicas.
   c. *Dificultad para agarrar el gancho u otros sitios para enganchar el filtro*; esto a menudo se relaciona con la inclinación del filtro o las tortuosidades de la vena cava (p. ej., paciente con escoliosis):
      (1) Puede introducirse un catéter curvo para enganchar el filtro y así moverlo a una posición más central dentro de la vena.
      (2) Se puede usar un catéter guía direccional para avanzar el lazo endovascular a la ubicación apropiada sobre el filtro.
      (3) Puede utilizarse una segunda guía (doble guía) para dirigir el dispositivo de recuperación hasta el filtro. Se enrosca un catéter de 5 Fr a través del filtro junto al gancho o el sitio de enganchado, y se retira el catéter sobre una guía rígida. Se avanza un lazo endovascular sobre o junto a la guía rígida para capturar el filtro.
      (4) Utiliza la técnica catéter lazo.
      (5) Se infla con suavidad un balón dentro del filtro para intentar enderezarlo en la vena.
   d. *Punta del filtro adherida a la pared de la cava.* La imagen característica clave es una cubierta de tejido no opacificada alrededor de la punta del filtro o una proyección de la punta del filtro fuera de la luz venosa opacificada:
      (1) Intentar la técnica del ahorcado (*v.* técnicas avanzadas anteriormente).
      (2) Inflar con delicadeza un balón dentro del filtro para tratar de liberar su vértice de la pared de la cava y enderezarlo en la vena.
      (3) Con mucho cuidado, se emplean pinzas endobronquiales rígidas para liberar el ápice incrustado del filtro.
   e. *El filtro está firmemente adherido a la pared de la cava.* Suele diagnosticarse tras capturar el filtro cuando se intenta introducirlo en el catéter:
      (1) Cuando se usa un sistema de introductor coaxial, los introductores externos e internos se pueden avanzar secuencialmente sobre el filtro.
      (2) Si el gancho del filtro se endereza durante la extracción forzada del lazo, considerar la posibilidad de utilizar pinzas endobronquiales para sujetar el gancho del filtro y sobreenvolver el filtro. Como otra opción, en este caso también puede utilizarse la técnica del lazo.
      (3) Avanzar un catéter con balón desde un acceso independiente e intentar separar los soportes (*struts*) del filtro de la pared de la cava mediante inflado suave del balón.
      (4) Avanzar el introductor de láser excimérico sobre el filtro para romper el tejido adherido.
   f. Se abandona el intento de recuperación:
      (1) Se realiza una cavografía para evaluar el estado del filtro y la VCI:
         (a) Considerar un ciclo corto de anticoagulación si se observa lesión de la VCI o trombo.
         (b) No se recomienda la anticoagulación rutinaria por la presencia de un filtro VCI sin indicación adicional (1).
         (c) Si el filtro ya no protege contra la EP, esto debe comunicarse al paciente y al médico de cabecera.
      (2) Si el filtro permanece colapsado y causa una estenosis de la VCI, se hace una angioplastia sobre el filtro, con un balón del tamaño adecuado a la VCI, para empujar el filtro contra la pared.
5. Conversión:
   a. Técnica general:
      (1) Determinar el mecanismo de conversión del dispositivo del paciente:
         (a) Por ejemplo, extracción con lazo de un capuchón apical limitante.
      (2) Realizar la evaluación y obtener imágenes como se describió anteriormente para los procedimientos de recuperación.

(3) Se utilizan introductores y dispositivos endovasculares adecuados para la activación de la conversión del filtro.
(4) Se confirma la retirada de todos los componentes extraíbles del paciente.
(5) Realizar una cavografía para documentar el estado de la VCI y el dispositivo convertido.

Manejo posterior al procedimiento

1. Monitorización de rutina en el período inmediatamente posterior al procedimiento para procedimientos de acceso venoso.
2. El tratamiento primario o la profilaxis de la TEV deben continuar hasta que ya no esté clínicamente indicado.

Resultados (11)

1. El porcentaje de éxito total en la recuperación cuando se combinan técnicas convencionales (73.2 %) y avanzadas (94.7 %) es del 98.2 %.

Complicaciones (11,12)

La tasa global de complicaciones es del 1.7 % tanto para las técnicas convencionales como para las técnicas avanzadas. Los riesgos son mayores con las técnicas de extracción avanzadas que con las convencionales (5.3 % frente a 0.4 %). Sin embargo, estas técnicas solo se emplean para extraer filtros con condiciones de extracción subóptimas (inclinación significativa, componentes incrustados, penetración o rotura de componentes, etc.), por lo que no es posible realizar una comparación directa de la tasa de complicaciones de las técnicas convencionales frente a las avanzadas:

1. Embolización de filtro o fragmento de filtro.
2. Lesión de la vena cava:
   a. Laceración.
   b. Seudoaneurisma.
   c. Invaginación.
3. Trombosis de la vena cava.

Tratamiento de las complicaciones (11,12)

1. Embolización de filtros o fragmentos:
   a. Para la colocación del filtro, véanse los apartados 3 y 4 de la sección Tratamiento de las complicaciones.
2. Laceración de la vena cava o seudoaneurisma:
   a. Considerar la reversión de la anticoagulación.
   b. Mantener el acceso por guía a través de la lesión.
   c. La mayoría de los casos leves se autorresuelven dado el estado de baja presión de la VCI, si bien es razonable repetir la cavografía para comprobar la resolución.
   d. Para episodios más graves o episodios leves que no se autorresuelven, se procede a la oclusión temporal con un balón del tamaño adecuado.
   e. Si hay resistencia a la oclusión con balón, puede requerirse la colocación de una endoprótesis cubierta del tamaño adecuado.
3. Invaginación o estenosis de la vena VCI:
   a. Si no limita el flujo y es asintomática, no es necesario intervenir.
   b. Si el flujo es limitado o sintomático, entonces venoplastia y/o endoprótesis.
4. Trombosis de la vena cava:
   a. Puede tratarse con trombectomía percutánea y venoplastia.
   b. Véase el capítulo 36 sobre trombectomía y trombólisis.

Referencias bibliográficas

1. Kaufman JA, Barnes GD, Chaer RA, et al. Society of Interventional Radiology Clinical Practice Guideline for Inferior Vena Cava Filters in the Treatment of Patients with Venous Thromboembolic Disease. *J Vasc Interv Radiol.* 2020;31:1529–1544.
2. Patel IJ, Rahim S, Davidson JC, et al. Society of Interventional Radiology Consensus Guidelines for the Periprocedural Management of Thrombotic and Bleeding Risk in Patients Undergoing

Percutaneous Image-Guided Interventions-Part II: Recommendations: Endorsed by the Canadian Association for Interventional Radiology and the Cardiovascular and Interventional Radiological Society of Europe. *J Vasc Interv Radiol.* 2019;30(8):1168–1184.e1.
3. Harris SA, Velineni R, Davies AH. Inferior vena cava filters in pregnancy: a systematic review. *J Vasc Interv Radiol.* 2016;27(3):354–360.
4. Dinglasan LA, Oh JC, Schmitt JE, et al. Complicated inferior vena cava filter retrievals: associated factors identified at preretrieval CT. *Radiology.* 2013;266(1):347–354.
5. Crumley KD, Hyatt E, Kalva SP, et al. Factors affecting inferior vena cava filter retrieval: a review. *Vasc Endovascular Surg.* 2019;53(3):224–229.
6. Andreoli JM, Lewandowski RJ, Vogelzang RL, et al. Comparison of complication rates associated with permanent and retrievable inferior vena cava filters: a review of the MAUDE database. *J Vasc Interv Radiol.* 2014;25(8):1181–1185.
7. Trerotola, SO, Stavropoulos SW. Management of fractured inferior vena cava filters: outcomes by fragment location. *Radiology.* 2017;284(3):887–896.
8. Kesselman A, Oo TH, Johnson M, et al. Current controversies in inferior vena cava filter placement: AJR Expert panel narrative review. *AJR Am J Roentgenol.* 2021;216(3):563–569.
9. Al-Hakim R, McWilliams JP, Derry W, et al. The hangman technique: a modified loop snare technique for the retrieval of inferior vena cava filters with embedded hooks. *J Vasc Interv Radiol.* 2015;26(1): 107–110.
10. Kuo WT, Doshi AA, Ponting JM, et al. Laser-assisted removal of embedded vena cava filters: a first-in-human escalation trial in 500 patients refractory to high-force retrieval. *J Am Heart Assoc.* 2020;9(24):e017916.
11. Al-Hakim R, Kee ST, Olinger K, et al. Inferior vena cava filter retrieval: effectiveness and complications of routine and advanced techniques. *J Vasc Interv Radiol.* 2014;25(6):933–939.
12. Grewal S, Lewandowski RJ, Ryu RKW, et al. Inferior vena cava filter retrieval: patient selection, procedural planning, and postprocedural complications. *AJR Am J Roentgenol.* 2020;215(4):790–794.

36 Trombosis venosa profunda aguda en los miembros: trombectomía y trombólisis

Suresh Vedantham, MD

Introducción

La trombosis venosa profunda (TVP) aguda tiene una prevalencia aproximada de 300 000 personas al año solo en Estados Unidos (1). Dado que la embolia pulmonar (EP) puede ser mortal, su prevención mediante tratamiento anticoagulante ha sido el pilar del tratamiento de la TVP durante más de 50 años (2). Sin embargo, los fármacos anticoagulantes no eliminan activamente el trombo venoso, por lo que en muchos casos su uso no es suficiente para prevenir las complicaciones graves de la TVP. La progresión temprana del trombo se observa en una minoría de pacientes anticoagulados con TVP y puede poner en peligro la vida, la función de miembros u órganos; prolongar la hospitalización; y exacerbar los síntomas de la TVP, como dolor de miembros, edema y dificultades ambulatorias. A pesar del uso de tratamiento anticoagulante, entre el 25 % y el 50 % de los pacientes con TVP proximal desarrollarán un deterioro significativo de la calidad de vida (CdV) debido al síndrome postrombótico (SPT), una complicación tardía debilitante de la TVP caracterizada por fatiga o pesadez crónica de las piernas, edema, dolor, parestesias, claudicación venosa, dermatitis por estasis y/o ulceración cutánea (3,4). El SPT también puede afectar el miembro superior, sobre todo cuando la vena subclavia del brazo dominante está implicada en el episodio inicial de TVP. El desarrollo de SPT no se conoce del todo, pero a nivel macroscópico parece implicar al menos dos componentes, cuyo desarrollo está mediado por un proceso inflamatorio desencadenado por la trombosis: (a) el trombo residual y/o la fibrosis venosa bloquean el flujo sanguíneo («obstrucción»), y (b) la trombosis daña directamente las válvulas venosas, lo que causa insuficiencia valvular («reflujo»). Cuando hay reflujo u obstrucción, se desarrolla hipertensión venosa ambulatoria que en última instancia conduce a edema, hipoxia y lesiones tisulares, disfunción progresiva de bomba de la pantorrilla, fibrosis subcutánea y ulceración cutánea del SPT (5).

La trombólisis dirigida por catéter (TDC) fue iniciada por radiólogos intervencionistas a principios de la década de 1990. La TDC ha demostrado su capacidad para eliminar trombos venosos y se ha planteado la hipótesis de que proporciona una serie de beneficios clínicos tempranos y tardíos, pero también conlleva riesgos de seguridad. En los últimos años, la realización de ensayos clínicos aleatorizados fundamentales ha aportado información sustancial sobre los efectos a corto y largo plazo de la TDC y otros procedimientos relacionados, así como una mayor confianza en la definición de las características adecuadas de selección de pacientes y las expectativas de tratamiento (6).

Indicaciones

1. La **TDC urgente de primera línea** se realiza como complemento del tratamiento anticoagulante para prevenir las complicaciones de la TVP aguda que ponen en peligro la vida, los miembros o los órganos:
   a. En pacientes con compromiso circulatorio agudo que amenace los miembros (es decir, flegmasia cerúlea dolorosa).
   b. En pacientes con trombosis extensa de la vena cava inferior (VCI) que se consideren de alto riesgo de EP mortal.
   c. En pacientes con insuficiencia renal aguda por extensión del trombo a la VCI suprarrenal y/o venas renales.
2. La **TDC de segunda línea no urgente** puede realizarse en pacientes con TVP extensa sintomática que presenten progresión clínica y/o anatómica de la TVP con tratamiento anticoagulante:
   a. Extensión rápida del trombo iliocavo o subclavio/braquiocefálico.
   b. Exacerbación o persistencia de síntomas importantes en los miembros inferiores o superiores.
   c. Ausencia de mejora de los síntomas suficiente para permitir la deambulación o la función normal del brazo.
3. La **TDC de primera línea no urgente** puede realizarse como complemento del tratamiento anticoagulante en pacientes con TVP extensa aguda sintomática:
   a. Los pacientes con TVP iliofemoral aguda pueden experimentar una mayor mejora de los síntomas tempranos de la pierna, una reducción de la gravedad del SPT y una mejora de la CdV específica de las venas.
   b. Los pacientes con TVP axilosubclavia aguda relacionada con el síndrome de Paget-Schroetter también parecen ser excelentes candidatos para un abordaje quirúrgico-intervencionista combinado en el que la eliminación del trombo mediada por TDC es el primer paso.

Contraindicaciones

1. Hemorragia interna activa.
2. Hemorragia digestiva reciente (< 3 meses).
3. Accidente cerebrovascular reciente (< 6 meses).
4. Hemorragia intracraneal o intraespinal, tumor, malformación vascular o aneurisma.
5. Disfunción hepática grave.
6. Trombocitopenia grave u otra diátesis hemorrágica.
7. Embarazo.
8. Hipertensión grave no controlada.
9. Cirugía mayor reciente (< 10 días), traumatismo, reanimación cardiopulmonar, parto obstétrico, litotricia u otro procedimiento invasivo importante.
10. Cirugía ocular reciente (< 3 meses) o retinopatía hemorrágica.
11. Endocarditis bacteriana o tromboflebitis séptica bacteriana aguda.
12. Disfunción renal de moderada a grave.
13. Enfermedad aguda grave que impida una sedación adecuada o una colocación correcta en la camilla.

14. Los pacientes con TVP femoropoplítea o de pantorrilla aislada no suelen beneficiarse.
15. Los pacientes mayores de 65 años tienen menos probabilidades de beneficiarse y más probabilidades de sufrir una hemorragia grave.

Preparación previa al procedimiento

1. Realizar una anamnesis y exploración física para confirmar la presencia de un síntoma y/o manifestación clínica que merezca un tratamiento agresivo. Conocer los factores de riesgo de complicaciones hemorrágicas del paciente, su estado ambulatorio basal y su esperanza de vida. Los pacientes que no deambulan de forma crónica o que tienen una esperanza de vida muy corta pueden no experimentar beneficios significativos de la TDC. Si un paciente tiene una razón de peso para recibir tratamiento y presenta un riesgo elevado de hemorragia, puede considerarse la trombectomía mecánica percutánea independiente (sin administración de fármacos trombolíticos).
2. Revisar la ecografía venosa dúplex para confirmar el diagnóstico de TVP, evaluar la extensión del trombo y planificar el abordaje terapéutico. En caso necesario, la evaluación de las venas centrales puede realizarse con tomografía computarizada (TC), flebografía por resonancia magnética (FRM) o flebografía por inyección.
3. Evaluación de laboratorio: creatinina sérica, hemoglobina (Hgb)/hematocrito (Hct), recuento de plaquetas, cociente internacional normalizado (INR) y tiempo de tromboplastina parcial (TTP). Debe realizarse una prueba de embarazo en mujeres en edad fértil.
4. Debe realizarse una discusión equilibrada de riesgos, beneficios, alternativas e incertidumbres en torno a la TDC, así como obtenerse el consentimiento informado. Se discute el uso de medidas complementarias como la angioplastia y la colocación de endoprótesis para tratar las lesiones estenóticas que estén al descubierto.
5. En la mayoría de los pacientes, hay que asegurarse de que el INR sea inferior a 2.0 (preferiblemente 1.5) antes de iniciar la TDC y suspender cualquier anticoagulante no heparínico al menos 24 h antes del procedimiento. Estos parámetros pueden modificarse en pacientes con manifestaciones clínicas graves o en pacientes con disfunción renal (estos últimos pueden requerir períodos más largos de suspensión de la anticoagulación oral). Si el paciente presenta alergia al medio de contraste de leve a moderada, premedicar con corticoesteroides y antagonistas histamínicos.
6. En determinados pacientes con TVP de los miembros inferiores, puede colocarse un filtro de VCI recuperable antes de iniciar la TDC. Dado que las tasas de EP son bajas cuando se utiliza la TDC con infusión previa (*v.* la sección de complicaciones), la colocación de un filtro de VCI es probablemente innecesaria cuando se utiliza este método.

Procedimiento

1. Seleccionar un sitio de acceso venoso, idealmente periférico a la extensión del trombo:
   a. Los sitios habituales para el tratamiento de la TVP de los miembros inferiores son la vena poplítea o la vena tibial posterior. Otras venas posibles son la yugular interna, la vena safena pequeña y otras venas tibiales ipsilaterales. No se recomienda el uso de la vena femoral común contralateral (para evitar provocar una TVP contralateral), pero puede utilizarse en caso necesario.
   b. Para la TVP de los miembros superiores, las localizaciones habituales son las venas braquial o basílica.
   c. En la elección de un lugar de acceso, es importante tener en cuenta el tamaño del introductor necesario para alojar el catéter/dispositivo de infusión previsto. Por ejemplo, puede que no sea prudente seleccionar un punto de acceso por la vena tibial posterior distal si va a necesitarse un introductor de 8 Fr. En algunas situaciones, cuando el trombo se extiende a través de la vena poplítea hasta la pantorrilla, pueden utilizarse puntos de acceso adicionales (p. ej., venas poplítea y tibial posterior).
2. Administrar sedación consciente con la monitorización adecuada, realizar la preparación estéril e inyectar anestésico local (p. ej., lidocaína al 1 %) en la piel sobre la vena o venas seleccionadas.

3. Realizar una punción guiada por ecografía para obtener el acceso del catéter a la vena o venas seleccionadas. Suele utilizarse un transductor lineal de 5 MHz a 7.5 MHz. Una aguja de micropunción de calibre 21 es visible mediante ecografía, y su uso puede ayudar a reducir al mínimo la hemorragia. Se pasa una guía de 0.457 mm (0.018″) y se cambia por un dilatador de transición; a continuación, se hace avanzar un catéter de diagnóstico (4-5 Fr) en el sistema venoso sobre una guía hidrófila de 0.889 mm (0.035″). Debe utilizarse monitorización fluoroscópica en tiempo real durante todo el procedimiento.
4. Realizar una flebografía a través del catéter de diagnóstico para definir la extensión del trombo. Esto debe hacerse con inyecciones manuales seriadas de 5 mL a 10 mL de medio contraste yodado, diluido según sea necesario con solución salina normal al 0.9 %, e imágenes con sustracción digital.
5. Cambiar el catéter de diagnóstico por un introductor vascular de 7 Fr a 8 Fr.
6. Debe decidirse si va a realizarse una «TDC con infusión inicial» o una «TDC farmacomecánica (TDCF) en una sola sesión», y seleccionar el catéter de administración de fármacos correspondiente. Si va a utilizar un TDCF de una sola sesión, ir al paso 8. Si solo va a utilizarse la trombectomía mecánica percutánea (TMP), ir al paso 9.
7. Pacientes que reciben TDC con infusión inicial:
   a. Seleccionar un catéter de infusión con múltiples orificios laterales con un segmento de infusión que coincida con la longitud del segmento venoso trombosado. Para la TDC con infusión inicial, puede utilizarse un catéter de infusión con orificios laterales múltiples tradicional o un catéter de infusión emisor de ultrasonidos (Ekos, Boston Scientific, Natick, MA). Se cree que la TDC asistida por ultrasonido afloja los filamentos de fibrina, facilita la dispersión del fármaco y permite un tratamiento más rápido con una menor dosis trombolítica; sin embargo, es mucho más costosa y no parece proporcionar resultados superiores a los de la TDC con un catéter estándar (7).
   b. Se avanza el catéter a su posición sobre la guía y se comienza la infusión del fármaco trombolítico. *Nota*: ninguno de estos fármacos está aprobado por la Food and Drug Administration (FDA) de Estados Unidos para el tratamiento de la TVP; todos están aprobados para otras indicaciones, pero se utilizan extraoficialmente para la TVP (6). Por el momento, la mayor experiencia publicada, que incluye rigurosos estudios multicéntricos controlados aleatorizados (ECA) (8,9), ha utilizado el activador tisular del plasminógeno:
      (1) Activador tisular del plasminógeno recombinante (r-tPA) a dosis de 0.01 mg/kg, sin superar 1.0 mg/h (8,9).
      (2) Urocinasa: 120 000 U/h a 180 000 U/h (10,11).
      (3) Reteplasa: 0.50 U/h a 0.75 U/h.
      (4) Tenecteplasa: 0.25 mg/h a 0.50 mg/h.
   c. Si se está realizando una TDC asistida por ultrasonido, presionar el botón de inicio del equipo para suministrar energía ultrasónica de baja potencia durante la administración del fármaco.
   d. De manera simultánea, se administra tratamiento anticoagulante: (a) infusión subterapéutica de heparina no fraccionada (HNF) a través del introductor vascular en una dosis por hora que sea lo suficientemente baja como para evitar que el TTP se vuelva supraterapéutico (puede apuntarse a un TTP de 1.2-1.7 veces el control o a menos de 60 s o simplemente utilizar una dosis en el intervalo de 6 a 12 [U/kg]/h (8,9); (b) heparina de bajo peso molecular (HBPM), como la enoxaparina, a 1 mg/kg en inyecciones subcutáneas cada 12 h (9). Se desaconseja el uso de fondaparinux, rivaroxabán, dabigatrán, apixabán y edoxabán porque hay pocos estudios prospectivos sobre el uso concurrente con fármacos trombolíticos.
   e. Si se trata una TVP de los miembros inferiores, elevar la pierna sintomática durante la infusión.
   f. Durante la infusión, el paciente debe monitorizarse en una unidad de cuidados intensivos (UCI); también deben obtenerse estudios de laboratorio de sangre periférica al menos cada 8 h a 12 h (Hct/Hgb, TTP). Se siguen de cerca estos valores porque los valores elevados de TTP durante la trombólisis se han asociado con complicaciones hemorrágicas, y una caída rápida del hematocrito puede ser un signo de hemorragia oculta (p. ej., hemorragia retroperitoneal).

g. El personal enfermero y/o el médico tratante deben evaluar clínicamente al paciente con frecuencia para detectar una posible hemorragia centinela (p. ej., epistaxis, hemorragia de oído, hemorragia profusa en el lugar de acceso) que pueda indicar un estado trombolítico sistémico de mayor intensidad que la deseada.
h. También puede monitorizarse el nivel de fibrinógeno, aunque hay pocos datos que apoyen su utilidad para prevenir las complicaciones de los procedimientos de trombólisis de la TVP.
i. Tras 6 h a 18 h de infusión, lleve al paciente de nuevo a la sala angiográfica y se repite la flebografía. Ir al paso 9.

8. Pacientes que reciben TDCF en una sola sesión: a los pacientes en los que el objetivo es completar el tratamiento de la TVP en una sola sesión se les puede administrar el fármaco trombolítico a través de uno de varios catéteres/dispositivos. Una descripción detallada del método exacto de uso de cada uno de estos dispositivos tan diferentes queda fuera del alcance de este manual. No obstante, a continuación se exponen las principales diferencias entre la TDCF de sesión única y la TDC con infusión inicial:
   a. Las técnicas de TDCF de sesión única implican la administración y dispersión rápida de una dosis significativa del fármaco trombolítico como primer paso en la eliminación del trombo. Típicamente, durante esta sesión del procedimiento se administran de 5 mg a 25 mg de r-tPA (o su equivalente). Los distintos dispositivos se basan en diferentes métodos para lograr una rápida dispersión del fármaco dentro del trombo. En el punto **b** se describe una técnica utilizada habitualmente.
   b. Trombólisis pulsada con el sistema de trombectomía reolítica AngioJet® (Boston Scientific Corp, Minneapolis, MN): se avanza un catéter AngioJet® Solent Proxi hacia y desde el interior del trombo con el dispositivo por pulsos (es decir, se ocluye el puerto de salida). Lo anterior produce la administración potente del fármaco trombolítico pulsado dentro del coágulo. Después de un período de permanencia de 30 min, el dispositivo AngioJet® se usa en el modo de aspiración para eliminar el coágulo residual ablandado.
   c. Dado que la TDCF de una sola sesión puede ser mecánicamente más agresiva que la TDC con infusión inicial, la mayoría de los médicos anticoagulan al paciente a niveles terapéuticos durante la TDCF.

9. Trombectomía mecánica percutánea: si no se administran fármacos trombolíticos, puede utilizarse uno de varios dispositivos para intentar la trombectomía. Sin embargo, la eficacia y seguridad de estos dispositivos no se ha evaluado en estudios prospectivos bien diseñados. Informes anecdóticos sugieren que los dispositivos tradicionales de menor calibre (es decir, de 5-8 Fr) no eliminan de forma fiable el trombo lo suficiente como para permitir un tratamiento eficaz de la TVP extensa. En los últimos años, se han comercializado dispositivos de gran calibre (es decir, 12-20 Fr) que pueden resultar útiles en situaciones especiales (p. ej., trombos en la aurícula derecha o en la VCI suprarrenal), pero no se dispone de estudios prospectivos que arrojen luz sobre su seguridad o eficacia clínica.

10. Limpieza del trombo residual: tras la infusión inicial del fármaco trombolítico (TDC con infusión inicial) o la inyección/dispersión (TDCF de una sola sesión), se repite la flebografía. Si se observa una lisis casi completa y un buen flujo anterógrado (mediante estimación visual) sin estenosis u obstrucción venosa, puede interrumpirse el tratamiento. Si hay trombo residual, el médico puede utilizar una o más de las siguientes medidas complementarias para eliminarlo:
   a. *Maceración con balón* del trombo: se avanza un catéter con balón de angioplastia estándar (de 6-10 mm para la vena femoral, de 10-12 mm para la vena femoral común o vena ilíaca) sobre la guía en el trombo. Se infla el balón dentro del trombo y luego se desinfla. Estos pasos se repiten, según la necesidad, con el balón colocado en diferentes partes del trombo. Después se retira el catéter balón de angioplastia sobre la guía.
   b. *Trombectomía aspirativa:* se avanza un catéter estándar de 7 Fr a 8 Fr sobre la guía hacia la cabeza del trombo. Se coloca una jeringa grande (30-60 mL) en el catéter y se aspira enérgicamente con la jeringa mientras se retira el catéter a través del trombo. Los pasos se repiten según la necesidad y se retira el catéter.
   c. La *aspiración del trombo mediada por dispositivos* puede realizarse con uno de varios dispositivos de trombectomía.

11. Punto final de la infusión: después de aplicar cada una de las medidas anteriores, debe realizarse una nueva flebografía para evaluar la evolución. Si todavía hay una obstrucción por un trombo residual significativo, se coloca un catéter de infusión con múltiples orificios laterales dentro del trombo y se realiza TDC de infusión de la misma manera que anteriormente. El fármaco puede infundirse hasta que se observe una trombólisis casi total, haya una hemorragia clínicamente manifiesta o hasta observar un progreso mínimo en dos flebografías posteriores. Mantener la infusión trombolítica lo más corta posible para evitar problemas hemorrágicos: se sugieren menos de 24 h para tratar la TVP unilateral y menos de 36 h para la TVP bilateral, aunque estas directrices no se han validado de manera prospectiva.
12. Tratamiento de lesiones obstructivas: una vez completados todos los pasos de eliminación del trombo, realizar una nueva flebografía. También es ideal realizar una ecografía intravascular (EIV) en este momento para asegurarse de que se identifican trombos o estenosis ocultos en la flebografía:
    a. La angioplastia con balón y la colocación de una endoprótesis pueden realizarse para corregir áreas de estenosis venosa u obstrucción persistentes, porque estas lesiones, cuando no se tratan, se asocian con altos índices de retrombosis inmediata.
    b. Las endoprótesis autoexpandibles con flexibilidad radial pueden usarse en la vena ilíaca y extenderse a la vena femoral común, si es necesario.
    c. Las endoprótesis en la vena femoral o poplítea no se mantienen permeables, por lo que la angioplastia con balón es la mejor elección para las lesiones estenóticas femoropoplíteas.
    d. Está contraindicada la colocación de endoprótesis en la vena subclavia; en los pacientes con síndrome de Paget-Schroetter se debe realizar una cirugía sobre el opérculo torácico en algún momento después de la TDC.
    e. En la actualidad, no está claro qué endoprótesis es mejor utilizar. En el momento de escribir estas líneas, la FDA ha aprobado múltiples endoprótesis venosas para su uso en la vena ilíaca, mientras que otras se encuentran en fase de investigación en ensayos clínicos. Sin embargo, la experiencia publicada es limitada y no está claro si las permeabilidades son superiores a las de las endoprótesis autoexpandibles preexistentes (extraoficiales).
13. Realizar una flebografía final, retirar el introductor y lograr la hemostasia mediante compresión directa.

Manejo posterior al procedimiento

1. Es importante tener en cuenta que la retrombosis (sintomática u oculta) es un reto importante después de una TDC. En el estudio ATTRACT, a pesar de una eliminación inicial favorable del trombo, la no compresibilidad venosa fue muy frecuente al mes y a los 12 meses de la intervención, y se correlacionó con más SPT, más SPT moderado o grave y peor CdV (12). Por tanto, es crucial realizar un seguimiento intensivo para garantizar una anticoagulación excelente en el período posterior a la intervención.
2. La anticoagulación a nivel terapéutico debe reanudarse inmediatamente después de obtener la hemostasia utilizando HNF o HBPM. Para la mayoría de los pacientes, la transición a un fármaco oral puede comenzar la misma noche o al día siguiente. Si se considera que el paciente presenta un riesgo especialmente elevado de retrombosis, puede continuarse con la HBPM y retrasar la transición al tratamiento oral. En pacientes con endoprótesis puede utilizarse ácido acetilsalicílico oral en dosis de 81 mg/día.
3. Los pacientes con un acceso vascular en una extremidad inferior deben permanecer en reposo en cama con la pierna tratada inmóvil durante al menos 4 h. Después, es deseable la deambulación precoz.
4. Para los pacientes que van a recibir warfarina, continuar con heparina (HNF o HBPM) hasta que el INR supere 2.0 durante 2 días consecutivos. Excepción: en pacientes con TVP relacionada con cáncer, la monoterapia con HBPM (no warfarina) es superior a la warfarina.
5. Para los sujetos en los que se colocó un filtro de VCI recuperable, este puede retirarse en cualquier momento una vez finalizada la TDCF. No es necesario interrumpir la

anticoagulación para la recuperación del filtro, a menos que esta sea supraterapéutica. En general, el paciente debe ser anticoagulado terapéuticamente y no debe tener trombo significativo (≥ 25 % del volumen del filtro) dentro del filtro.

6. Si el paciente presenta edema importante de los miembros inferiores, debe ofrecérsele la opción de llevar medias de compresión graduada (20-30 o 30-40 mm Hg) a diario. Aunque su uso no parece prevenir el SPT ni reducir el dolor en los miembros inferiores, pueden ayudar a reducir el edema. Si inicialmente la pierna está demasiado sensible para el uso de medias, considerar primero el uso de vendas y luego la transición a las medias, pasados de 7 a 14 días.
7. El paciente debe ser seguido durante el primer mes tras el procedimiento. Mientras tanto, es necesario prestar especial atención para garantizar una anticoagulación adecuada.

Resultados

1. En un registro multicéntrico prospectivo de 473 pacientes, en un ECA multicéntrico y en un análisis combinado de estudios observacionales (6,7,11), se ha demostrado que la **TDC de infusión** (sin componente de trombectomía) disuelve el trombo agudo en más del 80 % de los pacientes con TVP proximal aguda (duración de los síntomas ≤ 14 días). Las desventajas incluyen necesidad de infusiones prolongadas de fármacos (es decir, alrededor de 48 h), cuidados en la UCI y monitorización mediante flebografía y de laboratorio repetidas. En el estudio aleatorizado *Catheter-directed Venous Thrombolysis in acute iliofemoral vein thrombosis* (CaVenT), el uso de la TDC de infusión con tratamiento anticoagulante en pacientes con TVP que afectaba al sistema venoso ilíaco y/o femoral superior se asoció a una reducción relativa del 26 % del riesgo de SPT a lo largo de 2 años de seguimiento (41.1 % frente a 55.6 %, $p = 0.04$), en comparación con el tratamiento anticoagulante solo (8). La diferencia en las tasas de SPT aumentó a los 5 años de seguimiento, pero no se observaron beneficios en la CdV a los 2 o 5 años. Los factores que limitaron la generalización de CaVenT incluyen su tamaño de muestra moderado (resultados notificados en 189 pacientes, de los cuales 92 recibieron TDC) y la limitación geográfica (sur de Noruega).
2. En un ensayo piloto aleatorizado (BERNUTIFUL), la **TDC asistida por ultrasonido** (TDCU) pareció proporcionar resultados comparables a la TDC de infusión sin ultrasonido. El grado de eliminación del trombo, la permeabilidad venosa y el SPT al año fueron similares en los dos grupos (7). En el ensayo aleatorizado CAVA, se asignó de manera aleatoria a 184 pacientes con TVP iliofemoral aguda a recibir TDC-U con tratamiento estándar frente a tratamiento estándar solo. Se observó que la TDC-U eliminaba un número considerable de trombos, pero no reducía el SPT ni mejoraba la CdV al cabo de 1 año (10).
3. La **TDCF** se refiere a la disolución del trombo mediante el uso combinado de TDC y TMP basada en dispositivos. El proyecto ATTRACT (*Acute Venous Thrombosis: Thrombus Removal with Adjunctive Catheter-Directed Thrombolysis*), un ensayo clínico aleatorizado multicéntrico financiado por los National Institutes of Health (NIH), evaluó la capacidad de la TDCF para prevenir el SPT en 692 pacientes con TVP proximal aguda que se extendía por encima de la vena poplítea. Estos son los resultados principales:
   a. La TDCF eliminó con éxito el trombo venoso, restableció la permeabilidad venosa inmediata y redujo el trombo venoso residual (9,12).
   b. La TDCF no previno el SPT ni redujo la aparición de reflujo valvular (9,12). Los pacientes ≥ 65 años de edad fueron más propensos a desarrollar SPT con la TDCF que los pacientes más jóvenes.
   c. En pacientes con TVP iliofemoral, la TDCF aumentó el grado de mejora del dolor y el edema de la pierna durante los primeros 30 días, y redujo la gravedad del SPT a lo largo de 2 años (pero no fue el caso de los pacientes con TVP femoropoplítea aislada) (13,14).
   d. En pacientes con TVP iliofemoral (pero no con TVP femoropoplítea aislada), la TDCF mejoró la CdV específica de la flebopatía: el efecto fue considerable en los primeros 6 meses y relativamente pequeño entre los 12 y los 24 meses (15).
   e. En pacientes con TVP iliofemoral, una mayor eliminación del trombo se correlacionó con una menor gravedad del SPT (16). De ahí que merezca la pena optimizar la eliminación del trombo y el flujo venoso.

Complicaciones

1. Las tasas de hemorragia grave adicionales (más allá de los grupos de control) en tres ensayos aleatorizados fundamentales para el registro fueron del 3.2 % (CaVenT [TCD de infusión]), el 1.4 % (ATTRACT [TDCF]) y el 5.6 % (CAVA [TDC-U]) (8-10). En estos estudios no se observaron hemorragias mortales o intracraneales, aunque varios pacientes precisaron tratamiento quirúrgico o intervencionista. En el estudio ATTRACT, cinco de las seis hemorragias graves se produjeron en pacientes ≥ 65 años, y ninguna en pacientes < 60 años. Estos resultados sugieren que, en el contexto de un ensayo clínico con una cuidadosa selección de pacientes y una técnica definida, la TDC y los métodos relacionados pueden ser razonablemente seguros. Sin embargo, el uso de la TDC en el mundo real, como ilustran los datos del registro, sugiere que alrededor del 10 % de los pacientes que reciben TDC pueden sufrir una hemorragia grave, y entre el 0.4 % y el 0.9 %, una hemorragia intracraneal (11). Estos resultados abogan, sin duda, por una selección cuidadosa de los pacientes y una vigilancia diligente.
2. La EP sintomática periprocedimiento se ha producido en cerca del 1 % de los pacientes durante/después de una TDC en grandes estudios (8-11). La EP mortal periprocedimiento se produjo en el 0.2 % de los pacientes del registro de urocinasa y en ningún paciente del estudio ATTRACT (9,11).
3. Prevención de complicaciones:
   a. Durante la TDC son cruciales una vigilancia estrecha y una comunicación diligente con el personal enfermero.
   b. Los anticoagulantes no heparínicos deben evitarse durante la TDC o la TDCF (excepto en pacientes con trombocitopenia inducida por heparina, que pueden requerir una alternativa a la heparina). Si el paciente estaba en tratamiento con warfarina, lo ideal sería reducir el INR a 1.5 o menos antes de la trombólisis. Es esencial una estrecha vigilancia de la dosificación y administración de HNF y HBPM. No debe permitirse que el TTP se vuelva supraterapéutico durante la lisis.
   c. Durante la TDC o la TDCF, el médico debe reducir la dosis del fármaco o suspenderlo por completo, a su discreción, si existen problemas de seguridad.
   d. Si se produce una hemorragia grave en el punto de acceso venoso (no controlada por el aumento del tamaño del introductor o la compresión), debe interrumpirse la administración del fármaco. Si el aumento del tamaño del introductor y/o la compresión son eficaces para detener la hemorragia, puede reiniciarse la administración del fármaco a una dosis más baja, con repetición cuidadosa de las evaluaciones del punto de acceso para asegurarse de que no se produzca una nueva hemorragia.
   e. Si se produce una hemorragia grave en un lugar distante, o si se produce una reacción grave o potencialmente mortal, debe interrumpirse definitivamente la administración del fármaco trombolítico.
   f. Si se produce una hemorragia grave, también debe interrumpirse la infusión de heparina y, a criterio del médico, puede administrarse protamina y/o crioprecipitado.

Referencias bibliográficas

1. Heit JA, Cohen AT, Anderson FA, et al. Estimated annual number of incident and recurrent, non-fatal and fatal venous thromboembolism (VTE) events in the US [abstract]. *Blood*. 2005;106(11):267a.
2. Kearon C, Akl EA, Ornelas J, et al. Antithrombotic therapy for VTE disease: CHEST guideline and expert panel report. *Chest*. 2016;149(2):315–352.
3. Kahn SR, Shrier I, Julian JA, et al. Determinants and time course of the postthrombotic syndrome after acute deep venous thrombosis. *Ann Intern Med*. 2008;149(10):698–707.
4. Kahn SR, Shbaklo H, Lamping DL, et al. Determinants of health-related quality of life during the 2 years following deep vein thrombosis. *J Thromb Haemost*. 2008;6(7):1105–1112.
5. Nicolaides AN, Hussein MK, Szendro G, et al. The relation of venous ulceration with ambulatory venous pressure measurements. *J Vasc Surg*. 1993;17(2):414–419.
6. Vedantham S, Sista AK, Klein SJ, et al. Society of Interventional Radiology and Cardiovascular and Interventional Radiological Society of Europe Standards of Practice Committees. Quality Improvement Guidelines for the Treatment of Lower-Extremity Deep Vein Thrombosis With Use of Endovascular Thrombus Removal. *J Vasc Interv Radiol*. 2014;25(9):1317–1325.

7. Engelberger RP, Stuck A, Spirk D, et al. Ultrasound-assisted versus conventional catheter-directed thrombolysis for acute iliofemoral deep vein thrombosis: 1-year follow-up data of a randomized-controlled trial. *J Thromb Haemost*. 2017;15(7):1351–1360.
8. Enden T, Haig Y, Kløw NE, et al. Long-term outcomes after additional catheter-directed thrombolysis versus standard treatment for acute iliofemoral deep vein thrombosis (the CaVenT study): a randomised controlled trial. *Lancet*. 2012;379(9810):31–38.
9. Vedantham S, Goldhaber SZ, Julian J, et al. Pharmacomechanical catheter-directed thrombolysis for deep-vein thrombosis. *N Engl J Med*. 2017;377(23):2240–2252.
10. Notten P, ten Cate-Hoek AJ, Arnoldussen CWKP, et al. Ultrasound-accelerated catheter-directed thrombolysis versus anticoagulation for the prevention of post-thrombotic syndrome (CAVA): a single-blind, multicentre, randomised trial. *Lancet Haematol*. 2020;7(1):e40–e49.
11. Mewissen MW, Seabrook GR, Meissner MH, et al. Catheter-directed thrombolysis for lower extremity deep venous thrombosis: report of a national multicenter registry. *Radiology*. 1999;211(1):39–49.
12. Weinberg I, Vedantham S, Salter A, et al. Relationships between the use of pharmacomechanical catheter-directed thrombolysis, sonographic findings, and clinical outcomes in patients with acute proximal DVT: results from the ATTRACT multicenter randomized trial. *Vasc Med*. 2019;24(5):442–451.
13. Comerota AJ, Kearon C, Gu C, et al. Endovascular thrombus removal for acute iliofemoral deep vein thrombosis: analysis from a stratified multicenter randomized trial. *Circulation*. 2019;139(9):1162–1173.
14. Kearon C, Gu C, Julian JA, et al. Pharmacomechanical catheter-directed thrombolysis for acute femoral-popliteal deep-vein thrombosis: analysis from a stratified randomized trial. *Thromb Haemost*. 2019;119(4):633–644.
15. Kahn SR, Julian JA, Kearon C, et al. Quality of life after pharmacomechanical catheter-directed thrombolysis for proximal deep vein thrombosis. *J Vasc Surg Venous Lymphat Disord*. 2020;8(1):8–23.
16. Razavi MK, Salter A, Goldhaber SZ, et al. Correlation between post-procedure residual thrombus and clinical outcome in DVT patients receiving pharmacomechanical thrombolysis in a multicenter randomized trial. *J Vasc Interv Radiol*. 2020;31(10):1517–1528.e2.

37 Tratamiento endovascular de la flebopatía profunda obstructiva crónica

Kush R. Desai, MD, FSIR

Introducción

Las flebopatías profundas obstructivas crónicas de los miembros inferiores y superiores son procesos con una clínica y epidemiología distintas. Aunque existen similitudes anatomopatológicas entre estas dos entidades, hay diferencias significativas en el curso de la enfermedad, el abordaje y el tratamiento.

Flebopatía profunda crónica de los miembros inferiores

La flebopatía profunda obstructiva de los miembros inferiores puede dividirse en etiologías postrombótica y no postrombótica. El síndrome postrombótico (SPT) se produce con diversa gravedad en casi la mitad de todos los pacientes tras una trombosis venosa profunda (TVP) aguda (1). Se ha demostrado que la afectación de los segmentos venosos iliofemorales (femoral común, ilíaca externa e ilíaca común) y de la vena cava inferior (VCI) se asocia a síntomas de SPT más graves que pueden incluir dolor/fatiga, edema grave, dermatitis y ulceración de partes blandas (2,3). La fisiopatología del SPT consiste en una combinación de obstrucción luminal por organización del trombo e inflamación que daña las válvulas venosas y provoca reflujo. En conjunto, estos dos procesos dan lugar a las secuelas clínicas de la hipertensión venosa ambulatoria (4). La obstrucción postrombótica puede tratarse con la colocación de endoprótesis venosas autoexpandibles, que pueden reducir el dolor, el edema y favorecer la cicatrización de la úlcera (5). El tratamiento del reflujo superficial también es un componente importante del tratamiento endovascular del SPT, y se trata en otra parte de este libro (cap. 44).

La obstrucción venosa no trombótica está causada por la compresión externa de las venas profundas por las arterias. El síndrome de compresión de la vena ilíaca izquierda (comúnmente conocido como «síndrome de May-Thurner») es el tipo más frecuente, en el que existe compresión de la vena ilíaca común izquierda (VCI) entre la arteria ilíaca común derecha y el cuerpo vertebral. Aunque los síndromes de compresión pueden dar lugar a una TVP iliofemoral aguda, también pueden causar síntomas de estasis venosa en ausencia de trombo, como dolor/fatiga, edema, ulceración y, en las mujeres, síntomas de flebopatía pélvica femenina (comúnmente conocida como síndrome de congestión pélvica); estas lesiones suelen denominarse lesiones no trombóticas de la vena ilíaca (LNVI). Sin embargo, es difícil estimar con precisión la incidencia de la flebopatía profunda no trombótica clínicamente significativa, ya que puede ser asintomática en una parte significativa de la población (6); por tanto, es obligatorio realizar una evaluación clínica exhaustiva para excluir otras causas antes de la intervención. Las endoprótesis venosas autoexpandibles se colocan cuando el tratamiento está indicado.

Flebopatía profunda crónica de los miembros superiores/ Obstrucción venosa central torácica

A diferencia de la obstrucción venosa de los miembros inferiores, la flebopatía profunda de los miembros superiores resultante de la obstrucción venosa central torácica (TCVO, *thoracic central venous obstruction*) puede deberse a varias etiologías diferentes, incluidos dispositivos venosos centrales permanentes (catéteres, cables de dispositivos cardíacos), compresión extrínseca por neoplasia maligna y procesos infecciosos o inflamatorios. La compresión anatómica de la vena subclavia entre la primera costilla/clavícula o el músculo escaleno anterior/primera costilla puede dar lugar a una obstrucción crónica típica del síndrome de la abertura torácica superior (SATS) venoso; cuando existe una TVP axilosubclavia aguda asociada, se conoce como «síndrome de Paget-Schroetter». Dada la multitud de causas y la variedad de anatomías que pueden verse afectadas por la TCVO, la epidemiología no se conoce bien; del mismo modo, el curso clínico y el tratamiento pueden variar significativamente (7). Los pacientes pueden presentar síntomas graves como dolor, edema facial y dificultad respiratoria como consecuencia del síndrome de la vena cava superior (VCS), o pueden ser relativamente asintomáticos. Por tanto, para tratar eficazmente a los pacientes con TCVO se requiere un abordaje personalizado.

Indicaciones

Obstrucción venosa profunda postrombótica de los miembros inferiores

1. Los pacientes con SPT de moderado a grave tienen antecedentes de TVP en el miembro inicial y con mayor frecuencia presentan un componente de obstrucción venosa iliofemoral y/o iliocava en los estudios de imagen no invasivos.
2. Síntomas de síndrome postrombótico que incluyen los siguientes síntomas/hallazgos en diversos grados:
   a. Dolor que limita o impide las actividades normales de la vida diaria y empeora con períodos cortos de actividad o estando de pie (claudicación venosa).
   b. Edema que afecta la pantorrilla y el muslo, donde el tratamiento de compresión es menos eficaz.
   c. Dermatitis por estasis de los miembros inferiores distales, incluidos eczema, fibrosis subcutánea, lipodermatoesclerosis y/o atrofia blanca.
   d. Ulceración por estasis venosa que afecta el miembro inferior distal. Las úlceras por estasis venosa se presentan con frecuencia alrededor de los maléolos y los tejidos blandos pretibiales y deben distinguirse de la ulceración secundaria a enfermedad arterial.
   e. Impacto significativo tanto en la calidad de vida (CdV) general como en la específica de las venas.
3. Una compresión de la vena ilíaca no diagnosticada que antes era clínicamente silente puede presentar de repente una TVP iliofemoral aguda. El tratamiento de esta situación clínica se aborda en el capítulo 36.

Obstrucción venosa profunda no trombótica de los miembros inferiores

1. Los pacientes con LNVI pueden presentar síntomas que incluyen:
   a. Edema asimétrico de los miembros inferiores.
   b. Dolor, pesadez y/o fatiga del miembro afectado con la actividad o la permanencia prolongada de pie (claudicación venosa).
   c. Flebopatía superficial con avance asimétrico en el miembro afectado, incluida la ulceración por estasis venosa.
   d. En mujeres, síntomas pélvicos que sugieren flebopatía pélvica (*v.* cap. 43).
2. Los pacientes con LNVI, por definición, no tienen antecedentes conocidos de TVP.

Obstrucción venosa central torácica

1. Los síntomas de la TCVO son muy variables y dependen del segmento anatómico afectado, los factores causales y las comorbilidades.
2. El síndrome de VCS suele ser secundario a compresión maligna, aunque puede deberse a obstrucción relacionada con dispositivos o catéteres:
   a. Los pacientes pueden presentar dificultad respiratoria, edema facial/de miembros superiores grave e incapacidad para tolerar las secreciones bucales.
   b. Con frecuencia está indicada la intervención endovascular urgente y/o la radioterapia externa.
3. El SATS venoso/síndrome de Paget-Schroetter se debe a la compresión extrínseca de la vena subclavia por una costilla cervical o hipertrofia muscular:
   a. Se conoce como trombosis «inducida por el esfuerzo» cuando la TVP se produce ipsilateral a la compresión, a menudo observada en deportistas.
   b. Presenta edema unilateral de los miembros superiores de aparición súbita.
   c. Puede coincidir con otros síndromes de la abertura torácica (arterial, neurógeno).
4. Otras TCVO:
   a. Las obstrucciones relacionadas con catéteres y dispositivos son las más frecuentes, y pueden incluir a pacientes en diálisis o con derivaciones cardíacas.
   b. Procesos infecciosos/inflamatorios que provocan obstrucción venosa, incluida la mediastinitis fibrosante.
5. La TCVO puede ser asintomática o mínimamente sintomática.

Contraindicaciones

1. Absolutas:
   a. Para la intervención de SPT y síndrome de la abertura torácica, no debe haber contraindicación para la anticoagulación.
   b. Infección sistémica activa.
   c. Reacción grave al medio de contraste resistente a corticoesteroides y antihistamínicos.
   d. Embarazo.
   e. Alergias conocidas al material de la endoprótesis (p. ej., alergia al níquel).
   f. Oliguria no dependiente de diálisis cuando la nefropatía por contraste sea motivo de preocupación; como otra opción, también puede utilizarse contraste de dióxido de carbono en función de la experiencia del operador.
2. Relativas:
   a. Anemia y trombocitopenia, deben ser corregibles.
   b. Esperanza de vida corta; el tratamiento paliativo del síndrome de VCS puede considerarse en candidatos apropiados para el procedimiento.

Preparación previa al procedimiento

Obstrucción venosa profunda postrombótica de los miembros inferiores

1. Realizar una anamnesis y exploración física completas. Específicamente, debe revisarse lo siguiente:
   a. Antecedentes de tromboembolia venosa, incluidos episodios previos de TVP aguda.
   b. Uso y cumplimiento de medidas conservadoras, incluidas medias de compresión, dispositivos de asistencia al retorno venoso y medicamentos venoactivos (ninguno de los cuales está aprobado por la Food and Drug Administration [FDA] de Estados Unidos).

c. Antecedentes de anticoagulación; evaluar los posibles factores de riesgo de hemorragia por anticoagulación y el nivel esperado de cumplimiento por parte del paciente.
d. Evaluar las afecciones comórbidas que puedan afectar el éxito o la seguridad de una intervención. Además, muchos pacientes con SPT tienen flebolinfedema, que es un daño linfático crónico derivado de una obstrucción venosa crónica y que no suele mejorar tras una intervención endovascular.
e. Evaluar la CdV general; si es improbable que los pacientes obtengan beneficios de la reducción de los síntomas del SPT, la intervención puede no estar indicada. Por ejemplo, la selección de pacientes no ambulatorios o con una esperanza de vida limitada pueden no ser candidatos apropiados para la intervención.
f. Obtener mediciones de los miembros iniciales con fines comparativos tras la intervención. Típicamente, medir la circunferencia del tobillo 5 cm por encima del maléolo medial, la circunferencia de la pantorrilla 5 cm por debajo del tubérculo tibial, la medición del muslo por encima de la rótula.
g. Si existe una úlcera por estasis venosa anterior o actual, evaluar el tiempo que ha estado o está presente. Si hay una úlcera activa, tomar medidas de la úlcera y evaluar si hay infección. Si está infectada, prescribir el tratamiento antibiótico adecuado. Si afecta estructuras musculares, tendinosas u óseas, consultar a un especialista en heridas o a un cirujano.

2. Evaluar a los pacientes según los sistemas de puntuación de flebopatía para orientar la toma de decisiones:
   a. Puntuación clínica, etiológica, anatómica y anatomopatológica (CEAP), en su actualización de 2020. Los pacientes deben tener como mínimo enfermedad C3 (edema), aunque la mayoría presentará una enfermedad más avanzada.
   b. Puntuación de la gravedad clínica venosa (VCSS): los pacientes suelen tener una puntuación de 8 o superior.
   c. Puntuación de Villalta: los pacientes suelen tener una puntuación de 10 o superior.
3. Revisar las pruebas de imagen no invasivas:
   a. Evaluar las estructuras venosas abdominopélvicas con flebografía por tomografía computarizada o por resonancia magnética (FTC, FRM, respectivamente) o ecografía doble de las venas cava inferior e ilíaca. La elección de la prueba de imagen dependerá de la práctica local/preferencia y experiencia del médico. Evaluar cualquier presencia de una estenosis u obstrucción de la luz >50 %, la longitud de la estenosis y los factores predisponentes que dieron lugar a la obstrucción (es decir, compresión de la vena ilíaca izquierda/síndrome de May-Thurner o, en una obstrucción iliocava, obstrucción de un filtro de VCI).
   b. Evaluar el flujo venoso a nivel de la vena femoral común (VFC) con ecografía doble venosa. Si hay obstrucción en dicha vena o estenosis grave, evaluar el flujo y la estenosis de la vena femoral y la vena femoral profunda (VFF). Esta última es, en particular, fundamental para mantener la permeabilidad de la endoprótesis en ausencia de una VFC normal.
   c. Evaluar las venas superficiales en busca de reflujo (*v.* cap. 44), ya que pueden requerir tratamiento tras una recanalización venosa profunda satisfactoria. En pacientes con ulceración por estasis, suele ser necesaria la escleroterapia con espuma del lecho de la úlcera.
4. Ofrecer un debate equilibrado sobre las ventajas, los riesgos, las posibles complicaciones y las alternativas conservadoras al tratamiento endovascular. Discutir las expectativas y los posibles resultados (*v.* la sección de resultados de este capítulo).
5. En pacientes que reciben una recanalización, iniciar la anticoagulación antes del procedimiento. En el período periprocedimiento y posprocedimiento inmediato, se prefiere la heparina de bajo peso molecular (HBPM) debido a su constante actividad antitrombótica y a sus teóricas propiedades antiinflamatorias. Por lo general, la anticoagulación se mantiene durante toda la intervención.
6. Evaluar las necesidades anestésicas. Los pacientes con enfermedad extensa pueden requerir más que una sedación moderada; puede ser necesario un cuidado anestésico monitorizado o anestesia general debido a la duración del procedimiento.

Obstrucción venosa profunda no trombótica de los miembros inferiores

1. Realizar una anamnesis y una exploración física completas, con hincapié en los síntomas específicos de la flebopatía. Específicamente, evaluar si se ha realizado un estudio y tratamiento de la flebopatía superficial (*v.* cap. 44). Revisar si se han utilizado las medidas conservadoras descritas anteriormente y su efecto, junto con el cumplimiento.
2. Evaluar explicaciones alternativas para los síntomas. Por ejemplo, el edema de los miembros inferiores puede deberse a numerosos trastornos, como linfedema, insuficiencia cardíaca, hipoalbuminemia y diversos medicamentos, como bloqueadores de los canales del calcio.
3. Evaluar las pruebas de imagen para la compresión venosa:
   a. FTC/FRM y/o ecografía doble de la VCI o la vena ilíaca para evaluar síndromes de compresión venosa. Evaluar la vena ilíaca interna ipsilateral en busca de inversión del flujo, lo que aumentará la confianza en que la compresión es la causa de los síntomas del paciente.
   b. Evaluar la insuficiencia para evaluar la presencia de reflujo venoso profundo (típicamente, >1 s) o flujo no fásico. La presencia de reflujo venoso profundo o de flujo no fásico, sobre todo en la VFC, aumenta la seguridad diagnóstica.
4. Ofrecer un debate equilibrado sobre las ventajas, los riesgos, las posibles complicaciones y los resultados esperados. Para pacientes con flebopatía pélvica femenina sin síntomas en los miembros en las que se cree que la compresión causa síntomas pélvicos, consúltese el capítulo 43.

Obstrucción venosa central torácica

1. Realizar una anamnesis y una exploración física completas, específicamente:
   a. Causa y factores de riesgo de obstrucción.
   b. Evolución temporal y gravedad de los síntomas, que determinarán la urgencia de la intervención.
   c. Mejora esperada de la intervención, ya que muchas TCVO pueden ser mínimamente sintomáticas.
2. Evaluar las pruebas de imagen para determinar la extensión de la enfermedad y los factores causales:
   a. Síndrome de VCS: evaluar extensión de la obstrucción de la VCS y la causa (tumor, catéter/dispositivo).
   b. SATS/síndrome de Paget-Schroetter: identificar lesión por compresión y la presencia de trombo agudo asociado.
   c. Otras TCVO: evaluar los factores causales (dispositivos/catéteres, inflamación/infección).
   d. Para todas las TCVO, evaluar los vasos aferentes para optimizar la permeabilidad de la intervención. Es probable que los pacientes con obstrucción extensa de las venas axilares y subclavias o de las venas braquiales tengan una peor permeabilidad.
3. Plan para el procedimiento:
   a. Síndrome de VCS: obtener apoyo anestésico, dada la preocupación por la preservación de la vía respiratoria.
   b. SATS/síndrome de Paget-Schroetter: evaluar la necesidad de trombectomía concurrente y obtener consulta quirúrgica para una futura resección costal/escalenectomía.
   c. Obstrucción relacionada con catéteres/dispositivos: evaluar la necesidad continua de dispositivos (es decir, catéteres de diálisis, electrodos cardíacos), e implicar a los subespecialistas necesarios para ayudar en la toma de decisiones sobre la necesidad de intervención o colocación de dispositivos tras la recanalización.
4. Para los pacientes con TCVO asintomática o mínimamente sintomática, considerar la monitorización periódica de la progresión de los síntomas, en lugar de la intervención.

Procedimiento

Obstrucción venosa profunda postrombótica de los miembros inferiores

1. Seleccionar un lugar de acceso venoso:
   a. Si no hay afectación de la VFC, puede utilizarse la VFC o la vena safena interna adyacente a la unión safenofemoral.

b. Si hay afectación de la VFC, puede utilizarse un acceso venoso poplíteo, safeno pequeño, tibial posterior, femoral medio o yugular interno, según la preferencia del operador.
c. Para obstrucciones iliocavas u otras obstrucciones complejas, son necesarios múltiples accesos.

2. Realizar la preparación estéril e iniciar la sedación/anestesia.
3. Con un transductor lineal de ultrasonidos de alta frecuencia como guía, administrar anestesia local en los tejidos blandos y obtener acceso con una aguja de micropunción de calibre 21.
4. Bajo guía fluoroscópica en tiempo real, hacer avanzar una guía de 0.457 mm (0.018″) y colocar un dilatador de transición en el vaso. Colocar una aguja hidrófila de 0.889 mm (0.035″) en el vaso; una vez obtenido un acceso suficiente de la aguja, colocar un introductor de 9 Fr o 10 Fr en el vaso.
5. Con un catéter de diagnóstico de 5 Fr, realizar una flebografía con técnica de sustracción digital para evaluar la extensión de la obstrucción.
6. Cruzar la obstrucción con una guía hidrófila rígida y un catéter. Intentar identificar la vena obstruida, que puede estar oculta por colaterales. Debe tenerse en cuenta que puede ser necesario un catéter de cruce/soporte (p. ej., TriForce®, Cook Medical, Bloomington, IN; QuickCross®, Philips, Andover, MA; NaviCross®, Terumo, Somerset, NJ) para proporcionar un soporte suficiente para cruzar la obstrucción. El uso de técnicas cortantes/de radiofrecuencia es habitual, pero conlleva un mayor riesgo para el procedimiento y solo debe ser realizado por operadores experimentados, por lo que no se tratará aquí.
7. Confirmar el paso a un segmento venoso normal mediante flebografía. Hay que tener cuidado de que no se confundan los vasos colaterales/sistema ácigos con la VCI.
8. Una vez cruzada la obstrucción, se cambia por una guía de trabajo rígido de 0.889 mm (0.035″).
9. Realizar una ecografía intravascular (EIV) para evaluar la longitud de la obstrucción (utilizando tanto los marcadores de los catéteres como los resultados de las pruebas de imagen), los vasos de entrada (es decir, la VFP) en caso de compromiso de la VFC, y las zonas de implantación craneal/caudal de la endoprótesis. Obsérvese que la EIV tiene una utilidad limitada para seleccionar el diámetro de la endoprótesis en el SPT, dado que con frecuencia no existe un vaso de referencia «normal» adecuado para medir.
10. Administrar anticoagulación sistémica antes de la predilatación y la colocación de la endoprótesis (normalmente 70-100 U/kg de heparina no fraccionada o bivalirudina/argatroban en pacientes con trombocitopenia inducida por heparina. Monitorizar el tiempo de coagulación activado (TCA) durante el resto del procedimiento a intervalos de aproximadamente 30 min, con un objetivo de 200 a 300.
11. Predilatar secuencialmente los segmentos venosos obstruidos hasta el diámetro objetivo de la endoprótesis mediante angioplastia con balón (normalmente, de 14 mm a 16 mm en las venas ilíacas y de 12 mm a 14 mm en la VFC). El diámetro elegido dependerá del modelo de endoprótesis que se seleccione. En caso de obstrucción iliocava, se predilata hasta el diámetro objetivo de la endoprótesis seleccionada. Considerar la angioplastia con balón de los vasos de entrada, según sea necesario, para optimizar el flujo de entrada:
    a. Si la causa de la obstrucción iliocava fue un filtro de VCI, considerar la recuperación según la experiencia local en recuperación de filtros (8).
12. Seleccionar las zonas de implantación de las endoprótesis con base en los hallazgos de la flebografía y la EIV. Se despliegan endoprótesis venosas autoexpandibles autorizadas en los segmentos obstruidos. La longitud de las endoprótesis debe cubrir de manera adecuada los segmentos obstruidos sin que haya una protrusión significativa en la anatomía venosa normal. La colocación de endoprótesis por debajo del flujo de entrada de la VFP (aproximadamente a la altura del trocánter menor) no suele realizarse debido a las bajas tasas de permeabilidad:
    a. En las venas ilíacas suelen utilizarse diámetros de 14 mm a 16 mm.
    b. En la VFC suelen utilizarse diámetros de 12 mm a 14 mm.
    c. El tamaño de las endoprótesis depende de si se eligen endoprótesis de nitinol (que se despliegan fielmente a su tamaño) o endoprótesis de elgiloy (Wallstent®, que es

una endoprótesis tejida y tiene un diámetro variable en función de su longitud de despliegue).

d. Al cierre de esta edición, las endoprótesis iliofemorales autorizadas son Vici® y Wallstent® (Boston Scientific, Marlborough, MA), Venovo® (Becton Dickinson/Bard, Tempe, AZ), Zilver Vena® (Cook Medical) y Abre® (Medtronic, Minneapolis, MN). Hay varias endoprótesis en fase de desarrollo.

e. En la actualidad no existe ninguna endoprótesis para VCI autorizada. Se han descrito numerosas aplicaciones extraoficiales, como endoprótesis diseñadas para aplicaciones traqueobronquiales, endoprótesis iliofemorales aprobadas de mayor diámetro y colocación de endoprótesis iliofemorales en una configuración de «doble cañón».

13. Realizar una angioplastia con balón posterior a la dilatación de cada endoprótesis, hasta su diámetro nominal.
14. Realizar flebografía y EIV para evaluar la restauración de la luz y determinar si hay un flujo adecuado. Hay que asegurarse de que las endoprótesis cubren adecuadamente la lesión. Realizar una intervención adicional para optimizar el flujo, si es necesario.
15. Retirar el introductor y lograr la hemostasia con compresión directa.

Variaciones del procedimiento para la obstrucción venosa profunda no trombótica de los miembros inferiores

1. Por lo general, las lesiones no trombóticas pueden tratarse siempre desde un acceso inguinal (VFC, vena safena interna).
2. Las lesiones no trombóticas no suelen ser difíciles de atravesar; en la mayoría de los casos, basta con un catéter de diagnóstico de 5 Fr y una guía hidrófila rígida.
3. La EIV tiene un papel muy diferente en la enfermedad no trombótica, ya que normalmente siempre hay un segmento de referencia «normal». La enseñanza clásica ha consistido en seleccionar pacientes con una estenosis de área del 50 % en el lugar de la lesión en relación con un segmento venoso normal; los datos más recientes sugieren que los pacientes que mejoran con la colocación de una endoprótesis suelen tener una estenosis de diámetro mínimo > 61 % en relación con un segmento venoso normal (9). Hay que asegurarse de no comparar con una VCI preestenótica dilatada; normalmente, el mejor segmento para la comparación es la vena ilíaca externa. Del mismo modo, se utiliza la VCI como segmento de referencia al seleccionar el tamaño de la endoprótesis para su colocación.
4. Es probable que la anticoagulación terapéutica basal no sea necesaria; estos pacientes no tienen enfermedad trombótica y podría bastar con la anticoagulación durante el procedimiento.
5. Con las endoprótesis Elgiloy®, hay que asegurarse de no colocar una endoprótesis demasiado corta, ya que puede producirse una embolización de la endoprótesis.

Variaciones del procedimiento para la obstrucción venosa central torácica

1. Los lugares de acceso típicos son las venas basílica, braquial o cefálica. Si se necesitan sitios adicionales para obstrucciones complejas, puede utilizarse el acceso venoso femoral según sea necesario.
2. Muchas de las herramientas para atravesar obstrucciones postrombóticas crónicas de los miembros inferiores se aplican también en este caso. Una vez más, el uso de técnicas cortantes/de radiofrecuencia es frecuente, pero conlleva un mayor riesgo de procedimiento y solo debe ser realizado por operadores experimentados. Los riesgos incluyen lesiones mediastínicas, pulmonares o cardíacas, incluido el taponamiento. Si se utilizan estas técnicas cerca del corazón, es obligatorio disponer de un respaldo quirúrgico adecuado y prepararse para un drenaje torácico o pericárdico urgente.
3. Para el SATS/síndrome de Paget-Schroetter con trombo agudo, véase el capítulo 36 para el análisis de las técnicas de trombectomía. En particular, no se aconseja la colocación de endoprótesis en estos pacientes debido al alto riesgo de fractura de la endoprótesis en la zona de compresión mecánica. La colocación de un endoprótesis en esta localización debe reservarse para casos muy seleccionados con opciones limitadas.
4. Ninguna endoprótesis está aprobada específicamente para su uso en la TCVO. La selección del tamaño de la endoprótesis es variable y se dispone de pocos datos orientativos. Por lo general, bastan endoprótesis de 12 mm a 14 mm en las venas innominadas. En caso de

estenosis focal de la VCS, debe considerarse el uso de EIV para medir la porción no afectada de la VCS con el fin de orientar la selección de la endoprótesis.

5. Para reconstrucciones extensas que afecten las venas subclavia e innominada y la VCS, hay que asegurarse de que los síntomas del paciente son lo bastante graves como para dictaminar que una intervención puede ser útil, y que el flujo de entrada en los segmentos obstruidos parece suficiente para soportar la permeabilidad de la endoprótesis.

Manejo posterior al procedimiento

1. En los pacientes con obstrucciones postrombóticas o TCVO extensa, incluido el SATS/síndrome de Paget-Schroetter, debe administrarse anticoagulación tras el procedimiento:
   a. La HBPM es preferible al principio del curso posterior al procedimiento, pero puede pasarse a un fármaco oral unas semanas después.
   b. La duración de la anticoagulación dependerá de la naturaleza y gravedad de la enfermedad, así como de los antecedentes de trombosis del paciente. Considerar el manejo conjunto con un hematólogo.
   c. El uso de antiagregantes plaquetarios en el contexto de las endoprótesis es controvertido y existen pocos datos que lo respalden. Considerar un período corto de clopidogrel (3 meses) seguido de dosis bajas de ácido acetilsalicílico (81 mg) indefinidamente.
   d. Los pacientes con enfermedades no trombóticas no suelen requerir anticoagulación ni tratamiento antiplaquetario.
2. Debe fomentarse el tratamiento compresivo de las enfermedades de los miembros inferiores para reducir los síntomas. Comenzar con una compresión de 20 mm Hg a 30 mm Hg si el cumplimiento es un problema; para la enfermedad postrombótica grave, considerar 30 mm Hg a 40 mm Hg o más, según se tolere.
3. Para los pacientes con un componente de flebolinfedema, considerar el tratamiento del linfedema, incluido drenaje linfático manual y compresión neumática.
4. El seguimiento por imagen vendrá determinado por las preferencias y la experiencia locales, y puede incluir ecografía doble o FTC. La FRM tendrá una utilidad limitada para evaluar la permeabilidad de la endoprótesis.
5. Realizar un seguimiento clínico y por imagen al mes. En los pacientes con enfermedad postrombótica extensa o TCVO compleja debe considerarse la posibilidad de realizar un seguimiento a largo plazo, ya que puede ser necesaria una reintervención para mejorar la permeabilidad y tratar la recurrencia de los síntomas.

Resultados

1. Recanalizaciones postrombóticas: un metaanálisis demostró una permeabilidad primaria a 1 año del 79 % y una permeabilidad proyectada a 5 años del 60 % (10). Sin embargo, estos datos se obtuvieron cuando muchas endoprótesis se colocaban fuera de indicación y antes de que las técnicas de tratamiento del SPT se perfeccionaran hasta el nivel actual. Además, se dispone de varias endoprótesis venosas autorizadas; los datos de los ensayos de estas endoprótesis serán aditivos. El ensayo C-TRACT (*Chronic Venous Thrombosis: Relief with Adjunctive Catheter-Directed Therapy*) es un ensayo clínico aleatorizado multicéntrico financiado por los National Institutes of Health que evalúa los resultados de las endoprótesis en pacientes con SPT obstructivo ilíaco de moderado a grave, y se espera que sea la evaluación más rigurosa del tratamiento endovascular del SPT.
2. Recanalizaciones no trombóticas: los datos del metaanálisis sugieren altas tasas de permeabilidad primaria a 1 año, de cerca del 96 %, y tasas de permeabilidad proyectadas a 5 años de alrededor del 90 % (10). Estas altas tasas de permeabilidad se corroboran en otros numerosos ensayos.
3. Los resultados generales de las recanalizaciones de TCVO son difíciles de evaluar, dada la variedad de anatomías que pueden estar implicadas, las diferentes comorbilidades que contribuyen y la falta de abordajes sistemáticos del tratamiento. Se dispone de datos limitados sobre el tratamiento del síndrome de Paget-Schroetter, con un metaanálisis que sugiere una mejora clínica de cerca del 90 % tras trombectomía y descompresión quirúrgica (11).

Complicaciones

1. Pueden producirse complicaciones habituales del procedimiento, como hemorragias en la zona de acceso o de intervención, o infecciones relacionadas con un procedimiento invasivo, como infección de la zona o de la endoprótesis. Las complicaciones graves de esta naturaleza son poco frecuentes con una técnica adecuada.
2. La obstrucción de la endoprótesis es una complicación que no se conoce del todo. Se conocen las consecuencias a corto plazo de la pérdida de permeabilidad y la recurrencia, pero se desconoce el efecto de un dispositivo mal implantado de forma permanente.
3. Los pacientes con flebopatía crónica suelen requerir anticoagulación a largo plazo, lo que conlleva riesgo de diátesis hemorrágica. En los pacientes en tratamiento prolongado debe realizarse una evaluación continua de la necesidad de anticoagulación.
4. Pueden producirse complicaciones potencialmente catastróficas con el uso de técnicas de recanalización aguda/radiofrecuencia, en particular en los procedimientos de TCVO, y solo deben realizarlas operadores experimentados que estén preparados para manejar las posibles complicaciones.

Referencias bibliográficas

1. Vedantham S, Goldhaber SZ, Julian JA, et al. Pharmacomechanical catheter-directed thrombolysis for deep-vein thrombosis. *New England J Med.* 2017;377(23):2240–2252.
2. Comerota AJ, Kearon C, Gu CS, et al. Endovascular thrombus removal for acute iliofemoral deep vein thrombosis. *Circulation.* 2019;139(9):1162–1173.
3. Strandness DE, Jr, Langlois Y, Cramer M, et al. Long-term sequelae of acute venous thrombosis. *JAMA.* 1983;250(10):1289–1292.
4. Shull KC, Nicolaides AN, Fernandes e Fernandes J, et al. Significance of popliteal reflux in relation to ambulatory venous pressure and ulceration. *Archives Surg.* 1979;114(11):1304–1306.
5. Neglen P, Hollis KC, Olivier J et al. Stenting of the venous outflow in chronic venous disease: long-term stent-related outcome, clinical, and hemodynamic result. *J Vasc Surg.* 2007;46(5):979–990.
6. Kibbe MR, Ujiki M, Goodwin AL, et al. Iliac vein compression in an asymptomatic patient population. *J Vasc Surg.* 2004;39(5):937–943.
7. Dolmatch BL, Gurley JC, Baskin KM, et al. Society Of Interventional Radiology Reporting Standards for Thoracic Central Vein Obstruction: Endorsed by the American Society of Diagnostic and Interventional Nephrology (ASDIN), British Society of Interventional Radiology (BSIR), Canadian Interventional Radiology Association (CIRA), Heart Rhythm Society (HRS), Indian Society of Vascular and Interventional Radiology (ISVIR), Vascular Access Society of the Americas (VASA), and Vascular Access Society of Britain and Ireland (VASBI). *J Vasc Interv Radiol.* 2018;29(4):454–460:e453.
8. Desai KR, Xiao N, Karp J, et al. Single-session inferior vena cava filter removal, recanalization, and endovenous reconstruction for chronic iliocaval thrombosis. *J Vasc Surg Venous Lymphat Disord.* 2019;7(2):176–183.
9. Gagne PJ, Gasparis A, Black S, et al. Analysis of threshold stenosis by multiplanar venogram and intravascular ultrasound examination for predicting clinical improvement after iliofemoral vein stenting in the VIDIO trial. *J Vasc Surg Venous Lymphat Disord.* 2018;6(1):48–56 e41.
10. Razavi MK, Jaff MR, Miller LE. Safety and effectiveness of stent placement for iliofemoral venous outflow obstruction: systematic review and meta-analysis. *Circ Cardiovasc Interv.* 2015;8(10):e002772.
11. Peek J, Vos CG, Unlu C, et al. Outcome of surgical treatment for thoracic outlet syndrome: systematic review and meta-analysis. *Ann Vasc Surg.* 2017;40:303–326.

38 Biopsia transvenosa

Ye Joon Kim, MD y Osman Ahmed, MD

Introducción

El análisis histopatológico del hígado y el riñón sigue siendo el método de referencia para el diagnóstico y la evaluación de la hepatopatía aguda y crónica y de la mayoría de las enfermedades del parénquima renal. Las biopsias percutáneas de hígado y riñón se describieron inicialmente en 1883 y 1951, respectivamente, y los avances en la técnica han mejorado la eficacia y la seguridad del procedimiento (1,2). A pesar de estos avances, el abordaje de las biopsias percutáneas (p. ej., la transección de la cápsula hepática/renal) plantea riesgos para determinados pacientes. En pacientes con contraindicaciones para la biopsia transabdominal percutánea, el abordaje transvenoso es un método bien establecido para obtener tejido diagnóstico de forma segura. Recientemente, la biopsia transvenosa para masas perivasculares, tumores intravasculares y trombos tumorales ha surgido como un método factible para obtener tejido.

Indicaciones

1. Biopsia hepática transvenosa (3):
   a. Enfermedad hepática difusa.
   b. Coagulopatía grave o trombocitopenia.
   c. Ascitis masiva.
   d. Obesidad mórbida.
   e. Necesidad de evaluación hemodinámica como parte del estudio diagnóstico (p. ej., flebografía hepática, derivaciones portosistémicas intrahepáticas transyugulares).
   f. Tumor vascular/peliosis hepática.
2. Biopsia renal transvenosa (2):
   a. Coagulopatía grave.
   b. Obesidad mórbida.
   c. Biopsia renal percutánea fallida.

Contraindicaciones

Relativas

1. Falta de acceso venoso adecuado (p. ej., obstrucción venosa central crónica, síndrome de Budd-Chiari).
2. Diagnóstico de lesiones focales.
3. Parámetros de coagulación no corregibles.
4. Insuficiencia renal o antecedentes de reacciones adversas al medio de contraste yodado.

Preparación previa al procedimiento

1. Se revisan las indicaciones de la intervención, los antecedentes médicos y quirúrgicos, y las pruebas de imagen pertinentes. La anatomía del trasplante es especialmente pertinente.
2. Se realiza una exploración física focalizada.
3. Se obtiene el consentimiento informado detallando los riesgos específicos del procedimiento, así como la necesidad de una posible transfusión de sangre si se produce una hemorragia periprocedimiento. **En todos los casos se obtiene el consentimiento para una posible biopsia percutánea** (es decir, especialmente si la biopsia es realizada con el fin de obtener mediciones simultáneas de la presión enclavada); la anatomía puede impedir una biopsia segura en una minoría de pacientes.

4. Se evalúa el tiempo de protrombina (TP)/cociente internacional normalizado (INR, *international normalized ratio*), el tiempo de tromboplastina parcial (TTP), el recuento de plaquetas y la concentración sérica de creatinina. Cada institución debe establecer los parámetros de coagulación aceptables; como pauta general, son aceptables un INR < 2.0 y plaquetas > 50 000/μL de sangre. Si la situación clínica indica una biopsia, estos parámetros pueden ignorarse, por ejemplo, en pacientes con insuficiencia hepática fulminante, en quienes la corrección puede ser imposible.
5. Todos los pacientes deben tener un acceso intravenoso periférico para facilitar la sedación.
6. Los pacientes están en ayuno total siguiendo las directrices institucionales para la sedación: líquidos durante 8 h y ayuno total 4 h antes del procedimiento.

Procedimiento

1. Acceso transvenoso:
   a. El paciente se coloca en decúbito supino en la mesa fluoroscópica.
   b. Al principio, reducir la sedación al mínimo es útil para obtener presiones venosas hepáticas precisas y reproducibles. Puede administrarse sedación adicional antes de la biopsia.
   c. Se prefiere el acceso por la yugular interna derecha, dada la alineación anatómica directa con la vena cava superior y la vena cava inferior (VCI).
   d. El acceso venoso femoral común y yugular interno izquierdo son alternativas seguras y eficaces en situaciones en las que la vena yugular interna derecha o la vena hepática no son accesibles (p. ej., obstrucción, ángulo agudo) (1).
   e. Tras la anestesia local con lidocaína al 1 %, se logra el acceso venoso yugular interno mediante ecografía directa. Se sustituye un catéter introductor de 5 Fr por un introductor vascular de 9 Fr o 10 Fr.
2. Biopsia hepática:
   a. Existen dos equipos de biopsia hepática transyugular aprobados por la Food and Drug Administration (FDA) de Estados unidos: (a) sistema TLAB-Patel® (Argon Medical, Plano, TX), disponible con una aguja para biopsia Flexcore de calibre 18 o 19, y (b) sistema LABS-100/200® (Cook Medical, Bloomington, IN), disponible con una aguja para biopsia Quick-Core de calibre 18 o 19.
   b. Con un catéter multipropósito angulado de 5 Fr (Cook Medical, Bloomington, IN) y una guía hidrófila, se canula la vena hepática derecha (VHD). Si el ángulo venoso hepático es agudo, un catéter cobra 2 (Cook Medical, Bloomington, IN) o un catéter de curva invertida, como un catéter selectivo SOS Omni® (AngioDynamics, Latham, NY), pueden ser útiles para obtener acceso a las venas hepáticas. Se prefiere la VHD porque es posterior en el hígado y la biopsia se dirigirá anteriormente. La selección de la VHD puede confirmarse haciendo girar el tubo fluoroscópico en una orientación oblicua para comprobar que la guía se dirige posteriormente.
   c. Realizar una flebografía hepática a través del catéter de 5 Fr para evaluar la permeabilidad de la vena seleccionada (fig. 38-1). Si está indicado, pueden tomarse las presiones hepáticas transvenosas.
   d. La cánula rígida angulada se avanza distalmente dentro de la VHD sobre una guía de 0.889 mm (0.035″) y 145 cm de largo Amplatz® (Cook Medical, Bloomington, IN), suministrada en el equipo de biopsia transyugular.
   e. La aguja para biopsia se avanza a través de la cánula guía y antes de introducirla en el parénquima hepático se gira la cánula guía angulada (colocada en la VHD) y se dirige hacia delante en dirección al lóbulo hepático derecho.
   f. Se obtienen muestras de la porción central del hígado, evitando punciones transcapsulares. Una ligera presión hacia delante sobre la cánula durante los recambios de agujas evitará la retracción hacia la VCI. La orientación caudal de la muesca de la aguja para biopsias con respecto a la cánula guía ha demostrado producir mejores muestras de biopsia con aguja gruesa (4).
   g. La aguja para biopsia se despliega tras avanzarla en el parénquima (fig. 38-2). La aguja se retira de la cánula guía y se coloca la muestra en un recipiente con formol; debe tenerse cuidado de reducir la fragmentación de la muestra.

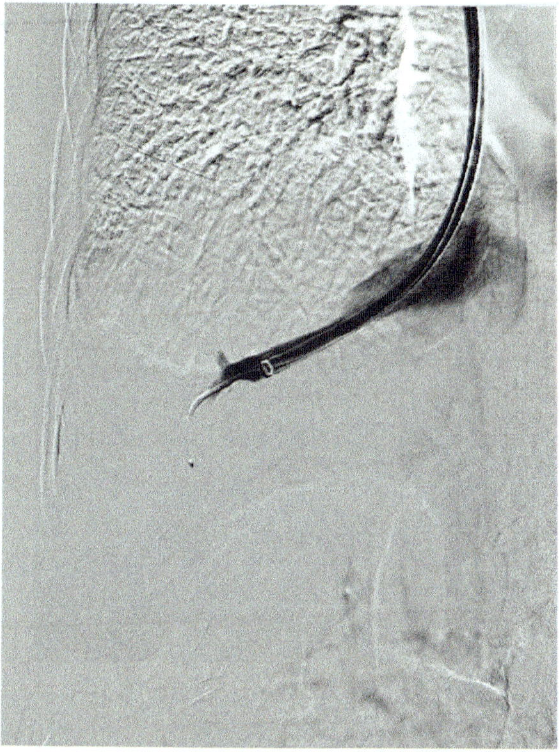

FIGURA 38-1 • La flebografía por sustracción digital muestra una vena hepática permeable. Se selecciona el tercio medio de la vena para la biopsia.

h. Repetir la biopsia hasta que la muestra se considere adecuada para el diagnóstico.
i. Se retiran la cánula guía rígida angulada y el introductor vascular; se aplica presión manual en el sitio de la flebotomía hasta alcanzar la hemostasia.
j. La muestra se entrega al laboratorio correspondiente.

3. Biopsia renal:
   a. Equipo: sistema de acceso renal y biopsia (RABS-100, Cook Medical, Bloomington, IN).
   b. Con un catéter angulado de 5 Fr MPA y una guía hidrófila, se canula la vena renal derecha. El catéter se avanza hacia la rama del polo inferior posterior de la vena renal derecha.
   c. Se intercambia la guía hidrófila por una Amplatz® de 0.889 mm (0.035″) y 145 cm de largo (Cook Medical, Bloomington, IN) y se avanza suavemente el introductor de 7 Fr y la cánula rígida interna tan distal como sea posible en una vena cortical periférica del polo inferior. La flebografía se realiza a través del introductor; cuando se confirma la coloración cortical, el introductor se posiciona de forma apropiada.
   d. Con una suave presión hacia delante en el introductor de 7 Fr, avanzar la aguja para biopsia de corte lateral Quick-Core® (70 cm) de calibre 19-20 mm en el parénquima renal. Desplegar la cánula de corte de la aguja. Cuatro pases suelen ser suficientes para la evaluación histológica (2).
   e. Tras obtener la muestra, se inyecta medio de contraste a través del introductor de 7 Fr para identificar cualquier perforación capsular. Si hay disponibilidad, se puede realizar la embolización profiláctica con Gelfoam® o *coils*.

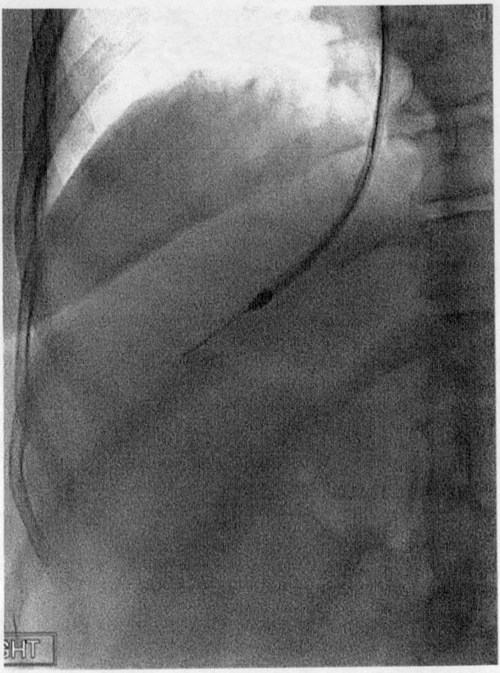

FIGURA 38-2 • La imagen fluoroscópica durante la biopsia muestra el avance de la cánula transyugular y la aguja en el parénquima hepático.

f. La muestra puede ser evaluada por el departamento de patología para determinar la suficiencia glomerular durante el procedimiento o ser entregada al laboratorio en formalina.

4. Medición de la presión hepática transvenosa:
   a. Generalidades: el gradiente de presión venosa hepática (GPVH) es un método indirecto y mínimamente invasivo para medir la presión de perfusión portal. Se obtiene restando la presión venosa hepática libre (PVHL), que refleja la presión intraabdominal, de la presión venosa hepática enclavada (PVHE), que refleja la presión sinusoidal. Sin embargo, en la cirrosis causada por la enfermedad hepática alcohólica, la hepatitis B y la hepatitis C, las comunicaciones intersinusoidales se pierden debido a la fibrosis y la PVHE refleja con exactitud la presión portal (5). Esto hace que el GPVH refleje la presión de perfusión portal. El GPVH es normalmente $\leq$ 5 mm Hg. Un GPVH $\geq$ 10 mm Hg se considera hipertensión portal clínicamente significativa porque predice la presencia y el desarrollo de varices, la descompensación clínica en pacientes sin varices, el desarrollo de carcinoma hepatocelular (CHC) y la descompensación en la cirugía del CHC (5). Se requiere una técnica estricta para obtener resultados precisos y reproducibles. La velocidad de barrido de las presiones debe establecerse en 5 mm por segundo o más lenta para que los cambios en las presiones a lo largo del tiempo sean perceptibles visualmente. También debe registrarse una línea de presión media para ayudar en la interpretación (fig. 38-3).
   b. Sedación: la sedación moderada con fentanilo y midazolam induce cambios sustanciales en la respiración, lo que a su vez hace que la medición del GPVH sea poco fiable y poco reproducible. La sedación excesiva es el error más frecuente que da lugar a presiones mal obtenidas. De forma ideal, la ansiólisis leve solo se logra con un mínimo de midazolam (0.02 mg/kg).

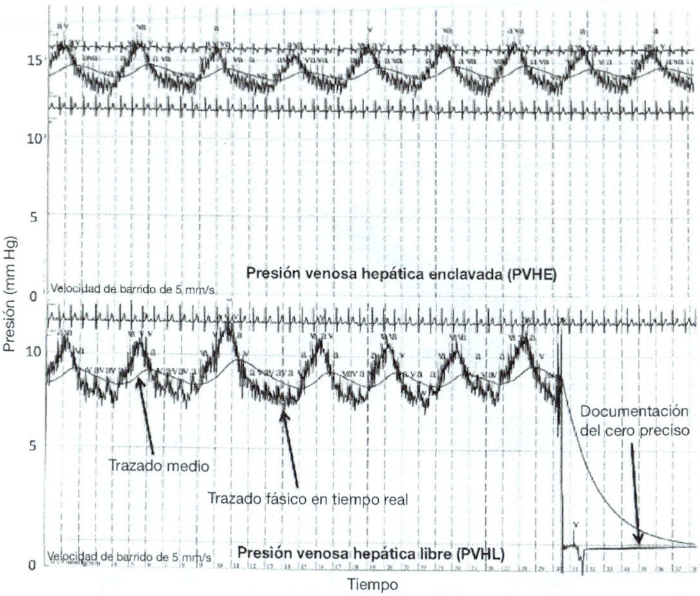

FIGURA 38-3 • Este trazado representa presiones venosas hepáticas excelentes estables enclavada **(arriba)** y libre **(abajo)**. Nótese cómo las oscilaciones en el trazado, que se deben a la respiración, son muy regulares debido a la escasa ansiólisis con un mínimo de midazolam. El trazado promedio ayuda a visualizar la media y la forma de onda comprimida (velocidad de barrido de 5 mm/s) es fácil de leer. Para los estudios clínicos, también se registra la documentación de un cero preciso.

c. Debe fijarse un transductor de presión a la mesa angiográfica con un nivel cero fijado en la línea axilar media.
d. Las PVHL se obtienen típicamente con el catéter de 2 cm a 4 cm dentro de la vena hepática y cerca de la confluencia con la VCI. Deben esperarse de 15 s a 20 s para que la presión se equilibre.
e. La PVHE se mide deteniendo el flujo venoso hepático para crear una columna estática de sangre entre el catéter y los sinusoides hepáticos. Esto puede realizarse con un catéter de diagnóstico 5 Fr con un orificio en la punta, introducido en una pequeña vena hepática, o mediante el uso de un catéter con balón. Aunque se recomienda el uso de un catéter con balón para mejorar la fiabilidad y la reproducibilidad de las mediciones, la diferencia en las mediciones de la PVHE entre los dos sistemas es pequeña (5). El uso de un catéter con balón muestrea eficazmente una zona más amplia del hígado, ya que a menudo existen diferencias regionales en la fibrosis. Esto puede realizarse con un balón de Fogarty. La PVHE puede tardar de 1 min a 2 min en equilibrarse. Una vez registrada la medición, se realiza una flebografía enclavada suave para asegurarse de que el balón es oclusivo (fig. 38-4). La flebografía enclavada no debe realizarse antes de la medición porque la diferente viscosidad del contraste en comparación con la sangre puede afectar las mediciones de la presión. Deben identificarse las colaterales entre venas hepáticas, ya que disminuirían falsamente el GPVH.
f. Deben obtenerse dos conjuntos de PVHL y PVHE. Cada medición posterior debe estar dentro de 1 mm Hg de la anterior o debe repetirse.
g. Se selecciona la VCI intrahepática y se obtiene una presión de la VCI. Esta presión debe estar dentro de 2 mm Hg de la presión hepática libre. Si no es así, puede ser reflejo de la realización de mediciones imprecisas o de una estenosis venosa hepática de salida.

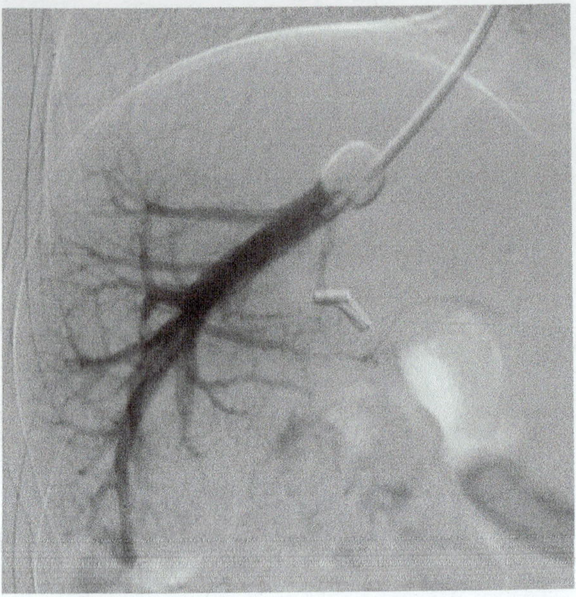

FIGURA 38-4 • Flebografía hepática enclavada. Un balón de oclusión está en posición relativamente central y se realiza una flebografía delicada hasta que se visualizan las ramas distales. Nótese cuán grande es el área que se muestrea usando el balón; esto mejora la reproducibilidad y confiabilidad. Estas imágenes documentan el enclavamiento apropiado del balón y aseguran que la presión enclavada sea precisa.

h. La presión de la aurícula derecha y la de la VCI intrahepática normalmente son similares. La ascitis puede elevar la presión intraabdominal en comparación con la presión de la aurícula derecha. Por esta razón, la presión de la VCI intrahepática se usa como referencia de la PVHL en lugar de la presión auricular derecha.
i. La documentación de la presión auricular correcta es importante para la evaluación de los pacientes después de un trasplante hepático, así como los pacientes evaluados por síndrome de Budd-Chiari, para excluir una estenosis hemodinámica de la VCI.
j. Se procede con sedación consciente adicional y biopsia, si está indicado.

Biopsia transvenosa de tumores perivasculares/retroperitoneales (6)

1. El abordaje transvenoso para la biopsia de masas intravasculares o perivasculares requiere un abordaje personalizado dada la variabilidad en el tamaño y la localización de las masas. Además, se requiere experiencia del operador en el uso de ecografía intravascular, ecocardiografía intracardíaca o tomografía computarizada (TC) de haz cónico.
2. Las biopsias transvenosas pueden ser eficaces para obtener muestras de trombos tumorales y tumores perivasculares que, de otro modo, podrían ser difíciles o arriesgadas de obtener mediante un abordaje percutáneo.
3. La guía por TC de haz cónico también puede utilizarse junto con la fluoroscopia para aumentar aún más la eficacia de la toma de muestras de masas presentes en el espacio retroperitoneal (p. ej., tumores pericavos, tumores peripancreáticos).
4. Se obtiene acceso venoso desde un abordaje yugular o femoral. El equipo necesario incluye un equipo de biopsia transyugular con imagen intravascular (eco o ultrasonido) o TC de

haz cónico. Normalmente se utilizan dos puntos de acceso para facilitar la colocación del equipo de biopsia y los catéteres de obtención de imágenes, respectivamente.

5. La cánula del equipo de biopsia se dirige hacia la lesión objetivo y se obtienen las muestras utilizando la guía de imágenes intravasculares en directo o la TC de haz cónico.

Manejo posterior al procedimiento

1. Cuidados generales del paciente:
   a. Estos procedimientos suelen tolerarse bien y los pacientes pueden reanudar su actividad normal en 24 h.
   b. Dieta líquida clara durante la primera hora; después, dieta normal si se tolera.
   c. Monitorizar las constantes vitales cada 15 min durante 1 h, luego cada 30 min durante 2 h y después cada hora tras el procedimiento hasta el alta.
   d. Si las constantes vitales son estables y el dolor está controlado, el paciente puede ser dado de alta tras un período de reposo en cama (2 h para biopsias hepáticas transvenosas y 4 h tras biopsias renales transvenosas).
   e. Los pacientes reciben instrucciones por escrito sobre el seguimiento de posibles complicaciones tardías.

Resultados

1. Biopsia hepática transvenosa:
   a. El éxito técnico comunicado es del 97 %, y la causa más común de fracaso es la imposibilidad de cateterizar una vena hepática adecuada, en general en pacientes con trasplante hepático (1). La falta de acceso transvenoso es otro motivo de fracaso técnico; sin embargo, puede utilizarse la vena yugular interna izquierda, la vena yugular externa, la vena subclavia o la vena femoral para completar el examen (1).
   b. El acceso venoso hepático izquierdo o medio es necesario en pacientes con trasplantes de lóbulo izquierdo. Aunque este abordaje difiere del tradicional de toma de muestras a través de la VHD observada en pacientes con trasplantes ortotópicos de hígado entero y trasplantes de lóbulo derecho, el éxito técnico y la adecuación de la toma de muestras son comparables (7).
   c. Cuatro tractos portales completos (TPC) suelen considerarse el mínimo para definir una biopsia de trasplante hepático con el fin de descartar el rechazo, y seis tractos portales completos se consideran mínimos para evaluar el diagnóstico histológico de enfermedad hepática difusa (es decir, recurrencia de enfermedad hepática viral). Con frecuencia, uno o dos pasos de la aguja son adecuados para el diagnóstico histopatológico; sin embargo, se necesitan muestras hepáticas de 20 mm de longitud que contengan 11 tractos portales completos para clasificar y estadificar la hepatitis crónica (8).
   d. La fragmentación de la muestra se observa con mayor frecuencia en la cirrosis hepática y se ha descrito en el 14 % al 25 % de las muestras de biopsia hepática transvenosa. La fragmentación puede interferir en la calidad diagnóstica de la muestra (1).
   e. Se obtiene tejido adecuado hasta en un 96 % de las veces según las experiencias comunicadas (9). Una aguja de mayor calibre (calibre 18) puede proporcionar mejores muestras para la estadificación de la fibrosis hepática. En general se obtienen cuatro muestras.
2. Biopsia renal transvenosa:
   a. El éxito técnico es del 92 % al 96 % y la mayoría de los fracasos se deben a la imposibilidad de canular las venas renales (1,2).
   b. La adecuación del tejido es del 98 % y comparable a la biopsia renal percutánea (1).
3. Mediciones de la presión venosa hepática:
   a. El éxito técnico es > 95 % y solo está limitado por la falta de habilidad para cateterizar las venas hepáticas (1).
4. Biopsia transvenosa de tumores perivasculares/retroperitoneales:
   a. El éxito técnico en pequeñas series de casos retrospectivas oscila entre el 88 % y el 100 % (6).
   b. Del mismo modo, la adecuación de los tejidos osciló entre el 86 % y el 100 %.

Complicaciones

1. Biopsia hepática transvenosa (3,10): las complicaciones generales (7.1 %) están relacionadas con la punción hepática (3.5 %) o con otro mecanismo (3.3 %). La mayoría son complicaciones leves e incluyen fiebre, hematoma en el cuello, dolor abdominal o hemorragias menores alrededor de la cápsula hepática. Las complicaciones más graves, como neumotórax, hemorragia intraperitoneal y arritmias, se observan en el 0.6 % de los pacientes. Las complicaciones hemorrágicas son más frecuentes en pacientes con trasplantes de médula ósea previos (2.9 % frente a 0.6 %). La mortalidad es infrecuente (0.1 %) como consecuencia de una hemorragia intraperitoneal o una arritmia ventricular.
2. Biopsia renal transvenosa (2): las complicaciones mayores (1 %) que requieren transfusión sanguínea o intervención son infrecuentes. La hematuria microscópica transitoria es más frecuente.
3. Medición de la presión venosa hepática: pueden producirse hemorragias en el punto de acceso, reacciones vagales y arritmias con una frecuencia similar a la de la biopsia transyugular. La mayoría de las demás complicaciones más graves están relacionadas con la biopsia hepática transvenosa concurrente.
4. Se han descrito hemorragias perilesionales por punción accidental de arterias renales en biopsias transvenosas de masas perivasculares y peripancreáticas (6). Sin embargo, no se han producido complicaciones importantes.

Tratamiento de las complicaciones

1. Las complicaciones son en su mayoría leves y suelen tratarse con medidas de apoyo que incluyen líquidos intravenosos y medicación oral.
2. Los pacientes con inestabilidad hemodinámica o características clínicas o de laboratorio de hemorragia intraabdominal deben ser reanimados inmediatamente con acceso intravenoso de gran calibre, fluidos intravenosos o transfusión. Debe realizarse una evaluación inmediata mediante angiografía por catéter o angiografía por TC.
3. Si el dolor no guarda proporción con la exploración, debe sospecharse una hemorragia parenquimatosa/subcapsular o una peritonitis biliar. En caso de hemobilia, puede observarse un dolor intenso e intermitente que sugiera un cólico biliar. La obtención de imágenes transversales con TC (+/– contraste yodado intravascular) es una forma rápida y fiable de evaluar si existe una hemorragia clínicamente significativa u otra complicación. Si el dolor tras el procedimiento es intenso y no puede controlarse adecuadamente, puede ser necesario el ingreso hospitalario nocturno.
4. La perforación capsular del hígado puede tratarse eficazmente mediante embolización transcatéter. En situaciones de hemorragia difusa, la embolización no selectiva con Gelfoam® puede permitir un control rápido de la hemorragia.

Referencias bibliográficas

1. Behrens G, Ferral H. Transjugular liver biopsy. *Semin Intervent Radiol.* 2012;29(2):111–117.
2. Cluzel P, Martinez F, Bellin MF, et al. Transjugular versus percutaneous renal biopsy for the diagnosis of parenchymal disease: comparison of sampling effectiveness and complications. *Radiology.* 2000;215(3):689–693.
3. Kalambokis G, Manousou P, Vibhakorn S, et al. Transjugular liver biopsy—indications, adequacy, quality of specimens, and complications—a systematic review. *J Hepatol.* 2007;47(2):284–294.
4. Smith TP, Kim CY, Smith AD, et al. Hepatic venous pressure measurements: comparison of end-hole and balloon catheter methods. *J Vasc Interv Radiol.* 2012;23(2):219–26.e6. doi:10.1016/j.jvir.2011.09.025
5. Berzigotti A, Seijo S, Reverter E, et al. Assessing portal hypertension in liver diseases. *Exper Rev Gastroenterol Hepatol.* 2013;7(2):141–155.
6. Sherk WM, Khaja MS, Majdalany BS, et al. Transvenous biopsy in the diagnosis of intravascular or perivascular neoplasm: a single-center retrospective analysis of 36 patients. *J Vasc Interv Radiol.* 2019;30(1):54–60. doi:10.1016/j.jvir.2018.08.002
7. Lee KA, Taylor A, Bartolome B, et al. Safety and efficacy of transjugular liver biopsy in patients with left lobe-only liver transplants. *J Vasc Interv Radiol.* 2019;30(7):1043–1047.

8. Miraglia R, Maruzzelli L, Minervini M, et al. Transjugular liver biopsy in liver transplant patients using an 18-gauge automated core biopsy needle. *Eur J Radiol.* 2011;80(3):e269–e272.
9. Behrens G, Ferral H, Giusto D, et al. Transjugular liver biopsy: comparison of sample adequacy with the use of two automated needle systems. *J Vasc Interv Radiol.* 2011;22(3):341–345.
10. Ahmed O, Ward TJ, Lungren MP, et al. Assessing the risk of hemorrhagic complication following transjugular liver biopsy in bone marrow transplantation recipients. *J Vasc Interv Radiol.* 2016;27(4): 551–557.

39 Aumento hepático preoperatorio

Joshua Cornman-Homonoff, MD y David C. Madoff, MD

Introducción

La hepatectomía quirúrgica se utiliza ampliamente en el tratamiento de la enfermedad hepática primaria y metastásica, pero puede ir acompañada de insuficiencia hepática cuando se extirpa una gran cantidad de hígado. En estos casos, el volumen del futuro remanente hepático (FRH) puede limitar la extensión de la resección, ya que se ha demostrado que es un factor predictivo independiente de las complicaciones posteriores a la cirugía (1). La embolización de la vena porta (EVP) y sus variantes son, por tanto, herramientas esenciales para aquellos pacientes con volúmenes de FRH subóptimos. La embolización preoperatoria de las ramas de la vena porta que irrigan el hígado que se va a extirpar redirige el flujo sanguíneo al hígado no enfermo, lo que induce hipertrofia del FRH y permite una resección más extensa. Aunque la EVP sigue siendo el tratamiento estándar, se han descrito varias técnicas nuevas que pueden aumentar aún más el grado de hipertrofia (GH), la principal de las cuales es la embolización combinada de la vena porta y la vena hepática, denominada deprivación venosa hepática (DVH). A medida que las técnicas quirúrgicas hepatobiliares sigan evolucionando y las indicaciones de la hepatectomía curativa se amplíen, la EVP y sus variantes seguirán siendo complementos esenciales de la hepatectomía mayor, dada su elevada seguridad y eficacia demostrada.

Indicaciones

Pacientes en los que se prevé una resección hepática con volúmenes de FRH estandarizado (FRHe; *v.* la definición más adelante) inferiores a los siguientes:

1. 20 % en aquellos con parénquima hepático subyacente normal.
2. 30 % en aquellos con hígado lesionado por quimioterapia extensiva.
3. 40 % en aquellos con enfermedad hepática avanzada, incluida cirrosis/fibrosis avanzada.

Contraindicaciones

Absolutas

1. Hipertensión portal clínicamente significativa (gradiente de presión venosa hepática >12 mm Hg).
2. Invasión tumoral de la vena porta que impide la manipulación segura del catéter o la administración óptima del material embólico.
3. Oclusión lobular total de la vena porta, cuando el flujo sanguíneo portal ya ha sido desviado.

Relativas

1. Metástasis extrahepáticas, incluida linfadenopatía portal.
2. Enfermedad hepática bilobular difusa.
3. Tumor que impide el acceso seguro al sistema venoso portal.
4. Dilatación biliar dentro del FRH. Si existe, debe realizarse primero una descompresión biliar.
5. Hipertensión portal leve.
6. Coagulopatía no corregible.
7. Insuficiencia renal.

Preparación previa al procedimiento

1. Confirmar la ausencia de hipertensión portal clínicamente significativa, lo que impediría la realización del procedimiento.
2. Revisar las imágenes disponibles con especial atención a la carga y localización del tumor, la permeabilidad de la vena porta, las variantes anatómicas, la dilatación biliar y la presencia de ascitis (esta última puede requerir una paracentesis concurrente).
3. Estimar el tamaño del FRH:
   a. El FRH se mide directamente en resonancia magnética (RM) o tomografía computarizada (TC). Los volúmenes se evalúan contorneando el segmento hepático de interés en cada corte, multiplicando por el grosor del corte y sumando los volúmenes de los cortes individuales, según la siguiente fórmula: FRH = $\sum$ (área del contorno × grosor del corte). Cabe destacar que algunos sistemas PACS (*picture archiving and communication system*) incorporan ahora métodos para simplificar este proceso interpolando los contornos de los cortes entre los definidos por el usuario y calculando después de manera automática el volumen de la porción de hígado definida.
   b. Dado que el volumen hepático se correlaciona con el tamaño corporal, la precisión de la medición del FRH puede aumentarse normalizándola en función del tamaño del paciente. Esto dio lugar al desarrollo del FRH estandarizado (FRHe), que se calcula como la relación entre el FRH y el volumen hepático funcional total estimado (VHTe): FRHe = FRH/VHTe. A su vez, el VHTe se calcula de la siguiente manera: VHTe = –794.41 + 1 267.28 × SC (superficie corporal).
4. Determinar las necesidades anestésicas. Aunque la EVP puede realizarse generalmente bajo sedación moderada con una combinación de fentanilo y midazolam, se recomienda la anestesia general para pacientes con múltiples comorbilidades o para aquellos que no pueden cooperar.

Procedimiento

1. Aunque la embolización de cualquiera de los lóbulos es técnicamente factible, la realización de una EVP izquierda es infrecuente porque el lóbulo hepático derecho, de mayor tamaño, suele ser suficiente para evitar la aparición de insuficiencia hepática postoperatoria. Incluso en los pacientes que precisan una hepatectomía izquierda ampliada, que implica la resección de todos los segmentos excepto el 6 y el 7, el FRH suele ser del orden del 33 %. Por estas razones, la discusión que sigue se centra en el abordaje de la EVP derecha.
2. No suele requerirse profilaxis antibiótica. La excepción son los pacientes con obstrucción biliar, que deben recibir ceftriaxona (1 g por vía intravenosa) inmediatamente antes del procedimiento, independientemente del drenaje biliar previo.
3. En los pacientes en quienes se realiza una hepatectomía derecha simple, la embolización de los segmentos 5 a 8 es suficiente. En quienes se realiza una hepatectomía derecha ampliada, que incluye la extirpación del segmento 4, las venas del segmento 4 deben incluirse en la embolización. La razón es que la hipertrofia de los segmentos 2 y 3 es mayor cuando se emboliza el segmento 4 que cuando no se emboliza, y que la EVP derecha aislada puede producir hipertrofia del segmento 4, además de los segmentos 2 y 3, lo que aumenta la longitud del plano de transección y, por tanto, puede complicar la cirugía.

4. La EVP puede realizarse desde un abordaje transhepático ipsilateral o contralateral. El abordaje ipsilateral evita la punción y, por tanto, la posibilidad de dañar el FRH, y proporciona un acceso más fácil al segmento 4, pero por lo demás puede ser más difícil desde el punto de vista técnico. Suele requerir el uso de catéteres de curva inversa, y la embolización retrógrada aumenta la probabilidad de alteración inadvertida del material embólico, lo que reduce la eficacia y el riesgo de embolización en un sitio no deseado. El abordaje contralateral es técnicamente más sencillo, pero en ocasiones infrecuentes puede causar daños en el FRH, lo que impide la resección curativa. Además, el cateterismo de las venas portales del segmento 4 puede ser difícil, lo que puede provocar tiempos de permanencia prolongados del catéter y la formación de trombos en el sistema porta izquierdo. Actualmente no existe evidencia que sugiera la superioridad de uno u otro abordaje, por lo que la elección suele depender de las preferencias del operador. El uso de un abordaje transesplénico se describe en otro apartado.

→ *Abordaje ipsilateral*

Para la punción transhepática de la vena porta derecha, véase la figura 39-1:

1. La rama de la vena porta a la que se accede debe ser periférica y estar orientada para facilitar la selección de las otras venas que van a tratarse. Una rama del segmento 5/6 suele ser adecuada para este fin. Tras confirmar la permeabilidad mediante imágenes Doppler, se introduce una aguja de tipo Chiba de calibre 22 (Cook Medical, Bloomington, Indiana) en la rama portal derecha objetivo, todo bajo guía en tiempo real. A continuación, se retira el estilete y se inserta una guía de 0.18″ a través de la aguja en posición central.
2. La aguja se cambia por un sistema dilatador coaxial, ya sea un conjunto Jeffrey (Cook Medical) o un sistema AccuStick (Boston Scientific, Marlborough, Massachusetts), a través del cual se introduce una guía rígida de 4.572 mm (0.035″).
3. A continuación, la parte externa del sistema dilatador se cambia sobre la guía por un introductor vascular de 5 Fr, que se coloca con la punta en la cara central de la vena a la que se ha accedido.
4. Posteriormente, se introduce un catéter multiperforado de 5 Fr y se coloca con la punta en la vena porta principal, tras lo cual se realiza una portografía de sustracción digital en múltiples oblicuidades para la delineación anatómica. A continuación, se obtienen portografías selectivas según sea necesario.
5. El catéter multiperforado se cambia por un catéter de 5 Fr con un orificio en la punta, que se utiliza para elegir la primera vena que va a embolizarse. Cuando se planifica la embolización del segmento 4, esta parte del procedimiento debe realizarse en primer lugar para reducir al mínimo la manipulación del catéter y el posible desprendimiento del material embólico. La elección de las venas de los segmentos 5 a 8 a menudo requiere el uso de un catéter de curva inversa, dada su angulación aguda con respecto al introductor.
6. Se introduce un microcatéter a través del catéter de 5 Fr y se realiza la embolización. Los autores prefieren las partículas esféricas, como las microesferas de tris-acryl (microesferas Embosphere®, Merit Medical, South Jordan, Utah), y se administran primero los tamaños más pequeños (100-500 μm), seguidos de los más grandes (500-900 μm). Una vez conseguida la estasis, se depositan *microcoils* de fibras o tapones a nivel central. Deben preservarse los 2 cm centrales de la vena porta derecha para facilitar la posterior ligadura quirúrgica.
7. Se han utilizado muchos otros materiales embólicos para la EVP. Aunque el análisis exhaustivo está fuera del alcance de este texto, vale la pena señalar los siguientes puntos:
   a. Las partículas esféricas producen mayor hipertrofia que las no esféricas.
   b. La adición de *coils* a las partículas mejora la hipertrofia con respecto a las partículas solas.
   c. En un pequeño estudio retrospectivo, el *n*-butil cianoacrilato (NBCA) mezclado con aceite yodado produjo mayor hipertrofia que la combinación de partículas esféricas y *coils* (2).
   d. La decisión de utilizar un agente concreto depende en última instancia de las preferencias del operador y de su familiaridad con el agente en cuestión.
8. Una vez conseguida la estasis en una rama determinada de la vena porta, el catéter debe reposicionarse en otra hasta que todas las ramas que irrigan los segmentos 5-8 ± 4 hayan

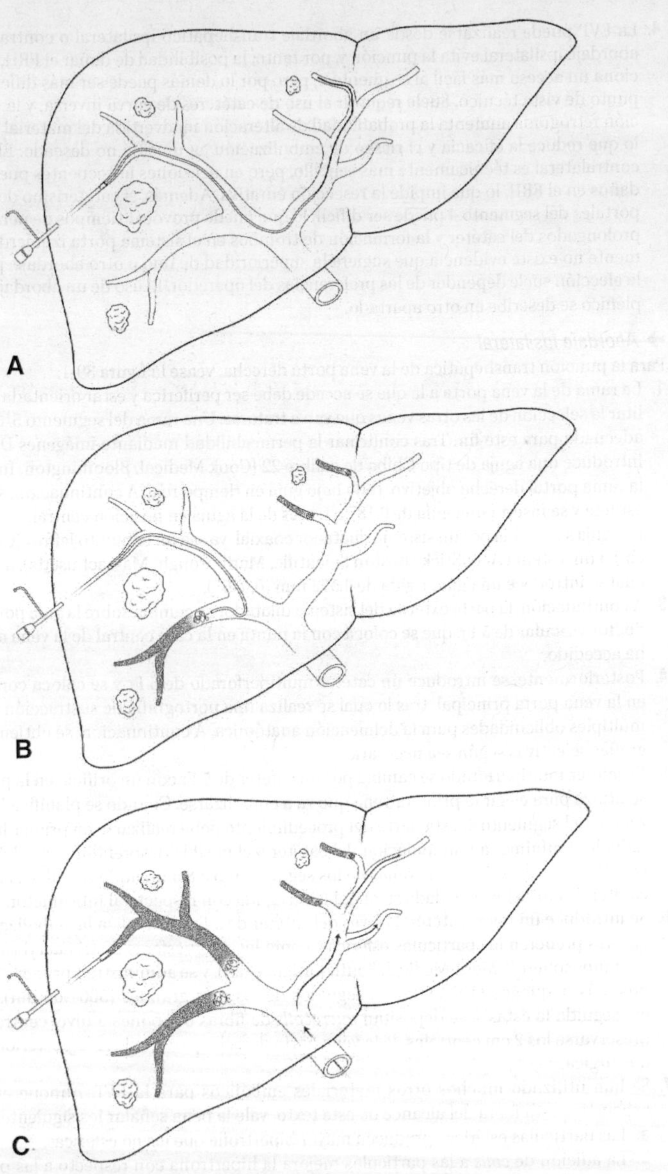

FIGURA 39-1 • Los diagramas ilustran la técnica de embolización de la vena porta (EVP) transhepática ipsilateral derecha extendida al segmento 4 utilizando partículas de agente de embolización y *coils*. **A:** el introductor vascular proporciona acceso a una rama de la vena porta derecha, tras lo cual se utiliza un catéter para seleccionar el segmento 4. A continuación, se coloca un microcatéter a través del catéter. Después, se coloca un microcatéter a través del catéter de base y se realiza la embolización. **B:** tras la embolización del segmento 4, se utiliza un catéter de curva inversa para seleccionar y embolizar de manera secuencial todas las ramas derechas de la vena porta. **C:** tras completar la embolización, el flujo sanguíneo se redistribuye en el hígado no embolizado (FRH), lo que estimula la hipertrofia.

sido tratadas. Es importante estar familiarizado con las variantes de ramificación de la vena porta, ya que la anatomía «típica» solo se encuentra en el 65 % de los casos. Si la anatomía es atípica o poco clara, puede realizarse una TC tridimensional (TC 3D) rotacional de haz cónico.

9. La embolización de la rama a la que se accede debe realizarse en último lugar, seguida de una portografía de finalización. A continuación, pueden retirarse el catéter y el introductor y embolizar la vía de acceso de la forma habitual. Cabe destacar que debe tenerse mucho cuidado al retraer el catéter a través del vaso de acceso embolizado, ya que puede producirse el desprendimiento del material embólico.

→ *Abordaje contralateral*

Para la punción transhepática de la vena porta izquierda, véase la figura 39-2:

1. Este abordaje utiliza el mismo sistema de acceso y la misma técnica descritos anteriormente. El objetivo es una rama periférica de la vena porta en el lóbulo hepático izquierdo, en lugar del derecho (el FRH). En general, se prefiere un vaso del segmento 3 por su fácil acceso mediante un abordaje subxifoideo. Es importante tener mucho cuidado durante la punción, ya que el daño al FRH puede impedir la resección posterior.
2. El acceso se amplía, se coloca un introductor y se realizan portografías como se ha descrito anteriormente. A diferencia del abordaje ipsilateral, el uso de un catéter de curva inversa no suele ser necesario para una selección adecuada del vaso. Más bien, se prefiere un catéter selectivo corto porque proporciona menos «espacio muerto». El cateterismo de las venas portales del segmento 4 puede ser difícil debido a la proximidad de las ramas al sitio de punción. A diferencia del abordaje ipsilateral, generalmente se embolizan en último lugar.
3. La elección y administración de los agentes de embolización siguen los mismos principios utilizados para el abordaje ipsilateral. Dado que la embolización se realiza con el catéter colocado en la dirección del flujo venoso portal, suele ser técnicamente más fácil. Esto puede ser especialmente ventajoso cuando se emplean agentes de embolización líquidos. Si se teme que el material embólico pueda refluir a las venas porta izquierda o principal, puede utilizarse un catéter de oclusión con balón.

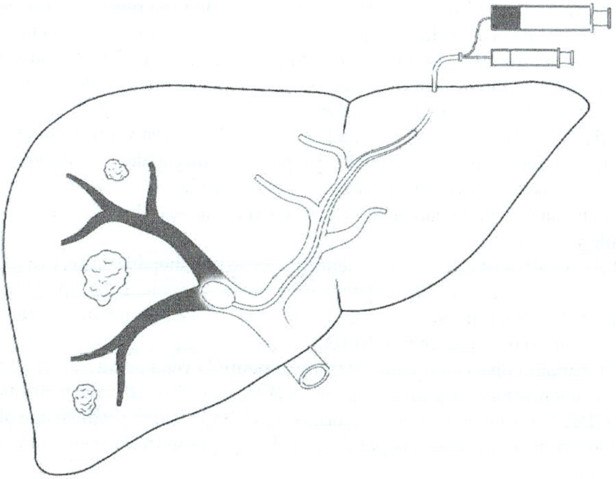

FIGURA 39-2 • El diagrama ilustra la técnica de la embolización de la vena porta (EVP) transhepática contralateral derecha. El introductor vascular proporciona acceso a una rama de la vena porta izquierda, con un catéter de oclusión con balón colocado en la vena porta derecha. El balón se infla para impedir el reflujo y se introduce un agente de embolización líquido en la vena porta derecha.

Variaciones

Aunque la EVP suele ser eficaz para producir una hipertrofia adecuada del FRH, los pacientes con enfermedad hepática subyacente pueden experimentar una respuesta menos sólida que, en última instancia, es insuficiente para permitir una resección hepática segura. Los intentos de aumentar aún más la hipertrofia hepática se han centrado en la observación de que el GH se correlaciona con el grado de isquemia, lo que ha dado lugar a estrategias de tratamiento en las que la EVP se combina con la embolización de las arterias o venas hepáticas.

→ *Combinación de embolización transarterial (ETA) y EVP*

1. Consiste en la embolización secuencial de las arterias hepáticas y las venas portales que irrigan el parénquima hepático que va a extirparse.
2. El mayor grado de isquemia se debe a (1) la obstrucción del flujo arterial de entrada; (2) la atenuación de la respuesta de amortiguación arterial hepática que se produce tras la EVP, y (3) la obliteración de las derivaciones arterioportales que son frecuentes en el hígado cirrótico y tumoral. Un beneficio adicional es el efecto antitumoral que acompaña a la ETA y que puede ayudar a limitar el grado de crecimiento tumoral entre la embolización y la resección.
3. La principal limitación de este abordaje es la posibilidad de necrosis isquémica del parénquima hepático. Debido a esta preocupación, los procedimientos deben separarse temporalmente un mínimo de tres semanas, la ETA no debe realizarse hasta la estasis completa y debe evitarse o limitarse el uso de agentes de embolización particulados. Aunque se han notificado casos de formación de abscesos hepáticos y sepsis, el riesgo parece ser mayor en pacientes en quienes se realizó una intervención biliar previa.
4. Los procedimientos pueden realizarse en cualquier orden, y en la mayoría de los estudios la ETA se realiza antes de la EVP. La ventaja de realizar primero la EVP es que el segundo procedimiento puede evitarse en pacientes que experimentan una hipertrofia adecuada tras la EVP sola.

→ *Deprivación venosa hepática*

1. Esto implica la embolización simultánea de las venas porta y hepática que irrigan el parénquima hepático que se extirpará.
2. Como se obstruye el flujo venoso hepático, el parénquima se congestiona y se reduce el flujo de entrada tanto de la arteria hepática como de la vena porta. Cuando se combina con la EVP, esta técnica produce un grado de isquemia mayor que el inducido por la EVP sola, pero menor que el resultante de la combinación de ETA y EVP. En teoría, esto da lugar a un aumento de la hipertrofia sin riesgo de necrosis isquémica y, además, permite realizar ambos procedimientos en la misma sesión.
3. La parte de EVP del procedimiento se realiza como se ha descrito anteriormente. La embolización de la vena hepática puede realizarse por vía transyugular o transhepática:
   a. En el abordaje transyugular, el acceso se obtiene en la vena yugular interna derecha, se selecciona la vena hepática derecha y se realiza la embolización mediante tapones vasculares o *coils*.
   b. En el abordaje transhepático, se obtiene un acceso transhepático directo a la vena hepática derecha de forma análoga al de la vena porta y se coloca un tapón vascular en el centro de la vena. Con esta protección colocada, puede administrarse material embólico adicional, como pegamento NBCA.
4. La DVH estándar consiste en embolizar únicamente la vena hepática derecha. En cambio, la privación venosa hepática ampliada (DVHa) consiste en embolizar tanto la vena hepática derecha como la media. En teoría, esta última técnica produce una obstrucción más completa del flujo venoso hepático derecho, lo que se traduce en una mayor hipertrofia del FRH.

Manejo posterior al procedimiento

1. Dado que la EVP induce predominantemente la apoptosis, en lugar de la necrosis, los pacientes no experimentan un síndrome postembolización y, por tanto, suelen tener poco

dolor, náusea o fiebre tras el procedimiento. Entre el 20 % y el 30 % de los pacientes presentan dolor abdominal, pero se trata fácilmente con analgesia oral (3). En la mayoría de los casos, los pacientes son dados de alta el mismo día o al día siguiente, y las prescripciones de analgésicos, antieméticos o antibióticos suelen ser innecesarias.

2. Las imágenes transversales, idealmente de la misma modalidad que la utilizada para la evaluación inicial, se realizan entre 3 y 4 semanas después del tratamiento para evaluar la extensión de la hipertrofia.
3. Los pacientes con disfunción hepática subyacente o ciertas enfermedades sistémicas, como diabetes *mellitus*, pueden experimentar una hipertrofia de aparición tardía. Por consiguiente, si en la imagen inicial tras el procedimiento el FRHe sigue siendo inadecuado, puede ser útil repetir la imagen en 3 o 4 semanas, ya que puede producirse una hipertrofia adicional.
4. Cabe destacar que la EPV previa no excluye la administración de quimioterapia, ya que un estudio demostró un claro beneficio en la supervivencia de quienes se sometieron a EPV y luego recibieron quimioterapia, en comparación con quienes no lo hicieron (4).

Resultados

1. Las tasas de éxito técnico comunicadas son siempre superiores al 95 %. Las revisiones sistemáticas y los metaanálisis publicados describen unas tasas medias de hipertrofia del FRH tras la EVP del 37.9 % al 49.4 %, con unas tasas de hepatectomía posterior satisfactoria del 75.9 % al 96.1 % (5,6):
   a. Las directrices tanto de la Society for Interventional Radiology (SIR) como de la Cardiovascular and Interventional Radiology Society of Europe (CIRSE) sugieren umbrales del 95 % al 100 % para el éxito técnico y del 85 % para la tasa de resección postembolización, aunque las directrices de la CIRSE permiten un umbral inferior del 70 % en pacientes con cirrosis (3,7).
2. Además del FRHe, el GH y la velocidad de crecimiento cinético (VCC) predicen los resultados postoperatorios (8):
   a. $GH = FLRe_{post\text{-}EVP} - FLRe_{pre\text{-}EVP}$.
   b. VCC = GH/(tiempo desde EVP en semanas).

   Se ha descrito que los pacientes con GH <7.5 % o VCC <2.0 % por semana presentan tasas de complicaciones postoperatorias más elevadas, con la VCC como medida más predictiva de las tres (8).
3. Los datos preliminares sugieren que la combinación de ETA y EVP produce una mayor hipertrofia del FRH que la EVP sola, y que esto se traduce en mejores resultados postoperatorios (9). Es importante destacar que el análisis anatomopatológico ha mostrado necrosis tumoral preferencial con preservación relativa del parénquima hepático embolizado (10), lo que sugiere que esto puede actuar como tratamiento suficiente en caso de que una hipertrofia inadecuada impida la cirugía.
4. Tanto la DVH como la DVHa parecen producir una hipertrofia del FRH más significativa que la EVP, y la respuesta a la DVHa es a su vez más robusta que a la DVH. De hecho, la hipertrofia observada en la DVHa es comparable a la espectacular proliferación que se produce tras la realización de la partición hepática asociada y ligadura de la vena porta para hepatectomía en etapas (ALPPS, *associating liver partition and portal vein ligation for staged hepatectomy*) quirúrgica, pero, a diferencia de lo que ocurre en ese procedimiento, se acompaña de un aumento proporcional de la función.

Complicaciones

1. La tasa de complicaciones notificada es del 2.2 % al 3.9 %, con una tasa de mortalidad asociada del 0.1 % o menos (5,6). Entre las complicaciones específicas se incluyen trombosis de las venas porta principal o izquierda, embolización no dirigida, insuficiencia hepática transitoria, abscesos hepáticos, colangitis, hematoma subcapsular, hemoperitoneo, hemobilia, fístulas arterioportales y neumotórax. En los casos en que la trombosis de la vena porta afecte las ramas izquierda o principal, puede intentarse la trombólisis química o mecánica.

2. Una consecuencia potencialmente inevitable de la EVP es la progresión tumoral en el tiempo transcurrido entre la EVP y la resección. Se cree que el crecimiento tumoral no continúa simplemente como antes, sino que es estimulado por la liberación de factores tróficos inducida por la EVP. La combinación de ETA y EVP puede ayudar a reducir este efecto mediante el tratamiento directo del tumor, mientras que la rápida hipertrofia inducida por la DVHa puede permitir acortar el intervalo hasta la cirugía y limitar así el tiempo para la progresión tumoral. Serán necesarios más estudios para comprobar si estas hipótesis se confirman.

Referencias bibliográficas

1. Ribero D, Abdalla EK, Madoff DC, et al. Portal vein embolization before major hepatectomy and its effects on regeneration, resectability and outcome. *Br J Surg.* 2007;94(11):1386–1394.
2. Guiu B, Bize P, Gunthern D, et al. Portal vein embolization before right hepatectomy: improved results using n-butyl-cyanoacrylate compared to microparticles plus coils. *Cardiovasc Intervent Radiol.* 2013;36(5):1306–1312.
3. Denys A, Bize P, Demartines N, et al. Quality improvement for portal vein embolization. *Cardiovasc Intervent Radiol.* 2010;33(3):452–456.
4. Fischer C, Melstrom LG, Arnaoutakis D, et al. Chemotherapy after portal vein embolization to protect against tumor growth during liver hypertrophy before hepatectomy. *JAMA Surg.* 2013;148(12):1103–1108.
5. van Lienden KP, van den Esschert JW, de Graaf W, et al. Portal vein embolization before liver resection: a systematic review. *Cardiovasc Intervent Radiol.* 2013;36(1):25–34.
6. Wajswol E, Jazmati T, Contractor S, et al. Portal vein embolization utilizing n-butyl cyanoacrylate for contralateral lobe hypertrophy prior to liver resection: a systematic review and meta-analysis. *Cardiovasc Intervent Radiol.* 2018;41(9):1302–1312.
7. Angle JF, Siddiqi NH, Wallace MJ, et al. Quality improvement guidelines for percutaneous transcatheter embolization: Society of Interventional Radiology Standards of Practice Committee. *J Vasc Interv Radiol.* 2010;21(10):1479–1486.
8. Shindoh J, Truty MJ, Aloia TA, et al. Kinetic growth rate after portal vein embolization predicts posthepatectomy outcomes: toward zero liver-related mortality in patients with colorectal liver metastases and small future liver remnant. *J Am Coll Surg.* 2013;216(2):201–209.
9. Ogata S, Belghiti J, Farges O, et al. Sequential arterial and portal vein embolizations before right hepatectomy in patients with cirrhosis and hepatocellular carcinoma. *Br J Surg.* 2006;93(9):1091–1098.
10. Aoki T, Imamura H, Hasegawa K, et al. Sequential preoperative arterial and portal venous embolizations in patients with hepatocellular carcinoma. *Arch Surg.* 2004;139(7):766–774.

40 Derivaciones portosistémicas intrahepáticas transyugulares

Ziv J. Haskal, MD, FSIR, FAHA, FACR, FCIRSE y
John T. Matson, MD

Introducción

Una derivación portosistémica intrahepática transyugular (TIPS, *transjugular intrahepatic portosystemic shunt)* es una derivación creada de manera percutánea que reduce la presión de la vena porta para el tratamiento de las complicaciones de la hipertensión portal. Normalmente, el canal descompresivo se crea entre una vena hepática y una rama intrahepática de la vena porta. Existe un procedimiento similar, conocido como derivación portocava intrahepática directa (DIPS, *direct intrahepatic portocaval shunt*), que consiste en la creación de una derivación de la vena porta a la vena cava inferior (VCI). La creación de una TIPS implica varios pasos clave:

1. Cateterismo de las venas hepáticas y flebografía hepática.
2. Paso de una aguja larga y curvada transyugular por la vena hepática elegida a través del parénquima hepático dentro de una rama intrahepática de la vena porta.
3. Medición directa de las presiones sistémica y de la vena porta a través del acceso transyugular.
4. Dilatación con balón del tracto entre las venas hepática y porta.
5. Colocación de una endoprótesis cubierta de politetrafluoroetileno expandido o una endoprótesis metálica que abarque el tracto parenquimatoso y la vena hepática de salida para impedir el retroceso del parénquima hepático circundante y el crecimiento del tejido hacia el interior.
6. Evaluación angiográfica y hemodinámica de los cambios resultantes en la presión portal y auricular derecha.
7. Dilatación seriada de la endoprótesis hasta alcanzar niveles de presión satisfactorios.
8. Embolización de las varices, cuando esté indicada (normalmente para indicaciones hemorrágicas).

Indicaciones (1-5)

1. Eficacia determinada mediante ensayos controlados:
   a. Prevención secundaria de la hemorragia por varices.
   b. Ascitis cirrótica resistente al tratamiento.
2. Eficacia evaluada en series no controladas:
   a. Varices con hemorragia aguda resistente al tratamiento.
   b. Gastropatía hipertensiva portal.
   c. Varices gástricas hemorrágicas.
   d. Hidrotórax hepático resistente al tratamiento.
   e. Síndrome hepatorrenal (tipo 1 o 2).
   f. Síndrome de Budd-Chiari.
   g. Restauración de la permeabilidad de la vena porta antes del trasplante o durante el tratamiento dirigido por catéter de la trombosis esplenomesentérica.
3. Eficacia variable, poco clara, descrita en pequeñas series o informes de casos:
   a. Enfermedad venooclusiva (EVO).
   b. Síndrome hepatopulmonar.
   c. Descompresión profiláctica previa a la cirugía.

Contraindicaciones

Absolutas

1. Insuficiencia hepática grave o rápidamente progresiva.
2. Encefalopatía grave o no controlada.
3. Insuficiencia cardíaca.
4. Hipertensión pulmonar grave.

Estas contraindicaciones son válidas para la mayoría de los procedimientos quirúrgicos de derivación portosistémica. Los pacientes con estadios muy avanzados de hepatopatía no toleran la privación del flujo portal de nutrientes que se produce después de las derivaciones descompresivas totales o parciales. En estos casos, las derivaciones pueden acelerar la insuficiencia hepática y deben considerarse solamente como último recurso y, de forma ideal, como puentes para llevar a cabo el trasplante inminente.

Relativas

1. Contraindicaciones de los procedimientos angiográficos:
   a. Infarto de miocardio reciente, arritmia grave o desequilibrio electrolítico importante.
   b. Reacción al contraste grave documentada en el pasado (se requiere profilaxis, o creación de TIPS con dióxido de carbono).
   c. Coagulopatías no corregibles.
   d. Incapacidad para yacer en posición horizontal sobre la mesa angiográfica por insuficiencia cardíaca congestiva o compromiso del estado respiratorio; posible necesidad de intubación.
   e. Embarazo por riesgo de exposición del feto a la radiación ionizante.
2. Trastornos que pueden aumentar la dificultad técnica de la creación de una TIPS:
   a. Obstrucción biliar.
   b. Tumor maligno hepático o del páncreas.
   c. Hepatopatía poliquística.
   d. Trombosis de la vena cava inferior o de la vena hepática.
   e. Trombosis del sistema porta (porta, esplénica o mesentérica). En casos de trombosis de la vena cava, hepática o porta, se han descrito procedimientos modificados mediante abordajes transcavos, transhepáticos o transesplénicos. La focalización en el objetivo con el uso de ecografía intravascular (EIV) para la creación de TIPS en abordajes rutinarios, DIPS o anatomía compleja puede facilitar aún más la orientación.

Preparación previa al procedimiento

1. Obtener el consentimiento informado. En la tabla 40-1 se enumeran las posibles complicaciones del procedimiento que deben discutirse con el paciente (6).
2. Ecografía, tomografía computarizada (TC) o resonancia magnética (RM) previas al procedimiento para evaluar la permeabilidad de la vena porta y el parénquima hepático, ya que la incidencia de carcinoma hepatocelular es mayor en pacientes con cirrosis.
3. Proporcionar monitorización hemodinámica estándar, incluidos electrocardiograma (ECG), saturación de oxígeno, presión arterial y, posiblemente, capnografía, si corresponde, para la administración de sedación de acuerdo con los protocolos del hospital.
4. En pacientes con hemorragia aguda, hay que asegurarse de que se realicen esfuerzos satisfactorios de reanimación antes de comenzar. Estos pueden incluir transfusiones de sangre o plasma, mantenimiento de la presión y colocación de catéteres con balón para taponamiento. En general, los recuentos de plaquetas se corrigen a más de 50 000/μL y el cociente internacional normalizado (INR, *international normalized ratio*) a más de 1.5 (aunque la corrección del INR es opcional en pacientes con enfermedad hepática avanzada).
5. Debe proporcionarse profilaxis antibiótica intravenosa. Muchos medicamentos pueden proporcionar una cobertura satisfactoria de la microbiota cutánea y entérica (relacionada con organismos hepáticos y biliares), incluida la cefoxitina o piperacilina/tazobactam o la moxifloxacina en pacientes alérgicos a la penicilina.
6. La TIPS puede crearse bajo sedación consciente con fentanilo intravenoso y midazolam, cuidados anestésicos monitorizados o anestesia general.

Tabla 40-1 Complicaciones del procedimiento de derivación portosistémica intrahepática transyugular (6)

	Tasa notificada (%)
Complicaciones mayores	3.00
Hemoperitoneo	0.50
Mala posición de la endoprótesis	1.00
Hemobilia	2.00
Quemadura cutánea por radiación	0.10
Infarto hepático	0.50
Insuficiencia renal que requiere diálisis	0.25
Muerte	1.00
Complicaciones menores	4.00
Insuficiencia renal transitoria inducida por contraste	2.00
Punción de la arteria hepática que causa una lesión clínicamente aparente	1.00
Fiebre	2.00
Hematoma en el sitio de entrada	2.00
Encefalopatía controlada con tratamiento médico	15.00-25.00

Dariushnia SR, Haskal ZJ, Midia M, et al. Quality improvement guidelines for transjugular intrahepatic portosystemic shunts. *J Vasc Interv Radiol.* 2016;27(1).

7. Reunir los componentes necesarios:
   a. Sistema para TIPS. Existen varios equipos, como Haskal (ya retirado), Rösch-Uchida, Ring (Cook Medical, Bloomington, IN), equipo GORE® TIPS (W.L. Gore & Associates, Flagstaff, AZ), Scorpion® (Argon Medical Devices, Plano TX) y BD Liverty™ (Becton Dickinson, Franklin Lakes NJ). El factor que más influye en la elección del equipo es la preferencia del operador. Un sistema para TIPS es adecuado para la colocación de la endoprótesis VIATORR® (W. L. Gore & Associates, Flagstaff, AZ), gracias a la inclusión de un introductor vascular de 10 Fr.
   b. Endoprótesis metálicas. Casi todas las endoprótesis metálicas disponibles se han usado para apoyar el trayecto parenquimatoso de una TIPS, incluidas las de nitinol expandibles con balón, trenzadas autoexpandibles y cortadas con láser, así como endoprótesis cubiertas de politetrafluoroetileno (PTFE). Sin embargo, solo dos dispositivos están aprobados por la Food and Drug Administration (FDA) de Estados Unidos específicamente para su uso en la creación de TIPS: WALLSTENT® (endoprótesis descubierta) y VIATORR® (endoprótesis cubierta de politetrafluoroetileno expandido [ePTFE]) (2,3,7). Se están desarrollando activamente otras endoprótesis de ePTFE. Salvo raras excepciones, las endoprótesis deben revestirse con una endoprótesis cubierta recubierta de ePTFE debido a su mucha mayor permeabilidad en comparación con las endoprótesis metálicas sin recubrimiento (7).
   c. Las guías para la entrada en la porta es una cuestión de preferencia del operador. Resulta útil una guía hidrófila cónica larga rígida, por ejemplo, Roadrunner® (Cook Medical, Bloomington, IN) o Glidewire® (Terumo Corporation, Tokio, Japón).
   d. Catéteres de angioplastia con balón, de 8 mm a 10 mm de diámetro, para la dilatación del tracto y la posterior expansión de la endoprótesis. Salvo raras excepciones, las endoprótesis no deben dilatarse más de 8 mm al principio.
   e. Transductor de presión (catéter de oclusión con balón opcional).

f. Equipo complementario opcional de orientación de la vena porta, como un catéter de IVUS direccional (catéter de ecocardiografía intracardíaca [EIC], comúnmente conocido como catéter ICE [por sus siglas en inglés] o catéter EIC).

8. La ecocardiografía previa al procedimiento, en casos electivos, se obtiene a discreción del operador, especialmente si se sospechan presiones del lado derecho del corazón elevadas e hipertensión pulmonar.

Procedimiento

Los pasos del procedimiento para la creación de una TIPS se describen a continuación y en detalle en el video del Dr. Haskal en el canal de YouTube (https://www.youtube.com/watch?v=ngFRoI6NivM) (tiene varias partes):

1. El acceso más común es a través de la vena yugular interna derecha; sin embargo, las derivaciones pueden crearse fácilmente mediante un abordaje yugular izquierdo. Se han empleado abordajes yugular externo, femoral, transhepático y transcavo. Se realiza una punción guiada por ecografía de la vena yugular interna. Una vez introducida una guía hacia la aurícula derecha (AD), el personal de la sala debe prestar especial atención al ECG. Pueden producirse arritmias durante los intentos de cruzar la válvula de Eustaquio hacia la VCI. El autor se asegura de que la señal del ECG sea audible para proporcionar una indicación rápida de posibles arritmias.
2. El introductor vascular se hace avanzar en la AD. Se registran las presiones auriculares iniciales. Si la presión media de la AD es superior a 10 mm Hg, se debe considerar la reducción de todos los líquidos innecesarios. Si la presión es muy alta, se considera si puede haber una hipertensión pulmonar no reconocida o una insuficiencia cardíaca valvular. Como regla general, los pacientes sometidos a TIPS deben estar «secos» de los líquidos intravenosos. Las TIPS aumentan la precarga cardíaca al desviar sangre portal de presión superior a la aurícula derecha. De manera intencionada, debe reducirse al mínimo el uso de líquidos intravenosos durante la TIPS.
3. Cuando se utiliza la guía de IVUS para el despliegue de la aguja de la vena hepática a la vena porta, se obtiene un acceso venoso femoral. Se prefiere la vena femoral derecha o la vena safena interna, pero también puede utilizarse la izquierda. Los catéteres ICE son de 8 Fr o 10 Fr y requieren un introductor de acceso de calibre adecuado. La sonda de IVUS se introduce sobre una guía en la VCI intrahepática y se rota hasta que pueda evaluarse la anatomía venosa portal y hepática. La sonda de IVUS también puede utilizarse para ayudar a seleccionar la vena hepática correcta en casos difíciles. Este abordaje puede reducir el uso de la fluoroscopia en manos experimentadas (8).
4. Se usa un catéter curvo multipropósito (MPA/B) para cateterizar una vena hepática adecuada. El orificio de la vena hepática derecha suele estar en un espacio más alto de lo «esperado» por fluoroscopia. El introductor vascular se hace avanzar en la vena seleccionada. Se realiza una flebografía hepática libre y enclavada con inyección manual. La angiografía rotacional puede ser útil para confirmar la vena hepática seleccionada. La flebografía con catéter enclavado o con dióxido de carbono por oclusión con balón (debido a la baja viscosidad del gas) puede ser útil para opacificar el sistema porta y mejorar la orientación de la vena porta. Como alternativa, la portografía con dióxido de carbono puede realizarse mediante inyección de gas directamente a través de la aguja de la TIPS en el parénquima hepático. Advertencia: la inyección del contraste yodado o dióxido de carbono con fuerza excesiva durante la flebografía enclavada ha dado lugar a laceraciones y hemorragias hepáticas graves o mortales. Si se utiliza IVUS para la punción de la vena porta, no debe utilizarse dióxido de carbono, ya que el gas residual dentro del parénquima oscurecerá la visualización ecográfica.
5. Se coloca una guía Amplatz® a través del catéter en la vena hepática seleccionada, se retira el catéter de diagnóstico y se avanzan la aguja de punción transyugular y los introductores que la rodean hasta la vena hepática. Puede ser útil hacer avanzar el sistema de agujas sobre una guía «invertida», es decir, con el extremo rígido de la guía Amplatz® en la vena hepática. La guía se retira y se aplica una suave presión hacia delante sobre la aguja para evitar su posible retracción por la respiración del paciente. Una jeringa parcialmente llena con medio de contraste se conecta al cono de la aguja.

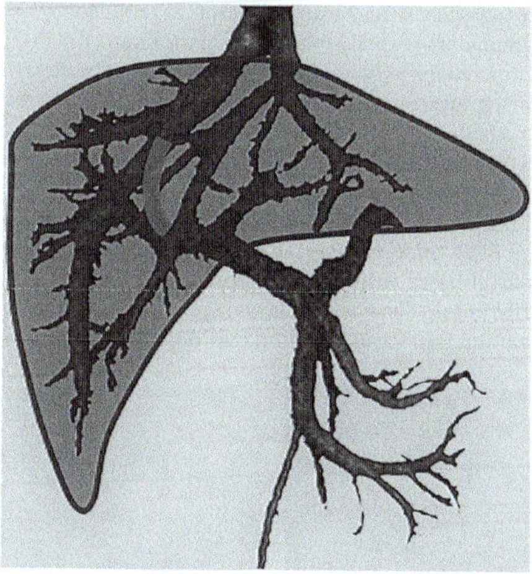

FIGURA 40-1 • Diagrama del curso intrahepático típico de una derivación portosistémica intrahepática transyugular (TIPS), que se extiende desde la vena hepática derecha a través del parénquima hepático hasta la vena porta derecha.

6. En casos difíciles (p. ej., TIPS transcava, síndrome de Budd-Chiari, trombosis de la vena porta), puede utilizarse una aguja fina coaxial de 60 cm a través de la aguja de Colapinto. Si se utiliza una aguja fina coaxial, se emplea una guía de nitinol de 180 cm de longitud y 0.457 mm (0.018″) cuando se introduce en una rama adecuada de la porta.
7. Cuando se utiliza el abordaje por la vena hepática derecha, la aguja se rota en sentido anterior y se desplaza centralmente dentro de la vena hasta aproximadamente 2 cm del orificio de la vena hepática. Se avanza en paralelo a la columna vertebral hasta la localización prevista de la vena porta intrahepática (fig. 40-1). La longitud del paso de la aguja es variable; depende del tamaño real del hígado y de las posiciones relativas de las venas porta y hepática. Los operadores pueden modificar la curva de la aguja doblándola antes de la inserción. Esto puede ser útil en casos de hígados cirróticos pequeños. A menudo, pueden estimarse mediante la evaluación fluoroscópica del hígado o con imágenes portográficas enclavadas. Debe tenerse precaución para evitar la rotura de la cápsula.
8. Debe aspirarse con jeringa de contraste mientras se retiran lentamente la aguja y el introductor. Al aspirar el líquido, se inyecta medio de contraste para identificar la estructura penetrada (vena porta, vena hepática, arteria hepática, vía biliar, linfáticos).
9. Si se ha puncionado una rama adecuada de la porta, la guía se manipula a través de la vena porta principal hacia las venas esplénica o mesentérica. Este es un paso crítico en la creación de la TIPS, pues convierte casi cualquier ingreso en la vena porta en un sitio a través del cual se pueden avanzar una guía rígida, un introductor, un balón de angioplastia o una endoprótesis. Debido a la respiración, el hígado se está moviendo en una dirección cefalocaudal (con la aguja en su sitio), por lo que es importante para mantener la orientación de rotación de la aguja dentro de la rama de la porta y avanzar la guía dentro de la aguja lo más rápidamente posible para evitar la pérdida del acceso a la vena porta. En casos realizados bajo anestesia general, algunos operadores piden una breve suspensión de la respiración durante estas maniobras.
10. Antes de retirar la aguja, la guía y los introductores vasculares exteriores se avanzan en el parénquima hasta el sitio de entrada de la vena porta y dentro de ella. Este paso facilita el avance subsecuente del catéter y del balón a través del tejido fibrótico periportal. Se retira la aguja, y un catéter de diagnóstico de 5 Fr se introduce en el vaso principal que irriga las varices (la vena esplénica para las varices esofágicas y gástricas, la vena mesentérica superior para las varices intestinales). En los pacientes con ascitis e hidrotórax, las imágenes de las varices no son relevantes, porque no debe llevarse a cabo ninguna embolización.

11. Se realiza una portografía y se registran las presiones portales.
12. El tracto en el parénquima se dilata con un balón de 8 mm (fig. 40-2). A continuación, se coloca un catéter marcador (a menudo un catéter centimetrado *pigtail* utilizado previamente para la portografía) dentro del tracto parenquimatoso. Se realiza una flebografía con contraste a través de la apertura lateral del introductor, posicionando la punta de este dentro del tracto o en la porción cefálica de la vena portal principal. Con estas imágenes se mide la longitud de la endoprótesis.
13. La totalidad del tracto de la TIPS se cubre con una endoprótesis cubierta de ePTFE, WALLSTENTS® u otras endoprótesis sin recubrimiento, que se extienden desde el sitio de entrada portal hasta varios milímetros dentro de la VCI. El extremo desnudo de la prótesis cubierta solo debe llegar a la vena porta principal. En los adultos, por regla general, se utilizan endoprótesis descubiertas de 10 mm de diámetro o dispositivos

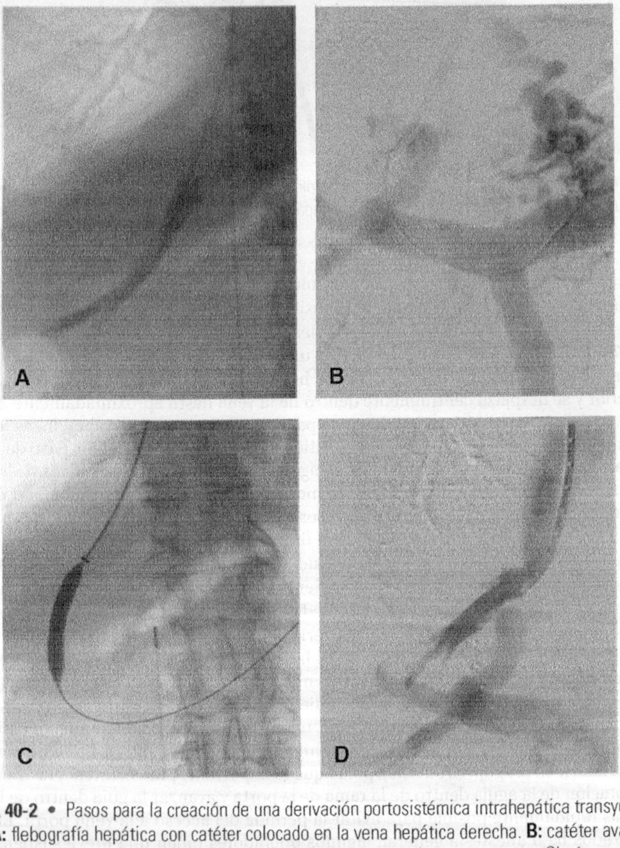

FIGURA 40-2 • Pasos para la creación de una derivación portosistémica intrahepática transyugular (TIPS). **A:** flebografía hepática con catéter colocado en la vena hepática derecha. **B:** catéter avanzado a través del tracto parenquimatoso para poder realizar una portografía con contraste. Obsérvense las varices gastroesofágicas que se originan en la vena esplénica. **C:** el tracto hepático se dilata con un balón de angioplastia. Obsérvese la presencia de un catéter de ecografía intravascular ICE (o EIC) dentro de la VCI intrahepática, orientado anteriormente hacia la vía intraparenquimatosa de la vena hepática a la vena porta. **D:** flebografía hepática simultánea con inyección a través del introductor y portografía con inyección a través de un catéter *pigtail* centimetrado avanzado en la vena porta principal. El catéter *pigtail* centimetrado se utiliza para permitir una medición precisa de la longitud para la selección de la endoprótesis.

VIATORR® de calibre ajustable. En los países asiáticos se ha generalizado el uso de endoprótesis cubiertas Fluency® (Benton Dickinson, Franklin Lakes, NJ) de 8 mm en combinación con una endoprótesis metálica coaxial sin recubrimiento. Los aspectos técnicos específicos de la medición de VIATORR® (mediante un catéter marcador radioopaco) y su despliegue deben incluirse en la formación específica sobre el dispositivo.

Criterios de valoración

a. Objetivo primario: crear la derivación de menor diámetro que alcance el criterio de valoración clínico deseado (9).
b. Hemorragia por varices esofágicas: reducción del gradiente portosistémico (portoauricular derecho) a ≤ 12 mm Hg. Si existen grandes derivaciones esplenorrenales espontáneas en un paciente con varices gástricas, puede ser necesario un gradiente inferior para desviar el flujo de las varices a la TIPS, seguida o precedida por la embolización ablativa de las varices usando *coils*, esclerosantes u otros líquidos embólicos.
c. Los criterios de valoración del gradiente de presión para la ascitis resistente al tratamiento (o hidrotórax hepático) están menos claros. Algunos autores sostienen que el gradiente debe ser inferior al usado para las varices esofágicas; este debe compensarse con la, a menudo mayor, encefalopatía basal hallada en los pacientes con ascitis resistente de larga duración. Dado que la TIPS es siempre paliativa, el efecto de la ascitis debe sopesarse con el riesgo de causar una encefalopatía portosistémica excesiva (o un empeoramiento de la función hepática). En el caso de pacientes con ascitis, siempre puede ampliarse la derivación en un segundo intento en el entorno ambulatorio, una vez medido el efecto clínico al cabo de 2 ó 3 semanas. Para los pacientes con síndrome de Budd-Chiari, existe evidencia de que unos gradientes iniciales más elevados pueden ser suficientes para el tratamiento del síndrome agudo o subagudo. En estos pacientes, los gradientes suelen disminuir rápidamente con la autodiuresis posterior.

14. VIATORR® CX (Controlled eXpansion) es una endoprótesis autoexpandible diseñada específicamente con una fuerza de expansión radial superior a la de WALLSTENT®. Está específicamente diseñada para expandirse hasta un diámetro mínimo de 8 mm, a menos que se dilate adicionalmente con balón, y para mantener el diámetro establecido a lo largo del tiempo. Esto permite al operador seleccionar el diámetro deseado durante la implantación para la creación del diámetro de derivación más pequeño que consiga el gradiente de presión deseado. Las endoprótesis VIATORR® CX se despliegan sobre una guía de 0.889 mm (0.035″) y tienen una gama de diámetros de 8 mm a 10 mm, con una longitud cubierta de 4 cm a 8 cm y una porción desnuda de 2 cm.
15. Si el paciente está sangrando activamente en el momento de la TIPS y se colocó un catéter con balón de taponamiento, deben desinflarse todos los balones y repetir las mediciones de presión y la flebografía esplénica después de la creación de la derivación, como se muestra en la figura 40-3. Si el flujo de las varices sigue siendo importante, deberá agrandarse aún más la derivación o complementarse con embolización de las varices. El exceso de dilatación de los WALLSTENT® con balones 1 mm a 2 mm más grandes que sus diámetros nominales compensará su fuerza radial expansiva relativamente baja y ayudará a la expansión completa de la endoprótesis. La sobredilatación no se realiza con endoprótesis de nitinol sin recubrimiento, VIATORR® u otros endoinjertos de ePTFE.
16. Se retiran todos los catéteres de acceso. Es preferible no dejar catéteres colocados en los sitios de acceso, teniendo en cuenta los informes de un mayor riesgo de infección y fiebre relacionadas con el sitio.

Manejo posterior al procedimiento

1. Las instrucciones y la observación posteriores al procedimiento vienen determinados por el estado clínico del paciente, es decir, cuidados intensivos o recuperación en planta.
2. La presión de la AD aumenta de manera sistemática con la formación de una TIPS. Cuando la presión media de la AD es > 10 mm Hg tras la TIPS, el autor prescribe una diuresis nocturna de > 1 L. El gasto cardíaco, el índice cardíaco y la presión de la AD pueden permanecer elevados durante más de 1 mes tras la TIPS. Las presiones auriculares derechas

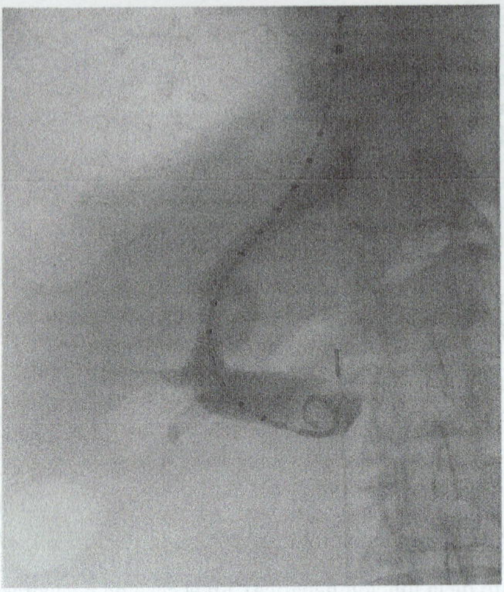

FIGURA 40-3 • Portografía posterior a la creación de la derivación portosistémica intrahepática transyugular (TIPS) que demuestra el flujo a través de la derivación portosistémica. Obsérvese la ausencia de opacificación de las varices gastroesofágicas observadas previamente.

finales excesivamente altas, especialmente en pacientes con hemorragia aguda bajo rehidratación, pueden limitar los efectos descompresivos de la derivación y provocar un edema pulmonar secundario evitable (que puede confundirse con un síndrome de dificultad respiratoria del adulto).

3. La mayoría de las derivaciones se revisten con endoinjertos de ePTFE. Si la TIPS se creó con endoprótesis metálicas sin recubrimiento, debe realizarse una ecografía de la TIPS basal tras el procedimiento antes del alta. Esto servirá como punto de referencia para la comparación durante el seguimiento ambulatorio de la derivación y detectará cualquier trombosis o estenosis aguda derivada del procedimiento, como las debidas a fístulas TIPS-biliares o la hipercoagulabilidad (p. ej., en pacientes con síndrome de Budd-Chiari). Si se utilizó un VIATORR®, se debe evitar la ecografía inmediata intrahospitalaria posterior a la TIPS; en la fase aguda, los espacios de aire dentro del material del injerto reflejarán el sonido, lo que se parece a una oclusión de la derivación. En el plazo de 1 a 2 semanas, el injerto suele «humedecerse» por acción capilar y se vuelve transparente desde el punto de vista ecográfico. La ecografía de referencia después de la TIPS y VIATORR® debe llevarse a cabo en el momento de la primera consulta ambulatoria para control de la de TIPS.
4. Si se utilizan endoprótesis metálicas sin recubrimiento, debe realizarse una ecografía a los 3, 6 y 12 meses durante el primer año y cada 3 a 6 meses después, en función del estado clínico. Dada la predilección de las derivaciones metálicas sin recubrimiento a desarrollar estenosis, debe considerarse la posibilidad de revestirlas con endoinjertos de ePTFE en cada momento. El seguimiento ecográfico puede ser menos frecuente en pacientes con dispositivos VIATORR®, dadas las expectativas de permeabilidad a largo plazo. Si se realiza por ascitis/hidrotórax recurrente, el seguimiento clínico debe complementar la ultrasonografía de la TIPS. La ascitis recurrente debe motivar la evaluación de la TIPS con flebografía y, en casos excepcionales, podría requerir la dilatación de la derivación o la creación de una derivación adicional (*v.* fig. 40-4).

Resultados

1. Éxito técnico de la creación de una TIPS entre la vena hepática y la rama intrahepática de la vena porta: 95 % (6).

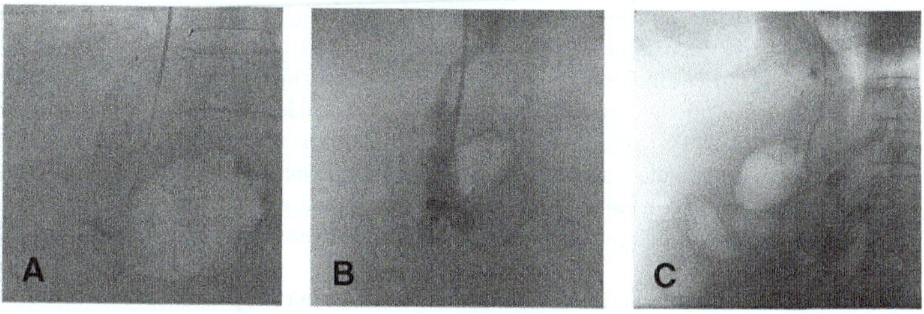

FIGURA 40-4 • Hombre de 45 años con antecedentes de creación de una derivación portosistémica intrahepática transyugular (TIPS) en 2011 por ascitis resistente al tratamiento. Requiere paracentesis de gran volumen cada 2 semanas. Se presenta para revisión de la TIPS y posible creación de una TIPS paralela. La revisión muestra una presión portal elevada de 32 mm Hg con un gradiente portosistémico de 22 mm Hg. Esto no mejoró con la angioplastia con balón de la TIPS existente. **A:** aguja de Colapinto pasada desde la vena cava inferior (VCI) intrahepática a través del parénquima hepático. **B:** portografía a través del nuevo tracto transhepático. **C:** colocación de la endoprótesis VIATORR® dentro del tracto parenquimatoso hepático, lo que completa la creación de la TIPS en paralelo a la TIPS existente.

2. Éxito hemodinámico de la reducción posterior a la TIPS del gradiente portosistémico por debajo de un umbral elegido para esa indicación: 95 % (6).
3. Éxito clínico: muchos ensayos aleatorizados han comparado la TIPS con el tratamiento endoscópico de la hemorragia esofágica por varices. Las tasas medias de nueva hemorragia tras la TIPS y el tratamiento endoscópico fueron del 19 % (intervalo del 9.8 % al 24 %) y del 47 % (intervalo del 24 % al 57 %), respectivamente (2,3,6). El aumento de los ensayos controlados prospectivos y los datos de registros a gran escala han puesto de relieve el valor de la «TIPS precoz»; en otras palabras: la TIPS realizada a los pocos días de una hemorragia por varices esofágicas ha demostrado reducir las nuevas hemorragias en comparación con el tratamiento endoscópico, así como la morbimortalidad (2,4).

Complicaciones

1. Las complicaciones del procedimiento se muestran en la tabla 40-1.
2. Encefalopatía hepática: después de todas las formas de derivación portosistémica puede aparecer una encefalopatía hepática espontánea o agravarse una previa. El factor pronóstico más fuerte es la encefalopatía preexistente. El riesgo es mayor en pacientes con ascitis refractaria, porque la hepatopatía subyacente es más grave.
3. Las TIPS creadas con endoprótesis no recubiertas son propensas a la estenosis de la derivación, que resulta en hipertensión portal en el 25 % al 50 % de los casos dentro de 6 a 12 meses posprocedimiento. Lo anterior destaca la obligatoriedad de realizar un seguimiento rutinario de revisión y profiláctico. La tasa de estenosis de las TIPS se reduce enormemente con las endoprótesis revestidas con ePTFE (7). El seguimiento clínico sistemático de los pacientes con TIPS es un aspecto necesario de la atención radiológica intervencionista. Es importante la coordinación con hepatólogos, gastroenterólogos y, cuando sea pertinente, médicos de trasplante de hígado.
4. Las hemorragias recurrentes casi siempre se asocian con hipertensión portal recurrente debido a la estenosis o trombosis de la derivación. En el marco de una hemorragia recurrente o de acumulación de líquidos, las ecografías de TIPS «negativas» no deben disuadir a los operadores de la ausencia de necesidad de un cateterismo directo de la derivación y de una evaluación hemodinámica.

Tratamiento de las complicaciones

1. Encefalopatía hepática: los tratamientos de primera línea incluyen rifaximina oral en dosis de 550 mg dos veces al día junto con lactulosa oral. La lactulosa suele iniciarse con 30 mL

dos o tres veces al día. Debe instruirse a los pacientes para que autorregulen sus dosis a una media de dos o tres deposiciones al día. Si estas medidas resultan insuficientes (o la función hepática se deteriora notablemente tras la TIPS), puede ser necesario reducir el tamaño de la derivación. Esto puede conseguirse mediante la colocación de una endoprótesis estenótica dentro de la TIPS original. En casos de encefalopatía no controlada e insuficiencia hepática progresiva, puede realizarse una oclusión intencionada de la derivación mediante un catéter de oclusión con balón o un tapón intravascular. Esto debe reservarse para casos extremos, dado que puede precipitar hemorragias varicosas recurrentes o insuficiencia hepatorrenal (10).

2. Estenosis o trombosis de la derivación: la trombosis de la endoprótesis suele ser secundaria a una estenosis u oclusión subyacente. El trombo en la derivación puede eliminarse mediante dilatación con balón; rara vez se requiere trombólisis química. Las estenosis que se producen en la unión de la vena porta pueden tratarse mediante angioplastia, aunque las endoprótesis tienen una menor tasa de recurrencia y pueden prevenir la reestenosis futura. La localización más frecuente de la estenosis de la derivación es un segmento sin endoprótesis de la vena hepática nativa, lo que subraya la necesidad de extender los endoinjertos hasta el orificio de la vena cava. La estenosis dentro de la porción intrahepática de los tractos de endoprótesis sin recubrimiento-TIPS puede indicar una comunicación con los conductos biliares. Si el tracto de la TIPS obstruida no puede recanalizarse, se puede establecer una nueva TIPS, normalmente a partir de otra vena hepática.
3. Hiperbilirrubinemia posterior a la TIPS. Se hace un diagnóstico diferencial parcial: derivación demasiado grande, hepatopatía isquémica (por hipotensión relacionada con hemorragia aguda o reanimación [transaminitis marcada]), compresión de las vías biliares por las endoprótesis de la TIPS (fosfatasa alcalina elevada y sin elevación de las transaminasas), hemólisis (cambio en el recuento de reticulocitos, haptoglobina, hemoglobina baja), hígado isquémico debido a una lesión en la arteria hepática (transaminitis), hemobilia (hemorragia digestiva baja o melena).

Referencias bibliográficas

1. He F, Zhao H, Dai S, et al. Transjugular intrahepatic portosystemic shunt for Budd-Chiari syndrome with diffuse occlusion of hepatic veins. *Sci Rep.* 2016;6:36380. doi:10.1038/srep36380
2. García-Pagán JC, Caca K, Bureau C, et al. Early use of TIPS in patients with cirrhosis and variceal bleeding. *N Engl J Med.* 2010;362(25):2370–2379. doi:10.1056/nejmoa0910102
3. Boyer TD, Haskal ZJ. AASLD practice guidelines the role of transjugular intrahepatic portosystemic shunt (TIPS) in the management of portal hypertension update 2009. *Hepatology.* 2010;51(1):306. Published online 2009. doi:10.1002/hep.23392
4. Lv Y, Yang Z, Liu L, et al. Early TIPS with covered stents versus standard treatment for acute variceal bleeding in patients with advanced cirrhosis: a randomised controlled trial. *Lancet Gastroenterol Hepatol.* 2019;4(8):587–598. doi:10.1016/S2468-1253(19)30090-1
5. Bureau C, Thabut D, Oberti F, et al. Transjugular intrahepatic portosystemic shunts with covered stents increase transplant-free survival of patients with cirrhosis and recurrent ascites. *Gastroenterology.* 2017;152(1):157–163. doi:10.1053/j.gastro.2016.09.016
6. Dariushnia SR, Haskal ZJ, Midia M, et al. Quality improvement guidelines for transjugular intrahepatic portosystemic shunts. *J Vasc Interv Radiol.* 2016;27(1):1–7. doi:10.1016/j.jvir.2015.09.018
7. Perarnau JM, Le Gouge A, Nicolas C, et al. Covered vs. uncovered stents for transjugular intrahepatic portosystemic shunt: a randomized controlled trial. *J Hepatol.* 2014;60(5):962–968. doi:10.1016/j.jhep.2014.01.015
8. Gipson MG, Smith MT, Durham JD, et al. Intravascular US–guided portal vein access: improved procedural metrics during TIPS creation. *J Vasc Interv Radiol.* 2016;27(8):1140–1147. doi:10.1016/j.jvir.2015.12.002
9. Trebicka J, Bastgen D, Byrtus J, et al. Smaller-diameter covered transjugular intrahepatic portosystemic shunt stents are associated with increased survival. *Clin Gastroenterol Hepatol.* 2019;17(13):2793–2799.e1. doi:10.1016/j.cgh.2019.03.042
10. Madoff DC, Wallace MJ, Ahrar K, et al. TIPS-related hepatic encephalopathy: management options with novel endovascular techniques. *Radiographics.* 2004;24(1):21–36. doi:10.1148/rg.241035028

41 Obliteración transvenosa retrógrada de las varices

John T. Matson, MD y
Ziv J. Haskal, MD, FSIR, FAHA, FACR, FCIRSE

Introducción

La hemorragia por varices gástricas es una complicación potencialmente mortal de la hipertensión portal. La obliteración transvenosa retrógrada (RTO, *retrograde transvenous obliteration*) de las varices es un procedimiento mediante el cual se logra la oclusión ascendente de una derivación portosistémica patológica mediante el uso de esclerosantes o soluciones embolizantes y dispositivos oclusivos mecánicos. La RTO de varices gástricas con esclerosantes como la etanolamina se utiliza en Asia desde hace más de 20 años. Se ha extendido ampliamente en Occidente, y las técnicas, el dispositivo y los agentes utilizados han evolucionado. Las variaciones de este procedimiento incluyen las técnicas originales de oclusión con balón (BRTO), asistida por tapón (PARTO) y asistida por *coil* (CARTO), que utilizan Gelfoam en lugar de agentes esclerosantes y han demostrado ser bastante eficaces (1).

Indicaciones

1. Prevención secundaria de la hemorragia por varices gástricas recurrentes. En la mayoría de los casos, la BRTO (y sus variantes) no se realiza durante la hemorragia aguda de las varices, aunque la evolución del procedimiento permite su uso, cada vez más frecuente, en estas circunstancias (2,3).
2. Profilaxis primaria de la hemorragia por varices gástricas. Se trata de una indicación frecuente en Asia. La comparación de los resultados publicados de las series respectivas debe tener en cuenta la comparación de cohortes distintas, es decir, pacientes que han sangrado (prevención secundaria) frente a los que nunca han sangrado (profilaxis primaria).
3. Tratamiento de la hipertensión portal agravada por encefalopatía portosistémica (tipo derivación), desarrollo secundario de ascitis o empeoramiento de las varices esofágicas. La obliteración del *shunt* (derivación) puede mejorar la función hepática. (4,5).
4. Hemorragia por varices ectópicas (p. ej., duodenales) (6). Desde el punto de vista anatómico, todas las varices a tratar (gástricas o ectópicas) deben tener un drenaje eferente accesible mediante catéter (p. ej., derivación gastrorrenal o gastrocava). Véase la figura 41-1 como ejemplo de una derivación con anatomía accesible.

Contraindicaciones

Absolutas

1. Coagulopatía no corregible.
2. El paciente es demasiado inestable como para tolerar el tiempo requerido para el procedimiento. Estos individuos pueden ser más adecuados para una derivación portosistémica intrahepática transyugular (TIPS).

Relativas

1. Ascitis resistente al tratamiento.
2. Varices esofágicas asociadas de alto riesgo (los procedimientos de RTO aumentan las presiones absolutas del sistema porta y pueden provocar ascitis y varices esofágicas nuevas o empeoramiento de las mismas).
3. Disfunción hepática grave.

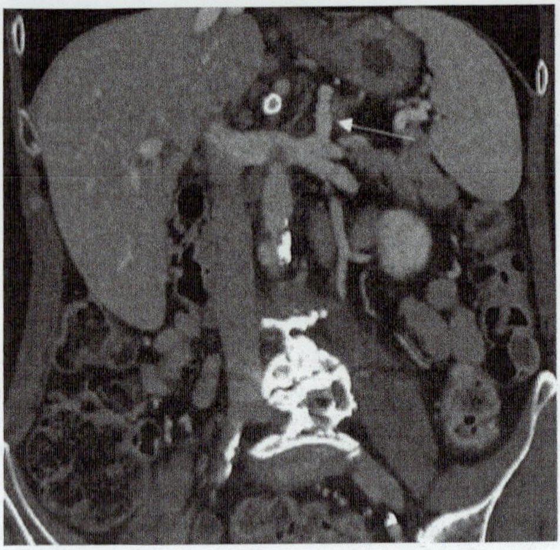

FIGURA 41-1 • Paciente con cirrosis de 62 años con varices submucosas en el fondo gástrico y drenaje prominente de la derivación gastrorrenal (*flecha*) hacia la vena renal izquierda, que sería susceptible de obliteración transvenosa de las varices.

Preparación previa al procedimiento

1. Consentimiento informado.
2. Tomografía computarizada (TC) con contraste de fase triple o angiografía por resonancia magnética (ARM)/flebografía por resonancia magnética (FRM) para evaluar la vena porta y la extensión de la derivación portosistémica. La TC puede ser más útil debido a su accesibilidad y porque permite reconstrucciones multiplanares. Es importante evaluar el tamaño de la derivación gastrorrenal para determinar la adecuación del procedimiento y la selección del dispositivo. También es importante conocer el volumen del flujo portal a la derivación. Esto puede ser difícil, porque algunas de estas derivaciones pueden tener varias venas aferentes pequeñas. Los estudios por imagen también se pueden usar para identificar venas colaterales que pueden requerir embolización antes de la instilación de esclerosantes (p. ej., venas frénicas o pericardiofrénicas).
3. Evaluación de laboratorio que incluya perfil metabólico básico y de electrólitos, hemograma completo, parámetros de coagulación y pruebas de función hepática. Los recuentos de plaquetas por encima de 40 000 a 50 000 son adecuados para realizar este procedimiento.
4. Monitorización hemodinámica con electrocardiograma, presión arterial y saturación de oxígeno.
5. En los pacientes con hemorragia aguda e inestabilidad hemodinámica debe instituirse una reanimación agresiva. Para ello pueden ser necesarios eritrocitos sedimentados, plasma fresco congelado, plaquetas, crioglobulina, vasopresores y líquidos intravenosos.
6. La sedación consciente con fentanilo intravenoso y midazolam es adecuada para la mayoría de los pacientes.
7. Reunir los componentes necesarios.
   Agente de embolización o esclerosante (7):
   a. Tetradecil sulfato de sodio (STS) (Sotradecol®, AngioDynamics, Queensbury, NY).
   b. Oleato de etanolamina (Oldamin®, Grelan Pharmaceutical, Tokio, Japón). A menudo, se requiere haptoglobina como parte de su uso.
   c. Espuma de polidocanol (Polidocasklerol®, ZERIA Pharmaceutical, Tokio, Japón).
   d. *n*-butil cianoacrilato. Se ha informado del uso de pegamentos en algunos procedimientos de RTO.

e. Gelfoam® (Pharmacia & Upjohn, Nueva York, NY). Es el agente primario utilizado durante los procedimientos PARTO o CARTO.
f. Etiodol (mezclado en ocasiones con otros esclerosantes, según la preferencia del operador, para mejorar la radioopacidad o aumentar la estabilidad de la espuma).
g. Catéteres de oclusión con balón (solo necesarios para el procedimiento de BRTO; otros pueden ser igualmente adecuados):
   (1) Coda® (Cook Medical, Bloomington, IN).
   (2) Balón de oclusión Python® (Applied Medical, Rancho Santa Margarita, CA).
   (3) Equalizer® (Boston Scientific Corporation, Natick, MA).
h. Tapones (necesarios para la técnica PARTO):
   (1) Tapón Amplatzer® (St. Jude Medical, St. Paul, MN). Normalmente se requieren tamaños mínimos de 14 mm de diámetro o mayores; estos se sobredimensionan hasta el extremo suprarrenal distal (yuxtarrenal) de la derivación, donde suele haber un segmento estrecho.
i. *Coils* (para CARTO):
   (1) *Coils* de embolización de polímero o metálicos, empujables frente a desprendibles.

Procedimiento

Obliteración transvenosa retrógrada con balón (fig. 41-2)

1. El acceso se realiza a través de las venas femoral o yugular interna. A continuación, se coloca un introductor adecuado en función del tamaño estimado del orificio de la derivación y del balón de oclusión necesario. Por lo general, son adecuados introductores vasculares de 7 Fr a 9 Fr y de 50 cm a 70 cm de largo.
2. Cateterismo de la derivación gastrorrenal que tiene su origen en la vena renal izquierda:
   a. Se utiliza un catéter de 4 Fr o 5 Fr (Cobra, curva inversa, Simmons 1 o Headhunter) para seleccionar la vena renal izquierda; puede ser útil una guía de curva controlable o el extremo posterior de una guía curvado a mano (que se mantiene dentro de la luz del catéter). El introductor exterior se avanza sobre el catéter hasta la vena renal central. El catéter se rota suavemente mientras se tensa, en dirección a la pared cefálica de la vena renal izquierda. La vena gastrorrenal desemboca en la vena renal izquierda a través de la vena suprarrenal agrandada a lo largo de su cara central cefálica.
   b. Se introduce una guía metálica o hidrófila suave recubierta con teflón en la derivación gastrorrenal, tras lo cual se coloca un introductor largo sobre el catéter de diagnóstico y la guía más allá de la unión de la derivación y la vena renal. Puede colocarse un catéter o una «guía paralela» junto a la guía original. Tras la flebografía de la derivación, se cambia el catéter por el tapón (un balón de oclusión del tamaño adecuado). El balón se coloca en una posición caudal segura dentro de la derivación, se infla suavemente y se realiza una flebografía retrógrada con contraste para empezar a mapear (cartografiar) la derivación. Puede utilizarse contraste yodado y dióxido de carbono, así como TC de haz cónico.
   c. En Asia se dispone de catéteres de oclusión BRTO de curva inversa de uno y dos balones, que pueden reducir el número de pasos del cateterismo de la vena gastrorrenal.
3. La evaluación a través de la flebografía de oclusión de la anatomía de la derivación puede revelar venas colaterales, por ejemplo, paravertebrales, pericárdicas, pericardiofrénicas o venas frénicas inferiores, que requerirían un *coil* de embolización antes de la instilación del esclerosante. De lo contrario, cuando se usan esclerosantes líquidos, estas venas de gran tamaño podrían impedir el llenado con contraste de todas las varices y, por tanto, la necesidad de esqueletizar la derivación. Debe identificarse la «aferencia» de la derivación (es decir, en dirección a la vena esplénica) para poder instilar la cantidad apropiada de solución embólica, suficiente para ocluir la mayoría de las varices, pero sin embolización no deseada en la vena esplénica.
4. Se avanza un microcatéter a través de la luz del balón dentro de las varices en la medida de lo posible. La intención es exponer la mayoría de las varices al agente oclusivo o esclerosante, sin reflujo hacia la vena esplénica.

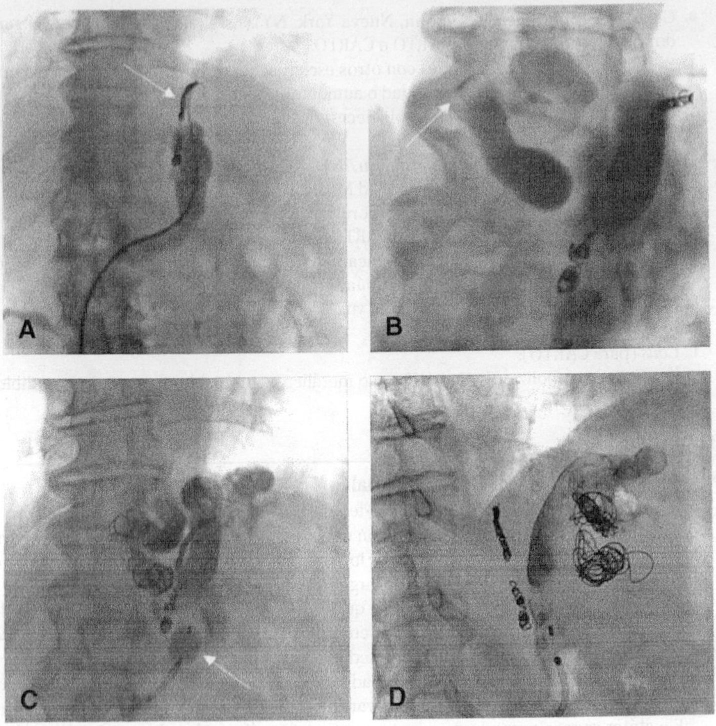

FIGURA 41-2 • Mujer de 68 años con antecedentes de esteatohepatitis no alcohólica, recanalización de la vena paraumbilical y grandes varices gástricas observadas en la imagen transversal y la endoscopia. **A:** la flebografía de la derivación reveló una vena eferente prominente «competidora» (frénica en este caso) que se embolizó con *coils* (*flecha*). Tras la embolización, no se observaron colaterales adicionales. **B:** inyección de esclerosante de espuma Sotradecol® a través de un microcatéter (*flecha*) avanzado coaxialmente a través de un balón de oclusión Python. **C:** relleno completo de la variz con *coils* y esclerosante. El balón de oclusión (*flecha*) se dejó inflado durante 7 h. En la revisión, se observó cierto movimiento del esclerosante en el momento del desinflado, por lo que se volvió a inflar y se dejó inflado durante la noche. **D:** columna de contraste estancada con el balón desinflado en la revisión de la mañana siguiente.

5. El agente esclerosante de elección se mezcla con gas y medio de contraste. Puede utilizarse la siguiente preparación de Sotradecol: 2 mL de tetradecil sulfato de sodio al 3 %, 1 mL de lipiodol y 3 mL de aire (8). Puede utilizarse dióxido de carbono, y hasta puede ser preferible.
6. El esclerosante se inyecta bajo guía fluoroscópica y el balón de oclusión se deja inflado.
7. El balón suele desinflarse ~4 h después o más, aunque se han descrito protocolos más breves. Si persiste el flujo, pueden hacerse de nuevo el inflado y la esclerosis.

Obliteración transvenosa retrógrada asistida por tapón/*coils* (PARTO/CARTO) (fig. 41-3)

1. Se obtiene acceso al cortocircuito según lo descrito. Se debe usar un introductor vascular largo de calibre suficiente para permitir la aplicación del tapón adecuado (o una masa de *coils*) y el catéter paralelo (paraxial) para administrar la solución embólica.
2. Realizar una flebografía de la derivación.
3. Se avanza un microcatéter o un catéter de diagnóstico de 4 Fr o 5 Fr en la derivación.
4. Para la oclusión retrógrada con tapones, se introduce un dispositivo de gran tamaño AMPLATZER Vascular Plug II® (AVP-II) sobredimensionado (disponible en tamaños de hasta 22 mm de diámetro) en la derivación, *pero no se separa de su mandril de colocación.*

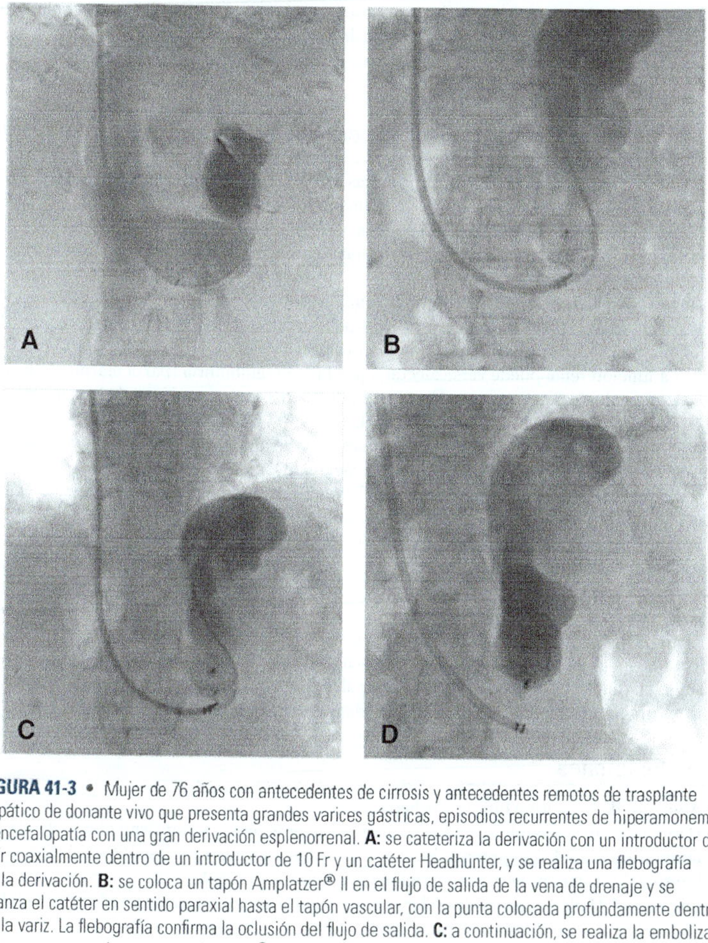

FIGURA 41-3 • Mujer de 76 años con antecedentes de cirrosis y antecedentes remotos de trasplante hepático de donante vivo que presenta grandes varices gástricas, episodios recurrentes de hiperamonemia y encefalopatía con una gran derivación esplenorrenal. **A:** se cateteriza la derivación con un introductor de 7 Fr coaxialmente dentro de un introductor de 10 Fr y un catéter Headhunter, y se realiza una flebografía de la derivación. **B:** se coloca un tapón Amplatzer® II en el flujo de salida de la vena de drenaje y se avanza el catéter en sentido paraxial hasta el tapón vascular, con la punta colocada profundamente dentro de la variz. La flebografía confirma la oclusión del flujo de salida. **C:** a continuación, se realiza la embolización con una mezcla espesa de Gelfoam®; debe tenerse cuidado de evitar la embolización no deseada de las venas renales o esplénicas. La obtención de imágenes en múltiples oblicuidades mientras se rellena la variz es útil para determinar el objetivo final de rellenado de la variz sin reflujo hacia la vena esplénica. **D:** una vez alcanzada la embolización/rellenado completo de la variz, se coloca el tapón vascular.

Para los abordajes CARTO, se utilizan *coils* de embolización, que se despliegan junto con el microcatéter o el catéter de 0.889 mm (0.035") que se ha colocado en la profundidad de la variz.

5. Se inyecta una solución espesa de Gelfoam® y contraste yodado en la variz a través del catéter dentro de la porción cefálica de la derivación. El tapón oclusivo impide la salida de esta solución. Pueden ser necesarios volúmenes relativamente grandes de esta solución. La columna estática puede visualizarse fácilmente a medida que la variz se llena progresivamente. Las imágenes oblicuas son valiosas para discernir cuándo la columna de Gelfoam® empieza a «girar» hacia abajo, hacia la vena esplénica, o rellena suficientemente las varices fúndicas. Una vez alcanzado un grado suficiente de estasis en las varices, el tapón se libera en la «base» distal varicosa y concluye el procedimiento. Algunos operadores han optado por mezclar esclerosantes en la solución de Gelfoam®.

6. Las ventajas de este método incluyen una sola sesión, menor necesidad de embolización de colaterales y menor riesgo de esclerosis de los vasos no deseados.

Manejo posterior al procedimiento

1. Los pacientes que van a recibir una BRTO programada suelen ingresar para pasar la noche en observación; esto es opcional.
2. La evaluación de laboratorio en las primeras 48 h puede mostrar un incremento leve de la bilirrubina total y de los parámetros de función hepática, en general autolimitado, quizá relacionado con el aumento de la presión y el flujo portal. El deterioro persistente de la función hepática es indicación para una ecografía Doppler hepática para descartar la trombosis de la vena porta.
3. Deben controlarse el estado hídrico y la función renal del paciente:
   a. Después de la obliteración de las varices puede aparecer ascitis, hidrotórax y edema del miembro inferior o exacerbarse estos síntomas.
   b. La función renal puede verse afectada por la hemoglobinuria (particularmente con el uso de oleato de etanolamina), el medio de contraste, la trombosis de la vena renal o el desarrollo del síndrome hepatorrenal.
4. La endoscopia digestiva alta en combinación con la ecografía endoscópica puede utilizarse en el postoperatorio para verificar la obliteración de las varices gástricas.
5. Deben realizarse imágenes transversales (flebografía por tomografía computarizada [FTC] o FRM) al menos una vez durante el seguimiento clínico ambulatorio entre los 3 y los 6 meses y, posteriormente, según esté clínicamente indicado.

Resultados (8-10)

1. Éxito técnico registrado entre el 80 % y el 100 %.
2. Trombosis completa de las varices gástricas: 75 % a 100 %. La mayoría de los informes sugieren una trombosis completa superior al 95 %.
3. Hemorragia recurrente de las varices gástricas entre el 0 % y el 9 %.

Complicaciones

1. Aumento de la ascitis e hidrotórax hepático.
2. Hemoglobinuria cuando se utiliza el agente esclerosante que contiene oleato de etanolamina-iopamidol, que provoca hemólisis. Pueden administrarse de 2000 U a 4000 U de haptoglobina para prevenir la aparición de insuficiencia renal.
3. La rotura del balón con fuga de esclerosante o agente de embolización puede causar embolia pulmonar o trombosis de la vena renal.
4. Empeoramiento de las varices esofágicas (9,10).
5. Tasa de trombosis de la vena porta del 1 % (10).
6. Dolor abdominal.
7. Fiebre.

Referencias bibliográficas

1. Kim DJ, Darcy MD, Mani NB, et al. Modified balloon-occluded retrograde transvenous obliteration (BRTO) techniques for the treatment of gastric varices: vascular plug-assisted retrograde transvenous obliteration (PARTO)/coil-assisted retrograde transvenous obliteration (CARTO)/balloon-occluded antegrade transvenous obliteration (BATO). *Cardiovasc Intervent Radiol.* 2018;41(6): doi:10.1007/s00270-018-1896-1
2. Wang ZW, Liu JC, Zhao F, et al. Comparison of the effects of TIPS versus BRTO on bleeding gastric varices: a meta-analysis. *Can J Gastroenterol Hepatol.* 2020;2020:5143013. doi:10.1155/2020/5143013
3. Paleti S, Nutalapati V, Fathallah J, et al. Balloon-occluded retrograde transvenous obliteration (BRTO) versus transjugular intrahepatic portosystemic shunt (TIPS) for treatment of gastric varices because of portal hypertension: a systematic review and meta-analysis. *J Clin Gastroenterol.* 2020;54(7):655–660. doi:10.1097/MCG.0000000000001275

4. Kumamoto M, Toyonaga A, Inoue H, et al. Long-term results of balloon-occluded retrograde transvenous obliteration for gastric fundal varices: hepatic deterioration links to portosystemic shunt syndrome. *J Gastroenterol Hepatol.* 2010;25(6):1129–1135. doi:10.1111/j.1440-1746.2010.06262.x
5. Mukund A, Chalamarla LK, Singla N, et al. Intractable hepatic encephalopathy in cirrhotic patients: mid-term efficacy of balloon-occluded retrograde portosystemic shunt obliteration. *Eur Radiol.* 2020;30(6):3462–3472. doi:10.1007/s00330-019-06644-4
6. Minami S, Okada K, Matsuo M, et al. Treatment of bleeding stomal varices by balloon-occluded retrograde transvenous obliteration. *J Gastroenterol.* 2007;42(1):91–95. doi:10.1007/s00535-006-1960-5
7. Kim YH, Kim YH, Kim CS, et al. Comparison of balloon-occluded retrograde transvenous obliteration (BRTO) using ethanolamine oleate (EO), BRTO using sodium tetradecyl sulfate (STS) foam and vascular plug-assisted retrograde transvenous obliteration (PARTO). *Cardiovasc Intervent Radiol.* 2016;39(6):840–846. doi:10.1007/s00270-015-1288-8
8. Sabri SS, Swee W, Turba UC, et al. Bleeding gastric varices obliteration with balloon-occluded retrograde transvenous obliteration using sodium tetradecyl sulfate foam. *J Vasc Interv Radiol.* 2011;22(3):309–316. doi:10.1016/j.jvir.2010.11.022
9. Akahoshi T, Hashizume M, Tomikawa M, et al. Long-term results of balloon-occluded retrograde transvenous obliteration for gastric variceal bleeding and risky gastric varices: a 10-year experience. *J Gastroenterol Hepatol.* 2008;23(11):1702–1709. doi:10.1111/j.1440-1746.2008.05549.x
10. Park JK, Saab S, Kee ST, et al. Balloon-occluded retrograde transvenous obliteration (BRTO) for treatment of gastric varices: review and meta-analysis. *Dig Dis Sci.* 2015;60(6):1543–1553. doi:10.1007/s10620-014-3485-8

42 Embolización de varicocele

Lindsay Machan, MD

Introducción (1,2)

Un varicocele es una acumulación de varices dentro del plexo pampiniforme (espermático venoso) debido a un reflujo en la vena espermática interna (VEI). Esta enfermedad afecta entre el 10 % y el 15 % de la población general, pero se detecta entre el 30 % y el 40 % de los hombres que se someten a pruebas de esterilidad. Según el método utilizado para el diagnóstico, son bilaterales en el 17 % al 77 % de los hombres. Los varicoceles derechos aislados son infrecuentes; la recomendación tradicional es iniciar la obtención de imágenes transversales para excluir un tumor renal o retroperitoneal; sin embargo, datos recientes sugieren que esta asociación es poco frecuente (3). Tradicionalmente, el diagnóstico se realizaba mediante exploración clínica; sin embargo, al igual que en otros trastornos del reflujo venoso, la ecografía se ha convertido en la piedra angular del diagnóstico (4).

La prueba de que la reparación del varicocele mejora la esterilidad sigue siendo poco sólida; sin embargo, existe una aceptación general de que el tratamiento mejora las anomalías de la producción de semen: mediante las medidas tradicionales de disminución de la motilidad espermática, morfología anómala y disminución del recuento de espermatozoides y mediante medios de evaluación más nuevos como el índice de fragmentación del ADN. Aunque la conexión entre varicocele y esterilidad sigue siendo controvertida, no lo es su asociación con dolor inguinal crónico y la atrofia testicular en el varicocele en adolescentes.

Indicaciones (5,6)

1. Dolor inguinal crónico (excluidas otras etiologías).
2. Esterilidad y anomalías del semen apropiadas.
3. Varicocele recurrente tras reparación quirúrgica.
4. Atrofia testicular en un paciente pediátrico.

Contraindicaciones

1. Reacciones anafilactoides graves a los medios de contraste.
2. Coagulopatía no corregible.
3. Insuficiencia renal grave.

Preparación previa al procedimiento

1. Ecografía escrotal (4). Existen criterios diagnósticos publicados, pero no se aplican de manera generalizada y universal. Cada vez se utiliza más el reflujo anómalo con maniobra de Valsalva en lugar de los rígidos criterios del tamaño, ya que el diámetro venoso varía significativamente con la hidratación, la ansiedad y el esfuerzo inspiratorio.
2. Análisis de laboratorio (pueden omitirse en pacientes jóvenes sin antecedentes médicos pertinentes): hemoglobina (Hgb), recuento de plaquetas, cociente internacional normalizado (INR, *international normalized ratio*), creatinina (Cr) o filtración glomerular estimada (FGe).
3. Restricción de ingesta oral según protocolo institucional para sedación intravenosa. El de los autores es no sólidos durante 6 h antes del procedimiento, líquidos claros solo hasta 2 h antes.
4. Obtener el consentimiento informado. Se trata de un procedimiento ambulatorio, así que hay que asegurarse de que alguien pueda acompañar al paciente a casa.
5. Establecer una vía intravenosa periférica y monitorización adecuada.
6. Sedar con midazolam por vía intravenosa y fentanilo.

Procedimiento (2,5)

1. Deben evitarse las imágenes fluoroscópicas directas del escroto. En la medida de lo posible, las imágenes deben obtenerse solo con fluoroscopia de baja dosis (debe evitarse la angiografía por sustracción digital [ASD]), y archivarse mediante el uso de imágenes fluoroscópicas almacenadas. Rara vez se utiliza blindaje testicular.
2. Inserción guiada por ecografía de un introductor de 5 Fr o 6 Fr para acceder a la vena yugular interna derecha, la vena antecubital o la vena femoral común. La vena yugular interna derecha permite el acceso más directo a la vena espermática derecha.
3. Catéteres:
   a. Vena yugular interna derecha o axilar: pueden utilizarse catéteres polivalentes de 5 Fr o 6 Fr para seleccionar las venas espermáticas izquierda y derecha, normalmente sin necesidad de catéteres coaxiales ni de intercambio de catéteres.
   b. Abordaje femoral:
      (1) Varicocele izquierdo: se utiliza un catéter Cobra de 5 Fr, que permite el acceso a la vena renal izquierda. Algunos operadores lo pasan coaxialmente a través de un introductor renal de 6 Fr en forma de doble curva. Puede utilizarse un microcatéter para pasar a través de válvulas difíciles o vasos colaterales tortuosos.
      (2) Varicocele derecho: se utiliza un catéter de curva inversa, como el Simmons 1, que es útil para seleccionar la VEI derecha. Siempre se requerirá un microcatéter coaxial para la embolización.
4. El catéter debe introducirse bien en la vena renal izquierda. Durante la maniobra de Valsalva debe realizarse una inyección manual de contraste lo suficientemente fuerte como para permitir la visualización de posibles venas colaterales. Se observa el origen de la vena espermática izquierda.
5. Para seleccionar el orificio de la VEI izquierda (fig. 42-1), durante la maniobra de Valsalva se retira el catéter a lo largo del margen inferior de la vena renal izquierda mientras se inyecta el contraste con suavidad.
6. Una vez lograda una posición estable del catéter de la VEI, normalmente con la ayuda de una guía con punta en ángulo, se realiza una flebografía selectiva. Si hay válvulas insuficientes, el contraste debe fluir de forma retrógrada hacia el testículo, especialmente durante una maniobra de Valsalva. Pueden observarse colaterales que se originan en la región renal del hilio o en la región paralumbar. Una mesa basculante puede ofrecer un beneficio adicional.

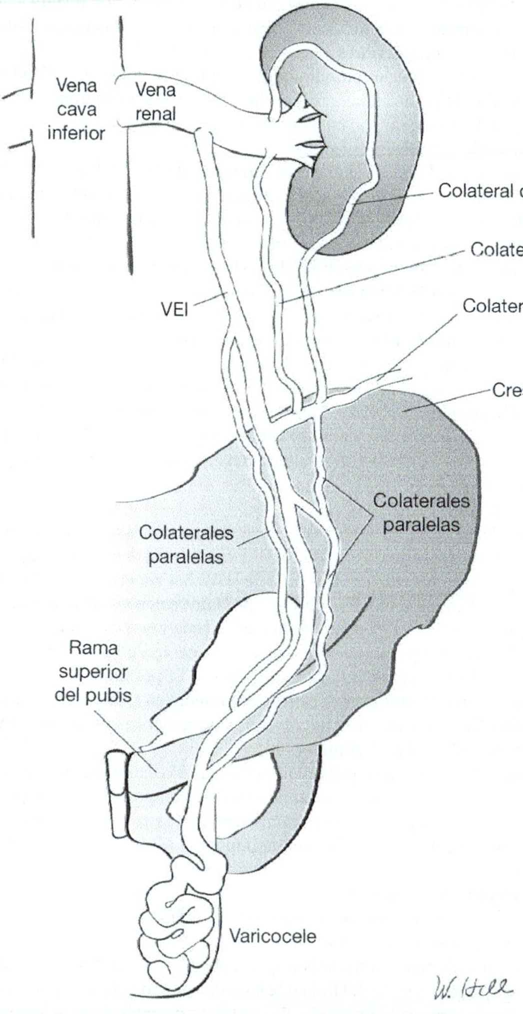

FIGURA 42-1 • Anatomía de la vena espermática interna (VEI) izquierda y de las vías venosas colaterales.

7. El objetivo de la embolización es la oclusión de la VEI y sus colaterales (fig. 42-1) desde justo por encima del cordón espermático hasta cerca de 2 cm de su origen. El medio más fiable para conseguirlo consiste en hacer avanzar el catéter o el microcatéter coaxial hasta el nivel del anillo inguinal (opuesto al techo del acetábulo). Debe tenerse especial cuidado de evitar el espasmo del vaso, que dificulta la capacidad de continuar con el procedimiento y oculta las colaterales, lo que predispone a una falsa impresión de oclusión satisfactoria.
8. *Métodos de embolización* (2,5). Se han descrito varios métodos, cada uno con sus beneficios particulares. El uso de émbolos líquidos con o sin *coils* metálicos se ha convertido en la práctica más frecuente. La embolización solo con *coils* debe evitarse incluso en los casos «sencillos», debido a la elevada tasa de recidiva:

a. **Pegamento**: el cianoacrilato, especialmente en los países donde resulta económico, se utiliza cada vez más para la oclusión del varicocele, ya que las tasas notificadas de recanalización tardía son inferiores a las de otros métodos (7):

(1) Las proporciones de pegamento:lipiodol (las proporciones comunicadas oscilan entre 1:1 y 1:6), el tipo de cianoacrilato o la oclusión con balón frente a la inyección desde un catéter estándar son cuestiones de elección individual.

(2) Hay dos modalidades de inyección:

(a) Cuando se puede hacer avanzar el catéter hasta la VEI distal, el método más sencillo consiste en gotear lentamente un rastro de pegamento a medida que se va retirando el catéter, mientras el paciente realiza una maniobra de Valsalva. Si se interrumpe la inyección cuando el extremo superior de la columna de pegamento se encuentra a la altura de la cresta ilíaca, el pegamento suele migrar ligeramente en dirección craneal por sí solo hasta un nivel óptimo de oclusión proximal. Si se sigue inyectando hasta que la columna esté a 2 cm o 3 cm de la vena renal, suele producirse una inyección excesiva.

(b) Si el catéter no puede avanzar distalmente, el pegamento se puede infundir desde una posición segura proximal. Lo anterior se hace mientras el paciente realiza una maniobra de Valsalva, y puede mejorar si se utiliza una mesa basculante. Un asistente debe aplicar la compresión a medida que el pegamento fluye en la VEI distal y se requiere una enorme destreza con la inyección de pegamento.

(3) Puntos esenciales:

(a) El bolo del pegamento se coloca en el catéter una vez que ha sido lavado con solución de dextrosa al 5 % en agua (D5W) y se empuja dentro del catéter con otro bolo (¡cuidadosamente controlado!) de D5W. Retirar el catéter rápidamente en cuanto se alcance el objetivo deseado de la inyección de pegamento.

(b) De manera óptima, el pegamento llenará la vena y las colaterales desde la parte inmediatamente por encima del techo del acetábulo hasta cerca de 2 cm del origen de la VEI (fig. 42-2). Los *coils* en la VEI proximal no son necesarios.

(c) Resulta esencial evitar la inyección de pegamento en el escroto, ya sea por medio de *coils* distales previamente colocados o mediante compresión externa. El autor suele utilizar ambos métodos.

(d) La inyección excesiva de pegamento provocará la extensión a la vena renal o la embolización en la arteria pulmonar. La retirada tardía o lenta del catéter tras la inyección de pegamento puede dar lugar a un rastro de pegamento adherido, y posteriormente desprendido, en la punta del catéter, con las mismas consecuencias.

b. ***Coils* metálicos y esclerosantes:**

(1) Los *coils* (*v.* más adelante) se colocan a nivel del techo del acetábulo. La oclusión de la luz suele lograrse con dos o tres *coils*.

(2) Debe realizarse de nuevo una flebografía durante la maniobra de Valsalva. Debe observarse la ralentización del flujo o la falta de llenado del plexo pampiniforme:

(a) **Venas colaterales**: la inyección de contraste después de la oclusión distal de la vena espermática con frecuencia revelará nuevas colaterales que se han hecho visibles con la elevación de la presión, ahora presente en la vena espermática ocluida (fig. 42-2A). Cada una de estas colaterales puede causar el fracaso del procedimiento y, por tanto, deben ocluirse directamente o en su desembocadura en la vena espermática. Si las colaterales son lo suficientemente grandes, pueden ser abordadas directamente y embolizadas con un *coil* del tamaño adecuado, tan distalmente como sea posible. Como alternativa, pueden ocluirse con esclerosante o pegamento.

(3) **Esclerosantes**: el tetradecil sulfato de sodio (STS) es el más utilizado. Se han descrito otros esclerosantes como el polidocanol:

(a) STS líquido:

i. Puede opacificarse mezclando 2 mL de STS al 1 % o 3 % con 0.5 mL a 1 mL de contraste.

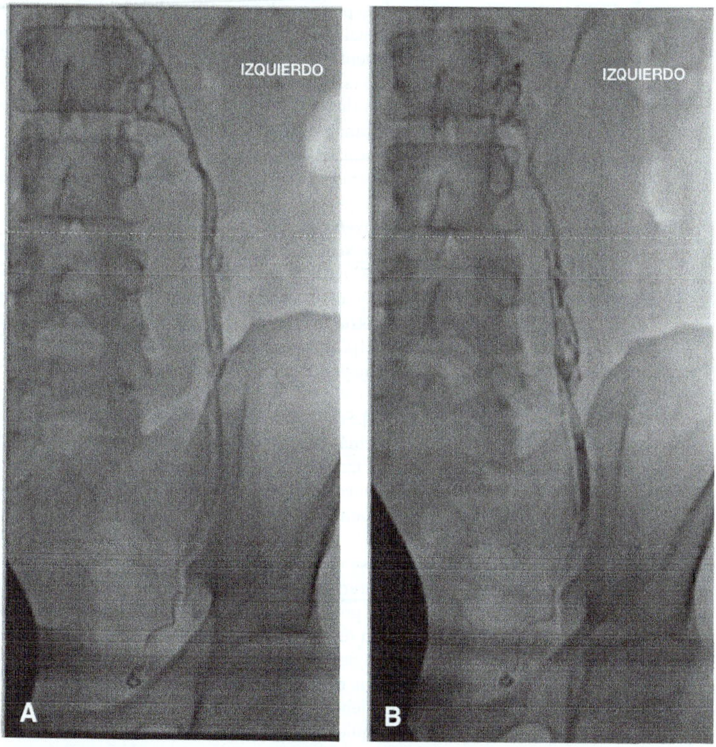

FIGURA 42-2 • Embolización de varicocele izquierdo con pegamento. **A:** flebografía después de la colocación de *coils* en la vena inferior con maniobra de Valsalva y compresión externa. Se ven varios canales colaterales que no eran evidentes en la flebografía inicial. **B:** relleno de los canales colaterales con pegamento/lipiodol inyectado bajo condiciones similares a medida que se retiró el catéter.

ii. La vena se ocluye en el anillo inguinal mediante presión externa con un dispositivo de compresión o manualmente. El contraste estático en la VEI se aspira o se desplaza mediante inyección de solución salina.

iii. Mientras el paciente realiza una maniobra de Valsalva, se inyecta el STS a lo largo de la vena, desde la parte inmediatamente por encima de los *coils* en el anillo inguinal hasta encima de la cresta ilíaca (colateral cólica) si se va a usar un *coil* proximal. De lo contrario, se inyecta STS a 1 cm del origen de la VEI. Un volumen de 2.5 mL a 5 mL suele ser adecuado.

(b) Espuma de STS:

i. Puede inyectarse para desplazar el contraste preexistente, u opacificarse con contraste mientras el paciente realiza una maniobra de Valsalva. Esta maniobra debe repetirse según sea necesario.

ii. La espuma de STS se mezcla de la siguiente manera: una mezcla 2:1 al 3 % de STS con solución salina estéril se mezcla intensivamente con un volumen de aire similar, lo que produce una espuma de STS al 2 %. Esta espuma se inyecta en el catéter y luego se lava el espacio muerto del catéter con solución salina para limpiarlo. Cuando se utiliza un microcatéter, puede emplearse una técnica similar después de desplegar los *coils* de 0.457 mm (0.018″).

iii. El catéter debe retirarse de la parte media y superior de la VEI, y se repite la flebografía, prestando especial atención a la presencia de canales colaterales no identificados previamente. Puede colocarse un segundo nido de *coils*, o desplazar adicionalmente el contraste con más inyecciones de espuma, con cuidado de que no se produzca un reflujo proximal a la vena renal. Si se utilizan *coils*, se sigue inyectando espuma adicional.

iv. Algunos intervencionistas utilizan espuma de STS sola, sin *coils* (8). En este caso, la vena se ocluye externamente en sentido distal, como en el caso anterior.

(4) ***Coils* metálicos**: pueden aplicarse *coils* de 0.889 mm o 0.965 mm (0.035″ o 0.038″) a través de un catéter de 4 Fr o 5 Fr. Si el acceso distal es difícil, pueden utilizarse *coils* de 0.635 mm o 0.457 mm (0.025″ o 0.018″) a través de cualquiera de los microcatéteres coaxiales de tamaño adecuado. Los *coils* deben tener un diámetro al menos un 20% mayor que el diámetro de la vena espermática en el nivel deseado de la oclusión. Los *coils* empujables (p. ej., Nester® o MReye®) (Cook Medical, Bloomington, IN) son adecuados en la mayoría de los casos; algunos médicos perciben una seguridad adicional utilizando *coils* recuperables en sistemas de 0.3556 mm a 0.889 mm (0.014″ o 0.035″; *v.* cap. 95). Se coloca el *coil* superior con cuidado de ocluir la porción cefálica de la vena espermática (suele ser adecuado a una distancia de 2 cm de la unión con la vena renal izquierda) sin que sobresalga en la vena renal izquierda. Los *coils* mal colocados pueden migrar y acabar alojándose en la circulación pulmonar. Se han utilizado tapones oclusivos; sin embargo, no hay datos que justifiquen el coste adicional.

9. Se canula la vena espermática derecha y se visualiza del mismo modo que la izquierda. En el 1% al 6% de los pacientes, la VEI derecha drena en la vena renal derecha. Si la VEI derecha no se llena desde la vena renal, por lo general se encuentra inmediatamente por delante y debajo del orificio de la vena renal derecha. Si se utiliza un acceso femoral, debe introducirse un microcatéter coaxial de 3 Fr en la parte superior de la VEI derecha. Si se utiliza el acceso yugular, en la mayoría de los casos bastará con una guía deslizante angulada y un catéter multipropósito. La flebografía espermática derecha y, si es positiva, la embolización, se realizan como en la izquierda.

Manejo posterior al procedimiento

1. Se retiran todos los catéteres y el introductor; debe lograrse la hemostasis en el sitio de la punción.
2. Se monitoriza al paciente durante al menos 1 h antes del alta (deben cumplirse los criterios de evaluación al alta ambulatoria).
3. El 10% de los pacientes desarrollará dolor de espalda o escrotal que durará entre 24 h y 48 h. Normalmente bastará con la administración de analgésicos no opioideos y antiinflamatorios no esteroideos (AINE) y la evitación de cualquier actividad más intensa que caminar durante 3 días.
4. Con el método del *coil* y la espuma de STS, hasta un 10% de los pacientes pueden presentar edema y molestias escrotales leves, que se alivian fácilmente con AINE y una almohadilla térmica durante 24 h a 48 h.
5. Ecografía escrotal de seguimiento a los 3 meses. Debe realizarse exactamente de la misma manera que la exploración previa a la embolización.

Resultados (2,7)

1. Los resultados clínicos de las técnicas quirúrgicas o endovasculares son casi idénticos (9,10). La embolización ofrece un tiempo de recuperación más corto y no hay posibilidad de hidrocele.
2. El éxito técnico de la embolización para varicoceles no tratados previamente y recidivas posteriores a la cirugía es del 93% al 100%.
3. Entre el 30% y el 35% de las parejas estériles tendrán un embarazo normal si no existen factores de esterilidad femenina. En la literatura médica se han registrado tasas de embarazo del 11% al 60%.

4. Los pacientes suelen poder volver al trabajo al día siguiente, en comparación con una media de 6 días tras las técnicas microquirúrgicas. Los pacientes que primero reciben cirugía y luego embolización en caso de recidiva expresan una fuerte preferencia por la embolización.

Complicaciones

1. Desplazamiento o migración del *coil* a la circulación venosa central. La recuperación suele ser posible (*v.* cap. 83), pero no siempre es esencial.
2. Puede producirse una perforación venosa, normalmente autolimitada y clínicamente intrascendente, con la introducción excesiva de una guía angulada en una pequeña rama paralela de una vena o cuando se produce un espasmo venoso y se insiste en la manipulación del catéter. La mejor opción es esperar 5 min para la remisión espontánea del espasmo. Si se teme que la distribución del agente de embolización se vea limitada por el espasmo, puede ser necesario abandonar el procedimiento y volver a programarlo en al menos 6 semanas.
3. La flebitis, que se manifiesta clínicamente como dolor escrotal o en el flanco, suele resolverse en los 3 días siguientes al procedimiento. En menos del 1 % de los pacientes puede persistir durante semanas o meses. Se recomienda el tratamiento con antiinflamatorios a la dosis máxima tolerable, la limitación de la actividad a nada más extenuante que caminar hasta la resolución, y la paciencia.

Referencias bibliográficas

1. Su JS, Farber NJ, Vij SC. Pathophysiology and treatment options of varicocele: an overview. *Andrologia.* 2021;53(1):e13576.
2. Baigorri BF, Dixon RG. Varicocele: a review. *Semin Intervent Radiol.* 2016;33(3):170–176.
3. Gleason A, Bishop K, Xi Y, et al. Isolated right-sided varicocele: is further workup necessary? *AJR Am J Roentgenol.* 2019;212(4):802–807.
4. Freeman S, Bertolotto M, Richenberg J, et al. Ultrasound evaluation of varicoceles: guidelines and recommendations of the European Society of Urogenital Radiology Scrotal and Penile Imaging Working Group (ESUR-SPIWG) for detection, classification, and grading. *Eur Radiol.* 2020;30(1):11–25.
5. Wadhwa V, Kashanian JA, Schiffman M, et al. Varicocele embolization: patient selection: preprocedure workup, and technical considerations. *Semin Intervent Radiol* 2021;38(2):176–181.
6. Silay MS, Hoen L, Quadackaers J, et al. Treatment of varicocele in children and adolescents: a systematic review and meta-analysis from the European Association of Urology/European Society for Paediatric Urology Guidelines Panel. *Eur Urol.* 2019;75(3):448–461.
7. Makris G, Efthymiou E, Little M, et al. Safety and effectiveness of the different types of embolic materials for the treatment of testicular varicoceles: a systematic review. *Br J Radiol.* 2018;91(1088):20170445.
8. Gandini R, Konda D, Reale CA, et al. Male varicocele: transcatheter foam sclerotherapy with sodium tetradecyl sulfate—outcome in 244 patients. *Radiology.* 2008;246(2):612–618.
9. Persad E, O'Loughlin CA, Kaur S, et al. Surgical or radiological treatment for varicoceles in subfertile men. *Cochrane Database Syst Rev.* 2021;4(4):CD000479.
10. Jing Y, Wang R, Liu Z, et al. Analysis of internal spermatic vein embolization through catheter versus laparoscopic high ligation in treatment of left varicocele. *Vascular* 2020;28(5):583–590.

43 Embolización de las venas ováricas y pélvicas

Lindsay Machan, MD y Maureen P. Kohi, MD, FSIR, FCIRSE, FAHA

Introducción (1-3)

Las varices venosas pélvicas suelen identificarse en la atención médica a través de tres vías comunes:

1. Dolor pélvico crónico. La dilatación de las venas pueden ser la única causa o, lo que es más importante, formar parte de una etiología multifactorial. La presentación clásica es la de una mujer multípara con dolor que empeora al final del día o con largos períodos de pie. No son infrecuentes la dispareunia, sobre todo tras el coito, las varices vulvares/perineales y el dolor en los glúteos.
2. Varices de los miembros inferiores en una distribución inusual (p. ej., en los labios o los glúteos), o varices en las piernas resistentes o recidivantes tras un tratamiento adecuado.
3. Hallazgo fortuito en estudios de imagen en mujeres asintomáticas. La incidencia comunicada es del 10% al 63% y, si no hay síntomas, no requiere tratamiento.

La evaluación de la paciente puede ser compleja; en las imágenes transversales o laparoscópicas puede haber venas pélvicas dilatadas en mujeres que han tenido algún parto que no presentan síntomas y venas transitoriamente no dilatadas (especialmente en las imágenes en decúbito supino) en pacientes que sí los presentan. Asimismo, puede haber un componente obstructivo, principalmente de la vena ilíaca común izquierda (3) (*v.* cap. 37), o por el síndrome de atrapamiento de vena renal izquierda (síndrome del cascanueces renal).

Indicaciones

1. Dolor pélvico crónico con varices observadas en imágenes transversales, laparoscopia, flebografía o cirugía abierta.
2. Varices de los miembros inferiores recidivantes inmediatamente después de un tratamiento quirúrgico adecuado, o de distribución atípica.
3. Varices labiales/perineales sintomáticas.

Contraindicaciones

1. Venas ováricas o pélvicas sin reflujo demostrado.
2. Causa coexistente de dolor pélvico no tratada adecuadamente (relativa).
3. Contraindicaciones de la angiografía:
   a. Reacciones anafilactoides graves a los medios de contraste.
   b. Coagulopatía no corregible.
   c. Insuficiencia renal grave.
4. Fobia a los implantes médicos.

Preparación previa al procedimiento

Evaluación previa al tratamiento (4,5)

1. Si la paciente sufre dolor pélvico:
   a. Evaluación clínica detallada por un ginecólogo o especialista en dolor pélvico ± laparoscopia.
   b. Ecografía Doppler pélvica o flebografía por resonancia magnética (FRM) (6). Existen múltiples criterios publicados, entre los cuales se incluyen: venas parauterinas tortuosas ≥4 mm de diámetro con flujo lento (<3 cm/s) en la ecografía; y ≥4 venas parauterinas ipsilaterales dilatadas, con al menos una que mide ≥4 mm de diámetro, o diámetro de la vena ovárica ≥8 mm en la resonancia magnética (RM). La ecografía es, en particular, una exploración llena de matices y la familiaridad con su realización, o con el ecografista, es esencial.

c. Educación de la paciente: antes de la flebografía diagnóstica, debe informarse a la paciente de que muchos médicos (o aseguradoras) no aceptan la insuficiencia venosa pélvica como causa de dolor pélvico, y que el reflujo venoso ovárico o pélvico puede ser un hallazgo fortuito y no ser responsable de los síntomas de la paciente.

2. Si la paciente presenta varices en los miembros inferiores:
   a. Evaluación clínica detallada por un médico experto en flebopatías.
   b. Ecografía Doppler pélvica y miembros inferiores.

Preparación de la paciente

1. El momento de la intervención en relación con el ciclo menstrual o de dolor carece de importancia.
2. Restricciones de ingesta oral, según protocolo institucional, para sedación intravenosa. Las restricciones que aplican los autores son no sólidos durante 6 h antes del procedimiento, así como líquidos claros solo hasta 2 h antes.
3. Se obtiene el consentimiento informado. Hay que asegurarse de que alguien pueda acompañar a la paciente a casa.
4. Se establece una vía intravenosa periférica.
5. Sedar con midazolam intravenoso y fentanilo. Las pacientes pueden presentar un estado de ansiedad y requerir mucha sedación, a veces incluso anestesia general.

Procedimiento (6-8)

1. Vía transyugular:
   a. Colocar a la paciente en decúbito supino sobre la camilla con la cabeza girada hacia la izquierda.
   b. Preparación estéril de la piel y aislamiento del campo quirúrgico.
   c. Punción de la vena yugular bajo control ecográfico.
   d. Con la técnica de Seldinger, se coloca un introductor de 5 Fr a 7 Fr en la vena yugular.
   e. Se avanza el catéter multipropósito a través del introductor hasta la vena renal izquierda periférica.
   f. Se realiza un flebografía renal izquierda mediante inyección forzada de 20 mL de medio de contraste con la paciente realizando la maniobra de Valsalva, con el objetivo de identificar todos los canales colaterales.
   g. Si no hay reflujo en la vena ovárica, y esta nace claramente de la vena renal, se considera un estudio negativo.
   h. Si hay reflujo de la vena ovárica, el catéter se dirige hacia el tronco principal de la vena ovárica, y se repite la inyección de 20 mL de medio de contraste con la paciente realizando la maniobra de Valsalva, de nuevo para identificar todas las varices y canales colaterales. Debe incluirse la parte inferior de los huesos del pubis en el margen inferior y obtener imágenes tardías, porque las varices pueden llenarse y vaciarse con lentitud. Existen múltiples criterios flebográficos publicados para la insuficiencia venosa pélvica, entre los que se incluyen: venas de la arcada ovárica o uteroovárica >5 mm de diámetro, reflujo venoso gonadal, estancamiento del medio de contraste, y opacificación de varices pélvicas, labiales o del muslo (venas dilatadas ondulantes con retraso en la eliminación del medio de contraste). Teniendo en cuenta la naturaleza caprichosamente dinámica de las venas, los autores consideran que la flebografía es anómala si hay reflujo que da lugar a un flujo estático en las varices, independientemente de la intensidad del reflujo o del diámetro de la vena ovárica.
   i. Se avanza el catéter de diagnóstico (en algunos casos a cambio de un catéter de oclusión con balón) hasta el tronco principal justo por encima de las ramas principales, o hasta cada una de las ramas principales de la vena ovárica. Las varices se embolizan en continuidad hacia la vena ovárica principal, así como todos los canales colaterales visibles hasta una distancia de 2 cm a 5 cm del origen de la vena ovárica. Los métodos descritos (sin un agente o concentración claramente «mejores») incluyen esclerosante (líquido o espuma), pegamento, Onyx® o *coils*. El método preferido del autor consiste en infundir un líquido de la vena ovárica principal inmediatamente por encima de la bifurcación mayor mientras la paciente realiza una maniobra de Valsalva, para llenar todas las varices y hasta que haya estasis en el extremo del catéter (normalmente, de 7-20 mL). La proporción básica es de 2 mL de tetradecil sulfato al 3 %, 5 mL de lipiodol y al menos un bloque de gelfoam (suficiente para alcanzar la consistencia de la avena, la «fluidez»

[*runniness*] depende de la tasa de flujo en las varicosidades). La vena ovárica principal se ocluye con *coils*, esencialmente para evitar el reflujo del líquido embólico. Dado que los *coils* de tamaño insuficiente migrarán hacia el centro, es importante sobredimensionarlos. Debe considerarse la posibilidad de utilizar un *coil* largable cuanto más se acerque al extremo superior de la vena.

j. Se realiza una flebografía renal izquierda con el catéter en la vena renal periférica para confirmar la oclusión de la vena ovárica izquierda y que no hay colaterales permeables.
k. Se dirige el catéter a la vena renal derecha y se realiza una flebografía renal derecha para asegurarse que la vena ovárica derecha no nace de ella (incidencia del 1-4 %).
l. Si no, se dirige el catéter inmediatamente por delante y por debajo con respecto al orificio de la vena renal derecha. Se realiza un reconocimiento delicado a lo largo de la pared de la vena cava inferior con un movimiento hacia arriba y abajo, desde el orificio de la vena renal derecha hasta la confluencia ilíaca, iniciando lateralmente y rotando ligeramente hacia la parte anterior en cada barrido. Puede surgir anteriormente a la izquierda de la línea media.
m. Se realiza una flebografía del ovario derecho y, si es necesario, una embolización de la misma manera que la descrita para el lado izquierdo.
n. Se selecciona secuencialmente cada vena ilíaca interna y se inyectan 20 mL de contraste con la paciente realizando una maniobra de Valsalva. Algunos médicos realizan una flebografía ilíaca interna y la embolización utilizando un catéter de oclusión con balón. Los autores utilizan el mismo catéter multipropósito de la forma descrita anteriormente para la embolización selectiva si hay reflujo y varices.
o. Para evaluar la compresión de la vena ilíaca común izquierda, se selecciona la vena femoral común izquierda y se inyectan 20 mL de medio de contraste en respiración tranquila y con la paciente realizando la maniobra de Valsalva. El estrechamiento de la vena ilíaca común izquierda es frecuente y no siempre patológico. La ecografía intravascular (EIV) es un método más sensible y preciso para evaluar la compresión de la vena ilíaca común izquierda. La decisión de tratar con una endoprótesis venosa (*v.* cap. 37) debe basarse en los síntomas de la paciente, evidencia en la flebografía de obstrucción, como estasis, llenado retrógrado de la vena ilíaca interna izquierda, y vías venosas colaterales bien establecidas o estrechamiento luminal >50 % en la EIV. Algunos autores tratan la obstrucción del flujo de salida al mismo tiempo que la embolización, mientras que otros lo hacen en una sesión aparte si la mejora de los síntomas es inadecuada meses después de la embolización.
p. Nota: algunos autores utilizan *coils* solos sin esclerosante, o no evalúan ni tratan sistemáticamente el reflujo de la vena ilíaca interna o la obstrucción de la vena ilíaca común izquierda. Aunque no hay pruebas de nivel I que confirmen una mejora de los resultados en las pacientes, la mayoría de los expertos en la materia recomiendan los tres.

2. Vía transfemoral:
   a. Preparación estéril de la piel como para la angiografía femoral.
   b. Insertar un introductor de 5 Fr a 7 Fr en la vena femoral derecha y dirigir un catéter Cobra® hacia la vena renal periférica izquierda, cada vena ilíaca interna y la vena femoral común izquierda. La flebografía selectiva y la embolización se realizan utilizando los mismos criterios diagnósticos y métodos descritos para la vía transyugular.
   c. El catéter se cambia por un catéter Simmons I o equivalente y se dirige a la vena ovárica derecha. Con frecuencia es necesario un microcatéter coaxial.
3. Varices labiales:
   a. Muy difíciles de erradicar; a menudo se necesitan múltiples sesiones de escleroterapia.
   b. Algunos médicos excluyen y tratan primero el reflujo de las venas ovárica y pélvica, mientras que otros lo hacen si hay persistencia o recurrencia después de múltiples inyecciones.
   c. Punción directa con aguja de palomilla (con aletas) de calibre 25 o 27 bajo visión directa o ecografía. Utilizar una mesa basculante puede ser de ayuda. En la mayoría de los casos, la flebografía no es necesaria.
   d. Inyectar esclerosante de elección (normalmente, tetradecil sulfato al 0.25 % o 0.5 %) hasta que la vena palidezca (visión directa) o haya estasis de esclerosante (ecografía).
   e. La paciente debe usar ropa interior compresiva ± almohadilla durante al menos 2 días después. Evitar ejercicios durante 48 h y baños calientes durante 7 días.

Manejo posterior al procedimiento

1. Observar a la paciente en reposo durante 60 min y, si está estable y alerta, dar el alta para que un adulto responsable pueda llevarla a su casa.
2. Los requisitos analgésicos son muy variables. Los antiinflamatorios no esteroideos (AINE) o el paracetamol/codeína durante 3 días suelen ser adecuados. Considerar corticoesteroides que ayuden a aliviar el dolor y el edema, como metilprednisolona.
3. La paciente debe evitar actividades más extenuantes que caminar durante 3 días después del procedimiento.
4. Los síndromes de dolor crónico son complejos y la mejora puede ser gradual. Tranquilizar a la paciente en este sentido es una parte esencial del manejo posterior al procedimiento.
5. Ecografía pélvica de seguimiento y consulta en 3 meses.

Complicaciones

1. Síndrome postembolización en el 80 % al 90 % de las pacientes, que consiste en dolor, fiebre y náusea que varían de un dolor leve a dolor insoportable. Puede durar de unas horas a varios días. El tratamiento consiste en analgesia. Debe tenerse en cuenta una posible adición a los corticoesteroides y, hasta que desaparezca el dolor, deberán evitarse actividades más extenuantes que caminar.
2. Rara vez se producen otras complicaciones significativas (9).
3. Síntomas recurrentes después del tratamiento: no se ha comunicado la incidencia exacta, pero, como sucede con todas las terapias venosas, son frecuentes y esperables. El desarrollo de reflujo en un lecho vascular previamente normal o el síndrome de May-Thurner no reconocido previamente son causas frecuentes. Repetir la ecografía pélvica y la flebografía de la misma manera que se ha descrito anteriormente. Es esencial considerar que los síntomas pueden haber sido causados solo parcialmente, o no en absoluto, por las varices, y pueden necesitar una reevaluación ginecológica.

Resultados (9,10)

1. El éxito técnico oscila entre el 96.7 % y el 100 %.
2. La mejoría del dolor notificada se produce entre el 68.3 % y el 100 %, con mayor frecuencia en torno al 75 %. Entre el 0 % y el 57.9 % de los estudios informaron de una resolución completa del dolor.
3. Lo anterior se compara con la ooforectomía bilateral e histerectomía con reemplazo hormonal posterior (mejoría de los síntomas en el 66 % de las mujeres) y ligadura quirúrgica de la vena ovárica izquierda (mejoría en un 73 %).

Referencias bibliográficas

1. Knuttinen MG, Xie K, Jani A, et al. Pelvic venous insufficiency: imaging diagnosis, treatment approaches, and therapeutic issues. *AJR Am J Roentgenol.* 2015;204(2):448–458.
2. Bendek B, Afuape N, Banks E, et al. Comprehensive review of pelvic congestion syndrome: causes, symptoms, treatment options. *Curr Opin Obstet Gynecol.* 2020;32(4):237–242.
3. Santoshi RKN, Lakhanpal S, Satwah V, et al. Iliac vein stenosis is an underdiagnosed cause of pelvic venous insufficiency. *J Vasc Surg Venous Lymphat Disord.* 2018;6(2):202–211.
4. Maratto S, Khilnani NM, Winokur RS. Clinical presentation, patient assessment, anatomy, pathophysiology, and imaging of pelvic venous disease. *Semin Intervent Radiol.* 2021;38(2):233–238.
5. Weston M, Soyer P, Barral M, et al. Role of interventional procedures in obstetrics and gynecology. *Radiol Clin N Am* 2020;58(2):445–462.
6. Bookwalter CA, VanBuren WM, Neisen MJ, et al. Imaging appearance and nonsurgical management of pelvic venous congestion syndrome. *Radiographics.* 2019;39(2):596–608.
7. Durham JD, Machan L. Pelvic congestion syndrome. *Semin Intervent Radiol.* 2013;30(712): 372–380.
8. Joh M, Grewal S, Gupta R. Ovarian vein embolization: how and when should it be done? *Tech Vasc Interv Radiol.* 2021;24(1):100732
9. Brown CL, Rizer M, Alexander R, et al. Pelvic congestion syndrome: systematic review of treatment success. *Semin Intervent Radiol.* 2018;35(1):35-40.
10. Daniels JP, Champaneria R, Shah L, et al. Effectiveness of embolization or sclerotherapy of pelvic veins for reducing chronic pelvic pain: a systematic review. *JVIR* 2016; 27(10):1478–1486.

44 Ablación térmica y no térmica de la vena safena

Ronald S. Winokur, MD, FSIR, RPVI, Kimberly L. Scherer, DO, Robert J. Min, MD, MBA, FSIR, FACR y Neil M. Khilnani, MD, FSIR, FAVLS

Introducción

La enfermedad venosa crónica (EVC) de los miembros inferiores es consecuencia de la hipertensión venosa. La causa más frecuente es la insuficiencia de las válvulas de las venas safenas y sus tributarias principales y, con menor frecuencia, la obstrucción venosa profunda crónica y el reflujo tras una trombosis venosa profunda (TVP) previa. En los pacientes con reflujo de la vena safena, el tratamiento suele comenzar con la ablación de estas venas.

Ablación térmica frente a no térmica

La ablación térmica es la inducción de la oclusión no trombótica de una vena mediante la administración de energía térmica directamente en las paredes de las venas. Los procedimientos de ablación térmica requieren anestesia tumescente para comprimir y aislar las venas tratadas, así como anestesia local. La ablación endovenosa con láser (AEVL) (también denominada tratamiento endovenoso con láser) y la ablación por radiofrecuencia (ARF) son las técnicas de ablación térmica más utilizadas. Las que no requieren calor ni tumescencia desarrolladas para el cierre de la vena safena incluyen pegamento de cianoacrilato (VenaSeal®, Medtronic, Santa Rosa), ablación mecanoquímica (AMQ) (ClariVein®, Merit Medical, South Jordan, UT) y microespuma de polidocanol endovenosa (Varithena®, Boston Scientific, Marlborough, MA).

El mecanismo subyacente de los procedimientos ablativos térmicos y no térmicos consiste en producir la oclusión y la fibrosis irreversible de la vena por medio de daño térmico; mecánico para la AMQ; la coaptación de la pared de la vena y una respuesta inflamatoria de los macrófagos para el VenaSeal®; o la desnaturalización de las proteínas por robo para Varithena® (1,2).

Las modalidades de ablación térmica han demostrado ser tratamientos seguros, eficaces y duraderos para eliminar las varices. Las técnicas no térmicas también han producido un cierre eficaz con menos molestias tras el procedimiento y un menor riesgo de lesión del nervio térmico adyacente. Además, VenaSeal® evita la necesidad de utilizar medias de compresión graduada tras el procedimiento. Las modalidades no térmicas se han promocionado como alternativas a la ablación térmica con la posibilidad de reducir el dolor durante y después del procedimiento, así como de eliminar la baja incidencia de lesiones en los nervios adyacentes que se observa con la ablación térmica de la pantorrilla.

Anatomía de las venas superficiales de la pierna

Para obtener resultados satisfactorios es preciso conocer a fondo el proceso de la enfermedad y la anatomía del sistema venoso superficial y realizar un examen exhaustivo mediante ecografía dúplex-Doppler. El sistema venoso superficial del miembro inferior se compone de innumerables venas colectoras subcutáneas y de los troncos safenos y sus tributarias. Los componentes más reconocidos del sistema venoso superficial son la vena safena interna (o mayor; VSI) y la vena safena externa (o menor; VSE). Las venas safenas están situadas entre la fascia superficial y la muscular en un compartimento conocido como espacio safeno.

La VSI comienza en el dorso del pie y asciende por la cara medial de la pantorrilla y el muslo para unirse a la vena femoral común (VFC) en la fosa oval (fig. 44-1). Entre las tributarias importantes se encuentran las venas circunflejas anterior y posterior de la pantorrilla, la muy común vena safena accesoria anterior, la vena safena accesoria posterior (menos común) y la vena safena accesoria superficial, una vena que discurre paralela al curso de la VSI, pero fuera de la fascia superficial. Estas venas tributarias se encuentran a menudo de forma segmentaria en la pantorrilla o el muslo, pero pueden servir como canal de flujo primario cuando

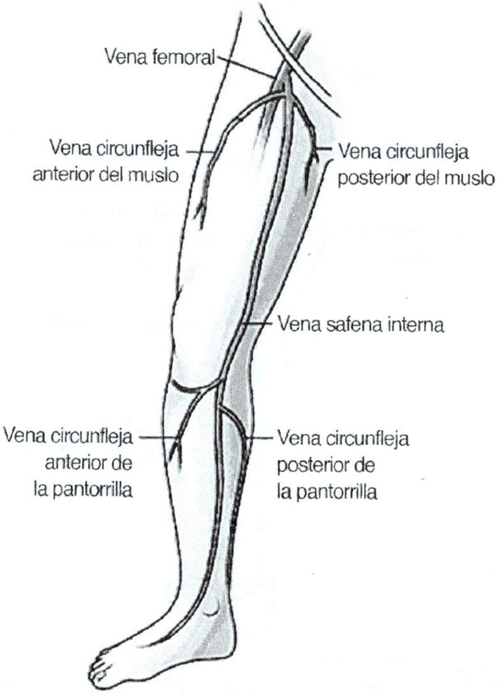

FIGURA 44-1 • Diagrama de la vena safena interna y de sus tributarias.

la VSI verdadera es congénitamente muy pequeña o está ausente en algunos segmentos. El nervio safeno discurre cerca de la VSI en la parte media de la pantorrilla y más aún en el tercio inferior de esta.

La VSE comienza en la cara lateral del pie, pasa por detrás del maléolo lateral y asciende por la línea media de la pantorrilla (fig. 44-2). El extremo cefálico de la VSE es variable. La anatomía clásica establece que esta drene en la vena poplítea justo por encima del nivel en el que divergen las dos cabezas del gastrocnemio. Sin embargo, hasta en un 60 % de los casos existe una terminación poplítea dominante. En el resto de los casos, la VSE también se extiende o solo se extiende en dirección más cefálica en un espacio entre la fascia muscular profunda y la fascia superficial. Estos extremos cefálicos de la vena son variables e incluyen el drenaje en una vena perforante en la parte posterior del muslo, así como una vena que se comunica con la VSI (también conocida como vena de Giacomini o intersafena). En la práctica, las combinaciones de los patrones de drenaje de la VSE descritos son frecuentes en muchos pacientes. El nervio sural discurre cerca de la VSE en la parte media de la pantorrilla y más aún en el tercio inferior de esta.

La ablación térmica se ha realizado con éxito en la VSI, la VSE, la vena safena accesoria anterior, las venas circunflejas anteriores y posteriores del muslo, y en la extensión del muslo de la VSE.

Indicaciones

1. Clínicas:
   a. Síntomas: pesadez, dolor, hinchazón, palpitaciones, picor cuando afectan la calidad de vida.

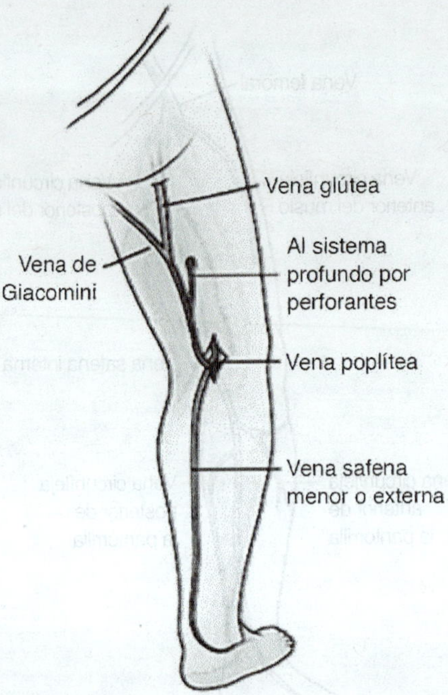

FIGURA 44-2 • Diagrama de las venas de la cara posterior de la pantorrilla y el muslo. La VSE comienza detrás del maléolo lateral y asciende por la línea media de la pantorrilla. En cerca de dos tercios de los casos, su terminación principal es en la vena poplítea a unos 2 cm por encima del pliegue de la rodilla. En el resto de los casos, la terminación primaria se extiende más cefálicamente.

b. Signos: ulceración venosa cicatrizada o activa y tromboflebitis venosa superficial recurrente o hemorragia espontánea. Los cambios cutáneos asociados a la hipertensión venosa crónica, como la lipodermatoesclerosis y la atrofia blanca, también pueden ser indicios.
c. Consideraciones estéticas (de restauración).

2. Herramientas clínicas:
   a. Clasificación CEAP (clínica, etiológica, anatómica y fisiopatológica [*pathophysiology*]): útil para clasificar el estadio de la EVC.
   b. Para evaluar a los pacientes antes y después del tratamiento suelen utilizarse la puntuación de gravedad clínica venosa (*VCSS, Venous Clinical Severity Score*) y los instrumentos de calidad de vida informados por el paciente específicos de la enfermedad, como la puntuación de varices de Aberdeen, VV-SymQ®, SQOR-V, CIVIQ y VEINS-QOL/Sym.
3. Anatómicas:
   a. El reflujo de la vena safena clínicamente significativo documentado en la ecografía dúplex-Doppler se define clásicamente como reflujo >0.5 segundos, aunque casi todos los pacientes con reflujo clínicamente relevante tienen duraciones >1 segundo.
   b. Segmento de vena recta para técnicas de ablación con catéter.
   c. El reflujo parece responsable de la indicación clínica.

Contraindicaciones

Absolutas

1. Vena safena que no refluye.

2. Pacientes en quienes la vena safena que será sometida a la ablación es responsable de una parte significativa del flujo anterógrado colateral alrededor de una oclusión venosa profunda.

Relativas

1. Relacionadas con el estado clínico del paciente:
   a. TVP o trombosis venosa superficial (TVS) en los 3 meses anteriores (los pacientes permanecen hipercoagulables hasta 3 meses después de la trombosis).
   b. Vena safena de gran diámetro. La ablación térmica tiene éxito en venas de diámetro mayor (>12 mm de diámetro proximal) en pequeñas series retrospectivas. El tratamiento con VenaSeal® de venas de diámetro >12 mm también puede ser eficaz con modificaciones del procedimiento. Varithena® (espuma inyectable de polidocanol) y la ablación mecanoquímica (MOCA, *mechanochemical ablation*) no se recomiendan por encima de los 12 mm de diámetro debido a la falta de datos que avalen su éxito.
   c. Incapacidad para caminar de manera adecuada después del procedimiento.
   d. Pacientes femeninas embarazadas o lactantes (preocupaciones relacionadas con el uso de anestésicos, salida de sangre calentada que puede pasar al feto a través de la placenta o exposición a fármacos asociados a esclerosis o adhesivos). La práctica de «bombeo y vaciado» (extraer y desechar) de la leche materna mitigaría esta contraindicación en el período puerperal.
   e. Para procedimientos térmicos tumescentes: disfunción hepática o alergia que imposibilite el uso de un anestésico local (el suero salino frío puede ser útil como alternativa).
   f. Síndromes de hipercoagulabilidad grave (cuando el riesgo del tratamiento supera los beneficios potenciales, a pesar de la anticoagulación profiláctica).
   g. Coagulopatía grave no corregible. La ablación puede realizarse con seguridad y éxito en pacientes que reciben anticoagulantes o antiplaquetarios.
   h. Incapacidad para utilizar medias de compresión debido a una circulación arterial deficiente, hipersensibilidad a los materiales de compresión o limitaciones musculoesqueléticas o neurológicas para ponerse la media por sí mismo, excepto VenaSeal®.
   i. Infección por COVID-19 (la hipercoagulabilidad asociada a estos casos puede persistir también durante 3 meses).
2. Relacionadas con la anatomía:
   a. Vena safena superficial accesoria a menos de 5 mm de la piel o segmentos de VSI en pacientes muy delgados. Con todas las formas de ablación, esto puede provocar induración y dolor prolongados tras el procedimiento, hiperpigmentación y fruncimiento de la piel (normalmente, en la piel más laxa de los muslos) o un aumento de la tasa de hipersensibilidad retardada de tipo IV al cianoacrilato.
   b. Los segmentos venosos tortuosos pueden impedir el uso de dispositivos de ablación térmica con catéter. En esos casos, la escleroterapia con Varithena® o con espuma guiada por ecografía puede ser una opción de tratamiento.
   c. Cambios intraluminales postrombóticos o cambios similares relacionados con una ablación endovenosa previa en venas safenas con abordajes basados en catéter, ya que es posible que el catéter no pueda atravesar los segmentos pertinentes. La aplicación de punciones múltiples pueden permitir la realización de técnicas basadas en catéter. Varithena® también puede ser útil en estas situaciones, ya que no es necesario cateterizar todo el segmento. La MOCA no debe utilizarse por el riesgo de que el dispositivo quede atrapado en una red tras su activación.
   d. Reflujo de la vena ciática con dispositivos térmicos debido a la proximidad de los nervios ciático y peroneo común. Se desconoce el riesgo de los abordajes no térmicos y no tumescentes (NTNT) para la vena ciática, pero es probable que sea menor.

Evaluación previa al procedimiento

1. Anamnesis completa que incluya síntomas de insuficiencia venosa, antecedentes familiares, antecedentes de embarazo, tratamiento previo de varices y antecedentes personales o familiares de TVP, TVS o estados de hipercoagulabilidad.

2. Exploración física dirigida del miembro inferior, incluida la parte inferior del abdomen.
3. Utilización de las herramientas clínicas descritas anteriormente.
4. Se realiza una ecografía dúplex-Doppler completa de todo el sistema venoso profundo y superficial. La exploración superficial debe realizarse con el paciente en posición vertical o en una posición de Trendelenburg invertida y pronunciada, con objeto de evitar evaluaciones falsos positivos o negativos en cuanto a la presencia de reflujo significativo. Esta exploración debe identificar todos los segmentos venosos incompetentes y ayudar a dilucidar todas las venas anómalas visibles.

Preparación previa al procedimiento

1. Sin restricciones alimentarias. El procedimiento suele realizarse solo con anestesia local.
2. Se obtiene el consentimiento informado.
3. Debe utilizarse una mesa de procedimientos que permita inclinar al paciente en decúbito supino tanto en posición de Trendelenburg, así como la elevación de la cabeza y el torso.
4. Realizar la ecografía dúplex-Doppler en posición vertical para marcar la localización y extensión de la vena o venas en las que va a aplicarse la ablación y ubicar referencias anatómicas importantes, incluidas uniones venosas profundas, segmentos aneurismáticos, tortuosos, hipoplásicos y aplásicos, y grandes tributarias de la vena o comunicaciones con venas perforantes incompetentes. La unidad de ecografía debe tener una sonda lineal de 7.5 MHz a 13 MHz.
5. Si se lleva a cabo la ablación térmica, se prepara la infusión para anestesia tumescente. En la institución de los autores, consiste en una mezcla de 440 mL de solución salina normal al 0.9 %, 50 mL de lidocaína al 1 % (con o sin epinefrina 1:100 000) y 10 mL de bicarbonato sódico al 8.4 % (nota: los autores no utilizan epinefrina).

Procedimiento

Ablación térmica

1. El paciente se coloca sobre la mesa de procedimientos en posición de Trendelenburg inversa y se realiza la antisepsia estándar. La VSI y sus tributarias se tratan en posición supina con la rodilla vuelta hacia fuera. La VSE y la colateral del muslo se atienden en decúbito prono.
2. Mediante guía ecográfica, se accede al punto más periférico del segmento venoso incompetente a tratar. A veces, puede requerirse más de un punto de acceso para permitir el tratamiento de todo el segmento incompetente de venas tortuosas, hipoplásicas y aplásicas, membranas o espasmos venosos, y venas tratadas previamente, redes o espasmos venosos que impidan el avance del dispositivo de ablación o del introductor. Cuando se requiere un acceso directo para la ablación en una vena tributaria o en la VSI accesoria anterior, es recomendable acceder a estas venas primero y de manera eficiente, ya que es más probable que sufran espasmo o se vacíen primero.
3. Por lo general, un introductor vascular (si es necesario) y el dispositivo de ablación térmica se posicionan periféricos a la confluencia de la vena epigástrica superficial (VES) (o 2 cm periféricos a la unión safenofemoral [USF]) para la VSI. Para la VSE, la herramienta de ablación o la punta del catéter se colocan periféricas a la colateral del muslo de la VSE o justo por debajo del punto en el que la vena se angula y profundiza para unirse a la vena poplítea. Algunos dispositivos láser y de radiofrecuencia pueden insertarse sin necesidad de una guía y colocarse como se ha indicado anteriormente.
4. Se coloca al paciente en la posición de Trendelenburg (10-15°).
5. Con guía ecográfica, se inyecta la solución de anestesia tumescente alrededor de las venas a tratar, desde el punto de entrada hasta la ubicación más céntrica que será sometida a ablación, a unos 5 mL a 10 mL por cm de vena:
   a. El propósito del líquido tumescente es vaciar la vena mediante compresión externa para mejorar la transferencia de calor a la pared de la vena, separarla de las estructuras que la rodean y proporcionar un halo protector de líquido para evitar el daño térmico extravenoso (fig. 44-3A,B), así como por su efecto anestésico.

b. La administración del tumescente puede hacerse con jeringa y agujas, una jeringa conectada a un depósito con una válvula unidireccional, o una aguja conectada a una bomba de anestesia tumescente accionada mecánicamente y acelerada con un pedal. Una aguja de calibre 25 estándar de 40 mm (1.5″) de largo es bien tolerada por los pacientes no sedados. Otros usan calibres 21 o 23, como agujas de micropunción o raquídeas, que permiten una administración más rápida, aunque es necesario prestar atención para limitar la dosis de anestesia tumescente a la necesaria.

6. A continuación, se aplica la energía térmica:

a. Para la AEVL, la fibra láser se retira a una velocidad que permita la transferencia de calor adecuada a la pared de la vena, la cual varía según la configuración de la longitud de onda y la energía de cada sistema. Los datos sugieren que, para una ablación con láser de 810-980 nm, se requieren por lo menos 80 J/cm a fin de lograr una ablación eficaz, definida como la oclusión y la reabsorción a los 12 meses. Los segmentos venosos de mayor diámetro y la parte proximal de la vena pueden requerir mayores cantidades

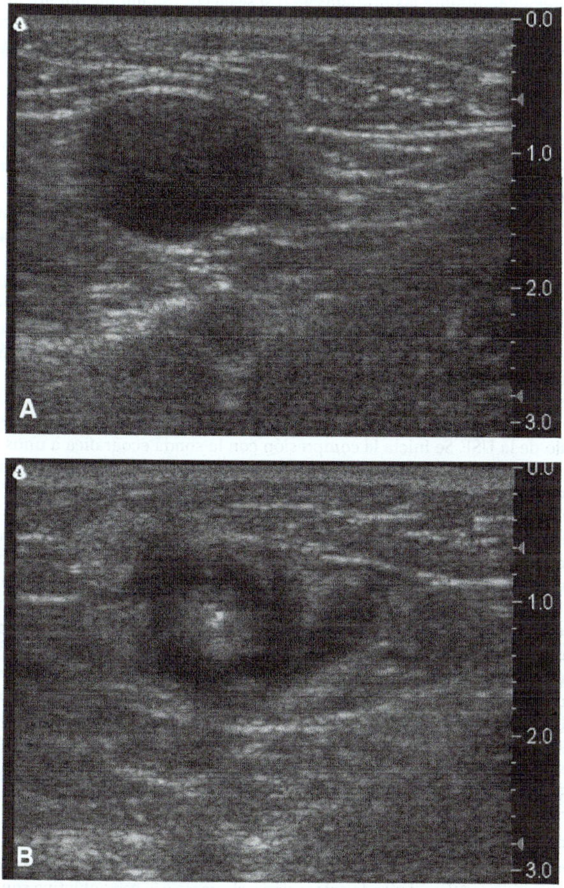

FIGURA 44-3 • **A:** ecografía axial de la vena safena interna antes de la inserción del introductor láser. **B:** ecografía axial al mismo nivel que **A** con la fibra de la ablación endovenosa con láser (AEVL), el introductor en su sitio y el líquido de la anestesia tumescente alrededor.

de energía. En el caso de los láseres de longitud de onda más larga (1.320, 1.470 y 1.510 nm), puede conseguirse el cierre satisfactorio de la vena con transferencia lineal de energía (LEED, *linear energy deposition*) de 72.4 J/cm a 83 J/cm (3).

b. Para la ARF con el sistema ClosureFAST® (Medtronic), la retirada se realiza en segmentos de 6.5 cm después de que cada sección de 7 cm haya sido tratada con un «ciclo» estándar. En las instrucciones de uso se recomienda un ciclo doble de los primeros 7 cm, pero muchos utilizan también ciclos posteriores con venas de mayor diámetro.

7. Algunos médicos usan la aspiración del introductor o la compresión externa de la piel sobre la punta del catéter de ablación en un intento por vaciar la vena y para contener la sangre calentada y evitar que entre en la vena profunda más allá de la intersección.
8. Al final de la ablación y el retiro del introductor, se aplica compresión manual sobre el sitio de punción de la vena para obtener la hemostasia y se coloca un apósito estéril.
9. Tras la intervención, se coloca una media de compresión graduada (30-40 mm Hg, normalmente a la altura del muslo) en la pierna tratada durante 10 a 14 días, con uso continuo durante las primeras 18 h a 24 h, incluida la noche (a menudo se usa un apósito de compresión adicional durante las primeras 48 h si se efectúa simultáneamente una microflebectomía). No hay evidencia que respalde la necesidad de compresión tras una ablación térmica simple, pero el dolor y los hematomas son menores si se utiliza durante al menos una semana tras la ablación térmica y la microflebectomía combinadas.

Cierre con cianoacrilato VenaSeal®

1. El uso de VenaSeal® está aprobado para la VSI, las venas safenas accesorias y la VSE. La preparación del paciente, la colocación y el acceso a la vena objetivo son los mismos que para la ablación térmica.
2. Después de un acceso venoso al nivel más bajo de reflujo de la VSI, se usa el introductor de 7 Fr con 80 cm de largo proporcionado por el fabricante para llegar cerca de la USF sobre una guía de 0.889 mm (0.035″).
3. Se conecta una jeringa con un cianoacrilato patentado a una pistola dosificadora, conectada a un catéter de aplicación hidrófobo especialmente diseñado que es muy visible en la ecografía dúplex-Doppler y diseñado para no inducir la polimerización del adhesivo, así como cebado al introducir el pegamento dentro de los 3 cm de la punta del catéter. Es muy importante evitar la inyección de solución salina en este catéter, ya que esta iniciaría la polimerización.
4. El catéter de administración hidrófobo se pone en el introductor y se coloca a unos 5 cm por debajo de la USF. Se inicia la compresión con la sonda ecográfica a unos 2-3 cm por encima de este punto de inyección para bloquear la migración cefálica del cianoacrilato.
5. La administración inicial de cianoacrilato se realiza en dos inyecciones de 0.09 mL (el gatillo se activa de 3 s a 5 cm y luego, inmediatamente después, se activa 3 s a 6 cm por debajo de la USF). A continuación, el catéter se retira otros 3 cm mientras se mantiene la compresión externa, tanto con la sonda ecográfica como con una mano sobre el sitio de inyección, a fin de coaptar el segmento de vena que contiene el cianoacrilato, durante 3 min. Posteriormente, se aplica cianoacrilato adicional a intervalos de 3 cm, seguidos de 30 s de compresión de la sonda ecográfica y con la mano. El último sitio de inyección se encuentra entre 4 cm y 6 cm del punto de acceso. Después de permitir la polimerización de la última gota de pegamento, se reintroduce el introductor externo en la vena sobre el catéter de administración. Este procedimiento se realiza para retirar el catéter y así prevenir el depósito de cianoacrilato en el tejido subcutáneo. Si queda algún resto que se extienda a la piel, se retira tanto como sea posible y se recorta con una tijera si sigue adherido.
6. Las instrucciones de uso no recomiendan usar medias de compresión graduada después de VenaSeal®.

Ablación mecanoquímica

1. El catéter ClariVein® (MOCA) está aprobado para la infusión de fármacos en vasos periféricos. La preparación del paciente, la colocación y el acceso a la vena objetivo son los mismos que para la ablación térmica.
2. El catéter MOCA, con su guía de dispersión protegida en su interior, se inserta con un introductor corto en el sitio de punción. El dispositivo cabe a través del catéter exterior de

un equipo de micropunción. Se avanza hasta justo por debajo de la USF; la guía de dispersión puede desplegarse antes y utilizarse para dirigir el catéter hacia arriba si se encuentra alguna dificultad. La guía de dispersión se desenvaina del catéter y se ubica a 1 cm de la USF bajo guía ecográfica.

3. La posición del paciente se cambia de la de Trendelenburg inversa a la plana.
4. Se activa la rotación de la guía del catéter a unas 3 500 rpm durante 2 s a 10 s para inducir espasmo y evitar el flujo central del esclerosante.
5. El catéter se retira a una velocidad máxima de 1.5 mm/s (7 s/cm) con instilación simultánea de tetradecil sulfato de sodio al 1.5 %. La administración del fármaco se regula para dispersarlo en toda la longitud de la vena, en general 6 mL a 10 mL en la VSI y 2 mL a 4 mL en la VSE, en función del diámetro de la vena, según recomiende el fabricante. Tras la ablación de los primeros 10 cm, si el segmento tratado sigue teniendo flujo, vuelve avanzarse el catéter y se vuelve a tratar el segmento una segunda vez. A continuación, se envaina de nuevo y se retira la punta del dispositivo, y se aplica compresión manual en el sitio de punción.
6. Se coloca una media de compresión graduada posprocedimiento, que se usa durante el día por 10-14 días.

Microespuma de polidocanol endovenosa (Varithena®)

1. El uso de Varithena® está aprobado para la VSI, las venas safenas accesorias y sus varices tributarias. Además de marcar el curso de la VSI incompetente, se debe marcar la USF, cualquier vena perforante del muslo y las venas perforantes paratibiales altas de la pantorrilla. También se marca la piel 5 cm por debajo de la USF para facilitar su identificación. Por último, las varices tributarias que deben ser tratadas al mismo tiempo también se marcan, incluidas las venas perforantes de reentrada.
2. La preparación del paciente es similar a la de la ablación térmica.
3. Se accede a la vena objetivo con un angiocatéter o un equipo de micropunción. El sitio de acceso inicial óptimo se ubica en la parte media del muslo, a menos que se encuentre una vena perforante en dicho sitio, en cuyo caso el acceso debe realizarse a un nivel más alto o más central. Los accesos múltiples pueden permitir una administración más selectiva del fármaco, con menos dispersión de este a tributarias no objetivo y venas perforantes en segmentos de vena objetivo más largos. Se debe tener cuidado de no realizar el acceso muy cerca de la USF. Enseguida, el catéter se conecta a un tubo lleno de solución salina y se confirma la posición intraluminal por la aspiración de sangre, se lava con solución salina y se fija a la piel con cinta adhesiva o esparadrapo.
4. El frasco de Varithena® se carga de acuerdo con las instrucciones de uso y se deja reposar durante 1 min.
5. Se conecta una jeringa específicamente diseñada al recipiente y se inyectan 3 mL de la espuma de polidocanol para eliminar el aire de la jeringa y de la tapa del recipiente. A continuación, se introducen 5 mL de espuma de polidocanol en la jeringa y se dejan en el depósito durante 3 segundos más.
6. A continuación, la pierna se eleva al menos 45°, lo que puede lograrse con la posición de Trendelenburg en la cama. Posteriormente, se retira la jeringa y se inyecta una fracción inicial del fármaco en el tubo de conexión bajo control ecográfico, mientras se comprime manualmente la vena por debajo del acceso intravenoso. Cuando la inyección alcanza aproximadamente de 3 cm a 5 cm por debajo de la USF, se detiene temporalmente la inyección y se ejerce presión sobre la VSI justo por encima de este nivel (para prevenir la progresión de la espuma a la VFC) hasta que se produce un espasmo venoso, lo que suele requerir hasta 3 min. Acto seguido, se inyecta fármaco adicional distalmente tras liberar la presión en ese lugar para rellenar cualquier VSI distal y varices tributarias visibles que el médico desee tratar (2). A continuación, puede colocarse una aguja adicional o un acceso intravenoso dentro de las varices tributarias, comprimiendo las venas perforantes importantes con el objetivo de minimizar el llenado del sistema venoso profundo. La cantidad máxima recomendada en las instrucciones de uso es de 5 mL por inyección, llegando a un total de 15 mL por sesión.
7. Se coloca una media de compresión graduada en la parte alta del muslo con 30-40 mm Hg, con o sin rodillos de compresión adicionales, sobre las venas tratadas. Se baja la pierna

del paciente y se le permite caminar. La compresión se lleva durante 2 días sin quitársela. En ese momento, se retiran las almohadillas y se mantiene la compresión durante 2 semanas, excepto para dormir o ducharse, de forma similar a la ablación térmica.

8. Cerca del 40 % de los casos tratados requieren un segundo tratamiento. En general, los pacientes vuelven al cabo de 1 o 2 semanas para una evaluación y un posible nuevo tratamiento. Un cartucho de Varithena® abierto puede reutilizarse, con un nuevo tapón dispensador estéril cada vez, durante 30 días para varios pacientes, por lo que se recomienda coordinar los tratamientos futuros.

Manejo posterior al procedimiento

1. La marcha se inicia de inmediato y está indicada después de cualquiera de los procedimientos mencionados. Los autores recomiendan 1 h de deambulación justo después del procedimiento y 2 h de caminata al día durante 2 semanas, aunque no hay datos científicos que apoyen esta recomendación.
2. En general, no se recomienda realizar ejercicio vigoroso las primeras 2 semanas después del tratamiento. Se desaconsejan los períodos prolongados de inmovilidad, como los que ocurren en los vuelos o viajes en automóvil largos, poco después de la ablación endovenosa para minimizar la probabilidad de estasis venosa que podría aumentar el riesgo de TVP. Estas prácticas no se basan en datos.
3. Los pacientes deben volver para su evaluación clínica y una ecografía diagnóstica para confirmar la oclusión de la vena y descartar complicaciones:
   a. Si un médico está tratando de identificar la extensión del trombo en la unión safenopoplítea (USP) o la USF, puede ser necesaria una ecografía dúplex-Doppler en las primeras 72 h después del procedimiento. Sin embargo, dado el curso clínico benigno y transitorio del trombo inducido por calor endotérmico en las venas profundas y sus confluencias, y la aparentemente baja tasa de trombosis venosa profunda en la pantorrilla, la necesidad de evaluar a todos los pacientes dentro de las 72 h en busca de trombos no tiene sustento.
   b. La evaluación clínica y la ecografía dúplex-Doppler 1 mes después de la ablación permiten evaluar los primeros resultados y planificar cualquier tratamiento accesorio, según la necesidad.
4. El valor de la ecografía dúplex-Doppler periódica tras el procedimiento es controvertido. Sin embargo, no es necesario hacer este seguimiento de la vena tratada si ya no es visible. La ecografía dúplex-Doppler de seguimiento periódico sí puede ser necesaria para evaluar la etiología de nuevas varices tributarias:
   a. La evolución natural de una vena troncular tratada térmicamente con éxito incluye el engrosamiento agudo de la pared venosa sin trombo intraluminal significativo en las primeras semanas después del tratamiento. En los meses siguientes, ocurre la retracción progresiva de la vena y su desaparición en la ecografía (4).
   b. Aparentemente, la desaparición de la vena tratada se produce con mayor lentitud con ClariVein® y Varithena®, siendo más frecuentes los segmentos omitidos y la recanalización. Los pacientes con recanalizaciones detectadas en la ecografía dúplex-Doppler tras la ablación con Varithena® y MOCA presentan una mejora clínica similar a la de los pacientes con cierre satisfactorio con dispositivos térmicos, según lo medido por herramientas de calidad de vida genéricas y específicas de la enfermedad.
   c. Tras la ablación con VenaSeal®, la luz de la vena aparece más ecogénica inmediatamente después de la ablación y permanecerá así y no totalmente retraída durante el primer año, con pocas recanalizaciones más allá de 6 meses.

Resultados

1. Ablación térmica:
   a. La AEVL y la ARF producen una obliteración duradera de la VSI en el 88 % al 100 % de los casos y en el 88 % al 96 % de los casos en la VSE, con un seguimiento de hasta 5 años.
   b. Las venas tratadas con éxito se ocluyen y retraen con el tiempo, y se vuelven difíciles de detectar. La duración media de una VSI tratada para reducirse a un cordón fibroso

de menos de 2.5 mm de diámetro es de 6 meses. Un año después de la AEVL de la VSI, el 95 % de los segmentos tratados no pudieron visualizarse, el 2 % estaban ocluidos, pero visibles, y el 2 % seguían siendo permeables.

c. No hay una diferencia clara en los resultados entre la ARF y la AEVL; sin embargo, cuatro ensayos han sugerido una disminución del dolor inmediato tras el procedimiento con la ARF y mayores tasas de cierre venoso a largo plazo con la AEVL, aunque esta diferencia es muy pequeña (5).

2. VenaSeal®:
   a. El ensayo VeClose demostró unas tasas de cierre de la VSI del 100 % al mes, del 99 % a los 3 meses, del 97.2 % a los 12 meses, del 95.3 % a los 24 meses y del 94.4 % a los 36 meses tras el cierre con cianoacrilato (6).
3. MOCA:
   a. En un ensayo clínico de 30 venas tratadas con MOCA, la tasa de cierre primario a los 260 días fue del 96.7 %, sin reacciones adversas hasta 6 meses después del tratamiento.
   b. En este estudio tampoco se observó dolor durante el procedimiento, que solo requirió 1 mL de anestesia local en el lugar de la canulación, ni hematomas tras este.
   c. Una revisión sistemática de tratamiento en 1 521 venas (1 267 VSI y 254 VSE) mostró un éxito anatómico conjunto del 92 % en el seguimiento a corto plazo (menos de 8 semanas), del 92 % a los 6 meses, del 91 % a los 12 meses, del 91 % a los 2 años y del 87 % a los 3 años (7).
   d. Un ensayo controlado aleatorizado reciente en el que se comparó la ablación MOCA con radiofrecuencia y láser demostró una tasa de oclusión a 1 año del 100 % para la ablación térmica y del 82 % para la MOCA, con mejoras similares en la calidad de vida y una menor tasa de alteraciones sensoriales tras el procedimiento con MOCA (0 % con MOCA frente a 8 % con ablación térmica) (8).
4. Varithena®:
   a. El ensayo VANISH II informó de los resultados de 232 pacientes aleatorizados para recibir ablación con microespuma de polidocanol endovenosa o placebo con un seguimiento de 8 semanas. El tratamiento con Varithena® mostró una mejora estadísticamente significativa en los resultados comunicados por los pacientes con el cuestionario *Varicose Vein Symptom Questionnaire* (VVSymQ), sobre el aspecto desde la perspectiva del paciente y de un médico (en condiciones de ciego), y en la respuesta en la ecografía dúplex-Doppler (tasas de cierre del 83 y 86 % con espuma de polidocanol al 0.5 y 1 %, respectivamente) a los 3 meses (2).
   b. Los datos agrupados mostraron un alivio de los síntomas entre moderado y muy superior en un 77.7 % tras el tratamiento con Varithena® (0.5 %, 1 % y 2 %).
   c. 56 pacientes de los 230 inscritos originalmente en el ensayo VANISH II fueron evaluados al año para el seguimiento; se observó una reducción de la puntuación VVSymQ en el 85 % de los pacientes (2).

Complicaciones

1. Ablación térmica:
   a. La mayoría de las reacciones adversas tras la ablación endovenosa son leves (9):
      (1) Se observa con frecuencia dolor, equimosis, dolor a la palpación e induración sobre el segmento tratado y se resuelven normalmente en 7 a 14 días. Después de la ablación de la VSI, los pacientes pueden desarrollar una sensación de tirantez similar a la que se siente después de un esfuerzo muscular en el muslo medial, que es autolimitada y que, por lo general, mejora con el estiramiento, el uso de antiinflamatorios no esteroideos y las medias de compresión graduada.
      (2) Se han informado flebitis superficiales de varices tributarias en un 5 % de los casos y en ocasiones pueden evitarse con una flebectomía ambulatoria si la ablación aísla el afluente y el efluente de la tributaria (9).
   b. Entre las reacciones adversas significativas se incluyen lesiones nerviosas sensoriales, quemaduras cutáneas y TVP. La tasa global de estas complicaciones es mayor en los centros con bajo volumen de casos. Se notificaron disestesias y quemaduras cutáneas

en un pequeño número de casos, y TVP en menos del 1 % de los pacientes tras AEVL y ARF. El riesgo de lesión de la vena safena y del nervio safeno externo cuando se trata el tercio inferior de la pantorrilla es mayor con la ablación térmica. Datos recientes sugieren que este riesgo es pequeño con anestesia tumescente adecuada y evitando tratar segmentos venosos adyacentes a los nervios. En la mayoría de los pacientes, no se considera necesario el tratamiento de la VSI y la VSE inferiores, incluso cuando muestran reflujo, excepto en los pacientes con categorías C5 y C6 de la clasificación CEAP.

2. VenaSeal®:
   a. La aparición de eritema y dolor a la palpación sobre la vena tratada fue del 11.4 % en un estudio multicéntrico de 70 pacientes (1).
   b. En el estudio de la viabilidad inicial en 38 pacientes, hubo ocho incidencias (21.1 %) de extensión del trombo filiforme en la USF; sin embargo, en el estudio multicéntrico de seguimiento que utilizó una distancia mayor del punto de partida de la USF, hubo solo un caso (1.4 %) de extensión del trombo a través de la USF (1).
   c. Las reacciones adversas leves, como flebitis, parestesia, infección del sitio de acceso y tromboflebitis superficial, fueron similares para la ARF y el cierre con cianoacrilato en los 3 primeros meses tras el procedimiento.
   d. En una cohorte de 379 miembros en 286 pacientes tratados con cianoacrilato, 18 pacientes (5.8 % de los tratamientos, 6.3 % de los miembros) desarrollaron eritema y picor sobre la vena tratada (probablemente una reacción de hipersensibilidad). De estos, un 4.2 % desarrolló reacciones leves (con respuesta en 24-48 h a antihistamínicos orales, corticoesteroides tópicos y antinflamatorios no esteroideos [AINE]) y un 1.3 % moderadas (sin respuesta en 24-48 h, pero con respuesta a un paquete de dosis de metilprednisolona). Se han notificado alergias más graves con urticaria generalizada recurrente en un paciente de esta serie que requirió la extirpación de la vena y del cianoacrilato (0.3 %). De forma anecdótica, la incidencia se reduce cuando no se utiliza VenaSeal® en pacientes con sensibilidad o riesgo de sensibilidad al cianoacrilato (exposición ocupacional crónica o antecedentes de tratamiento con pegamento Krazy® [Elmer, Westerville, OH], adhesivo Histoacryl® [B Braun, Melsungen, Alemania] o adhesivo DermaBond® [Ethicon, Raritan, NJ]), sensibilidad a uñas o pestañas artificiales, o pacientes con un amplio historial de alergias, evitando el depósito de pegamento en el tejido subcutáneo, así como el tratamiento de venas a menos de 5 mm a 10 mm de la piel. Se han descrito casos de extrusión de pegamento varios días o semanas después, algo que puede evitarse tal como se mencionó. Se han expuesto casos más preocupantes de formación de granulomas con extrusión a través de la piel que requieren excisión local o eliminación de la vena y del pegamento a lo largo de la zona de tratamiento (10). El fabricante estima, según los datos obtenidos después de la comercialización, que esto sucede en cerca de 1 de cada 10 000 casos.
   e. No se identificaron TVP ni émbolos pulmonares en pacientes hasta 36 meses después del procedimiento (6).
3. MOCA:
   a. En 1 464 venas tratadas en la revisión sistemática que informó de complicaciones, se notificaron tres casos de TVP (0.2 %) y dos casos de embolia pulmonar (0.1 %). Se produjeron parestesias transitorias en un paciente (<0.1 %) (7).
4. Varithena®:
   a. La microespuma de polidocanol endovenosa tiene un bajo riesgo de reacciones adversas, con un 95 % de estas clasificadas como leves o moderadas; tampoco presenta episodios cerebrovasculares ni migrañas.
   b. Con la formulación aprobada (espuma al 1 %), la reacción informada con mayor frecuencia fue la retención del coágulo (27.6 %), lo cual puede esperarse con la esclerosis química.
   c. La incidencia de TVP (con un volumen medio de trombo del tamaño de un cacahuete y principalmente en las venas de la pantorrilla), extensión del trombo en la VFC y tromboflebitis superficial fue del 8.6 %, el 6.9 % y el 3.4 %, respectivamente. Ninguno de los casos de extensión del trombo de la VFC fue oclusivo. No hubo diferencias en el pronóstico de los pacientes que recibieron anticoagulación para tratar una complicación trombótica, la cual se utilizó en cerca de la mitad de los pacientes con estas complicaciones.

Referencias bibliográficas

1. Proebstle TM, Alm J, Dimitri S, et al. The European multicenter cohort study on cyanoacrylate embolization of refluxing great saphenous veins. *J Vasc Surg Venous Lymphat Disord.* 2014(2):1-6.
2. Todd KL III, Wright DI, Group V-I. The VANISH-2 study: a randomized, blinded, multicenter study to evaluate the efficacy and safety of polidocanol endovenous microfoam 0.5% and 1.0% compared with placebo for the treatment of saphenofemoral junction incompetence. *Phlebology.* 2014;29(9):608-618.
3. Cowpland CA, Cleese AL, Whiteley MS. Factors affecting optimal linear endovenous energy density for endovenous laser ablation in incompetent lower limb truncal veins – A review of the clinical evidence. *Phlebology.* 2017;32(5):299-306.
4. Pichot O, Kabnick LS, Creton D, et al. Duplex ultrasound scan findings two years after great saphenous vein radiofrequency endovenous obliteration. *J Vasc Surg.* 2004;39(1):189-195.
5. Gloviczki P, Comerota AJ, Dalsing MC, et al. The care of patients with varicose veins and associated chronic venous diseases: clinical practice guidelines of the Society for Vascular Surgery and the American Venous Forum. *J Vasc Surg.* 2011;53:2S-48S.
6. Morrison N, Kolluri R, Vasquez M, et al. Comparison of cyanoacrylate closure and radiofrequency ablation for the treatment of incompetent great saphenous veins: 36-month outcomes of the VeClose randomized controlled trial. *Phlebology.* 2019;34(6):380-390.
7. Witte ME, Zeebregts CJ, de Borst GJ, et al. Mechanochemical endovenous ablation of saphenous veins using the ClariVein: a systematic review. *Phlebology.* 2017;32(10):649-657.
8. Vahaaho S, Mahmoud O, Halmesmaki K, et al. Randomized clinical trial of mechanochemical and endovenous thermal ablation of great saphenous varicose veins. *Br J Surg.* 2019;106(5):548-554.
9. Khilnani NM, Grassi CJ, Kundu Set al. Multi-society consensus quality improvement guidelines for the treatment of lower-extremity superficial venous insufficiency with endovenous thermal ablation from the Society of Interventional Radiology, Cardiovascular Interventional Radiological Society of Europe, American College of Phlebology and Canadian Interventional Radiology Association. *J Vasc Interv Radiol.* 2010;21(1):14-31.
10. Gibson K, Minjarez R, Rinehardt E, et al. Frequency and severity of hypersensitivity reactions in patients after VenaSeal cyanoacrylate treatment of superficial venous insufficiency. *Phlebology.* 2020;35(5): 337-344.

45 Varices, perforantes y arañas vasculares: ablación líquida y microflebectomía

Kimberly L. Scherer, DO, Neil M. Khilnani, MD, FSIR, FAVLS y Ronald S. Winokur, MD, FSIR, RPVI

Introducción (1,2)

La distensión y la disfunción de las venas pequeñas que, en última instancia, alimentan el sistema venoso superficial axial pueden aparecer solas o en asociación con reflujo de la vena troncular. Las anomalías en las venas pequeñas incluyen telangiectasias, venas reticulares y varices. Las telangiectasias, también conocidas como arañas vasculares, son vasos rojos planos intradérmicos de menos de 1 mm de diámetro, y están presentes en hasta el 28.9 % de los hombres y el 40.9 % de las mujeres. Las venas reticulares son venas subdérmicas con un tono cianótico y miden de 1 a 3 mm de diámetro. Las varices son venas más grandes y rugosas que miden más de 3 mm de diámetro. Los factores de riesgo para el desarrollo de estas anomalías incluyen herencia, embarazo, hormonas femeninas, aumento de peso y permanecer mucho tiempo sentado o de pie.

Las venas perforantes conectan los sistemas venosos superficial y profundo. Cuando son incompetentes, la hipertensión venosa puede provocar ulceración cutánea, que puede beneficiarse del cierre de las venas perforantes.

La escleroterapia es el tratamiento primario de las telangiectasias y las venas reticulares. La flebectomía ambulatoria (también conocida como microflebectomía) y la escleroterapia son los tratamientos principales para las varices en los casos en que surgen por reflujo venoso axial o solas. Cuando se trata a pacientes con varices en los miembros inferiores, es importante evaluar la causa e iniciar el tratamiento de las venas tronculares o axiales incompetentes antes de tratar las tributarias y varices resultantes.

Escleroterapia

Indicaciones (1,3)

1. Arañas vasculares y venas reticulares:
   a. Estética.
2. Varices:
   a. Estética.
   b. Alivio de los síntomas.
   c. Enfermedad remanente tras la cirugía o el tratamiento endovenoso del reflujo troncular.
3. Venas perforantes incompetentes:
   a. Se han agotado todos los tratamientos del reflujo superficial coexistente.
   b. Diámetro >3.5 mm.
   c. Reflujo >0.5 s.
   d. Proximidad con una ulceración activa o recientemente cicatrizada.

Contraindicaciones

1. Absolutas:
   a. Alergia al esclerosante.
   b. Tromboflebitis aguda/trombosis venosa profunda (TVP).
2. Relativas:
   a. Embarazo/lactancia.
   b. Fobia a las agujas.
   c. Estado de hipercoagulabilidad.
   d. Incapacidad para tolerar la compresión.
   e. Vasculopatía periférica con índice tobillo-brazo <0.6.
   f. Enfermedades infecciosas o sistémicas de la piel.

Tabla 45-1 Agentes de uso frecuente en la escleroterapia

Detergentes: alteran la membrana de la célula endotelial
- Tetradecil sulfato de sodio (Sotradecol®)
- Polidocanol (Aethoxysclerol®)
- Morruato de sodio (Scleromate®)
- Oleato de etanolamina (Ethamolin®)

Agentes osmóticos: deshidratación endotelial y desnaturalización de la membrana de la célula
- Solución salina hipertónica
- Solución salina con dextrosa (Sclerodex®)

Irritantes químicos: destrucción endotelial cáustica
- Glicerina crómica (Sclermo®)
- Yodo poliyodado

g. Foramen oval permeable conocido (para espuma compuesta por un médico).
h. Incapacidad para caminar/inmovilización inminente (p. ej., cirugía o viaje prolongado).
i. Flebopatía obstructiva profunda o cambios postrombóticos.

Preparación previa al procedimiento

1. Deben realizarse una anamnesis y una exploración física detalladas. Las expectativas del paciente deben definirse claramente y, si es necesario, modificarse de forma realista.
2. Ecografía dúplex-Doppler. Si se demuestra reflujo en la safena u otras venas tronculares superficiales, este debe tratarse en primer lugar. Algunos médicos realizan la escleroterapia en la misma sesión después de la ablación de las venas tronculares; los autores prefieren esperar entre 2 y 12 semanas (la mejoría de las tributarias puede producirse hasta 12 semanas después de la ablación).
3. Cabe considerar la toma de fotografías antes del tratamiento para documentación y comparación con los resultados postoperatorios.
4. El consentimiento informado debe incluir la advertencia de que, por lo general, se requieren varias sesiones de tratamiento; en consecuencia, con el tiempo pueden desarrollarse nuevos vasos.

Procedimiento (2,4)

En la tabla 45-1 se muestra una lista de los agentes inyectables utilizados para la escleroterapia. Solo los esclerosantes detergentes tetradecil sulfato de sodio y polidocanol están aprobados por la Food and Drug Administration (FDA) de Estados Unidos para inyecciones intravenosas.

Arañas vasculares y venas reticulares

1. El objetivo principal es la ablación de los vasos deseados sin dañar los vasos colaterales normales y el tejido circundante con el uso del volumen más bajo y la concentración más efectiva de esclerosante posible. En la tabla 45-2 se indican las concentraciones recomendadas de los esclerosantes más utilizados.

Tabla 45-2 Concentraciones recomendadas para la escleroterapia de vasos pequeños

	Venas reticulares y venulectasias (%)	Telangiectasias (arañas vasculares, %)
Solución salina hipertónica	23.4	11.7
Tetradecil sulfato de sodio	0.25-0.4	0.1-0.2
Polidocanol	0.5-1.0	0.25-0.75

2. No hay evidencia que demuestre la ventaja de la espuma sobre la escleroterapia líquida en las venas reticulares y arañas vasculares. Las reacciones adversas pueden ser más frecuentes con la espuma.
3. Se priorizan primero las venas de mayor tamaño antes que los vasos más pequeños. Las inyecciones se inician en el punto más central del reflujo y se avanzan hacia la periferia. Esto significa tratar las varices y las venas reticulares antes que las arañas vasculares.
4. *En primer lugar*, se limpia la piel con solución estéril o alcohol. Por lo general, no se requiere sedación ni anestesia.
5. Se realiza la punción de un segmento recto de la araña vascular o vena reticular con una aguja pequeña, generalmente de calibre 27 a 30, con el bisel hacia arriba.
6. Es necesario verificar que haya retorno de sangre con la aspiración (puede no ser posible con arañas vasculares).
7. De forma lenta y suave, se inyectan 0.1 mL a 0.4 mL del esclerosante con una jeringa con una capacidad no inferior a 3 mL. La zona inyectada cambiará de color. Debe evitarse el blanqueamiento de la piel para reducir al mínimo el riesgo de reacciones adversas. Se retira la aguja y se aplica compresión manual. El masaje puede mejorar la distribución del esclerosante.

Varices

1. Priorizan primero las venas de mayor tamaño antes que los vasos más pequeños. Las inyecciones se inician en el punto más central del reflujo y se avanzan hacia la periferia.
2. La concentración de fármaco y el volumen aumentarán con venas de mayor diámetro. Las inyecciones múltiples producen una esclerosis más eficaz y menos oclusiones de venas no objetivo, en comparación con las inyecciones únicas, cuando se trata una vena larga o un plexo venoso.
3. *En primer lugar*, se limpia la piel con solución estéril o alcohol. No suele requerirse ni sedación ni anestesia.
4. Con una técnica estéril, se canula el vaso con una aguja de calibre 25 o superior (si se utiliza espuma, una aguja más pequeña interrumpe las burbujas).
5. La ecografía o la transiluminación pueden utilizarse para guiar la punción y controlar la diseminación del esclerosante durante la inyección.
6. Si se usa un líquido esclerosante, se inyecta hasta que se crea que la vena objetivo esté rellena. *Si se utiliza espuma*, el llenado de las venas objetivo y fuera del objetivo puede controlarse mediante ecografía.
7. La escleroterapia con espuma (inyección de un detergente esclerosante mezclado con aire o CO_2, o mezclas de CO_2/O_2) requiere un menor volumen de esclerosante, da lugar a una menor dilución con la sangre, consigue un efecto homogéneo en las venas inyectadas y es visible en la ecografía:
   a. La espuma es al menos dos veces más fuerte que la sustancia líquida a partir de la cual se prepara.
   b. Se mezclan tetradecil sulfato de sodio del 0.5% al 3%, o polidocanol al 1%, con aire ambiente (u otro gas más fisiológico) en una proporción 1:4, utilizando dos jeringas conectadas por una llave de paso de tres vías, moviendo de forma alterna los émbolos de la jeringa hacia arriba y hacia abajo, con 10 a 20 movimientos, para crear la espuma compuesta por el médico.
   c. A continuación, la jeringa que contiene la espuma se conecta con una aguja en la vena y, en función del tamaño de la vena, suelen inyectarse volúmenes totales de 3 mL a 5 mL (hasta que la espuma se distribuye a lo largo de la vena deseada).
   d. También se dispone de espuma comercial de polidocanol al 1% con CO_2/O_2 (Varithena®, Boston Scientific, Marlborough, MA).
   e. Las directrices sugieren que las reacciones adversas son más frecuentes cuando se inyectan más de 10 mL de espuma por sesión.
   f. Evidencia anecdótica sugiere que la inyección de espuma guiada por ecografía en el plexo venoso periulceroso facilita la tasa de curación de la úlcera.

Venas perforantes

1. La escleroterapia suele realizarse con espuma bajo control ecográfico.

2. Con el paciente en decúbito supino, se canula la vena, o preferiblemente una tributaria relacionada cercana a la vena perforante, con una aguja de calibre 21 a 27.
3. La espuma se inyecta hasta justo antes de que se extienda a la vena profunda, normalmente con un volumen de 0.5 mL a 1 mL inyectado en cada punto. Se solicita al paciente que contraiga la pantorrilla varias veces tan pronto como se haya completado la inyección, para prevenir la extensión de la espuma en el sistema profundo.
4. Otros métodos de tratamiento incluyen cirugía, ablación térmica con láser o radiofrecuencia, y oclusión con cianoacrilato. Estas técnicas no se tratan en este capítulo (tabla 45-2).

Manejo posterior al procedimiento

1. La compresión después de la escleroterapia mejora los resultados clínicos, pero no existe un consenso en la duración. Si bien 3 días de compresión dan lugar a una mejora mayor que la no compresión, 3 semanas de compresión continua con 20-30 mm Hg o 30-40 mm Hg con medias de compresión graduadas obtuvieron los mejores resultados en un único estudio:
   a. El cumplimiento del paciente puede ser un problema; si un individuo no tolera bien la compresión, las medias de compresión graduadas deben utilizarse al menos la primera noche y después todos los días durante 1 semana.
2. El paciente debe empezar a caminar inmediatamente después del tratamiento, pero debe evitar el ejercicio vigoroso durante una semana.
3. Pueden tomarse antiinflamatorios no esteroideos (AINE) según sea necesario después de la escleroterapia.
4. Deben organizarse otras sesiones de tratamiento de vasos pequeños en intervalos de 2 a 8 semanas para inyecciones adicionales.
5. Se ha demostrado que la extracción de coágulo intravascular (sangre atrapada) con una aguja de calibre 18 a 25 en los mismos intervalos reduce la intensidad, la duración y la probabilidad de manchas cutáneas permanentes tras la escleroterapia.

Resultados

1. Escleroterapia de venas pequeñas: no hay publicaciones de los resultados del tratamiento basadas en la evidencia. Los informes publicados indican una satisfacción de los pacientes del 60 % al 80 % y una reducción estadísticamente significativa de las telangiectasias detectables, en comparación con las regiones no tratadas (5).
2. Varices no tronculares: se dispone de pocos datos publicados (3).
3. Venas >5 mm de diámetro: 81 % de éxito técnico (oclusión vista por ecografía dúplex-Doppler).
4. Venas <5 mm de diámetro: 92 % de éxito técnico.
5. Persistencia de la oclusión a los 2 años de seguimiento:
   a. 53 % tras inyección de espuma.
   b. 12 % tras escleroterapia líquida.
6. Escleroterapia de las perforantes: en caso de incompetencia solo de las perforantes, la escleroterapia puede dar lugar a una rápida cicatrización de la úlcera en el 86.5 % de los pacientes, con un tiempo medio de cicatrización de 36 días (6).

Complicaciones (7)

1. Reacciones alérgicas: 0.3 %, incluida anafilaxia. Es necesario disponer de medicamentos y equipos de reanimación adecuados y conocer su uso.
2. Hematomas: frecuentes y autolimitados.
3. Hiperpigmentación: 10 % a 30 %.
4. Telangiectasia (desarrollo de finas telangiectasias rojas en el área de tratamiento): 15 % a 20 %. Esto puede suceder de manera espontánea, pero puede deberse a una inyección rápida, a una concentración demasiado alta de esclerosante o a la inyección de venas sin corregir el reflujo axial o de perforantes a la zona. En muchos casos, se resuelve espontáneamente o tras la inyección de las venas aferentes con reflujo, pero en otros puede persistir de manera permanente.
5. Tromboflebitis superficial: trombosis (no esclerosis) de venas fuera del objetivo.

6. Necrosis tisular (ulceración cutánea): es más frecuente con el uso de solución salina hipertónica, pero puede observarse con cualquier esclerosante. La causa puede ser la extravasación, la presión excesiva que provoca el llenado arterial a través de la red capilar o la inyección directa en una rama arterial.
7. TVP: es poco frecuente, pero es más común con dosis mayores (concentración y volumen) de espuma y coagulopatía subyacente. La evolución natural de estas puede ser diferente de la TVP típica, ya que probablemente sean secundarias a una lesión química directa más que a una activación sistémica del sistema de coagulación.
8. Efectos adversos específicos de la escleroterapia con espuma, especialmente en pacientes con foramen oval permeable:
   a. Visuales (escotoma o amaurosis).
   b. Neurológicos (accidente isquémico transitorio [AIT], enfermedad cerebrovascular, migraña).
   c. Síntomas pulmonares (tos, dolor).

Tratamiento de las complicaciones (8)

1. Extravasación: si se produce la extravasación de un gran volumen o una concentración elevada de esclerosante, debe procederse a la dilución inmediata mediante inyección regional de hialuronidasa (75 U en 3 mL), suero fisiológico, lidocaína o una mezcla de estas dos últimas.
2. Hiperpigmentación: tranquilizar al paciente suele ser suficiente, ya que se produce una resolución espontánea en el 70 % de los pacientes a los 6 meses y en el 99 % al año. La eliminación del coágulo intravascular a partir de 3 semanas después de cada tratamiento ayuda a reducir la duración y la intensidad de la pigmentación y a disminuir el riesgo de pigmentación permanente.
3. Redes telangiectásicas:
   a. Pueden resolverse espontáneamente en 3 a 12 meses.
   b. La escleroterapia delicada y la búsqueda y tratamiento de venas responsables pueden resolver el problema.
   c. Pueden ser permanentes.
4. Tromboflebitis superficial: tratamiento con medias de compresión, AINE y evacuación del trombo licuado.
5. Necrosis tisular: puede ser secundaria a la extravasación o a la inyección en una rama arterial. Si la piel palidece al inyectar el esclerosante, el masaje, la pomada tópica de nitroglicerina al 2 %, o ambos, pueden reducir o prevenir la necrosis. Si el paciente desarrolla necrosis cutánea después de la escleroterapia, es necesario un cuidado estándar de la herida con desbridamiento de cualquier tejido necrótico y apósitos. La consulta con un cirujano dermatológico o cirujano plástico sería útil en caso de úlceras profundas o de gran tamaño si no se dispone de experiencia local en el cuidado de heridas.

Microflebectomía

Indicaciones

1. Varices:
   a. Estética.
   b. Alivio de los síntomas.
   c. Enfermedad remanente tras la cirugía o el tratamiento endovenoso del reflujo troncular.

Contraindicaciones (9)

1. Absolutas:
   a. Dermatitis infecciosa/celulitis en zonas circundantes.
   b. Edema periférico grave.
   c. Insuficiencia arterial grave con índice tobillo-brazo <0.6.
   d. Pacientes muy enfermos.
2. Relativas:
   a. Anticoagulación terapéutica.
   b. Estados de hipercoagulabilidad.
   c. Embarazo.

Preparación previa al procedimiento

1. Deben realizarse una anamnesis y una exploración física detalladas. Las expectativas del paciente deben definirse claramente y, si es necesario, modificarse de forma realista.
2. Ecografía dúplex-Doppler. Si se demuestra reflujo en la safena o en otras venas tronculares superficiales, este debe tratarse primero o en la misma sesión de tratamiento que la microflebectomía.
3. Mapeo claro de las varices tributarias a tratar y discusión de las expectativas del paciente.

Procedimiento (9)

1. Con rotulador, se marcan las varices en la piel antes de la intervención. La transiluminación puede ayudar a definir claramente la localización de las varices. La ecografía también puede ser útil. Se recomienda marcar en la posición en la que se realizará la intervención.
2. Se limpia la piel con solución estéril y se cubre el campo estéril con el paciente en posición de Trendelenburg.
3. Se aplica anestesia tumescente en los tejidos perivenosos con una aguja de calibre 25.
4. Pueden realizarse incisiones de 2 mm a 3 mm o punciones con aguja con un bisturí del núm. 15 u 11, o con una aguja de calibre 18 o 16. Las incisiones/punciones deben realizarse a lo largo de las líneas de Langer para reducir al mínimo la formación de cicatrices.
5. El gancho de flebectomía se inserta a través del sitio de punción y se utiliza para enganchar la vena, que se lleva a la piel y a través de la abertura con un movimiento de «limpiaparabrisas». Debe tenerse cuidado de no enganchar nervios o linfáticos:
   a. Los ganchos de flebectomía más utilizados son Müller, Oesch, Tretbar, Ramelet, Varady y Dortu-Martimbeau.
6. La vena se sujeta con pinzas dentadas de punta delgada y se extrae con una suave tracción. A medida que la vena se extrae, se vuelve a sujetar al nivel de la piel con pinzas. Muy a menudo, la vena se desgarra; la compresión sobre el túnel venoso durante unos minutos controlará cualquier hemorragia. Puede aplicarse compresión mientras se engancha y extrae el siguiente segmento.
7. Se practica otra incisión y se extraen los segmentos de manera secuencial a lo largo del trayecto marcado.
8. Si la vena se mantiene intacta pero su extracción requiere demasiada tensión o causa dolor debido a las ramificaciones, se puede optar por ligar la vena con una sutura. Posteriormente, se realiza una transección justo por encima de la sutura y, finalmente, la vena se libera de nuevo en los tejidos blandos.
9. El procedimiento finaliza cuando se abordan todos los segmentos venosos deseados.

Manejo posterior al procedimiento

1. Pueden utilizarse suturas cutáneas adhesivas en las incisiones para ayudar a la cicatrización, aunque los autores suelen dejarlas abiertas para drenar la sangre y la anestesia tumescente.
2. Inmediatamente después de la intervención, se aplican almohadillas absorbentes para compresión excéntrica y medias o vendas de compresión de 30 mm Hg a 40 mm Hg.
3. Se indica a los pacientes que utilicen los vendajes o las medias de compresión graduada durante 48 h sin quitárselas. A partir de entonces, se utilizarán 1 o 2 semanas más excepto para dormir y ducharse.
4. Se sugiere caminar al menos 1 h a 2 h al día después del procedimiento y se desaconseja la actividad o el ejercicio vigorosos durante 7 a 10 días.
5. Son esperables los hematomas y el dolor leve a la palpación, que pueden tratarse con AINE.

Resultados

1. Opción de tratamiento globalmente eficaz para las varices, aunque no se han realizado grandes estudios que comparen directamente la microflebectomía frente a la escleroterapia.

Complicaciones (8,10)

1. Ampollas cutáneas (1.3-20 %): normalmente relacionadas con vendajes apretados o con el movimiento de los apósitos bajo la compresión, especialmente sobre prominencias óseas como la rodilla y el tobillo.

2. Hemorragia/hematoma (0.1 %).
3. Flebitis superficial (1.1-2.8 %): a menudo es el resultado de segmentos de la vena que quedan retenidos entre segmentos que se extirpan. Suele resolverse por sí sola en unas semanas.
4. Infección de la herida (0.07 %).
5. Daño nervioso (disestesia o hipoestesia, temporal o permanente):
   a. Las parestesias por pequeñas lesiones nerviosas se producen entre el 0.2 % y el 4.6 % de los casos.
   b. Lesión del nervio peroneo común en < 1 % de los casos: extremar las precauciones o evitar el tratamiento cuando las venas pasan sobre el curso superficial de este nervio entre la fosa poplítea lateral y la cabeza del peroné. La lesión de este nervio motor y sensitivo puede incluir pie caído.
6. Redes telangiectásicas (0.5-9.5 %): relativamente inusuales en la experiencia de los autores.
7. Hiperpigmentación de cicatrices (0.01-4.6 %).

Tratamiento de las complicaciones

1. Las ampollas pueden tratarse de forma conservadora y suelen desaparecer por sí solas.
2. Pigmentación, redes telangiectásicas, flebitis superficial: véase anteriormente, en la sección Escleroterapia.
3. Disestesia temporal: no requiere tratamiento; puede resolverse espontáneamente.

Referencias bibliográficas

1. Winokur RS, Khilnani NM. Superficial veins: treatment options and techniques for saphenous veins, perforators, and tributary veins. *Tech Vasc Interv Radiol.* 2014;17(2):82–89.
2. Sadick N, Khilnani N, Morrison N, eds. Practical Approach to the Management and Treatment of Venous Disorders. Springer-Verlag; 2013.
3. Leopardi D, Hoggan BL, Fitridge RA, et al. Systematic review of treatments for varicose veins. *Ann Vasc Surg.* 2009;23(2):264–276.
4. Coleridge Smith P. Foam and liquid sclerotherapy for varicose veins. *Phlebology.* 2009;24(Suppl 1): 62–72.
5. Hamel-Desnos C, Allaert FA. Liquid versus foam sclerotherapy. *Phlebology.* 2009;24(6):240–246.
6. Masuda EM, Kessler DM, Lurie F, et al. The effect of ultrasound-guided sclerotherapy of incompetent perforator veins on venous clinical severity and disability scores. *J Vasc Surg.* 2006;43(3):551–556.
7. Guex JJ, Allaert FA, Gillet JL, et al. Immediate and midterm complications of sclerotherapy: report of a prospective multicenter registry of 12,173 sclerotherapy sessions. *Dermatol Surg.* 2005;31(2):123–128.
8. Weiss MA, Hsu JT, Neuhaus I, et al. Consensus for sclerotherapy. *Dermatol Surg.* 2014;40(12):1309–1318.
9. Kabnick LS, Ombrellino M. Ambulatory phlebectomy. *Semin Intervent Radiol.* 2005;22(3):218–224.
10. Olivencia JA. Complications of ambulatory phlebectomy. Review of 1000 consecutive cases. *Dermatol Surg.* 1997;23(1):51–54.

SECCIÓN IV
PROCEDIMIENTOS NO VASCULARES

46 Procedimientos de biopsia de pulmón, mediastino y pared torácica

Matthew D. Cham, MD, Claudia I. Henschke, PhD, MD y David F. Yankelevitz, MD

Indicaciones

1. Evaluación de un nódulo pulmonar solitario (nódulos sólidos, parcialmente sólidos y no sólidos) con características sospechosas de cáncer de pulmón primario y que carece de características benignas, como composición grasa o calcificación en un patrón benigno (1,2).
2. Evaluación de nódulos pulmonares con crecimiento documentado a velocidad de una neoplasia.
3. Evaluación de lesiones pulmonares con resultado positivo de tomografía por emisión de positrones (PET) sospechosas de malignidad.
4. Evaluación de nódulos pulmonares como parte de una estrategia de estadificación en pacientes con neoplasias conocidas (cáncer de pulmón y neoplasias extratorácicas).
5. Obtención de tejido para la caracterización molecular y genética para guiar el tratamiento.
6. Evaluación de infecciones pulmonares focales resistentes al tratamiento estándar.
7. Evaluación de masas pleurales, engrosamiento pleural o acumulaciones de líquido pleural.
8. Evaluación de masas mediastínicas, masas hiliares y linfadenopatías.
9. Evaluación de masas en la pared torácica y lesiones líticas en las costillas.

Contraindicaciones

1. Paciente que no se encuentra en condiciones de cooperar (considerado por algunos como la única contraindicación absoluta).
2. Diátesis hemorrágica (cociente internacional normalizado [INR, *international normalized ratio*] ≥ 1.5, recuento de plaquetas < 50 000/μL).
3. Medicamentos asociados con un mayor riesgo de hemorragia (riesgo relativo, algunos o todos pueden suspenderse antes del procedimiento; también depende de la localización de la lesión).
4. Enfisema bulloso grave.
5. Neumonectomía contralateral o función muy limitada en el pulmón contralateral.
6. Tos intratable.
7. Sospecha de quiste hidatídico (por riesgo de reacción anafiláctica).
8. Posible malformación arteriovenosa pulmonar (MAVP), aneurisma vascular o vaso que irriga un secuestro pulmonar (intralobular o extralobular).
9. Hipertensión pulmonar (especialmente cuando se considera la biopsia de una lesión central).
10. Pacientes en ventilación con presión positiva.

Preparación previa al procedimiento

1. Explicar o proporcionar información sobre el procedimiento y sus posibles complicaciones al paciente una semana antes de la biopsia si esta se realiza en régimen ambulatorio. Los clínicos que derivan al paciente también pueden proporcionar información adecuada

Tabla 46-1 Agujas utilizadas para la biopsia transtorácica con aguja

Tipo de aguja	Marca y fabricante	Calibre
Aguja de aspiración	Chiba® (Cook Medical, Bloomington, IN)	20-25
Aguja de aspiración que también permite obtener fragmentos de tejido	Westcott® (BD Medical, Franklin Lakes, NJ)	20-22
	Turner® (Cook Medical)	18-22
Sistema de aguja coaxial	Greene® (Cook Medical)	Aguja externa: 19 Aguja interna: 22
Aguja de corte con mango activado por resorte	Biopty® (BD Bard, Tempe, AZ) Temno® (Merit Medical, South Jordan, UT)	18-20

sobre el procedimiento en ese momento, que puede ser revisada antes del mismo al obtener el consentimiento.

2. De ser posible, suspender el ácido acetilsalicílico 5 días antes de la biopsia, así como otros antiinflamatorios no esteroideos (AINE) 2 días antes. Los pacientes que toman anticoagulantes orales deben cambiar a heparina durante 2 o 3 días, que a su vez debe suspenderse varias horas antes del procedimiento. La heparina de bajo peso molecular debe suspenderse 24 h antes de la biopsia.
3. Obtener INR, tiempo de protrombina, tiempo parcial de tromboplastina y recuento de plaquetas un día antes de la biopsia.
4. Corregir cualquier trastorno hemorrágico con plasma fresco congelado, plaquetas, protamina o vitamina K.
5. El paciente debe ingerir solo una comida ligera 4 h antes de la biopsia.
6. Elección de la técnica de imagen adecuada para el procedimiento:
   a. La **tomografía computarizada** (**TC**) se utiliza para la mayoría de las biopsias transtorácicas con aguja (BTA). La TC puede permitir la planificación de una trayectoria que evite atravesar el pulmón aireado, fisuras interlobulillares, bullas, estructuras vasculares y hueso. Además, la TC puede ayudar a diferenciar las zonas necróticas de las viables dentro del tumor.
   b. La **fluoroscopia con TC** ofrece las ventajas de la TC combinada con la obtención de imágenes en tiempo real, pero no está tan ampliamente disponible como la TC. También existe el riesgo potencial de una mayor exposición a la radiación para los radiólogos que realizan este procedimiento con frecuencia.
   c. La **guía fluoroscópica** ofrece imágenes en tiempo real de lesiones visualizadas en dos proyecciones. Aunque en el pasado era el tratamiento de referencia, en la actualidad esta modalidad es menos útil para los nódulos pulmonares más pequeños y ha sido reemplazada en gran medida por la TC.
   d. La **guía ecográfica** es útil para la biopsia de lesiones de la pared torácica, pleurales, mediastínicas anteriores y pulmonares periféricas.
7. Elección de la aguja adecuada para el procedimiento (tabla 46-1):
   a. Existen dos tipos principales de agujas para biopsia: las **agujas de aspiración** proporcionan un aspirado celular para el examen citológico, mientras que con las **agujas de corte** se obtiene un núcleo de tejido para el examen histológico. Algunas agujas, como las agujas de Turner y las agujas de Westcott, producen pequeños fragmentos, además de un aspirado celular. La mayoría de las agujas para biopsia están disponibles en diámetros de 16 a 25.
   b. Cuando se utiliza una **técnica de una sola aguja**, se requieren múltiples punciones pleurales para obtener múltiples muestras. Alternativamente, se puede utilizar un **sistema de aguja coaxial** para obtener múltiples muestras utilizando una única punción pleural. En este tipo de sistema de aguja, se inserta una aguja interior más fina a través de una aguja exterior más grande, denominada *introductor*. Por tanto, la pleura será

puncionada por una aguja más grande que la utilizada para obtener la muestra. Muchas agujas para biopsia con aguja gruesa están provistas de mangos activados por resorte que pueden utilizarse para obtener un núcleo grande de tejido. Son especialmente eficaces para tomar muestras de lesiones benignas (p. ej., hamartomas, granulomas) y lesiones mediastínicas anteriores (p. ej., timomas, linfomas).

   c. Las agujas de aspiración de un solo cuerpo tienen una tasa de complicaciones hasta un 70 % menor debido a su menor calibre (3). Sin embargo, se ha producido un cambio gradual hacia el uso de agujas de aspiración y de aguja gruesa durante cada procedimiento de biopsia para mejorar la eficacia diagnóstica del análisis molecular, en comparación con las agujas de aspiración o de aguja gruesa por separado (4).

8. Revisar el procedimiento, las posibles complicaciones y las alternativas con el paciente. Obtener el consentimiento informado firmado minutos antes de la biopsia.

Procedimiento

1. El paciente se coloca en la mesa de biopsia de forma que el sitio de entrada en la piel quede en posición vertical. Cuando la facilidad de realización y el riesgo de complicaciones no se ven sustancialmente afectados por la posición del paciente, se prefiere la posición prona para reducir al mínimo el movimiento de la pared torácica y la ansiedad del paciente por ver la aguja. También se facilita colocar el lado de la biopsia hacia abajo después del procedimiento, lo que reduce las tasas de neumotórax.
2. Realizar un examen preliminar:
   a. Para las biopsias guiadas por TC, se obtiene una vista de exploración preliminar, seguido de imágenes para localizar la vista axial a través de la lesión. Las lesiones del lóbulo superior no suelen requerir instrucciones especiales de respiración. Cuando se observa movimiento del nódulo cerca del diafragma, se indica contener la respiración. Se solicita al paciente que realice una pequeña inspiración para que haya una cantidad mínima de movimiento una vez que la aguja haya atravesado la pleura y menos posibilidades de neumotórax, pues con la respiración profunda habrá mayor movimiento y probabilidad de rasgar la superficie pleural. Se solicita encarecidamente a los pacientes que mantengan el mismo grado de inspiración cada vez que se les pida que contengan la respiración (cada vez que se explore la lesión o se haga avanzar la aguja para biopsia). Es útil practicar la contención de la respiración con los pacientes antes de iniciar el procedimiento.
   b. Cuando se utiliza la guía ecográfica, se realiza un examen preliminar para confirmar la visibilidad de la lesión.
3. Cuando se utiliza la TC como guía, la dosis debe reducirse a la cantidad mínima necesaria para la monitorización del procedimiento, ya que no se realiza con fines diagnósticos. Tanto los kV como los mA deben reducirse para alcanzar una dosis estimada inferior a 1.0 mSv para todo el procedimiento.
4. Planificar el recorrido deseable de la aguja y marcar el lugar de entrada en la piel:
   a. Siempre que sea posible, debe elegirse una trayectoria de la aguja que evite el pulmón aireado para reducir la probabilidad de desarrollar un neumotórax. Si debe atravesarse el pulmón aireado, deben evitarse estructuras como fisuras interlobulillares, bullas, quistes y grandes estructuras vasculares. Puede accederse a las lesiones que se encuentran directamente debajo de una costilla obstructiva mediante un abordaje oblicuo, con o sin inclinación del *gantry*.
   b. Una forma cómoda de localizar el lugar de entrada en la piel es colocar una hilera de objetos metálicos (p. ej., agujas de inyección) sobre la piel al nivel deseado y hacer el barrido. También existen marcadores cutáneos comerciales para este fin. La piel directamente debajo o entre estos objetos puede marcarse con un rotulador. Resulta útil trazar y planificar la trayectoria deseada de la aguja en la consola de TC.
5. Limpiar la zona de entrada de la piel con un desinfectante de povidona yodada o clorhexidina. Cubrir la piel con paños estériles. Anestesiar la piel y el tejido subcutáneo con infiltración de 5 mL a 10 mL de lidocaína al 1 % hasta la pleura, sin atravesarla. La superficie pleural puede ser muy sensible, y se necesita una anestesia adecuada para reducir al mínimo las molestias y el movimiento. También debe informarse al paciente de las sensaciones

normales de presión durante la manipulación de la aguja. Los pacientes que no prevén estas sensaciones pueden ponerse ansiosos con la falsa noción de que la anestesia local fue insuficiente. La sedación no es necesaria para este procedimiento, salvo en raras situaciones como claustrofobia grave en el escáner de TC. La tranquilidad y la cooperación del paciente son fundamentales para el éxito de la biopsia pulmonar.

6. Utilizar la aguja anestésica como guía para la colocación de la aguja para biopsia. Avanzar la aguja para biopsia a lo largo de la trayectoria planificada hasta que la punta de la aguja se encuentre dentro de la lesión objetivo. Cuando el procedimiento se realiza con guía por TC, debe obtenerse al menos una imagen superior e inferior a la punta de la aguja para documentar que dicha punta está realmente dentro de la lesión. De este modo se evita el error de muestreo debido a un efecto de promedio del volumen parcial.
7. Tomar una muestra de la lesión. El proceso de toma de muestras varía en función del diseño de la aguja y de la técnica de biopsia utilizada (biopsia con aguja gruesa o aspiración con aguja fina). En el caso de las agujas de aspiración, se retira el estilete central de la aguja y se acopla una jeringa al cono de la aguja. A continuación, se retrae el émbolo para generar aspiración, y la aguja se mueve con cuidado hacia arriba y hacia abajo para cortar las células de la lesión e introducirlas en la jeringa. Posteriormente, la aspiración se disminuye a medida que se van retirando la aguja y la jeringa acoplada. En el caso de las agujas para biopsia con aguja gruesa accionadas por resorte, el mecanismo de resorte se inclina y la aguja se inserta en el introductor hasta que la punta llega a la lesión. Luego, el mecanismo de deslizamiento de la aguja para biopsia con aguja gruesa se hace avanzar completamente (pero no se «dispara») mientras se mantiene el receptáculo colector de la aguja dentro de la lesión. Tras confirmar que el receptáculo colector está dentro de la lesión, se activa el mecanismo de «disparo». Con esta técnica, el «disparo» de la aguja cortará y llenará de tejido el receptáculo sin cambiar la posición de la punta de la aguja, lo que evita lesiones imprevistas.
8. Idealmente, a continuación la aguja y la jeringa adjunta se entregan a un citopatólogo (*in situ*) para su evaluación citológica inmediata. A medida que la evaluación de muestras pequeñas de material se ha vuelto mucho más sofisticada en los últimos años, la necesidad de tener un protocolo bien desarrollado con el citólogo es cada vez más importante. Las muestras deben dividirse y asignarse para las diferentes pruebas (5). En ausencia de un anatomopatólogo *in situ*, el aspirado se coloca sobre un portaobjetos a modo de frotis y se fija en alcohol al 95 % para la evaluación citológica, mientras que los fragmentos más grandes se colocan en una solución de formol para su evaluación histopatológica. Los análisis adicionales para marcadores moleculares, como el receptor del factor de crecimiento epidérmico y el homólogo del oncogén viral del sarcoma de la rata Kirsten (K-RAS), también se realizan para los cánceres de pulmón recién diagnosticados, a fin de determinar su susceptibilidad a tratamientos farmacológicos específicos. Si se sospecha una causa infecciosa, parte de la muestra obtenida debe colocarse en un tubo de ensayo estéril para evaluación microbiológica adicional.
9. Si se usa un sistema de aguja coaxial, puede emplearse la técnica del parche de sangre para reducir la probabilidad de desarrollar un neumotórax. Esta técnica implica la inyección de 4 mL de sangre autóloga en los 2 cm más periféricos de la vía pulmonar de la aguja. Lo anterior requiere el uso de una aguja coaxial, con la aguja interna para realizar la biopsia y la externa para inyectar la sangre autóloga. El éxito de la técnica del parche de sangre depende de la inyección de sangre autóloga en el parénquima pulmonar no enfisematoso. También se han utilizado con cierto éxito otros materiales, como selladores químicos y solución salina normal (6).

Manejo posterior al procedimiento

1. Si la biopsia se realizó utilizando la TC como guía, se obtiene un análisis inmediato posterior a la biopsia en el nivel donde se efectuó el procedimiento para detectar un posible neumotórax. Como alternativa, puede obtenerse una radiografía espiratoria de tórax portátil con el paciente sentado en posición vertical (fig. 46-1).
2. Si no se observa neumotórax importante y el paciente está asintomático, se transporta al paciente en una camilla al área de recuperación para observación.

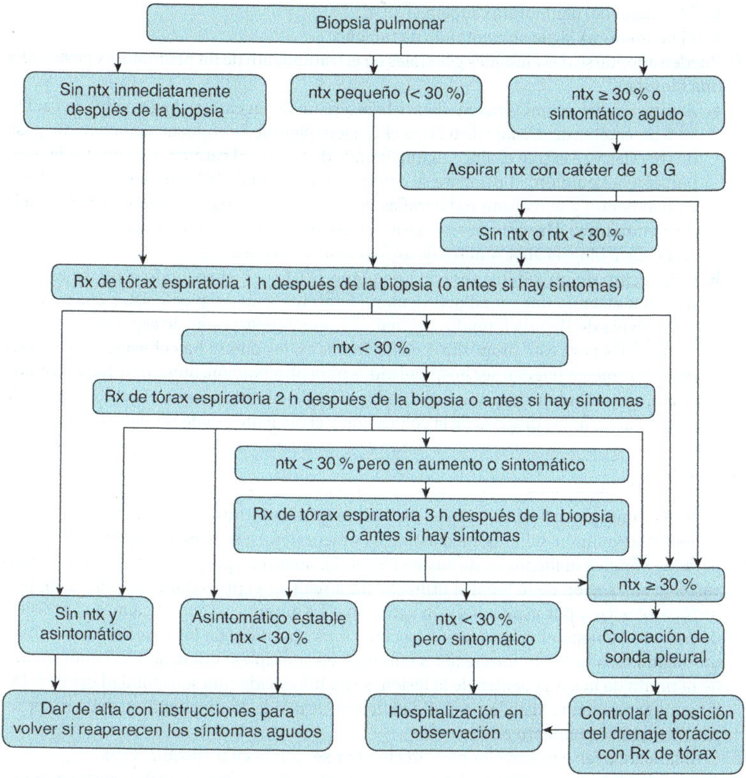

FIGURA 46-1 • Control y tratamiento de los pacientes después de una biopsia pulmonar guiada por TC. Ntx, neumotórax; Rx, radiografía.

3. Es necesario observar al paciente durante 2 h después del procedimiento. El paciente debe permanecer acostado en el período de observación. Se deben monitorizar las constantes vitales, por lo menos dos veces por hora. Estas medidas previenen la aparición de un neumotórax y facilitan la reabsorción de uno pequeño existente, e incluyen colocar al paciente en una posición de «sitio de punción hacia abajo» y la administración de oxígeno nasal. Los pacientes hospitalizados estables pueden ser monitorizados desde sus habitaciones.
4. Si se sospecha clínicamente un neumotórax significativo (> 30 %) durante el período de observación (p. ej., aumento del dolor pleurítico, disnea o hipoxia), debe obtenerse inmediatamente una radiografía espiratoria de tórax.
5. Si no hay neumotórax y no hay ningún síntoma atribuible a un neumotórax, el paciente puede ser dado de alta tras 1 h de observación. La gran mayoría de los neumotórax que requieren la colocación de drenaje torácico se producen en la hora siguiente a la biopsia. Debe indicarse a los pacientes que se abstengan de realizar actividades extenuantes durante 3 días y que acudan rápidamente al servicio de urgencias más cercano si aparece disnea o dolor torácico pleurítico. También debe facilitarse un número de contacto del médico que realizó el procedimiento.
6. Los neumotórax pequeños (< 30 %) asintomáticos y estables no requieren tratamiento. Un neumotórax posterior a una biopsia debe tratarse si:
   a. El paciente presenta disnea o dolor torácico de inicio agudo que puede ser atribuible a un neumotórax.

b. El tamaño del neumotórax supera el 30 %.
c. El neumotórax sigue aumentando de tamaño.

7. Pueden adoptarse dos enfoques generales en el tratamiento de un neumotórax posterior a una biopsia:
   a. Aspiración del neumotórax mediante la inserción de un catéter Angiocath® de calibre 18 o un catéter de drenaje de 6 Fr en el espacio pleural. Se conecta a una llave de paso de tres vías y se extrae el aire con una jeringa de 60 mL. El catéter se retira tras la reexpansión del pulmón. El paciente se coloca con el «lado de la biopsia abajo» (posición en pendiente) y se realizan radiografías de tórax seriadas para observar la recurrencia del neumotórax. Un método alternativo consiste en colocar al paciente en posición de «lado de la biopsia abajo» antes de aspirar el neumotórax.
   b. Colocación de un catéter torácico pequeño (11 Fr) en el segundo o tercer espacio intercostal, en la línea medioclavicular. El catéter torácico puede estar conectado a una válvula de Heimlich unidireccional. Hay muchos sistemas de aspiración torácica disponibles para este propósito. Los pacientes en los que se ha colocado un pequeño catéter torácico pueden ser hospitalizados para observación, aunque se ha informado el control ambulatorio exitoso. Si la filtración de aire ha cesado, el catéter se puede quitar varias horas después de la colocación y el paciente puede ser dado de alta.

Resultados

1. La BTA es muy precisa para el diagnóstico de neoplasias intratorácicas, incluidos tumores malignos de pulmón, hiliares, mediastínicos y pleurales. La sensibilidad global informada para los nódulos malignos es de hasta el 95 % (7), mientras que para los benignos es más variable en función de la técnica utilizada para realizar el procedimiento, ya sea biopsia histopatológica o por aspiración con aguja fina. Lo anterior se complica más si se considera como benigno el diagnóstico específico o inespecífico. En los casos en que se hace un diagnóstico benigno inespecífico con base en múltiples muestras y la confirmación de la punta de la aguja dentro de la lesión, se ha informado una sensibilidad del 90 % (8). Sin embargo, como existe la posibilidad de omitir una lesión maligna, se debe hacer un plan para su seguimiento posterior.
2. El diagnóstico falso positivo es poco frecuente y se estima en torno al 2 % (9).
3. Aunque la BTA es precisa para el diagnóstico de malignidad, la tasa de diagnósticos benignos específicos es baja, y va del 16 % al 68 % en series donde están disponibles tales datos. Un diagnóstico citológico o histopatológico negativo debe interpretarse con precaución, ya que puede no representar verdaderamente un diagnóstico benigno, sino simplemente la incapacidad para llegar a uno maligno.
4. Los factores que mejoran el rendimiento diagnóstico de la BTA incluyen (8):
   a. Colocación cuidadosa del paciente y documentación de la punta de la aguja dentro de la lesión.
   b. Cuando sea necesario, muestreo de diferentes zonas dentro de la lesión. Puede ser útil guiarse por el análisis de imágenes PET, cuando se disponga de estas, hacia las zonas de mayor actividad.
   c. Mayor tamaño y localización favorable de la lesión.
   d. Experiencia del radiólogo y del citopatólogo.
   e. El uso de una aguja de corte es especialmente beneficioso para mejorar la probabilidad de obtener un diagnóstico específico en lesiones benignas no infecciosas.
5. La presencia de un citopatólogo *in situ* es ideal. En estudios prospectivos se ha observado de manera sistemática que la evaluación citológica inmediata mejora significativamente la precisión diagnóstica de la BTA guiada por TC (10).

Complicaciones

Frecuentes

1. Neumotórax: la incidencia notificada de neumotórax relacionado con la BTA oscila entre el 5 % y el 60 %. La frecuencia habitual de neumotórax posterior a una biopsia es del 20 %

al 25 %, mientras que la frecuencia de neumotórax que requieren ventilación o drenaje torácicos es del 2 % al 15 %. Los factores de riesgo que aumentan la aparición de neumotórax incluyen:

   a. Enfisema subyacente o enfermedad pulmonar obstructiva crónica.
   b. El uso de agujas cortantes o de biopsia con aguja gruesa (frente a agujas de aspiración).
   c. Agujas de gran calibre (especialmente agujas o introductores de calibre 18).
   d. Atravesar más de una superficie pleural visceral (p. ej., cruzar una fisura interlobular).
   e. Un ángulo pequeño entre la aguja y la piel.
   f. Incapacidad para colocar al paciente en posición en pendiente después de la biopsia.
   g. Aumento de la longitud de la trayectoria de la aguja (controvertido).

2. Hemorragia:
   a. La aparición de complicaciones hemorrágicas depende de la presencia de una diátesis hemorrágica, la vascularización de la lesión, y el uso de medicamentos que inducen una tendencia a la hemorragia. La hemorragia pulmonar, que se manifiesta como hemoptisis, se produce en el 5 % al 10 % de las biopsias y suele ser autolimitada. Los pacientes deben ser alertados sobre la posibilidad de presentar hemoptisis como parte del consentimiento informado.
   b. Si se produce una hemoptisis, el paciente debe ser tranquilizado y el sitio de la biopsia colocado hacia abajo para evitar la broncoaspiración de sangre. Aunque la hemorragia pulmonar masiva es rara, es la causa más frecuente de muerte después de la biopsia de pulmón con aguja. La muerte resulta de la aspiración traqueobronquial masiva y asfixia.
   c. Para reducir el riesgo de hemorragia grave, se puede usar una aguja de aspiración de calibre pequeño.

Poco frecuentes

1. Hemotórax y hematoma de la pared torácica.
2. Reacción vasovagal.

Infrecuentes

1. Embolia gaseosa.
2. Hemoptisis masiva.
3. Taponamiento cardíaco.
4. Siembra maligna en el tracto de la aguja.
5. Torsión pulmonar.
6. Hemorragia mortal.

Referencias bibliográficas

1. MacMahon H, Naidich DP, Goo JM, et al. Guidelines for management of incidental pulmonary nodules detected on CT images: from the Fleischner society 2017. *Radiology*. 2017;284(1):228–243.
2. Henschke CI, Salvatore M, Cham M, et al. Baseline and annual repeat rounds of screening: implications for optimal regimens of screening. International early lung cancer action program investigators. *Eur Radiol.* 2018;28(3):1085–1094.
3. Heerink WJ, de Bock GH, de Jonge GJ, et al. Complication rates of CT-guided transthoracic lung biopsy: meta-analysis. *Eur Radiol.* 2017;27(1):138–148.
4. Chen L, Jing H, Gong Y, et al. Diagnostic efficacy and molecular testing by combined fine-needle aspiration and core needle biopsy in patients with a lung nodule. *Cancer Cytopathol.* 2020;128(3):201–206.
5. Crapanzano JP, Saqi A. Adequacy and tissue preservation of small biopsy and cytology specimen. In: Moreira AL, Saqi A, eds. Diagnosing Non-small Cell Carcinoma in Small Biopsy and Cytology. Springer; 2015:39–59.
6. Huo YR, Chan MV, Habib AR, et al. Post-biopsy manoeuvres to reduce pneumothorax incidence in CT-guided transthoracic lung biopsies: a systematic review and meta-analysis. *Cardiovasc Intervent Radiol.* 2019;42(8):1062–1072.
7. Yankelevitz DF, Bulman W. Advances in nonsurgical sampling techniques for the diagnosis and staging of lung cancer. In: Moreira AL, Saqi A, eds. Diagnosing Non-small Cell Carcinoma in Small Biopsy and Cytology. Springer; 2015:15–38.

8. Gelbman BD, Cham MD, Kim W, et al. Radiographic and clinical characterization of false negative results from CT-guided needle biopsies of lung nodules. *J Thorac Oncol*. 2012;7(5):815–820.
9. Khorsandi M, Shaikhrezai K, Wallace W, et al. Is fine-needle aspiration diagnosis of malignancy adequate prior to major lung resections including pneumonectomy? *Interact Cardiovasc Thorac Surg*. 2012;15(2):253–257.
10. Tachibana K, Nakazato Y, Tsuchida S, et al. Immediate cytology improves accuracy and decreases complication rate in real-time computed tomography-guided needle lung biopsy. *Diagn Cytopathol*. 2013;41(12):1063–1068.

47 Drenaje con catéter de colecciones intratorácicas

Jared D. Christensen, MD, Edward F. Patz, Jr., MD y Jeremy J. Erasmus, MD

Introducción

Numerosos procesos patológicos provocan la acumulación de líquido pleural o colecciones pulmonares intraparenquimatosas. El diagnóstico y el tratamiento eficaces suelen requerir una intervención. En este capítulo se revisan las indicaciones habituales, las consideraciones procedimentales y las técnicas para el drenaje de las colecciones intratorácicas, incluidos derrame pleural maligno (DPM), derrame paraneumónico, empiema y absceso pulmonar.

Indicaciones

1. Derrame pleural maligno (1-5):
  a. La invasión tumoral del espacio pleural puede provocar una obstrucción linfática que aumente la producción de líquido pleural y reduzca su absorción. La extracción de líquido en este contexto puede realizarse tanto con fines diagnósticos como terapéuticos. El DPM es un indicador de mal pronóstico, con una supervivencia media de solo 4 a 7 meses desde el diagnóstico.
  b. Indicaciones de intervención:
    (1) Drenaje terapéutico en pacientes con disnea, tos y/o dolor torácico; no se recomienda la intervención en pacientes asintomáticos.
    (2) Grandes derrames antes de la quimioterapia para evitar la acumulación de medicamentos en el espacio pleural.
    (3) Derrames sintomáticos resistentes/recurrentes.
    (4) Información sobre el diagnóstico y/o la estadificación del tumor. Los factores predictivos de la necesidad de tratamiento definitivo (catéter permanente, pleurodesis, o ambos) en el momento del diagnóstico son un pH bajo (< 7.2), un tamaño grande y la edad avanzada del paciente.
  c. Diagnóstico y estadificación:
    (1) El diagnóstico tumoral inicial puede obtenerse a partir de la evaluación citológica del líquido pleural, con tasas de rendimiento que oscilan entre el 40 % y el 87 %.
    (2) Además, la evaluación citológica del líquido pleural puede proporcionar información importante sobre la estadificación clínica, con el DPM como indicativo de enfermedad en estadio IV para la mayoría de los cánceres.
    (3) Aunque el análisis del líquido pleural suele ser útil con fines diagnósticos y de estadificación, el DPM puede no ser suficiente para el análisis mutacional genético;

sin embargo, con los avances técnicos, algunos estudios han informado de la mejora del análisis molecular del DPM en pacientes con cáncer de pulmón y mesotelioma pleural maligno.

2. Derrame paraneumónico y empiema (2,5,6):

a. La neumonía puede complicarse con acumulaciones pleurales complejas que dan lugar a un derrame paraneumónico o empiema. El proceso evolutivo y la clasificación, con las recomendaciones de tratamiento asociadas, son los siguientes:

(1) *Sin complicaciones*: el líquido parenquimatoso intersticial se acumula adyacente a un foco de infección y fluye a través de la pleura visceral hacia el espacio pleural, lo que da lugar a una acumulación exudativa estéril con pH > 7.2, glucosa > 60 mg/dL y proteínas elevadas. La tinción de Gram y el cultivo son negativos. El tratamiento antibiótico usualmente es eficaz para tratar tanto la neumonía subyacente como el derrame.

(2) *Complicada*: bacterias, leucocitos polimorfonucleares y restos celulares se acumulan en el espacio pleural y dan lugar a una acumulación fibropurulenta. Además, las barreras de fibrina pueden crear componentes loculados que complican el tratamiento. Se recomienda el drenaje percutáneo cuando el análisis del líquido muestra una glucosa pleural < 60 mg/dL o un pH < 7.2. Los cultivos son negativos.

(3) *Empiema*: el pus franco en el espacio pleural o la evidencia de infección bacteriana mediante tinción de Gram o cultivo constituyen un empiema. Los fibroblastos producen una extensa acumulación organizada con una corteza pleural engrosada, lo que crea resistencia al movimiento respiratorio. El drenaje percutáneo tiene un valor limitado; el tratamiento definitivo requiere lavado quirúrgico y desbridamiento.

b. Los derrames paraneumónicos se producen entre el 20 % y el 57 % de los pacientes con neumonía y aproximadamente el 10 % requieren drenaje. El American College of Chest Physicians clasifica y recomienda el tratamiento de los derrames paraneumónicos en función del tamaño, la química y la bacteriología:

(1) *Categoría 1*: el derrame pleural de flujo libre < 1 cm de grosor en la radiografía en decúbito no requiere tratamiento.

(2) *Categoría 2*: los derrames de flujo libre de pequeño a moderado (> 1 cm, < 50 % del hemitórax) con pH pleural > 7.2, glucosa > 60 mg/dL, lactato deshidrogenasa (LDH) inferior a tres veces el límite superior del suero, y tinción de Gram y cultivo negativos no suelen requerir drenaje, ya que la mayoría de los pacientes responden al tratamiento antibiótico.

(3) *Categoría 3*: los derrames de flujo libre grande (> 50 % del hemitórax), los derrames loculados o los derrames con la pleura parietal engrosada o pH pleural < 7.2, o glucosa pleural < 60 mg/dL, o tinción de Gram y cultivo positivos requieren drenaje.

(4) *Categoría 4*: si aparece pus espeso en el espacio pleural, se requiere drenaje.

3. Absceso pulmonar (2,6,7):

a. El absceso pulmonar se produce en el contexto de una necrosis licuefactiva del tejido pulmonar inducida por infección microbiana que da lugar a cavitación. La formación del absceso puede ser broncógena (aspiración o inhalación) o hematógena (diseminación desde otro lugar, como sucede con los émbolos sépticos). Entre el 10 % y el 20 % de los pacientes con un absceso piógeno no responden al tratamiento médico (antibióticos sistémicos, drenaje postural). Se recomienda el drenaje percutáneo para:

(1) Sepsis persistente 5 a 7 días después del inicio del tratamiento antibiótico.

(2) Tamaño del absceso > 4 cm con un nivel hidroaéreo.

(3) Aumento del tamaño del absceso durante el tratamiento médico.

(4) Niños < 7 años, ya que los abscesos en esta población a menudo no drenan espontáneamente y es menos probable que respondan al tratamiento médico.

b. El tratamiento quirúrgico debe considerarse para un absceso > 6 cm de tamaño, que no ha respondido al tratamiento médico más allá de 12 semanas, o ha fracasado el tratamiento percutáneo.

Contraindicaciones

1. Relativas:
   a. Deficiencia de la coagulación:
      (1) Cociente internacional normalizado (INR, *international normalized ratio*) > 1.5.
      (2) Trombocitopenia (< 50 000 plaquetas/µL).
      (3) Tratamiento anticoagulante.
   b. Fibrotórax extenso: impide la reexpansión pulmonar y limita el valor del drenaje percutáneo.
2. Absolutas: no existen contraindicaciones absolutas para colocar un drenaje torácico (toracostomía).

Elección del catéter de drenaje (1-3,5-8)

1. Derrame pleural maligno:
   a. Paciente hospitalizado: catéter de drenaje multiuso (APD, *all-purpose drainage*) de 14 Fr (Flexima® APD, Boston Scientific Inc., Natick, MA).
   b. Drenaje ambulatorio: catéter APD de 10 Fr.
   c. Tratamiento de derrames malignos resistentes/recurrentes y derrames pleurales malignos sintomáticos con emparedamiento pulmonar subyacente: catéter de drenaje permanente de 15.5 Fr (catéter PleurX™, Denver Biomaterials Inc., Golden, CO).
2. Derrame paraneumónico/empiema:
   a. Paciente hospitalizado: catéter APD de 12 Fr a 14 Fr o catéter de Malecot de 10 Fr a 14 Fr.
   b. Drenaje ambulatorio: catéter APD de 10 Fr.
3. Absceso pulmonar:
   a. La selección del tubo de drenaje depende del tamaño de la cavidad, aunque suele bastar con un catéter APD de 8 Fr a 14 Fr. En los niños, el tamaño del tubo también puede depender de la edad del paciente.

Preparación previa al procedimiento

1. Suspender la ingesta oral, preferiblemente 8 h antes del procedimiento.
2. Obtener el consentimiento informado.
3. Análisis de laboratorio: índices de coagulación (tiempo de protrombina [TP]/INR) y plaquetas. Si el paciente está en tratamiento anticoagulante, el procedimiento debe programarse para que coincida con el cese del tratamiento según las recomendaciones farmacológicas del fabricante para reducir al mínimo el riesgo de hemorragia.
4. Establecer acceso intravenoso.
5. Monitorizar las constantes vitales: electrocardiograma (ECG), presión arterial y pulsioximetría.
6. Selección de las imágenes y la guía: fluoroscopia, ecografía o tomografía computarizada (TC). La mayoría de los derrames malignos pueden drenarse con guía fluoroscópica o ecográfica, aunque las acumulaciones complicadas de líquido en el espacio pleural (derrame paraneumónico, empiema) y los abscesos pulmonares pueden requerir guía por TC.
7. Administrar sedación/analgesia. Aunque un anestésico local puede ser suficiente en algunas circunstancias, la colocación del drenaje pleural se tolera bien con una sedación consciente mínima (ligera); normalmente se logra mediante una combinación de midazolam intravenoso y fentanilo.
8. Elegir un sistema de drenaje en función de la enfermedad subyacente y de las consideraciones clínicas detalladas anteriormente.
9. Preparar y cubrir la zona de entrada de la piel.

Técnica

Derrame pleural maligno (1-3,5,8)

1. Frecuente en pacientes con cáncer (15 %), con más del 75 % de los casos debido a neoplasias de pulmón, de mama y linfoma.

2. El objetivo del tratamiento es la paliación mediante el alivio sintomático y la prevención de la recurrencia.

Contraindicaciones

1. La existencia de una gruesa capa pleural de tejido maligno que recubra la pleura visceral e impida la reexpansión pulmonar completa tras el drenaje del derrame (síndrome de emparedamiento pulmonar); la pleurodesis rara vez tiene éxito.
2. Masa central que obstruye las vías respiratorias e impide la reexpansión del pulmón.
3. Múltiples acumulaciones de líquidos loculados y complejos.
4. Índice de Karnofsky < 40.

Procedimiento

1. Posición del paciente y guía de imagen:
   a. Normalmente se realiza con el paciente en decúbito supino mediante ecografía o fluoroscopia.
2. Acceso del drenaje percutáneo:
   a. En general, sexto o séptimo espacio intercostal en la línea media axilar. Se ingresa en los dos tercios medios del espacio intercostal para evitar las estructuras neurovasculares subcostales y la irritación del periostio.
3. Colocación del catéter APD:
   a. Los catéteres APD de pequeño calibre (12-14 Fr) son el tratamiento de elección, ya que son fáciles de insertar, son bien tolerados y presentan tasas de respuesta similares a los catéteres de gran calibre.
   b. Inyectar anestesia local (1-2 % de lidocaína) en los tejidos blandos hasta el nivel de la pleura. Después de avanzar la punta de la aguja, siempre debe aspirarse antes de inyectar, para evitar una inyección intravascular de lidocaína.
   c. Se abre la piel con una hoja pequeña para facilitar el acceso de la aguja y el catéter.
   d. Insertar una aguja-trocar de calibre 18 en el espacio pleural; la entrada en el espacio pleural se percibe por una disminución abrupta en la resistencia al movimiento hacia adelante de la aguja. La colocación precisa se facilita mediante guía por imagen.
   e. Se confirma la posición de la aguja aspirando una pequeña cantidad de líquido pleural. Si la punta se encuentra en el espacio pleural, el líquido volverá a fluir libremente.
   f. Introducir una guía metálica de punta flexible de 100 cm y 0.965 mm (0.038″) (Cook Medical Inc., Bloomington, IN) a través del trocar en el espacio pleural. Luego se retira el trocar y se deja la guía en su sitio. La posición de la guía puede confirmarse mediante imagen.
   g. Dilatar de forma seriada la trayectoria hasta llegar al diámetro del catéter. Algunos recomiendan dilatar ligeramente por debajo para reducir al mínimo las posibles fugas de aire o líquido alrededor del catéter.
   h. El catéter antes seleccionado se prepara con el refuerzo metálico y se introduce sobre la guía. El refuerzo facilita la introducción del catéter APD a través de los tejidos subcutáneos. En cuanto la punta ingresa en el espacio pleural, el refuerzo se desconecta del catéter y se mantiene fijo a medida que este último ingresa al espacio pleural.
   i. El refuerzo metálico se retira lentamente una vez que el catéter se encuentra en una posición satisfactoria, y luego se retira la guía metálica y se deja el catéter en su sitio. La posición deseada se confirma con imágenes.
   j. El catéter *pigtail* («cola de cerdo») se fija y ancla externamente con un punto o un disco cutáneo adhesivo (Hollister Inc., Libertyville, IL) o un disco de retención externa Molnar (Cook Medical Inc., Bloomington, IN).
   k. Puede aspirarse hasta 1 L de líquido. Si el paciente empieza a toser antes de extraer 1 L, se interrumpe la aspiración activa para evitar un edema de reexpansión.

Manejo posterior al procedimiento

1. Se realiza una radiografía posterior al procedimiento para garantizar la correcta colocación del tubo y establecer una línea de base para el seguimiento.
2. Reposo en cama de 2h a 4 h.
3. Comprobar los signos vitales cada 15 min durante 1 h, cada 30 min durante 1 h y después cada 60 min durante 2 h.

4. Los tubos de los pacientes ingresados se conectan a un sistema Pleur-evac® (Teleflex, Wayne, PA) con aspiración continua a 20 cm H_2O.
5. Fuera del hospital, los tubos se conectan a una bolsa Tru-Close® de 600 mL (UreSil, Skokie, IL) o a una bolsa de orina Dover® (Cardinal Health, Dublin, OH) para drenaje por gravedad.
6. Los tubos se lavan con solución salina bacteriostática de 5 mL a 15 mL cada 8 h.
7. Se registra la salida diaria de líquido y, mientras el drenaje siga siendo alto, *no es necesario realizar radiografías diarias de tórax*. Cuando el drenaje disminuye aproximadamente 100 mL a 200 mL en un período de 24 h, se realiza una radiografía de tórax para descartar la presencia de líquido loculado y garantizar la reexpansión pulmonar completa. Si el líquido pleural y el aire se han evacuado completamente (normalmente entre 2 y 5 días), puede realizarse una pleurodesis con un esclerosante.
8. Se han utilizado varios esclerosantes para tratar los derrames pleurales malignos. El talco es actualmente el agente de elección para la pleurodesis (5 g de talco pulverizado y en suspensión, 50 mL de solución salina y 10 mL de lidocaína al 1 %). La doxiciclina (500 mg, 30 mL de solución salina, 30 mL de xilocaína al 1 %), la bleomicina (60 U en 50 mL de solución salina) y el nitrato de plata (20 mL al 0.5 %) se han utilizado como alternativas al talco para la pleurodesis, pero su eficacia es menor, su disponibilidad es irregular y es frecuente el dolor durante la instilación:
   a. El esclerosante seleccionado se introduce en el espacio pleural a través del catéter de drenaje.
   b. El paciente cambia de posición cada 15 min durante 2 h en un esfuerzo por distribuir completamente el esclerosante por todo el espacio pleural.
   c. El catéter APD se vuelve a abrir a la aspiración durante 24 h.
   d. El catéter APD se retira si el drenaje sigue siendo inferior a 200 mL en 24 h durante el mismo período. Puede administrarse una segunda dosis del esclerosante si el nivel de drenaje de líquido es superior a 200 mL.
9. El catéter APD se retira cortando su extremo distal. Esto permite liberar la sutura de bloqueo y desenrollar el asa del catéter *pigtail* a medida que este se retira. El sitio de la piel se cubre con una gasa vaselinada.
10. En pacientes con catéteres de drenaje a largo plazo, el líquido se drena periódicamente en botellas de vacío de 600 mL, colocando el tubo preconectado con un dilatador firme en la válvula en el extremo distal del catéter PleurX™.

Resultados

1. La respuesta, observada por la mejora de los síntomas y la prevención de la acumulación de líquido, depende del drenaje completo del líquido y la reexpansión pulmonar.
2. Del 70 % al 90% de los pacientes responden al tratamiento (sin esclerosis, el drenaje fracasa en más del 90% de los pacientes, y el líquido puede volver a acumularse tan solo 3 días después de retirar el catéter APD).
3. En los pacientes con catéteres a largo plazo o permanentes, el grado de mejora de la disnea es comparable con el de la pleurodesis. La recidiva tardía de derrames es poco frecuente (<15 %), y casi el 50 % de los pacientes tendrán una pleurodesis espontánea dentro del mes.
4. La mayoría de los pacientes con síndrome de emparedamiento pulmonar presentan mejora de los síntomas después del drenaje (mejora de la disnea y mayor tolerancia al ejercicio).

Complicaciones

1. Mal funcionamiento del tubo de drenaje (p. ej., obstrucción, acodamiento y posición errónea). En los pacientes con catéteres a largo plazo, el mal funcionamiento del tubo es poco frecuente, y los catéteres permanecen en su sitio hasta su muerte (media de 115 días).
2. Infección.
3. Hemorragia.
4. Neumotórax: hasta un 30 % de los pacientes tras la colocación de un drenaje torácico tendrán aire en el espacio pleural. Lo más probable es que se deba a un fenómeno *ex vacuo*, ya que el pulmón es relativamente rígido y no puede reexpandirse rápidamente. En la mayoría de los casos, el aire desaparece por completo en unos días.
5. Loculación: se trata de una complicación inusual y pueden ser necesarios múltiples catéteres de drenaje para un tratamiento eficaz. Como alternativa, pueden utilizarse

fibrinolíticos, como la estreptocinasa y la urocinasa, para drenar con éxito los derrames pleurales malignos complejos/loculados, con una baja tasa de complicaciones (*v.* Derrames paraneumónicos y empiema).
6. Edema pulmonar por reexpansión: infrecuente; la incidencia puede disminuirse mediante la eliminación razonable de líquido (es decir, < 500 mL/h).

Derrames paraneumónicos y empiema (2,5-7,9,10)

1. Los derrames paraneumónicos se producen hasta en el 57 % de los pacientes con neumonía.
2. El diagnóstico y la intervención precoces son importantes para disminuir la morbilidad asociada a los derrames pleurales complicados y al empiema.

Contraindicaciones

1. Corteza pleural gruesa/fibrotórax, que impide la reexpansión pulmonar y limita el valor del drenaje percutáneo.

Procedimiento

1. Colocación de catéter APD (*v.* la sección de procedimiento Derrame pleural maligno).

Manejo posterior al procedimiento

1. Se realiza una radiografía posterior al procedimiento para garantizar la correcta colocación del drenaje y establecer una línea de base para el seguimiento.
2. Reposo en cama de 2 h a 4 h.
3. Comprobar las constantes vitales cada 15 min durante 1 hora, cada 30 min durante 1 h y cada 60 min durante 2 h.
4. Registrar la producción diaria de drenaje.
5. Si el líquido pleural está loculado, pueden ser útiles múltiples catéteres de drenaje o fibrinolíticos.
6. Los catéteres APD suelen dejarse colocados hasta que el paciente demuestre una mejora clínica, el drenaje sea mínimo (< 50 mL en 24 h) y los antibióticos se cambien de administración intravenosa a oral.
7. Retirada del catéter (*v.* la descripción anterior).

Resultados

1. El drenaje del catéter suele ser satisfactorio o completo en un plazo de 5 a 10 días tras la inserción, y la resolución de la acumulación de líquido se registra en el 70 % al 90 % de los casos.

Complicaciones

1. Mal funcionamiento del tubo de drenaje (p. ej., obstrucción, acodamiento, mala posición).
2. Hemorragia.
3. Neumotórax.
4. Loculación: no es infrecuente debido al contenido de fibrina en el exudado pleural. Pueden utilizarse múltiples catéteres de drenaje o fibrinolíticos. Estos segundos disminuyen el tiempo de drenaje de líquido y la hospitalización:
   a. El activador del plasminógeno tisular recombinante (r-tPA) (2-6 mg en un volumen de entre 50 mL y 250 mL según el tamaño del derrame, en infusión diaria durante 1 a 3 días), la estreptocinasa (250 000 U en 100 mL de solución salina normal cada día durante 1 a 3 días) o la urocinasa (80 000 U cada 8 h durante 1 a 3 días) instiladas en el espacio pleural pueden utilizarse para movilizar el líquido purulento viscoso.
   b. El r-tPA y la urocinasa tienen la ventaja de no ser antigénicos y no se asocian a la fiebre que se produce en aproximadamente el 25 % de los pacientes tras la instilación de estreptocinasa.
   c. Tras la instilación, el catéter APD se cierra durante 2 h para permitir que el fibrinolítico se distribuya por el espacio pleural y se vuelve a abrir para una aspiración continua.
   d. Aunque los fibrinolíticos pueden ser útiles en pacientes con derrames paraneumónicos, no deben utilizarse en pacientes con un empiema o en el contexto de una fístula broncopleural sospechada o confirmada.

Absceso pulmonar (2,5,6,7,10)

1. Suele estar causado por bacterias anaerobias y suele producirse tras una aspiración.
2. El tratamiento médico (antibióticos sistémicos, drenaje postural) es el tratamiento inicial de elección y es curativo en la mayoría de los pacientes.
3. El drenaje percutáneo puede considerarse cuando fracasa el tratamiento médico o aparecen complicaciones (*v.* Indicaciones).

Contraindicaciones

1. Ninguna.
2. En los niños es importante diferenciar un absceso pulmonar de una neumonía necrosante, ya que la aspiración percutánea de esta se asocia a una alta tasa de complicaciones (es decir, fístula broncopleural y neumotórax persistente).

Procedimiento

1. Posición del paciente y guía de imagen:
   a. La posición adecuada es importante para un drenaje seguro y satisfactorio. Aunque el drenaje percutáneo puede realizarse con el paciente en decúbito supino, prono o en decúbito, el absceso debe estar en una posición dependiente de la gravedad para evitar la aspiración de pus en el pulmón normal.
   b. Debido a la necesidad de una localización precisa, el drenaje se facilita mediante la guía por imágenes de TC.
2. Acceso del drenaje percutáneo:
   a. El abordaje óptimo garantiza que el catéter/aguja atraviese el mínimo número de superficies pleurales.
   b. Evitar el pulmón normal puede reducir el desarrollo de una fístula broncopleural o un pioneumotórax.
3. Colocación del catéter de drenaje:
   a. El drenaje puede realizarse con un trocar o con la técnica de Seldinger. Aunque la perforación directa de la cavidad del absceso con un sistema de drenaje con trocar de una sola punción ahorra tiempo, la técnica de Seldinger para colocación del catéter de drenaje sobre guía permite un mayor control y puede reducir la tasa de complicaciones.
   b. La técnica de Seldinger consiste en colocar una aguja trocar calibre 18 a través de la pared torácica hacia el absceso. Se realiza la aspiración de pus con la aguja transtorácica, con la cual se puede drenar completamente el absceso. La aspiración de pus puede utilizarse como una medida diagnóstica y terapéutica, y puede ser suficiente para un tratamiento eficaz. Si el drenaje es incompleto, se coloca un catéter.
   c. Primero, se inserta una guía de 0.965 mm (0.038") con el segmento distal flexible (Cook Medical Inc., Bloomington, IN) a través de la aguja en el exudado y después se introducen dilatadores secuenciales hasta alcanzar el diámetro del catéter de drenaje.
   d. Se inserta un catéter APD de 12 Fr a 14 Fr (Flexima APD, Boston Scientific, Natick, MA) en el exudado. Se aspira el pus y el *pigtail* se cierra en su sitio.
   e. El catéter se mantiene en su lugar mediante un disco cutáneo adhesivo (Hollister Inc., Libertyville, IL) o un disco de retención externa Molnar (Cook Medical Inc., Bloomington, IN).
   f. Se repite la TC para confirmar la correcta colocación del catéter. Si el absceso está loculado, pueden insertarse más catéteres.
   g. Los catéteres se conectan a un sistema de drenaje bajo agua, como un Pleur-evac® (Teleflex, Wayne, PA), con aspiración continua a 20-30 cm H_2O. Se realiza una irrigación periódica del catéter con 5 mL a 15 mL de solución salina para facilitar el drenaje del líquido purulento viscoso.

Manejo posterior al procedimiento

1. Se obtiene una radiografía posterior al procedimiento para garantizar la correcta colocación del tubo de drenaje y establecer una línea de base para el seguimiento.
2. Reposo en cama de 2 h a 4 h.
3. Compruebe los signos vitales cada 15 min durante 1 h, cada 30 min durante 1 h y cada 60 min durante 2 h.

4. Registrar el drenaje diario.
5. Cuando los parámetros clínicos (p. ej., temperatura, recuento de leucocitos) y las radiografías de tórax indiquen la resolución del absceso, podrá retirarse el catéter o catéteres.

Resultados

1. La colocación de un catéter de drenaje suele ser curativa y, en la mayoría de los casos, se evita la cirugía. La mejora clínica y radiológica suele producirse rápidamente tras el drenaje del catéter. El tiempo medio hasta la resolución es de 10 a 15 días, aunque la mejora marcada de la sepsis (es decir, fiebre, leucocitosis) suele producirse en 48 h.
2. El fracaso del drenaje puede producirse cuando el absceso:
   a. Contiene material viscoso y organizado.
   b. Es multiloculado.
   c. Tiene una pared gruesa, no colapsable.

Complicaciones

1. Las posibles complicaciones incluyen hemorragia, fístula broncopleural y empiema.
2. La tasa de mortalidad del drenaje percutáneo de abscesos pulmonares es < 5 %. La morbimortalidad de los pacientes tratados con drenaje percutáneo con catéter es inferior a la de la resección quirúrgica, aunque estos pacientes suelen estar más enfermos que los que reciben cirugía.

Referencias bibliográficas

1. Feller-Kopman DJ, Reddy CB, DeCamp MM, et al. Management of malignant pleural effusions. An official ATS/STS/STR clinical practice guideline. *Am J Respir Crit Care Med.* 2018;198(7):839–849.
2. Bhatnagar R, Corcoran JP, Maldonando F, et al. Advanced medical interventions in pleural disease. *Eur Respir Rev.* 2016;25(140):199–213.
3. Al-Tariq QZ. Percutaneous strategies for the management of pulmonary parenchymal, chest wall, and pleural metastases. *AJR Am J Roentgenol.* 2014;203(4):709–716.
4. Pleural diseases. Light RW. 6th ed. Lippincott Williams & Wilkins; 2013.
5. Maskell N. British thoracic society pleural disease guidelines—2010 update. *Thorax.* 2010;65(8): 667–669.
6. Hyeon Y. Management of pleural effusion, empyema, and lung abscess. *Semin Intervent Radiol.* 2011;28(1):75–86.
7. Owali S. An update on the drainage of pyogenic lung abscesses. *Ann Thorac Med.* 2012;7(1):3–7.
8. Walker S, Mercer R, Maskell N, et al. Malignant pleural effusion: keeping the flood gates shut. *Lancet Respir Med.* 2020;8(6):609–618.
9. Rahman NM, Maskell NA, West A, et al. Intrapleural use of tissue plasminogen activator and DNase in pleural infection. *N Engl J Med.* 2011;365(6):518–526.
10. Janda S, Swiston J. Intrapleural fibrinolytic therapy for treatment of adult parapneumonic effusions and empyemas: a systematic review and meta-analysis. *Chest.* 2012;142(2):401–411.

48 Intervenciones linfáticas

Alexey Gurevich, MD y Maxim Itkin, MD

Introducción

El sistema linfático está diseñado para eliminar proteínas y líquidos de los tejidos intersticiales y devolverlos a la circulación sistémica. Cada órgano del cuerpo genera tipos de linfa sutilmente diferentes que pueden diferenciarse clínicamente en tres tipos: linfa hepática, linfa intestinal (quilo) y linfa de tejidos blandos. La linfa hepática se caracteriza por una alta concentración de albúmina (90 % de la concentración plasmática), el quilo tiene una alta concentración de triglicéridos y una concentración relativamente alta de proteínas, y la linfa de los tejidos blandos se caracteriza por una baja concentración de albúmina. Las filtraciones (o fugas) linfáticas pueden presentarse clínicamente como una fuga superficial o una acumulación del líquido en cavidades corporales. Es muy importante diferenciar las filtraciones en función del origen de la linfa (fig. 48-1).

Las *filtraciones quilosas* consisten en la pérdida de quilo del sistema linfático. Pueden producirse en cualquier punto a lo largo del tránsito del quilo, que comienza en los conductos linfáticos intestinales, a través de la cisterna del quilo (CQ) y el conducto torácico (CT) (fig. 48-2). La manifestación clínica de cualquier filtración de quilo depende de su localización (fig. 48-1). Pueden tener una etiología traumática o, con menor frecuencia, no traumática. Las causas traumáticas incluyen lesión yatrógena en el CT o sus ramificaciones durante una cirugía torácica, cardíaca o cervical y lesión secundaria a traumatismo torácico contuso o penetrante. Las causas no traumáticas incluyen enfermedades idiopáticas, malignas (p. ej., linfoma), congénitas, de los vasos linfáticos (malformación linfática), sistémicas (p. ej., sarcoidosis, lupus eritematoso sistémico y enfermedad de Behçet) y asociadas a síndromes genéticos (enfermedad de Noonan) (1). En el quilotórax no traumático, las filtraciones quilosas pueden originarse por un flujo linfático pulmonar anómalo desde el CT hacia el parénquima pulmonar, por masas linfáticas retroperitoneales hacia el parénquima pulmonar y por ascitis quilosa (2). En esta última, el quilotórax es el resultado de la migración de líquido linfático a través de fenestraciones diafragmáticas debido a la presión negativa dentro de la cavidad torácica.

La embolización del conducto torácico (ECT) es una alternativa percutánea, guiada por imagen y mínimamente invasiva a las intervenciones quirúrgicas para tratar las filtraciones quilosas. Esta técnica consta de tres pasos: en primer lugar, una linfografía intranodular para opacificar el sistema linfático, seguido de un acceso transabdominal al CT y la embolización de este. En comparación con el método quirúrgico «a ciegas», la visualización de la filtración y la anatomía linfática mejora significativamente el resultado (3).

Recientemente se ha desarrollado una técnica de embolización linfática intersticial, que permite embolizar las filtraciones linfáticas a través de los tejidos ricos en vasos linfáticos (nódulos linfáticos, malformaciones linfáticas). Esta técnica es especialmente útil para tratar la ascitis quilosa y las filtraciones linfáticas no quilosas, como el linfocele y la enteropatía con pérdida de proteínas (4).

Indicaciones para la embolización del conducto torácico

1. Quilotórax.
2. Quilopericardio.
3. Bronquitis plástica.
4. Filtraciones quilosas tras una cirugía cervical.

El tratamiento conservador inicial incluye el tratamiento de la enfermedad subyacente (p. ej., linfoma), toracocentesis repetidas, infusión de octreotida y modificación de la alimentación, como dietas bajas en grasas o mantener al paciente en ayuno total. El tratamiento conservador fracasa hasta en un 70 % de los casos, y entonces se procede a la intervención.

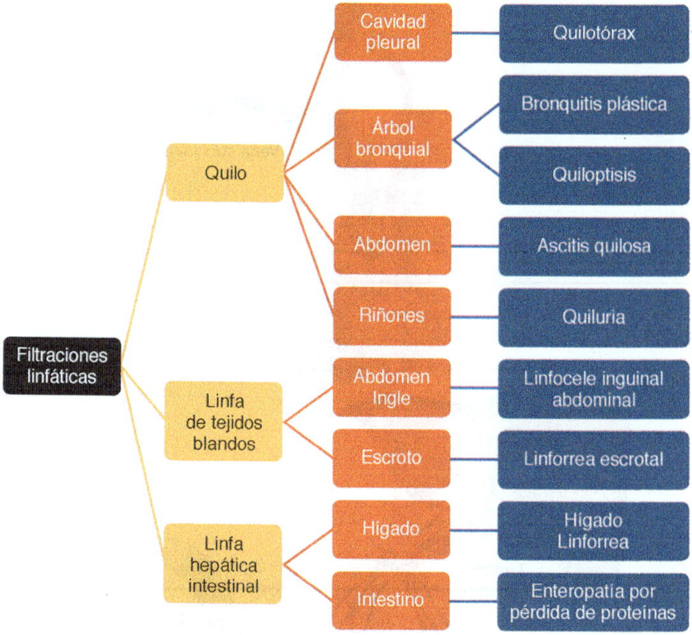

FIGURA 48-1 • Los distintos tipos de linfa se asocian a diferentes localizaciones de filtraciones que pueden manifestarse con enfermedades específicas. Conocer el origen de la filtración puede influir enormemente en el abordaje de tratamiento.

Contraindicaciones

Absolutas

1. Coagulopatía no corregible.

Relativas

1. Embarazo.
2. Reacción anafiláctica grave previa a los medios de contraste yodados.

Preparación previa al procedimiento

1. La anamnesis y la exploración física deben centrarse en el sistema linfático y en la evaluación de traumatismos o intervenciones torácicos previos:
   a. Se realiza una evaluación utilizando la clasificación de la American Society of Anesthesiologists (ASA) en el caso de la sedación consciente.
   b. Deben documentarse cuidadosamente las alergias y reacciones al medio de contraste, e indicar el tratamiento correspondiente antes del procedimiento.
2. Se realizan análisis de laboratorio del líquido:
   a. El quilotórax se evalúa por una concentración de triglicéridos significativamente elevada (> 200 mg/dL) en el líquido pleural en pacientes que siguen una alimentación regular.
   b. Además, se realiza una evaluación del líquido linfático para detectar cifras importantes de linfocitos en el recuento diferencial (más del 60 %) (5).
   c. La presencia de quilomicrones es diagnóstico de quilo, a menos que el líquido contenga sangre.

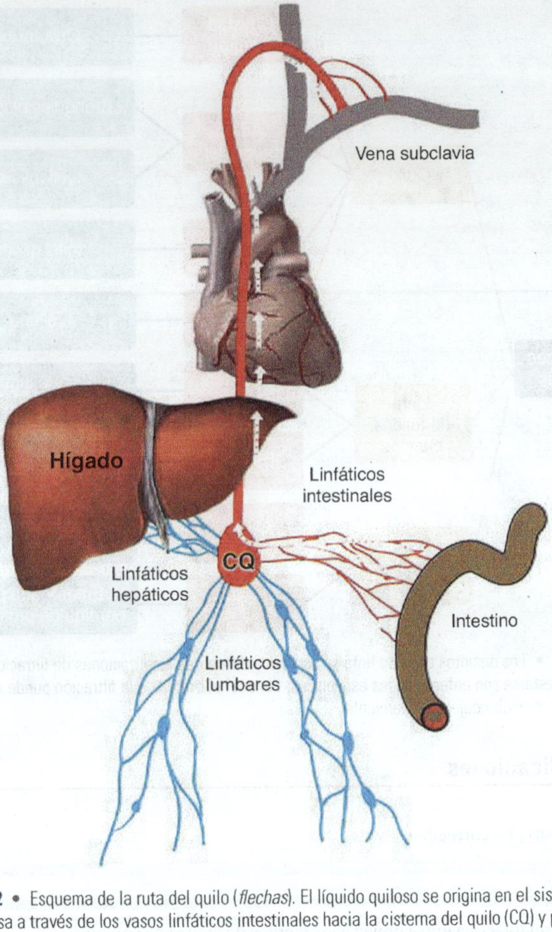

FIGURA 48-2 • Esquema de la ruta del quilo (*flechas*). El líquido quiloso se origina en el sistema linfático intestinal, pasa a través de los vasos linfáticos intestinales hacia la cisterna del quilo (CQ) y posteriormente hacia el conducto torácico (CT). Las interrupciones de este flujo pueden causar derrames quilosos (ascitis quilosa, quilotórax, quilopericardio, etc.). En casos muy poco frecuentes, esta ruta puede alterarse (malformaciones linfáticas) y el quilo redirigirse fuera de la vía normal, por ejemplo, hacia el perineo o los miembros inferiores.

3. Obtener el consentimiento informado, en el cual se describen con detalle las posibles complicaciones.
4. Resonancia magnética (RM).

En los casos de quilotórax no traumático, inicialmente se realiza una RM torácica y abdominal ponderada en T2. El objetivo es descartar ascitis y malformaciones linfáticas. A continuación, se realiza una linfografía dinámica por RM con contraste (LDRMC) utilizando inyecciones intranodulares de un agente a base de gadolinio, seguida de imágenes secuenciales utilizando un protocolo de angiografía por RM (ARM) en 4 dimensiones (4D) (6):

a. Si la RM muestra líquido libre en el abdomen, debe sospecharse ascitis quilosa con transmigración de quilo al tórax a través de las fenestraciones diafragmáticas. Se aconseja obtener muestras de líquido abdominal y analizarlo en busca de quilo, y debe evitarse la ECT para reducir la presión de reflujo.

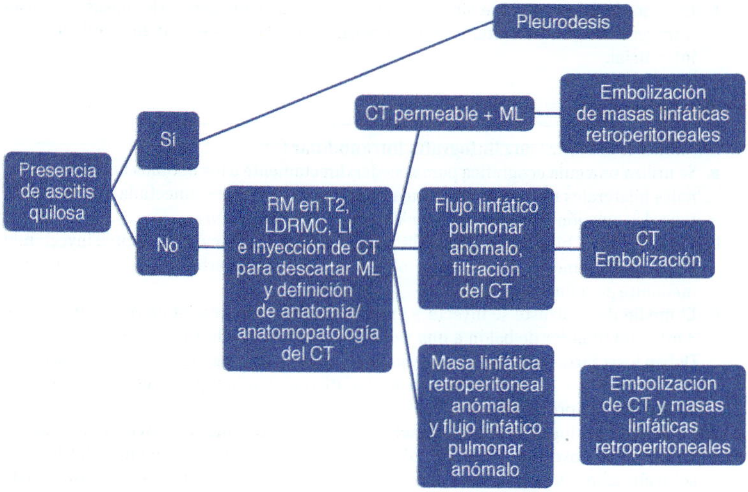

FIGURA 48-3 • Algoritmo de tratamiento del quilotórax no traumático. CT, conducto torácico; LDRMC, linfografía dinámica por RM con contraste; LI, linfografía intranodular; ML, malformación linfática.

   b. Si en la RM se identifica una malformación linfática retroperitoneal que se extiende al parénquima pulmonar, y en la linfografía convencional se comprueba que el CT es permeable, no debe intentarse la ECT. En su lugar, debe realizarse una embolización intersticial de las masas linfáticas (*v.* más adelante).
   c. Si la LDRMC visualiza una filtración linfática o se identifica un flujo linfático pulmonar anómalo desde el CT al parénquima pulmonar, debe realizarse una ECT.
5. El perfil de coagulación debe estar dentro de los límites aceptables (cociente internacional normalizado [INR, *international normalized ratio*] < 1.5. En caso de coagulopatía, se administran hemoderivados para corregirla.
6. El procedimiento puede realizarse bajo anestesia general o sedación consciente administrada por personal de enfermería, con administración incremental de midazolam y fentanilo:
   a. La ingesta oral debe restringirse adecuadamente durante al menos 6 h antes del procedimiento, a excepción de los medicamentos normales tomados con un sorbo de agua.
   b. Para los pacientes con diabetes de tipo 1, en ayunas antes del procedimiento, las dosis de insulina de la mañana deben reducirse a la mitad.
7. Se administran antibióticos profilácticos periprocedimiento (p. ej., cefazolina 1 g por vía intravenosa) al inicio de este.
8. Deben colocarse, en los miembros inferiores del paciente, dispositivos de compresión neumática secuencial para aumentar la velocidad de propagación del medio de contraste linfático.
9. Para el quilotórax no traumático (fig. 48-3) este algoritmo de tratamiento es una buena vía de manejo:
   a. Descartar la ascitis quilosa. Si hay líquido en el abdomen, se asume que la fuente de la filtración está en el abdomen, y en este caso, hay varias opciones de manejo. La ECT debe evitarse para prevenir un aumento de la ascitis debido al reflujo linfático.
   b. A continuación, se realiza una RM con y sin contraste para descartar una malformación linfática y definir la anatomía. A la RM en T2 le sigue una LDRMC para visualizar posibles filtraciones. La RM se sigue de una linfografía intranodular convencional. Si el CT está obstruido proximalmente o se identifica una filtración, está indicada la embolización del CT.

c. En caso de CT permeable sin colaterales anómalas y presencia de masas linfáticas retroperitoneales, debe intentarse la embolización de las masas mediante embolización intersticial.

Procedimiento

1. Inicialmente se realiza una **linfografía intranodular** (7):
   a. Se utiliza una guía ecográfica para acceder directamente a los nódulos linfáticos inguinales bilaterales utilizando una aguja raquídea de calibre 25 conectada a un pequeño tubo de conexión (BD Medical, Franklin Lakes, New Jersey, NJ).
   b. Tras acceder al hilio del nódulo linfático, se confirma la posición de la aguja inyectando un agente de medio de contraste oleoso (Lipiodol®, Guerbert, Villepinte, Francia) mediante guía fluoroscópica.
   c. El medio de contraste se inyecta a mano utilizando una jeringa de policarbonato de 3 mL o un inflador de balón a una velocidad aproximada de 1 mL a 2 mL cada 5 min. Deben inyectarse hasta 6 mL de medio de contraste en cada ganglio linfático para lograr la opacificación adecuada del sistema linfático abdominal y pélvico en un paciente adulto de talla promedio.
   d. En caso de no lograrse la opacificación de los vasos después de inyectar el medio de contraste, se inyectan 20 mL de solución salina con las mismas agujas («lavado con solución salina»). La solución salina, menos viscosa, impulsa al medio de contraste para que llegue al sistema linfático. El lavado con solución salina permite una mejor y más rápida opacificación del CT y la CQ, lo cual reduce significativamente el tiempo del procedimiento y la fluoroscopia, además de mejorar la eficacia de la embolización.
2. **Acceso al conducto torácico:**
   a. Una vez confirmado el conducto a tratar, se utiliza una aguja Chiba® (Cook Inc., Bloomington, IN) de calibre 21 o 22 y de 15 cm a 20 cm para acceder al sistema linfático. El acceso se realiza por vía transabdominal, independientemente de las estructuras abdominales que pudieran encontrarse en la trayectoria de la aguja. Para mejorar la dirección, la aguja se inclina ligeramente 5° a 10° de los 2 cm distales de esta.
   b. Bajo guía fluoroscópica se realizan lavados rápidos y cortos con la aguja de Chiba®. Lo anterior ayuda a disminuir la desviación de la aguja por el intestino y otras estructuras circundantes.
   c. El acceso más seguro al sistema linfático es por debajo de la CQ a través de uno de los conductos lumbares. Aunque técnicamente es más difícil debido al menor tamaño de estos conductos, este abordaje evita una de las posibles complicaciones de la ECT: las filtraciones en la CQ.
   d. Una vez lograda la penetración en las dos paredes del conducto, se introduce una guía rígida de 0.457 mm (0.018″) (V18 Control®, Boston Scientific, Natick, MA) para sondar el CT. El acceso satisfactorio al CT se confirma por el fácil avance de la guía en la parte superior del tórax.
   e. Se introduce un microcatéter de 3 Fr y 65 cm (p. ej., Renegade®, Boston Scientific, Marlborough, MA) en el CT a través de la guía.
   f. Con una jeringa de 3 mL, se inyecta contraste yodado hidrosoluble en el CT a través del catéter para evaluar el origen de la filtración quilosa y la anatomía del CT. Esto puede caracterizarse por extravasación de medio de contraste y/o flujo linfático pulmonar anómalo.
   g. Específicamente, en casos de *bronquitis plástica*, se sugiere inyectar colorante azul dentro del área aproximada de la filtración y buscarla con broncoscopia concurrente. La visualización del colorante dentro de los bronquios confirma la localización de la filtración y la correcta colocación del catéter.
3. Embolización del conducto torácico:
   a. El CT o sus ramificaciones se embolizan proximalmente (corriente arriba) a la filtración o anomalía linfática con una combinación de embolización con *coils* y pegamento (p. ej., *n*-butil-cianoacrilato [*n*-BCA]) (Trufill®, Codman Neuro, Raynam, MA).
   b. Los *coils* se colocan proximalmente (corriente arriba) a la filtración/anomalía que puede identificarse en el CT o dentro de una de sus ramificaciones linfáticas. Los *coils*

proporcionan un andamiaje para la polimerización del pegamento. La distribución óptima de los *coils* se logra con maniobras sutiles controladas de un lado a otro del catéter. Cabe mencionar que, si se sospecha que la filtración visualizada se origina en varias colaterales diminutas, puede realizarse la embolización solo con el pegamento.

c. Antes de la inyección de pegamento, se usan 0.2 mL de solución de dextrosa al 5 % en agua (D5W) para enjuagar el catéter y evitar la polimerización del pegamento en su interior. El uso de mayores volúmenes de D5W tiende a retrasar la polimerización del pegamento en el CT, lo que a menudo provoca la recanalización del molde de pegamento.

d. Se prepara *n*-BCA diluido 1:1 en lipiodol para la embolización. La velocidad a la que se polimeriza el *n*-BCA viene determinada por la velocidad de exposición del pegamento a los compuestos iónicos. La experiencia sugiere que la dilución 1:1 de pegamento/lipiodol proporciona suficiente tiempo de inyección para la embolización del CT. La mezcla de pegamento se inyecta inmediatamente proximal (corriente arriba) al lugar de la filtración u oclusión. En los casos de acceso al CT a través de los linfáticos lumbares, es posible administrar una pequeña cantidad de pegamento en el sitio de acceso al conducto linfático. El microcatéter se retira de inmediato después de la embolización con pegamento.

4. **Rotura con aguja del conducto torácico:**
   a. Puede realizarse cuando fracasa el cateterismo del CT.
   b. Se utiliza un movimiento de «rotación» con la aguja para romper los vasos linfáticos retroperitoneales. Este traumatismo controlado en los vasos linfáticos produce una trombosis venosa local y una cascada inflamatoria que sella la filtración.
5. Técnica de embolización linfática intersticial. Algunas regiones corporales como la ingle, la axila y el retroperitoneo son ricas en nódulos y vasos linfáticos. Están dispuestos en estrechas redes de interconexiones linfáticas y pueden actuar como un conjunto de orígenes de filtraciones linfáticas. Las afecciones típicas son el linfocele posquirúrgico y la ascitis quilosa. El acceso directo a estos sitios no es posible con un catéter; esto puede lograrse usando una aguja e inyectando material de embolización directamente en estas estructuras, como pegamento *n*-BCA mezclado con lipiodol, lo que provoca la propagación distal de la mezcla de pegamento a los vasos linfáticos con filtraciones:
   a. Tras colocar la aguja en la zona rica en linfa, se inyecta medio de contraste yodado para confirmar la posición de la aguja.
   b. A continuación, la aguja se enjuaga con una cantidad significativa de solución de D5W para permitir una propagación más distal de la mezcla de pegamento.
   c. Una proporción de 1:3 a 1:4 de *n*-BCA:lipiodol permite una penetración suficiente en las redes linfáticas, que conduce a embolización intersticial. Las inyecciones de *n*-BCA son dolorosas y deben ir precedidas de la infusión de un anestésico local.

Manejo posterior al procedimiento

1. Cuidados generales del paciente:
   a. No es necesario que los pacientes pasen la noche ingresados de manera sistemática; sin embargo, puede tomar la decisión de ingresar a un paciente para monitorización posterior al procedimiento por motivos clínicos.
   b. Por lo general, el dolor después de la embolización es mínimo. El control adecuado del dolor depende de la enfermedad subyacente y del médico que derivó al paciente.
2. Tratamiento de la secreción quilosa:
   a. Revisar la secreción de los tubos de drenaje pleural después de la embolización:
      (1) Si la acumulación disminuyó significativamente poco después del procedimiento, está indicada una prueba de provocación alimentaria, que consiste en la administración de helado o crema.
      (2) Si la prueba de provocación alimentaria es negativa (no hay un aumento de la secreción en el tubo de tórax), se puede avanzar la dieta y retirar los drenajes torácicos.
   b. En pacientes sin drenaje torácico, pueden realizarse radiografías torácicas de seguimiento seriadas para controlar el éxito del tratamiento.
   c. En los casos en los que el cateterismo y la embolización del CT sean técnicamente eficaces, pero la respuesta clínica fracase por una persistencia del derrame quiloso,

debe considerarse otra embolización. Las causas de fracaso de la primera embolización de prueba podrían ser un segundo conducto paralelo y una filtración en el punto de acceso a la CQ.

Resultados

1. Quilotórax traumático: la tasa global de éxito en la mayor serie de 109 pacientes fue del 71 % (3). La tasa de éxito está directamente relacionada con la capacidad técnica para cateterizar la CQ o el CT. Si la ECT tuvo éxito técnico, el éxito clínico fue del 90 %. La ECT con *coils* solos demuestra una tasa de éxito clínico inferior a la embolización con *coils* y pegamento (84 % frente a 91 %) (3). Los *coils* no solo sirven de matriz para la polimerización del pegamento, sino que también proporcionan una doble fuente de embolización cuando el líquido para embolización fracasa.
2. Quilotórax no traumático: la tasa global de éxito clínico por intención de tratar en la serie más amplia de 52 pacientes fue del 86 %. Esto se compara favorablemente con la tasa de éxito del 27 % comunicada por Maldonado y cols. (8), que emplearon un tratamiento conservador y quirúrgico combinado para los quilotórax no traumáticos. En un estudio de Gurevich y cols. se observaron cuatro patrones linfangiográficos con una tasa de éxitos clínicos variable (9):
   a. Procedentes únicamente de CT (60 %): 97 % de éxito clínico.
   b. Originadas por CT y masas retroperitoneales (19 %): 90 % de éxito clínico.
   c. Ascitis quilosa en forma de quilotórax (21 %): 55 % de éxito clínico, 75 % de los que optaron por el tratamiento.
3. Bronquitis plástica: en los primeros informes, seis de siete pacientes demostraron un flujo linfático pulmonar anómalo basado en imágenes de LDRMC, que se confirmó con canulación del CT. De los seis pacientes identificados, la embolización condujo a resolución completa en cinco pacientes y a mejora parcial en uno (10).

Complicaciones

1. Complicaciones inmediatas:
   a. Embolización no dirigida: dos casos notificados de embolización de la arteria pulmonar por embolización aislada con *n*-BCA:
      (1) El primer caso (asintomático) implicó el derrame retrógrado de pegamento en la vena cava inferior y luego en la circulación pulmonar.
      (2) Es probable que el segundo caso (sintomático) se tratara de una sobreinyección de pegamento en el CT, con derrame anterógrado de pegamento desde el CT hacia la vena subclavia y de ahí a la circulación pulmonar (1).
2. Complicaciones a largo plazo:
   a. Enteropatía perdedora de proteínas, linfedema y ascitis quilosa manifestados por diarrea crónica (12 %), edema en miembros inferiores (7 %), inflamación bilateral mamaria (2 %) y distensión abdominal (5 %) tras linfografía pedia (11).
   b. La reciente actualización de la linfografía inguinal seguida de ECT, con un tiempo medio de seguimiento de 40.2 meses, mostró complicaciones en solo 4 de los 65 (6.2 %) pacientes encuestados. Estas complicaciones se manifestaron como una inflamación de los miembros inferiores y tres casos de inflamación abdominal. No se registraron casos de diarrea, dificultad respiratoria o pérdida de peso.

Tratamiento de las complicaciones

1. Embolización no dirigida: dado que para la ECT se utilizan de 1 mL a 4 mL de pegamento, el escape de una parte de este volumen a la circulación pulmonar no se considera suficiente para causar síntomas en pacientes con una reserva pulmonar adecuada. Para evitar esta complicación, se emboliza el CT con *coils* justo antes de la filtración para crear un andamiaje, en el cual el pegamento pueda polimerizarse.
2. Secuelas crónicas: el tratamiento es expectante y, a menudo, conservador.

Referencias bibliográficas

1. Nadolski GJ, Itkin M. Thoracic duct embolization for nontraumatic chylous effusion: experience in 34 patients. *Chest.* 2013;143(1):158–163.
2. Goity LD, Itkin M, Nadolski G. An algorithmic approach to minimally invasive management of nontraumatic chylothorax. *Semin Intervent Radiol.* 2020;37(3):269–273.
3. Itkin M, Kucharczuk JC, Kwak A, et al. Nonoperative thoracic duct embolization for traumatic thoracic duct leak: experience in 109 patients. *J Thorac Cardiovasc Surg.* 2010;139(3):584–590.
4. Itkin M, Nadolski GJ. Modern techniques of lymphangiography and interventions: current status and future development. *Cardiovasc Intervent Radiol Springer US.* 2018;41(3):366–376.
5. Agrawal V, Doelken P, Sahn SA. Pleural fluid analysis in chylous pleural effusion. *Chest.* 2008;133(6): 1436–1441.
6. Dori Y, Keller MS, Rome JJ, et al. Percutaneous lymphatic embolization of abnormal pulmonary lymphatic flow as treatment of plastic bronchitis in patients with congenital heart disease. *Circulation.* 2016;133(12):1160–1170.
7. Nadolski GJ, Itkin M. Feasibility of ultrasound-guided intranodal lymphangiogram for thoracic duct embolization. *J Vasc Interv Radiol.* 2012;23(5):613–616.
8. Maldonado F, Cartin-Ceba R, Hawkins FJ, et al. Medical and surgical management of chy*lothorax and associated outcomes. Am J Med Sci. 2010;339(4):314–318.*
9. Gurevich A, Hur S, Singhal S, et al. Nontraumatic chylothorax and chylopericardium: diagnosis and treatment using an algorithmic approach based on novel lymphatic imaging. *Ann Am Thorac Soc.* 2022;19(5):756–762.
10. Itkin MG, McCormack FX, Dori Y. Diagnosis and treatment of lymphatic plastic bronchitis in adults using advanced lymphatic imaging and percutaneous embolization. *Ann Am Thorac Soc.* 2016;13(10):1689–1696.
11. Laslett D, Trerotola SO, Itkin M. Delayed complications following technically successful thoracic duct embolization. *J Vasc Interv Radiol.* 2012;23(1):76–79.

49 Biopsia abdominal percutánea

Daniel I. Glazer, MD y Stuart G. Silverman, MD, FACR

Introducción

La biopsia abdominal percutánea guiada por imagen es una técnica comúnmente utilizada que ha reemplazado en gran medida a la biopsia quirúrgica para casi todos los procesos patológicos del abdomen. En este capítulo se describen las indicaciones y técnicas establecidas y emergentes para los procedimientos de biopsia más habituales realizados en el abdomen y la pelvis (1).

Indicaciones

Incluyen, entre otras (1):

1. Diagnóstico de neoplasia maligna primaria.
2. Confirmación de sospecha de metástasis.
3. Estadificación de la neoplasia.
4. Confirmación de un diagnóstico benigno (tumor benigno, quiste, infección, inflamación).
5. Análisis molecular para la planificación del tratamiento.
6. Seguimiento del tratamiento.

Contraindicaciones (1)

1. Diátesis hemorrágica no corregible.
2. Inestabilidad hemodinámica.

3. Lesión inaccesible por vía percutánea (p. ej., rodeada de hueso, vía de acceso no segura).
4. Paciente no cooperativo o poco dispuesto.

Evaluación previa al procedimiento y preparación del paciente

1. Consulta: ¿está indicada una biopsia percutánea? ¿Son necesarios algunos pasos especiales a modo de preparación? Evaluar la historia clínica; revisar los exámenes por imagen pertinentes para establecer la indicación y determinar la viabilidad. Establecer si el paciente es capaz de dar su consentimiento, determinar la necesidad de sedación adecuada o apoyo anestesiológico; evaluar la necesidad de pruebas de laboratorio previas al procedimiento:
   a. Considerar biopsias hospitalarias cuando:
      (1) El paciente está hospitalizado por otros motivos.
      (2) Aumento del riesgo de biopsia (p. ej., comorbilidades médicas, tipo de lesión y localización).
      (3) El paciente vive solo o lejos.
2. Preparación del paciente antes del procedimiento (2,3): proporcionar instrucciones de preparación al paciente. Se suspenden los alimentos sólidos (excepto los medicamentos) durante 6 h y se indica una dieta líquida durante 2 h cuando esté prevista una sedación mínima o moderada (anteriormente conocida como sedación consciente). Se suspenden los alimentos sólidos durante 8 h cuando esté prevista una sedación profunda o anestesia general; en ambos procedimientos se requiere la presencia de un anestesista:
   a. Indicar al paciente que llegue entre 1 h y 1.5 h antes del procedimiento.
   b. Solicitar al paciente que se encargue de que un acompañante adulto responsable le transporte hasta su domicilio (si se le está administrando sedación) y, si es posible, que alguien le acompañe durante la noche.
   c. Informar al paciente de los posibles signos y síntomas de efectos adversos y proporcionar información de contacto.
   d. Determinar si el paciente toma medicación anticoagulante.
   e. Suspender la medicación que afecte la hemostasia (p. ej., heparina, warfarina, aspirina, clopidogrel) si el procedimiento tiene un alto riesgo de hemorragia (categoría II de la Society of Interventional Radiology [SIR]).
   f. Discutir los riesgos de interrumpir la medicación anticoagulante con los profesionales sanitarios si el paciente tiene un alto riesgo trombótico, antes de contemplar la realización de una biopsia.
   g. Puede renunciar a suspender la medicación si el procedimiento es urgente.
   h. La warfarina debe suspenderse en procedimientos con alto riesgo de hemorragia (normalmente 5 días); puede considerarse un puente de heparina de bajo peso molecular (HBPM) si el paciente se encuentra en alto riesgo, por ejemplo, por cirugía de válvula cardíaca, embolia pulmonar reciente y trombosis venosa profunda.
   i. Debe suspenderse el ácido acetilsalicílico o el clopidogrel al menos 5 días, especialmente cuando hay un alto riesgo de hemorragia. Otros antiinflamatorios no esteroideos (AINE) pueden suspenderse 48 h antes. Se reinician el ácido acetilsalicílico, el clopidogrel o los AINE después de 12 h del procedimiento cuando haya bajo riesgo de hemorragia, y después de 24 h cuando el riesgo sea alto.
   j. Heparina (no fraccionada, intravenosa o subcutánea): si es una dosis profiláctica, interrumpir durante 4 h a 6 h, sin necesidad de volver a comprobar el tiempo de tromboplastina parcial (TTP); reiniciar > 12 h cuando el riesgo de hemorragia sea bajo y > 24 h cuando el riesgo sea alto. Si la dosis es terapéutica, interrumpir durante 4 h a 6 h, volver a comprobar el TTP; reiniciar > 12 h si el riesgo de hemorragia es bajo y > 24 h si el riesgo es alto. Para pacientes en tratamiento con HBPM, suspender la dosis profiláctica (5 000 UI una vez al día) 12 h antes y la dosis terapéutica (≥ 5 000 UI una vez al día) 24 h antes del procedimiento. Reiniciar la dosis profiláctica y terapéutica > 12 h después del procedimiento cuando el riesgo de hemorragia sea bajo, > 24 h cuando el riesgo sea alto.
3. Día del procedimiento: obtener el consentimiento informado por escrito. Las indicaciones se detallan en la medida en la que estén relacionadas con la enfermedad del paciente, los

beneficios, los riesgos (incluidas las posibles complicaciones específicas, su probabilidad de aparición y las medidas para reducir al mínimo su riesgo), los procedimientos alternativos y otros aspectos relevantes del procedimiento (p. ej., el abordaje previsto y la duración del procedimiento). Proporcionar al paciente instrucciones específicas sobre cómo cooperar durante la biopsia (p. ej., contención de la respiración).

4. Pruebas de laboratorio (3):
   a. Para procedimientos con alto riesgo de hemorragia, obtener el tiempo de protrombina (TP) sérica, el cociente internacional normalizado (INR, *international normalized ratio*) y un hemograma completo si no se han documentado valores normales en la anamnesis en los 30 días anteriores. Si se han documentado valores normales, no es necesario repetir estas pruebas a menos que existan factores de riesgo de hemorragia, como medicamentos que puedan alterar la coagulación, enfermedades que se sabe que alteran la hemostasia (p. ej., enfermedad hepática) u otras razones para sospechar una diátesis hemorrágica. El TTP en suero debe obtenerse solo en caso de procedimientos con alto riesgo de hemorragia, y solo si no se ha documentado un valor normal en el pasado. No es necesario volver a medir el TTP a menos que existan nuevos factores de riesgo, como medicamentos, enfermedades u otras razones para sospechar una alteración del TTP. Las recomendaciones generales para los parámetros hemostáticos incluyen TP < 15 s, INR < 1.5, TTP $< 1.5 \times$ control, y recuento de plaquetas $> 50\,000/\mu L$; sin embargo, puede considerarse la desviación de estas directrices si está clínicamente indicado.
   b. Biopsia de masa suprarrenal: si se considera la posibilidad de un feocromocitoma, se miden las metanefrinas fraccionadas libres de plasma (alta sensibilidad sobre todo en pacientes con predisposición hereditaria al feocromocitoma, pero hay falsos positivos, especialmente en casos esporádicos), y de ser positivas, su especificidad puede aumentarse con una medición de 24 h de metanefrinas y catecolaminas fraccionadas en orina.
   c. Aspiración de quiste hepático: debe considerarse la serología equinocócica en casos sospechosos.
5. Considerar la posibilidad de que un citopatólogo en tiempo real realice una lectura preliminar de las muestras de aguja fina si el objetivo es difícil de visualizar o el procedimiento es técnicamente complicado.
6. Ventajas de la revisión citopatológica en tiempo real:
   a. Permite una evaluación inmediata de la idoneidad de la muestra y mejora la rentabilidad.
   b. Es posible alterar el abordaje o la técnica si la muestra de tejido preliminar es insuficiente.
   c. Permite un procesamiento selectivo de la muestra para estudios especiales (p. ej., un cultivo si el material indica infección, estudios de marcadores para linfoma, microscopía electrónica, citogenética para algunos tumores y medición de marcadores tumorales específicos).
   d. Limita la cantidad de accesos solo a la necesaria, en especial en procedimientos de alto riesgo.
7. Elección de un sistema guiado por imagen (1):
   a. Fluoroscopia: no suele utilizarse para procedimientos de biopsia percutánea.
   b. Ecografía:
      (1) Ventajas: localización rápida, en tiempo real y multiplanar, flexibilidad respecto de la posición del paciente y uso de radiación no ionizante; una ecografía Doppler permite valorar la vascularización.
      (2) Inconvenientes: imagen subóptima en pacientes de gran tamaño. El objetivo puede quedar oculto por estructuras suprayacentes (p. ej., hueso, pulmón, intestino).
   c. Tomografía computarizada (TC):
      (1) Ventajas: ayuda a visualizar las lesiones profundas, muestra los componentes tisulares, la vascularidad, las relaciones anatómicas precisas (p. ej., intestino y espacio pleural), la posibilidad de localización precisa de la aguja, la posibilidad de guía multiplanar con reconstrucciones. La fluoroscopia de TC con exploraciones intermitentes de «comprobación rápida» o exploraciones continuas casi en tiempo real puede acortar el tiempo de colocación de la aguja.
      (2) Inconvenientes: radiación ionizante. Más costosa y lenta que la ecografía.

d. Resonancia magnética (RM):
   (1) Ventajas: útil para lesiones observadas solo con RM, multiplanar, sin radiación ionizante.
   (2) Inconvenientes: cara, disponibilidad limitada, requiere un equipo compatible con la RM, requiere mucho tiempo.

e. Tomografía por emisión de positrones/tomografía computarizada (PET/TC):
   (1) Ventajas: desarrollada recientemente para guiar la biopsia de lesiones solo visibles en la PET o para dirigirse a porciones sensibles a la PET.
   (2) Desventajas: cara, disponibilidad limitada, se necesita un escáner PET/TC.

Procedimiento

Preparación durante el procedimiento

1. Preparación del paciente:
   a. Establecer un acceso intravenoso si es necesario. Los procedimientos con menor riesgo de hemorragia (categoría I de la SIR) pueden no requerir la colocación de una vía intravenosa.
   b. Sedación y analgesia: la sedación mínima o moderada con narcóticos parenterales y benzodiazepinas suele ser satisfactoria. La sedación profunda y la anestesia general rara vez son necesarias.
   c. El paciente debe colocarse en una posición cómoda sin comprometer el acceso al sitio de entrada de la aguja.
   d. Esterilizar la piel suprayacente (campo) con exfoliante yodado y alcohol, o clorhexidina.
   e. Colocar paños y toallas estériles alrededor del campo de intervención.
2. Preparación del médico:
   a. Lavado minucioso de manos.
   b. Utilizar batas impermeables, gorros, mascarillas y protectores faciales. Se ha demostrado que el doble enguantado reduce el contacto de las manos con la sangre y/o los líquidos corporales del paciente.
   c. Pueden utilizarse equipos de protección, como receptáculos para agujas, y bandejas de biopsia especialmente diseñadas.

Procedimiento (1)

1. Anestesiar la piel y los tejidos subcutáneos con lidocaína local al 1 % o 2 %. Realizar una incisión cutánea superficial de 3 mm a 5 mm con un bisturí.
2. Selección de la aguja para biopsia:
   a. Tamaño de la aguja:
      (1) Aguja fina (calibre 20-25): ideal para una citología; puede traspasar el intestino para tener acceso a una estructura sólida, y la hemorragia es mínima.
      (2) Aguja grande (calibre 14-19): permite analizar la citología o la histología de las muestras, aumenta la rentabilidad y ayuda a subtipificar tejido, especialmente en caso de linfoma; la posibilidad de hemorragia es mayor. Las muestras con agujas grandes pueden ser necesarias para pruebas moleculares y análisis genómicos.
   b. Cortante:
      (1) Tipos de agujas con borde cortante:
         (a) Bisel agudo.
         (b) Bisel en 90°.
      (2) Tipos de agujas con corte lateral:
         (a) Brecha en la cánula.
         (b) Brecha en el estilete.
   c. Con resorte o automática (corte lateral).
   d. Elegir una aguja para biopsia con base en lo siguiente:
      (1) Tamaño y profundidad de la lesión: las lesiones pequeñas y profundas pueden requerir una aguja de calibre 20 (o mayor) que sea lo suficientemente rígida para ser dirigida con precisión, ya que las agujas de calibre 22 y 25 tienden a «combarse» fuera de la trayectoria prevista.
      (2) Vía de acceso: en el caso poco frecuente de que sea necesario atravesar el intestino, se recomienda utilizar una aguja fina (calibre 20-25).

(3) Sospecha diagnóstica:
   (a) *Neoplasia primaria conocida:* requiere menos tejido, la biopsia con aguja fina puede ser suficiente.
   (b) *Neoplasia primaria desconocida:* pueden ser necesarias muestras de aguja más grandes (calibre 14-19).
   (c) *Sospecha de linfoma:* las agujas finas (calibre 20-25) pueden ser adecuadas para diagnosticar un linfoma frente a otras neoplasias malignas sólidas, pero normalmente se necesitan agujas más grandes (calibre 14-19) para la subtipificación de los linfomas.
   (d) *Aumento del potencial hemorrágico* (diátesis hemorrágica, lesión hipervascular): es probable que las agujas finas (calibre 20-25) tengan menos potencial hemorrágico. Las agujas más grandes (calibre 14-19) pueden tener un mayor potencial hemorrágico, pero pueden ser necesarias en algunos casos.

(4) Preferencia del citopatólogo: casi siempre se prefiere una muestra preliminar «de una sola capa de células de espesor» para la preparación en el portaobjetos; por tanto, el primer acceso debe ser con una aguja fina, pero luego pueden ser necesarias muestras grandes.

(5) Principio general: utilizar la aguja más fina que pueda emplearse con éxito para localizar la lesión y obtener material suficiente. Se ha demostrado que las agujas finas de hasta calibre 25 son diagnósticas.

(6) Las muestras de aguja grande necesarias para histología se obtienen habitualmente utilizando agujas con corte lateral, ya que se cree que proporcionan mejores muestras.

3. Técnica guiada por imagen (1):
   a. Biopsia guiada por ecografía:
      (1) Se realiza un examen ecográfico completo de la lesión y la región circundante para confirmar la lesión y planificar la biopsia. Esto debe hacerlo el radiólogo que vaya a realizar la biopsia.
      (2) Localizar la lesión, evaluar la trayectoria, la distancia y el ángulo.
      (3) Técnica a mano alzada: se prepara el transductor colocando una cubierta estéril. La colocación de la aguja se monitoriza con ecografía en tiempo real y un transductor estéril cubierto.
      (4) Guía de biopsia acoplada al transductor: se trata de una guía con ranuras para la aguja incorporadas, que permiten dirigir la aguja en un ángulo predeterminado dentro del plano de vista del transductor (especialmente útil para operadores noveles).
      (5) Se pone la punta de la aguja en la lesión, de preferencia en dos proyecciones. Algunos prefieren una exploración con el transductor perpendicular al objetivo, mientras que otros optan por una cercana al sitio de entrada. Independientemente de la ubicación del transductor, el haz de ultrasonido debe estar paralelo al eje de la aguja. Puede servir moverla un poco (hacia adentro y afuera), además de usarse agujas para biopsia con punta ecogénica que garantizan un poderoso ecorreflejo, lo cual hace la punta claramente visible durante la exploración.
   b. Biopsia guiada por TC:
      (1) Revisar los exámenes de imagen previos para determinar el sitio aproximado de entrada en la piel. Para marcar el sitio pueden usarse cuadrículas disponibles comercialmente.
      (2) Antes del procedimiento, se realiza una tomografía de la lesión y la región circundante con el paciente en la posición de la biopsia para confirmar la lesión y planear el abordaje. Se debe considerar el uso de material de contraste intravenoso para evaluar la vascularización de la lesión y los vasos circundantes.
      (3) Una forma de memorizar el ángulo, la distancia y las estructuras en la trayectoria de la aguja consiste en trazar una línea que una el sitio de entrada en la piel, determinado por el marcador para la cuadrícula y la lesión.
      (4) Se traza el plan y después se coloca la aguja. Mantener la trayectoria en un plano axial permite la visualización posterior de toda la longitud de la aguja. Puede ser necesaria una vía de acceso en ángulo (fuera del plano axial), así como varias exploraciones, para visualizar la trayectoria y la punta de la aguja.

(5) Puede usarse fluoroscopia por TC para ver directamente la colocación de la aguja, ya sea en tiempo real o de manera intermitente después de inserciones parciales, o explorar con rapidez la posición de una aguja ya colocada.

4. Técnica para la biopsia (1):
   a. Principios generales:
      (1) Cuando se realiza una biopsia en masas que se mueven con la respiración, generalmente es necesario que el paciente contenga la respiración mientras se coloca la aguja y durante la toma de imágenes de TC. Las técnicas pueden ser al final de la espiración, respiración media o simplemente dejar de respirar. Independientemente de la técnica utilizada, es útil que el paciente practique antes del procedimiento y que se le explique que el objetivo es la constancia.
      (2) Elegir la vía más corta posible (a menos que haya que evitar estructuras críticas adyacentes).
      (3) La técnica en tándem (en la que la aguja para biopsia se coloca junto a una aguja de referencia) puede utilizarse cuando es necesario tomar muestras de regiones más amplias de una masa. A menudo se prefiere una técnica coaxial (en la que una aguja para biopsia se coloca dentro de una aguja introductora) para reducir al mínimo los pases de aguja, así como la posibilidad de siembra tumoral a lo largo de la vía de biopsia.
      (4) Se usa el menor número de punciones para obtener el tejido para diagnóstico.
      (5) Estructuras críticas que deben evitarse durante la colocación de la aguja:
         (a) Pulmón: conocer la localización del pulmón en la posición para biopsia y mientras el sujeto contiene la respiración durante la inserción de la aguja.
         (b) Vesícula biliar.
         (c) Páncreas.
         (d) Conducto dilatado (biliar, pancreático).
         (e) Intestino delgado e intestino grueso: el colon y el intestino delgado no deben traspasarse si el objetivo es una estructura que contenga líquido para no contaminar al paciente o la muestra con flora; sin embargo, el colon y el intestino delgado pueden traspasarse con una aguja fina, si es absolutamente necesario, para realizar la biopsia de una lesión sólida.
         (f) Vasos sanguíneos principales.
   b. Técnicas para colocar la aguja: debe ponerse de forma precisa una aguja, la cual sirve como guía de referencia (técnica en tándem) o conducto (técnica coaxial) para todas las colocaciones posteriores:
      (1) Técnica en tándem:
         (a) Se realiza una incisión superficial corta (3-5 mm) obligatoria.
         (b) Se coloca una aguja de referencia inicial de calibre 20 o 22.
         (c) Obtener imágenes para confirmar la ubicación de la punta de la aguja de referencia en la lesión o adyacente a esta.
         (d) Se coloca una segunda aguja para biopsia a través del mismo sitio de incisión, paralela a la aguja de referencia (en tándem) (agujas de calibre 20-25 si se desean agujas finas; pueden utilizarse agujas más grandes).
         (e) Se hace una biopsia con la segunda aguja para obtener un frotis citológico.
         (f) Si es necesario, se hacen punciones adicionales en tándem (dos o tres) con agujas más grandes.
         (g) Obtener imágenes que documenten la posición adecuada de las agujas de biopsia dentro de la lesión objetivo.
         (h) Completar el procedimiento utilizando la aguja de referencia como muestra final.
      (2) La técnica coaxial es útil para lesiones pequeñas y profundas que requieren una mayor precisión (es decir, una «ventana» estrecha entre dos o más estructuras críticas a lo largo del trayecto a tratar) o cuando se requieren múltiples muestras de biopsia:
         (a) Determinar el punto de entrada cutáneo adecuado y colocar la aguja introductora en posición proximal a la lesión.
         (b) De manera coaxial, colocar la aguja para biopsia (aguja fina o gruesa) a través de la aguja introductora.

(c) Obtener imágenes que documenten la posición adecuada de la aguja para biopsia dentro de la lesión objetivo.
(d) Se necesita un introductor de calibre 17 para las muestras de biopsia obtenidas con agujas de calibre 18; se necesita un introductor de calibre 19 para las agujas de calibre 20; las agujas de calibre 22 pueden colocarse de manera coaxial a través de introductores o agujas de calibre 19 (o mayores); las agujas de calibre 25 pueden colocarse de manera coaxial a través de una aguja de calibre 20, y pueden obtenerse múltiples muestras de biopsia.
(e) Retirar la aguja introductora al finalizar el procedimiento.

c. Maniobras técnicas que pueden ser útiles (1,4):
(1) Posicionamiento alternativo del paciente: este puede colocarse en una posición diferente, como decúbito oblicuo o lateral, para retirar las asas intestinales de la trayectoria prevista de la aguja.
(2) Hidrodisección: usar solución salina estéril, material de contraste o inyección de dextrosa en agua para ayudar a desplazar las asas intestinales y la pleura.
(3) Dispositivo de compresión: la compresión abdominal puede facilitar el desplazamiento del intestino.
(4) Utilización de una aguja roma: el avance lento de una aguja introductora con un estilete romo colocado puede ayudar a evitar la punción inadvertida del intestino o de un vaso sanguíneo.
(5) Aguja curvada: el uso de una aguja curvada manualmente (normalmente de calibre 22) que se introduce en dirección coaxial por una aguja de referencia de mayor calibre puede servir para llegar a una masa que no está en línea directa con la aguja de referencia.
(6) Administración del medio de contraste intravenoso: las lesiones isodensas no visibles en una TC sin medio de contraste previa al procedimiento pueden localizarse tras la administración del medio de contraste intravenoso. Normalmente se coloca una aguja de referencia en la zona del objetivo antes de administrar el medio de contraste.
(7) Puede utilizarse un método de triangulación para determinar el ángulo óptimo y calcular la distancia a la lesión.
(8) Técnica de inclinación del *gantry* (mantiene la aguja en el plano de imagen al tiempo que facilita un abordaje angulado).
(9) La fusión de imágenes de doble modalidad puede utilizarse para guiar la biopsia de lesiones que no son visibles en una modalidad, por ejemplo, mediante la fusión de imágenes de tomografía por emisión de positrones (PET) con TC sin contraste para lesiones visibles solo en PET, y mediante la fusión de imágenes de TC o RM con contraste con ecografía para lesiones visibles solo con TC o RM.
(10) El rastreo electromagnético con marcas de referencia en la piel y agujas con sensores internos permite un rastreo espacial de la punta de la aguja y puede facilitar su colocación guiada por ecografía o TC. Pueden usarse visualizaciones de imágenes multiplanares y un corregistro de imágenes multimodales con una retroalimentación en tiempo real.

5. Toma de muestras:
a. Biopsia con aguja fina: se usa un movimiento rotatorio de perforación en espiral, manteniendo una aspiración continua en una jeringa de volumen pequeño. Se debe traspasar la parte óptima de la lesión con cada inserción y retracción. Luego se detiene la aspiración antes de retirar la aguja.
b. Pueden utilizarse dispositivos automáticos con resorte para obtener un trozo de tejido.
c. Los frotis citológicos se obtienen en seco.
d. Procesamiento de las muestras:
(1) La aguja con la muestra de la biopsia puede entregarse al citotecnólogo para analizar los frotis y el bloque celular. Por otro lado, los frotis pueden preparase con portaobjetos estériles; el material restante de la aguja y la jeringa pueden enviarse en solución estéril para analizar el bloque celular, mientras que la aguja puede reutilizarse.

(2) Las muestras con aguja gruesa deben enviarse en formol para su examen histológico. Si se sospecha un linfoma, también puede enviarse una muestra en solución salina para citometría de flujo.
(3) Las tinciones de Gram y los cultivos se obtienen según sea necesario y normalmente se envían en solución salina.
6. Las muestras de aguja fina pueden ser suficientes para el diagnóstico de neoplasias epiteliales, sin embargo, la mayor demanda de procesamiento de muestras (p. ej., pruebas moleculares y genéticas) ha cambiado la práctica clínica para utilizar agujas grandes en la mayoría de los pacientes.
7. Abordajes específicos de órganos en masas focales (5-7):
a. Hígado (con ecografía, TC o RM): se utiliza una vía transparenquimatosa interponiendo un «manguito» normal de tejido hepático para reducir el riesgo de hemorragia en el espacio peritoneal, especialmente al tomar una muestra de una lesión hipervascularizada. En caso necesario, también es aceptable el abordaje directo de una masa.
b. Glándula suprarrenal: aborda con TC y RM (considerar el uso de ecografía en lesiones grandes):
(1) El decúbito lateral (lado afectado hacia abajo) ofrece un abordaje posterior con un trayecto que es caudal al surco posterior y normalmente evita traspasar el pulmón, así como comprime/empuja el pulmón ipsilateral fuera del surco posterior.
(2) Transhepática derecha (lateral).
(3) Transhepático izquierdo (anterior).
(4) Transrenal (solo si es necesario).
(5) Abordajes alternativos (todos con el objetivo de evitar o minimizar la abertura del espacio pleural).
(6) Decúbito prono, sitio de entrada de la piel caudal al surco posterior con la aguja en ángulo superior.
(7) Método de triangulación y técnicas de inclinación del marco-*gantry*.
c. Riñón (guía por ecografía, TC o RM):
(1) Abordaje posterior lateral o en decúbito prono.
(2) Entre las indicaciones históricas figuran las siguientes:
(a) Pacientes con masa renal y neoplasia primaria extrarrenal conocida.
(b) Pacientes con masa renal y hallazgos de imagen que sugieran un cáncer renal irresecable.
(c) Pacientes con masa renal y comorbilidad quirúrgica.
(d) Pacientes con masa renal que puede haber sido causada por una infección.
(3) Entre las indicaciones establecidas más recientemente figuran las siguientes:
(a) Pacientes con masa renal considerada para ablación percutánea o radioterapia.
(b) Pacientes con masas renales múltiples o bilaterales.
(c) Pacientes con masa renal en riñón solitario o trasplantado.
(d) Pacientes con masa renal que podría ser un carcinoma clínico de células renales T1a (4 cm o menos).
d. Retroperitoneo (normalmente, guía por TC o RM; la ecografía casi nunca se utiliza): aunque pueden utilizarse abordajes anteriores y posteriores, generalmente se prefiere este último empleando agujas de calibre 19 o superior (p. ej., sospecha de linfoma). Además, un abordaje anterior puede requerir traspasar el intestino.
e. Masa presacra o pélvica (guía por TC o RM; la ecografía casi nunca se utiliza):
(1) Transglútea: en la mitad posterior de la escotadura ciática mayor, cerca del sacro por detrás, para evitar el nervio ciático por delante, y por debajo del nivel del músculo piriforme para evitar los vasos glúteos por delante de dicho músculo.
(2) Otros abordajes posibles incluyen biopsia transvaginal y transrectal (solo con guía ecográfica) si no es posible otra vía de acceso segura.
f. Bazo (normalmente, guía por ecografía, TC o RM):
(1) Atravesar la menor cantidad de parénquima en dirección a la lesión puede reducir el riesgo de hemorragia.
g. Páncreas: dada la estrecha relación anatómica del páncreas con el estómago y el duodeno, la biopsia de muchas lesiones pancreáticas se realiza con una ecografía endoscópica. Sin embargo, en general, el muestreo de tejido se limita a agujas finas. Cuando se necesita tejido para una evaluación histológica, debe realizarse un abordaje percutáneo:

(1) Puede intentarse el abordaje anterior. Si es necesaria una vía transgástrica o transduodenal, las masas quísticas podrían contaminarse si el pH gástrico no es normal.
(2) Cuando un abordaje anterior no es factible, puede ser posible uno posterior en los casos de lesiones en el cuerpo y cola del páncreas.
(3) El riesgo de pancreatitis puede reducirse si no se atraviesa el páncreas normal ni se incluye tejido pancreático en la muestra.

8. Biopsia no focal de órgano:
   a. Parénquima hepático (8):
      (1) La ecografía es adecuada en la mayoría de los casos. La TC puede ser necesaria en pacientes de gran tamaño.
      (2) Abordaje del lóbulo izquierdo: el abordaje subxifoideo epigástrico del lóbulo hepático izquierdo evita traspasar el espacio pleural. Esta técnica se realiza cerca de la línea media, lejos de los vasos principales, en la región de la línea alba.
      (3) Abordaje del lóbulo derecho: se prefiere el abordaje subcostal o intercostal bajo.
      (4) En general, basta con dos o tres muestras con una aguja de calibre 18.
      (5) El paciente suele recuperarse entre 3 h y 5 h después del procedimiento.
   b. Parénquima renal (9):
      (1) Normalmente se utiliza la ecografía como guía. La TC puede ser necesaria en pacientes de gran tamaño.
      (2) Dirigirse a la corteza del polo inferior. La muestra debe obtenerse de la parte más periférica posible del riñón.
      (3) En general, basta con dos o tres muestras con una aguja de calibre 18.
      (4) El paciente suele recuperarse entre 6 h y 24 h después de la intervención, aunque pueden considerarse tiempos de recuperación más cortos, especialmente en el caso de riñones trasplantados.
9. Reducción del riesgo de hemorragia: pasos opcionales durante el procedimiento (1):
   a. Comprimir el lugar de entrada de la piel.
   b. Taponamiento colocando el lado homolateral hacia abajo.
   c. Taponar la trayectoria con un coágulo autógeno o espuma: cuando se sospecha una hemorragia posprocedimiento o el riesgo es mayor y se usa una técnica coaxial, el mandril puede insertarse por la mitad y dejarse 1 min o 2 min para permitir inyectar el coágulo que se forma introduciendo el estilete antes de retirar el introductor. Además, puede inyectarse una esponja de gel comprimida reabsorbible (Gelfoam®, Pfizer Inc., Nueva York, NY) o espuma de alcohol polivinílico (Ivalon®, Unipoint Lab, High Point, NC) a lo largo de la trayectoria a medida que se retira el introductor.

Manejo posterior al procedimiento

1. Monitorizar las constantes vitales en la zona de recuperación cada 15 min durante 1 h, cada 30 min durante 2 h y después cada hora.
2. Limitar la actividad en la sala de recuperación; utilizar el baño con ayuda.
3. Dieta líquida clara durante la primera hora; a partir de entonces, dieta normal según la tolerancia.
4. Si las constantes vitales son estables y no se observan efectos adversos, el paciente puede ser dado de alta, generalmente al cabo de 1 h a 3 h.
5. Aconsejar al paciente sobre posibles signos y síntomas de efectos adversos y proporcionar información de contacto. Proporcionar instrucciones a los pacientes ambulatorios sobre el seguimiento.

Resultados anatomopatológicos

1. Debe recuperarse el tejido diagnóstico en al menos el 80 % al 95 % de los casos.
2. Los falsos negativos casi siempre se deben al abordaje inadecuado de lesiones pequeñas o al muestreo de partes necróticas de lesiones grandes. El rendimiento diagnóstico se mejora asegurándose de que la punta de la aguja se encuentra dentro de la lesión en el momento del procedimiento.
3. Una biopsia en la periferia de una lesión grande puede evitar un centro necrótico.

Complicaciones

1. Generales, variables y estimadas: < 2 %.
2. Hemorragia: es la complicación más frecuente y clínicamente significativa; se presenta en menos del 2 % de las biopsias (sin incluir la del parénquima renal, en la cual existe un riesgo levemente mayor); casi nunca ocurren muertes por hemorragia.
3. Infección: extremadamente infrecuente.
4. Lesión orgánica que requiere cirugía u otra intervención (órgano primario u órgano adyacente [p. ej., perforación de víscera o conducto], a menudo depende de la vía): < 2 %.
5. Neumotórax: variable, depende de la vía de acceso, probablemente < 1 %.
6. Pancreatitis (depende de la vía de acceso): del 2 % al 3 % si se realiza una biopsia de páncreas normal; menos si no se atraviesa páncreas normal.
7. Diseminación de tumores en el trayecto de la aguja: notificada en la mayoría de los tumores, aunque, en general, es muy infrecuente; su incidencia aproximada es del 0.003 % a 0.009 %.
8. Tasa de mortalidad: 0.006 % a 0.031 %.

Genómica (10)

En la era de la medicina personalizada y la terapia dirigida, a menudo puede realizarse una prueba de anatomopatología molecular (p. ej., inmunohistoquímica, reacción en cadena de la polimerasa, hibridación fluorescente *in situ*, secuenciación, micromatrices de ARN mensajero, metilación) en la muestra de biopsia. Anteriormente, el tejido se utilizaba para establecer la naturaleza benigna o maligna de una lesión en el momento del diagnóstico inicial. Sin embargo, el análisis molecular se utiliza cada vez con más frecuencia para orientar el tratamiento en múltiples momentos, con el fin de ayudar a guiar la terapia dirigida o establecer el pronóstico. Entre las neoplasias malignas más frecuentes que pueden tratarse con terapia de precisión se encuentran las de pulmón, colon, páncreas, hígado y riñón. Los usos de las pruebas moleculares incluyen la evaluación de:

1. Biomarcadores moleculares que predicen el curso natural de la enfermedad y el pronóstico.
2. Los receptores expresados (p. ej., el factor de crecimiento endotelial vascular [VEGF]) y la variabilidad genética, que se ha relacionado con una respuesta terapéutica y un perfil de toxicidad diferentes.
3. Rasgos distintivos de las vías de señalización del cáncer y dianas para intervenciones farmacológicas específicas.
4. Heterogeneidad inherente a muchos cánceres y que afecta el éxito de los tratamientos.

Es posible que se necesite más tejido para las pruebas genómicas en comparación con la histopatología estándar, ya que hasta un 20 % de las biopsias realizadas para pruebas moleculares pueden ser no diagnósticas.

Referencias bibliográficas

1. Carberry GA, Lubner MG, Wells SA, et al. Percutaneous biopsy in the abdomen and pelvis: a step-by-step approach. *Abdom Radiol (NY)*. 2016;41(4):720–742.
2. Davidson JC, Rahim S, Hanks SE, et al. Society of Interventional Radiology Consensus Guidelines for the Periprocedural Management of Thrombotic and Bleeding Risk in Patients Undergoing Percutaneous Image-Guided Interventions-Part I: Review of Anticoagulation Agents and Clinical Considerations: Endorsed by the Canadian Association For Interventional Radiology and the Cardiovascular and Interventional Radiological Society of Europe. *J Vasc Interv Radiol*. 2019;30(8):1155–1167.
3. Patel IJ, Rahim S, Davidson JC, et al. Society of Interventional Radiology Consensus Guidelines for the Periprocedural Management of Thrombotic and Bleeding Risk in Patients Undergoing Percutaneous Image-Guided Interventions-Part II: Recommendations: Endorsed by the Canadian Association for Interventional Radiology and the Cardiovascular and Interventional Radiological Society of Europe. *J Vasc Interv Radiol*. 2019;30(8):1168–1184.e1.
4. Epelboym Y, Shyn PB, Hosny A, et al. Use of a 3D-printed abdominal compression device to facilitate CT fluoroscopy-guided percutaneous interventions. *AJR Am J Roentgenol*. 2017;209(2):435–441.
5. Potretzke TA, Saling LJ, Middleton WD, et al. Bleeding complications after percutaneous liver biopsy: do subcapsular lesions pose a higher risk? *AJR Am J Roentgenol*. 2018;211(1):204–210.

6. Zhang CD, Delivanis DA, Eiken PW, et al. Adrenal biopsy: performance and use. *Minerva Endocrinol.* 2019;44(3):288–300.
7. Lim CS, Schieda N, Silverman SG. Update on indications for percutaneous renal mass biopsy in the era of advanced CT and MRI. *AJR Am J Roentgenol.* 2019;37:1–10.
8. Patel NJ, Bowman AW. Assessment of appropriate recovery time after liver biopsy. *J Am Coll Radiol.* 2018;15(9):1266–1268.
9. Patel A, Kriegshauser J, Young S, et al. Detection of bleeding complications following renal transplant biopsy. *AJR Am J Roentgenol.* 2020;216(2):428–435.
10. Dalag L, Fergus JK, Zangan SM. Lung and abdominal biopsies in the age of precision medicine. *Semin Intervent Radiol.* 2019;36(3):255–263.

50 Drenaje de abscesos abdominales y colecciones de líquido

Ashraf Thabet, MD y Ronald S. Arellano, MD, FSIR

Introducción

El drenaje percutáneo de las colecciones de líquidos abdominales y pélvicos es uno de los procedimientos intervencionistas más frecuentes y una opción terapéutica ya establecida entre pacientes sin otra indicación de cirugía inmediata.

Indicaciones

1. Caracterización de líquidos (1,2):
   a. Diferenciar el líquido purulento, la sangre, la bilis, la orina, la linfa y las secreciones pancreáticas.
   b. Determinar si la colección está infectada o es estéril.
2. Tratamiento de la sepsis (3):
   a. Curativo en pacientes con abscesos simples.
   b. Curativo o solo con el fin de ganar tiempo en pacientes con abscesos complejos o pancreáticos (4,5).
3. Alivio de los síntomas:
   a. Aliviar la presión y el dolor debidos al tamaño o la ubicación de la colección (p. ej., seudoquistes pancreáticos).
   b. Obliteración de quistes o colecciones recidivantes con esclerosantes (6).

Contraindicaciones

Absolutas (1,2)

1. Ausencia de una vía segura hacia la colección debido a la presencia de vasos o vísceras interpuestos.
2. Paciente no dispuesto a cooperar.

Relativas (1,2)

1. Coagulopatías: deben corregirse con hemoderivados adecuados antes de proceder.
2. Colecciones estériles (p. ej., hematomas): un drenaje prolongado con catéter puede aumentar el riesgo de infección secundaria.
3. Durante el procedimiento es necesario atravesar la pleura: riesgo de neumotórax, derrame pleural y empiema.
4. Quiste equinocócico: la filtración del contenido puede desencadenar una reacción anafiláctica.
5. Absceso tumoral: puede ser necesario un drenaje con catéter de por vida.

6. Falta de una vía segura hacia la colección debido a vísceras interpuestas.
7. Inestabilidad hemodinámica o afectación cardiopulmonar.

Preparación previa al procedimiento

1. Ayuno total durante 8 h antes del procedimiento (nota: si prevé el uso de contraste oral para la guía con tomografía computarizada [TC], el tiempo con orden de ayuno total debe modificarse según corresponda).
2. Consentimiento informado por escrito.
3. Acceso intravenoso: calibre 20 o superior.
4. Estudios recientes de la coagulación: suspender la anticoagulación y los antiagregantes plaquetarios como la warfarina sódica y el ácido acetilsalicílico. Estudios de laboratorio: tiempo de protombina (TP) < 15 s, cociente internacional normalizado (INR, *international normalized ratio*) < 1.5, plaquetas > 50 000 por mm^3.
5. Se requieren antibióticos profilácticos al drenar un absceso o una colección posiblemente infectada; por lo general, los antibióticos preprocedimiento no afectan los cultivos.
6. Sedación consciente con monitorización de los parámetros fisiológicos, como la presión arterial, el pulso y la saturación de oxígeno.
7. Anestesia general en pacientes pediátricos, no cooperadores o con enfermedades graves asociadas.

Guía para la obtención de imágenes

1. Ecografía:
   a. Permite la visualización en tiempo real de la anatomía, de la aguja y del catéter durante el procedimiento.
   b. No usa radiación.
   c. Puede utilizarse para guiar el acceso primario de la aguja hacia la colección; para drenajes con la técnica de Seldinger, se puede hacer una transición a fluoroscopia para manipular la guía y dilatar el trayecto.
   d. Permite realizar procedimientos portátiles.
   e. La visualización se altera según la constitución, los gases intestinales y los huesos, que pueden dificultar el drenaje de las colecciones retroperitoneales y pélvicas, especialmente en pacientes con obesidad.
2. Tomografía computarizada:
   a. Permite una excelente visualización tomográfica de la anatomía y de la colección de líquido, independientemente de las estructuras suprayacentes.
   b. No es una guía por imagen en tiempo real, lo que puede reemplazarse mediante la fluoroscopia por TC, aunque lo anterior aumenta la dosis de radiación para el paciente y el operador, lo que puede ser preocupante.
3. Fluoroscopia:
   a. Utilizada junto con otras modalidades, casi siempre ecografía, especialmente con la técnica de Seldinger.
   b. Empleada para el recambio del catéter guía y su reemplazo por tamaños mayores.

Procedimiento

1. **Imágenes preliminares:**
   a. Revisar las imágenes previas para (1) visualizar la anomalía, (2) decidir el método de guía adecuado que se va a utilizar y (3) seleccionar la vía para el drenaje.
   b. Inmediatamente antes del procedimiento, debe confirmarse que la colección se vea con claridad con el método de guía por imagen seleccionado y verificar la ruta segura hacia la colección.
   c. TC preliminar:
      (1) Colocar al paciente en la posición óptima para el drenaje (decúbito supino, decúbito prono, decúbito lateral) y fijar una cuadrícula radioopaca sobre el área de la colección:

(a) El decúbito lateral puede reducir el riesgo de lesión de la pleura, porque fija el hemitórax homolateral.
(b) Si es posible, ambos brazos del paciente se colocan por encima de la cabeza para optimizar la calidad de la imagen para el drenaje de las colecciones del cuadrante superior.

(2) Se obtienen cortes contiguos de 5 mm a 10 mm de grosor a través de la región de interés. Si surge alguna duda, puede administrarse medio de contraste intestinal (oral, rectal) o intravenoso y repetir la imagen para distinguir la colección de las estructuras normales circundantes. El momento de la administración del contraste oral debe tener en cuenta la necesidad del estado de ayuno total para la sedación.

(3) A partir de las imágenes preliminares y con ayuda de las marcas en la retícula, se identifica una vía segura para el drenaje y el punto de punción cutánea, el ángulo de entrada de la aguja y la distancia a la colección. En ocasiones, cuando no hay una vía segura para la punción, la angulación del *gantry* o el cambio de posición del sujeto pueden mostrar una vía segura para el drenaje.

2. **Determinación de la ruta del catéter:**
   a. La vía óptima para el drenaje con catéter debe tener en cuenta el tamaño y la forma del absceso, así como la ruta más segura desde la piel hasta la colección que no invada estructuras vitales. Si es posible, es preferible un abordaje extraperitoneal, ya que reduce el riesgo de contaminación peritoneal:
      (1) Cuando se realiza una aspiración solo con aguja fina, es seguro atravesar ciertas vísceras como el hígado, el riñón y el intestino delgado. Sin embargo, estas estructuras deben evitarse en la medida de lo posible cuando se utiliza el drenaje con catéter.
      (2) Debe evitarse atravesar el colon y el páncreas normal, ya que ello puede suponer un riesgo de sobreinfección de las colecciones o de pancreatitis, respectivamente.
      (3) Es seguro realizar la aspiración y el drenaje de los abscesos esplénicos, siempre que los parámetros de coagulación sean normales y se descarten tumores vasculares.
      (4) Los abscesos «interasa» en una enfermedad inflamatoria intestinal pueden ser difíciles de drenar debido a las pequeñas asas intestinales circundantes, aunque se puede realizar la aspiración con aguja fina.
   b. El abordaje anterior habitual puede no ser posible en la pelvis debido a las estructuras suprayacentes. En tales casos, pueden considerarse vías alternativas como los abordajes transglúteo, transvaginal o transrectal (7).
   c. Las técnicas de desplazamiento de órganos pueden ayudar a desplazar estructuras vitales no vasculares para crear una ventana para la aspiración o el drenaje percutáneo con aguja (8).
3. **Aspiración diagnóstica con aguja:**
   a. Antes del drenaje, una aspiración preliminar con aguja fina (calibre 22 a 20) es útil para determinar la naturaleza de la colección. No deben aspirarse más de 5 mL de líquido para evitar que la cavidad se colapse en caso de que fuera necesario el drenaje con catéter. Si no se obtiene líquido en la aspiración inicial y la punta de la aguja está colocada de forma óptima, puede intentarse la aspiración con una aguja más grande (calibre 18) y después colocarse otras agujas paralelas y en tándem con respecto a la primera. Si no se obtiene líquido en la segunda aspiración, dependiendo de la sospecha clínica, puede llevarse a cabo una biopsia del área o un drenaje con catéter de prueba.
   b. Cuando se aspira líquido, puede realizarse una evaluación macroscópica de color, viscosidad, turbidez y olor. El líquido puede enviarse para una prueba de laboratorio a fin de determinar su origen. Si se sospecha una infección, como en el caso de un hematoma estéril en el cual la inserción del catéter no es recomendable, un análisis rápido de la tinción de Gram del aspirado determinará la presencia de bacterias y neutrófilos. Por tanto, la información de la aspiración preliminar con aguja puede determinar si deben tomarse otras medidas, si basta con la aspiración completa con aguja o si es necesario un drenaje con catéter.
   c. Si después de la aspiración se determina que la posición de la aguja es correcta, puede dejarse en el sitio y utilizarse como una guía paralela para colocar un catéter en la colección con la técnica de trocar (en tándem) o usarse para introducir una guía de 0.457 mm (0.018″) como primer paso del drenaje con la técnica de Seldinger.

4. Técnica de Seldinger frente a la de trocar:

a. Los catéteres percutáneos se colocan con las técnicas modificadas de Seldinger o de trocar. La técnica empleada depende del tamaño de la colección, su ubicación, la preferencia y experiencia del cirujano, y de la guía por imagen empleada:

(1) En general, las grandes colecciones superficiales se drenan mediante la técnica de trocar porque es un procedimiento de un solo paso, rápido, sencillo y seguro.

(2) La técnica de Seldinger es preferible en drenajes potencialmente difíciles en los que la colección es pequeña, su localización es remota o su acceso es limitado. Con esta técnica, pueden realizarse varios accesos con el uso de una aguja fina, como una aguja Chiba® de calibre 20 o una aguja Ring®. Una vez obtenido un acceso seguro, el trayecto puede dilatarse en serie con intercambios coaxiales de guías y dilatadores hasta que sea posible insertar un catéter grande. Sin embargo, en manos no experimentadas, especialmente cuando no se utiliza una guía en tiempo real, pueden surgir varias complicaciones, como el acodamiento de la guía, la pérdida del acceso y la colocación errónea del catéter.

b. El tamaño de los catéteres utilizados varía de 7 a 14 Fr, y pueden ser de una o dos luces:

(1) Los catéteres de mayor calibre se utilizan tradicionalmente en las colecciones más grandes y complejas. Sin embargo, los catéteres de menor calibre pueden ser igual de eficaces.

(2) Del mismo modo, los catéteres de doble luz de 12 a 14 Fr deberían permitir, en teoría, un drenaje más libre.

(3) El uso de un catéter con múltiples orificios laterales, como un catéter biliar de asa tipo Cope, colocado a lo largo de la colección, puede proporcionar un mejor drenaje de colecciones extendidas, como las subfrénicas.

c. Drenajes guiados por TC realizados con la técnica de trocar:

(1) La vía óptima de drenaje entre el absceso y la piel se determina con la TC preliminar. El sitio de punción cutánea se marca en el paciente utilizando la información combinada de los cortes de TC y los marcadores radioopacos. La piel se limpia y cubre con campos mediante técnica estéril.

(2) Se administran aproximadamente de 10 mL a 20 mL de lidocaína al 1 % como anestesia local. Se practica una pequeña incisión en la piel y se estira el tejido subcutáneo con pinzas.

(3) El ángulo de entrada de la aguja y la distancia a la colección se calculan a partir de las imágenes de TC preliminares. A partir de estas mediciones, se introduce una aguja de calibre 20 en la colección. Para confirmar la posición de la aguja, se toma otra imagen. Si la posición no es adecuada, la misma aguja se vuelve a colocar correctamente o se inserta una segunda aguja en tándem.

(4) Una vez que la aguja está bien colocada, se aspiran hasta 5 mL de líquido. Entonces, el catéter se carga en un sistema de aplicación de trocar (cánula de refuerzo y mandril interior cortante) y su punta se introduce en la herida y el cuerpo se mantiene paralelo a la aguja para diagnóstico. Así, el catéter se introduce en tándem con respecto a la aguja en la profundidad determinada para ingresar a la cavidad.

(5) Cuando el catéter traspasa la pared proximal del absceso, se siente una reducción de la resistencia, lo que sugiere que se puncionó la cavidad. Lo anterior se confirma retirando el mandril interior y aspirando líquido a través del refuerzo metálico. Una vez aspirado el líquido, el catéter se destraba de la cánula de refuerzo y se desliza hacia adelante para que se enrolle dentro de la colección mientras se mantiene la cánula fija. La cánula se retira y, si es pertinente, se fija un catéter *pigtail* («cola de cerdo»).

5. Aspiración e irrigación:

a. El catéter se fija a una bolsa de drenaje a través de una llave de tres vías. Dicha llave ofrece un sistema bastante práctico, limpio y cerrado a través del cual pueden aspirarse e irrigarse los contenidos de la cavidad.

b. La cavidad debe aspirarse hasta que no haya residuos. Después, debe irrigarse con pequeños volúmenes de solución salina (5-20 mL) no superiores al volumen total del líquido aspirado inicialmente desde la cavidad, ya que la distensión excesiva puede causar bacteriemia. La irrigación debe continuar hasta que el aspirado esté transparente o ligeramente teñido con sangre.

c. A continuación, se realiza una TC de finalización a través del área de drenaje para (a) garantizar que la cavidad se ha vaciado por completo, (b) detectar cualquier colección separada no drenada, (c) tener un patrón de referencia para futuras evaluaciones y (d) detectar complicaciones tales como hemorragias. Si el vaciado de la cavidad es incompleto debido a la presencia de loculaciones o hay colecciones separadas adicionales, puede ser necesaria otra aspiración con aguja o drenaje con catéter.

6. **Fijación del catéter:** la mayoría de los catéteres tienen cierta forma de dispositivo de bloqueo intrínseco, como una cuerda que puede tensarse para enrollar y fijar la punta del catéter dentro de la cavidad. Puede lograrse mayor seguridad si se fija externamente el catéter a la piel mediante la colocación de un esparadrapo o cinta alrededor del catéter cerca de la piel y suturando este a un dispositivo adherente a la piel (tipo disco).

7. **Colecciones viscerales:**

a. Hígado (10):

(1) Al drenar colecciones hepáticas, debe evitarse atravesar grandes vasos, conductos biliares dilatados y la vesícula biliar.

(2) Debe tenerse cuidado de evitar atravesar de la pleura, aunque esto no siempre es posible. Se utiliza un abordaje subcostal, lo más anterior posible; dicho acceso puede ser más fácil de obtener cuando se utiliza una combinación de ecografía y fluoroscopia, en lugar de TC, ya que la aguja puede angularse y avanzar en dirección craneal.

(3) Los abscesos piógenos son las colecciones hepáticas más frecuentes susceptibles de drenaje percutáneo.

(4) El tratamiento médico se considera el de primera línea para los quistes equinocócicos (hidatidosis). El drenaje puede realizarse en la enfermedad resistente en pacientes que hayan recibido al menos 2 semanas de tratamiento médico. Los aspirados pequeños pueden reemplazarse por solución salina hipertónica antes de colocar el catéter, para ayudar a reducir el riesgo de derrame intraperitoneal.

(5) El tratamiento médico también se considera el de primera línea en caso de amebiasis, aunque puede realizarse un drenaje en caso de enfermedad resistente al tratamiento o colecciones hepáticas periféricas que pueden ser más susceptibles a la rotura.

(6) Los bilomas, sobre todo si están sobreinfectados, también son susceptibles de drenaje percutáneo.

b. Bazo (4,9): los abscesos también pueden aspirarse o drenarse siempre que se normalicen los parámetros de coagulación. Debe atravesarse la menor cantidad posible de parénquima esplénico.

c. Páncreas: los seudoquistes y abscesos sintomáticos son susceptibles de drenaje. Un débito persistente por los catéteres indica una fístula pancreática, la cual puede confirmarse con una inyección de contraste a través del catéter; un tratamiento auxiliar con octreotida puede ayudar a cerrar la fístula.

d. Urinomas: pueden tratarse con drenaje por catéter, pero pueden necesitar un catéter nefroureteral adyuvante o un catéter de nefrostomía percutánea con endoprótesis ureteral si hay secreción persistente.

8. **Colecciones subfrénicas:**

a. Dada su localización, existe riesgo de atravesar la pleura, lo que puede dar lugar a derrame pleural, empiema o neumotórax.

b. La combinación de ecografía y fluoroscopia puede permitir un abordaje subcostal, en el que puede accederse a colecciones más craneales inclinando la aguja en sentido superior.

c. También puede emplearse una guía por TC y atravesar la pleura si no se dispone de otro acceso; sin embargo, por lo general, no debe atravesarse el parénquima pulmonar. Debe evaluarse la presencia de neumotórax y hemotórax en las imágenes posteriores al procedimiento.

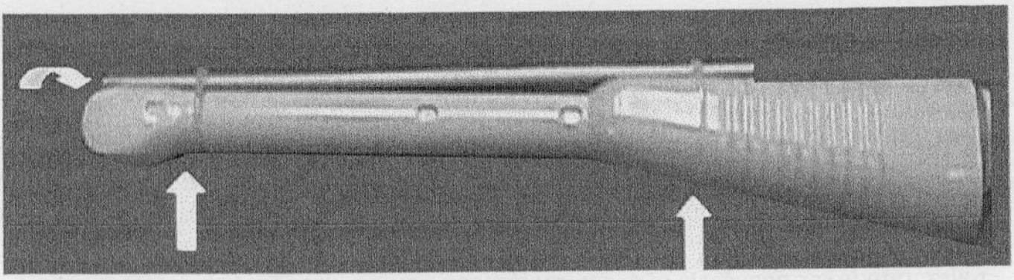

FIGURA 50-1 • Conjunto sonda-guía. La guía modificada (fabricada con el tubo protector del catéter) se fija a la sonda a lo largo de la ranura guía con dos bandas de goma estéril (*flechas rectas*), y no debe proyectarse más allá de la cabeza del transductor (*flecha curva*). La guía debe cortarse al tamaño adecuado para permitir un avance del catéter de al menos 5 cm a través de la cúpula vaginal. Este tubo de plástico rígido es lo suficientemente grande como para tolerar un catéter-trocar de hasta 14 Fr. Debe abrirse con anterioridad en toda su longitud, de manera que se pueda sacar una vez desplegado el catéter. (Reimpresa con permiso de O'Neill MJ, Rafferty EA, Lee SI, et al. Transvaginal interventional procedures: aspiration, biopsy, and catheter drainage. *Radiographics*. 2001;21:657-672).

9. **Drenaje transglúteo** (7): el catéter debe insertarse lo más cerca posible del borde sacrococcígeo y por debajo del músculo piriforme, a nivel del ligamento sacroespinoso. Lo anterior ayuda a evitar las estructuras neurovasculares situadas en dirección más lateral y superior; si se atraviesa el plexo sacro o los vasos glúteos inferiores de manera accidental, puede producirse un dolor pasajero en los glúteos o una hemorragia, respectivamente. La inclinación del *gantry* puede ayudar a lograr un acceso óptimo. El acceso transglúteo también es adecuado en niños.
10. **Drenajes transrectal y transvaginal** (7):
    a. Transrectal: es adecuado para colecciones anteriores o posteriores al recto, así como para los abscesos prostáticos. Para este abordaje, el paciente se coloca en decúbito lateral izquierdo.
    b. Transvaginal: dada la preocupación por la diseminación tumoral en ciertas neoplasias pélvicas, el abordaje transvaginal se utiliza en circunstancias específicas, incluidos quistes endometriósicos recidivantes, quistes hemorrágicos sintomáticos, colecciones postoperatorias, malas candidatas para la cirugía y pacientes embarazadas. No es adecuado para colecciones presacras. Para el abordaje transvaginal, la paciente se coloca en posición ginecológica, se introduce un espéculo y la cúpula vaginal se limpia con una solución de povidona yodada.
    c. Una sonda de Foley sirve para descomprimir la vejiga.
    d. Puede utilizarse la técnica de Seldinger. Una vez colocada la aguja en la colección bajo guía ecográfica, los siguientes recambios se realizan con fluoroscopia. Sin embargo, la técnica de Seldinger puede ser difícil debido al acodamiento de la guía y a la distancia de la mano hasta el punto de entrada. En los accesos transvaginales, la pared muscular de la vagina es dura y puede complicar los recambios de la guía.
    e. En general, se prefiere la técnica del trocar, ya que es más rápida de realizar y puede llevarse a cabo solo con ecografía. Un introductor pelable puede fijarse a la guía para biopsia de la sonda ecográfica. Sin embargo, a veces esta no es tan rígida como para mantener la posición del catéter durante la manipulación. Otra opción es utilizar como guía el conector plástico que viene con el catéter (fig. 50-1):
        (1) Se corta una hendidura longitudinal a lo largo del catéter. A continuación, se acorta el protector de forma que sobresalgan aproximadamente 5 cm de catéter por su extremo distal.
        (2) Se coloca un condón estéril sobre la sonda y se asegura con bandas de goma. Después, se fija el protector a la guía y se sujeta con dos bandas de goma, una distal y otra proximal. Se coloca otro condón estéril sobre el dispositivo.
        (3) Al principio, puede introducirse una aguja a través del protector para una aspiración diagnóstica.

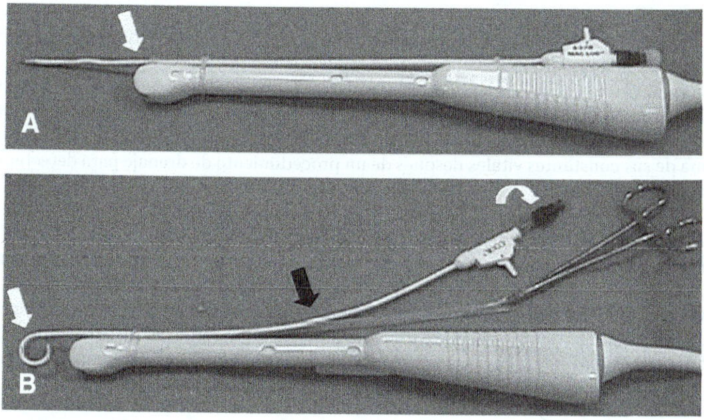

FIGURA 50-2 • Aplicación del catéter y retirada de la sonda-guía. **A:** fotografía muestra un catéter-trocar avanzando a través de la guía y proyectándose unos 5 cm por el extremo de la sonda (*flecha*). **B:** la fotografía muestra que el catéter ha sido avanzado y se formó la «cola de cerdo» (*flecha blanca recta*). La aguja interna del trocar se retiró por seguridad, pero el refuerzo metálico formado por la cánula externa (*flecha curva*) se deja en la parte recta del catéter para reforzarlo y facilitar el pelado de la guía (reparada por una pinza) del catéter (*flecha negra*). (Reimpresa con permiso de O'Neill MJ, Rafferty EA, Lee SI, et al. Transvaginal interventional procedures: aspiration, biopsy, and catheter drainage. *Radiographics*. 2001;21:657-672).

(4) Después, el catéter con la cánula de refuerzo y el estilete interno cortante se avanzan dentro del protector (fig. 50-2A).

(5) El catéter se avanza al menos 2.5 cm en la colección para permitir que se forme la «cola de cerdo». Con el fin de evitar los vasos, puede ser útil una ecografía Doppler. Se retira el estilete, se corta la banda de goma distal y se quita el condón exterior. La sonda se retira con cuidado, se corta la banda de goma proximal y, por último, se retira el protector (fig. 50-2B).

(6) El refuerzo interno se retira del catéter y luego este se fija en la parte media del muslo.

11. **Drenaje del absceso percutáneo en pacientes pediátricos (4):**
   a. La indicación más frecuente de drenaje percutáneo en pacientes pediátricos es un absceso periapendicular.
   b. La técnica y las tasas de éxito son similares a las de los adultos.
   c. Como con otros procedimientos intervencionistas, en los pacientes pediátricos debe considerarse la posibilidad de pérdida de temperatura corporal. Debe ponerse énfasis en el uso de mantas, lámparas calentadoras y gel caliente durante el ecografía.
   d. La dosis de radiación debe reducirse al mínimo en todos los pacientes, sobre todo en los menores. Lo anterior puede lograrse mediante fluoroscopia pulsada, dosis baja en la TC, protectores gonadales, utilizando una distancia mínima entre el paciente y el intensificador de imagen, fluoroscopia en vez de placas, ampliación y colimación.
   e. En el caso de los abscesos periapendiculares, puede emplearse la vía de acceso transrectal. Sin embargo, si el paciente es muy joven y no resulta adecuada una sonda endorrectal, el catéter transrectal puede introducirse con una ecografía transabdominal anterior; la vejiga debe dilatarse para proporcionar una ventana acústica.

Complicaciones

En general, las tasas de complicaciones son inferiores al 15 % (1) y la mortalidad a los 30 días, aproximadamente del 1 % al 6 %. Las complicaciones pueden clasificarse en mayores o menores (2).

Mayores (1)

1. Las complicaciones mayores incluyen hemorragia, choque séptico, fístula entérica, peritonitis y hemoneumotórax.
2. La punción de un vaso sanguíneo puede producir una hemorragia abrupta y grave que requiere una transfusión, una angiografía con embolización o incluso una laparotomía como tratamiento. Por tanto, todos los pacientes requieren una monitorización continua de sus constantes vitales después de un procedimiento de drenaje para detectar una hemorragia oculta.
3. Durante la inserción del catéter puede perforarse una víscera subyacente, como el intestino. Si hay signos de peritonitis, obstrucción intestinal o líquido entérico en el catéter, debe realizarse una inyección de contraste a través del catéter para verificar la posición de este último, detectar una fístula e identificar un derrame peritoneal libre. Si se detecta una comunicación intestinal, con o sin filtración peritoneal libre, es necesaria una cirugía inmediata. Lo anterior permite tomar la decisión entre retirar el catéter de inmediato durante la laparotomía en caso de peritonitis o dejarlo en su sitio por 3 o 4 semanas hasta que el trayecto madure.

Menores (1)

1. Las complicaciones menores incluyen dolor, hemorragia, infecciones y filtración pericatéter.
2. Las causas de mal funcionamiento o filtración pericatéter son acodamiento, obstrucción o desplazamiento del tubo. Si las medidas clínicas simples, como aspiración o lavado, no son eficaces, puede ser necesaria una inyección a través del catéter o la manipulación o reemplazo bajo fluoroscopia. Si el catéter se arranca accidentalmente, la medida que se debe adoptar depende de la duración, el volumen y la naturaleza del débito, de los hallazgos en las imágenes y del estado clínico del paciente, y puede hacerse una prueba sin catéter o colocarse otro catéter en otro sitio.
3. Si se sospecha una infección en el sitio de inserción del catéter, se deben tomar muestras con hisopos y enviarse para cultivo e iniciarse un tratamiento adecuado con antibióticos.
4. La hemorragia producida después de la inserción del catéter, por lo general, es autolimitada, pero a veces puede requerir una angiografía.

Cuidados del catéter

Los radiólogos, que conocen a fondo el procedimiento y las complicaciones del catéter, son quienes mejor pueden ocuparse de este. La mejor forma de conseguirlo es mediante rondas diarias en la sala de radiología intervencionista, en las que un miembro del equipo visita al paciente y se ocupa de cualquier problema relacionado con el procedimiento. El catéter debe inspeccionarse para asegurarse de que la llave de paso está abierta hacia la bolsa de drenaje, que el catéter no se ha desplazado, y que no haya filtraciones pericatéter ni complicaciones cutáneas locales, como celulitis. Las instrucciones escritas deben mencionar el lavado del catéter con 10 mL de solución salina cada 8 h, 5 mL hacia la colección y 5 mL hacia la bolsa, para evitar la oclusión. No es necesario colocar los catéteres en drenaje aspirativo, porque el drenaje por gravedad en una bolsa es igualmente eficaz. En la ronda, también deben revisarse los registros sobre los débitos del catéter y las constantes vitales, evaluar la evolución clínica y hacer un informe sobre el progreso.

Retirada del catéter

1. El drenaje con catéter se deja hasta que las constantes vitales vuelven a la normalidad y el cuerpo promueve el cierre completo de la cavidad del absceso. Si se retira antes de tiempo, la colección puede recurrir, pero un drenaje prolongado aumenta la morbilidad.
2. Por lo general, el catéter se retira cuando se produce un drenaje de menos de 20 mL/día por el catéter y las constantes vitales vuelven a la normalidad. Solo es necesario repetir el diagnóstico por imagen si (a) el estado del paciente no mejora, (b) el drenaje es inferior al esperado o (c) se produce una reducción repentina del drenaje.

3. Si los débitos del catéter son elevados (>50 mL/día) al cuarto día de su inserción, debe considerarse la posibilidad de una fístula con el intestino, un conducto pancreático o el árbol biliar, y realizarse una inyección a través del catéter para identificar cualquier tipo de comunicación. Si se detecta una fístula, es necesario un drenaje percutáneo prolongado (4-6 semanas) o un tratamiento primario antes de retirar el catéter. En el caso de una fístula pancreática, también puede servir un tratamiento auxiliar con octreotida.
4. Si la colección persiste y el catéter casi no tiene débitos, es muy recomendable utilizar el activador tisular del plasminógeno (tPA). En general, se diluyen 4-6 mg de tPA en 50 mL de solución salina normal. Se inyectan hasta 50 mL por el catéter dos veces al día durante 3 días (debe tenerse la precaución de no inyectar un volumen mayor al de la colección), y el tubo se pinza durante 30 min después de la inyección. Este método puede ser exitoso casi el 90 % de las veces, y los fracasos son más probables en pacientes con colecciones pancreáticas, infecciones micóticas o fístula entérica.

Resultados

1. La tasa de éxitos del drenaje percutáneo de las colecciones no complicadas puede superar el 90 % (1). Sin embargo, este porcentaje disminuye significativamente con colecciones complejas, como aquellas con loculación o inflamación (p. ej., absceso pancreático).
2. La tasa de recurrencia de una colección tras el drenaje oscila entre el 8 % y el 20 % y suele deberse a la retirada precoz del catéter, a una fístula no detectada o al drenaje de un absceso tumoral.

Referencias bibliográficas

1. Dariushnia SR, Mitchell JW, Chaudry G, et al. Society of Interventional Radiology Quality Improvement Guidelines for image-guided percutaneous drainage and aspiration of abscesses and fluid collections. *J Vasc Interv Radiol.* 2020;31(4): 662–666.
2. Charles HW. Abscess drainage. *Seim Intervent Radiol.* 2012;29: 325–336.
3. Dissanayake B, Burstow MJ, Jeyakumar A, et al. Operative surgery is rarely required in the acute management of diverticulitis in the modern era. *Am Surg.* 2020; 84(4):308–312.
4. Shawyer AC, Amaral JGPV, Langer JC. The role of tissue plasminogen activator in the management of complex intra-abdominal abscesses in children. *J Pediatr Surg.* 2012 47(7):1380–1384.
5. Cronin CG, Gervais DA, Fernandez-del Castillo C, et al. Interventional radiology in the management of abdominal collections after distal pancreatectomy: a retrospective review. *AJR Am J Roentgenol.* 2011;197(1):241–245.
6. Ballard DH, Mokkarala M, D'Agostino HB. Percutaneous drainage and management of fluid collections associated with necrosis or cystic tumors in the abdomen and pelvis. *Abdom Radiol.* 2019;44(4): 1562–1566.
7. Maher MM, Gervais DA, Kalra MK, et al. The inaccessible or undrainable abscess: how to drain it. *Radiographics.* 2004;24(3):717–735.
8. Arellano RS, Gervais DA, Mueller PR. CT-guided drainage of abdominal abscesses: hydrodissection to create access routes for percutaneous drainage. *AJR Am J Roentgenol.* 2011;196(1):189–191.
9. Li G, Gao L, Zhou J, et al. Management of splenic abscess after splenic arterial embolization in severe acute pancreatitis: a 5-year single-center experience. *Gastroenterol Res Pract.* 2019: 2019:60669179.
10. Zu S, Shi BQ, Chao LM, et al. Prognostic nomogram for the combination therapy of percutaneous catheter drainage and antibiotic in pyogenic liver abscess patients. *Abdom Radiol (NY).* 2020;45(2):393–402.

51 Gastrostomía percutánea, gastroyeyunostomía, yeyunostomía y cecostomía percutáneas

Ji Hoon Shin, MD y Ho-Young Song, MD, PhD

Sondas enterales percutáneas

Aunque las sondas enterales temporales (p. ej., nasogástricas [NG] y nasoyeyunales) pueden colocarse a través de orificios naturales, las sondas de alimentación por vía percutánea son la mejor opción para los pacientes que requieren nutrición a largo plazo. La gastrostomía radiológica percutánea (GRP) se asocia a bajas tasas de morbimortalidad. Estos procedimientos mínimamente invasivos suelen ser más sencillos, se asocian a mayores tasas de éxito técnico y presentan menores tasas de complicaciones que la gastrostomía endoscópica percutánea (GEP) o las técnicas quirúrgicas de colocación.

Tipos de sondas

1. Una sola función especializada (alimentación o descompresión):

a. Gastrostomía (sonda de gastrostomía o sonda G):

(1) Técnicamente más simple, ya que no necesita tanta manipulación.

(2) Sonda más corta que evita la obstrucción.

(3) Conserva la función gástrica, lo cual permite una alimentación más variada y un mantenimiento más simple.

(4) Puede convertirse en una sonda de gastroyeyunostomía una vez madurado el trayecto percutáneo (10-21 días).

b. Yeyunostomía (sonda yeyunal o sonda Y):

(1) Puentea el estómago y es necesaria una dieta elemental y una infusión lenta por bomba para evitar el síndrome de evacuación gástrica rápida.

(2) Es necesario un mayor cuidado de la sonda.

(3) Sonda de gastroyeyunostomía (GY) de una luz:

(a) Es un catéter colocado a través del estómago con la punta en el ligamento de Treitz o más allá.

(b) Resulta más sencillo de colocar mediante fluoroscopia que la sonda yeyunal directa.

(c) Es un catéter más largo que la sonda yeyunal directa, por lo que es más propenso a obstruirse.

2. Doble función: gastroyeyunostomía de doble luz:

a. Requiere una dieta elemental y una bomba de infusión yeyunal lenta.

b. La luz gástrica se necesita en los siguientes casos:

(1) Descompresión en pacientes con gastroparesia u obstrucción pilórica.

(2) Medicamentos que solo se absorben por el estómago.

Gastrostomía percutánea

Indicaciones (1-5)

1. Apoyo nutricional a pacientes con ingesta oral inadecuada debido a disfagia, riesgo de aspiración u obstrucción secundaria a:

a. Accidente cerebrovascular y trastornos neuromusculares.

b. Masa o neoplasia esofágica.

c. Lesiones en la cabeza, el cuello y el mediastino (incluidas cirugía o radiación recientes).

2. Derivación de la alimentación por filtraciones esofágicas provocadas por cirugía o traumatismo reciente.

3. Descompresión del contenido gastroentérico o necesidad de alimentación yeyunal:
   a. Obstrucción pilórica o proximal del intestino delgado.
   b. Pacientes con gastroparesia (p. ej., gastropatía diabética, esclerodermia).
4. Acceso intestinal para procedimientos biliares (p. ej., pacientes con anastomosis en Y de Roux).

Contraindicaciones (1-5)

Absolutas

1. Anatomía poco satisfactoria (p. ej., no existe un acceso percutáneo seguro al estómago debido a la interposición del colon o el hígado).
2. Coagulopatía no corregible.

Relativas

1. Cirugía gástrica previa con deformación anatómica (p. ej., gastrectomía subtotal o derivación gástrica). El acceso al estómago puede ser muy complicado, lo cual hace necesario el uso de técnicas avanzadas o una guía por TC.
2. Ascitis masiva. La paracentesis y la gastropexia antes del procedimiento pueden reducir la incidencia de filtración peritoneal.
3. Varices en la pared gástrica o abdominal debidas a hipertensión portal.
4. Afectación inflamatoria, neoplásica o infecciosa de la pared gástrica (puede afectar la cicatrización y la formación del trayecto).
5. Reflujo gastroesofágico grave. La alimentación debe administrarse hacia el yeyuno a través de una gastroyeyunostomía percutánea (GYP) o una sonda de yeyunostomía percutánea (YP).
6. Derivación ventriculoperitoneal.

Preparación previa al procedimiento

1. Revisar los antecedentes quirúrgicos y las imágenes previas en busca de signos de alteraciones de la anatomía gástrica, una vía de acceso percutáneo seguro y ascitis.
2. Revisar y corregir cualquier coagulopatía según la necesidad.
3. Se administran unos 200 mL de suspensión de bario diluido 12 h antes del procedimiento para delinear el colon. En general, el gas colónico es suficiente para delimitar el colon, o, cuando no está presente, puede instilarse una pequeña cantidad de aire o medio de contraste retrógrado por el recto en el momento del procedimiento.
4. Mantener el estado de ayuno total durante las 8 h previas al procedimiento.
5. Es necesaria una sonda nasogástrica (preferiblemente colocada junto a la cama la noche anterior a la intervención) para insuflar aire con el fin de pegar el estómago contra la pared abdominal anterior y así desplazar las vísceras adyacentes, lo que hace más fácil la colocación segura de la sonda de gastrostomía. Si se complicara colocar la sonda nasogástrica en la cama del paciente, un catéter angiográfico colocado bajo guía fluoroscópica inmediatamente antes del procedimiento puede servir para la insuflación.
6. La sedación consciente debe administrarse con cautela en los pacientes con tumores cerebrales o del cuello, o con afectación respiratoria por trastornos neuromusculares, como la esclerosis lateral amiotrófica (ELA). De hecho, la capacidad para colocar sondas de gastrostomía con guía radiológica de forma segura y cómoda con sedación mínima es una ventaja particular en esta población de pacientes.

Procedimiento

1. Antisepsia del área subcostal izquierda y el epigastrio.
2. Puede administrarse glucagón (0.5-1.0 mg) o butilescopolamina (20 mg) por vía intravenosa para disminuir el peristaltismo gástrico.
3. Insuflar aire en el estómago a través de una sonda nasogástrica hasta lograr una dilatación gástrica fluoroscópicamente adecuada.
4. Aunque la necesidad de una gastropexia de rutina sigue siendo debatida, en los casos clínicos en los que hay un deterioro en la capacidad para formar un trayecto maduro (p. ej.,

pacientes con esteroides de por vida) o un alto riesgo de filtración peritoneal (pacientes con ascitis), es obligada la fijación con gastropexia (1,2,6).

5. Si no se usa la gastropexia, puede ser necesario continuar con la insuflación de aire durante el procedimiento para mantener el estómago dilatado, por lo cual es razonable limitar el volumen de aire usado al inicio. En pacientes con gastrectomía parcial o cirugías de otro tipo que implican una vagotomía, es más difícil mantener la dilatación gástrica durante la colocación de la sonda. Por otro lado, la presencia de adherencias suele simular una gastropexia.
6. Tras insuflar aire, las vistas frontal y oblicua del abdomen superior sirven para determinar la profundidad hasta la pared gástrica anterior y la localización del colon transverso. Aunque es infrecuente, puede ser necesaria la obtención de imágenes laterales.
7. Elección del sitio de punción: la región distal del cuerpo gástrico, equidistante entre las curvaturas menor y mayor para reducir al mínimo el riesgo de lesión arterial (fig. 51-1). Se evita que la punción atraviese el colon o el lóbulo izquierdo del hígado. El riesgo de hemorragia se reduce al mínimo evitando la arteria epigástrica inferior en la unión de los dos tercios mediales y el tercio externo del músculo recto (fig. 51-1).
8. Se infiltra anestesia local (lidocaína al 1 %) por debajo de la superficie peritoneal; debe realizarse una pequeña incisión cutánea.
9. Muchos operadores utilizan habitualmente dispositivos de gastropexia (grapas en «T» Saf-T-Pexy® [Avanos, Alpharetta, GA] o una aguja ranurada calibre 18 precargada con una grapa en «T» [Cook Inc., Bloomington, IN]). Se despliegan 2-4 grapas en «T» para fijar la pared gástrica anterior a la pared abdominal (1,2). La punción gástrica se realiza con la aguja precargada mediante un sistema de fijación. Se confirma la posición intragástrica aspirando aire con una jeringa e inyectando medio de contraste para visualizar los pliegues gástricos. Se inserta un estilete a través de la aguja y se avanza el sistema de fijación en el estómago. A continuación, se retiran el estilete y la aguja, y el estómago se aproxima con delicadeza a la pared abdominal anterior mediante tracción leve sobre la sutura de anclaje. Otra opción es retirar la aguja sobre una guía de seguridad para mantener el acceso original. Si no se realiza una gastropexia, se utiliza una aguja con técnica de Seldinger para realizar una nueva punción gástrica.
10. Sea cual sea el procedimiento elegido, la punción debe realizarse con un movimiento breve y deliberado para no alejar la porción anterior de la pared gástrica y la abdominal. En general, la aguja para punción se dirige ligeramente hacia el píloro con el fin de facilitar la conversión futura en una GYP si es necesario (fig. 51-2). Al colocar una sonda de gastrostomía con tracción mediante fluoroscopia, el acceso puede dirigirse ligeramente hacia la unión gastroesofágica para facilitar la canulación del esófago.
11. Una vez que se entra en la luz gástrica, la posición de la aguja se confirma con una inyección de medio de contraste, la cual perfila los pliegues gástricos. Con la punta de la aguja de Seldinger dentro del estómago, se introduce una guía rígida de 0.889 mm (0.035″) y se forma un asa en el estómago.
12. Se introducen dilatadores aponeuróticos del diámetro adecuado para colocar la sonda de alimentación sobre la guía de 0.889 mm (0.035″), para formar un trayecto (fig. 51-2). Como la pared muscular del estómago es gruesa, el dilatador puede empujar fácilmente la pared gástrica hacia adelante en lugar de dilatar el orificio de punción de la pared. Si esto sucede, la guía puede prolapsar fuera del estómago hacia el peritoneo. Una guía con la rigidez adecuada y la visualización mediante fluoroscopia durante la manipulación pueden evitar este problema.
13. Si se va a colocar una sonda de gastrostomía con retención por balón, se introduce la sonda seleccionada sobre la guía a través de un introductor pelable del tamaño adecuado (p. ej., sonda de gastrostomía Entuit®, Cook, Bloomington, IN) (normalmente 2 Fr más grande que la sonda de gastrostomía para dar cabida al balón). También puede utilizarse un catéter de drenaje multiuso con asa de cierre de 12 Fr o mayor (fig. 51-2).
14. Tras colocar la sonda, se inyecta medio de contraste y se obtienen imágenes fluoroscópicas del abdomen superior para confirmar su posición adecuada.
15. La sonda de alimentación se fija a la piel con suturas o dispositivos de retención disponibles en el mercado.

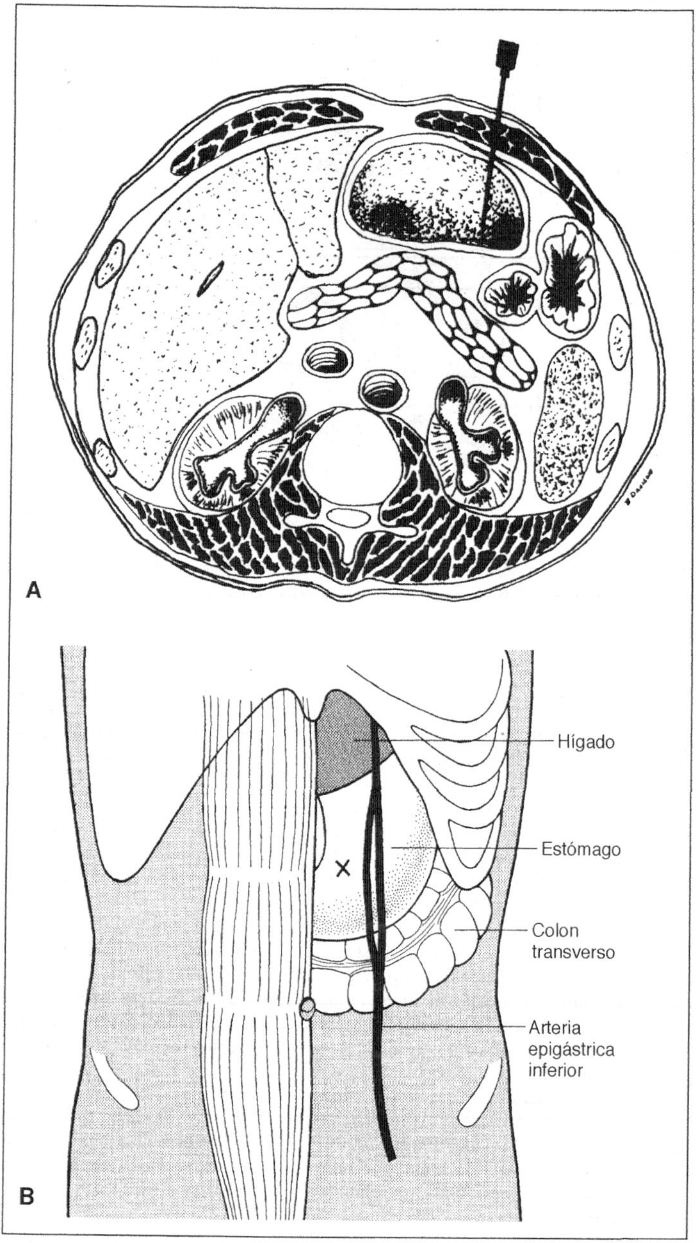

FIGURA 51-1 • **A:** sección transversal del abdomen a nivel del cuerpo del estómago con el paciente en decúbito supino. No se observa hígado ni colon en la parte anterior. **B:** sección frontal que muestra una ventana hacia el cuerpo del estómago (*X*), que evita la arteria epigástrica inferior, el lóbulo hepático izquierdo y el colon transverso. (*Continúa*)

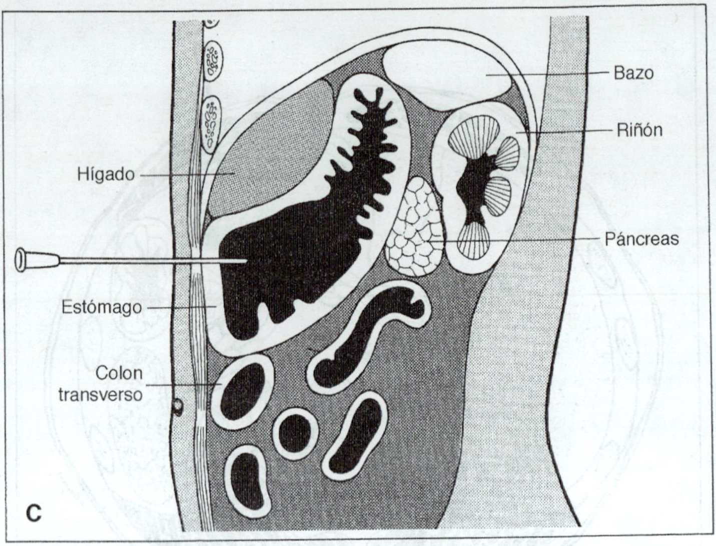

FIGURA 51-1 • (*Continuación*) **C:** vista sagital que muestra la localización superficial de la pared anterior de un estómago dilatado. El hígado se encuentra en dirección cefálica y la luz del colon transverso se encuentra en dirección caudal al estómago.

Manejo posterior al procedimiento

1. Debe realizarse una monitorización continua de las constantes vitales y un examen abdominal seriado en busca de signos de peritonitis que puedan indicar filtración del contenido gástrico. El neumoperitoneo en las imágenes de rutina es normal y se resuelve lentamente en un período de 24 h a 72 h.
2. La sonda de gastrostomía percutánea (GP) debe permanecer conectada a una bolsa de drenaje por gravedad o a una aspiración baja e intermitente las 24 h posteriores a la colocación, antes de intentar administrar los alimentos. Si los débitos registrados durante la noche no son excesivos y si el examen abdominal es benigno, la alimentación puede comenzar la mañana siguiente.
3. En el caso de una sonda de GP, la velocidad de infusión inicial es de 10 mL/h, y aumenta en 10 mL por turno, según la tolerancia, hasta llegar a la velocidad objetivo, de acuerdo con lo determinado por el equipo de apoyo nutricional. En el caso de las sondas yeyunales, la velocidad de infusión debe ser más lenta. Aunque por lo general lo que observa y registra el personal de enfermería son los residuos gástricos, lo que predice con mayor precisión el buen funcionamiento de la sonda de alimentación es la ausencia de síntomas como reflujo, aspiración, náuseas y meteorismo.
4. Si estos síntomas persisten durante varios días después de iniciar la alimentación, debe evaluarse al paciente para detectar la presencia de íleo; si no lo hay, pueden administrarse fármacos para aumentar la motilidad gástrica. Si estos fármacos no consiguen reducir los residuos de la sonda, la sonda de gastrostomía puede convertirse en una sonda de gastrostomía-yeyunal (G-Y) para permitir una alimentación más distal, al tiempo que se ofrece la posibilidad de descompresión proximal.
5. Si la sonda de GP se coloca para descomprimir una obstrucción del intestino delgado, debe iniciarse una aspiración temprana baja e intermitente y continuarse según sea necesario.
6. Tratamiento prolongado: en general, no suelen realizarse cambios en la sonda de gastrostomía; lo habitual es que el equipo clínico, el paciente o el cuidador externo llamen si hay problemas, lo que suele dar lugar a un cambio de sonda en 4 o 6 meses. Sin embargo, es

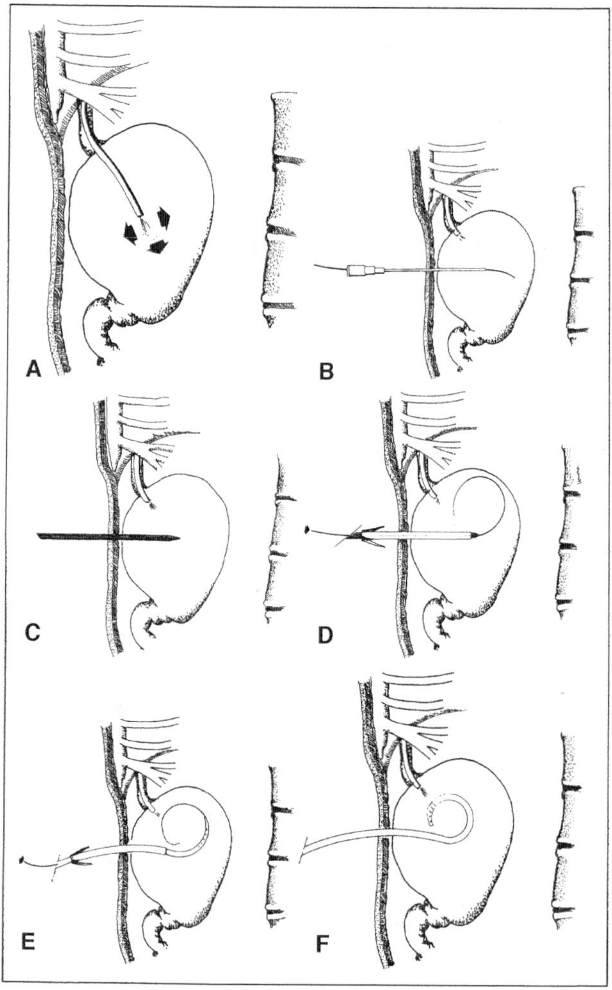

FIGURA 51-2 • Método alternativo para la colocación de una sonda de gastrostomía percutánea. **A:** el estómago se infla con aire a través de la sonda nasogástrica para acercar la pared gástrica a la pared abdominal. **B:** la punción se realiza con una aguja/catéter de calibre 16 apuntando verticalmente hacia abajo, y se avanza una guía con punta en forma de «J» de 0.889 mm (0.035") a través de este. **C,D:** antes de insertar el introductor pelable, se avanzan los dilatadores aponeuróticos sobre la guía hasta obtener un diámetro adecuado. **E:** la sonda se avanza sobre la guía a través del introductor pelable. **F:** tras colocar la sonda en su sitio, se retira la guía y se pela el introductor. (Reimpresa con permiso de Castaneda-Zuniga WR, Tadavarthy SM. *Interventional Radiology*. 2nd ed. Wolters Kluwer; 1992:1218-1219.)

preferible una implicación proactiva del servicio de radiología intervencionista (RI) con los pacientes. La mayoría de los problemas se resuelven haciendo las preguntas adecuadas a la persona (cuidador o paciente) que tiene el acceso más frecuente a la sonda. Los escenarios más habituales y su control y tratamiento son los siguientes:

a. El dispositivo de retención falló y la sonda se movió un poco hacia afuera:

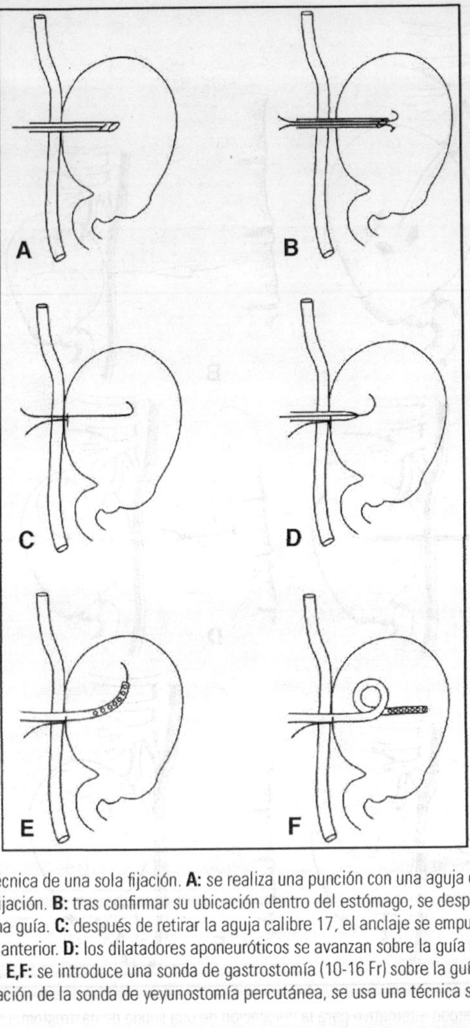

FIGURA 51-3 • Técnica de una sola fijación. **A:** se realiza una punción con una aguja calibre 17 precargada con una sola fijación. **B:** tras confirmar su ubicación dentro del estómago, se despliega el anclaje empujándolo con una guía. **C:** después de retirar la aguja calibre 17, el anclaje se empuja con fuerza hacia la pared abdominal anterior. **D:** los dilatadores aponeuróticos se avanzan sobre la guía hasta obtener un diámetro adecuado. **E,F:** se introduce una sonda de gastrostomía (10-16 Fr) sobre la guía en el estómago. *Nota*: para la colocación de la sonda de yeyunostomía percutánea, se usa una técnica similar.

(1) Si la sonda está funcionando normalmente, debe volver a fijarse en su sitio.

(2) Si se sospecha un mal funcionamiento de la sonda, lo recomendable es verificar con fluoroscopia y posiblemente reemplazarla.

b. La sonda se movió o se retiró completamente: si el trayecto está maduro, la sonda puede reemplazarse en la cama del paciente. Si el trayecto está muy cerrado, hay dificultades al cambiar la sonda en la cama del paciente o se presume que la sonda está en mala posición, puede usarse la fluoroscopia para volver a canular el trayecto actual con un catéter y guía angulada, lo que facilita la colocación de la nueva sonda.

c. La sonda tiene una filtración alrededor del sitio de inserción en la piel:

(1) Si el paciente tiene un catéter de retención por balón, probablemente se haya roto el balón. Se le debe instruir para que sepa fijar el catéter a la piel hasta que llegue al servicio de radiología para el recambio de la sonda.

(2) Si el paciente tiene una sonda multiorificio lateral, los orificios laterales pueden haber retrocedido hacia el trayecto o el paciente puede presentar una obstrucción del tracto de salida gástrico. A veces, lo anterior ocurre porque el asa de la sonda migró hacia el píloro y produjo su obstrucción.

d. La sonda está obstruida:

(1) Por lo general, se debe a que se han triturado mal los comprimidos o un mal lavado después de utilizar la sonda, la cual debe lavarse bien con una jeringa de 3 mL.

(2) Si lo anterior no resulta, la sonda debe cambiarse. En caso de un trayecto maduro, si la sonda está demasiado obstruida como para permitir el paso de una guía, puede retirarse completamente y volver a canularse el trayecto. Como alternativa, se puede cortar el cono externo e insertar un introductor pelable del tamaño adecuado de forma coaxial sobre la sonda anterior para mantener el acceso original.

e. El paciente no tolera el alimento o tiene diarrea: esta situación es clásica en una sonda de gastrostomía que migró al duodeno. El bolo alimenticio ya no drena lentamente a través del píloro y el paciente desarrolla el síndrome de evacuación gástrica rápida. La sonda debe volver a colocarse en el estómago mediante fluoroscopia.

f. El paciente tiene dolor abdominal: la exploración física es importante para determinar la causa (infección cutánea, migración de la sonda, obstrucción del tracto de salida gástrico, entre otras).

g. El paciente refiere síntomas de irritación o agrietamiento de la piel en el sitio de inserción:

(1) Puede aplicarse un antiácido líquido por vía tópica en la zona.

(2) Evaluar si hay infección y tratar con antibióticos según proceda.

Modificaciones de la colocación de la sonda de gastrostomía percutánea

1. Técnica con una sola fijación:

a. Existe controversia con respecto a la cantidad suficiente de fijaciones (una a través del trayecto de gastrostomía [es decir, técnica de una sola fijación] hasta cuatro, colocadas en forma de cuadrado alrededor del trayecto) (2).

b. Con esta técnica se coloca una sola fijación a través de la aguja de punción precargada calibre 17 (equipo de anclaje con suturas gastrointestinales Cope®, Cook, Bloomington, IN) (fig. 51-3). Tras confirmar la ubicación dentro del estómago, la fijación se libera empujándola con la guía. El anclaje se empuja con firmeza en dirección a la pared abdominal anterior; se introducen dilatadores seriados sobre la guía a través del mismo trayecto. Por último, se introduce una sonda de gastrostomía (10-16 Fr) sobre la guía en el estómago (fig. 51-3).

c. Aunque la técnica de una sola fijación es un procedimiento simple, existe un mayor riesgo de desplazamiento del anclaje con la respectiva peritonitis.

2. Colocación de la sonda de gastrostomía tipo tracción: el problema con la retención de las sondas de gastrostomía insertadas con técnica radiológica llevó a la colocación *endoscópica* por vía oral de sondas de gastrostomía tipo tracción (7). Sin embargo, estas sondas también pueden colocarse por vía percutánea con guía fluoroscópica:

a. La sonda de gastrostomía de tipo tracción se empuja por debajo de la bucofaringe. Como las bacterias bucales pueden pasar al sitio de la gastrostomía, se recomiendan antibióticos profilácticos (en general, basados en penicilina).

b. El acceso gástrico percutáneo es similar al de la colocación de la sonda de GP, pero el uso de la gastropexia es tema de debate.

c. Tras un acceso satisfactorio, se utiliza un catéter angiográfico de 5 Fr a 7 Fr y una guía para atravesar la unión gastroesofágica desde el estómago hacia el esófago. El catéter y la guía se avanzan en dirección retrógrada y se empujan para que salgan por la boca del paciente.

d. Después de cambiar la guía por una «guía de tracción» o de preferencia por una guía con longitud de recambio, se introduce una sonda de gastrostomía tipo tracción de forma coaxial, bajando desde la boca en dirección anterógrada hacia el esófago y exteriorizándose por la pared abdominal anterior. El extremo cónico de la sonda de gastrostomía se corta a la longitud deseada. En general se emplea un catéter de retención en forma de hongo calibre 20 Fr (Flow 20®, Cook, Inc., Bloomington, IN).

e. El tubo se fija externamente en la piel.

Resultados

El éxito técnico de los accesos GRP y GYP se acerca mucho al 100 % (1-5).

Complicaciones

1. La mortalidad a los 30 días por todas las causas oscila entre el 4 % (1) y el 8 % (3), en función de la gravedad de la enfermedad subyacente, según un metaanálisis de la literatura médica (3). La mortalidad a los 30 días relacionada con el procedimiento es inferior al 0.5 %.
2. Las complicaciones mayores (hemorragia, peritonitis, infección de la herida, perforación digestiva, aspiración, desplazamiento de la sonda que requiere repetir el procedimiento y sepsis) están por debajo del 8 % (3). Las gastrostomías quirúrgicas y endoscópicas conllevan mayores tasas de mortalidad y complicaciones (3); la GRP suele ser el abordaje preferido.
3. La peritonitis asociada a la GRP es una complicación poco frecuente, pero muy grave (8). Esta devastadora complicación es causada por la extravasación del contenido gástrico en el peritoneo, ya sea por una filtración intraperitoneal alrededor de un sitio de punción enteral o por la migración de la sonda y erosión visceral que causa una perforación en el estómago (o el intestino delgado en el caso de yeyunostomía directa). La sonda de alimentación debe mantenerse; la evaluación clínica indicará si es necesaria una consulta con cirugía y una laparotomía de exploración.
4. La neumonía por aspiración es menos frecuente con la GRP (0.8-5 %) que con la GEP (6-20 %, que se relaciona con la sedación profunda y la técnica usada durante el procedimiento endoscópico).
5. Se registran complicaciones menores (infección superficial de la herida, filtración menor alrededor de la sonda, desprendimiento de la sonda) entre el 5 % y el 10 % de los casos (3).
6. Se producen complicaciones digestivas, como hemorragia y perforación tras la colocación de una sonda GRP o GYP, en menos del 2 % de los casos (3). La emboloterapia transarterial es útil para controlar la hemorragia masiva (2).
7. Otras posibles complicaciones (laceración del hígado, el páncreas o el bazo, o fístula gastroentérica) son muy poco frecuentes.

Gastroyeyunostomía percutánea

En pacientes con antecedentes o riesgo de reflujo gastroesofágico o aspiración, se considera la GYP. Esta puede realizarse colocando una sonda de alimentación (GYP primaria) o convirtiendo una sonda de gastrostomía previa en una de gastroyeyunostomía (conversión a GYP). La conversión puede realizarse en cualquier momento tras la colocación satisfactoria de una sonda de GP si se utiliza gastropexia o, en caso contrario, tras la maduración del trayecto (normalmente en 1 a 3 semanas). La sonda GYP puede usarse a las pocas horas de su colocación o conversión. Existen varios tipos de sondas de gastroyeyunostomía, con puertos gástricos y yeyunales. Los tamaños típicos oscilan entre 16 Fr y 22 Fr y las longitudes, entre 15 cm y 45 cm (p. ej., sonda de alimentación gástrica-yeyunal MIC®, Avanos, Alpharetta, GA).

Conversión de una sonda de GP con trayecto maduro en una sonda GYP

1. La conversión de la sonda en una GYP puede ser complicada si el ángulo inicial de entrada de la sonda GP apunta hacia el fondo gástrico. Se ha descrito el uso de un catéter vascular angulado calibre 5 Fr (normalmente C-1), un catéter de búsqueda de 7 Fr y un introductor rígido o dilatador vascular. El redireccionamiento puede evitar la migración en dirección proximal y el retroceso de una sonda de GYP una vez que se ha colocado de manera satisfactoria.
2. Si el trayecto original no favorece el redireccionamiento, se debe realizar otra punción dirigida hacia el píloro.

3. Independientemente del tipo de sonda utilizada (coaxial o con dos puertos), la punta de las sondas de GYP debe colocarse más allá del ligamento de Treitz, mientras que el puerto gástrico debe ponerse dentro de la luz del estómago.

Colocación primaria de una sonda de gastroyeyunostomía percutánea

1. Para la colocación primaria de una sonda de GYP, se deben seguir todos los pasos antes descritos para la sonda de GP, con la diferencia de que se dirige la punción inicial hacia el píloro.
2. Con una técnica combinada de catéter y guía angulada, se debe mover la sonda hacia el yeyuno.
3. Se cambia la guía inicial por una de recambio más rígida, con la punta hacia el yeyuno.
4. Luego se dilata el sitio de entrada y se coloca un introductor pelable.
5. Se introduce la sonda de GYP con los puertos yeyunales y gástricos bien colocados, tal como se describió antes.
6. Se inyecta una pequeña cantidad de medio de contraste a través de cada puerto para confirmar una posición satisfactoria.
7. Se fija la sonda a la piel.
8. El puerto yeyunal (no el gástrico, si la introducción es reciente) puede utilizarse para la alimentación de inmediato.
9. Se debe lavar copiosamente con agua corriente después de cada uso para prevenir una obstrucción.

Yeyunostomía percutánea

La colocación de una sonda de YP está indicada en pacientes con antecedentes de aspiración crónica, cirugía gástrica (p. ej., gastrectomía) o posición gástrica anómala. La punción percutánea del yeyuno es más difícil que la del estómago debido a la gran movilidad y fácil capacidad de colapsar del yeyuno. El éxito técnico de la colocación de la YP oscila entre el 85 % y el 95 % (8,9). Se utiliza un catéter multiuso *pigtail* de 12 Fr o mayor, o una sonda de yeyunostomía de una sola luz con retención de balón (p. ej., sonda de yeyunostomía MIC Key®, Avanos, Alpharetta, GA) de tamaños comprendidos entre 12 Fr y 22 Fr, y de hasta 51 cm de longitud:

1. Se introduce un catéter angiográfico angulado de 5 Fr (cobra o *head-hunter*) y una guía de 0.889 mm (0.035″) (hidrófila si es necesario; estas pueden ser más rígidas que lo necesario) a través de la fosa nasal y se dirige por el esófago hacia el yeyuno por medio de guía fluoroscópica.
2. La dilatación de las asas yeyunales se logra inyectando lentamente solución salina. Mediante fluoroscopia frontal y lateral, la punta del catéter se coloca en un asa yeyunal proximal llena de aire, para que sea el objetivo, en una parte que esté lo suficientemente cerca de la pared anterior del abdomen.
3. La punción del yeyuno dilatado se lleva a cabo mediante guía fluoroscópica o ecográfica (8). Suele utilizarse una aguja de calibre 17 precargada con un anclaje de sutura Cope (8). *Nota*: la técnica es similar a la ilustrada en la figura 51-3 para la colocación de la sonda de gastrostomía. Para la punción también puede utilizarse una aguja de Chiba (Cook) de calibre 21 (9). Tras confirmar la posición intraluminal de la aguja, se avanza una guía de 0.457 mm (0.018″) lo más lejos posible hacia el yeyuno para permitir la inserción de una sonda Neff de calibre 6 Fr (Cook). A continuación, se despliega un único anclaje de sutura Cope en el yeyuno a través de la sonda Neff. Tras la dilatación seriada del punto de entrada, se introduce la sonda.
4. La alimentación posterior al procedimiento y la manipulación de la sonda son similares a la de la sonda de GYP.

Cecostomía percutánea

La cecostomía está indicada para la descompresión o derivación en caso de incontinencia fecal, seudoobstrucción del colon (síndrome de Ogilvie) o vólvulo cecal (10). Las sondas de cecostomía también pueden utilizarse para administrar laxantes en caso de irrigación anterógrada en pacientes con estreñimiento crónico por un intestino neurogénico, lo cual evita la necesidad de realizar varios enemas retrógrados (10). La extensión posterolateral del peritoneo alrededor del ciego a lo largo del hueso ilíaco posterolateral suprayacente es lo que permite emplear un abordaje intraperitoneal anterior en vez de uno retroperitoneal:

1. En caso de ser necesario, el ciego se distiende con aire a través de una sonda de Foley colocada por el recto.
2. Se realiza una punción en una sola pared bajo guía fluoroscópica con una aguja «de pared única» de calibre 18 y 7 cm con un protector Seldinger (p. ej., MajeSTIK, Merit Medical, South Jordan, UT). La aguja se carga previamente con dos anclajes de retención metálicos (Cook). Tras confirmar la localización intraluminal de la punta de la aguja con una inyección de medio de contraste, se usa una guía Amplatz® de 0.889 mm (0.035″) para desplegar los anclajes y se retira la aguja dejando la guía en su lugar.
3. Aunque los anclajes se traccionan para acercar el ciego a la pared abdominal, se dilata el trayecto (con un dilatador Coons, Cook) sobre la guía para poder introducir una sonda de cecostomía calibre 8.5-10 Fr (catéter Dawson-Mueller, Cook). Cuando se va a dejar por mucho tiempo, puede requerirse la conversión con un botón de cecostomía (catéter Trapdoor®, Cook) con una punta distal en forma de espiral.
4. La sonda se fija a un drenaje externo para descompresión o se emplea para la irrigación o enema anterógrados, según sea necesario.
5. La tasa de éxitos técnicos es alta en pacientes con incontinencia fecal (≈ 100 %), el 89 % de los cuales presenta una mejora (10).
6. Las complicaciones son poco frecuentes. Se puede formar tejido de granulación alrededor del sitio de inserción y la sonda puede desplazarse.

Referencias bibliográficas

1. Brown AS, Mueller PR, Ferrucci JT Jr. Controlled percutaneous gastrostomy: nylon T-fastener for fixation of the anterior gastric wall. *Radiology*. 1986;158:543–545.
2. Kim JW, Song HY, Kim KR, et al. The one-anchor technique of gastropexy for percutaneous radiologic gastrostomy: results of 248 consecutive procedures. *J Vasc Interv Radiol*. 2008;19(7):1048–1053.
3. Wollman B, D'Agostino HB, Walus-Wigle JR, et al. Radiologic, endoscopic, and surgical gastrostomy: an institutional evaluation and meta-analysis of the literature. *Radiology*. 1995;197(3):699–704.
4. Kuo YC, Shlansky-Goldberg RD, Mondschein JI, et al. Large or small bore, push or pull: a comparison of three classes of percutaneous fluoroscopic gastrostomy catheters. *J Vasc Interv Radiol*. 2008;19(4): 557–563.
5. Park JH, Shin JH, Ko HK, et al. Percutaneous radiologic gastrostomy using the one-anchor technique in patients after partial gastrectomy. *Korean J Radiol*. 2014;15(4):488–493.
6. Dewald CL, Hiette PO, Sewall LE, et al. Percutaneous gastrostomy and gastrojejunostomy with gastropexy: experience in 701 procedures. *Radiology*. 1999;211(3):651–656.
7. Clark JA, Pugash RA, Pantalone RR. Radiologic peroral gastrostomy. *J Vasc Interv Radiol*. 1999;10(7): 927–932.
8. van Overhagen H, Ludviksson MA, Laméris JS, et al. US and fluoroscopic-guided percutaneous jejunostomy: experience in 49 patients. *J Vasc Interv Radiol*. 2000;11(1):101–106.
9. Yang ZQ, Shin JH, Song HY, et al. Fluoroscopically guided percutaneous jejunostomy: outcomes in 25 consecutive patients. *Clin Radiol*. 2007;62(11):1060–1068.
10. Chait PG, Shlomovitz E, Connolly BL, et al. Percutaneous cecostomy: updates in technique and patient care. *Radiology*. 2003;227(1):246–250.

52 Intervenciones biliares percutáneas

Pouya Entezari, MD y Ahsun Riaz, MD

Introducción

Los procedimientos endoscópicos por vía oral realizados por gastroenterología intervencionista (GI) se consideran el estándar de atención en el tratamiento de la enfermedad biliar. Sin embargo, se han producido muchos avances en los abordajes percutáneos por radiología intervencionista (RI), incluida la endoscopia, que ofrecen una alternativa segura y eficaz en casos de intervención endoscópica fallida o difícil.

Un metaanálisis sobre pacientes con ictericia obstructiva maligna reveló una tasa similar de éxito terapéutico y de complicaciones globales entre los abordajes endoscópicos por vía oral y percutáneos. Las intervenciones percutáneas muestran un menor riesgo de pancreatitis y colangitis, con un mayor riesgo de hemorragia en comparación con los procedimientos endoscópicos por vía oral (1).

Con frecuencia, las múltiples afecciones subyacentes en los pacientes que reciben intervenciones percutáneas hacen de estos procedimientos un reto técnico. La planificación precisa del procedimiento, la estrecha colaboración de los radiólogos intervencionistas y los gastroenterólogos, y un seguimiento estrecho proporcionan una atención eficaz a estos pacientes. Este capítulo se centra en el tratamiento por RI de las enfermedades benignas/malignas de las vías biliares, al igual que se aborda la vesícula biliar.

Preparación previa al procedimiento

La evaluación precisa de los pacientes antes de la intervención biliar es un paso crucial. Los debates multidisciplinares con gastroenterólogos, cirujanos y oncólogos pueden ayudar a escoger la mejor opción de tratamiento (incluidos los planes de tratamiento multidisciplinarios):

1. Evaluación clínica:
   a. El examen minucioso de la anamnesis del paciente y la exploración clínica proporcionan información valiosa para asegurar que se realiza el procedimiento adecuado.
   b. El examen del estado funcional cardiopulmonar es esencial para asegurarse de que el paciente tolera la anestesia y el procedimiento.
   c. La revisión personal de las notas del procedimiento quirúrgico relativas a la anatomía biliar es integral.
2. Pruebas de laboratorio:
   a. Hemograma completo:
      (1) El descenso de la hemoglobina tras el procedimiento indica hemorragia.
      (2) La leucocitosis puede indicar infección (p. ej., colangitis).
      (3) Las concentraciones de plaquetas deben ser ≥ 50 000/mL (2).
   b. Las pruebas de función hepática (PFH), incluidas la fosfatasa alcalina, la γ-glutamil transferasa (población pediátrica) y las concentraciones de bilirrubina, deben obtenerse al inicio y después del procedimiento para evaluar la eficacia de la intervención.
   c. Cociente internacional normalizado (INR, *international normalized ratio*):
      (1) El objetivo es un INR ≤ 1.5 (2).
      (2) Considerar plasma fresco congelado para corregir el INR en procedimientos de urgencia.
3. Imágenes:
   a. La ecografía y la tomografía computarizada (TC) pueden proporcionar información adecuada sobre la enfermedad biliar y las variaciones de la anatomía.
   b. La resonancia magnética (RM) y la colangiopancreatografía por RM (CPRM) son de gran valor para el diagnóstico de enfermedades biliares y la comprensión de la estructura anatómica del sistema biliar.
   c. También debe realizarse una revisión de los informes/imágenes de colangiopancreatografía retrógrada endoscópica/ecografía endoscópica (CPRE/EE) previos.

4. Antiagregantes plaquetarios y anticoagulación:
   a. Suspender los antiagregantes plaquetarios 5 días antes del procedimiento, si es clínicamente posible.
   b. Suspender la warfarina durante 5 días hasta INR ≤ 1.8. Para pacientes con alto riesgo de trombosis, considerar anticoagulación puente. Suspender la heparina de 4 h a 6 h antes del procedimiento (2).
5. Antibióticos (3):
   a. Las intervenciones biliares se clasifican como limpias-contaminadas/contaminadas y se recomienda la administración de antibióticos profilácticos. Las cepas más comunes encontradas en las secreciones biliares son *Enterococcus*, especies de *Candida* y bacilos aerobios gramnegativos. El antibiótico profiláctico debe administrarse 1 h antes del inicio del procedimiento. En procedimientos prolongados (> 2 h), debe considerarse una dosis suplementaria de antibiótico.
   b. No hay consenso en cuanto al antibiótico de primera elección. Regímenes antibióticos recomendados:
      (1) 1 g de ceftriaxona por vía intravenosa.
      (2) 1.5-3 g de ampicilina/sulbactam por vía intravenosa.
      (3) 1 g de cefotetán por vía intravenosa más 4 g de mezlocilina por vía intravenosa.
      (4) 2 g de ampicilina por vía intravenosa más 1.5 mg/kg de gentamicina por vía intravenosa.
      (5) En caso de alergia a la penicilina, utilizar una combinación de aminoglucósido con vancomicina o clindamicina.
6. Anestesiología: el control del dolor es crítico en pacientes en quienes se ha realizado una intervención biliar. La anestesia epidural proporciona un control del dolor significativamente mejor que la sedación intravenosa. La anestesia general o los cuidados anestésicos monitorizados mejoran de manera considerable la facilidad del procedimiento.

Colangiografía transhepática percutánea (CTP)

Indicaciones

1. Evaluación de la anatomía para revelar enfermedad biliar, etiologías potenciales y planificación adecuada de la intervención. Nótese que actualmente la CTP no se utiliza con frecuencia con fines exclusivamente diagnósticos, ya que modalidades de imagen como la CPRM pueden proporcionar, en muchos casos, información esencial.
2. Se utiliza como procedimiento complementario para obtener el acceso y la orientación adecuados para intervenciones terapéuticas endoscópicas por vía oral y percutáneas destinadas a descomprimir las vías biliares centrales.

Contraindicaciones

Relativas

1. Coagulopatía corregible.
2. Ascitis de gran volumen:
   a. Utilizar el lado izquierdo.
   b. Considerar paracentesis antes del procedimiento.
3. Antecedentes de alergia a los agentes de contraste.
4. Inestabilidad hemodinámica.

Absolutas

1. Coagulopatía persistente que no responde al tratamiento.
2. Sospecha de quistes hidatídicos.

Procedimiento

1. Ecografía para reconfirmar la anatomía hepatobiliar y las enfermedades esperadas y planificar el punto/trayectoria de la punción con aguja.
2. Utilizar anestesia local para insensibilizar la piel, los músculos y la cápsula hepática.
3. Bajo guía ecográfica, se obtiene acceso a un conducto periférico utilizando una aguja de calibre 21 (G):

a. Para acceder a las vías intrahepáticas derechas, considerar el uso de la línea axilar media derecha en el 11.º/12.º espacio intercostal. Utilizar un abordaje subcostal siempre que sea posible.
b. Considerar el uso de un abordaje subxifoideo izquierdo para acceder a las vías intrahepáticas izquierdas.
c. Utilizar la parte inferior del espacio intercostal para evitar lesiones del haz neurovascular intercostal:
   (1) Las complicaciones pulmonares, aunque poco frecuentes tras la CTP, son más probables con el abordaje derecho.
   (2) Los pacientes suelen experimentar más molestias con el abordaje intercostal.
   (3) El abordaje por el lado izquierdo puede dificultar el avance del drenaje. La exposición del operador a la radiación también aumenta con el abordaje izquierdo.

4. La observación del reflujo biliar o la inyección de medio de contraste pueden verificar el acceso adecuado a la vía biliar.
5. Utilizar dilatación seriada para aumentar el tamaño del acceso sobre una guía.
6. Se cruzan la/s estenosis biliar(es):
   a. Avanzar la guía a través de la estenosis biliar hasta alcanzar el duodeno o el yeyuno (en función de la anatomía biliar-entérica).
   b. En casos de estenosis muy estrechas, utilizar angiografía por sustracción digital para encontrar la vía de salida. Utilizar microsistemas, si es necesario.
7. Inyectar medio de contraste para opacificar el sistema biliar bajo fluoroscopia:
   a. Utilizar siempre el mínimo medio de contraste posible para disminuir el riesgo de desarrollar sepsis.
   b. En pacientes con obstrucción de las vías biliares (evidenciada como dilatación biliar), debe realizarse la descompresión del sistema biliar antes de inyectar el medio de contraste. La omisión de este paso puede aumentar la presión dentro del sistema biliar, lo que incrementará el riesgo de bacteriemia y sepsis. Debe considerarse la posibilidad de mantener abierto el brazo lateral del introductor para la descompresión.
   c. La inyección en el conducto biliar debe dar como resultado un flujo lento dirigido centralmente con una eliminación lenta del medio de contraste. Las venas hepáticas, la vena porta, la arteria hepática y los vasos linfáticos pueden opacificarse mientras se intenta el acceso para la CTP.
8. Obsérvese que la obstrucción grave impide el paso del medio de contraste a algunas ramificaciones biliares, lo que hace que no sean identificables en la CTP. Por tanto, la correlación de los hallazgos fluoroscópicos con la CPRM es crucial para una correcta interpretación de la CTP.
9. Consejos:
   a. En casos de drenajes múltiples, realizar primero el lado fácil. Esto permite la posible opacificación de las otras vías segmentarias. Esto puede servir como objetivo fluoroscópico para la punción percutánea. Además, puede ayudar a encontrar el camino hacia el conducto hepático común.
   b. Utilizar imágenes en 3D, como la TC de haz cónico o la TC convencional, para visualizar el llenado de otros sistemas de vías. Considerar el uso de Lumason® (medio de contraste ecográfico; Bracco Diagnostics, Monroe Township, New Jersey, NJ) para ayudar a confirmar el llenado de otros sistemas de vías en la ecografía.
   c. CTP no dilatadas: puede ser necesaria una punción más central para opacificar el sistema biliar. A continuación, puede realizarse una punción guiada por fluoroscopia de una vía más periférica. Como otra opción, y a través de un microsistema avanzado en una vía periférica (relativamente superficial), puede avanzarse un microlazo que puede ser usado como objetivo bajo fluoroscopia.

Manejo posterior al procedimiento

1. Durante un tiempo clínicamente apropiado (1-3 h) después del procedimiento, debe monitorizarse la posible aparición de signos de hipotensión o taquicardia.
2. Vigilar estrechamente a los pacientes con colangitis subyacente durante 2 h para detectar signos y síntomas de sepsis.

3. Indicar al paciente que busque atención médica ante cualquier disnea nueva o que empeore, dolor torácico, dolor abdominal, signos de infección o melena.

Tasas de éxito

El umbral de éxito de la CTP para conductos dilatados y no dilatados es del 95 % y el 65 %, respectivamente (4).

Complicaciones y tratamiento de las complicaciones

La tasa notificada de complicaciones tras la CTP es del 2 %. Una tasa superior al 4 % exige la revisión de las políticas institucionales relativas a la preparación, los aspectos técnicos y el seguimiento posprocedimiento para reducir la incidencia (4). El uso de agujas de menor calibre para el acceso inicial ayuda a reducir la tasa:

1. Infección local, colangitis y sepsis:
   a. Iniciar un tratamiento antibiótico de 7 a 10 días si se sospecha colangitis.
   b. Si se sospecha sepsis, continuar la administración de antibióticos adecuados. Utilizar infusión de suero para proporcionar suficiente volumen intravascular. Obtener muestras de sangre y bilis para identificar el patógeno. Trasladar al paciente a la unidad de cuidados intensivos (UCI).
2. Hemobilia (hemorragia arterial/venosa en la vía biliar):
   a. Puede presentarse como hemorragia digestiva superior/inferior.
   b. La angiografía hepática y la embolización selectiva son curativas.
3. Bilhemia (filtración de bilis en una vena):
   a. Puede demostrar un aumento significativo de la bilirrubina tras el procedimiento.
   b. Puede ser difícil de diagnosticar y tratar. Considerar la realización de CPRE/colangiografía transhepática percutánea (CTP), que puede evidenciar el llenado de las venas. Considerar la gammagrafía hepatobiliar con ácido iminodiacético (HIDA) para visualizar la acumulación de sangre. Suelen resolverse espontáneamente.
   c. Los tromboembolismos biliares pueden producirse en casos graves y ser catastróficos.
4. Hemorragia:
   a. Evaluar la estabilidad del paciente. Monitorizar de cerca las constantes vitales.
   b. Obtener los análisis de sangre necesarios (hemograma, pruebas de coagulación, grupo sanguíneo y pruebas cruzadas).
   c. Corregir las coagulopatías presentes. Asegurarse de que se dispone de un acceso intravenoso adecuado para la reposición de volumen/transfusión de sangre.
   d. Obtener TC trifásica con contraste para identificar el origen de la hemorragia, si es clínicamente posible.
   e. En pacientes inestables, realizar angiografía hepática urgente y embolización.
5. Neumotórax:
   a. Realizar una radiografía de tórax para evaluar el neumotórax.
   b. Colocar un drenaje torácico, si está indicado.

Drenaje biliar transhepático percutáneo (DBTP)

Indicaciones

1. Obstrucción biliar:
   a. Pacientes con anastomosis biliar-entérica.
   b. Cuando el abordaje endoscópico no proporciona un drenaje adecuado.
   c. En obstrucciones por encima de la inserción del conducto cístico (obstrucciones de nivel alto).
   d. Con el fin de disminuir la bilirrubina para permitir que los pacientes reciban quimioterapia.
2. Filtración biliar:
   a. Yatrógena.
   b. Postraumática.
3. Colangitis:
   a. Colangitis intrasegmentaria.
   b. Pacientes con anatomía alterada (anatomía en Y de Roux).

c. Fracaso de la CPRE para proporcionar un drenaje adecuado.
d. La colangitis debe diagnosticarse mediante la presentación clínica (dolor en el cuadrante superior derecho y fiebre) e ictericia (hiperbilirrubinemia). Esto no es muy sensible. Para superar esta limitación, se desarrollaron las Directrices de Tokio (TG, *Tokyo Guidelines*), y la TG-13 debería utilizarse como criterio diagnóstico estándar en la práctica clínica (5).
e. Colangitis recurrente debida a coledocolitiasis intrahepática: el DBTP puede utilizarse para facilitar la colangioscopia transhepática y la litotricia.

4. Drenaje biliar en pacientes con neoplasia hiliar/perihiliar: la clasificación de Bismuth Corlette puede utilizarse para ayudar a guiar el drenaje.

Contraindicaciones

Relativas

1. Coagulopatía.
2. Uso obligatorio de antiagregantes plaquetarios.
3. Ascitis: la ascitis difusa aumenta el riesgo de complicaciones sépticas y hemorrágicas posteriores al DBTP. Datos limitados sugieren un aumento en la diseminación de tumores en la cavidad peritoneal y en el trayecto.

Absolutas

Ninguna.

Procedimiento

1. Realizar una CTP (fig. 52-1). Dilatar el trayecto y las vías.
2. Insertar un catéter de drenaje (externo [solo en las vías biliares] o interno-externo [drenaje que atraviesa la vía biliar hasta el duodeno/yeyuno]) y fijar el catéter a la piel. Considerar la colangioplastia de la estenosis para ayudar a la colocación del drenaje. Considerar el uso de un introductor pelable para disminuir el efecto de «acordeón» del drenaje en el trayecto:
   a. Debido al mayor riesgo de desprendimiento y pérdida de líquido asociado a los drenajes externos, se prefiere utilizar catéteres de drenaje interno-externo.
   b. Si la estenosis es tan grave que no permite el paso de la guía/catéter, utilizar catéteres de drenaje externo para drenar la bilis durante unos días y volver a intentar la internalización del drenaje cuando se haya resuelto la inflamación.

Manejo posterior al procedimiento

1. Vigilar estrechamente las constantes vitales y el estado del paciente (cada 15-30 min durante 2 h y después cada 4 h) durante 24 h para detectar cualquier signo/síntoma de sepsis y hemorragia.
2. Comprobar si hay filtraciones biliares en el vendaje de la herida.
3. La piel alrededor del catéter debe evaluarse cada 24 h:
   a. Un eritema leve puede ser un hallazgo normal.
   b. La presencia de pus, ampollas o piel excoriada hace necesaria la evaluación para descartar infección y filtración biliar.
4. Lavar el catéter diariamente con 10 mL de solución salina (según el operador).
5. El flujo del catéter debe registrarse diariamente.
6. Programar seguimientos rutinarios de RI para comprobar e intercambiar catéteres y obtener investigaciones de laboratorio de seguimiento.
7. Indicar al paciente que acuda al médico si experimenta dolor abdominal, fiebre, dolor o eritema de la piel alrededor del drenaje, o cambios significativos en el flujo de bilis.

Tasas de éxito

La canulación debe tener éxito en al menos el 95 % y el 70 % de las vías dilatadas y no dilatadas, respectivamente. Tras una canulación apropiada, debe establecerse un drenaje interno adecuado en más del 90 % de los casos. Entre los pacientes que reciben DBTP para la extracción de cálculos, más del 90 % de los casos deben tener éxito; de lo contrario, debe realizarse una revisión de la técnica del procedimiento (4).

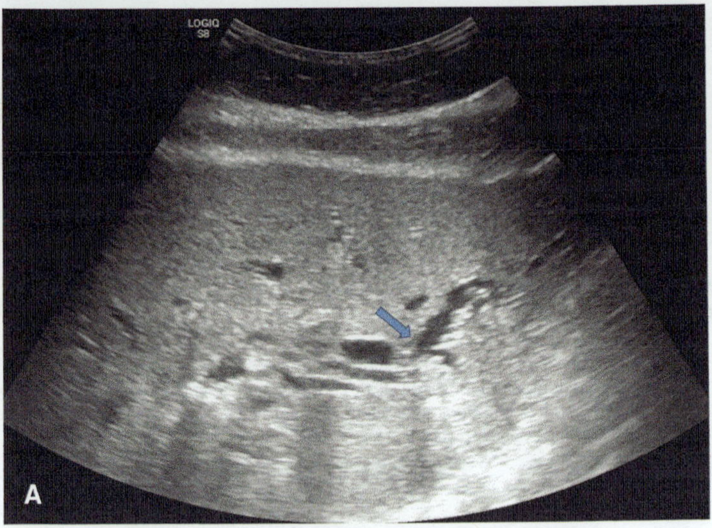

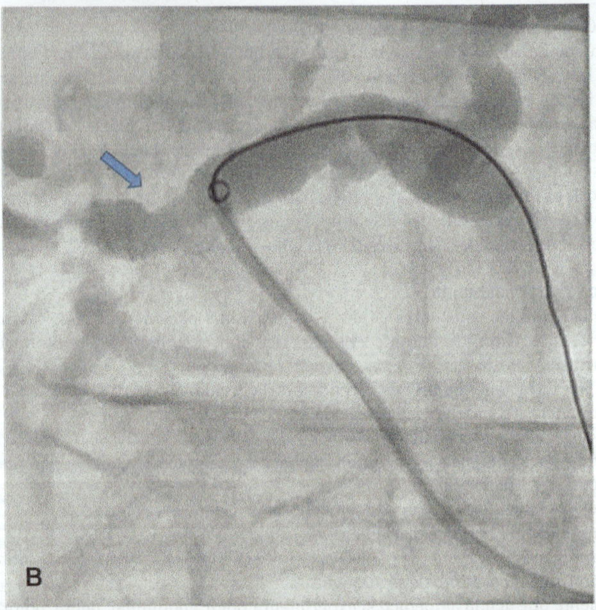

FIGURA 52-1 • Estenosis multifocal y coledocolitiasis por enfermedad de Caroli. **A:** imagen ecográfica que muestra dilatación de las vías biliares izquierdas (*flecha azul*). **B:** acceso de la vía con la guía en dirección periférica, en lugar de central (*flecha azul*), hacia el hilio. (*Continúa*)

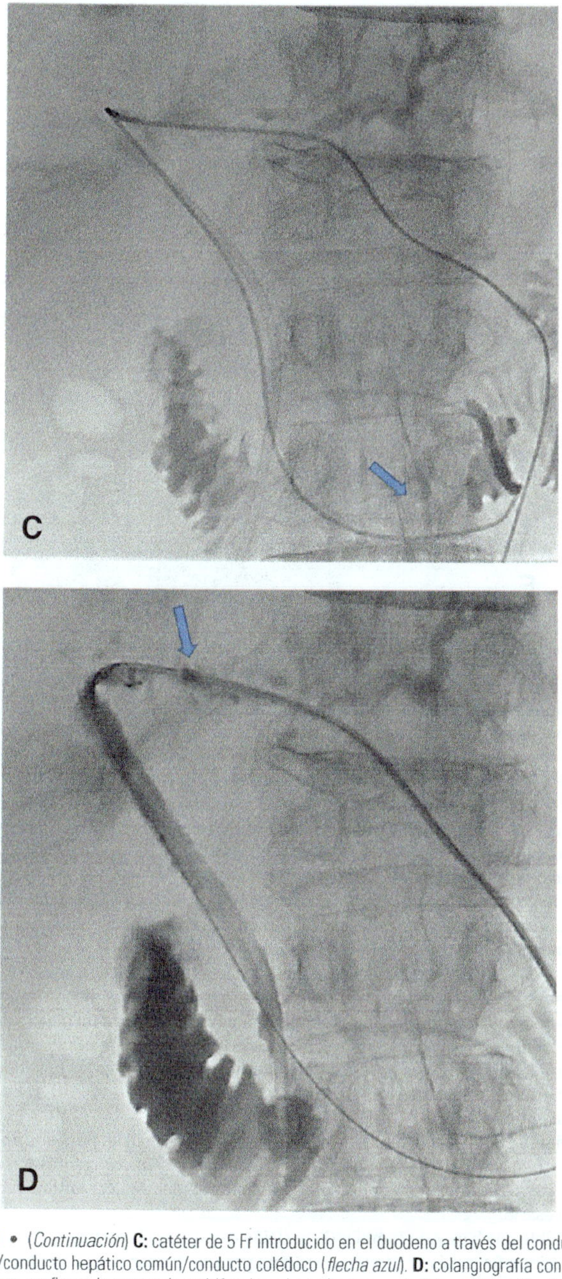

FIGURA 52-1 • (*Continuación*) **C:** catéter de 5 Fr introducido en el duodeno a través del conducto hepático izquierdo/conducto hepático común/conducto colédoco (*flecha azul*). **D:** colangiografía con introductor (*flecha azul*) para confirmar la estenosis multifocal con barro/restos en el sistema biliar. (*Continúa*)

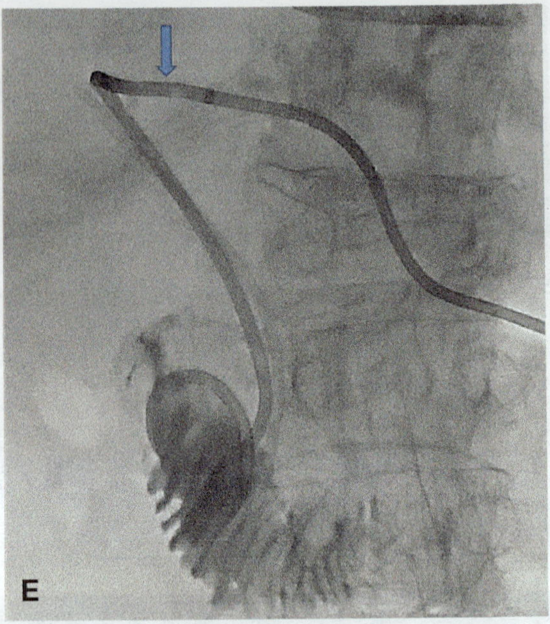

FIGURA 52-1 • (*Continuación*) **E:** drenaje biliar interno-externo izquierdo (*flecha azul*).

Complicaciones y tratamiento de las complicaciones

La tasa global de complicaciones tras el DBTP oscila entre el 9 % y el 40 %. Sin embargo, solo se registran complicaciones importantes en cerca del 4 % de los pacientes. El umbral sugerido para la mayoría de las complicaciones mayores tras el procedimiento es del 5 % (4). Existen tasas más elevadas de complicaciones en pacientes con vías biliares no dilatadas o neoplasias hepatobiliares subyacentes. En estas situaciones debe tenerse especial cuidado para reducir el riesgo al mínimo:

1. Complicaciones relacionadas con el catéter:
   a. Oclusión: si el drenaje por el catéter se detiene, instilar 5 mL de solución salina normal con un empuje firme, pero suave. Si la bilis no sigue drenando, puede ser necesaria una evaluación por imagen e incluso su sustitución.
   b. Desprendimiento: en trayectos inmaduros, los intentos de reinserción del catéter deben realizarse lo antes posible, ya que existe el riesgo de cierre de dicho trayecto. Si el trayecto es maduro, la reinserción del catéter puede realizarse en un plazo de 2 días.
   c. En pacientes con obesidad, un abordaje izquierdo disminuye el riesgo de desprendimiento del drenaje. Si es necesario un abordaje derecho, intentar un sitio de punción superior (intercostal inferior) y más anterior.
2. Irritación cutánea/fugas:
   a. Limpiar la piel con suavidad. Utilizar varias gasas en el apósito para absorber las secreciones biliares. Cambiar el apósito con frecuencia. Utilizar agentes absorbentes en polvo para evitar una mayor descomposición de la piel. Aplicar antibióticos tópicos si es necesario.
   b. Es posible que haya que cambiar de posición o sustituir el catéter.
   c. Colangiografía través del drenaje existente para confirmar que el drenaje está (a) en la posición adecuada y (b) permeable.
   d. Considerar la posibilidad de aumentar el tamaño del drenaje para facilitar la salida. Esta puede ser una solución muy temporal.

e. Colangiografía con introductor si lo anterior no confirma que no se atravesó una vía biliar adicional para llegar al conducto con el drenaje. Considerar la posibilidad de canular el «conducto intermedio», si ese es el caso.

3. Dolor: además de la analgesia oral, considerar anestésico local de acción prolongada (bupivacaína) para realizar un bloqueo del nervio intercostal.
4. Hemorragia:
   a. La hemobilia tras el intercambio de catéteres es frecuente y podría deberse a la colocación de un orificio lateral en una vena. Esto puede confirmarse realizando una tractografía a través de un introductor. La recolocación del catéter puede resolver el problema. Si la hemorragia continúa, el aumento del tamaño del catéter (2 Fr más) puede taponar la vena y detener la hemorragia.
   b. La hemobilia persistente o grave (en casos de drenaje externo) o melena profunda (en casos de drenaje interno) puede indicar hemorragia arterial. Debe realizarse una arteriografía hepática para identificar la fuente, seguido de una embolización selectiva.
   c. Si mediante la arteriografía no se logra identificar la arteria infractora, debe extraerse el catéter biliar con una guía para eliminar el taponamiento y repetir la arteriografía.
5. Colangitis y sepsis biliar:
   a. Manejo según lo descrito anteriormente.
   b. El drenaje externo conlleva un menor riesgo de infección posterior al DBTP.
6. Bilotórax:
   a. Intentar puncionar las vías biliares lo más inferiormente posible para evitar la filtración yatrógena de bilis a la cavidad pleural.
   b. Toracocentesis para confirmar el alto contenido de bilirrubina en el líquido pleural. Puede ser necesario un drenaje torácico.
   c. Utilizar el drenaje actual para opacificar el sistema biliar y colocar un nuevo drenaje lo más inferior posible para disminuir el riesgo de invasión pleural.
7. Internalización rápida: lo mejor es retirar o internalizar los drenajes cuando sea clínicamente apropiado y el trayecto haya madurado.

Colangiografía transyeyunal percutánea y endoscopia

Indicaciones

1. Realización de colangiografía para la evaluación del sistema biliar en pacientes con hepaticoyeyunostomía en Y de Roux previa (p. ej., Whipple, trasplante hepático).
2. Obtener acceso biliar cuando la CPRE no es factible en pacientes con anastomosis biliar-entérica.
3. Obtener acceso para intervenciones terapéuticas percutáneas destinadas a tratar complicaciones biliares relacionadas con la anatomía en Y de Roux (p. ej., estenosis, filtración biliar, colangitis, formación de cálculos).

Contraindicaciones

1. Celulitis de la zona de acceso percutáneo.
2. Coagulopatías.
3. Antecedentes quirúrgicos complicados o presencia de adherencias peritoneales.

Procedimiento

1. Obtener una CPRM antes de la intervención para examinar las características anatómicas biliares posquirúrgicas. Revisar los informes quirúrgicos (incluida la anatomía biliar del donante en casos de trasplante hepático y la presencia o ausencia de un asa de Hutson modificada) (6).
2. Debe considerarse la sedación moderada o la anestesia general.
3. Acceder a la rama de Roux del paciente con una aguja de 21 G bajo guía ecográfica/fluoroscópica (6). Inyectar medio de contraste diluido para confirmar la posición intraluminal adecuada de la aguja (fig. 52-2).
4. Dirigir el introductor de forma retrógrada hacia el hígado.

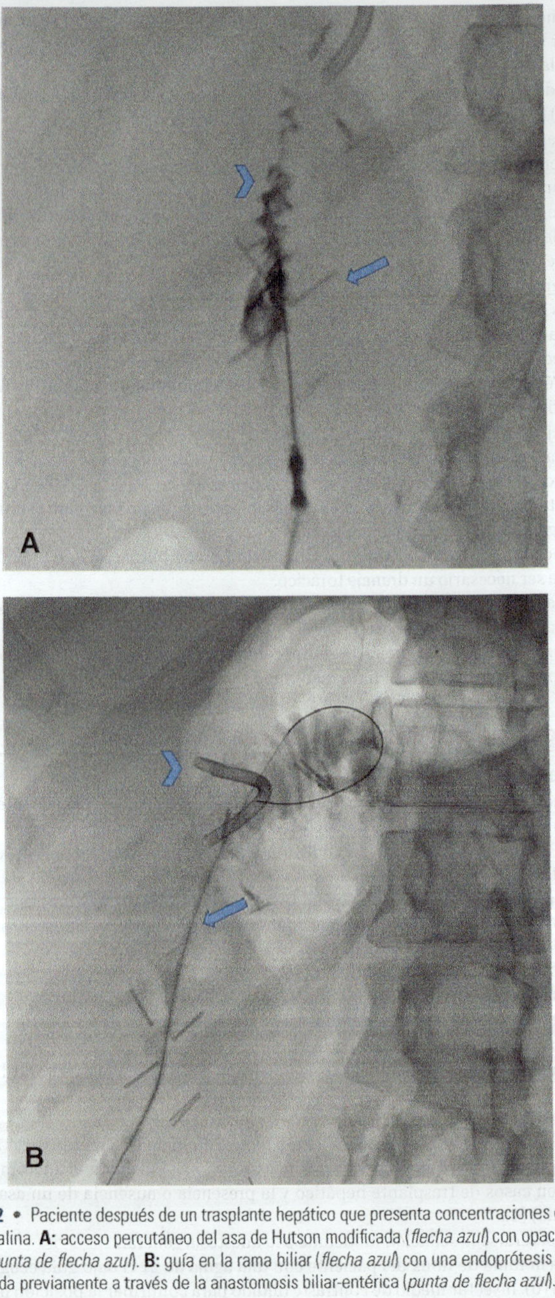

FIGURA 52-2 • Paciente después de un trasplante hepático que presenta concentraciones elevadas de fosfatasa alcalina. **A:** acceso percutáneo del asa de Hutson modificada (*flecha azul*) con opacificación de la rama biliar (*punta de flecha azul*). **B:** guía en la rama biliar (*flecha azul*) con una endoprótesis de Cotton-Leung colocada previamente a través de la anastomosis biliar-entérica (*punta de flecha azul*). (*Continúa*)

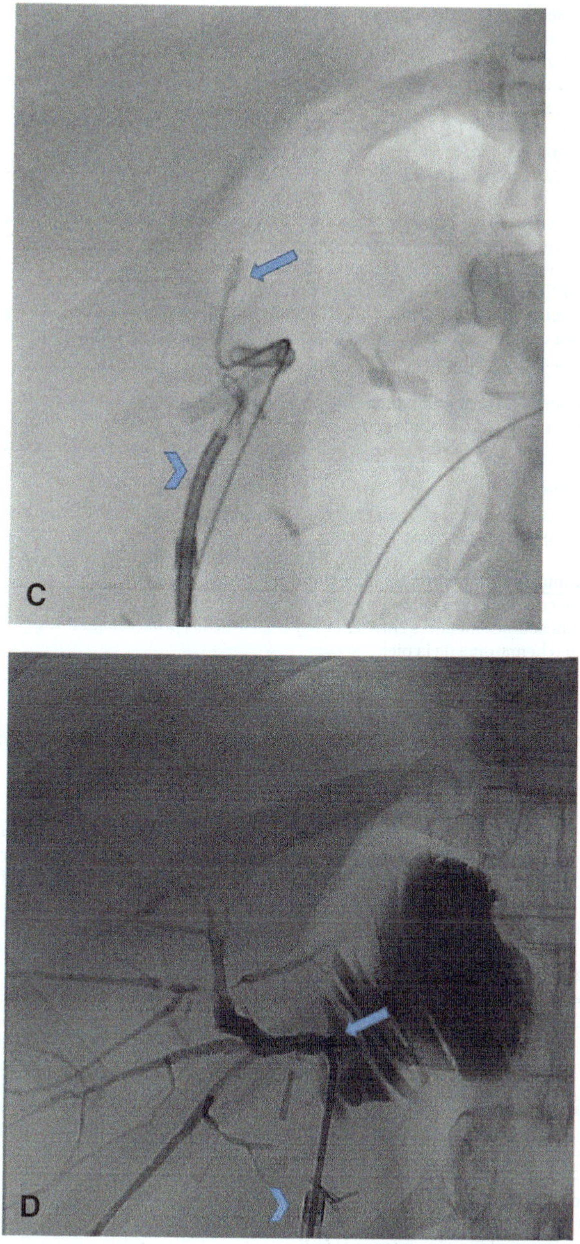

FIGURA 52-2 • (*Continuación*) **C:** colangioscopia en la rama biliar con la endoprótesis fijada (*punta de flecha azul*) y una guía de seguridad colocada a través de la anastomosis (*flecha azul*). **D:** colangiografía tras la retirada de la endoprótesis que muestra la anastomosis permeable (*flecha azul*) y el introductor en la rama biliar (punta *de flecha azul*).

5. Inyectar medio de contraste para opacificar la anastomosis biliar-entérica. Las técnicas siguientes deben intentarse si la inyección de contraste no consigue opacificar la anastomosis/sistema biliar:
   a. Colocar al paciente en posición de Trendelenburg para beneficiarse de la ayuda de la gravedad.
   b. Inflar un catéter de Foley para presurizar la extremidad e introducir medio de contraste en el sistema biliar.
   c. Utilizar un catéter angulado de 5 Fr para acceder al orificio bajo guía fluoroscópica.
   d. Utilizar un endoscopio (Lithovue® [Boston Scientific, Marlborough, Massachusetts] o SpyGlass Discover® [Boston Scientific, Marlborough, Massachusetts]) para ayudar a visualizar la anastomosis y las vías biliares.
6. Correlacionar los hallazgos de la colangiografía con las imágenes previas al procedimiento para garantizar que se evalúan todas las ramas biliares.
7. Si la colangiografía indica la necesidad de intervenciones biliares adicionales, puede realizarse una colangioplastia y colocación de endoprótesis (los detalles del procedimiento se explican más adelante).

Manejo posterior al procedimiento

1. Si solo se ha realizado colangiografía, seguir el protocolo de CTP.
2. A continuación, se describe el manejo de los pacientes con intervenciones terapéuticas.

Tasas de éxito

El acceso percutáneo al sistema biliar a través de un abordaje transyeyunal resultó satisfactorio en el 88 % al 95 % de los casos.

Complicaciones y tratamiento de las complicaciones

Se han notificado complicaciones graves en cerca del 4 % de los procedimientos. Se han notificado complicaciones menores entre el 11 % y el 23 % de los procedimientos:

1. Irritación o hematoma de la piel:
   a. Aplicar cuidados locales de la piel para la irritación.
   b. Aplicar presión manual para evitar la dilatación.
2. Anomalías de las pruebas de función pulmonar:
   a. Muchas reacciones adversas de las PFP se resolverán dentro de 1 mes del procedimiento.
3. Colangitis, absceso perihepático y sepsis biliar:
   a. Colangitis y sepsis: tratar como se ha descrito anteriormente.
   b. Absceso perihepático: iniciar tratamiento empírico con aminoglucósido más ampicilina (la duración del tratamiento depende del número de abscesos). Drenar bajo guía ecográfica/TC. Obtener la sensibilidad del patógeno y ajustar el régimen antibiótico en consecuencia.
4. Dolor abdominal:
   a. Monitorizar al paciente para detectar cualquier signo/síntoma de peritonitis. Obtener imágenes si es necesario.
   b. Tratar de forma conservadora los casos de dolor abdominal leve.
5. Perforación duodenal/yeyunal/peritonitis:
   a. Para disminuir el riesgo de perforación intestinal en pacientes dentro de las 4 semanas de la cirugía, solo realizar colangiografía diagnóstica utilizando catéteres menores de 5 Fr.
   b. Solicitud de consulta quirúrgica urgente para reparar el defecto.

Biopsia

Biopsia por cepillado

La biopsia por cepillado de la región estenosada puede realizarse a través del acceso biliar percutáneo. La sensibilidad es inferior al 50 %.

Endoscopia

La capacidad de hacer avanzar un endoscopio a través de un introductor de 10 Fr o 12 Fr, ya sea mediante un acceso percutáneo transhepático o transyeyunal, mejora significativamente la capacidad de visualizar la estenosis/lesión intraductal y de biopsiar utilizando pequeñas pinzas que pueden atravesar la luz del endoscopio. Esto aumenta la sensibilidad de la biopsia.

Biopsia percutánea fluoroscópica/guiada por ecografía

Los pacientes con lesiones hiliares obstructivas pueden ser biopsiados mediante un abordaje percutáneo guiado por ecografía/fluoroscopia tras una colangiografía para localizar la región de la estenosis.

Colangioplastia percutánea

Indicaciones

La colangioplastia debe considerarse para las siguientes indicaciones:

1. Estenosis posquirúrgica (reconstrucción de la vía biliar, trasplante de hígado).
2. Estenosis isquémica.
3. Colangitis esclerosante primaria.
4. Tumores malignos hepatobiliares para ayudar a avanzar drenajes/endoprótesis.
5. Estenosis anastomótica enterohepática.
6. Colangioplastia de intersticios en pacientes con endoprótesis biliares/duodenales previamente existentes.

Contraindicaciones

Relativas: idénticas a las de la CTP.

Absolutas: idénticas a las de la CTP. La colangioplastia posquirúrgica precoz (en el mes siguiente a la cirugía) debe discutirse detalladamente con el equipo quirúrgico debido al riesgo de ruptura anastomótica.

Procedimiento

1. Obtener acceso mediante CTP o acceso transyeyunal percutáneo, como se ha descrito previamente. Realizar una colangiografía para identificar el nivel de la estenosis.
2. Hacer avanzar una guía a través de un catéter/introductor para cruzar la estenosis.
3. Pasar un balón sobre la guía. La colangioplastia convencional con balón es la técnica usada con más frecuencia. En los casos graves que no responden a la colangioplastia convencional, puede considerarse la posibilidad de utilizar balones cortantes o balones recubiertos de fármacos (los datos que apoyan su uso son mínimos).
4. Inflar el balón para dilatar la estenosis: debe considerarse una colangioplastia prolongada.
5. Insertar un catéter interno-externo y obtener una colangiografía para evaluar el éxito de la dilatación.

Manejo posterior al procedimiento

1. La mayoría de los casos pueden tratarse como procedimientos ambulatorios.
2. Aplicar los protocolos generales de manejo posterior al procedimiento de catéteres mencionados en el DBTP.
3. Programar una colangiografía de seguimiento para evaluar la permeabilidad biliar.
4. Considerar la posibilidad de aumentar el tamaño del drenaje mediante una técnica en la que se coloca un drenaje de 8 Fr a través de un drenaje ya existente de 12 Fr. En esta técnica, el drenaje de 8 Fr se introduce de manera que salga por uno de los orificios laterales del drenaje de 12 Fr, lo que resulta en dos drenajes (8 Fr y 12 Fr) que cruzan la estenosis. Esta técnica presenta un desafío específico: la filtración externa en el sitio de unión de los drenajes. En las estenosis que no responden a la colangioplastia debe considerarse una revisión quirúrgica.
5. La evaluación clínica y de laboratorio debe realizarse a los 3 y 6 meses después de la retirada del catéter externo.

Tasas de éxito

1. La mayoría de los estudios han evaluado a pacientes después del trasplante. Se han notificado tasas de éxito del 51 % al 93 % (7).

2. El éxito a largo plazo de la dilatación biliar no difiere significativamente entre las estenosis anastomóticas y las no anastomóticas (7).
3. Los pacientes con múltiples estenosis y múltiples sesiones de dilatación son más propensos a la reestenosis.

Complicaciones y tratamiento de las complicaciones

La tasa de complicaciones tras una colangioplastia oscila entre el 5.6 % y el 14.7 % (8):

1. Perforación de la vía biliar:
   a. La utilización de un balón del tamaño adecuado es crucial para prevenir la perforación de la vía biliar.
   b. Colocar un drenaje en la zona perforada. Muchos casos se resuelven con un drenaje adecuado.
   c. Si la perforación se acompaña de hemorragia, considerar el inflado con balón durante 15 min (y hasta 30 min en casos persistentes). Si el tratamiento fracasa, insertar una endoprótesis cubierta.
2. Complicaciones del drenaje: manejar como se ha descrito en la sección de DBTP.
3. Absceso y sepsis: manejar como se ha descrito anteriormente.
4. Hemobilia: manejar como se ha descrito anteriormente.
5. Recidiva de la estenosis:
   a. Se ha descrito reestenosis en el 11.8 % de los casos (8).

Colocación percutánea de endoprótesis

Indicaciones

Endoprótesis de plástico

La permeabilidad media de las endoprótesis de plástico oscila entre 1.5 y 3 meses:

1. Estenosis benignas (posquirúrgicas o secundarias a inflamación): la colocación de endoprótesis de plástico múltiples es preferible a la colocación de endoprótesis metálicas autoexpandibles no cubiertas en pacientes con estenosis biliar extrahepática benigna (9).
2. Coledocolitiasis en la que han fracasado intentos previos de extracción.
3. Filtraciones biliares: programar la retirada de la endoprótesis y la repetición de la colangiografía a las 4 u 8 semanas.
4. Estenosis malignas hiliares y no hiliares:
   a. Cuando la GI permite el acceso a la anastomosis bilioentérica o a la ampolla de Vater y realizar intercambios.
   b. Considerar también las endoprótesis de plástico en las neoplasias hiliares. Las endoprótesis metálicas podrían no ser la mejor opción para «reconstruir» las vías biliares hiliares, ya que algunos pacientes con colangiocarcinoma viven más allá de la duración útil de estas endoprótesis. En estos casos, la comunidad digestiva sugiere actualmente la colocación de endoprótesis de plástico, si es posible realizar intercambios.

Endoprótesis metálicas autoexpandibles (EMAE)

1. Estenosis malignas: en pacientes con esperanza de vida de menos de un año.
2. Estenosis benignas: puede considerarse una EMAE de una sola cubierta en pacientes con estenosis biliar benigna que tengan un diámetro de la vía biliar superior a 6 mm, si la endoprótesis no cubre el conducto cístico.

Endoprótesis metálicas autoexpandibles cubiertas frente a no cubiertas (10)

a. Oclusión de la endoprótesis: significativamente mayor en la endoprótesis no cubierta (48 %) en comparación con las endoprótesis cubiertas (25 %). La permeabilidad media de las endoprótesis metálicas no cubiertas es de aproximadamente 6 meses, frente a los 8-10 meses de las endoprótesis metálicas cubiertas.
b. Migración: antes de la aparición de Viabil® (Gore, Newark, Delaware), la migración de las endoprótesis era un problema mucho mayor con las endoprótesis cubiertas (41 %), en comparación con las endoprótesis no cubiertas (0 %).
c. Colecistitis y pancreatitis: la colecistitis y la pancreatitis son ligeramente más frecuentes con las endoprótesis cubiertas.

Contraindicaciones

Relativas: idénticas a las de la CTP.

Absolutas: idénticas a las de la CTP.

Procedimiento

1. Utilizar las mismas técnicas descritas anteriormente para CTP o acceso transyeyunal percutáneo. Obtener colangiografía y acceso con guía.
2. La guía debe cruzar la estenosis. Si el primer intento de cruce fracasa, debe descomprimirse el sistema biliar durante 2 o 3 días y volver a intentar.
3. Colocar la endoprótesis sobre la guía adecuada a través de un introductor apropiado. Desplegarla en la posición adecuada bajo guía fluoroscópica (fig. 52-3). Es recomendable considerar la inyección de medio de contraste tanto en el intestino como en las vías biliares antes de desplegar la endoprótesis. Este paso es crucial para determinar con precisión dónde deben situarse los bordes anterior y posterior de la endoprótesis. En pacientes con neoplasia biliar, considerar la posibilidad de sobreextender los extremos proximal y distal de la endoprótesis. Este enfoque puede ayudar a retardar el sobrecrecimiento tumoral. Esto también puede considerarse en pacientes con estenosis benigna por hiperplasia de tejidos blandos:
   a. Las endoprótesis metálicas no cubiertas presentan una mayor tendencia a la oclusión a causa del sobrecrecimiento tumoral. Para mitigar este riesgo, puede considerarse el uso de endoprótesis cubiertas. Sin embargo, es importante tener en cuenta que las endoprótesis cubiertas tienen un riesgo más elevado de migración y de formación de barro.
   b. No existen diferencias significativas en cuanto al éxito técnico y la tasa de complicaciones entre la colocación bilateral y unilateral de endoprótesis. Sin embargo, la colocación bilateral conlleva una mayor duración de la permeabilidad para los pacientes.
4. En casos de estenosis grave, puede utilizarse un balón de alta presión para expandir completamente la endoprótesis.
5. Puede considerarse la colocación de un drenaje externo para mantener el acceso y confirmar la permeabilidad de la endoprótesis en una semana. En pacientes con sepsis biliar evidente, colocar un drenaje interno/externo y posponer la inserción de la endoprótesis hasta que la sepsis se haya resuelto.

Manejo posterior al procedimiento

1. La mayoría de los casos pueden tratarse como procedimientos ambulatorios.
2. Aplicar los protocolos generales de manejo posterior al procedimiento de catéteres mencionados para el DBTP.
3. Monitorizar a los pacientes para detectar cualquier signo/síntoma de sepsis biliar.
4. Realizar una colangiografía al cabo de 3 a 7 días para comprobar la permeabilidad de la endoprótesis y su posición adecuada. Retirar el drenaje externo una vez confirmada la posición y el drenaje adecuados.
5. Debe realizarse un seguimiento exhaustivo que incluya la evaluación clínica, la investigación de la función hepática y la evaluación ecográfica 1 semana después del procedimiento y regularmente cada 1 a 3 meses después de la retirada del drenaje.

Tasas de éxito

1. En pacientes con estenosis extrahepática benigna (9):
   a. Las tasas de éxito técnico de las EMAE no cubiertas, las endoprótesis de plástico simples y las endoprótesis de plástico múltiples fueron del 98.9 %, el 94.8 % y el 94 %, respectivamente.
   b. Las endoprótesis de plástico múltiples tuvieron la mejor tasa de éxito clínico, seguidas de las endoprótesis autoexpandibles y las de plástico únicas.
   c. Las endoprótesis autoexpandibles son la mejor opción para la estenosis debida a pancreatitis crónica. Las endoprótesis de plástico múltiples son preferibles en la estenosis secundaria a intervenciones quirúrgicas.
2. Para pacientes con estenosis maligna: el éxito técnico, el éxito clínico y la tasa global de complicaciones de las EMAE y las endoprótesis de plástico son comparables. Sin embargo, las EMAE presentan una tasa de permeabilidad más elevada y un menor riesgo de oclusión recurrente.

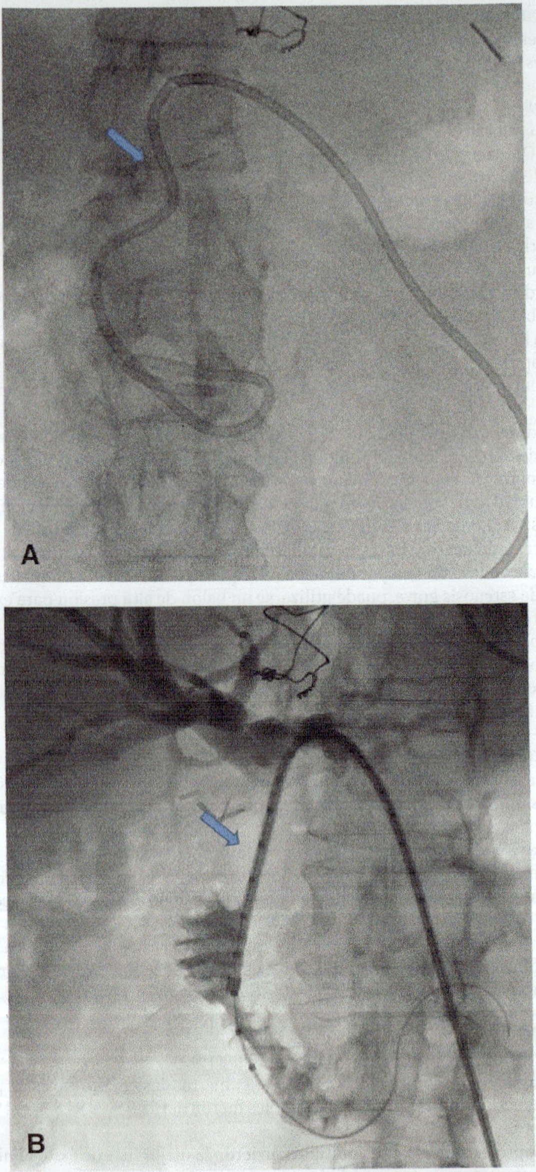

FIGURA 52-3 • Estenosis del conducto colédoco por cáncer de páncreas. **A:** drenaje biliar externo interno (*flecha azul*). **B:** colangiografía con introductor que constata la estenosis del conducto colédoco de segmento largo (*flecha azul*). (*Continúa*)

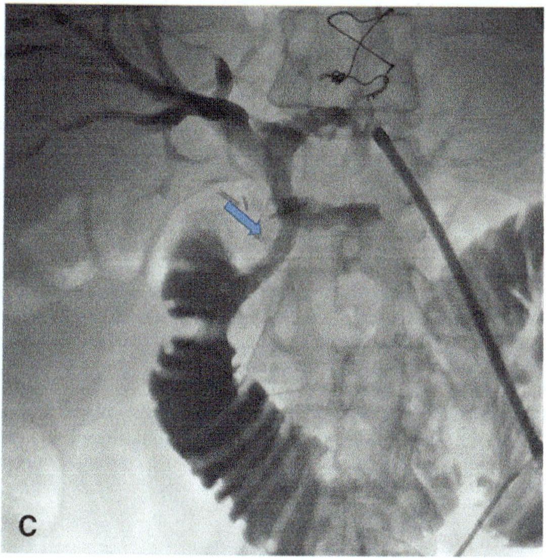

FIGURA 52-3 • (*Continuación*) **C:** se colocó una endoprótesis Viabil® (endoprótesis autoexpandible cubierta; *flecha azul*) a través de la estenosis y se retiró el drenaje.

Complicaciones y tratamiento de las complicaciones

En pacientes con estenosis biliar benigna, se notificaron complicaciones en el 39.5 %, el 36 % y el 20.3 % de los pacientes con EMAE no cubierta, endoprótesis de plástico única y endoprótesis de plástico múltiples, respectivamente (9).

En los pacientes con una EMAE por obstrucción biliar maligna, la oclusión precoz (menos de 30 días) de la endoprótesis, la oclusión tardía de la endoprótesis, la migración de la endoprótesis y la colangitis se producen en el 3 %, el 27 %, el 0.8 % y el 8 %, respectivamente. Las complicaciones mencionadas son más frecuentes con las endoprótesis de plástico que con las EMAE:

1. Hemorragia:
   a. Manejar como se ha descrito anteriormente.
   b. En casos de hemobilia importante, es necesario insertar un catéter de drenaje e irrigar de manera regular.
2. Desarrollo de colangitis y sepsis: manejar como se ha descrito anteriormente.
3. Pancreatitis: la mayoría de los casos se resuelven con tratamiento conservador.
4. Oclusión/migración de la endoprótesis:
   a. Insertar un tubo de drenaje para mejorar el flujo de salida.
   b. Podría ser necesario retirar o cambiar la endoprótesis.

Intervenciones biliares pediátricas

En la mayoría de los casos, las intervenciones biliares en la población pediátrica son similares a las de la población adulta. El procedimiento de Kasai (hepaticoyeyunostomía en Y de Roux) se realiza en pacientes con atresia biliar. Los trasplantes hepáticos pediátricos también se realizan de manera rutinaria para tratar diversas situaciones médicas. El acceso endoscópico por vía oral a la hepaticoyeyunostomía es difícil en lactantes, niños pequeños y preescolares (2 a 5 años) debido al tamaño de los endoscopios utilizados por gastroenterología. Dadas estas limitaciones, con frecuencia se realizan intervenciones biliares transhepáticas percutáneas.

Procedimientos combinados

En situaciones en las que los procedimientos endoscópicos por vía oral no resultan exitosos, es altamente recomendable considerar la realización de procedimientos de tipo multidisciplinario. Estos permiten una colaboración entre especialistas en RI y GI para llevar a cabo un procedimiento combinado, lo que optimiza las probabilidades de éxito. Además, esta estrategia puede incrementar la comodidad del paciente, al reducir o eliminar la necesidad de colocar drenajes.

Un ejemplo de este procedimiento sería en el caso de un paciente con obstrucción biliar (sin colangitis) en el que se ha intentado, sin éxito, una CPRE. En este caso, puede realizarse una CTP y hacer avanzar una guía o un catéter de diámetro pequeño (≤ 4 Fr) a través de la estenosis. Este paso puede facilitar al experto en GI a orientar los dispositivos para la colocación de endoprótesis mediante un abordaje endoscópico. En este escenario, puede que no sea necesario el uso de drenajes. Este abordaje debe ser considerado definitivamente antes de proceder con técnicas más invasivas, como aquellas en las que la GI utiliza la ecografía endoscópica para puncionar la porción distal del conducto colédoco (alta tasa de complicaciones).

Otro ejemplo podría ser un paciente con una estenosis benigna grave que no puede cruzarse ni por RI ni por GI. En un procedimiento combinado, el especialista en GI podría colocar un endoscopio en la rama biliar de la anastomosis en Y de Roux, mientras que el especialista en RI avanza su catéter lo más cerca posible del endoscopio. A continuación, podría introducirse una guía de radiofrecuencia para crear un «neoducto».

Colecistostomía percutánea (CP)

Indicaciones

1. Colecistitis litiásica aguda: la CP debe considerarse en pacientes críticos cuando la intervención quirúrgica no es factible. Debe ser una medida provisional para trasladar al paciente a cirugía siempre que sea posible.
2. Colecistitis alitiásica aguda: suele ser de tratamiento definitivo. La colecistitis alitiásica suele resolverse cuando mejora el estado clínico del paciente.
3. Dada la comunicación de la vesícula biliar con el sistema biliar, puede considerarse la posibilidad de una CP para:
   a. Descompresión en colangitis aguda/hipertensión debida a obstrucción del conducto colédoco.
   b. Proporcionar un acceso al sistema biliar si falla el abordaje transhepático.
4. Un procedimiento diagnóstico y potencialmente terapéutico en pacientes sépticos con fuente no identificable.

Contraindicaciones

Relativas: coagulopatía.

Absolutas: ninguna, ya que los pacientes suelen estar en estado crítico.

Procedimiento

1. Mediante ecografía, se evalúan el hígado, la vesícula biliar y el punto/trayectoria de entrada de la aguja.
2. La intervención suele realizarse con sedación moderada.
3. Se utiliza una aguja para puncionar la vesícula biliar bajo control ecográfico:
   a. Se prefiere el abordaje transhepático, ya que existe un menor riesgo de filtraciones biliares peritoneales. En algunos casos puede considerarse la posibilidad de realizar una punción directa de la vesícula biliar.
   b. Considerar las técnicas de Seldinger (utilizando una aguja fina y dilatación seriada del trayecto) o de trocar (inserción directa de un catéter de 6-8 Fr). La técnica de Seldinger es apropiada para vesículas biliares no distendidas; reduce el riesgo de hemorragia y de perforación, pero prolonga el tiempo de intervención. La técnica de trocar debe utilizarse en circunstancias extremas (p. ej., un paciente de la UCI que no pueda acudir a una sala de fluoroscopia de RI y presente una vesícula distendida). Conlleva un mayor riesgo de hemorragia y perforación.

4. Confirmar que la punción se ha realizado correctamente:
   a. La aspiración biliar indica una punción adecuada.
   b. La punción adecuada también puede aprobarse mediante fluoroscopia. El volumen de contraste debe ser inferior a 5 mL para reducir al mínimo el riesgo de exacerbación de la sepsis.
5. Colocar una guía a través de la aguja en la vesícula biliar. Aumentar el tamaño/dilatar.
6. Insertar un catéter *pigtail* de bloqueo de 8 Fr a 10 Fr y utilizar ecografía o fluoroscopia para confirmar la colocación del asa del catéter dentro de la luz de la vesícula biliar.
7. Obtener una muestra de bilis con fines diagnósticos.
8. Fijar el catéter a la piel.
9. Drenaje por gravedad.

Manejo posterior al procedimiento

1. Monitorizar al paciente tras el procedimiento.
2. Aplicar los principios generales de cuidado de catéteres descritos en el DBTP.
3. Considerar la posibilidad de lavar el catéter diariamente con 10 mL de solución salina estéril para evitar la oclusión.
4. Si va a retirarse la sonda (en casos de colecistitis alitiásica), asegurarse de que el trayecto está maduro:
   a. La maduración del tracto tarda al menos 2 semanas en el abordaje transhepático y 3 semanas en el transperitoneal.
   b. Hacer avanzar una guía a través del catéter y luego retirarlo.
   c. Inyectar de 10 mL a 15 mL de medio de contraste a través de un introductor de 6 Fr a 8 Fr para evaluar cualquier filtración peritoneal.
   d. Si se encuentra alguna filtración, colocar un catéter sobre la guía y repetir la maniobra después de un tiempo adecuado para reevaluar la madurez del trayecto.
5. Una vez que se confirman la permeabilidad del conducto y la madurez del trayecto y el paciente está estable, puede retirarse el catéter.
6. Si se decide mantener el catéter insertado, debe cambiarse cada 3 meses (en función del operador).
7. Considerar la internalización

   En pacientes con colecistitis litiásica que no son candidatos quirúrgicos, considerar la posibilidad de retirar el drenaje mediante las siguientes opciones:
   a. Colocación percutánea de endoprótesis: se encuentra en fase experimental. Considerar la colocación de endoprótesis de plástico a través del conducto cístico, a través del conducto colédoco, hasta el duodeno. La colocación de dos endoprótesis es mejor que la de una sola debido al espacio que se crea entre las endoprótesis, además de la luz de las endoprótesis.
   b. Colecistoduodenostomía/colecistogastrostomía guiada por ecografía endoscópica: la GI puede ayudar a colocar una endoprótesis entre la vesícula biliar y el estómago/duodeno. Existe riesgo de hemorragia o filtración biliar.
   c. Litotricia seguida de extracción del drenaje: existen centros donde se están realizando procedimientos de litotricia electrohidráulica o con láser de los cálculos en la vesícula biliar, seguido de la extracción del drenaje. Los datos a largo plazo sobre este procedimiento son limitados.

Tasas de éxito

1. El umbral de éxito clínico de la colecistitis alitiásica y litiásica es del 65 % y el 75 %, respectivamente (4).
2. La tasa de éxito técnico de la utilización de una aguja de calibres 18 y 21 para el procedimiento debe ser superior al 95 % y al 80 %, respectivamente:
   a. La mayoría de los fallos técnicos en la realización de la CP están relacionados con la alta viscosidad de la bilis y no se deben a un fallo en el acceso a la vesícula biliar (4).

Complicaciones y tratamiento de las complicaciones

La mayoría de las complicaciones graves de la CP se producen en menos del 3 % de los pacientes. El umbral global sugerido para todas las complicaciones graves es del 5 % (4).

La mortalidad global a los 30 días de los pacientes en quienes se ha realizado una CP es del 15.4 %. Sin embargo, solo el 0.36 % de la mortalidad se atribuye al procedimiento en sí:

1. Sepsis: tratar como se ha descrito para el DBTP.
2. Hemorragia: manejar como se ha descrito para el DBTP.
3. Filtración biliar: si se debe a un desprendimiento del catéter, reinsertar el catéter. Si persiste, cambiarlo. Es esencial tomar medidas de cuidado inmediato para prevenir el desarrollo de peritonitis biliar.
4. Perforación de órganos adyacentes:
   a. Puede manifestarse como choque séptico.
   b. Obtener imágenes y manejarlas en consecuencia.
5. Neumotórax: manejar como se ha descrito anteriormente.
6. Bradicardia y reacciones vasovagales:
   a. Monitorizar estrechamente la presión arterial.
   b. Administrar líquidos intravenosos.
   c. Puede ser necesaria la administración intravenosa de 0.4 mg a 1 mg de atropina.
7. Problemas relacionados con el catéter: manejar como se ha descrito para el DBTP.

Referencias bibliográficas

1. Duan F, Cui L, Bai Y, et al. Comparison of efficacy and complications of endoscopic and percutaneous biliary drainage in malignant obstructive jaundice: a systematic review and meta-analysis. *Cancer Imaging*. 2017;17(1):1–7.
2. Patel IJ, Rahim S, Davidson JC, et al. Society of Interventional Radiology Consensus Guidelines for the Periprocedural Management of Thrombotic and Bleeding Risk in Patients Undergoing Percutaneous Image-Guided Interventions—Part II: Recommendations: Endorsed by the Canadian Association for Interventional Radiology and the Cardiovascular and Interventional Radiological Society of Europe. *J Vasc Interv Radiol.* 2019; 30(8):1168–1184.e1.
3. Venkatesan AM, Kundu S, Sacks D, et al. Practice guideline for adult antibiotic prophylaxis during vascular and interventional radiology procedures. *J Vasc Interv Radiol.* 2010;21(11):1611–1630.
4. Saad WE, Wallace MJ, Wojak JC, et al. Quality improvement guidelines for percutaneous transhepatic cholangiography, biliary drainage, and percutaneous cholecystostomy. *J Vasc Interv Radiol.* 2010;21(6):789–795.
5. Kiriyama S, Kozaka K, Takada T, et al. Tokyo Guidelines 2018: diagnostic criteria and severity grading of acute cholangitis (with videos). *J Hepatobiliary Pancreat Sci.* 2018;25(1):17–30.
6. Riaz A, Entezari P, Ganger D, et al. Percutaneous access of the modified Hutson loop for retrograde cholangiography, endoscopy, and biliary interventions. *J Vasc Interv Radiol.* 2020; 31(12):2113–2120.e1.
7. Zajko AB, Sheng R, Zetti GM, et al. Transhepatic balloon dilation of biliary strictures in liver transplant patients: a 10-year experience. *J Vasc Interv Radiol.* 1995;6(1):79–83.
8. Janssen JJ, van Delden OM, van Lienden KP, et al. Percutaneous balloon dilatation and long-term drainage as treatment of anastomotic and nonanastomotic benign biliary strictures. *Cardiovasc Intervent Radiol.* 2014;37(6):1559–1567.
9. van Boeckel PG, Vleggaar FP, Siersema PD. Plastic or metal stents for benign extrahepatic biliary strictures: a systematic review. *BMC Gastroenterology*. 2009;9:96.
10. Isayama H, Nakai Y, Kawakubo K, et al. Covered metallic stenting for malignant distal biliary obstruction: clinical results according to stent type. *J Hepatobiliary Pancreat Sci.* 2011;18(5):673–677.

53 Nefrostomía percutánea y colocación de endoprótesis ureteral anterógrada

Sirish A. Kishore, MD y Anne M. Covey, MD, FSIR

Introducción

Existen cuatro tipos de drenaje urinario percutáneo por catéter:

1. La nefrostomía percutánea (NPC) se refiere a un catéter de drenaje externo colocado a través de un acceso por el flanco, ubicado en la pelvis renal (fig. 53-1A).
2. Una endoprótesis nefroureteral o nefroureterostomía entra en el sistema colector a través de un acceso por el flanco (como una NPC) con un asa o rulo de autofijación en la pelvis renal, y se extiende hacia abajo por el uréter terminando en la vejiga, lo que permite tanto el drenaje interno como el externo (fig. 53-1B). Estos catéteres son menos propensos al desplazamiento que una NPC, especialmente en pacientes de talla grande.
3. Una endoprótesis ureteral «doble J» es un catéter interno que se extiende desde la pelvis renal hacia la vejiga y puede colocarse en pacientes capaces de llenar y vaciar la vejiga con normalidad (fig. 53-1C). Las endoprótesis disminuyen las limitaciones de estilo de vida de los pacientes asociadas a un dispositivo exteriorizado.
4. Los catéteres de NPC retrógrada se colocan a través de un estoma urinario (es decir, un conducto ileal). El asa de autofijación del catéter se coloca en la pelvis renal y el cono sale del estoma drenando directamente en una bolsa de ostomía (fig. 53-1D).

Indicaciones (1-4)

1. Uropatía obstructiva, incluida una obstrucción ureteral por causas yatrógenas, neoplásicas o inflamatorias, especialmente en caso de urosepsis/infección, insuficiencia renal aguda o dolor no tratable.
2. Derivación de la orina:
   a. Filtración (fuga) de la orina.
   b. Fístula vesicovaginal o colovesical.
   c. Cistitis hemorrágica.
3. Acceso para intervención percutánea:
   a. Nefrolitotomía percutánea.
   b. Biopsia tumoral, ablación o administración intracavitaria de medicamentos.
   c. Dilatación de una estenosis o recanalización ureteral (4,5).
   d. Endopielotomía.
   e. Extracción de cuerpo extraño (p. ej., endoprótesis ureteral no funcional).
   f. Oclusión/embolización ureteral para fístula urinaria resistente al tratamiento.
4. Localización preoperatoria del uréter.
5. Antes y después de una litotricia extracorpórea por ondas de choque.
6. Después de una intervención quirúrgica en el uréter, para mantener la permeabilidad durante la cicatrización.
7. Prueba de Whitaker.

Contraindicaciones

Absolutas

No existen contraindicaciones absolutas. El riesgo de intervención para la obstrucción urinaria debe sopesarse frente al riesgo de obstrucción urinaria no tratada (p. ej., sepsis, lesión renal, dolor).

Relativas

1. Coagulopatía incorregible: el riesgo de no realizar el drenaje se sopesa con el riesgo de hemorragia y pérdida renal. Los pacientes con uremia/azotemia graves tienen mayor riesgo de hemorragia.

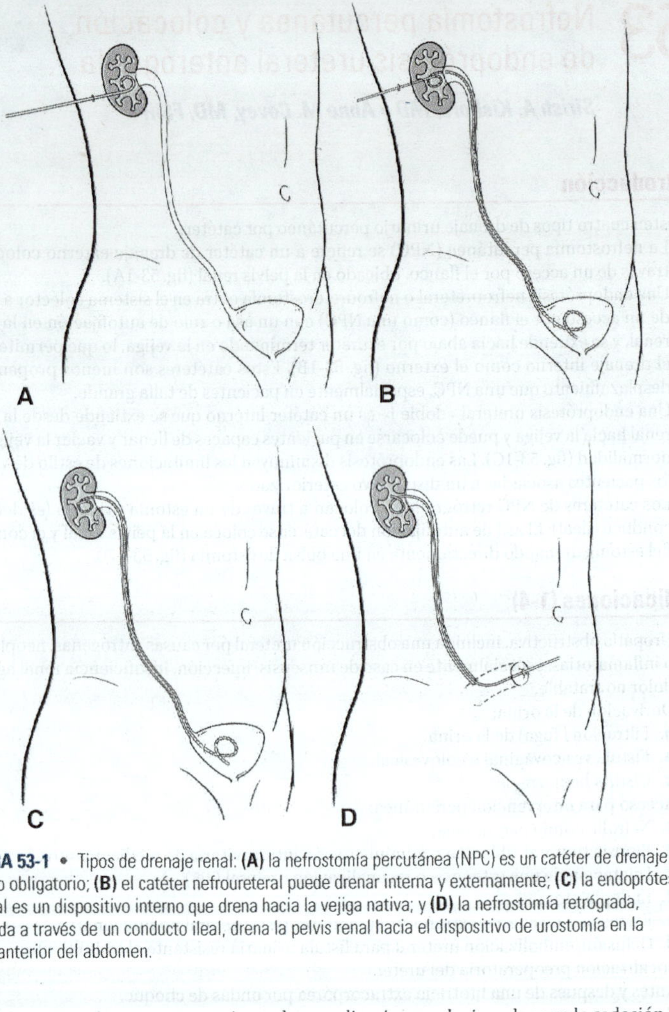

FIGURA 53-1 • Tipos de drenaje renal: **(A)** la nefrostomía percutánea (NPC) es un catéter de drenaje externo obligatorio; **(B)** el catéter nefroureteral puede drenar interna y externamente; **(C)** la endoprótesis ureteral es un dispositivo interno que drena hacia la vejiga nativa; y **(D)** la nefrostomía retrógrada, colocada a través de un conducto ileal, drena la pelvis renal hacia el dispositivo de urostomía en la pared anterior del abdomen.

2. Hiperpotasemia grave: mayor riesgo de complicaciones relacionadas con la sedación.

Específicas de las endoprótesis anterógradas ureterales

1. Obstrucción de la salida vesical no tratada.
2. Infección urinaria no tratada.
3. Vejiga espasmódica o sin distensibilidad; incontinencia urinaria.
4. Fístula vesical.
5. Vejiga no nativa (debido al alto riesgo de oclusión del catéter).
6. Futuro cambio de endoprótesis difícil (p. ej., tumor vesical extenso, anatomía uretral complicada, etc.)[a].

---

[a]Se recomienda la coordinación multidisciplinar con urología antes de la colocación de la endoprótesis ureteral para garantizar la posibilidad de futuros intercambios en pacientes que puedan requerir futuros intercambios de endoprótesis cistoscópicas.

Preparación previa al procedimiento

1. Antes del drenaje renal, es importante obtener *imágenes transversales* para evaluar la presencia de hidronefrosis, variantes anatómicas (duplicación, posición incorrecta, riñón en herradura), quistes, tumores, cálculos o urinoma perinéfrico. En ciertas ocasiones, una nefrografía con radiotrazadores puede ser útil para medir la función renal diferencial.
2. La educación del paciente debe incluir una descripción del procedimiento, los riesgos y complicaciones, los tratamientos alternativos, el mantenimiento del catéter y el plan a largo plazo, incluida la necesidad de intercambios rutinarios, y si el paciente es candidato a la internalización.
3. Las pruebas de laboratorio pertinentes incluyen pruebas de hematócrito (Hct), recuento de leucocitos, recuento de plaquetas, cociente internacional normalizado (INR, *international normalized ratio*) y creatinina (Cr).
4. La coagulopatía debe corregirse según las normas locales. Las normas de la Society of Interventional Radiology (SIR) de 2019 recomiendan un INR de < 1.5 a 1.8 y un recuento de plaquetas > 50 000/μL para nuevas colocaciones de catéteres (alto riesgo hemorrágico), y debe suspenderse la anticoagulación oral mediante una estrategia puente con heparina de bajo peso molecular HBPM si no puede suspenderse por completo la anticoagulación. Para el intercambio rutinario (bajo riesgo hemorrágico) se recomienda un INR < 2 a 3 y un recuento de plaquetas > 20 000/μL (6).
5. Si es pertinente para el caso, se realiza un análisis de orina, así como un cultivo y un antibiograma.
6. Ayuno total según las normas del hospital para que la sedación sea segura:
   a. Puede considerarse la interconsulta con anestesia para pacientes que tienen problemas con el decúbito prono o compromiso respiratorio que puede empeorar con dicha posición.
7. Establecer acceso intravenoso para la sedación y *profilaxis antibiótica previa al procedimiento*, si es necesario:
   a. La clasificación de acuerdo con el riesgo para determinar los antibióticos profilácticos apropiados reduce la tasa de complicaciones infecciosas, aunque la elección del antibiótico puede variar en función de los datos locales de cultivo y sensibilidad (7,8). No existe un antibiótico de primera línea consensuado en las normas actuales, aunque los regímenes consensuados aprobados (incluidas las directrices SIR de 2018) para la colocación de catéteres nuevos incluyen los siguientes:
      (1) 1-2 g de ceftriaxona intravenosa una vez antes de la colocación de la sonda.
      (2) 1.5-3 g de ampicilina/sulbactam por vía intravenosa +/− gentamicina en dosis de 5 mg/kg intravenosa.
      (3) Se recomienda la vancomicina en pacientes alérgicos a la penicilina.

      Los pacientes con catéteres permanentes y anastomosis ileoureterales pueden presentar una resistencia atípica o a múltiples medicamentos, por lo que la revisión de los cultivos puede guiar la profilaxis.

      Después del procedimiento no se administran antibióticos de rutina, pero puede justificarse su uso según los signos de infección.
8. Selección del catéter:
   a. Los aspectos que deben considerarse al elegir los catéteres para drenaje urinario son el material, el mecanismo de fijación, el tamaño y la forma. Los materiales de uso más frecuente son la silicona o el poliuretano recubierto hidrófilo o no hidrófilo. El recubrimiento hidrófilo facilita la colocación al reducir la fricción, pero puede favorecer la incrustación por su permeabilidad a las sales inorgánicas. La silicona es más suave y en general más cómoda para los pacientes, pero es menos resistente, por lo que requiere una pared más gruesa para tener la misma resistencia a la tensión que el poliuretano (8).
   b. El mecanismo de autofijación más común es el sistema Cope o «espiral de autorretención», que se forma traccionando de una sutura de monofilamento que se extiende por todo el catéter (fig. 53-2B). El mecanismo de bloqueo tipo Malecot o forma de tulipán está diseñado de forma que los bordes distales del catéter se ensanchen (fig. 53-2A). Esto ocupa menos espacio que un catéter con *coil* y es útil cuando la pelvis renal es muy pequeña o cuando la ocupa un cálculo coraliforme.

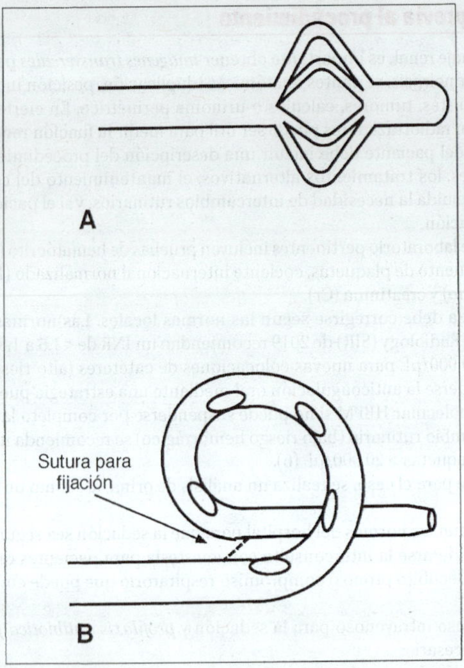

FIGURA 53-2 • Las dos formas básicas de los catéteres de drenaje con autorretención. **A:** tipo Malecot o en forma de tulipán. **B:** asa de autorretención de Cope.

c. En la mayoría de los casos, un catéter de 8 Fr es suficiente para el drenaje. En casos de pielonefrosis o hematuria con coágulos, los catéteres de 10 Fr o 12 Fr pueden disminuir la incidencia de oclusión.

Procedimiento

Nefrostomía percutánea

1. Posición del paciente: de ser posible, decúbito prono o decúbito oblicuo. Durante el embarazo, es posible que la paciente solo pueda tumbarse de lado.
2. Se usa fluoroscopia o ecografía para determinar un sitio de acceso adecuado que después se prepara y se cubre con campos quirúrgicos.
3. El *sitio de entrada de la piel* se encuentra a lo largo de la línea axilar homolateral posterior, de preferencia debajo de la 11.ª costilla para evitar entrar en el tórax. Un abordaje subcostal es más cómodo para los pacientes:
   a. Para evitar complicaciones hemorrágicas, la *trayectoria de la aguja hasta el riñón* debe seguir la «línea avascular de Brodel» (fig. 53-3). Este trayecto, normalmente de 30° a 45° con respecto a la superficie de la mesa (cuando el paciente está en decúbito prono), también debe evitar otras estructuras interpuestas como el hígado y el colon. Lo ideal es apuntar a un cáliz en la zona baja posterior.
   b. Si la NPC se realiza para tratar cálculos, la elección del cáliz de entrada es fundamental, ya que debe permitir el mejor acceso a estos.
   c. Una entrada posterior directa solo sirve para opacificar el sistema colector; este acceso no debe utilizarse para colocar un catéter, ya que es incómodo para el paciente y hace que se acode y funcione mal.

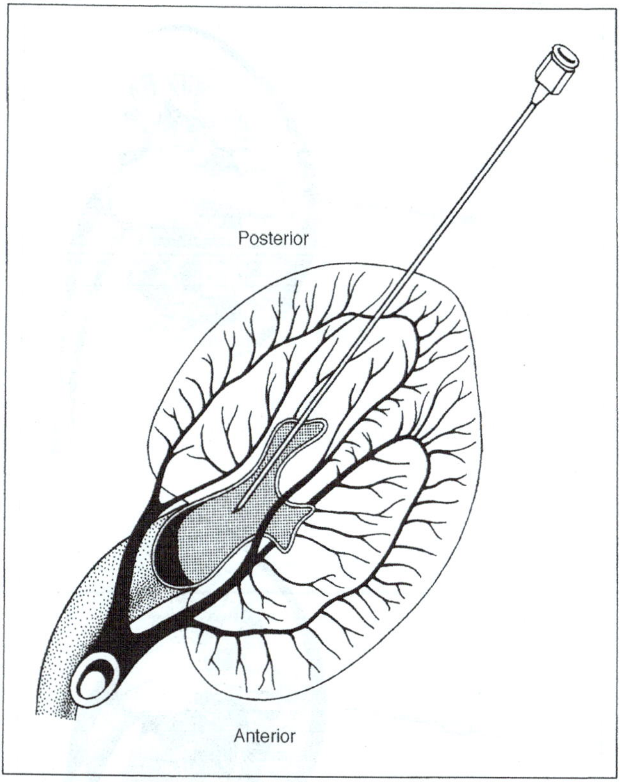

FIGURA 53-3 • Corte transversal de un riñón que muestra la trayectoria de la aguja por la línea avascular de Brodel y la relación de las divisiones anterior y posterior de la arteria renal con la pelvis renal y el infundíbulo. El plano de división arterial es el área menos vascularizada del riñón y normalmente es donde se realizan las punciones de nefrostomía para evitar dañar estructuras vasculares grandes. (Extraída de Castaneda-Zuniga WR, Tadavarthy SM. *Interventional Radiology.* 2nd ed. Wolters Kluwer; 1992:787).

   d. Debe evitarse la punción directa en la pelvis renal con el fin de colocar un catéter debido al riesgo de hemorragia.

4. Administrar anestesia local (lidocaína al 1 %) en el sitio de entrada de la piel elegido.
5. Realizar una pequeña incisión en la piel a través de la dermis para facilitar el paso del catéter.
6. Entre los sistemas de introducción utilizados habitualmente se incluyen los conjuntos Cope, Jeff o Neff (Cook, Bloomington, IN) y AccuStick® (Boston Scientific, Marlborough, MA), que permiten el acceso inicial con una aguja fina (calibre 21 o 22) y la posterior colocación de una guía metálica de 0.889 mm y 0.965 mm (0.035″ o 0.038″) con un introductor coaxial de 6 Fr:
   a. Durante una respiración suave, se avanza la aguja hacia el cáliz deseado mediante guía fluoroscópica o ecográfica (fig. 53-4A):
      (1) En caso de hidronefrosis, se prefiere la guía ecográfica.
      (2) La guía fluoroscópica es más adecuada cuando existen puntos de referencia radioopacos (p. ej., cálculos calcificados, grapas quirúrgicas, endoprótesis ureteral permanente, medio de contraste en el sistema colector renal).

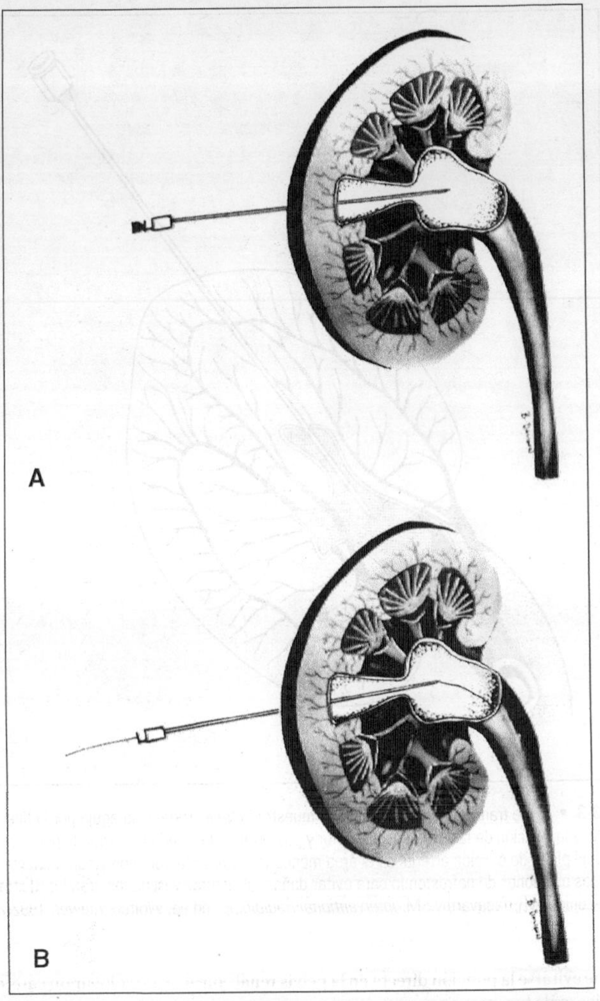

FIGURA 53-4 • Nefrostomía percutánea con un sistema de introducción de Cope. **A:** aguja de punta fina para punción calibre 22 de 15 cm de largo en la pelvis a través del cáliz del polo medio posterior. **B:** se introduce una guía de 0.457 mm (0.018") a través de la aguja para punción una vez retirado el mandril. (*Continúa*)

(3) En el caso de sistemas colectores no dilatados en pacientes con concentraciones normales o casi normales de creatinina, pueden inyectarse 50 mL a 100 mL de medio contraste intravenoso para opacificar el sistema colector renal.

(4) La guía por tomografía computarizada (TC) también puede utilizarse si existe una anatomía complicada (p. ej., obesidad mórbida, intestino interpuesto, sistema no dilatado) (9).

b. Cuando la aguja entra en el parénquima renal, la punta se moverá de manera sincrónica con el riñón. Al entrar en el sistema colector, se producirá una disminución brusca de la resistencia al avance de la aguja.

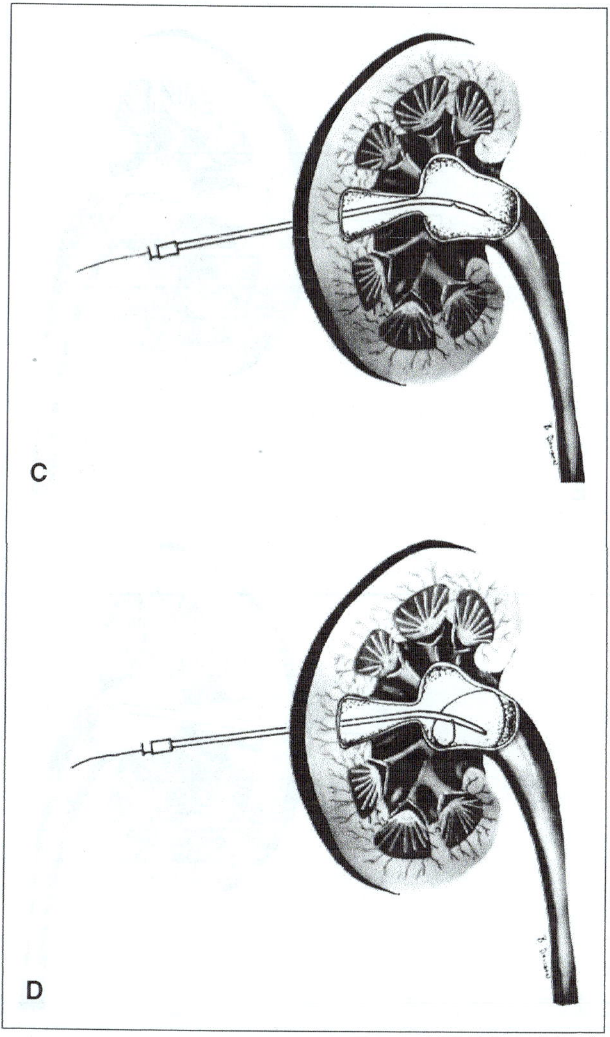

FIGURA 53-4 • (*Continuación*) **C:** se introduce sobre la guía de 0.457 mm (0.018") un dilatador de 6 Fr con una punta cónica y se retira la cánula metálica. **D:** se retira la guía de 0.457 mm (0.018") y se introduce una guía metálica estándar con punta en forma de «J» de 0.965 mm (0.038") a través del dilatador, la cual sale por el orificio lateral distal. (*Continúa*)

c. Retirar el mandril de la aguja. En caso de hidronefrosis, la orina drenará libremente. En caso contrario, debe retirarse lentamente la aguja mientras se aspira con una jeringa plástica llenada hasta la mitad con contraste en un tubo conector hasta que salga la orina.

d. Se inyecta una pequeña cantidad de contraste diluido para confirmar la posición de la aguja, y solo si no hay sospecha de infección, se opacifica el sistema colector. En caso de sospecha de infección, el sistema debe descomprimirse parcialmente antes de inyectar

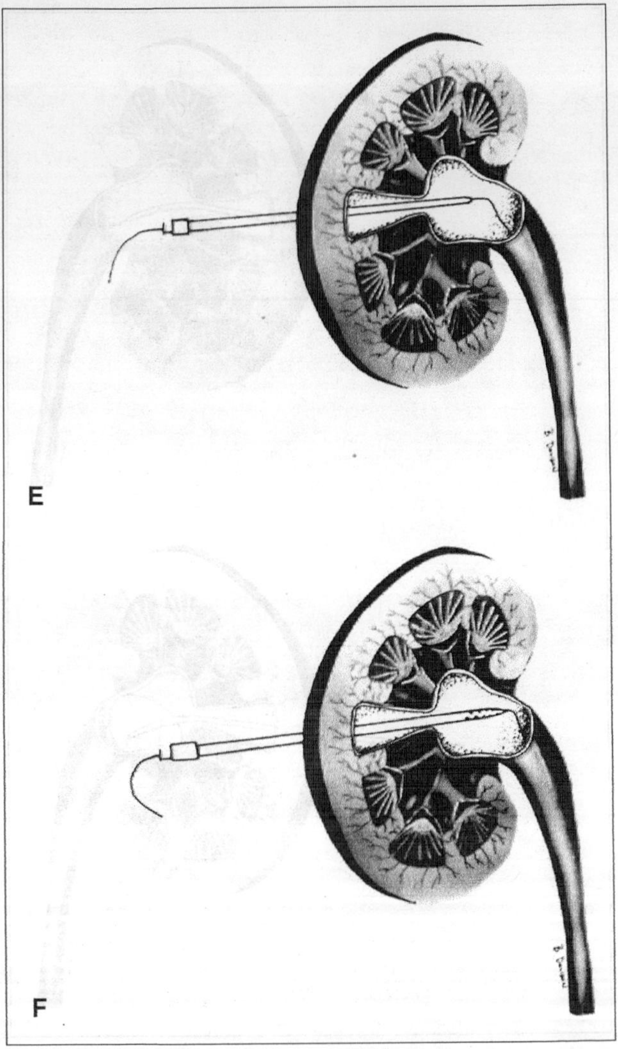

FIGURA 53-4 • (*Continuación*) **E:** se puede realizar una dilatación opcional del trayecto con un dilatador aponeurótico sobre la guía. **F:** se introduce un catéter de nefrostomía sobre la guía con una cánula rígida para dar apoyo mientras cruza el tejido blando subcutáneo. (*Continúa*)

el contraste para reducir al mínimo la translocación bacteriana por la distensión posterior del sistema colector. (9). Debe evitarse la descompresión total, ya que dificultará la entrada posterior si se pierde el acceso de manera involuntaria.

e. Si se realiza una punción central, el sistema colector puede opacificarse suavemente para visualizar un cáliz periférico adecuado para la punción con una segunda aguja.
f. Una vez logrado el acceso en el cáliz objetivo, la aguja se cambia sobre una guía de 0.457 mm (0.018″) por el introductor coaxial (fig. 53-4B,C) (*Nota*: los refuerzos metálicos

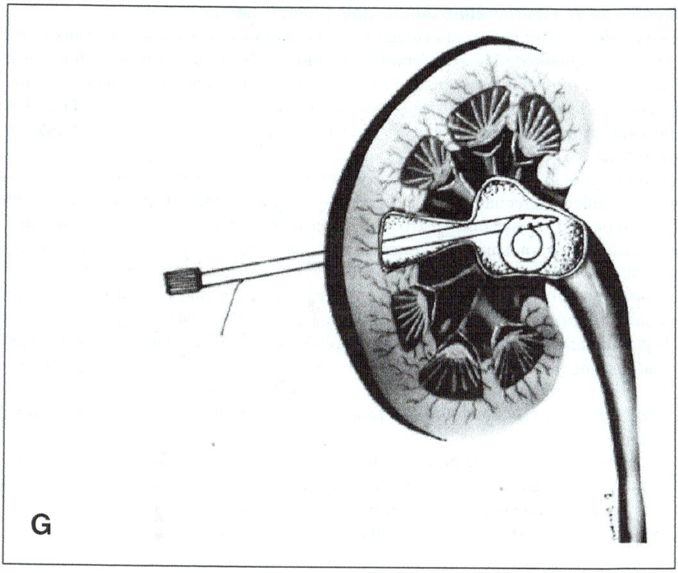

FIGURA 53-4 • (*Continuación*) **G:** catéter de NPC Cope con *pigtail* formado en la pelvis renal.

internos deben avanzarse solo hasta el punto de entrada del sistema colector para evitar la perforación accidental de la pelvis renal).

g. Se aspira la orina por el introductor de 6 Fr para cultivo o citología. Están en alto riesgo de cultivo positivo los sujetos con derivaciones urinarias, cistectomía, colocación reciente de catéter o endoprótesis, o signos clínicos de infección (9).
h. Se amplía la incisión en la piel con una pinza a una profundidad de casi 0.5 cm antes de introducir el catéter.

7. El introductor coaxial se cambia sobre una guía metálica de 0.889 mm o 0.965 mm (0.035" o 0.038") por un catéter de NPC (fig. 53-4D-G):
   a. La introducción de un catéter de NPC de 8 Fr o mayor puede ser más fácil con dilatadores de teflón.
   b. El refuerzo metálico de la NPC solo se usa para facilitar el acceso a través de los tejidos blandos extrarrenales y no se avanza más allá del parénquima renal. Si se dificulta pasar el catéter por los tejidos blandos, se usa un introductor pelable.
   c. Una vez que la punta del catéter esté totalmente dentro de la pelvis renal o el uréter proximal, se reforma la punta tipo *pigtail* dentro de la pelvis renal. Para esto, se retira el refuerzo metálico, se retrae parcialmente la guía metálica y se fija la punta aplicando una ligera tensión sobre la cuerda externa (fig. 53-4).
8. Retirar completamente la guía e inyectar medio de contraste para confirmar la posición del catéter.
9. Abrir el catéter a un drenaje externo, obtener una imagen para documentar la descompresión del sistema colector y confirmar el buen funcionamiento del catéter.
10. Fijar el catéter a la piel con un disco de retención o sutura. En pacientes con obesidad, considerar ambas formas de fijación del catéter, ya que la obesidad es un factor de riesgo de desprendimiento de las sondas de nefrostomía, probablemente debido al movimiento de la sonda con el panículo adiposo (10).
11. Colocar una bolsa de drenaje en el cono externo.

Colocación de una nefroureterostomía (endoprótesis nefroureteral)

1. Después de acceder al sistema colector renal como ya se mencionó, se avanza un catéter recto o angulado de 5 Fr, por ejemplo, un multipropósito o un Berenstein, hacia el uréter sobre la guía metálica. Se avanza el catéter sobre la guía, justo por encima del nivel de obstrucción. Se utiliza una pequeña cantidad de contraste diluido para opacificar el uréter y mejorar el ángulo de acceso a la obstrucción usando el intensificador de imágenes con una angulación oblicua óptima.
2. Se usa una guía metálica angulada de 0.889 mm (0.035") con recubrimiento hidrófilo para palpar el orificio estrechado. Puede requerirse una guía metálica rígida con recubrimiento hidrófilo para atravesar una obstrucción fibrosada. Se debe tener cuidado, ya que estas guías de baja fricción superficial pueden perforar el uréter. Si el uréter está perforado, es muy difícil cruzar la oclusión al mismo tiempo porque la guía sale repetidamente por la microperforación. Debe colocarse una NPC y realizar un segundo intento de cruzar la obstrucción después de dejar pasar de 2 a 4 semanas para que cicatrice la perforación.
3. Si la guía metálica no puede atravesar un uréter redundante o en forma de «S», se avanza un catéter angulado, como uno de Kumpe, a unos 5 mm por encima de la primera curva y después una guía metálica con punta flexible o angulado con recubrimiento hidrófilo a lo largo de la curva. Una espiración profunda también puede enderezar parcialmente el segmento redundante.
4. Una vez que se introduce la guía metálica en la vejiga, se avanza el catéter de nefroureterostomía sobre la guía varios centímetros dentro de la vejiga. Una vez retirada la guía, se formará el *coil* distal en la vejiga. Después, la guía se retira hacia el riñón y se forma el *coil* proximal en la pelvis renal aplicando una leve tensión en la cuerda externa.

Colocación de endoprótesis ureteral anterógrada

Las endoprótesis ureterales anterógradas se reservan para casos de vejiga nativa funcional. Lo normal es esperar al menos 1 semana después de colocar un tubo de nefrostomía antes de poner la endoprótesis para reducir el riesgo de coágulos o residuos que obstruyan la luz de esta. Es habitual esperar al menos una semana tras la colocación de un tubo de nefrostomía. Sin embargo, debe aplicarse criterio clínico y es posible que las endoprótesis deban colocarse antes. Si el paciente tiene una nefroureterostomía, puede realizarse una prueba de oclusión para evaluar si tolerará la internalización con una endoprótesis o tutor ureteral. Si las concentraciones de creatinina se mantienen estables y no hay filtración alrededor del catéter o fiebre con el catéter tapado por varios días, es muy probable que la endoprótesis ureteral permita un drenaje adecuado:

1. Si se realizó una nefroureterostomía, se debe introducir una guía metálica a través del catéter hacia la vejiga. Otra opción es obtener acceso a la vejiga como se describió en la nefroureterostomía.
2. La longitud del uréter puede medirse pasando una guía metálica recubierta con teflón por el catéter hacia la vejiga. Cuando la punta de la guía metálica está en la posición prevista de la «J» distal de la endoprótesis, se coloca una pinza en la guía metálica sobre la piel. Se retira la punta de la guía metálica hacia la posición prevista del asa proximal de la endoprótesis y se coloca otra pinza en la guía metálica sobre la superficie de la piel. La distancia entre las pinzas es la longitud deseada de la endoprótesis. Las endoprótesis se miden en centímetros (22-28 cm) según la distancia entre el *coil* o las curvas en «J» (fig. 53-5).
3. Enrollar una guía metálica Amplatz Super Stiff® (Boston Scientific/Medi-Tech Marlborough, MA) de 0.889 mm (0.035") en la vejiga. Preparar el catéter antes de colocar la guía rígida en la vejiga para reducir al mínimo el tiempo de permanencia de la guía en la vejiga, ya que esto puede causar molestias.
4. Colocar la endoprótesis sobre la guía metálica y avanzarla sobre esta por el uréter hasta la vejiga. Según el tipo de endoprótesis utilizada, puede estar previamente montada en un sistema de aplicación largo o requerir un «empujador» rígido montado sobre la guía metálica detrás de la endoprótesis (fig. 53-6A).
5. Cuando la punta de la endoprótesis está más allá de la unión ureterovesical, se retrae la guía metálica y el refuerzo flexible. El asa distal de la endoprótesis se enroscará si está libre en la vejiga. Si la endoprótesis se midió bien, se formará un asa proximal dentro de la pelvis renal cuando se retiran la guía metálica y el refuerzo (fig. 53-6B,C).

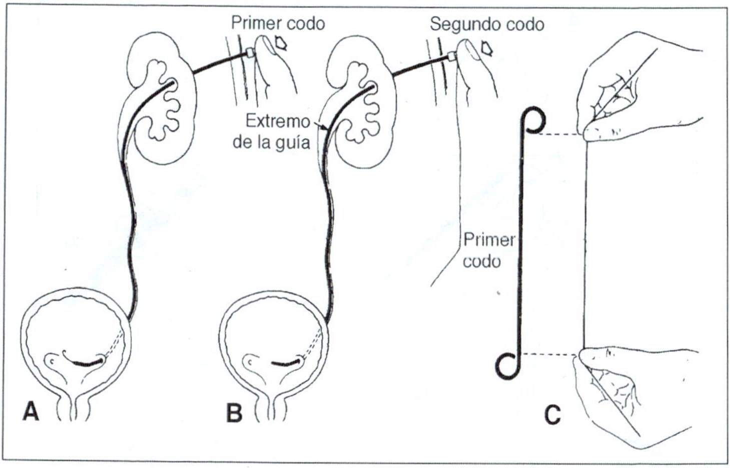

FIGURA 53-5 • Medición del uréter para determinar la longitud del catéter de la endoprótesis. **A:** la guía y el catéter se extienden más allá de la unión ureterovesical (UUV). Una vez que la guía se encuentra en la vejiga a 2 o 3 cm de la UUV, la parte en el flanco se dobla sobre el cono del catéter. **B:** se retira la guía hasta que la punta se encuentra en la pelvis renal aproximadamente 1 cm sobre la unión pieloureteral (UPU). Se realiza un segundo codo en la guía. **C:** la distancia entre ambos codos de la guía determinará la longitud del catéter entre las curvas tipo *pigtail*. (Reimpresa con permiso de Pollack HM. *Urografía clínica: An Atlas and Textbook of Urological Imaging.* Vol. 3. WB Saunders; 1990:2771).

6. Se recomienda dejar una nefrostomía hasta confirmar la permeabilidad de la endoprótesis (fig. 53-6D). En este caso, puede usarse un catéter de nefrostomía como «empujador» para avanzar la endoprótesis ureteral hacia su sitio. El asa de la nefrostomía se forma al lado del asa proximal de la endoprótesis ureteral. El tubo de nefrostomía puede taparse para realizar una prueba fisiológica, de manera que el drenaje sea interno a través de la endoprótesis. El tubo se fija a la piel del paciente de la forma habitual y se deja colocado durante al menos 24 h.
7. Las *estenosis muy estrechas o duras* dificultarán el paso de las endoprótesis ureterales blandas. La estenosis puede ensancharse introduciendo un dilatador de teflón de Van Andel (Cook, Inc., Bloomington, IN) sobre la guía, con un diámetro de 0.5 Fr a 1.0 Fr más grande que la endoprótesis que se va a colocar (normalmente 8-10 Fr) en el uréter. También puede realizarse una ureteroplastia con balón para dilatar la estenosis antes de colocar la endoprótesis. Otra opción es introducir una guía metálica hasta la vejiga, fijar la guía desde el acceso transuretral y exteriorizarla por la uretra. Controlando ambos extremos de la guía, puede introducirse una endoprótesis en dirección anterógrada. Estas *maniobras* pueden ser dolorosas, por lo que es necesario administrar sedación y analgesia de forma adecuada.
8. Si todavía no es posible introducir una endoprótesis, puede colocarse una nefrostomía. Un segundo intento de conversión a endoprótesis ureteral puede ser eficaz después de un período de drenaje externo. Las oclusiones de segmento corto pueden ser candidatas a procedimientos de recanalización en colaboración con urología (4,5).
9. Si la indicación es tratar una filtración ureteral, debe usarse una endoprótesis con orificios solo en la pelvis renal y la vejiga (en vez de a lo largo de todo el catéter).
10. Después de colocar la endoprótesis, cuando el paciente pasa la prueba fisiológica de una nefrostomía tapada (es decir, el nivel de creatinina es estable, el paciente es capaz de orinar y se mantiene asintomático sin dolor ni fiebre), puede retirarse la nefrostomía sobre una guía para evitar el desplazamiento inadvertido de la endoprótesis ureteral, con o sin

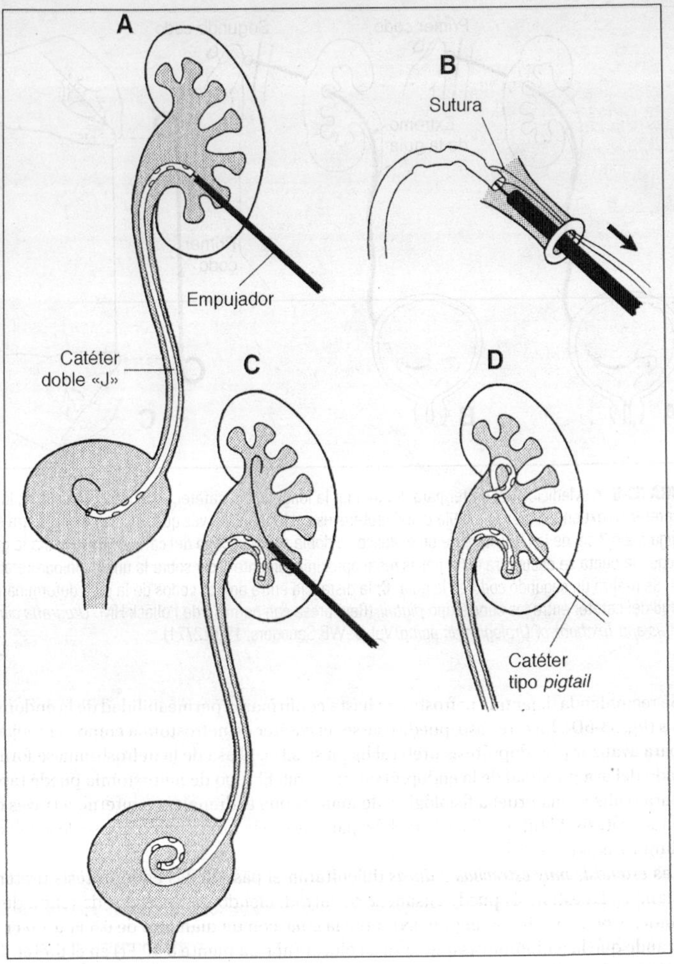

FIGURA 53-6 • Endoprótesis doble «J». **A:** avance de endoprótesis doble «J» sobre la guía más allá del sitio de obstrucción. **B:** primer plano del extremo proximal de una endoprótesis doble «J» de Silastic® con una sutura pasada a través de un orificio lateral para posicionamiento. **C:** con el extremo proximal de la endoprótesis mantenido en su sitio con el empujador, se retira la sutura y se libera el asa proximal. **D:** la endoprótesis hace un asa en el infundíbulo del polo inferior, y el empujador ha sido cambiado por un catéter *pigtail* para un drenaje externo temporal. (Extraída de Castaneda-Zuniga WR, Tadavarthy SM. *Interventional Radiology*. 2nd ed. Wolters Kluwer; 1992:881).

un estudio de contraste anterógrado para documentar la permeabilidad de la endoprótesis. Dado que el flujo de orina a través de la endoprótesis depende de la gravedad, el uso de una mesa para fluoroscopia basculante facilita la evaluación rápida de la endoprótesis:

a. Si se observa que el contraste atraviesa la endoprótesis y se acumula dentro de la vejiga, se retira el tubo de nefrostomía sobre una guía metálica mediante fluoroscopia para garantizar que el asa proximal de la endoprótesis ureteral no se desplace al retirar el tubo de NPC.

b. Si el medio de contraste no pasa a la vejiga, debe solicitarse al paciente que vacíe la vejiga completamente o, si no es posible, se coloca una sonda de Foley y se vuelve a realizar la inyección anterógrada por el tubo de NPC. Una causa de mal funcionamiento de la endoprótesis es una presión elevada en una vejiga que no puede vaciarse de manera completa.

Nefrostomía retrógrada

Cuando existe un conducto ileal después de una cistectomía, la nefrostomía retrógrada es el sistema de drenaje urinario preferido (fig. 53-1D):

1. El acceso anterógrado al riñón se logra igual que cuando se pone una NPC.
2. Se introducen un catéter angulado y una guía hidrófila en el conducto a través de la obstrucción.
3. Con el paciente en decúbito lateral, se prepara el sitio de la urostomía. El catéter y la guía se dirigen fuera de la ostomía (esto requiere un segundo operador).
4. A continuación, se avanza una guía rígida en dirección retrógrada desde el extremo del catéter (que sale por el estoma) hasta el cono (en el flanco) y se retira el catéter angulado.
5. Se avanza un catéter de nefrostomía retrógrado (40-50 cm de longitud) sobre la guía a través del estoma hasta que el asa de autofijación se encuentre en la pelvis renal.
6. Puede introducirse un catéter anterógrado de «seguridad» por el extremo flexible de la guía (por el flanco) hasta el riñón antes de retirar la guía para mantener el acceso anterógrado.
7. Se retira la guía y se colocan los mecanismos de autofijación del catéter o catéteres.
8. Se inyecta medio de contraste en cualquiera de los catéteres para confirmar un drenaje adecuado a través del catéter retrógrado hacia la urostomía.
9. Si se ha dejado colocado un catéter anterógrado, puede taparse y retirarse en el primer recambio eficaz del catéter retrógrado en un período de 1 a 3 meses. Dado que los conductos son de tamaño y tortuosidad variables, puede ser complicado cambiar el catéter retrógrado y quizá sea necesario revertir el acceso anterógrado (NPC).

Retirada o recambio de una NPC o una nefroureterostomía

1. Se obtiene una imagen de exploración con y sin inyección de medio contraste. El cono y el mecanismo de autofijación se cortan del tubo con tijeras. Esto permite que la sutura de autofijación quede libre cuando se desenrolla el asa. Algunos médicos toman la sutura con pinzas de mosquito (pinzas de Halsted) para evitar que se haga un nudo dentro del catéter.
2. Se utiliza una guía (con un cuerpo distal firme) para deshacer el asa de fijación y mantener el acceso a la pelvis renal o la vejiga, si va a realizarse un reemplazo. El catéter de reemplazo puede introducirse sobre la guía hasta la pelvis renal o la vejiga.
3. Se retira el tubo de nefrostomía sobre una guía:
   a. Es más cómodo para el paciente.
   b. Ayuda a evitar que el tubo de NPC se enganche y arrastre consigo una endoprótesis ureteral, si es que está colocada.
   c. Mantiene el acceso al sistema colector en situaciones en las que se sospecha una hemorragia en el trayecto.

Recambio de endoprótesis ureterales

1. En general, el recambio suele realizarse por cistoscopia, especialmente en los hombres, ya que puede perderse el acceso al uréter cuando la endoprótesis se tracciona a través de la uretra peneana.
2. En las mujeres, puede colocarse un introductor corto en la uretra y hacer avanzar un asa (p. ej., Gooseneck®) a través de este y utilizarlo para asir el catéter *pigtail* distal de la endoprótesis ureteral:
   a. La endoprótesis se tracciona a través del introductor teniendo la precaución de garantizar un acceso al uréter y de mantenerlo con la parte proximal de la endoprótesis.
   b. Se introduce una guía rígida (p. ej., Amplatz®) por la endoprótesis hasta el sistema colector renal.

c. La endoprótesis se retira y recambia por un catéter de 5 Fr. Se inyecta medio de contraste diluido en el catéter para evaluar la presencia de hidronefrosis (que sugeriría un mal funcionamiento de la endoprótesis).
d. El catéter se recambia sobre una guía rígida por una endoprótesis que se hace avanzar hasta la pelvis renal. La guía se retira para permitir que se forme el *coil* tipo *pigtail* en la pelvis renal.
e. Se utiliza un «empujador» para introducir el extremo de la endoprótesis por la uretra mientras se retira la guía, lo que permite que se forme el *coil* tipo *pigtail* distal en la vejiga. A continuación, puede retirarse el introductor de la uretra.

Manejo posterior al procedimiento

1. Para la colocación de nuevos catéteres o recambios de catéter con sedación, reposo en cama y monitorización de constantes vitales cada 15 min o 30 min durante 2 h a 4 h.
2. Si el drenaje se realizó para aliviar la obstrucción, puede haber una diuresis profusa postobstructiva. La monitorización de la diuresis permite el reemplazo intravenoso del volumen.
3. Si la NPC tiene fines de descompresión, se continúa el drenaje externo hasta que se restablece el flujo anterógrado. Si la NPC tiene el fin de proporcionar un trayecto para la posterior extracción de cálculos y no hay obstrucción, el catéter puede taparse hasta el procedimiento de extracción de cálculos.
4. Reanudar la dieta previa al procedimiento.
5. Continuar con antibióticos solo si hay signos de infección.
6. Tratar el dolor y la fiebre de forma sintomática.
7. Si el coágulo o coágulos de sangre obstruyen el catéter e impiden un buen drenaje, se realiza un lavado con 5 mL a 10 mL de solución salina normal bacteriostática cada 4 h a 8 h.
8. Puede observarse orina teñida de sangre hasta después de 48 h:
   a. Si persiste una hematuria importante, puede realizarse un estudio del trayecto.
   b. Si los valores de Hct descienden sin hematuria importante, se debe comprobar si hay hemorragia retroperitoneal.
   c. La hemorragia pericatéter puede ser un signo de lesión arterial.
9. Tras la nefroureterostomía o la colocación de una endoprótesis anterógrada, los pacientes pueden experimentar irritación vesical y polaquiuria durante unos días. En la mayoría de los casos se resuelve, pero si persiste y limita el estilo de vida, puede ser una indicación de NPC.
10. Los catéteres de NPC y nefroureterostomía se cambian habitualmente cada 3 meses (o con mayor frecuencia según sea necesario) para evitar la obstrucción por incrustaciones y residuos. En general, en este recambio no es necesaria la sedación intravenosa, o solo una pequeña cantidad. Las endoprótesis ureterales anterógradas se cambian cada 3 a 6 meses.
11. Los pacientes con oclusiones frecuentes del catéter pueden beneficiarse del lavado con solución salina normal (10 mL dos veces al día).
12. El uso de profilaxis antibiótica para el recambio rutinario de catéteres sigue siendo tema de debate.

Resultados

1. La colocación de un tubo de NPC, especialmente en sistemas colectores dilatados, es muy satisfactoria (95-100 %).
2. La permeabilidad global de una endoprótesis ureteral es del 80 %, y la mayoría de los fracasos se producen a los 2 meses de haberse colocado:
   a. La vida de la endoprótesis puede optimizarse mediante:
      (1) Aumento del flujo de orina animando a los pacientes a mantenerse bien hidratados.
      (2) Administración de antibióticos profilácticos en el momento de la colocación de la endoprótesis.
      (3) Evitar la colocación de endoprótesis en sistemas colectores con presencia de sangre o infección.

Complicaciones y tratamiento (1-4)

Mayores: 4.0 %

1. Hemorragia masiva que requiere cirugía o embolización transcatéter: 1 % a 3.6 %:
   a. En ocasiones infrecuentes pueden requerirse una angiografía y embolización.
   b. Si no se observa un vaso responsable, la NPC debe retirarse sobre una guía, así como debe repetirse la arteriografía renal para visualizar cualquier vaso con hemorragia o anómalo que el catéter pueda ocultar o tapar. Inmediatamente después de la angiografía, la NPC se vuelve a insertar rápidamente para taponar la hemorragia.
2. Sepsis: 1 % a 2 %.
3. Neumotórax: < 1 %.
4. Muerte por hemorragia: < 0.2 %.
5. Peritonitis: infrecuente.

Menores: 15 %, normalmente sin secuelas

1. Hematuria macroscópica: muy frecuente, desaparece en 12 h a 24 h.
2. Dolor: frecuente; suele tratarse con paracetamol, pero en ocasiones es necesario administrar opioides a corto plazo.
3. Extravasación de orina: < 2.0 %.
4. Hemorragia perirrenal: infrecuente.
5. Infección urinaria: entre el 1.4 % y el 21 % (45 % de los pacientes con cálculos de estruvita) desarrollarán signos de infección tras la colocación del tubo de NPC:
   a. Los escalofríos posteriores al procedimiento pueden responder a la meperidina a dosis de 25 mg a 50 mg por vía intravenosa.
6. Problemas relacionados con el catéter:
   a. Desprendimiento: 1 % en los primeros días después del procedimiento; 2 % al final del primer mes; y hasta el 11 % a 30 % con un seguimiento más prolongado:
      (1) Si el catéter ha estado colocado durante al menos varias semanas, normalmente puede volver a colocarse otro catéter en el trayecto existente si se opacifica con un dilatador de 5 Fr insertado en el sitio de entrada de la piel. A continuación, puede utilizarse una guía hidrófila angulada de 0.889 mm (0.035") (Terumo Corp, Tokio, Japón) a través del dilatador hasta el sistema colector renal.
      (2) Cuando se produce un desplazamiento antes de que pueda formarse un trayecto, puede ser necesaria una nueva punción.
   b. La oclusión del catéter se produce en el 1 % de los pacientes, por lo cual es necesario cambiarlos. Los catéteres de NPC colocadas para aliviar la hidronefrosis durante el embarazo parecen especialmente susceptibles a la obstrucción por material arenoso.
   c. Incrustación del tubo que no permite desenroscar el asa durante el intento de retirarlo:
      (1) Si el tubo se incrusta por estar inmerso en orina infectada o porque ha permanecido demasiado tiempo, es posible que el asa no pueda abrirse cuando se introduzca una guía dentro de la luz (fig. 53-7).
      (2) El cono y el mecanismo de autofijación se cortan en el extremo del tubo y se coloca una sutura de seda 2-0 en el extremo cortado del tubo permanente y se fija.
      (3) El hilo se pasa por la luz de la parte exterior de un introductor pelable del mismo tamaño o 1 Fr más grande que el tubo de nefrostomía obstruido.
      (4) Se introduce una guía metálica de 0.889 mm (0.035") por el tubo de nefrostomía permanente y se enrolla en el sistema colector renal. Aplicando tracción sobre el hilo, se avanza el introductor sobre el tubo permanente hasta llegar al sistema colector renal. A continuación, el asa puede enderezarse contra el introductor pelable de teflón y retirarse.
      (5) Puede colocarse un nuevo tubo a través de la luz del introductor pelable que tiene la punta dentro del sistema colector renal. Si este introductor se desplaza mientras se retira el tubo, la guía metálica debe permanecer en su sitio para permitir la colocación de un tubo de nefrostomía de reemplazo.
      (6) Una nefroureterostomía o una endoprótesis ureteral que no pueda retirarse con una tracción razonable, sobre todo si lleva más de 6 meses colocada, puede incrustarse. El uso de una fuerza excesiva puede causar la fractura del catéter o provocar una lesión o avulsión ureteral.

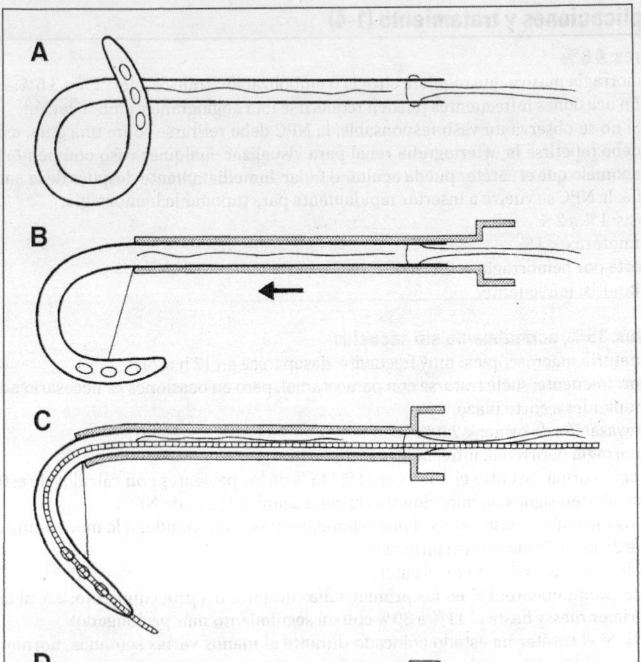

FIGURA 53-7 • Diagrama que ilustra la retirada de un catéter Cope obstruido. **A:** la incrustación con sales urinarias produjo la fijación del hilo que endereza el asa del catéter. Se ha cortado el cono del catéter y se pasó una sutura de seda por su extremo romo. **B:** la sutura de seda se pasó por la luz del introductor pelable, que después se avanzó sobre el catéter Cope haciendo que el borde del introductor libere el hilo y enderezca el asa. **C:** una vez enderezada el asa, se pasa una guía metálica de 0.889 mm (0.035") por la luz del asa hacia el sistema colector. **D:** mientras la guía metálica se mantiene en posición, el catéter se retira a través del introductor pelable. (Extraída de Castaneda-Zuniga WR, Tadavarthy SM. *Interventional Radiology*. 2nd ed. Wolters Kluwer; 1992:838).

Complicaciones específicas de la colocación de una endoprótesis anterógrada ureteral

1. Migración de la endoprótesis debido a una posición o tamaño inadecuados.
2. Oclusión de la endoprótesis, casi siempre por un coágulo, pero también se ha descrito una obstrucción ureteral pasajera por edema mucoso grave.
3. Irritación en la vejiga y aumento anómalo en el número de micciones que se resuelven con los días. Los medicamentos que disminuyen el espasmo muscular vesical pueden brindar alivio; sin embargo, en ocasiones puede persistir una irritación y malestar intensos, por lo cual es necesario retirar la endoprótesis y colocar una NPC.

Referencias bibliográficas

1. ACR-SIR-SPR Practice parameter for the performance of percutaneous nephrostomy; 2016. www.sirweb.org/practice-resources/clinical-practice/guidelines-and-statements
2. Scheidt MJ, Hohenwalter EJ, Pinchot JW, et al. ACR appropriateness criteria radiologic management of urinary tract obstruction. *J Am Coll Radiol.* 2020;17(5S):S281–S292.
3. Thornton RH, Covey AM. Urinary drainage procedures in interventional radiology. *Tech Vasc Interv Radiol.* 2016;19(3):170–81.
4. Herr A, Malhotra A, White M, et al. *Ureteral Interventions. Tech Vasc Interv Radiol.* 2016;19(3):182–93.
5. Lopez Zarraga F, Maynar FJ, Bastida R, et al. Percutaneous transrenal-ureteral connection: a new rendezvous modification. *J Vasc Interv Radiol.* 2018;29(9):1336–1338.
6. Patel IJ, Rahim S, Davidson JC, et al. Society of interventional radiology consensus guidelines for the periprocedural management of thrombotic and bleeding risk in patients undergoing percutaneous image-guided interventions—Part II: recommendations. *J Vasc Interv Radiol.* 2019;30(8):1168–1184.
7. Chebab MA, Thakor A, Tulin-Silver S, et al. Adult and Pediatric Antibiotic Prophylaxis during Vascular and IR Procedures: A Society of Interventional Radiology Practice Parameter Update Endorsed by the Cardiovascular and Interventional Radiological Society of Europe and the Canadian Association for Interventional Radiology. *J Vasc Interv Radiol.* 2018;29(11):1483–1501.
8. Batura D, Rao GG. A systematic review of the clinical significance of nephrostomy urine cultures. *World J Urol.* 2020;38(1):45–55.
9. Brandt MP, Lehnert T, Czilwik T, et al. CT-guided nephrostomy—an expedient tool for complex clinical scenarios. *Eur J Radiol.* 2019;110:142–147.
10. Bayne D, Taylor ER, Hampson L, et al. Determinants of nephrostomy tube dislodgement after percutaneous nephrolithotomy. *J Endourol.* 2015;29(3):289–92.

54 Drenaje y esclerosis de linfoceles y quistes

Parag Amin, MD, Danny Cheng, MD y Thuong G. Van Ha, MD

Introducción

En 1846, el médico anatomista británico Sir Benjamin C. Brodie describió, con cautela, la aspiración paliativa con aguja de «líquido acuoso» de lesiones quísticas que creía que eran lo que hoy se conoce como quistes hepáticos (1). Las lesiones quísticas son frecuentes en las imágenes transversales y su etiología puede ser congénita o adquirida. Mientras que los quistes congénitos pueden producirse prácticamente en cualquier órgano sólido (p. ej., hígado, páncreas, riñón y ovario), las lesiones quísticas adquiridas, como linfoceles, hematomas licuados, seromas, urinomas y bilomas, suelen aparecer tras una intervención quirúrgica, traumatismo o infección en el lugar del acontecimiento desencadenante o cerca de este. Desde el punto de vista histológico, existen dos grandes categorías: (a) quistes verdaderos, que están revestidos por epitelio, o (b) seudoquistes, revestidos por tejido fibroso o de granulación sin epitelio. Pueden ser sintomáticos si son de gran tamaño o se complican con hemorragia o infección. La aspiración percutánea con aguja, así como el drenaje con catéter con o sin escleroterapia, son opciones de tratamiento viables en una variedad de localizaciones anatómicas tanto en pacientes adultos como pediátricos (2-5).

La aspiración percutánea puede ser tanto diagnóstica como terapéutica. En el caso de un quiste de gran volumen, el drenaje con catéter suele ser más eficaz y puede dejarse colocado como drenaje permanente en caso de reacumulación de líquido. Aunque en ocasiones puede lograrse la obliteración del quiste solo mediante drenaje permanente, la escleroterapia es una opción segura y eficaz, sobre todo si el quiste reaparece tras la aspiración o el drenaje (6,7).

Los esclerosantes incluyen povidona yodada, tetraciclina/doxiciclina, bleomicina, cianoacrilato, tetradecil sulfato de sodio, solución salina hipertónica y sellador a base de fibrina (p. ej., TISSEEL® [Baxter Healthcare, Westlake Village, CA]). Aunque no existe consenso sobre el esclerosante de elección, el etanol es fácil de conseguir, barato y bien tolerado (2). Más recientemente, el tratamiento de los linfoceles también incluye dos técnicas de embolización linfática (8,9) (*v.* cap. 48).

Indicaciones

1. Dolor o malestar: referido o localizado.
2. Infección secundaria.
3. Secuelas funcionales del efecto de masa:
   a. Quistes renales-hematuria, compresión del sistema colector, hipertensión (2).
   b. Linfoceles: edema en las piernas, tromboflebitis, disfunción en un trasplante renal (7).
   c. Quistes hepáticos/peribiliares, renales, esplénicos-biliares (ictericia/colestasis) u obstrucción intestinal (estreñimiento/saciedad temprana).

Contraindicaciones

Absolutas

1. Comunicación con estructuras vitales como vasos sanguíneos, sistema biliar, conducto pancreático o sistema colector renal.
2. Comunicación con la cavidad peritoneal o retroperitoneo (especialmente en casos de cirugía previa).
3. Ausencia de un margen seguro para el acceso percutáneo.

Relativas

1. Coagulopatía.
2. Paciente que no cumple (en especial si va a dejarse un drenaje durante un tratamiento de múltiples sesiones).

Preparación previa al procedimiento

1. Evaluación de síntomas y pruebas de laboratorio, con su correlación con las imágenes:
   a. ¿Se correlacionan los síntomas del paciente (saciedad temprana, frecuencia urinaria, dolor, etc.) con el lugar de una lesión quística conocida?
   b. ¿Se correlacionan las anomalías de laboratorio (hiperbilirrubinemia, creatinina sérica elevada, etc.) con el lugar de una lesión quística conocida?
2. Imágenes:
   a. Ecografía, tomografía computarizada (TC) o resonancia magnética (RM) para caracterizar la lesión (simple frente a compleja, nodularidad en los tejidos blandos que sugiera malignidad, vascularidad). Si la lesión es grande o no se observa en la ecografía, obtener una TC o una RM para caracterizar completamente su extensión y estructura interna.
   b. Evaluar la seguridad y la posibilidad del acceso percutáneo, las estructuras vitales adyacentes y elegir el modo de guía por imagen. Dado que la mayoría de las lesiones quísticas sintomáticas son grandes y están llenas de líquido, puede accederse fácilmente a la mayoría de estas mediante ecografía.
   c. Si se sospecha una neoplasia quística o necrótica, debe reconsiderarse el procedimiento de drenaje y no realizar esclerosis. El drenaje de colecciones quísticas de tumores se realiza en ocasiones con fines paliativos, pero *no debe considerarse la esclerosis dado el riesgo y la probable comunicación con estructuras vitales adyacentes.*
3. Definición de las expectativas clínicas:
   a. Aclarar y comunicar el plan de tratamiento a los médicos que derivan al paciente y al paciente. A menudo, se requieren varias sesiones y debe hacerse hincapié en la necesidad de cooperación del paciente (p. ej., cambios de posición corporal tras la inyección de un esclerosante).

b. Debe informarse al paciente de que puede tener un catéter de drenaje durante el curso del tratamiento, para el que deben registrarse los débitos diarios.

4. Preparación para una radiología intervencionista (RI) sistemática:
   a. Valores basales de laboratorio: estado de coagulación (tiempo de tromboplastina parcial [TTP], tiempo de protrombina [TP]/cociente internacional normalizado [INR, *international normalized ratio*], recuento de plaquetas), recuento de leucocitos (¿tiene el paciente alguna infección en la actualidad?). Es necesario corregir la coagulopatía o la trombocitopenia antes del drenaje.
   b. Excepto para el tratamiento con ácido acetilsalicílico, debe suspenderse la anticoagulación antes del procedimiento. La mayoría de los procedimientos de drenaje de quistes conllevan un riesgo de hemorragia de bajo (lesiones superficiales) a moderado.
   c. Si va a utilizarse TISSEEL®, los riesgos, casi inexistentes, de reacciones alérgicas leves y graves, así como el riesgo teórico de transmisión viral, deben discutirse con el paciente antes del procedimiento.

Procedimiento

Diagnóstico

1. Puede realizarse una aspiración o drenaje inicial al insertar la aguja sin colocar el catéter (si el acceso es sencillo) o colocándolo (si el acceso es complejo) para obtener líquido que se envía a pruebas de laboratorio (hemograma completo, creatinina en líquido/nitrógeno ureico en sangre, triglicéridos, linfocitos, citología y tinción o cultivo de Gram).
2. En caso de urinomas, puede ser necesaria una aspiración o drenaje para controlar los síntomas o evitar una sobreinfección. No deben contener linfocitos o triglicéridos, pero sí presentar concentraciones de creatinina superiores a las del suero y equivalentes a las de la orina. Los urinomas no se esclerosan; debe solucionarse la filtración subyacente para tratar acumulaciones resistentes.
3. Después de una operación, se pueden observar seromas y linfoceles en los cuales no solo es necesaria una aspiración o drenaje, sino que las colecciones recidivantes pueden necesitar esclerosis. Los seromas no deben contener linfocitos o triglicéridos, mientras que los linfoceles contienen linfocitos y posiblemente triglicéridos (y quilomicrones).
4. Las acumulaciones con sospecha de infección deben aspirarse o drenarse teniendo en cuenta una terapia antimicrobiana. En ciertas circunstancias se ha realizado una esclerosis, como en la hidatidosis (10).

Aspiración y drenaje

1. El drenaje o la escleroterapia de quistes pueden realizarse de manera ambulatoria, ya sea con un tratamiento de una o varias sesiones. El tratamiento de colecciones infectadas (como en la equinococosis) debe realizarse con el paciente hospitalizado solo para una monitorización prolongada.
2. Vale la pena intentar la aspiración o el drenaje inicial de una lesión quística sintomática sin esclerosis hasta que se haya establecido la presencia de un quiste recidivante o la recidiva de los signos o los síntomas.
3. Puede utilizarse la técnica de Seldinger o de trocar directa, dependiendo de la comodidad del cirujano, así como del tamaño y la localización de la lesión.
4. En general, se prefiere la guía ecográfica (en especial en lesiones superficiales claramente visualizadas). Una TC sirve para lesiones difíciles de visualizar con la ecografía.
5. Cuando se establece una ventana percutánea segura para la lesión, puede realizarse el acceso inicial con un sistema de micropunción coaxial o una aguja-trocar calibre 18.
6. Si se considera necesario un catéter de drenaje, por ejemplo, para colecciones mayores, o si se intenta un drenaje aspirativo prolongado, puede colocarse uno multipropósito de 8 Fr a 12 Fr.
7. Un drenaje persistente (o la recidiva de quistes y síntomas después de retirar el drenaje) justifica la escleroterapia. Se recomiendan las imágenes transversales con TC o ecografía antes de la terapia para reevaluar las características y la accesibilidad de los quistes.

Escleroterapia

1. Antes de la escleroterapia, se realiza una quistografía para garantizar que el quiste sea independiente:
   a. Una vez confirmado, se puede proceder a la escleroterapia. Generalmente se requieren múltiples sesiones de escleroterapia.
2. Detalles del procedimiento:
   a. Povidona yodada: el volumen de povidona yodada al 10 % instilado equivale a la mitad del volumen de líquido aspirado, sin superar los 100 mL. A continuación, se tapa el catéter durante 2 h y se rota al paciente 360°, pasando 15 min en cada posición (es decir, decúbito supino, decúbito lateral derecho, decúbito prono, decúbito lateral izquierdo). A continuación, se conecta el catéter a un drenaje por gravedad (7).
   b. Etanol deshidratado (95-99 %): los detalles del procedimiento son similares a los de la povidona yodada. La cantidad instilada es igual a la mitad del volumen de líquido aspirado, con un máximo de 100 mL para evitar la toxicidad del etanol. El catéter se tapa y se rota al paciente 360°, pasando aproximadamente de 5 min a 10 min en cada posición. El etanol debe aspirarse completamente antes de retirar el catéter. Si se encuentra dolor durante la inyección, pueden instilarse de 10 mL a 15 mL de lidocaína al 1 % en la cavidad del quiste (2,7).
   c. Doxiciclina: se reconstituyen 500 mg de doxiciclina en polvo en 20 mL de solución salina normal y 5 mL de lidocaína al 1 %. La mezcla se inyecta en la cavidad del quiste y se tapa el tubo durante 1 h a 2 h. Debe rotarse al paciente para permitir el contacto con toda la pared del quiste. A continuación, debe aspirarse el esclerosante (7,9).
   d. Sellador de fibrina (TISSEEL® VH; 5 mL, equipo de dos componentes): el quiste debe aspirarse por completo para maximizar el contacto con la pared. Puede utilizarse un catéter venoso central de tres luces de 7 Fr (AK15703; Teleflex Arrow, Wayne, PA) para administrar el sellador de fibrina. Un catéter de dos luces será suficiente, pero uno de una sola luz no es compatible porque los fármacos se polimerizarán en el catéter durante la administración. El sellador de fibrina se prepara según las recomendaciones del fabricante. Las dos jeringas se calientan a una temperatura de 37 °C y las soluciones se inyectan simultáneamente a través de luces separadas del catéter para un total de 10 mL. Pueden añadirse 80 mg de gentamicina a una de las jeringas, pero no hay evidencia de que esto disminuya la tasa de infección posterior al procedimiento. Se retira el catéter y se manipula manualmente el sitio para limitar las filtraciones y aumentar al máximo el contacto con la superficie. El tratamiento con TISSEEL® puede realizarse en una sesión, seguido de la retirada del catéter. Si es necesario, pueden llevarse a cabo varios tratamientos en distintas sesiones.

Manejo posterior al procedimiento

1. El paciente debe ser monitorizado inmediatamente después del procedimiento durante 1 h a 2 h en un área de observación para comprobar la estabilidad hemodinámica y el control del dolor (se recomiendan 2 h si se deja un drenaje colocado).
2. La intolerancia al drenaje o el dolor intenso deben justificar la hospitalización o la retirada del drenaje. Normalmente, el tratamiento se tolera bien sin necesidad de un control excesivo del dolor.
3. Si se coloca un catéter, se solicita al paciente que registre el débito diario del drenaje para revisarlo en una visita de seguimiento. El tiempo de permanencia del catéter puede variar de varios días a semanas para la escleroterapia o incluso hasta varios meses en algunos casos.
4. Debe considerarse la retirada del catéter o el cese de la escleroterapia cuando el débito del drenaje es inferior a 10 mL a 20 mL en 24 h. Se recomienda evaluar el drenaje antes de retirarlo, ya sea con TC o con inyección de medio contraste bajo fluoroscopia, para confirmar el colapso del quiste y excluir la mala posición del drenaje como causa de la menor secreción.

Resultados

1. El drenaje y la escleroterapia han demostrado su eficacia en el tratamiento de las lesiones quísticas sintomáticas (2-4,7). Tasas de eficacia esperadas:
   a. Quistes renales simples: reducción de volumen del 93 % a 98 % en una sola sesión de esclerosis con alcohol.
   b. Quistes hepáticos simples: reducción de volumen del 95 % (intervalo, 40-100 %).
   c. Linfoceles: tasa de éxito del drenaje percutáneo de hasta el 94 % y de la esclerosis de hasta el 100 % (2).
2. Es probable que el tamaño del quiste afecte las tasas de éxito, ya que los quistes de mayor tamaño suelen ser más difíciles de tratar (7).
3. Existen opciones de tratamiento quirúrgico, como la marsupialización o el destechamiento de quistes; sin embargo, estudios comparativos suelen demostrar que la escleroterapia es igual de eficaz (1-4,7). La cirugía puede considerarse en lesiones de difícil acceso o lesiones tratadas sin éxito con drenaje o escleroterapia.
4. El drenaje y la escleroterapia también son una opción cuando fracasa el tratamiento quirúrgico inicial.

Complicaciones

Mayores

1. Son poco frecuentes y pueden reducirse al mínimo con una planificación adecuada de la vía de acceso y una evaluación cuidadosa antes de la instilación del esclerosante.
2. La absorción o inyección intravascular involuntaria de etanol en el torrente sanguíneo puede provocar hipotensión prolongada, aumento de la resistencia vascular pulmonar o disminución del nivel de conciencia/depresión del sistema nervioso central (SNC).

Menores

1. Infecciones relacionadas con el catéter.
2. Dolor localizado o lesión tisular (p. ej., renales: necrosis tubular aguda; hepáticas: infarto tisular, estenosis biliar; derrame peritoneal: dolor intenso).
3. Recidiva del quiste.

Referencias bibliográficas

1. Lectures illustrative of various subjects in pathology and surgery. *Mon J Med Sci.* 1846;6(66):419–425.
2. Cheng D, Amin P, Van Ha T. Percutaneous sclerotherapy of cystic lesions. *Semin Intervent Radiol.* 2012;29(4):295–300.
3. Long L, Cai-Chan C, Xin-Qiao Z. One-year results of single-session sclerotherapy with bleomycin in simple renal cysts. *J Vasc Interv Radiol* 2012;(23):1651–1656.
4. Accinni A, Bertocchini A, Madafferi S, et al. Ultrasound-guided percutaneous sclerosis of congenital splenic cysts using ethyl alcohol 96% and minocycline hydrochloride 10%: a pediatric series. *J Pediatr Surg.* 2016;51(9):1480–1484.
5. Benzimra J, Ronot M, Fuks D, et al. Hepatic cysts treated with percutaneous ethanol sclerotherapy: time to extend the indications to haemorrhagic cysts and polycystic liver disease. *Eur Radiol.* 2014;24(5):1030–1038.
6. Wijnands TFM, Görtjes APM, Gevers TJG, et al. Efficacy and safety of aspiration sclerotherapy of simple hepatic cysts: a systematic review. *AJR.* 2017;208(1):201–207.
7. Mahrer A, Ramchandani P, Trerotola SO, et al. Sclerotherapy in the management of postoperative lymphocele. *J Vasc Interv Radiol.* 2010;21(7):1050–1053.
8. Baek Y, Won JH, Chang SJ, et al. Lymphatic embolization for the treatment of pelvic lymphoceles: preliminary experience in five patients. *J Vasc Interv Radiol.* 2016;27:1170–1176.
9. Hur S, Shin JH, Lee IJ, et al. Early experience in the management of postoperative lymphatic leakage using lipiodol lymphangiography and adjunctive glue embolization. *J Vasc Interv Radiol.* 2016;27(8):1177–1186.
10. Nayman A, Guler I, Keskin S, et al. A novel modified PAIR technique using trocar catheter for percutaneous treatment of liver hydatid cysts: a six-year experience. *Diagn Interv Radiol.* 2016;22(1):47–51.

55 Ablación de tumores pulmonares

Bradley B. Pua, MD y Stephen B. Solomon, MD

Introducción

La ablación térmica de tumores pulmonares es una opción para el control tumoral local de tumores irresecables. La ablación por radiofrecuencia (ARF), descrita por primera vez en los pulmones en el año 2000, ha demostrado desde entonces ser factible y eficaz en el tratamiento de los cánceres de pulmón (1). Las técnicas de ablación se han utilizado para tratar cánceres de pulmón primarios, metástasis pulmonares y paliación de masas dolorosas de la pared torácica. Las técnicas de ablación térmica incluyen modalidades basadas en el calor, como la ARF y la ablación por microondas (AMO), además de técnicas basadas en el frío, como la crioablación.

La ARF utiliza la energía por fricción impartida por iones oscilantes dentro del tejido para calentar y tratar tumores. Las células sufren necrosis por coagulación cuando se calientan a más de 54 °C durante más de 1 s. La ARF terapéutica aumenta la temperatura de los tejidos al intervalo de 60 °C a 100 °C. Dado que esta tecnología depende del tejido y de la conducción eléctrica, la ARF puede ser difícil de aplicar en el pulmón, donde el aire en su interior es un mal conductor.

El mecanismo de muerte celular causado por la AMO es similar al de la ARF. Con las microondas, un campo de microondas continuamente oscilante se dirige a las moléculas polares (predominantemente agua), que se alinean con este campo para dar lugar a un aumento de la energía cinética y de la temperatura de los tejidos. Esto no requiere conducción eléctrica y, por tanto, permite que la energía de microondas penetre con mayor eficacia, lo que permite generar un mayor volumen de calor alrededor de cada aplicador.

La crioablación provoca la muerte celular a través de una alteración de la membrana celular por la formación de cristales de hielo intra y extracelulares y la consiguiente liberación de material intracelular. Aunque la necrosis celular está relacionada con el tipo de tejido, normalmente se requieren temperaturas de entre −35 °C y −20 °C. Los sistemas de crioablación actuales utilizan el efecto Joule-Thomson para inducir estas temperaturas extremas. Los gases (normalmente argón) se suministran a altas presiones a través de una línea de alimentación interna hacia una cámara de expansión en la criosonda; a medida que el gas se expande, se crea un disipador de calor que enfría la sonda y los tejidos circundantes. Debido a que la conductividad térmica es secundaria a la conducción pasiva, la capacidad de refrigeración de las sondas está relacionada con el tamaño de estas.

Cáncer de pulmón

El cáncer de pulmón primario es la principal causa de muerte por cáncer en Estados Unidos. El cáncer de pulmón no microcítico (CPNM) representa el 85 % de estos cánceres, mientras que el microcítico representa cerca del 15 % de los casos. Los cánceres de pulmón microcíticos suelen ser más agresivos, y los pacientes con este subtipo suelen presentar una amplia afectación de los nódulos linfáticos y enfermedad metastásica. Actualmente, esta característica hace que la ablación de este subtipo tumoral sea un tratamiento de rescate, y que el pilar del tratamiento sean la quimioterapia sistémica y la radioterapia. Los pacientes con CPNM se presentan mucho antes, lo que permite tratarlos con tratamientos locales como cirugía, radioterapia corporal estereotáctica (SBRT, *stereotactic body radiotherapy*) y ablación. En la actualidad, la cirugía (resección lobular y sublobular) se considera de primera línea para el tratamiento del cáncer de pulmón en estadio inicial, y la SBRT y la ablación se reservan para los pacientes que no son candidatos para cirugía. Otras indicaciones para el tratamiento del CPNM pueden ser (a) el rescate (respuesta deficiente o nula a la quimioterapia, la radioterapia o la cirugía) o (b) un único foco tumoral en crecimiento en un paciente con enfermedad metastásica estable.

El tratamiento de las metástasis pulmonares sigue siendo un tema muy debatido. El tratamiento de la enfermedad metastásica limitada con metastasectomía quirúrgica se ha validado retrospectivamente, y se ha observado una mejora de la supervivencia actuarial una vez realizada con éxito una resección quirúrgica completa (resección R0). La ablación térmica también es una opción para este subgrupo de pacientes y ofrece a esta población, que a menudo puede sufrir metástasis adicionales en el futuro, un tratamiento que preserva la función pulmonar. Cada vez hay más evidencia que sugieren la equivalencia de la ablación térmica para el tratamiento de la enfermedad oligometastásica limitada, en comparación con la SBRT y la resección quirúrgica (2).

Indicaciones

Neoplasia detectada con biopsia

1. Cáncer de pulmón primario en estadio inicial:
   a. Inoperable o rechazo a la cirugía:
      (1) Reserva pulmonar limitada (*v.* la sección Preparación previa al procedimiento).
   b. Recidiva tras cirugía, radioterapia o quimioterapia.
2. Enfermedad metastásica limitada:
   a. Enfermedad metastásica difusa que responde a la quimioterapia sistémica con un solo foco que no responde.
3. Tratamiento de rescate:
   a. Después de la radiación: recidiva local en el lecho posradiación.
   b. Después de la cirugía: recidiva local en el lecho posquirúrgico.
   c. Paliación de los síntomas: por lo general, dolor.

Contraindicaciones

Absolutas

1. Coagulopatía no corregida:
   a. Anomalías no corregidas de pruebas de laboratorio:
      (1) Cociente internacional normalizado (INR, *international normalized ratio*) > 1.5.
      (2) Plaquetas inferiores a 50 000/μL.
   b. Diátesis hemorrágica no corregida.
2. Bacteriemia o infección activa:
   a. Después de la ablación, el tejido puede ser un nido de infección y puede formar abscesos.

Relativas

1. Tumores adyacentes a órganos vitales:
   a. Mediastino, grandes vasos sanguíneos (aorta, arteria pulmonar principal), esófago y pared torácica.
   b. Esto se considera una contraindicación relativa; pueden utilizarse técnicas de separación (como se describe más adelante) para ayudar a crear un área de amortiguación entre el tumor y las estructuras vitales adyacentes.

Preparación previa al procedimiento

1. Anamnesis y exploración física dirigida a:
   a. Antecedentes de diátesis hemorrágica.
   b. Afectación cardiopulmonar concurrente, que puede afectar la elección de la sedación:
      (1) Una función pulmonar afectada puede contraindicar la resección quirúrgica:
         (a) Las pruebas de función pulmonar pueden verse afectadas transitoriamente tras la ablación.
      (2) La ablación puede realizarse en el pulmón contralateral en un paciente con neumonectomía previa. Se sugiere una mayor monitorización tras el procedimiento, como el ingreso rutinario nocturno para observación.
   c. Marcapasos e implantes metálicos:
      (1) Aunque se han descrito casos de ARF y AMO en pacientes con **marcapasos/desfibriladores**, se sigue recomendando desactivar estos dispositivos durante la ablación de tumores pulmonares. La desactivación con un imán sobre el marcapasos o desfibrilador eliminará temporalmente la actividad de detección hasta que este se retire. En estos casos puede utilizarse la crioablación.

(2) Los **implantes metálicos**, cuando son pequeños, pueden calentarse debido al circuito creado desde la sonda de ARF hasta la toma de tierra.

2. Trabajo en equipo:
   a. El tratamiento de los pacientes con tumores primarios y metastásicos debe realizarse tras hablarlo con el equipo multidisciplinar del paciente:
      (1) Idealmente, debe presentarse al paciente y hablar de su tratamiento con un equipo multidisciplinario, como un comité de evaluación de tumores.
3. Biopsia previa al procedimiento:
   a. En general, las lesiones que se tratan deben ser neoplasias malignas detectadas con biopsia:
      (1) La biopsia en la misma sesión puede ser considerada y atractiva para algunos pacientes, en comparación con la SBRT en múltiples sesiones.
      (2) Para compensar el riesgo de que la hemorragia de la biopsia dificulte la visión del nódulo e impida una adecuada orientación de la ablación, puede colocarse primero la sonda/aplicador de ablación.
      (3) Hay quien prefiere que las biopsias se realicen en otro momento porque:
         (a) Los hallazgos de la biopsia pueden alterar el tratamiento.
         (b) La posibilidad de hemorragia durante la biopsia puede dificultar la visión de la lesión a tratar, lo que disminuye la eficacia. Un intervalo breve entre la biopsia (~ 1 a 2 semanas) y la ablación permitirá que se resuelvan estos cambios posteriores a la biopsia.
4. Imágenes previas al procedimiento y elección de la guía:
   a. Debe realizarse una tomografía computarizada (TC) y/o una tomografía por emisión de positrones (PET)/TC antes del procedimiento para evaluar el estadio, planificar la trayectoria y servir de referencia para el seguimiento.
   b. En el contexto del tratamiento de la enfermedad primaria, algunos abogan por la estadificación mediastínica con ecografía endobronquial.
   c. Guía:
      (1) TC: la inmensa mayoría de las ablaciones pulmonares se realizarán bajo control por TC.
      (2) Ecografía: útil en el tratamiento de lesiones pulmonares periféricas o masas en la pared torácica.
      (3) Fluoroscopia por TC: tiene la ventaja de presentar imágenes en tiempo real durante la colocación del aplicador.
5. Factores que afectan la eficacia de la ablación:
   a. Tumores mayores de 2 cm a 3 cm.
   b. La proximidad a los grandes vasos puede actuar como un disipador de calor que limite la eficacia.

Procedimiento

1. Anestesia:
   a. Puede utilizarse sedación moderada o anestesia general y local:
      (1) Ventajas de la anestesia general:
         (a) Control de las vías respiratorias.
         (b) El control de la ventilación (frecuencia y volumen corriente) puede ayudar a localizar la lesión.
         (c) Movimiento limitado del paciente.
2. Posición del paciente:
   a. Almohadillas a tierra (ARF):
      (1) Los electrodos dispersivos de puesta a tierra deben colocarse en una zona bien preparada, sin vello o rasurada, equidistante del objetivo. Para reducir el riesgo de quemaduras cutáneas, debe tenerse cuidado al colocarlas antes de la ablación y atender su posición durante esta.
   b. Almohadillas:
      (1) Es fundamental colocar almohadillas en áreas con haces neurovasculares importantes:
         (a) Se han informado lesiones del plexo braquial en pacientes cuya posición es incorrecta.

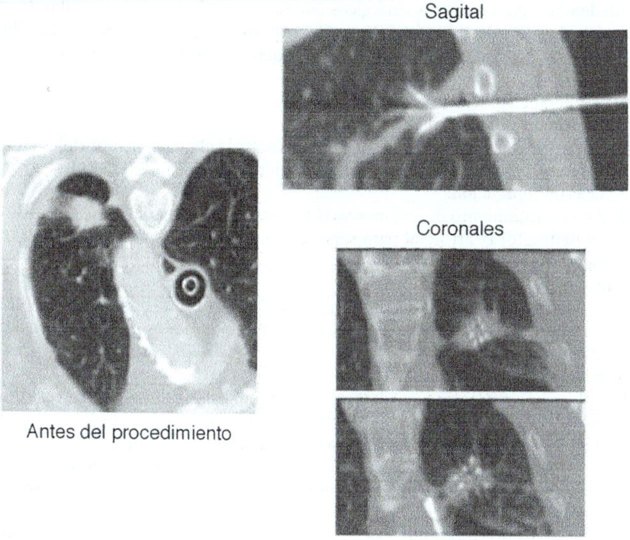

FIGURA 55-1 • Aplicador de ablación por radiofrecuencia con varias ramas, las cuales cubren todo el tumor. Es importante garantizar una cobertura adecuada en varios planos.

3. Antibióticos:
  a. Pueden administrarse 1 h antes del procedimiento para cubrir la flora cutánea:
    (1) Ningún estudio demuestra la necesidad de antibióticos. Sin embargo, el tejido desvitalizado puede servir de nido para posibles infecciones.
4. Posicionamiento y puntos de acceso (similar a la biopsia pulmonar):
  a. Limitar la cantidad de cisuras interlobares atravesadas.
  b. Evitar bullas y quistes.
  c. Evitar las estructuras mediastínicas y los grandes vasos.
5. Colocación de la sonda:
  a. La colocación ideal de la sonda permite que la zona postablativa cubra el tumor (fig. 55-1):
    (1) De forma similar a la cirugía, la zona de ablación efectiva debería cubrir, idealmente, de 0.5 cm a 1 cm más allá de los límites del tumor.
    (2) Las imágenes obtenidas inmediatamente después del procedimiento muestran que el área de ablación tiene una opacidad en vidrio esmerilado. Esta región de opacidad se ha asociado con una ablación total:
      (a) Un estudio sugiere que la opacidad en vidrio esmerilado tras la ablación, con cuatro veces el tamaño original del tumor, es predictiva de una ablación completa (3).
      (b) Se recomienda una opacidad mínima de 5 mm alrededor del tumor para una ablación completa (4).
6. Ablación del tejido pulmonar:
  a. El parénquima pulmonar tiene menos capacidad de conducción térmica y eléctrica que el hígado.
  b. Las configuraciones de potencia para la ARF suelen comenzar con una potencia más baja (~ 20 W) que aumenta gradualmente.
  c. Los tiempos de conductividad y, por tanto, los de ablación, pueden ser más prolongados en el tejido pulmonar que en el hígado.

Los ajustes de ablación varían según el fabricante: la selección de la sonda varía en función del tamaño de la lesión donde va a realizarse la ablación, la localización y la familiaridad con el sistema. Las ventajas de unos sistemas sobre otros son controvertidas.

Pueden observarse efectos sinérgicos cuando se combinan varias sondas, lo que permite una cobertura de ablación óptima. Consúltense los mapas térmicos del fabricante.
Los mapas térmicos de los fabricantes suelen subestimar las zonas de ablación *in vivo* (5).

7. Técnicas adicionales:
   a. Superposición de las sondas:
      (1) Puede utilizarse más de una sonda o realizarse la ablación en múltiples localizaciones con una única sonda cuando se tratan tumores de más de 3 cm.
   b. Técnicas de separación:
      (1) Para el tratamiento de lesiones yuxtapleurales y paramediastínicas, puede crearse un neumotórax artificial para separar la lesión de las estructuras anteriormente mencionadas.
   c. Termopares:
      (1) Los termopares (sondas termoeléctricas) colocados en el borde del tumor o cerca de estructuras sensibles pueden guiar la elección de los parámetros del dispositivo de ablación.

8. Aprovechamiento de las imágenes:
   a. El empleo sistemático de reconstrucciones tridimensionales (3D) o *software* de planificación puede ayudar a optimizar la colocación de la sonda.

9. Elección de la energía de ablación (ARF, microondas o crioablación):
   a. Deben evitarse las microondas con lesiones < 1 cm a 2 cm de la superficie pleural. Las áreas de AMO contiguas a las superficies pleurales son propensas a formar fístulas broncopleurales.
   b. Un ciclo corto pretratamiento de congelación y descongelación de 3 min cada uno puede permitir una mejor formación de bolas de hielo cuando se utiliza la crioablación de manera secundaria para aumentar la conductividad de la hemorragia frente a la del aire.
   c. La crioablación es mejor tolerada en pacientes sometidos al procedimiento con sedación consciente que con anestesia general.

Manejo posterior al procedimiento

1. Tratamiento del paciente inmediatamente después del procedimiento:
   a. TC posterior al procedimiento para evaluar la zona de ablación, los posibles daños colaterales y valorar si hay hemorragia pulmonar o neumotórax. Si existe un neumotórax significativo, puede realizarse una prueba de aspiración del aire antes de retirar el aplicador de ablación.
   b. El procedimiento puede realizarse en el mismo día del alta, aunque la observación durante la noche puede ser conveniente en pacientes con múltiples comorbilidades médicas.
   c. La radiografía de tórax posterior al procedimiento debe realizarse inmediatamente después del procedimiento y 2 h después. Si el paciente está sintomático, la radiografía debe realizarse antes.
   d. Estadía por la noche:
      (1) Control del dolor: el dolor suele controlarse bien con ibuprofeno, con mejora significativa al día siguiente. La mayoría de los pacientes no tienen dolor o tienen un dolor leve controlado con analgésicos sin receta antes del alta. Los autores prefieren ibuprofeno en dosis de 800 mg tres veces al día en el período de recuperación inmediatamente posterior al procedimiento.
      (2) Debe realizarse una radiografía de tórax antes del alta para evaluar si hay neumotórax de aparición tardía que necesite tratamiento u otras complicaciones.
   e. Drenaje torácico: se colocan drenajes torácicos en los neumotórax que aumentan de tamaño y en los recidivantes (si reaparecen tras la aspiración inicial):
      (1) La mayoría de los pacientes sintomáticos deben recibir drenaje torácico.
      (2) Muchas sondas pleurales pueden retirarse al día siguiente de la intervención.

2. Seguimiento por imagen:
   a. Tomografía computarizada:
      (1) Suele obtenerse una nueva TC con contraste de referencia en 1 a 3 meses y se repite la prueba cada 3 meses para evaluar un tumor local recidivante.

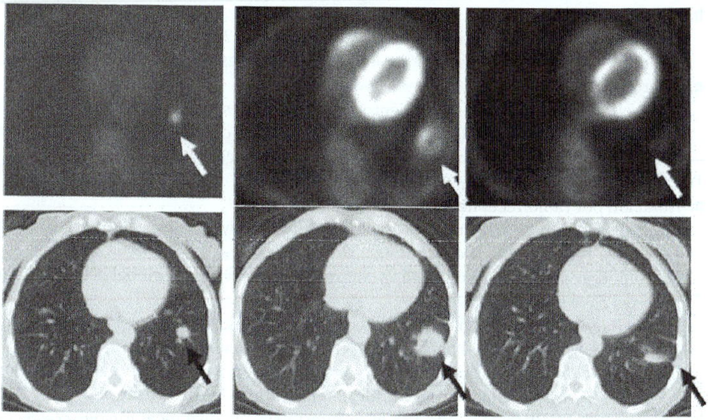

FIGURA 55-2 • Imágenes de seguimiento con tomografía por emisión de positrones (PET) y tomografía computarizada (TC) después de la ablación por radiofrecuencia (ARF). Las imágenes antes del procedimiento muestran una lesión que capta fluorodesoxiglucosa (FDG) (*flecha blanca*) dentro del parénquima pulmonar (*flecha negra*). A los 4.5 meses del tratamiento, la lesión parece más grande (*flecha negra*) debido a cambios inflamatorios circundantes, ya que la PET muestra un borde liso y circular circundante de captación de FDG (*flecha blanca*), que es un hallazgo esperado. A los 40 meses de la ARF, la lesión tratada es más pequeña que la anterior al tratamiento (*flecha negra*) sin actividad significativa de la FDG en el sitio del tumor (*flecha blanca*). Es necesario un seguimiento continuo para evaluar una lesión dilatada o cambios o aumentos en la actividad de la FDG.

(2) Hallazgos normales: opacidad en vidrio esmerilado alrededor del tumor tratado que se consolida en un período de 2 a 3 meses.

3. Hallazgos anómalos: aumento del contraste:
   a. Realce de contraste nuevo o irregular en zonas con ablación previa, en comparación con el estudio basal.
   b. Resonancia magnética (RM): no suele utilizarse para el seguimiento debido a la mala visualización de los pulmones.
   c. PET (fig. 55-2):
      (1) Hallazgos normales: puede observarse un borde uniforme de baja actividad de fluorodesoxiglucosa (FDG) en la región postablativa secundaria al tejido inflamatorio circundante, que puede permanecer durante varios meses después del tratamiento.
      (2) Hallazgos anómalos:
         (a) Un *valor de captación normalizado máximo* ($SUV_{máx}$) igual o superior a 3 es sospechoso (en la práctica clínica de los autores).
         (b) Aumento del SUV en imágenes seriadas.

Resultados

1. Tratamiento de tumores pulmonares primarios:
   a. Ablación por radiofrecuencia:
      (1) Estudio RAPTURE (*Radiofrequency Ablation of Pulmonary Tumors Response Evaluation*) prospectivo, multicéntrico y con intención de tratar (6): supervivencia específica con cáncer pulmonar no microcítico del 92 % a 1 año y del 73 % a los 2 años (tumores < 3.5 cm).
      (2) Simon y cols. (7): con 5 años de seguimiento, supervivencia global (CPNM tratado) del 78 % a 1 año, del 27 % a 5 años (tumores menores de 3.0 cm).
      (3) De Baère y cols. (3): con un seguimiento de 18 meses, supervivencia global del 76 %; tumores de menos de 4.0 cm; se trató a pacientes con cinco tumores o menos.

b. Crioablación:
   (1) Yamauchi y cols. (8): con un seguimiento medio de 29 meses, supervivencia global del 88 % a los 2 años y del 88 % a los 3 años. Tumores tratados: CPNM en estadio I.

c. Microondas:
   (1) Wolf y cols. (9): con un seguimiento medio de 10 meses, la supervivencia específica del cáncer fue del 83 % a 1 año, del 73 % a 2 años y del 61 % a 3 años. Los tumores tratados incluyeron cánceres primarios y metastásicos.

2. Tratamiento de las metástasis:
   a. Ablación por radiofrecuencia:
      (1) RAPTURE (6): para la metástasis colorrectal, supervivencia específica del cáncer del 93 % a 1 año y del 67 % a 2 años.
      (2) Simon y cols. (7): para metástasis colorrectal, supervivencia global del 87 % a 1 año y del 57 % a 5 años.
      (3) De Baère y cols. (3): con un seguimiento de 18 meses, supervivencia global del 71 %; tumores de menos de 4 cm; pacientes con cinco tumores o menos.
      (4) Petre y cols. (10): para metástasis colorrectal, supervivencia sin progresión a 3 años del 77 %; supervivencia media desde el momento de la ARF, 46 meses.
   b. Crioablación: Callstrom y cols. (2): la respuesta sin recidiva local fue del 77.2 % a los 24 meses; la respuesta sin recidiva local secundaria fue del 84.4 % a los 24 meses.

Complicaciones y tratamiento

1. Neumotórax:
   a. El riesgo de neumotórax oscila entre el 9 % y el 13 %; el neumotórax que requiere drenaje torácico es del 3.5 %.
   b. Tasas de neumotórax notificadas por estudios más amplios:
      (1) RAPTURE (6): 19.7 %.
      (2) Simon y cols. (7): 28.4 %.
      (3) De Baère y cols. (4): 54 %.
2. Hemoptisis:
   a. Hemoptisis moderada en el 3 % de los casos.
   b. Puede haber hemorragia transitoria en el esputo después de la ablación; se informa a los pacientes que esto es autolimitado.
3. Neuropatía:
   a. Pueden producirse parestesias o dolor pleurítico por el tratamiento de tumores yuxtapleurales:
      (1) Aunque se resuelven de manera espontánea con el tiempo, pueden administrarse antiepilépticos como pregabalina o gabapentina con el objetivo de tratarlos.
   b. Se han descrito lesiones del nervio frénico por el tratamiento de masas paramediastínicas:
      (1) Aunque es de resolución espontánea, es preferible evitarla.
   c. Lesión del plexo braquial: suele deberse a una mala posición del paciente o al tratamiento de las lesiones de Pancoast.
4. Dolor:
   a. La analgesia controlada por el paciente (ACP), los antiinflamatorios no esteroideos (AINE) o los opioides pueden utilizarse la noche de la intervención; la gran mayoría de las veces el dolor desaparece o mejora significativamente en los días posteriores a la intervención.
5. Otros:
   a. Fiebre.
   b. Infección o absceso, *Aspergillus* en cavidad.
   c. Fístula broncopleural.

Referencias bibliográficas

1. Dupuy DE, Zagoria RJ, Akerley W, et al. Percutaneous radiofrequency ablation of malignancies in the lung. *AJR Am J Roentgenol.* 2000;174:57–59.

2. Callstrom MR, Woodrum DA, Nichols FC, et al. Multicenter study of metastatic lung tumors targeted by interventional cryoablation evaluation (SOLSTICE) *J Thorac Oncol.* 2020;15(7):1200–1209.
3. de Baère T, Palussière J, Aupérin A, et al. Midterm local efficacy and survival after radiofrequency ablation of lung tumors with minimum follow-up of 1 year: prospective evaluation. *Radiology.* 2006;240(2):587–596.
4. Anderson EM, Lees WR, Gillams AR. Early indicators of treatment success after percutaneous radiofrequency of pulmonary tumors. *Cardiovasc Intervent Radiol.* 2009;32(3):478–483.
5. Lyons GR, Winokur RS, Pua BB. Pulmonary cryoablation zones: more aggressive ablation is warranted in vivo. *Am J Roentgenol.* 2019;212(1):195–200.
6. Lencioni R, Crocetti, CR, et al. Response to radiofrequency ablation of pulmonary tumours: a prospective, intention-to-treat, multicentre clinical trial (the RAPTURE study). *Lancet Oncol.* 2008;9(7): 621–628.
7. Simon CJ, Dupuy DE, DiPetrillo TA, et al. Pulmonary radiofrequency ablation: long-term safety and efficacy in 153 patients. *Radiology.* 2007;243(1):268–275.
8. Yamauchi Y, Izumi Y, Hashimoto K, et al. Percutaneous cryoablation for the treatment of medically inoperable stage I non-small cell lung cancer. *PLoS One.* 2012;7(3):e33223.
9. Wolf FJ, Grand DJ, Machan JT, et al. Microwave ablation of lung malignancies: effectiveness, CT findings, and safety in 50 patients. *Radiology.* 2008;247(3):871–879.
10. Petre EN, Jia X, Thornton RH, et al. Treatment of pulmonary colorectal metastases by radiofrequency ablation. *Clin Colorectal Cancer.* 2013;12(1):37–44.

56 Ablación de tumores hepáticos

Laura Crocetti, MD, PhD, EBIR, FCIRSE, Elena Bozzi, MD y Roberto Cioni, MD

Introducción

El desarrollo de técnicas percutáneas guiadas por imagen para la ablación local de tumores *ha sido uno de los principales avances en el tratamiento de las neoplasias hepáticas.* Entre estos métodos, la ablación por radiofrecuencia (ARF) ha sido durante mucho tiempo la principal modalidad ablativa en la mayoría de las instituciones. Sin embargo, en la última década, la ablación por microondas (AMO) se ha aplicado cada vez más en la práctica clínica. La ablación térmica se acepta como la mejor opción terapéutica para los pacientes con carcinoma hepatocelular (CHC) *en estadio muy inicial* e *inicial* cuando el trasplante de hígado o la resección quirúrgica no son una opción adecuada. Además, la ablación térmica se considera una alternativa viable a la cirugía para pacientes inoperables con enfermedad metastásica hepática limitada, especialmente por cáncer colorrectal (CCR), en pacientes considerados no aptos para la resección quirúrgica debido a la extensión y localización de la enfermedad o a afecciones médicas concurrentes. La crioablación y las técnicas no térmicas como la electroporación irreversible (EPI) se aplican en poblaciones de pacientes seleccionadas.

Indicaciones

La indicación de ablación de un tumor hepático debe surgir de un debate multidisciplinar en el comité de evaluación de tumores y ser articulada claramente de forma concurrente por el radiólogo intervencionista, el oncólogo, el hepatólogo y el cirujano hepático, con el fin de seleccionar el mejor abordaje para cada paciente siguiendo los principios de la medicina de precisión (1):

1. Pacientes con *CHC en estadio muy inicial* (pequeño nódulo solitario de menos de 2 cm de diámetro), se recomienda la ablación tumoral guiada por imagen como tratamiento de primera línea, incluso en candidatos a cirugía. En pacientes con *CHC en estadio inicial,* CHC solitario (menos de 3 cm) o hasta 3 nódulos de menos de 3 cm, la elección de la ablación

como alternativa a la resección quirúrgica se basa en factores técnicos (localización del tumor) y en las condiciones hepáticas y extrahepáticas del paciente (1,2).

2. Pacientes con *CHC en estadio inicial* como tratamiento neoadyuvante antes del trasplante hepático, como «puente» para evitar la retirada del paciente de la lista de espera (1,2).
3. Pacientes con *oligometástasis del CCR* de predominio hepático (normalmente hasta 5 metástasis, de menos de 3 cm) en los siguientes escenarios clínicos (1,3):
   a. Pacientes «no aptos» para protocolos intensivos de quimioterapia, candidatos a cuidados de apoyo.
   b. Pacientes «aptos» con enfermedad inicialmente resecable, pero mala localización anatómica de la lesión o comorbilidades importantes.
   c. Pacientes «aptos» con enfermedad inicialmente no resecable, como complemento del tratamiento sistémico.
   d. Los pacientes seleccionados con enfermedad metastásica de CCR hepática y pulmonar limitada pueden reunir los requisitos siempre que la enfermedad extrahepática se considere curable.
4. *Colangiocarcinoma intrahepático (CCAi):* nódulo único ≤ 3 cm en pacientes no candidatos para cirugía (1).
5. Metástasis hepáticas de *tumores neuroendocrinos (TNE)* como alternativa al tratamiento sistémico en la enfermedad oligonodular (1).
6. Metástasis hepáticas de *otros cánceres primarios*: abordaje personalizado y adaptado a las características del paciente de la enfermedad y de las localizaciones hepáticas, tras un debate por el comité de evaluación de tumores (1).

Contraindicaciones

Las contraindicaciones de los tratamientos ablativos son las siguientes (1):

1. Tumor situado a < 1 cm de la vía biliar principal, por riesgo de estenosis tardía de la vía biliar principal.
2. Ascitis significativa interpuesta a lo largo de la trayectoria del aplicador.
3. Localización exofítica del tumor cuando no se puede evitar la punción directa del tumor debido al riesgo de diseminación tumoral y hemorragia.
4. Coagulopatía no tratable o no controlable.
5. Arritmias cardíacas y presencia de marcapasos si está previsto una electroporación.

Contraindicaciones relativas que pueden tratarse para disminuir las tasas de complicaciones (1):

1. Anastomosis bilioentérica: el riesgo de abscesos hepáticos disminuye con una profilaxis antibiótica adecuada. Se aconseja un régimen que incluya levofloxacino oral en dosis de 500 mg/día + metronidazol oral en dosis de 500 mg dos veces al día (comenzar 2 días antes de la ablación y continuar durante 14 días después del procedimiento) + neomicina en dosis de 1 g y eritromicina base en dosis de 1 g por vía oral a las 13, 14 y 23 h del día anterior a la ablación (1).
2. Las lesiones superficiales pueden tratarse con una técnica sin contacto o por vía laparoscópica.
3. El tubo digestivo o la vesícula biliar adyacentes a la lesión que va a tratarse pueden desplazarse de forma segura con disección hídrica o con gas.
4. Los marcapasos/desfibriladores pueden protegerse durante la ARF y no se ven afectados por la AMO.

Preparación previa al procedimiento

1. Evaluar la anamnesis, la exploración física y los estudios de imagen previos del paciente para determinar la indicación y la viabilidad de la ablación.
2. El radiólogo intervencionista que realizará el procedimiento de ablación debe visitar al paciente en régimen ambulatorio antes de la fecha del procedimiento. El objetivo de la visita es describir el tratamiento que va a realizarse, incluida la modalidad de ablación por imagen, los beneficios y riesgos, los procedimientos adicionales que puedan ser necesarios

y, finalmente, obtener el consentimiento informado del paciente de acuerdo con la legislación nacional y los formularios de la institución.

3. El protocolo de estadificación del tumor debe adaptarse al tipo de neoplasia:
   a. En pacientes con CHC, la detección de un nódulo mediante ecografía suele ir seguida de tomografía computarizada (TC) helicoidal multidetector o resonancia magnética (RM) dinámica, siguiendo las recomendaciones de la American Association for the Study of Liver Diseases (AASLD) y de la Association for the Study of the Liver (EASL) (1).
   b. Los pacientes con metástasis hepáticas deben recibir una TC o RM del abdomen. La TC torácica y la tomografía por emisión de positrones (PET) son necesarias para excluir o confirmar la enfermedad metastásica extrahepática (1).
4. Pruebas de laboratorio previas al procedimiento:
   a. Las pruebas de laboratorio previas al procedimiento deben incluir pruebas de la función de coagulación (recuento de plaquetas y cociente internacional normalizado [INR, *international normalized ratio*]; *v.* el apartado 5), hemograma completo y pruebas bioquímicas que evalúen la función hepática y renal (1).
5. Evaluación del riesgo de hemorragia y corrección de la coagulopatía (4):
   a. Se requieren valores de INR inferiores a 1.5 y recuento de plaquetas superior a 50 000/µL para proceder.
   b. Cuando sea posible, la medicación antiplaquetaria/anticoagulante debe suspenderse antes del procedimiento. Cuando la interrupción sea problemática, deben evaluarse cuidadosamente los riesgos y beneficios e informar a los pacientes del posible aumento del riesgo de hemorragia. Hay que tener en cuenta que, en comparación con una biopsia, la vía del aplicador puede coagularse durante la ablación térmica.
   c. En la tabla 56-1 se resumen las recomendaciones de la Society of Interventional Radiology (SIR), la Canadian Association for Interventional Radiology y la Cardiovascular and Interventional Radiological Society of Europe (CIRSE) para la evaluación y manejo del riesgo de hemorragia en la ablación térmica hepática.

Procedimiento

1. Los pacientes deben estar en ayunas de 4 h a 6 h antes del procedimiento.
2. Debe obtenerse un acceso venoso periférico (calibre 18 a 20).
3. Se recomienda el uso sistemático de antibióticos profilácticos, aunque el riesgo de contaminación es bajo, ya que el procedimiento se realiza en condiciones estériles. La gran cantidad de material necrótico que se crea durante la ablación plantea un riesgo de diseminación bacteriana durante el acceso percutáneo, y puede ser razonable el uso de un fármaco único dirigido a la flora cutánea (p. ej., cefazolina en dosis de 1-2 g por vía intravenosa) (1).
4. La ablación térmica suele realizarse con el paciente bajo sedación intravenosa o anestesia general, en función de las preferencias del operador o de la institución. Además, se administra anestesia local con la inyección de 5 mL a 10 mL de anestésicos locales (p. ej., lidocaína) desde la piel hasta la cápsula hepática, a lo largo de una ruta de inserción específica. Cuando se utiliza anestesia general, la ventilación por chorro de alta frecuencia puede ayudar a localizar el tumor.
5. El objetivo de la ablación es producir un volumen de necrosis que incluya el margen de ablación. Se trata de la región de ablación más allá de los bordes del tumor para lograr la destrucción completa del mismo. Lo ideal es que tenga una anchura no más pequeña de 0.5 cm a 1.0 cm, en función de la tipología histológica del tumor (1).
6. Al final del procedimiento, cuando se utiliza una modalidad de ablación térmica basada en el calor, se coagula la trayectoria de la aguja para evitar hemorragias y la diseminación tumoral (1).
7. Consideraciones técnicas:
   a. Ablación por radiofrecuencia:
      (1) La ARF induce lesiones térmicas en el tejido mediante la aplicación de energía electromagnética (frecuencia en el intervalo de 375-500 kHz). Con la ARF, el paciente forma parte de un circuito cerrado que incluye un generador de radiofrecuencia, un electrodo de aguja y un gran electrodo dispersor de gran tamaño (almohadilla de conexión a tierra). Se crea un campo eléctrico alternante en el tejido del paciente.

Tabla 56-1 **Resumen de recomendaciones para la evaluación y el manejo del riesgo de hemorragia en la ablación térmica hepática de la Society of Interventional Radiology (SIR), la Canadian Association for Interventional Radiology y la Cardiovascular and Interventional Radiological Society of Europe (CIRSE)**

Pruebas de laboratorio previas al procedimiento	
TP/INR	Recomendación sistemática
Recuento de plaquetas/Hemoglobina	Recomendación sistemática
Fibrinógeno	Recomendado en pacientes con enfermedad hepática crónica
Manejo	
INR	Adecuado a ≤1.5-1.8; Adecuado a < 2.5 en pacientes con enfermedad hepática crónica
Plaquetas	Transfusión recomendada para recuento < 50 000/μL Transfusión recomendada para recuento < 30 000/μL en pacientes con enfermedad hepática crónica
Fibrinógeno	Corregir a > 100 mg/dL en pacientes con enfermedad hepática crónica
Clopidogrel	Mantener durante 5 días antes del procedimiento
Ácido acetilsalicílico	Retener durante 3-5 días
Heparina fraccionada	Mantener 24 h o hasta dos dosis si es dosis terapéutica; mantener una dosis si es profiláctica
Warfarina	Mantener 5 días hasta objetivo ≤ INR 1.8; considerar puente para casos de alto riesgo de trombosis; si es urgente o emergente, usar agente de reversión

INR, cociente internacional normalizado. TP, tiempo de protrombina.
Modificada de Hinshaw JL, Lubner MG, Ziemlewicz TJ, Lee FT Jr, Brace CL. Percutaneous tumor ablation tools: microwave, radiofrequency, or cryoablation-what should you use and why? *Radiographics*. 2014;34(5):1344–1362.

Debido a la resistencia eléctrica relativamente alta del tejido en comparación con los electrodos metálicos, se produce una agitación significativa de los iones presentes en el tejido objetivo que rodea al electrodo, ya que los iones del tejido intentan seguir los cambios de dirección de la corriente eléctrica alternante. Esta agitación produce calor por fricción alrededor de los electrodos. La discrepancia entre la pequeña superficie del electrodo de aguja y la gran superficie de las almohadillas de conexión a tierra hace que el calor generado se concentre alrededor del electrodo (5).

(2) El daño térmico causado por el calentamiento por radiofrecuencia depende tanto de la temperatura tisular alcanzada como de la duración del calentamiento. El calentamiento del tejido entre 50 °C y 55 °C durante 4 min a 6 min produce daños celulares irreversibles. A temperaturas entre 60 °C y 100 °C, se induce una coagulación casi inmediata del tejido, con daño irreversible en las enzimas mitocondriales y citosólicas de las células. A más de 100 °C a 110 °C, el tejido se vaporiza y carboniza. Para una destrucción adecuada del tejido tumoral, todo el volumen objetivo debe someterse a temperaturas citotóxicas. Por tanto, un objetivo esencial del tratamiento ablativo es alcanzar y mantener una temperatura de 50 °C a 100 °C en todo el volumen objetivo durante al menos 4 min a 6 min. Sin embargo, la conducción térmica relativamente lenta desde la superficie del electrodo a través de los tejidos aumenta la duración de la aplicación hasta de 10 min a 20 min. Para mejorar la aplicación de energía en los tejidos, la potencia de radiofrecuencia de todos los generadores disponibles en el mercado se ha aumentado de 150 W a 250 W.

(3) Además, la temperatura del tejido no debe estar por encima de 100 °C a 110 °C, para evitar la carbonización con una producción importante de gas, que a la vez sirve de aislante y disminuye la capacidad de establecer eficazmente un campo de radiofrecuencia. Tras la activación, los generadores funcionan con programas automáticos diseñados para modular la potencia liberada con base en la medición directa de la temperatura o en la medición eléctrica de la impedancia del tejido, para evitar el sobrecalentamiento y la carbonización.

(4) Otro factor importante que afecta el éxito de la ablación térmica por radiofrecuencia es la pérdida de calor por convección debido a la circulación sanguínea, el denominado efecto disipador de calor. Esto puede limitar el volumen objetivo y, por tanto, la capacidad de ablación de todo el tumor viable y la creación de un margen adecuado libre de tumor.

(5) Deben insertarse uno o varios electrodos directamente en el tumor para suministrar la corriente de radiofrecuencia. Los electrodos se acoplan con generadores de radiofrecuencia y pueden ser monopolares o bipolares, y pueden tener diferentes diseños (expansibles con múltiples varillas, enfriados internamente, perfundidos). Actualmente, no hay evidencia de que un dispositivo sea mejor que otro. Pueden obtenerse resultados similares en términos de éxito técnico mediante el ajuste del tiempo a la temperatura objetivo y el número de ablaciones solapadas según los diferentes diseños de dispositivos:

(a) Electrodo monopolar: un solo electrodo activo; la corriente se disipa en una o varias almohadillas de retorno a tierra.

(b) Electrodo bipolar: dos aplicadores de electrodos activos, que deben colocarse cerca.

(c) Electrodo expandible con múltiples varillas: múltiples varillas de un electrodo se expanden desde una cánula de aguja más grande. Permiten la aplicación de energía en un volumen mayor y garantizan un calentamiento más uniforme que depende menos de la conducción del calor a gran distancia.

(d) Electrodo enfriado internamente: el electrodo tiene una luz interna, que se perfunde con solución salina sin entrar en contacto directo con los tejidos del paciente. Se han diseñado para reducir al mínimo la carbonización y la formación de gas alrededor de la punta de la aguja al eliminar el exceso de calor cerca del electrodo.

(e) Electrodo perfundido: la punta del electrodo tiene pequeñas aberturas que permiten que el líquido (normalmente solución salina) entre en contacto con el tejido. La administración de solución salina durante la aplicación de corriente de radiofrecuencia aumenta la conductividad del tejido y, por tanto, permite una mayor aplicación de corriente de radiofrecuencia y un mayor calentamiento y coagulación del tejido (1).

b. Ablación por microondas:

(1) Las microondas electromagnéticas calientan la materia induciendo un campo eléctrico alternante de ultra alta velocidad (900-2 450 MHz). La muerte celular en la AMO es casi idéntica a la observada en la ARF. Sin embargo, el mecanismo de calentamiento por microondas puede presentar ventajas en determinadas aplicaciones clínicas. Las moléculas polares (principalmente el agua) se realinean continuamente con el campo oscilante de microondas, lo que produce un aumento eficaz de la energía cinética y la temperatura del tejido. A diferencia de las corrientes eléctricas, las microondas irradian a través de todos los tejidos biológicos, incluidos aquellos con alta impedancia a la corriente eléctrica, como los huesos, los pulmones y los tejidos carbonizados o desecados. Esto permite a las microondas generar calor de forma continua en un volumen mucho mayor de tejido que rodea al aplicador (5).

(2) Como resultado, la energía de microondas puede producir zonas de ablación más rápidas, calientes y grandes en múltiples tipos de tejido, en comparación con la corriente de radiofrecuencia. En consecuencia, la ventaja de la AMO sobre la ARF es que el resultado del tratamiento se ve menos afectado por los vasos ubicados cerca del tumor.

(3) Además, debido a que la AMO no depende de un circuito eléctrico como la ARF, pueden colocarse varios aplicadores al mismo tiempo.

(4) En el caso de la AMO, las diferencias entre dispositivos no están tan relacionadas con la morfología de los aplicadores (que son, en todos los casos, agujas rectas sin ganchos), sino más bien con las siguientes características:

(a) Las frecuencias de emisión de microondas utilizadas son 915 MHz o 2 450 MHz.

(b) El calibre de la antena varía entre 11 G y 18 G.

(c) La potencia máxima disponible del generador varía entre 60 W y 195 W, y se pierde cierta cantidad de potencia entre el generador y la punta de la antena a lo largo de la línea coaxial de enlace. Debido a esta pérdida de potencia, la potencia máxima en la antena difiere de la potencia en el generador.

(d) El número de antenas que pueden utilizarse a la vez con un único generador es de 1 a 4. La utilización simultánea de varios aplicadores determina una zona de ablación más uniforme y amplia.

(e) Los métodos de suministro de energía (manual o automático, continuo o pulsado) (1).

c. Crioablación:

(1) Los sistemas de crioablación emplean el efecto Joule-Thomson de expansión de gases dentro de una criosonda en forma de aguja. A medida que el criógeno (normalmente argón) pasa de una línea de alimentación interna a una cámara de expansión interna en la punta de la aguja, se produce una disipación de calor cerca de la punta de la antena que enfría la sonda a temperaturas de –160 °C o más frías. La transferencia de calor del tejido a la criosonda se rige por la difusión térmica pasiva (5).

(2) En el tejido hepático, el umbral de daño celular letal es de –40 °C. Por lo cual, la superficie de la criosonda limita la eficacia del enfriamiento; los diámetros más pequeños de la criosonda se asocian a una menor capacidad de enfriamiento y, en consecuencia, a zonas de ablación más pequeñas. Por tanto, en la práctica clínica son necesarias varias criosondas para tratar la mayoría de los tumores, y los tiempos de ablación suelen ser de 25 min a 30 min.

(3) El tamaño de las criosondas oscila entre los calibres 17 y 8. En la ecografía, la longitud de la región de ablación o «bola de hielo» se visualiza como una línea hiperecoica que representa el borde proximal de la bola de hielo con sombra acústica posterior. La bola de hielo se identifica como una región de baja atenuación (~ 0 UH) en la TC y como una región de vacío de señal en la RM.

(4) La cauterización de la trayectoria de la aguja mediante energía térmica está disponible en las últimas versiones de las criosondas de algunos proveedores.

d. Electroporación irreversible:

(1) La EPI es una técnica de ablación no química y no térmica guiada por imagen. Se trata de un método para inducir la interrupción irreversible de la integridad de la membrana celular al cambiar el potencial transmembrana, lo que resulta en la muerte celular sin necesidad de lesión farmacológica adicional. La EPI crea un límite nítido entre la zona tratada y la no tratada *in vivo*. Esto sugeriría que la EPI tiene la capacidad de delimitar nítidamente la zona tratada de la no tratada, y que la planificación del tratamiento puede realizarse con precisión de acuerdo con predicciones matemáticas.

(2) Dado que la EPI es una técnica no térmica, parece haber una ablación completa hasta el margen de los vasos sanguíneos sin comprometer la funcionalidad de estos. Por tanto, los problemas asociados con el enfriamiento o calentamiento del tejido mediado por perfusión (un reto importante con los métodos térmicos) no son relevantes. La EPI puede ser una opción de tratamiento para aquellos tumores hepáticos ubicados en el centro, con márgenes adyacentes a las vías biliares principales, en los que las técnicas de ablación térmica están contraindicadas.

(3) El procedimiento es técnicamente difícil, requiere la colocación de al menos dos electrodos de aguja paralelos entre sí a una distancia de 1 cm a 2.5 cm y es más costoso que la ARF y AMO.

(4) Existen varias contraindicaciones, como las arritmias cardíacas y la presencia de un marcapasos. Asimismo, los objetos metálicos, como los clips quirúrgicos

adyacentes al margen de ablación, pueden afectar la predictibilidad de la zona de ablación (6).

(5) Guía/monitorización por imagen. La orientación de la lesión puede realizarse mediante guía ecográfica, por TC o por RM. El sistema de guía se elige en gran medida en función de las preferencias del operador y de la disponibilidad local de equipos específicos, como TC con fluoroscopia, TC de haz cónico o sistemas de RM abiertos.

(6) La robótica y el *software* de fusión de imágenes mejoran la precisión de la orientación y permiten la evaluación inmediata de la adecuación de los márgenes ablativos. Esto puede mejorar los resultados de la ablación térmica en términos de control local (7) (fig. 56-1).

Manejo posterior al procedimiento

1. Tras la ablación, se aconseja reposo en cama durante 1 h o 2 h.
2. La monitorización de las constantes vitales se realiza en la sala de recuperación. Si estas son estables, el hemograma y las pruebas de función hepática no sufren cambios significativos y no se observan complicaciones, el paciente puede ser dado de alta al día siguiente de la intervención.
3. Evaluación de la respuesta tumoral:
   a. Las imágenes de TC y RM obtenidas 4 a 6 semanas después del tratamiento muestran la ablación exitosa como un área sin realce con o sin un anillo periférico (fig. 56-2).
   b. El anillo realizado que puede observarse a lo largo de la periferia del área de ablación se observa como un proceso relativamente concéntrico, simétrico y uniforme en un área con márgenes internos lisos. Se trata de un hallazgo transitorio que representa una respuesta fisiológica benigna a la lesión térmica (inicialmente, hiperemia reactiva; posteriormente, fibrosis y reacción de células gigantes). El contraste benigno alrededor de la ablación debe diferenciarse del contraste periférico irregular debido al tumor residual que se produce en el margen de tratamiento. En comparación con el contraste benigno alrededor de la ablación, el tumor residual sin ablación suele crecer en patrones dispersos, nodulares o excéntricos (fig. 56-2).
   c. Las pruebas de imagen de seguimiento posteriores deben ir dirigidas a detectar la posible recidiva de la lesión tratada (es decir, la progresión tumoral local), el desarrollo de nuevas lesiones hepáticas o la aparición de enfermedad extrahepática (1).

Resultados

1. Carcinoma hepatocelular:
   a. En pacientes con cirrosis y CHC en estadio muy inicial o inicial, la tasa de respuesta completa de la ARF es superior al 95 %, con tasas de supervivencia a 5 años del 62 % al 68 % de los casos (1,8).
   b. El escaso número de estudios aleatorizados publicados no logró demostrar una superioridad estadísticamente significativa de la AMO en comparación con la ARF en términos de supervivencia global y supervivencia sin enfermedad. La superioridad de la AMO sobre la ARF no se demostró en los metaanálisis publicados (1).
   c. Una serie recientemente publicada con correlación con la histología tras el trasplante hepático informó de una respuesta anatomopatológica completa en el 78 % de los nódulos de CHC < 3 cm tratados con una única sesión de tratamiento y con hallazgos de imagen fiables (precisión diagnóstica: 89 %). La facilidad de uso, la reproducibilidad y el tamaño de los volúmenes de ablación, junto con los breves tiempos de procedimiento, hacen que la AMO sea ampliamente utilizada y, a menudo, la modalidad de ablación térmica preferida (9).
   d. Se ha realizado un número limitado de estudios que comparan los resultados, incluida la supervivencia global y la supervivencia específica del cáncer de hígado en pacientes tratados con crioablación o ARF. No se han demostrado diferencias significativas en la supervivencia global entre la ARF y la crioablación a los 6 meses (1).
   e. Dados los beneficios de su naturaleza no térmica, la EPI puede ampliar las opciones de ablación local para el CHC, en particular cuando los tratamientos curativos

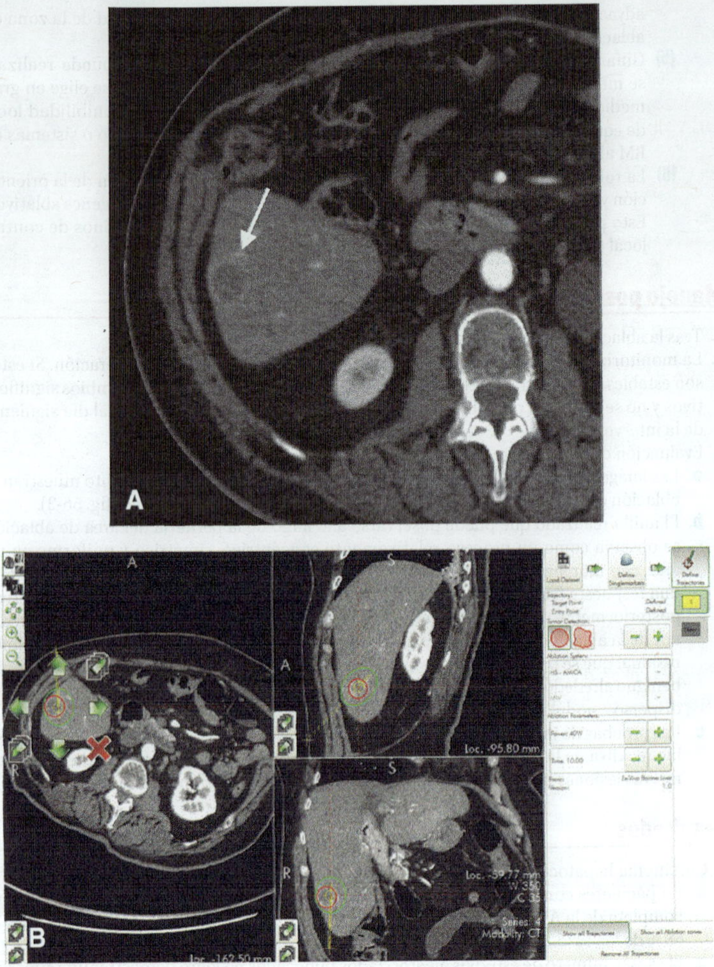

FIGURA 56-1 • Ablación por microondas (AMO) asistida por robot de pequeñas metástasis de un colangiocarcinoma intrahepático (CCAi) previamente resecado. La TC previa al tratamiento muestra la lesión como un pequeño nódulo hipodenso superficial con borde hiperdenso (**A**, *flecha*) en la fase arterial. Durante la fase de planificación con asistencia robótica (CAS-One®, Cascination, Suiza, CH) se visualizan el volumen de ablación previsto y la colocación de la aguja con respecto a la superficie hepática (**B**, *rojo*, nódulo; *verde*, volumen de ablación según el dispositivo). (*Continúa*)

locales habituales se consideran inadecuados debido al riesgo de lesión térmica o a la disminución de la eficacia debido al efecto disipador de calor.

2. Metástasis hepáticas colorrectales:
   a. En pacientes con metástasis hepáticas de CCR que no son aptos para la resección debido a la mala localización anatómica de las lesiones o a comorbilidades importantes, la ablación ha demostrado ser un tratamiento alternativo viable. En estudios de cohortes de pacientes no quirúrgicos tratados con ablación térmica, las tasas de supervivencia a 5 años oscilaron entre el 25 % y el 55 % (1).

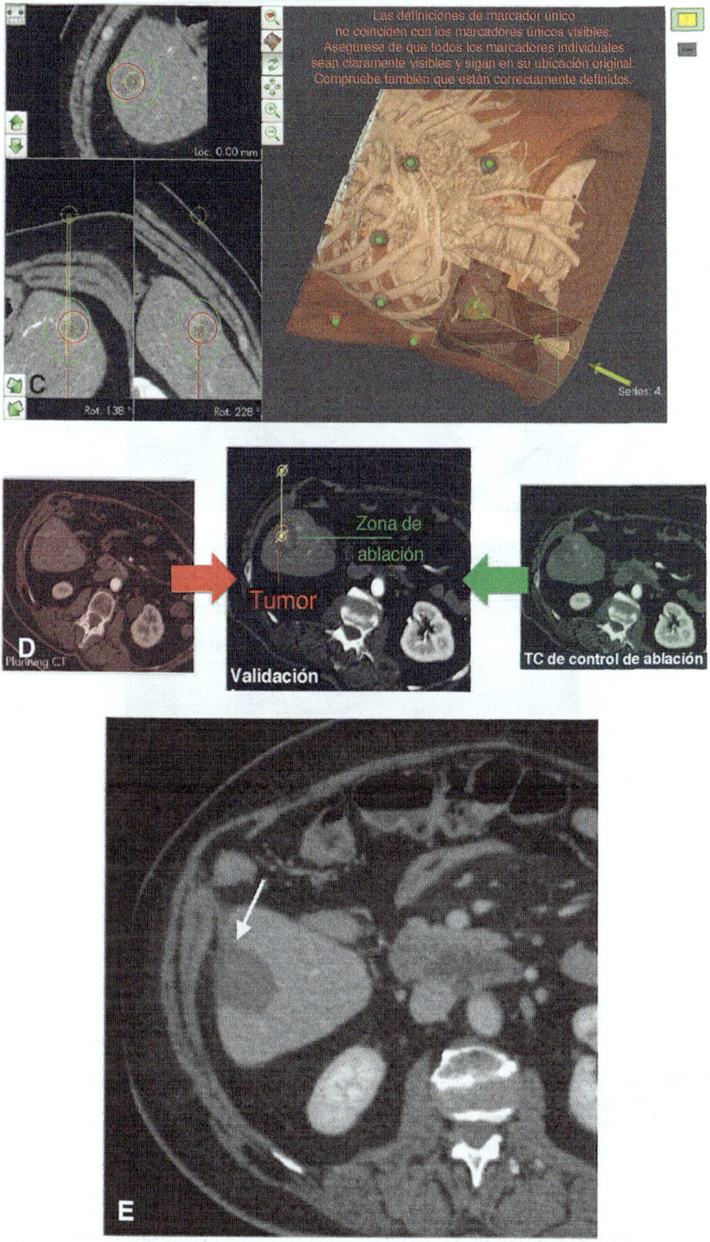

FIGURA 56-1 • (*Continuación*) El acceso de la aguja se visualiza en 3D (**C**) y después del tratamiento se comprueba la adecuación del volumen de ablación mediante imágenes de fusión (**D**). La TC de seguimiento realizada 1 mes después de la ablación muestra una respuesta completa (**E**, *flecha*). (CAS-One®, Cascination, Suiza, CH).

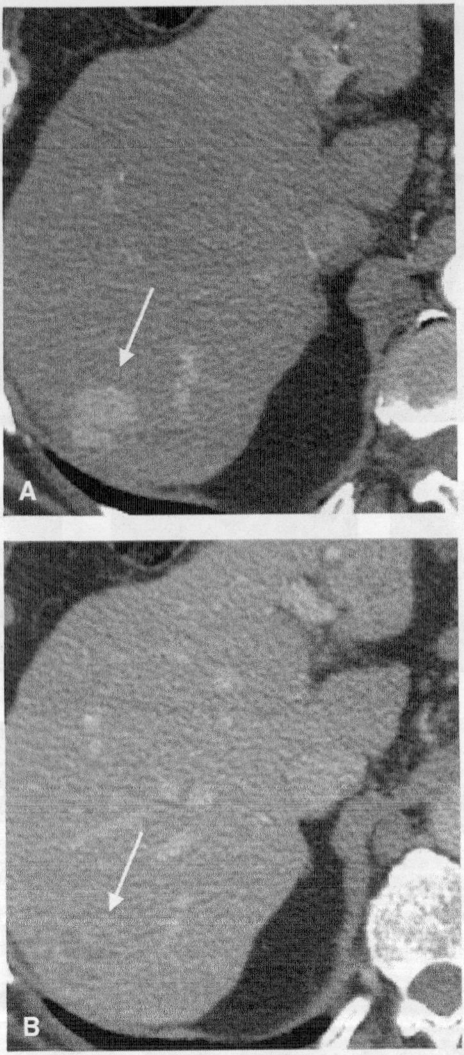

FIGURA 56-2 • Ablación por microondas (AMO) guiada por tomografía computarizada (TC) de un carcinoma hepatocelular (CHC) en estadio inicial. La TC previa al tratamiento obtenida en fase arterial (**A**, *flecha*) y venosa (**B**, *flecha*) muestra la lesión con las características radiológicas típicas de un nódulo de CHC en el segmento 7. (*Continúa*)

b. Se han alcanzado resultados comparables a la cirugía con la ARF en metástasis solitarias de CCR de menos de 3 cm, con el tamaño del tumor como una de las principales limitaciones de los tratamientos de ablación (1).

c. En pacientes con enfermedad oligometastásica, el ensayo de fase II CLOCC comparó quimioterapia sola frente a quimioterapia con ARF percutánea o durante la cirugía en pacientes con hasta 10 metástasis. En este ensayo se observó una mejora tanto de la

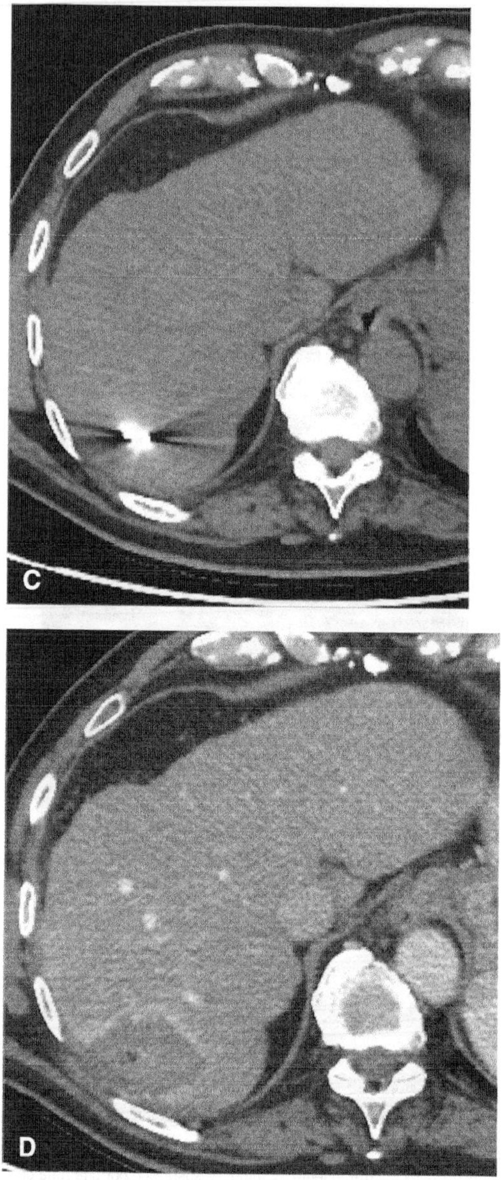

FIGURA 56-2 • (*Continuación*) Se realiza una AMO guiada por TC con dos inserciones (HS AMICA®, Italia) con una potencia de 60 W durante 7 min (**C**). Tras el tratamiento, la TC con contraste muestra una amplia zona hipodensa que cubre el tumor, así como un manguito de parénquima hepático circundante con un borde hiperdenso periférico (**D**). (*Continúa*)

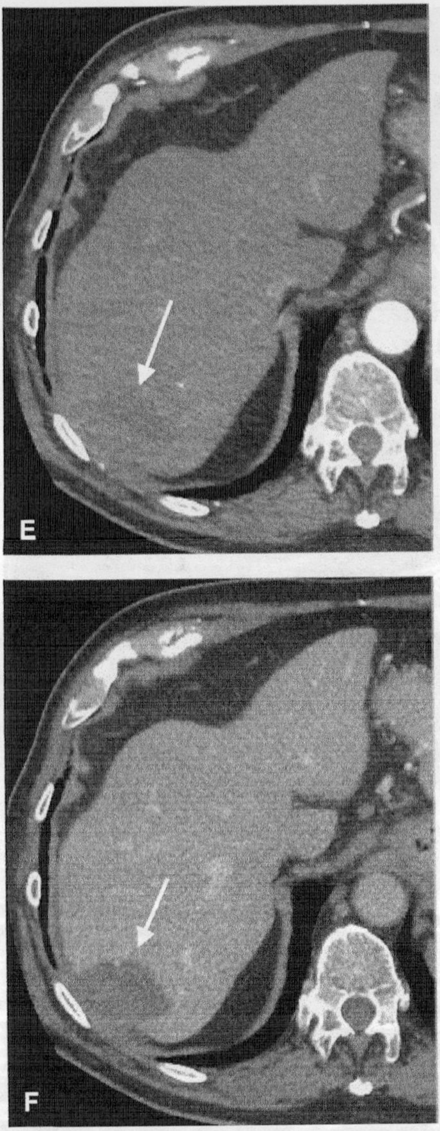

FIGURA 56-2 • (*Continuación*) En las imágenes de TC obtenidas en la fase arterial (**E**, *flecha*) y venosa portal (**F**, *flecha*) 1 mes después del tratamiento, el tumor es sustituido por una zona de ablación sin realce y se confirma la respuesta completa. (HS AMICA®, Italia).

supervivencia sin progresión como de la supervivencia global. A los 8 años de seguimiento, la supervivencia sin progresión fue solo del 2 % en el grupo de quimioterapia sola, pero del 22.3 % en el grupo combinado con quimioterapia más ARF. La supervivencia global fue del 8.9 % frente al 35.9 %, respectivamente (10).

d. Se han publicado varios estudios de cohortes sobre el papel de la AMO en el tratamiento de las metástasis hepáticas del CCR. En estos se informó de una supervivencia global a los 3, 4 y 5 años para la AMO entre el 35 % y el 79 %, el 35 % y el 58 %, y el 17 % y el 18 % (1).
e. Una pequeña cantidad de series que incluyeron un pequeño número de pacientes con metástasis hepáticas de CCR no elegibles para ablación térmica tratados con EPI mostraron una tasa de respuesta completa de hasta el 74 % al 96 % y una supervivencia del 26.5 % pasados 32.4 meses del procedimiento (6).

3. Otros tumores primarios y secundarios:
   a. CCAi: un metaanálisis reciente evaluó 7 estudios de ARF que incluían 84 CCAi e informó de tasas de supervivencia global agrupadas a 1, 3 y 5 años del 82 %, el 47 % y el 24 %, respectivamente. La AMO no se asoció a tasas inferiores de progresión tumoral local, en comparación con la radiofrecuencia, en un estudio que informó de una mediana de supervivencia global de 23.6 meses en pacientes tratados por CCAi con ablación térmica (1).
   b. Metástasis hepáticas de TNE: los pacientes que recibieron ARF para metástasis hepáticas de TNE demostraron una mediana de supervivencia de 10.3 a 11 años, con una tasa de supervivencia global a 5 años del 57 % al 84 % (1).
   c. Metástasis hepáticas del cáncer de mama: los resultados de una serie quirúrgica sobre resección de metástasis mamarias muestran que, a pesar de que el cáncer de mama metastásico es una enfermedad sistémica, los tratamientos locales tienen el potencial de mejorar la supervivencia. En la serie de casos, la mediana de supervivencia de las pacientes con metástasis hepáticas tratadas con ARF oscilaba entre 30 y 60 meses (1).

Complicaciones

La tasa global de complicaciones de grado 2 a 6 (o mayores) oscila entre el 2.2 % y el 3.1 % (1):

1. Complicaciones relacionadas con la punción:
   a. Hemorragia intraperitoneal (1 %).
   b. Neumotórax/hemotórax (0.1 %).
   c. Diseminación tumoral a lo largo del trayecto de la aguja (0.5 %).
2. Complicaciones relacionadas con el calor:
   a. Perforación intestinal (0.3 %).
   b. Trombosis de la vena porta principal (0.1 %).
   c. Absceso hepático (0.3 %).
   d. Estenosis de la vía biliar y colecistitis (0.1 %).
3. Mortalidad (0.1-0.5 %). Las causas más frecuentes de muerte son sepsis, insuficiencia hepática, perforación del colon y trombosis de la vena porta.

Referencias bibliográficas

1. Crocetti L, de Baére T, Pereira PL, et al. CIRSE standards of practice on thermal ablation of liver tumors. *Cardiovasc Intervent Radiol.* 2020;43(7):951–962.
2. European Association for the Study of the Liver. EASL clinical practice guidelines: management of hepatocellular carcinoma. *J Hepatol.* 2018;69(1):182–236.
3. Van Cutsem E, Cervantes A, Adam R, et al. ESMO consensus guidelines for the management of patients with metastatic colorectal cancer. *Ann Oncol.* 2016;27(8):1386–1422.
4. Patel IJ, Rahim S, Davidson JC, et al. Society of Interventional Radiology Consensus Guidelines for the Periprocedural Management of Thrombotic and Bleeding Risk in Patients Undergoing Percutaneous Image-Guided Interventions-Part II: Recommendations: Endorsed by the Canadian Association for Interventional Radiology and the Cardiovascular and Interventional Radiological Society of Europe. *J Vasc Interv Radiol.* 2019;30(8):1168–1184.
5. Hinshaw JL, Lubner MG, Ziemlewicz TJ, et al Percutaneous tumor ablation tools: microwave, radiofrequency, or cryoablation–What should you use and why? *Radiographics.* 2014;34(5):1344–1362.
6. Meijerink MR, Ruarus AH, Vroomen LGPH, et al. Irreversible Electroporation to Treat Unresectable Colorectal Liver Metastases (COLDFIRE-2): A Phase II, Two-Center, Single-Arm Clinical Trial. *Radiology.* 2021;299:470–480.

7. Solbiati M, Muglia R, Goldberg SN, et al. A novel software platform for volumetric assessment of ablation completeness. *Int J Hyperthermia*. 2019;36(1):337–343.
8. Livraghi T, Meloni F, Di Stasi M, et al. Sustained complete response and complications rates after radiofrequency ablation of very early hepatocellular carcinoma in cirrhosis: is resection still the treatment of choice? *Hepatology*. 2008;47:82–89.
9. Crocetti L, Scalise P, Bozzi E, et al. Microwave ablation of very early and early-stage HCC: efficacy evaluation by correlation with histology after liver transplantation. *Cancers (Basel)*. 2021;13(14):3420. doi: 10.3390/cancers13143420.
10. Ruers T, Van Coevorden F, Punt CJ, Pierie JE, Borel-Rinkes I, Ledermann JA, et al; European Organisation for Research and Treatment of Cancer (EORTC); Gastro-Intestinal Tract Cancer Group; Arbeitsgruppe Lebermetastasen und tumoren in der Chirurgischen Arbeitsgemeinschaft Onkologie (ALM-CAO); National Cancer Research Institute Colorectal Clinical Study Group (NCRI CCSG). Local Treatment of Unresectable Colorectal Liver Metastases: Results of a Randomized Phase II Trial. *J Natl Cancer Inst*. 2017;109(9).

57 Ablación de tumores renales

Shilpa Reddy, MD, Joseph P. Erinjeri, MD, PhD y Timothy W.I. Clark, MD, FSIR

Introducción

El cáncer de riñón representa aproximadamente el 4 % de todas las neoplasias malignas en Estados Unidos. Aunque la extirpación quirúrgica sigue siendo el tratamiento estándar para los tumores renales pequeños, las técnicas de preservación de la nefrona en el tratamiento del cáncer de riñón han hecho de la ablación térmica de los tumores renales una alternativa viable a la nefrectomía parcial (NP) abierta y laparoscópica.

Indicaciones

Masas renales T1a (≤ 4 cm) y T1b (< 7 cm) en pacientes que:

1. Tienen comorbilidades que impidan la cirugía o la anestesia endotraqueal general.
2. Requieren conservación del parénquima renal (riñón solitario, insuficiencia renal).
3. Tienen múltiples tumores en el mismo riñón (Von Hippel-Lindau o Birt- Hogg-Dubé), casos en los que la extirpación quirúrgica dificultaría la reconstrucción renal.
4. Tienen tumores complejos en los que la resección quirúrgica requeriría un tiempo de isquemia prolongado.
5. Prefieren técnicas mínimamente invasivas a la cirugía abierta o laparoscópica.
6. Prefieren el tratamiento a la vigilancia activa de masas renales estables o pequeñas.

Contraindicaciones

Absolutas

1. Coagulopatía no corregible (cuando el cociente internacional normalizado [INR, *international normalized ratio*] >1.5, recuento de plaquetas < 50 000/µL).

Relativas

1. Consideraciones anatómicas:
   a. Masas anteromediales sin una vía percutánea segura a la lesión.
   b. Masas proximales al uréter sin capacidad para proteger el uréter de lesiones térmicas.
2. Contraindicaciones de la ablación por radiofrecuencia (ARF):
   a. Prótesis de cadera, que puede actuar como conducto eléctrico, lo que aumenta el riesgo de quemadura cutánea.

b. Marcapasos/desfibrilador. La energía de radiofrecuencia puede interferir con el funcionamiento del marcapasos/desfibrilador. Algunos pacientes pueden llevar un imán para desactivar el dispositivo y calibrarlo, y reprogramarlo después del procedimiento.

Preparación previa al procedimiento

1. Consulta clínica:
   a. Anamnesis y exploración física completas.
   b. Estudios de laboratorio que incluyan hematocrito/hemoglobina basal, parámetros de coagulación (INR, recuento de plaquetas) y función renal (creatinina, filtración glomerular [FG]). Deben obtenerse los valores de hematocrito/hemoglobina basal.
   c. Revisión de la medicación. En la mayoría de los pacientes, el ácido acetilsalicílico y otros antiagregantes plaquetarios deben suspenderse 5 días antes de la intervención. Sin embargo, en pacientes con endoprótesis coronarias o vasculares previas, puede ser prudente continuar con la administración de estos medicamentos para reducir el riesgo de trombosis de la endoprótesis. La warfarina debe ajustarse o suspenderse hasta un INR <1.5. Deben suspenderse otros anticoagulantes al menos 24 h antes de la intervención.
2. Imágenes previas al procedimiento:
   a. La urografía por tomografía computarizada (TC) con contraste proporciona imágenes óptimas, lo que permite la estadificación, la caracterización de la masa renal y la evaluación de la proximidad de la masa al sistema colector y a otras estructuras vitales (intestino, uréter, órganos, nervios). La resonancia magnética (RM) con contraste es una alternativa. Los pacientes con FG de 30 a 60 mL/min/1.73 m^2 deben recibir hidratación intravenosa (antes de la TC con contraste) o una dosis reducida de contraste (antes de la RM). Los pacientes con FG <30 mL/min/1.73 m^2 no deben recibir agentes de contraste yodados o basados en gadolinio de los grupos I o III. Aunque las imágenes ecográficas pueden definir claramente el tumor y su relación con el sistema colector y el hilio renal, las imágenes transversales proporcionan un estudio exhaustivo de los tejidos circundantes, lo que puede ser útil para la planificación del tratamiento.
   b. Las imágenes deben compararse con otras imágenes previas para evaluar la tasa de crecimiento de la lesión. El tamaño tumoral y la velocidad de crecimiento de las lesiones renales se correlacionan con su potencial maligno y metastásico. Más del 40 % de las masas renales <1 cm son benignas, y el 25 % de las masas renales <3 cm son benignas (1).
   c. Normalmente, los tumores exofíticos pueden tratarse con mayor eficacia, ya que el tejido adiposo perirrenal actúa como aislante térmico que ayuda a mantener la temperatura objetivo durante la ablación. Por el contrario, las lesiones centrales que se encuentran muy próximas al sistema colector o a los vasos hiliares sufren efectos de disipación térmica, lo que puede limitar la capacidad de alcanzar la temperatura objetivo en toda la lesión.
3. Biopsia. La tasa de diagnóstico global de la biopsia de masas renales es del 92 % (2). La sensibilidad y especificidad de la biopsia de pequeñas masas renales son del 98.7 % y el 99.2 %, respectivamente (2). Hasta un 20 % de las biopsias de pequeñas masas renales resultan en el diagnóstico de tumores benignos (1). Existen varios casos en los que debe realizarse una biopsia antes de proceder a la ablación para evitar procedimientos innecesarios o ineficaces:
   a. Tumor maligno extrarrenal (cuando la masa renal podría representar una enfermedad metastásica en lugar de un tumor maligno renal primario).
   b. Sospecha de linfoma.
   c. «Masa» renal asociada a una infección urinaria (la masa puede simular un absceso o una pielonefritis focal).
4. Ayuno nocturno y ayuno total para el procedimiento.
5. Consentimiento informado.
6. Selección de dispositivos:
   a. Ablación por radiofrecuencia. Existen aplicadores lineales y en serie con múltiples varillas (sombrilla). Los aplicadores en serie vienen en diferentes geometrías y pueden desplegarse en diferentes tamaños, lo que permite al operador adaptar la zona de ablación

al tamaño y forma del tumor. Es importante tener en cuenta si un dispositivo «quema hacia adelante» (desde la punta hasta el aplicador no desplegado distalmente tras el despliegue de las varillas) o «quema hacia atrás» (desde la punta hasta el aplicador no desplegado proximalmente tras el despliegue de las varillas). Las sondas lineales pueden ser más sencillas de utilizar, ya que no requieren el despliegue de las varillas, lo que puede ser difícil tras la ablación inicial debido al cambio en la consistencia del tejido renal coagulado. Con la mayoría de los dispositivos de radiofrecuencia, solo puede utilizarse un aplicador a la vez. Si el tumor es grande, deben realizarse múltiples ablaciones en serie para garantizar una cobertura adecuada de la lesión.

b. Crioablación. La principal ventaja técnica de la crioablación sobre la ARF es que las áreas de ablación pueden monitorizarse en tiempo real con TC, RM o ecografía. Dos parámetros pueden variar en la selección de aplicadores de crioterapia para delimitar el área de ablación: a) la longitud del área activa del aplicador, que afecta la longitud de la región de ablación o «bola de hielo», y b) el diámetro del eje, que afecta el diámetro axial de la «bola de hielo». Dado que pueden colocarse varios aplicadores simultáneamente y que las zonas de ablación se unen, es posible tratar tumores de forma compleja mediante la combinación de aplicadores de diferentes longitudes y diámetros.

c. Ablación por microondas (AMO). Una aguja en forma de antena emite ondas electromagnéticas al tejido circundante, lo que produce el calentamiento citotóxico del tejido. Las series de casos sobre AMO de pequeñas masas renales han mostrado resultados tempranos e intermedios similares a los de otras modalidades de ablación. Entre las ventajas de la AMO cabe citar el alcance de una temperatura tumoral objetivo más elevada con menos sondas, así como un menor tiempo de procedimiento.

d. Tecnologías emergentes. Se están realizando ensayos preclínicos y de fase inicial sobre nuevas modalidades de ablación renal guiada por imagen:

(1) Ecografía focalizada de alta intensidad. La energía ultrasónica se enfoca para producir altas intensidades acústicas en el tejido, lo que da lugar a la generación de calor citotóxico debido a la absorción de la energía acústica.

(2) Electroporación irreversible. Esta técnica no térmica emplea campos eléctricos pulsados para crear defectos o poros permanentes a nanoescala en la membrana plasmática de las células, lo que ocasiona su muerte.

(3) Ablación por láser. La luz láser aplicada directamente al tejido produce su calentamiento citotóxico.

7. Antibióticos. Cefazolina intravenosa (en función del peso).

Procedimiento

1. Monitorización de las constantes vitales para sedación consciente o anestesia (electrocardiograma [ECG], presión arterial, pulsioximetría y respiración).

2. Sedación o anestesia. La lesión térmica por frío produce un dolor mínimo, mientras que la lesión térmica por calor puede ser bastante dolorosa. Los pacientes que reciben crioablación suelen tolerar el procedimiento con sedación moderada (fentanilo y midazolam), mientras que los pacientes que reciben ARF pueden requerir sedación profunda o anestesia general.

3. Posición y abordaje del paciente. Los pacientes suelen colocarse en decúbito prono, lo que facilita la colocación de la sonda para las lesiones posteriores del polo inferior. Para las lesiones del polo superior, la posición en decúbito ipsilateral desinfla el pulmón ipsilateral, lo que reduce al mínimo el riesgo de neumotórax. La posición supina oblicua (ipsilateral hasta 30°) puede ser útil para lesiones laterales y puede ayudar a desplazar el intestino medialmente lejos del riñón. Se han descrito abordajes transhepáticos en decúbito supino. Para las lesiones del polo superior, especialmente en el lado izquierdo, la proximidad de los pulmones y la pleura puede limitar las opciones de acceso. Puede crearse un neumotórax o un derrame pleural yatrógenos mediante la inserción de una aguja epidural de calibre 22 en el espacio pleural, con infusión de aire o solución de dextrosa al 5 % en agua (D5W), respectivamente. A continuación, puede realizarse un abordaje intercostal transpleural para la ablación. Antes o inmediatamente después de la ablación, debe insertarse un drenaje torácico de pequeño calibre con sello de agua. El drenaje torácico puede retirarse a la mañana siguiente del procedimiento, tras la prueba de pinzamiento y radiografías de tórax seriadas.

4. Técnica de ablación:
   a. Se obtienen imágenes de exploración para localizar el objetivo. Si es necesario, puede administrarse contraste para aumentar la visibilidad del objetivo. El *gantry* de la TC puede inclinarse en las imágenes de exploración para mantener la visualización longitudinal de la aguja durante la colocación de la aguja subcostal. El punto de entrada en la piel se determina en función de la trayectoria prevista de la aguja.
   b. Se prepara y cubre el sitio de entrada de la piel. Se anestesia la zona con lidocaína. Se realiza una pequeña dermatotomía para facilitar la colocación de la aguja.
   c. Puede realizarse una biopsia (aspiración con aguja fina o con aguja gruesa), si no se ha realizado previamente un diagnóstico tisular de la lesión.
   d. Mediante guía por imagen, se colocan la(s) sonda(s) de ablación. Con la crioablación, pueden colocarse varios aplicadores a la vez para garantizar que la bola de hielo abarque la lesión. Con la ARF, el electrodo se coloca primero en uno de los márgenes de la lesión, lo que permite la colocación de electrodos posteriores para crear una zona de ablación superpuesta.
   e. Ablación:
      (1) Crioablación. Tras confirmar la colocación de las agujas, la ablación suele realizarse con dos ciclos de congelación-descongelación (p. ej., 10 min de congelación, 8 min de descongelación y 10 min de nueva congelación). Al principio, el diámetro de la bola de hielo aumenta rápidamente; durante el procedimiento pueden obtenerse imágenes transversales a intervalos de 3 min a 5 min para reducir al mínimo la ablación de zonas no objetivo. La formación citotóxica intracelular de hielo en las células renales se produce mejor con un enfriamiento rápido a menos de −20 °C. La formación de bolas de hielo puede monitorizarse en tiempo real mediante TC (bola de hielo hipoatenuante) y RM (bola de hielo hipointensa). Cabe mencionar que el borde de la bola de hielo marca los 0 °C isotérmicos, y los −20 °C isotérmicos en la profundidad del margen. Por tanto, para garantizar una temperatura citotóxica objetivo dentro de la lesión, el margen de la bola de hielo debe superar el margen de la lesión en al menos 5-10 mm. Algunos operadores utilizan un termopar en el margen del tumor para garantizar que la temperatura objetivo en el margen de la lesión alcance los −20 °C. Tras el ciclo de congelación-descongelación-congelación, debe realizarse una descongelación activa a 15 °C antes de intentar retirar el aplicador; el aplicador no debe sacarse con fuerza si permanece congelado en la lesión, ya que puede producir una fractura renal y hemorragia.
      (2) Ablación por radiofrecuencia. Después de confirmar la ubicación de la aguja (que puede incluir el despliegue de una serie con múltiples varillas antes del procedimiento), la ablación se inicia de acuerdo con el protocolo del dispositivo. Este protocolo normalmente indica 10 min de ablación con mediciones de temperatura durante o inmediatamente después de llevarla a cabo dependiendo del dispositivo. Los dispositivos con control de impedancia utilizan protocolos con incrementos graduales en la potencia hasta alcanzar una impedancia máxima, que se correlaciona con el cambio celular citotóxico. Durante la ablación, las varillas se avanzan periódicamente (de acuerdo con el protocolo del dispositivo) para permitir un mayor volumen de ablación. Debe tenerse precaución al avanzar las varillas con una leve presión aplicada sobre los electrodos en el eje de la aguja, dado que la mayor firmeza del tejido tratado puede dar lugar al «rechazo» de la aguja y la incapacidad de avanzar las varillas a través del tejido ya tratado. La necrosis por coagulación citotóxica se produce rápidamente a temperaturas de 60 °C a 100 °C (3). El área de ablación no puede monitorizarse directamente durante la ARF; sin embargo, el tejido tratado tiene una atenuación ligeramente inferior en una TC debido al edema tisular. La aguja puede recolocarse, y este proceso repetirse con ablaciones superpuestas hasta cubrir la lesión de forma adecuada. En caso de que el electrodo deba retirarse de los riñones para la recolocación o después de la última ablación, la ablación del trayecto en el parénquima renal normal interviniente debe realizarse de acuerdo con las instrucciones del dispositivo. En general, la aguja debe

retirarse para garantizar una temperatura dentro del trayecto de 80 °C. La ablación del trayecto debe detenerse al menos a 1 cm de la superficie de la piel para evitar una quemadura.

f. Deben tomarse imágenes después de retirar la sonda de ablación para evaluar las complicaciones inmediatas.

g. Se coloca un apósito estéril.

5. Técnicas especiales para limitar la ablación fuera del objetivo:

a. Colocación de endoprótesis ureteral. Para proteger el uréter y el sistema colector de una lesión térmica, puede colocarse una endoprótesis ureteral retrógrada con cistoscopia para introducir una infusión de D5W a través del sistema colector renal que disipa el calor y reduce al mínimo la lesión. Se utiliza dextrosa en vez de solución salina para reducir al mínimo los efectos de conducción durante la ARF.

b. Hidrodisección y neumodisección (fig. 57-1A-C). Los tejidos adyacentes o intermedios (intestino, páncreas, suprarrenales y bazo) pueden desplazarse mediante infusión de D5W, dióxido de carbono (CO_2) o aire. Puede colocarse una aguja o un introductor de calibre 22 entre los riñones y la estructura interpuesta, e inyectar D5W o aire, según la necesidad, para crear un amortiguador de 1 cm a 2 cm. La elección de D5W o aire depende de si las estructuras deben moverse de manera dependiente o independiente. Si es necesario, puede inflarse un balón de oclusión grande (14 mm) entre el riñón y la estructura adyacente para establecer un amortiguador entre la lesión y el tejido.

Manejo posterior al procedimiento

1. Reposo en cama durante 4 h o hasta que la hematuria empiece a desaparecer.
2. Comprobar las constantes vitales cada 15 min durante 1 h, cada 30 min durante 2 h, cada hora durante 4 h y después cada 8 h.
3. Control de la entrada y salida de líquidos. Puede observarse orina teñida de sangre hasta 48 h después de la intervención. Es normal una apariencia de «limonada rosa».
4. Reanudar la dieta previa al procedimiento.
5. Los pacientes pueden ser dados de alta el mismo día con una baja tasa de reingreso a corto plazo (4). Si se planifica el alta el mismo día, se recomienda la observación posterior al procedimiento durante un mínimo de 4 h, ya que la mayoría de las complicaciones hemorrágicas se manifestarán dentro de este plazo (4). La observación durante la noche puede ser adecuada en pacientes con tumores tratados de mayor tamaño, insuficiencia renal crónica subyacente o edad avanzada.
6. Imágenes:

a. Debe realizarse una TC o una RM a los 1 o 3 meses para identificar el tumor residual de una ablación incompleta. Puede observarse un realce sutil en la periferia de la zona de ablación en las primeras imágenes (que puede representar inflamación), pero suele desaparecer a los 6 meses. Durante el primer año, deben seguir obteniéndose imágenes de seguimiento cada 3 a 6 meses para vigilar la recidiva de la enfermedad.

b. Si el paciente no muestra realce residual durante un período de 1 año, pueden emplearse intervalos de obtención de imágenes más prolongados (1 a 2 años). El seguimiento por imagen tras la ablación se recomienda durante un mínimo de 5 años, tiempo que puede prolongarse aún más en pacientes con tumores inicialmente más grandes, tumores de mayor grado nuclear o antecedentes de tumores renales múltiples. La vigilancia por imagen también incluye la obtención de imágenes torácicas (radiografía o TC) anualmente para evaluar la presencia de metástasis pulmonares. Puede considerarse la realización de pruebas de imagen adicionales (p. ej., gammagrafía ósea) si la anamnesis y la exploración física lo justifican durante el período de seguimiento.

Resultados

1. No se han realizado ensayos controlados aleatorizados para comparar la ablación térmica (ARF o crioablación) con la NP, el tratamiento de referencia para el tratamiento del cáncer renal T1.

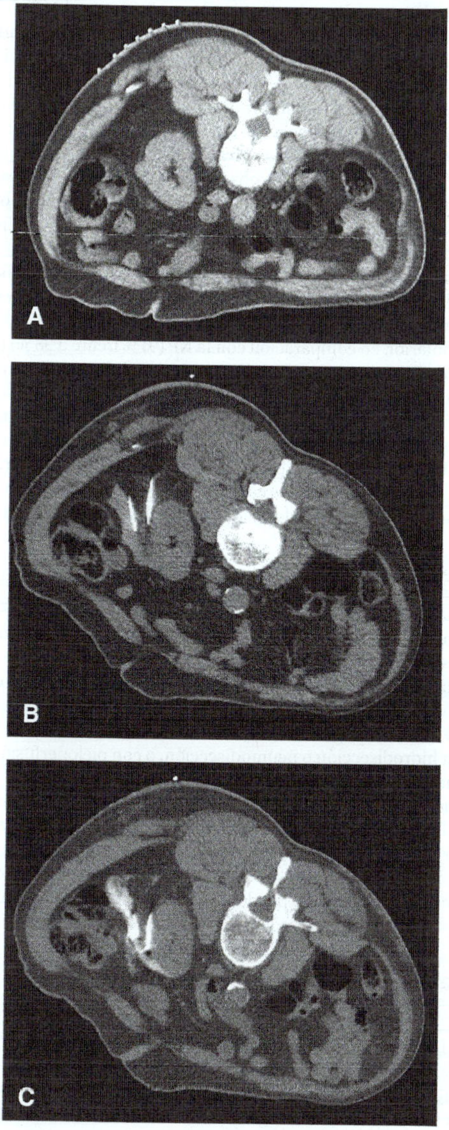

FIGURA 57-1 • **A:** objetivo: TC de exploración en preparación para la ablación percutánea de un carcinoma exofítico de células claras de 1.2 cm en el polo medio izquierdo en un hombre de 72 años con múltiples comorbilidades. Obsérvese la proximidad del colon descendente. **B:** hidrodisección: tras la inserción de una aguja Chiba de calibre 22 en el espacio perirrenal intermedio, la inyección de solución salina con contraste diluido provocó el desplazamiento lateral del colon, lo que permitió la inserción de la sonda de crioablación. **C:** ablación: la crioablación se realizó con dos ciclos de congelación-descongelación con bola de hielo que envolvió el tumor renal con márgenes de tratamiento adecuados durante el desplazamiento continuo del colon (obsérvese que, aunque en este caso bastó con una sola criosonda, la mayoría de los tumores renales requieren múltiples criosondas para lograr un margen de tratamiento suficiente).

2. La respuesta completa inmediata tras la ablación se observa en el 96 % de los pacientes tras un único tratamiento y hasta en el 99 % de los pacientes tras dos tratamientos (3,5).
3. La supervivencia sin recidiva local es similar entre la ARF, la crioablación y la NP para el tratamiento de tumores renales T1a clínicos (6). Los factores de riesgo de recurrencia local incluyen tumores T1b o mayores, mayor grado nuclear tumoral y el subtipo de CCR de células claras en la anatomopatología (5,6).
4. Las tasas de supervivencia sin metástasis tras la ARF, la crioablación y la NP son del 93 %, el 100 % y el 99 %, respectivamente; se observa una diferencia significativa entre la ARF, la crioablación y la NP (7). La supervivencia sin metástasis tras la crioablación para los tumores T1b es ligeramente inferior, en comparación con la NP (92 % frente a 96 %), pero no es estadísticamente diferente (7).
5. La supervivencia específica del cáncer a 5 años es alta en todas las modalidades de tratamiento de los tumores T1a (96 %, 99 % y 100 % para ARF, crioablación y NP, respectivamente) (8). La supervivencia específica del cáncer a 5 años tras la crioablación para los tumores T1b es inferior, en comparación con la NP (91 % frente a 98 %) (8).
6. La ablación puede asociarse a una mejor preservación de la función renal tras el procedimiento, en comparación con la NP y la nefrectomía radical (NR), incluso en pacientes con alteración de la función renal (9,10). En general, los estudios no han mostrado cambios clínicamente significativos en la función renal basal tras la ablación percutánea (9).

En general, las complicaciones periprocedimiento son menores tras la ablación que tras la NP (13 % frente a 18 %) (6). Las complicaciones graves, de grado Clavien-Dindo 3 o superior, se observan en el 2.8 % de los pacientes tras la ablación percutánea (3).

Complicaciones

1. Hemorragias: 20 % a 30 % (mayoría, con criterios Clavien-Dindo grado < 3) (3,4):
   a. Hematuria macroscópica: es poco frecuente la eliminación de coágulos.
   b. Hematoma (subcapsular o extracapsular): el drenaje casi nunca sirve, ya que la cápsula taponará la hemorragia. Si es grave, puede observarse un deterioro en la función renal o hipertensión (riñón de Page).
2. Lesión ureteral: < 1 %; el riesgo puede reducirse al mínimo si se alcanza un margen de al menos 1 cm con hidrodisección o neumodisección, o con pieloperfusión (3).
3. Lesión nerviosa: raramente notificada (3,4).
4. Neumotórax: puede producirse con el tratamiento de tumores renales del polo superior (4).
5. Infección: poco frecuente; los antibióticos profilácticos pueden reducir al mínimo el riesgo.
6. Ablación no dirigida: poco frecuente si se mantiene un margen de 1 cm respecto a los órganos vitales, los nervios o el intestino (3,4). Es importante tener en cuenta que la localización de las estructuras críticas puede cambiar cuando se comparan las imágenes del procedimiento y las previas al procedimiento, así como durante el mismo.

Tratamiento de las complicaciones

1. Hemorragia:
   a. Hematuria. La hematuria macroscópica puede indicar daños en el sistema colector renal. Incluso si se eliminan los coágulos, la hematuria suele resolverse en 24 h a 48 h. Las hemorragias potencialmente mortales pueden requerir embolización arterial. Si se observa una gran cantidad de coágulo, puede consultarse al servicio de urología para realizar una irrigación vesical.
   b. Hematoma. Los pequeños hematomas subcapsulares o extracapsulares pueden tratarse con mediciones seriadas de hemoglobina. Está indicado prestar atención al seguimiento de las concentraciones de creatinina y la presión arterial, ya que puede producirse una insuficiencia renal aguda transitoria. Normalmente no es necesario realizar un seguimiento por imagen para documentar la resolución del hematoma. La hemorragia retroperitoneal potencialmente mortal puede requerir embolización arterial.
2. Lesión ureteral o filtración de orina. Las pequeñas cantidades de contraste perirrenal en las imágenes tardías de seguimiento probablemente representen una pequeña filtración

de orina, que puede resolverse de manera espontánea mediante cicatrización urotelial. Los urinomas de gran tamaño pueden requerir drenaje percutáneo, así como derivación, preferiblemente con endoprótesis ureterales doble «J». Si el paciente tiene un conducto ileal, debe administrarse un ciclo de antibióticos de amplio espectro, ya que es probable que las vías urinarias estén colonizadas, lo que puede provocar una sobreinfección del urinoma.

3. Infección. Puede ser necesario ampliar la cobertura antibiótica. También puede ser necesario el drenaje si se forma un absceso perirrenal.
4. Lesión nerviosa. El entumecimiento, las parestesias o la debilidad pueden ser autolimitados. Sin embargo, en algunos casos, pueden persistir los déficits sensoriales y motores.
5. Ablación no dirigida. La ablación del páncreas puede dar lugar a pancreatitis, mientras que la ablación térmica del intestino puede provocar necrosis o perforación intestinal. Debe iniciarse un estado de ayuno total y cuidados de apoyo. Debe considerarse la consulta quirúrgica, ya que en ocasiones infrecuentes puede ser necesaria la reparación o resección intestinal.
6. Neumotórax. Puede ser necesario un tubo torácico si el paciente está sintomático a pesar del tratamiento conservador.

Referencias bibliográficas

1. Frank I, Blute ML, Cheville JC, et al. Solid renal tumors: an analysis of pathological features related to tumor size. *J Urol.* 2003;170(6):2217–2220.
2. Marconi L, Dabestani S, Lam TB, et al. Systematic review and meta-analysis of diagnostic accuracy of percutaneous renal tumour biopsy. *Eur Urol.* 2016;69(4):660–673.
3. Aoun HD, Littrup PJ, Jaber M, et al. Percutaneous cryoablation of renal tumors: is it time for a new paradigm shift? *J Vasc Interv Radiol.* 2017;28(10):1363–1370.
4. Chen JX, Guzzo TJ, Malkowicz SB, et al. Complication and readmission rates following same-day discharge after percutaneous renal tumor ablation. *J Vasc Interv Radiol.* 2016;27(1):80–86.
5. Knox J, Kohlbrenner R, Kolli K, et al. Intermediate to long-term clinical outcomes of percutaneous cryoablation for renal masses. *J Vasc Interv Radiol.* 2020;31(8):1242–1248.
6. Yanagisawa T, Mori K, Kawada T, et al. Differential efficacy of ablation therapy versus partial nephrectomy between clinical T1a and T1b renal tumors: a systematic review and meta-analysis. Urologic Oncology: Seminars and Original Investigations. 2022;40(7):315–330.
7. Thompson RH, Atwell T, Schmit G, et al. Comparison of partial nephrectomy and percutaneous ablation for cT1 renal masses. *Eur Urol.* 2015;67(2):252–9.
8. Andrews JR, Atwell T, Schmit G, et al. Oncologic outcomes following partial nephrectomy and percutaneous ablation for cT1 renal masses. *Eur Urol.* 2019;76(2):244–251.
9. Wehrenberg-Klee E, Clark TWI, Malkowicz SB, et al. Impact on renal function of percutaneous thermal ablation of renal masses in patients with preexisting chronic kidney disease. *J Vasc Interv Radiol.* 2012;23(1):41–45.
10. Leppert JT, Lamberts RW, Thomas I-C, et al. Incident CKD after radical or partial nephrectomy. *J Am Soc Nephrol.* 2018;29(1):207–216.

58 Biopsias, aspiraciones e inyecciones musculoesqueléticas

Katherine Marchak, MD y Kristofer Schramm, MD

Biopsias

Introducción

Los radiólogos intervencionistas desempeñan un papel fundamental en la caracterización de las lesiones óseas y de tejidos blandos, tanto a través de la obtención de imágenes como de la biopsia. La biopsia percutánea ha suplantado a la biopsia quirúrgica para la mayoría de los diagnósticos, ya que se asocia a un menor coste, menos complicaciones, una necesidad menos frecuente de anestesia y menos tiempo tanto en el quirófano como en el hospital (1,2). Las técnicas generales para la biopsia musculoesquelética son similares a las utilizadas para otras biopsias de tejidos blandos, pero existen instrumentos diferentes, así como consideraciones sobre el trayecto de la biopsia que deben tenerse en cuenta al realizar una biopsia musculoesquelética. La forma en que se realiza tiene un profundo impacto en la atención posterior, y es vital un enfoque de colaboración con un equipo multidisciplinar. Debido al riesgo de diseminación del trayecto asociado a muchos sarcomas, es necesario planificar adecuadamente la ruta de la biopsia para permitir la posibilidad de una cirugía de preservación del miembro y la reconstrucción (3-5).

Indicaciones

1. Diagnóstico de una lesión primaria benigna o maligna de hueso, músculo o tejido conjuntivo.
2. Confirmación de una presunta metástasis.
3. Aislamiento de microorganismos en la infección.
4. Sospecha de enfermedad metabólica ósea (2).

Contraindicaciones

Absolutas

1. Diátesis hemorrágica.
2. Imagen/estadificación incompleta antes de la biopsia o incertidumbre sobre la ruta de la resección quirúrgica planificada (3).
3. Lugares inaccesibles (3).
4. Pacientes no cooperativos.
5. Reacción adversa conocida a un sedante o medicación local prevista, o incapacidad para realizar una anestesia segura.

Relativas

1. Embarazo (para tomografía computarizada [TC] y procedimientos guiados por fluoroscopia).
2. Infección cutánea suprayacente (2).

Preparación previa al procedimiento

1. Estadificación de la lesión:
   a. Lesiones únicas o múltiples.
   b. Si son múltiples, considerar el emplazamiento con el mayor rendimiento potencial.
2. Imágenes completas de la lesión antes de la biopsia:
   a. Las imágenes de resonancia magnética (RM) delimitan mejor los márgenes del tumor y las superficies de contacto con los compartimentos miofasciales y las estructuras neurovasculares.
   b. La TC demuestra mejor la destrucción ósea extensa, la erosión y la calcificación de la matriz.

   c. La ecografía o la TC/RM con contraste pueden permitir diferenciar las zonas probablemente vasculares y, por tanto, con más probabilidades de obtener resultados positivos, de las zonas necróticas o quísticas (4).
   d. Revisión cuidadosa de todas las imágenes para excluir lesiones «que no deben tocarse» (p. ej., miositis osificante en evolución, avulsión epifisaria traumática en un adulto joven).
3. Consulta con el oncólogo ortopédico para la evaluación del trayecto de la biopsia y la determinación de un posible tratamiento definitivo:
   a. No consultar con un oncólogo ortopédico podría dar lugar a amputaciones innecesarias y a la limitación de las opciones de resección o de reconstrucción.
4. Antecedentes: neoplasia previa, intervenciones previas.
5. Modalidad elegida para la guía: TC, RM, ecografía o fluoroscopia.
6. Elección del dispositivo.
7. Consentimiento informado.
8. Disposición de la cama periprocedimiento y del personal de enfermería para la monitorización.
9. El paciente debe estar en ayuno total el día del procedimiento (2 h para líquidos claros, 8 h para sólidos).
10. Es necesario emplear las medidas necesarias para que el paciente pueda volver a casa después del procedimiento o, si es necesario, pasar la noche en el hospital.

Procedimiento

1. Preparación del paciente:
   a. El acceso intravenoso permite la administración de analgesia intravenosa (fentanilo) y sedación (midazolam) por parte del personal de enfermería. La anestesia general se reserva para los pacientes que tienen una tolerancia excesivamente alta a los opioides o que no pueden permanecer quietos/seguir instrucciones durante el procedimiento (3).
   b. Colocar al paciente en una posición que le resulte cómoda y que pueda mantener durante todo el procedimiento. Esta posición también debe permitir el acceso óptimo a la vía de biopsia decidida en la planificación previa al procedimiento.
   c. La zona a la que se va a acceder debe esterilizarse y cubrirse.
2. Preparación del médico:
   a. Los médicos deben seguir las recomendaciones del centro sobre procedimientos estériles, incluido el lavado exhaustivo de manos y el uso de batas y guantes.
   b. Se recomienda llevar una pantalla facial y protección ocular.
   c. Al preparar la bandeja de procedimientos estériles, se recomienda utilizar un receptáculo para agujas y dispositivos que eviten la necesidad de volver a taparlas.
3. Modalidad:
   a. La TC permite una excelente resolución espacial y localización de lesiones óseas. Además, es la modalidad de elección para la biopsia profunda de tejidos blandos o la biopsia adyacente a estructuras críticas (2):
      (1) TC previa a la intervención para localizar con precisión la lesión y planificar el sitio de entrada y la vía de acceso. Esto permite evitar las estructuras neurovasculares y viscerales (1).
      (2) Se repiten las imágenes de fluoroscopia de TC para confirmar la correcta colocación de la aguja.
   b. La ecografía es la modalidad de elección para las lesiones de tejidos blandos si la anatomía adyacente se identifica fácilmente. También puede utilizarse para lesiones óseas si existe un componente prominente de tejido blando:
      (1) La ecografía permite la visualización en tiempo real durante toda la biopsia.
      (2) Las imágenes Doppler permiten identificar los componentes vasculares de la lesión, así como la vasculatura adyacente.
      (3) Normalmente se utiliza una sonda lineal de alta frecuencia. En los casos en que la lesión es profunda o el paciente tiene obesidad, puede utilizarse una sonda de menor frecuencia, pero la contrapartida es una menor resolución espacial (3).
   c. Las biopsias guiadas por fluoroscopia suelen evitarse a menos que la lesión sea superficial y no haya estructuras vitales circundantes. El escaso contraste de los tejidos blandos limita la utilización de esta modalidad.

d. La RM no suele ser necesaria, pero permite visualizar lesiones que pueden no estar bien delimitadas por otras modalidades. Los principales inconvenientes son la duración del procedimiento, la necesidad de unidades especiales de RM intervencionista abierta para la biopsia y la necesidad de equipos de procedimiento especiales seguros para la RM (es decir, agujas con base de níquel) (2).

4. Detalles del procedimiento de biopsia:
   a. Se planifica el trayecto de la biopsia. Esto puede requerir la colocación de una cuadrícula para los procedimientos de TC, lo que permite calcular la distancia que cruzará la aguja de biopsia para poder seleccionar una aguja de longitud adecuada. El trayecto debe ser la ruta más corta disponible que penetre el menor número posible de compartimentos anatómicos. Hay que tener cuidado de evitar posibles colgajos, músculos de gran valor, espacios articulares, bolsas y planos neurovasculares.
   b. La anestesia local se realiza con lidocaína y/o bupivacaína. Esto se realiza en la piel con una aguja de calibre 25 y también a lo largo del trayecto de la biopsia con una aguja espinal. Una anestesia local adecuada es primordial para el éxito de la biopsia, tanto en los tejidos blandos como en el periostio.
   c. Se realiza una incisión cutánea en sentido longitudinal. Esto permite un acceso más fácil para los instrumentos, permite al cirujano ver claramente el sitio de punción utilizado para la biopsia y requiere una resección más estrecha del tejido blando en el momento de la cirugía definitiva. Puede considerarse la posibilidad de marcar el lugar de acceso (5).
   d. La aguja se introduce a lo largo del trayecto planificado previamente bajo guía por imagen.
   e. Se realiza la biopsia:
      (1) Tanto las biopsias óseas como las de tejidos blandos pueden realizarse con aguja gruesa si la lesión es blanda o principalmente de tejidos blandos. Suelen tener un calibre de 12 a 20 y una longitud de la muestra de 1 cm a 2 cm. Estas muestras conservan la arquitectura del tejido y, por tanto, son preferibles a la punción aspirativa con aguja fina (PAAF) (2).
      (2) En el caso de lesiones escleróticas o duras, pueden utilizarse agujas de tipo trépano de calibre 11 a 15 (es decir, Jamshidi™) para realizar la biopsia a través de la lesión.
      (3) La PAAF no preserva la arquitectura del tejido y, por tanto, limita el análisis histopatológico a la citología únicamente. Esto suele ser inadecuado para el diagnóstico de sarcomas. Por tanto, suele reservarse para lesiones muy pequeñas con estructuras críticas adyacentes, en las que una biopsia con aguja gruesa de 1 cm puede suponer un riesgo de lesión inadvertida (2).
      (4) Las biopsias deben realizarse de manera coaxial, lo que permite obtener varias biopsias histopatológicas a través del mismo acceso.
      (5) En general, un mayor número de muestras aumenta el rendimiento diagnóstico y deben obtenerse al menos tres muestras. Es importante consultar al anatomopatólogo para asegurarse de que se obtienen el número y el tipo de muestras adecuados.
      (6) Las muestras de aguja gruesa de una lesión ósea esclerótica necesitarán descalcificación para su posterior corte.
   f. Se retira la aguja y se aplica presión sobre la zona de punción para lograr la hemostasia.

5. Consejos generales:
   a. El periostio es muy sensible. Una anestesia local adecuada impedirá el movimiento del paciente.
   b. Debe estabilizarse el lugar de acceso.
   c. Para la biopsia ósea, el abordaje debe ser ortogonal a la corteza ósea. Esto facilita la corticotomía y disminuye la probabilidad de deslizamiento de la punta de la aguja (1).
   d. El conocimiento de la anatomía compartimental es fundamental para evitar cualquier resección innecesaria y preservar las opciones de reconstrucción con preservación del miembro.

6. Consejos generales por región anatómica:
   a. Sacro:
      (1) El trayecto lateral al foramen neural es seguro.
      (2) Evite cruzar la articulación sacroilíaca.

b. Región ilíaca:
 (1) De ser posible, evitar la musculatura glútea.
 (2) Considerar un «abordaje recto» a través del ala ilíaca anterior.
 (3) Evitar, en la medida de lo posible, cruzar los puntos de fijación muscular.
c. Cabeza/cuello femoral:
 (1) Idealmente, el trayecto debe seguir un abordaje de lateral a medial.
 (2) Evitar cruzar la musculatura de glúteos y cuádriceps.
 (3) Siga la alineación del cuello femoral. De este modo se evitan las superficies articulares femoroacetabulares, la cápsula articular, las bolsas trocantéreas mayores y el fascículo neurovascular femoral.
d. Fémur:
 (1) Se prefiere la posición prona u oblicua pronunciada.
 (2) El abordaje ideal debe ser de lateral a medial. Un abordaje anterior comprometerá el músculo recto femoral. Este abordaje evita el nervio ciático, el fascículo neurovascular femoral, el trayecto excesivo a través de los músculos cuádriceps e isquiotibiales y reduce al mínimo el compromiso del colgajo.
 (3) Considerar la rotación interna para optimizar el acceso.
e. Tibia/peroné (fíbula):
 (1) La posición ideal es la supina.
 (2) La utilización de la rotación interna y externa permite evitar los compartimentos musculares.
 (3) El abordaje anteromedial directo es ideal para la tibia. Evitar el abordaje posterior, puesto que podría comprometer la musculatura de la pantorrilla.
 (4) El nervio fibular común discurre alrededor del cuello del peroné y debe evitarse.
f. Porción proximal del húmero:
 (1) La posición ideal es la supina.
 (2) Considerar la rotación externa del brazo para evitar el tendón del bíceps.
 (3) Abordaje a través del tercio anterior del deltoides, ya que este está inervado de posterior a anterior por el nervio axilar.
 (4) Este abordaje evita la vena cefálica, la cápsula articular y el tendón del bíceps.
g. Antebrazo:
 (1) El posicionamiento depende de la localización de la lesión y de su recorrido.
 (2) La cabeza y el cuello radiales se abordan mejor a través del antebrazo lateral.
 (3) La diáfisis radial se aborda mejor desde una posición lateral para evitar el fascículo neurovascular radial y el nervio mediano.
 (4) El radio distal se aborda mejor desde un enfoque lateral directo.
 (5) El cúbito distal se aborda mejor desde una posición medial directa para evitar el músculo extensor cubital del carpo y el compartimento extensor.
h. Esternón:
 (1) La posición supina es ideal con una trayectoria lateral pronunciada. De este modo, se evitan los vasos mamarios internos.
i. Costillas:
 (1) Alinear la aguja con el eje largo de la costilla para evitar el espacio pleural.
 (2) Apuntar al componente de tejido blando.

Manejo posterior al procedimiento

1. El paciente debe monitorizarse en función de la cantidad de sedación y de las normas institucionales, a menudo durante 2 h. Tras este período de observación, el paciente suele estar listo para irse a casa.
2. Las constantes vitales se toman cada 15 min durante la primera hora y después cada 30 min. Además, se comprueba la zona de punción en el momento de tomar las constantes vitales.
3. Pueden utilizarse imágenes durante el procedimiento, fotografías o marcas cutáneas para documentar el trayecto realizado en el contexto de una reconstrucción planificada.

Resultados

1. La biopsia musculoesquelética con aguja gruesa tiene un alto grado de éxito, con resultados diagnósticos en el 91 % al 97 % de los pacientes (3).
2. La precisión de la biopsia es mayor en los tumores malignos que en las lesiones benignas (81.4 % frente a 78 %) (6).
3. Mayor riesgo de biopsia no diagnóstica en caso de tumor necrótico o mixoide.
4. El rendimiento diagnóstico de la PAAF es menor (72-87 %) cuando se utiliza de forma aislada, pero puede aumentar el rendimiento diagnóstico cuando se emplea como técnica complementaria a la biopsia con aguja gruesa (7).

Complicaciones

1. Hemorragias y hematomas.
2. Infección.
3. Lesión neural y vascular.
4. Puede producirse la diseminación del tumor a lo largo del trayecto de la biopsia y la recidiva dentro de dicho trayecto. Esto no suele plantear problemas si el trayecto se extirpa en el momento de la resección. Sin embargo, si no se consulta con el cirujano, el trayecto puede limitar la posibilidad de una cirugía de preservación del miembro.
5. Biopsia no diagnóstica.

Tratamiento de las complicaciones

1. Los hematomas pueden evitarse y reducirse al mínimo mediante la compresión y la vigilancia del lugar de la biopsia.
2. La infección puede requerir tratamiento con antibióticos.
3. La diseminación y la recidiva tumorales pueden ser consecuencia de un procedimiento mal planificado o de la falta de consulta con el cirujano oncológico. Si esto sucede, debe realizarse una consulta después de la intervención en la que se revelen todos los detalles de esta. Esto puede permitir un abordaje quirúrgico diferente o la administración de radioterapia o quimioterapia antes de la resección.

Inyecciones y aspiraciones articulares

Introducción

La artrografía es una técnica esencial utilizada tanto para la aspiración de líquido en el diagnóstico de enfermedades articulares como para la inyección por motivos diagnósticos y terapéuticos. Con los importantes avances de la tecnología médica, se ha producido un aumento paralelo del número y la variedad de procedimientos intervencionistas musculoesqueléticos guiados por imagen. Estos pueden realizarse con fluoroscopia, ecografía, TC o incluso RM.

La artrocentesis es uno de los procedimientos musculoesqueléticos más comúnmente realizado, ya que es rápido, barato y relativamente sencillo de realizar. Se define como la punción de una articulación con posterior aspiración del líquido articular. Gracias a la guía por imagen, puede accederse prácticamente a todas las bolsas y articulaciones importantes.

De forma similar a la artrocentesis, puede inyectarse material en una articulación. Esto puede hacerse para fines diagnósticos, con inyección de material de contraste para artrografía por TC y artrografía por RM. Esto permite una mejor evaluación de los tejidos blandos de la articulación, como los meniscos, el rodete articular y los ligamentos. Además, las inyecciones articulares pueden realizarse por motivos terapéuticos, con la inyección de corticoesteroides, anestésicos o ácido hialurónico (AH) para aliviar el dolor (8). El AH induce la normalización de la viscoelasticidad del líquido sinovial y la activación de la regeneración tisular del cartílago articular. Los corticoesteroides reducen la inflamación de las articulaciones. Los anestésicos locales se utilizan para el alivio sintomático de las afecciones inflamatorias. También desempeñan una función diagnóstica en la evaluación previa a la cirugía de los pacientes que pueden recibir una artroplastia (8).

Indicaciones

1. Aspiración articular:
   a. Diagnóstico de artritis séptica o artropatías inducidas por cristales mediante análisis de líquido sinovial.
   b. Diagnóstico de lesión ósea o ligamentosa por confirmación de sangre dentro de una articulación.
   c. Alivio del dolor por descompresión del líquido o hemartrosis.
   d. Determinación de si una fístula o laceración comunica con una articulación (9).
2. Inyección articular:
   a. Inyección diagnóstica de medio de contraste para artrografía por RM o TC.
   b. Inyección terapéutica de medicamentos para aliviar el dolor.

Contraindicaciones

1. Aspiración articular:
   a. Absolutas: imposibilidad de acceder a la articulación sin cruzar tejidos inflamados o infectados debido al riesgo de infectar una articulación previamente estéril.
   b. Relativas: bacteriemia establecida debido al riesgo de diseminación de la infección a una articulación (9).
2. Inyección articular: como en el caso anterior, así como alergia a cualquiera de los medicamentos o al medio de contraste que se va a inyectar. En caso de alergia al medio de contraste, puede inyectarse aire para estudios diagnósticos.

Preparación previa al procedimiento

1. Revisión de la anamnesis y de las alergias.
2. Modalidad elegida para la guía: TC, RM, ecografía o fluoroscopia.
3. Consentimiento informado.
4. Revisión de imágenes previas, si se dispone de ellas:
   a. Si hay cambios degenerativos graves, como osteofitos o superposición de las estructuras óseas normales, es útil saberlo antes de iniciar el procedimiento para planificar la modalidad y la técnica adecuadas.

Procedimiento

1. Preparación del paciente:
   a. Colocar al paciente en una posición que le resulte cómoda y que pueda mantener durante todo el procedimiento. Esta posición también debe permitir un acceso óptimo.
   b. La zona a la que se va a acceder debe esterilizarse y cubrirse.
2. Preparación del médico:
   a. Los médicos deben seguir las recomendaciones del centro sobre procedimientos estériles, incluido el lavado exhaustivo de manos y el uso de batas y guantes.
   b. Se recomienda llevar una pantalla facial y protección ocular.
   c. Al preparar la bandeja de procedimientos estériles, se recomienda utilizar un receptáculo para agujas y dispositivos que eviten la necesidad de volver a taparlas.
3. Detalles generales del procedimiento:
   a. Se realiza anestesia local con lidocaína tanto de la piel como de los tejidos más profundos.
   b. Se accede a la articulación con guía por imagen:
      (1) Con guía fluoroscópica, la punta de la aguja debe superponerse sobre el cono. Al entrar en contacto con el hueso, la aguja se retira ligeramente y se realiza la inyección/aspiración.
      (2) Con guía ecográfica, la aguja debe introducirse paralela al transductor para que pueda seguirse con precisión hasta que alcance la cápsula articular, momento en el que puede realizarse la inyección/aspiración.
   c. La elección de la aguja para el acceso depende de la articulación, de la constitución del paciente y de la consistencia prevista del líquido que se va a inyectar/aspirar:
      (1) Las agujas raquídeas de 9 cm (3.5″) suelen utilizarse para caderas y hombros.

(2) Pueden utilizarse agujas de 4 cm (1.5″) para la articulación superficial.
(3) Las agujas de mayor calibre (20 G y superior) son apropiadas para la inyección.
(4) Pueden ser necesarias agujas de menor calibre para la aspiración.

d. El espacio articular radiológico puede no ser fácilmente accesible debido a la superposición de estructuras óseas normales o a cambios degenerativos como osteofitos. En este caso, puede abordarse el receso articular.
e. Para la inyección diagnóstica mediante artrografía por TC, el líquido inyectado debe ser medio de contraste yodado a una concentración de 240 mgI/mL. Para la artrografía por RM, una dilución de 1/200 a 1/250 de quelatos de gadolinio en medio de contraste yodado de solución salina estéril (8).
f. Si se encuentra pus, se debe descomprimir la articulación y notificar inmediatamente al médico remitente.
g. Tras la aspiración o inyección adecuada, se retira la aguja y se aplica presión sobre el lugar de punción para lograr la hemostasia. Se coloca un apósito estéril.
h. El análisis del líquido sinovial debe incluir recuento total de células, recuento diferencial de leucocitos y cultivo. Puede realizarse un análisis de cristales si está clínicamente indicado.

4. Detalles para articulaciones específicas:

a. Hombro:
(1) El brazo debe colocarse en rotación externa.
(2) Acceder al intervalo del manguito rotador apuntando al cuadrante medial superior de la cabeza humeral.
(3) Otra opción es utilizar la técnica de Schneider (abordaje anteroposterior recto en la unión de los tercios medio e inferior) para acceder directamente al espacio articular glenohumeral, pero el tendón subescapular y el rodete anteroinferior suelen ser perforados por la aguja o impregnados de contraste al utilizar esta técnica (8).

b. Codo:
(1) El abordaje radiocapitelar (lateral) es el más común. La vista lateral se obtiene con el paciente en decúbito prono o sentado en una silla con el codo flexionado.
(2) Se localiza y se accede directamente a la articulación radiocapitelar.

c. Muñeca (carpo):
(1) El paciente debe colocarse con la palma de la mano hacia abajo sobre la mesa.
(2) Para acceder a la articulación radiocarpiana, se identifica la articulación radioescafoidea. El acceso más allá del labio dorsal del radio puede mejorarse mediante la angulación craneocaudal de la aguja o una ligera flexión de la muñeca. Otra opción es acceder a la articulación radiocarpiana mediante inyección cubital en el hueso piramidal.
(3) Puede accederse a la articulación radioulnar (radiocubital) distal apuntando a la cara lateral del cúbito.

d. Cadera:
(1) Se accede a la cadera desde el receso lateral, ya sea mediante abordajes mediales (dirigidos a la unión superior cabeza-cuello) o laterales (dirigidos a la cara lateral del cuello femoral).
(2) La cadera se coloca en ligera rotación medial (9).

e. Rodilla:
(1) El abordaje femororrotuliano lateral puede utilizarse con la rodilla en ligera flexión para acceder a la cara lateral del receso suprapatelar.
(2) El abordaje anterior puede utilizarse con la rodilla en ligera flexión para permitir la orientación de la cara inferior del cóndilo femoral lateral.

f. Tobillo:
(1) El receso anterior o el tobillo es el mejor objetivo inmediatamente por debajo del espacio articular radiológico, con el tobillo en ligera flexión plantar.

g. Articulaciones sacroilíacas:
(1) Normalmente se utiliza la TC, ya que es difícil acceder a esta articulación mediante fluoroscopia.

(2) Mediante TC, se coloca al paciente en decúbito prono en el *gantry* y se accede al tercio inferior del espacio articular con una ligera angulación medial-lateral para reflejar la articulación.
(3) Mediante fluoroscopia, se coloca al paciente en decúbito prono oblicuo con el lado al que se va a acceder hacia abajo, y se hace avanzar la aguja hasta el tercio inferior de la articulación.
(4) Una estructura clave que hay que evitar es el nervio ciático, que se encuentra anterior al músculo piriforme a la misma profundidad que la porción inferior de la articulación sacroilíaca.

h. Articulaciones facetarias cervicales:
(1) El abordaje posterior es el más seguro para evitar las estructuras neurovasculares.
(2) El paciente debe colocarse en decúbito prono con la cabeza rotada en sentido contrario. Hay que dirigirse al receso articular inferior de la articulación cigapofisaria.

i. Articulaciones facetarias lumbares:
(1) La lordosis fisiológica se reduce con una almohada bajo el abdomen del paciente. Esto permite el acceso al receso articular posteroinferior.
(2) Hay que dirigirse al vértice del proceso articular inferior hasta que se contacte con el hueso (9).

Manejo posterior al procedimiento

1. El paciente debe monitorizarse durante aproximadamente 15 min después del procedimiento.
2. Se ofrecen instrucciones de no sumergirse en agua ni bañarse durante el resto del día.
3. Las limitaciones de la actividad dependen en gran medida de la persona y de la articulación para la que se haya realizado la artrografía.
4. Se ofrecen instrucciones de no conducir ni manejar maquinaria pesada durante el resto del día.

Resultados

1. La aspiración de la articulación guiada por imagen es muy eficaz para el diagnóstico.
2. Además, la inyección de medio de contraste o medicamentos guiada por imagen tiene un éxito similar.
3. Los cambios degenerativos graves con grandes osteofitos pueden limitar la capacidad de acceso a la articulación.

Complicaciones

1. Hemorragia o hematoma.
2. Inyección de medicamentos fuera del objetivo.
3. Infección.
4. Debilidad transitoria o parestesia si se inyecta un nervio adyacente.
5. Efectos secundarios de los corticoesteroides: alteración de la glucosa, insomnio, alteración del estado de ánimo, disminución transitoria de la inmunidad.

Tratamiento de las complicaciones

1. Los hematomas pueden evitarse y reducirse al mínimo mediante compresión y monitorización del sitio de la biopsia.
2. La infección puede requerir tratamiento con antibióticos.

Aspiración de tejidos blandos y esclerosis

Introducción

Las colecciones líquidas de los miembros pueden tratarse con drenaje percutáneo guiado por imagen con o sin escleroterapia. Estas colecciones incluyen linfoceles, hematomas y abscesos. Con los avances en las técnicas mínimamente invasivas, puede accederse a las colecciones de tejidos blandos mediante ecografía, TC o fluoroscopia. La aspiración percutánea permite el análisis diagnóstico y también puede ser terapéutica. Cuando una colección es grande o recidivante, puede utilizarse la escleroterapia como estrategia de tratamiento eficaz. Los esclerosantes más utilizados son el etanol deshidratado, la povidona yodada y la doxiciclina, aunque también pueden emplearse cianoacrilato, solución salina hipertónica, ácido acético, sellador de fibrina y tetradecil sulfato de sodio.

Indicaciones

1. Dolor o malestar.
2. Infección secundaria.
3. Secuelas del efecto de masa (compresión neurovascular, edema de la pierna).

Contraindicaciones

Absolutas

1. Comunicación con estructuras vitales como los vasos sanguíneos.
2. Falta de una ventana percutánea segura.

Relativas

1. Coagulopatía.
2. Paciente poco cooperativo.

Preparación previa al procedimiento

1. Revisión de la anamnesis y de las alergias.
2. Modalidad elegida para la guía: TC, RM, ecografía o fluoroscopia.
3. Consentimiento informado.
4. Revisión de imágenes previas, si se dispone de ellas.
5. Análisis de rutina (cociente internacional normalizado [INR, *international normalized ratio*], recuento de plaquetas, recuento de leucocitos).

Procedimiento

1. Preparación del paciente:
   a. Colocar al paciente en una posición que le resulte cómoda y que pueda mantener durante todo el procedimiento. Esta posición también debe permitir un acceso óptimo.
   b. La zona a la que se va a acceder debe esterilizarse y cubrirse.
2. Preparación del médico:
   a. Los médicos deben seguir las recomendaciones del centro sobre procedimientos estériles, incluido el lavado exhaustivo de manos y el uso de batas y guantes.
   b. Se recomienda llevar una pantalla facial y protección ocular.
   c. Al preparar la bandeja de procedimientos estériles, se recomienda utilizar un receptáculo para agujas y dispositivos que eviten la necesidad de volver a taparlas.
3. Aspiración y drenaje:
   a. Se realiza anestesia local con lidocaína tanto de la piel como de los tejidos más profundos. Además, se administra sedación consciente, si es necesario, para la colocación del drenaje. Normalmente, no se requiere sedación consciente para la aspiración simple.
   b. Con guía por imagen, se accede a la colección de tejido blando, ya sea mediante la técnica de Seldinger o con trocar. Normalmente se utiliza la ecografía para las colecciones de tejidos blandos debido a la guía por imagen en tiempo real y a la capacidad de identificar las estructuras vasculares adyacentes. También puede utilizarse la fluoroscopia si va a realizarse un sinograma.
   c. Debe realizarse una aspiración para disminuir la presión intracavitaria y reducir el riesgo de bacteriemia. Procurar no descomprimir completamente la cavidad si tiene previsto colocar un drenaje.
   d. Si la colección requiere la colocación de un drenaje debido a su gran tamaño o a la sospecha de infección, se realiza una dilatación seriada y se coloca un catéter *pigtail*. Normalmente, el tamaño del catéter debe oscilar entre 8 Fr y 16 Fr. Tras la formación del *pigtail*, debe descomprimirse la cavidad.
4. Escleroterapia:
   a. El acceso a la cavidad se obtiene como se ha indicado anteriormente, incluida la colocación de un drenaje.

b. Se realiza una quistografía para asegurarse de que el quiste es independiente. Una vez confirmado, puede iniciarse la escleroterapia.

c. Esclerosantes de uso habitual:

(1) Povidona yodada al 10 %: instilar un volumen que sea la mitad del volumen aspirado, sin exceder los 100 mL. A continuación, tapar el drenaje y hacer que el paciente rote en diferentes posiciones durante aproximadamente 2 h antes de destapar el tubo y conectarlo al drenaje por gravedad.

(2) Etanol: instilar etanol en un volumen igual a la mitad de lo aspirado, no superior a 60 mL. La solución debe tener un tiempo de permanencia alrededor de 10 min antes de la aspiración. Asegurarse de la compatibilidad del catéter con el etanol, ya que este puede degradar la integridad de algunos catéteres.

(3) Doxiciclina: reconstituir 500 mg de polvo de doxiciclina en 20 mL de solución salina normal y 5 mL de alcohol al 1 %. Instilar la solución en la cavidad, tapar el tubo durante 2 h y luego conectarlo al drenaje por gravedad.

d. A menudo se requieren varias sesiones de escleroterapia para descomprimir completamente la cavidad.

e. Tras la aspiración o inyección adecuadas, se retira la aguja/el catéter y se aplica presión sobre la zona de punción para lograr la hemostasia. Se coloca un apósito estéril.

Manejo posterior al procedimiento

1. El paciente debe ser monitorizado tras el procedimiento en función de si ha recibido o no sedación y de las normas institucionales.
2. Si se deja un drenaje, debe colocarse para drenar por gravedad. El manejo del catéter consiste en el registro de los volúmenes de salida y lavados con solución salina de 5 mL cada 8 a 24 h. Debe considerarse la retirada del catéter cuando las imágenes muestren la resolución de la acumulación, el flujo de salida caiga por debajo de 10 mL/día a 20 mL/día y haya mejora clínica.
3. Debe considerarse la evaluación del drenaje antes de retirarlo, ya sea con TC o fluoroscopia, para asegurar la disminución de la acumulación y descartar una mala posición del drenaje.

Resultados

1. La aspiración y el drenaje de las colecciones de tejidos blandos suelen tener mucho éxito.
2. Las tasas de éxito de la escleroterapia se estiman entre el 77 % y el 98 % (10). El tamaño de la cavidad se asocia con la tasa de éxito, y las cavidades más grandes tienen una tasa de éxito más baja.

Complicaciones

1. Infección.
2. Absorción o inyección intravascular involuntaria del esclerosante en el torrente sanguíneo.
3. Recidiva del quiste.
4. Hemorragia y hematoma.

Tratamiento de las complicaciones

1. Las infecciones pueden requerir tratamiento con antibióticos.
2. La recidiva del quiste puede requerir tratamiento quirúrgico.
3. Los hematomas pueden evitarse y reducirse al mínimo mediante la compresión y la monitorización del sitio de la biopsia.

Referencias bibliográficas

1. Gangi A, Guth S, Dietemann J, et al. Interventional musculoskeletal procedures. *Radiographics.* 2001;21ii.:e1–e1.
2. Daley N, Reed W, Peterson J. Strategies for biopsy of musculoskeletal tumors. *Semin Roentgenol.* 2017;52(4):282–290.

3. Le H, Lee S, Munk P. Image-guided musculoskeletal biopsies. *Semin Interv Radiol.* 2010;27(2):191–198.
4. Liu P, Valadez S, Chivers F, et al. Anatomically based guidelines for core needle biopsy of bone tumors: implications for limb-sparing surgery. *Radiographics.* 2007;27(1):189–205.
5. Errani C, Traina F, Perna F, et al. Current concepts in the biopsy of musculoskeletal tumors. *Scientific World J.* 2013;2013: 1–7.
6. Altuntas AO, Slavin J, Smith PJ, et al. Accuracy of computed tomography guided core needle biopsy of musculoskeletal tumours. *ANZ J Surg.* 2005,75(4):187–191.
7. Yang YJ, Damron TA. Comparison of needle core biopsy and fine-needle aspiration for diagnostic accuracy in musculoskeletal lesion. *Arch Pathol Lab Med.* 2004;128(7):759-764.
8. Masala S, Fiori R, Bartolucci D, et al. Diagnostic and therapeutic joint injections. *Semin Interv Radiol.* 2010;27(2):160–171.
9. Hansford BG, Stacy GS. Musculoskeletal aspiration procedures. *Semin Interv Radiol.* 2012;29(4): 270–285.
10. Zuckerman DA, Yeager TD. Percutaneous ethanol sclerotherapy of postoperative lymphoceles. *Am J Roentgenol.* 1997; 169(2):433–437.

59 Ablación musculoesquelética

Brandon M. Key, MD y Sean M. Tutton, MD, FSIR, FCIRSE

Introducción

La ablación térmica es técnicamente factible, segura y eficaz para los tumores musculoesqueléticos benignos, la paliación del dolor y el control locorregional de la enfermedad metastásica (1,2). La ablación percutánea es mínimamente invasiva, con una morbilidad reducida y ventajas únicas en comparación con la cirugía o la radiación (3). La elección de la modalidad de ablación es relativa y requiere la consideración de la proximidad de la lesión a órganos viscerales, cartílago articular, nervios y vasos, así como la evaluación de la integridad cortical dentro o alrededor de la zona de ablación. La estabilización mecánica con fijación de cemento o tornillos también puede realizarse como complemento de la ablación para tratar la inestabilidad biomecánica y para la paliación del dolor (1,4,5).

Ablación por radiofrecuencia (ARF)

La ARF es el método de referencia para la ablación ósea por calor; sin embargo, está limitada por el tamaño de la lesión (< 3 cm), la disipación de calor, la carbonización y los tejidos con alta impedancia y baja conducción térmica. La ARF también impide el uso de la monitorización nerviosa debido a la interferencia de la señal, por lo que su uso debe limitarse cuando la zona de ablación está cerca de nervios motores (6).

Ablación por microondas (AMO)

La AMO produce una destrucción tisular (calentamiento dieléctrico) similar a la ARF, pero no está limitada por la carbonización o la conducción ósea, por lo que permite áreas de ablación más amplias, aunque más difíciles de predecir, en un período más corto (7). La AMO debe utilizarse con precaución cerca de articulaciones, ligamentos y nervios, por el riesgo de lesiones. La AMO no interfiere con la monitorización nerviosa. Tanto la ARF como la AMO pueden desecar el tejido tumoral y provocar, con ello, una contracción que es útil cuando hay impronta tumoral (columna vertebral) y compresión nerviosa (fig. 59-1).

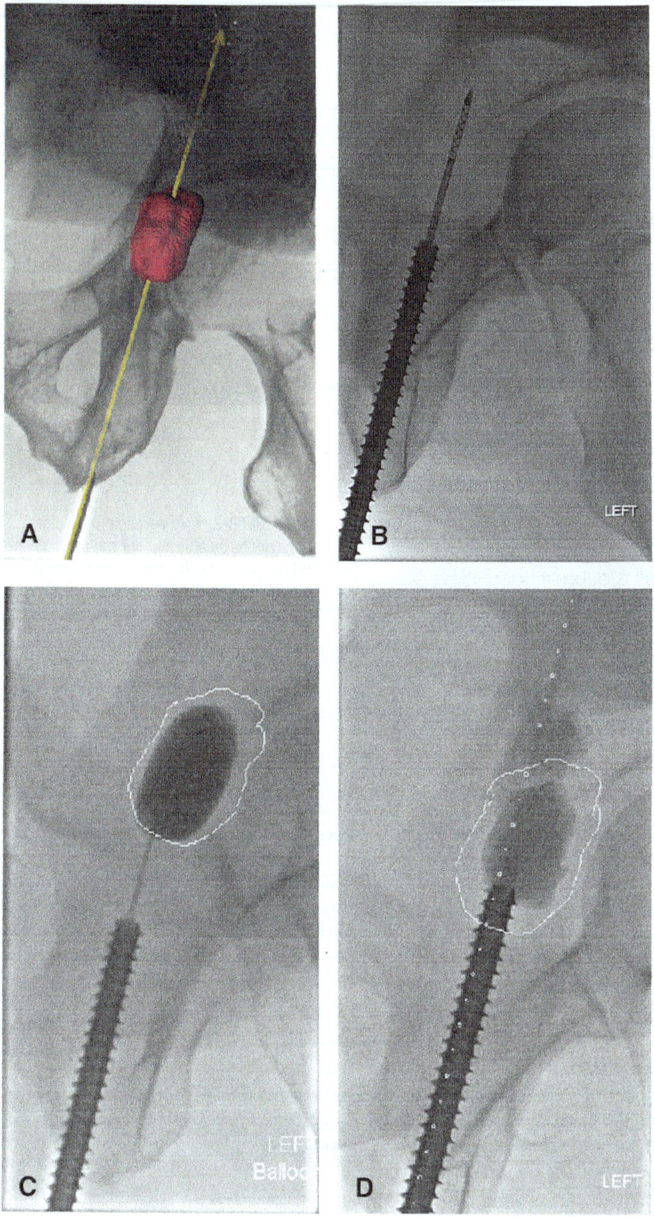

FIGURA 59-1 • **A:** imagen de tomografía computarizada (TC) de haz cónico con lesión acetabular segmentada y planificación de la trayectoria de la guía. **B:** tornillo corto de 8 mm totalmente roscado como soporte para facilitar la colocación de una sonda de crioablación. **C:** balón de cifoplastia de 15 mm insuflado dentro de la cavidad de ablación. **D:** osteoplastia mediante cánula de cemento a través del tornillo con el tumor segmentado delineado en blanco.

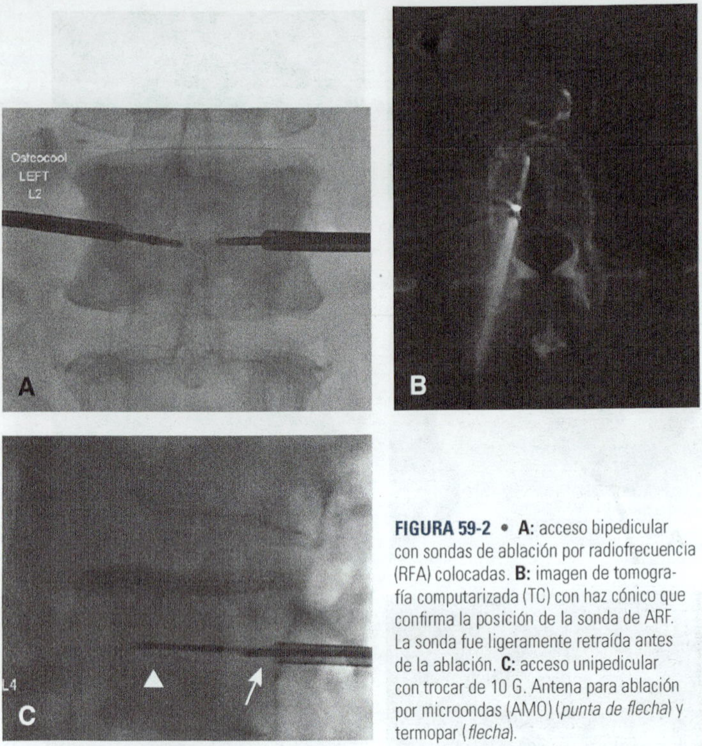

FIGURA 59-2 • **A:** acceso bipedicular con sondas de ablación por radiofrecuencia (RFA) colocadas. **B:** imagen de tomografía computarizada (TC) con haz cónico que confirma la posición de la sonda de ARF. La sonda fue ligeramente retraída antes de la ablación. **C:** acceso unipedicular con trocar de 10 G. Antena para ablación por microondas (AMO) (*punta de flecha*) y termopar (*flecha*).

Crioablación (CA)

La CA tiene la clara ventaja de la visualización de la zona de ablación gracias al enfriamiento criogénico del tejido, que permite «esculpir la bola de hielo» y tratar lesiones de mayor tamaño (fig. 59-2). La CA es más segura cuando se utiliza cerca de las articulaciones, lo que provoca menos daño en cartílagos y ligamentos, y tiene el efecto anestésico añadido durante el enfriamiento del tejido. La CA no interfiere con la monitorización nerviosa. La cementoplastia adyuvante tras la CA requiere un ciclo de descongelación activo prolongado, una inyección retardada de cemento para garantizar la descongelación del tumor o un procedimiento por etapas.

Procedimientos combinados

En los pacientes con lesiones con mayor riesgo de fractura en las pruebas de imagen o una exploración física compatible con dolor mecánico o una combinación de dolor tumoral y mecánico, puede considerarse la cementoplastia adyuvante y la posible fijación percutánea con tornillos (fig. 59-3) (1,4,5).

Indicaciones

1. Tumores musculoesqueléticos benignos: osteoma osteoide, condroblastoma, desmoides y fibromatosis.
2. Paliación de lesiones metastásicas dolorosas de huesos y tejidos blandos.
3. Control locorregional de la enfermedad oligometastásica: próstata, mama y pulmón.

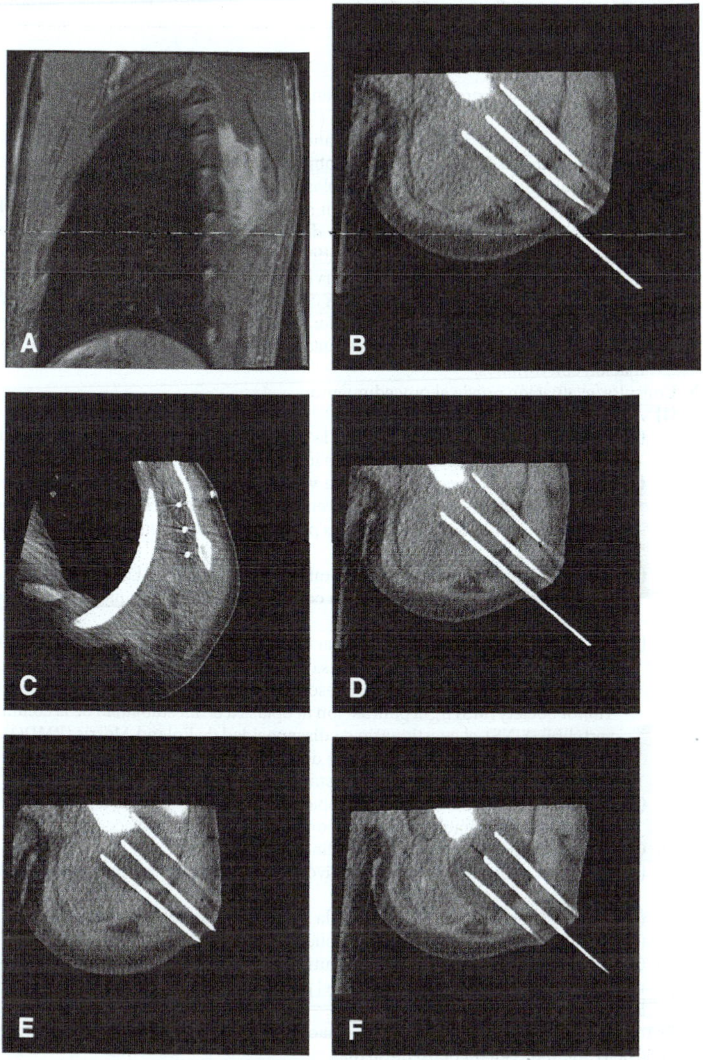

FIGURA 59-3 • **A:** imagen de resonancia magnética (RM) sagital T1 poscontraste de la escápula izquierda que muestra un tumor con realce. **B,C:** imágenes de tomografía computarizada (TC) que muestran la colocación de las sondas de crioablación. **D-F:** imágenes secuenciales de TC que muestran el crecimiento de la «bola de hielo».

Contraindicaciones

1. **Absolutas:** estructuras u órganos vitales en la zona de ablación, coagulopatía no corregible, infección activa e inaccesibilidad de la lesión objetivo por vía percutánea.
2. **Relativas:** proximidad de la lesión a las articulaciones, localización dentro de los huesos largos que soportan peso y proximidad a los fascículos neurovasculares.

Preparación previa al procedimiento

1. Evaluación del paciente:
   a. Pruebas de imagen:
      (1) Imágenes previas al procedimiento obtenidas en un plazo de 4 semanas antes de la fecha prevista.
      (2) Tomografía computarizada (TC), resonancia magnética (RM) o tomografía por emisión de positrones (PET): depende del objetivo de la ablación, del objetivo previsto del tratamiento y del plan de cementoplastia/fijación con tornillos.
      (3) Identificar las estructuras críticas en un radio de 1 cm a 1.5 cm de la zona de ablación prevista. Considerar la selección de la modalidad de ablación y planificar técnicas de protección que incluyan hidrodisección, disección gaseosa, desplazamiento con balón o monitorización nerviosa.
      (4) Características de la lesión: las lesiones osteoblásticas aumentan la dificultad técnica de la colocación de la sonda/cánula; la extensión del componente lítico puede aumentar el riesgo de fractura y hacer necesaria la cementoplastia combinada o la fijación con tornillos.
   b. Consulta/evaluación previa al procedimiento:
      (1) Anamnesis y exploración física:
         (a) Énfasis en la exploración física para la evaluación de las características del dolor y la correlación con los hallazgos de imagen.
         (b) Los pacientes con escala analógica visual (EAV) de 4 o más con enfermedad solitaria u oligometastásica y dolor en la exploración física correlacionado con las imágenes son los que tienen más probabilidades de beneficiarse de la intervención (3).
         (c) Diferenciar mecánico frente a tumoral frente a combinado. En los pacientes con dolor mecánico o combinado debe considerarse la cementoplastia, la fijación con tornillos o ambos.
         (d) La evaluación funcional y las puntuaciones de riesgo de fractura pueden ayudar en el proceso de toma de decisiones clínicas o servir como medida de la eficacia del procedimiento, es decir, la escala de puntuación de la Musculoskeletal Tumor Society (MSTS), la puntuación neoplásica de inestabilidad de la columna vertebral (SINS), el cuestionario de discapacidad de Roland-Morris (RMDQ), la puntuación de Mirels para el riesgo de fractura patológica y la clasificación de Harrington de la enfermedad metastásica periacetabular.
         (e) Componente radicular: las radiculopatías preexistentes deben documentarse y pueden tratarse simultáneamente con inyección epidural de corticoesteroides.
      (2) Consulta multidisciplinar para la coordinación del tratamiento:
         (a) Cuidados paliativos para los objetivos de la atención y el tratamiento de los síntomas.
         (b) Oncología ortopédica para evaluar la necesidad de estabilización.
         (c) Oncología radioterápica para consolidar el tumor tras la ablación.
      (3) Consentimiento informado: deben discutirse a fondo los riesgos, beneficios y alternativas, con hincapié en la naturaleza del procedimiento (es decir, paliativo, control locorregional, curativo, etc.).
   c. Pruebas de laboratorio: cociente internacional normalizado (<1.5) y plaquetas (>50 000) obtenidas en un plazo de 30 días.
   d. Sedación durante el procedimiento:
      (1) Localización de la ablación: si la respuesta del paciente durante el caso es crítica, los autores prefieren una sedación moderada o cuidados anestésicos monitorizados.
      (2) La ablación directa con clasificación de la American Society of Anesthesiologists (ASA) baja es susceptible de sedación moderada o cuidados anestésicos monitorizados.
      (3) Debe considerarse la anestesia general endotraqueal para casos complejos, potencialmente de larga duración o cuando hay problemas con el posicionamiento o la vía aérea.
2. Técnicas complementarias durante el procedimiento:
   a. Guante de solución salina caliente: guante estéril lleno de solución salina caliente colocado sobre la superficie de la piel que recubre la zona de ablación.

b. Desplazamiento: crear una zona de seguridad de 1.5 cm:
   (1) Hidrodisección con dextrosa al 5 % (ARF) o solución fisiológica (AMO y CA) inyectadas bajo guía por TC o ecografía.
   (2) Carbodisección: inyección de dióxido de carbono guiada por TC (epidural, perineural).
   (3) Interposición de catéter con balón bajo guía por TC o endoscópica.

c. Monitorización nerviosa: se utiliza la monitorización nerviosa sensorial y motora (potenciales evocados somatosensoriales o electromiografía) cuando la zona de ablación está cerca de nervios vitales. No puede utilizarse con la ARF.

d. Termopar: sonda de control de temperatura insertada junto a la zona de ablación, cerca de estructuras vitales, para vigilar posibles lesiones térmicas.

e. Herramientas de acceso:
   (1) Cánulas:
      (a) Calibre 11: acceso primario y cánula de trabajo.
      (b) Calibre 8: acomoda agujas de Kirschner y permite más espacio de trabajo bajo el detector y en el *gantry* de la TC durante los casos que requieren fijación con tornillos.
   (2) Introductor desprendible para mantener el acceso al intercambiar la cánula de acceso por la sonda de ablación.
   (3) Herramientas eléctricas: los sistemas eléctricos de perforación y el sistema de acceso óseo motorizado Arrow® OnControl® permiten un acceso controlado al hueso esclerótico.
   (4) Martillo de 0.9 kg.

Procedimiento

1. Se aplica la preparación estándar previa al procedimiento con una atención meticulosa a la técnica estéril:
   a. Cubierta estéril del detector, tubo de rayos X, monitores y barrera estéril Ioban™ adecuada al colocar el implante de fijación.
   b. Agua estéril colocada en un calentador.
   c. Catéter de Foley para casos prolongados con anestesia general endotraqueal.
2. Cobertura de la flora cutánea con antibióticos.
3. El acceso y el tratamiento deben planificarse a partir de imágenes apropiadas recientes:
   a. Acceso con cánula de punta de diamante de calibre 10 a 11 para facilitar la biopsia y la ablación posterior.
   b. TC con fluoroscopia o TC de haz cónico con fluoroscopia aumentada para acceso en tiempo real:
      (1) Las estructuras superficiales permiten el uso de ecografía para el acceso en tiempo real.
   c. El hueso esclerótico puede requerir el uso de sistemas eléctricos de perforación.
   d. Los huesos pequeños pueden requerir una técnica de ablación «sin contacto» con la sonda adyacente a la lesión.
4. La elección de la sonda de ablación dependerá de los parámetros específicos del paciente, como se ha detallado anteriormente:
   a. Las sondas de ablación son de calibre 15 a 17, independientemente del tipo de energía:
      (1) Un introductor desprendible de 8 Fr permitirá el intercambio de sondas de biopsia y ablación mientras se mantiene el acceso.
      (2) La hidrodisección debe utilizarse generosamente para proteger la piel y las estructuras adyacentes; 500 cm^3 de líquido son fácilmente absorbidos por los tejidos.
5. Estabilización/consolidación:
   a. La cementoplastia está indicada cuando las lesiones son líticas o existe fractura patológica.
   b. La cementoplastia puede crear una barrera para el avance futuro del tumor.
   c. Se requiere guía fluoroscópica o por TC durante la inyección para evitar filtraciones a la articulación, venas adyacentes o a través de una línea de fractura.

Manejo posterior al procedimiento

1. Medicamentos: ketorolaco (reducción de dosis en insuficiencia renal), dexametasona (posterior a la ARF y a la AMO), paracetamol, gabapentina (dolor neuropático).
2. Instrucciones de recuperación: el tiempo de recuperación y el ingreso dependen del alcance de la ablación/fijación. La mayoría de los pacientes son dados de alta el mismo día o son ingresados durante 23 h en observación para ser monitorizados durante la noche.
3. Se recomienda consultar el tratamiento del dolor en pacientes con alta tolerancia preexistente a los opioides.
4. Considerar la consulta de cuidados paliativos para los mejores cuidados de apoyo y el tratamiento de los síntomas.
5. Admisión completa en casos de fijación con tornillos para cuidados postoperatorios.
6. El seguimiento clínico se realiza a los 1, 3, 6 y 12 meses. El diagnóstico por imagen rutinario no es necesario a menos que el paciente presente síntomas nuevos o que empeoren.

Resultados

1. Las inyecciones epidurales de corticoesteroides, el bloqueo nervioso o la neurólisis pueden mejorar los resultados generales.
2. Tasa de éxito técnico del 96 % al 100 % y baja incidencia de reacciones adversas o complicaciones significativas (8).
3. Cabe esperar una disminución de la puntuación del dolor de 4 a 6 puntos en un plazo de 3 a 6 meses con la reducción de la dosis de opioides (3).
4. La ablación percutánea en combinación con cementoplastia, fijación con tornillos o ambas es eficaz y duradera para la paliación del dolor (4,8-10).

Complicaciones

1. Lesión térmica:
   a. Piel: las técnicas de desplazamiento de la piel y la monitorización activa de la zona de ablación cuando las lesiones están cerca de la superficie de la piel pueden mitigar el riesgo.
   b. Órganos viscerales.
   c. Nervios: déficits nerviosos, motores o sensoriales. Puede reducirse mediante técnicas de desplazamiento adyuvantes, monitorización nerviosa y planificación cuidadosa del procedimiento.
   d. Tejido conjuntivo: necrosis, cambios degenerativos o dolor articular.
2. Pueden producirse hemorragias en los tejidos a lo largo del trayecto o adyacentes a la zona de ablación. La función de cauterización disponible en determinados dispositivos puede reducir el riesgo de hemorragia.
3. La embolización/extravasación del cemento puede dar lugar a émbolos pulmonares, filtraciones intraarticulares, compresión nerviosa o estrechamiento del conducto vertebral, con o sin compresión de la médula.
4. Infección.

Tratamiento de las complicaciones

1. El control sintomático depende del tejido afectado.
2. Las lesiones cutáneas y del tejido conjuntivo pueden requerir injertos.
3. Las infecciones se tratan con antibióticos y rara vez con drenaje.
4. La neuropraxia térmica puede resolverse espontáneamente, pero los síntomas persistentes pueden requerir tratamiento con aintiinflamatorios no esteroideos (AINE), corticoesteroides o ambos. El bloqueo adyuvante/inyección de corticoesteroides también puede proporcionar alivio sintomático. Derivación a fisioterapia/terapia ocupacional si la lesión limita la movilidad del paciente o las actividades de la vida diaria.
5. La extravasación de cemento puede requerir una intervención neuroquirúrgica u ortopédica.

Referencias bibliográficas

1. Lane MD, Le HBQ, Lee S, et al. Combination radiofrequency ablation and cementoplasty for palliative treatment of painful neoplastic bone metastasis: experience with 53 treated lesions in 36 patients. *Skeletal Radiol.* 2011;40(1):25–32. doi:10.1007/s00256-010-1010-5
2. Castañeda Rodriguez WR, Callstrom MR. Effective pain palliation and prevention of fracture for axial-loading skeletal metastases using combined cryoablation and cementoplasty. *Tech Vasc Interv Radiol.* 2011;14(3):160–169. doi:10.1053/j.tvir.2011.02.008
3. Kurup AN, Morris JM, Callstrom MR. Ablation of musculoskeletal metastases. *Am J Roentgenol.* 2017;209(4):713–721. doi:10.2214/AJR.17.18527
4. Hartung MP, Tutton SM, Hohenwalter EJ, et al. Safety and efficacy of minimally invasive acetabular stabilization for periacetabular metastatic disease with thermal ablation and augmented screw fixation. *J Vasc Interv Radiol.* 2016;27(5):682–688.e1. doi:10.1016/j.jvir.2016.01.142
5. Deschamps F, de Baere T, Hakime A, et al. Percutaneous osteosynthesis in the pelvis in cancer patients. *Eur Radiol.* 2016;26(6):1631–1639. doi:10.1007/s00330-015-3971-1
6. Kurup AN, Morris JM, Boon AJ, et al. Motor evoked potential monitoring during cryoablation of musculoskeletal tumors. *J Vasc Interv Radiol.* 2014;25(11):1657–1664. doi:10.1016/j.jvir.2014.08.006
7. Lubner MG, Brace CL, Hinshaw JL, et al. Microwave tumor ablation: mechanism of action, clinical results, and devices. *J Vasc Interv Radiol.* 2010;21(SUPPL. 8):S192. doi:10.1016/j.jvir.2010.04.007
8. Gennaro N, Sconfienza LM, Ambrogi F, et al. Thermal ablation to relieve pain from metastatic bone disease: a systematic review. *Skeletal Radiol.* 2019;48(8):1161–1169. doi:10.1007/s00256-018-3140-0
9. Tian QH, Wu CG, Gu YF, et al. Combination radiofrequency ablation and percutaneous osteoplasty for palliative treatment of painful extraspinal bone metastasis: a single-center experience. *J Vasc Interv Radiol.* 2014;25(7):1094–1100. doi:10.1016/j.jvir.2014.03.018
10. Pusceddu C, Sotgia B, Fele RM, et al. Treatment of bone metastases with microwave thermal ablation. *J Vasc Interv Radiol.* 2013;24(2):229–233. doi:10.1016/j.jvir.2012.10.009

60 Técnicas de restauración ósea

Alexios Kelekis, MD, PhD y
Dimitrios K. Filippiadis, MD, PhD, MSc, EBIR

Visión general

Las lesiones óseas metastásicas, tanto por su sola presencia como si condicionan fracturas patológicas, pueden provocar dolor intenso, deterioro de la calidad de vida, discapacidad funcional y hospitalización (1,2). La reparación quirúrgica tradicional se rige por tasas de complicaciones y morbilidad más elevadas, una recuperación y hospitalización más prolongadas, a la vez que se relaciona con un retraso en los tratamientos sistémicos debido a la necesidad de cicatrización de la incisión quirúrgica. Las técnicas percutáneas de restauración ósea incluyen la inyección de cemento, ya sea en solitario o en combinación con implantes, como tornillos canulados, implantes de polímero peek (polieteretercetona) u otras alternativas, como mallas para microagujas o agujas de Kirshner. Estas técnicas mínimamente invasivas aplican tecnología avanzada de guiado por imagen con el objetivo de estabilizar y dar soporte estructural, con la consiguiente reducción del dolor, restauración funcional y mejora de la calidad de vida. El objetivo de este capítulo es describir las técnicas de reparación ósea más comúnmente aplicadas y el procedimiento propiamente dicho. Se analizan las ventajas e inconvenientes de las distintas técnicas y abordajes:

1. Introducción:
   a. Las fracturas patológicas o por insuficiencia, así como por impedimento, en pacientes con cáncer están relacionadas con la presencia de una o más lesiones metastásicas, con debilitamiento óseo posterior a la radioterapia o con osteoporosis relacionada con el cáncer debida a tratamientos sistémicos, insuficiencia nutricional, disminución de la movilidad y fragilidad del paciente (3,4).
   b. La columna vertebral, las costillas y la pelvis son las localizaciones más comunes de metástasis ósea, con múltiples lesiones presentes en la gran mayoría de los casos; el

subtipo de tumor, la carga de metástasis y la respuesta al tratamiento sistémico determinan el pronóstico en estos pacientes.

c. Las fracturas patológicas o por insuficiencia se producen en cerca del 20 % al 40 % de los pacientes, mientras que un número significativo de estos corre el riesgo de sufrir fracturas inminentes. En ambos casos, el deterioro de la integridad estructural ósea provoca dolor, deterioro de la calidad de vida e incapacidad funcional (5,6).

d. Todos estos casos deben analizarse en un comité de tumores multidisciplinar, con la finalidad de ofrecer, siempre que sea posible, planes de tratamiento multimodal; los objetivos terapéuticos principales deben incluir la mejora del dolor con o sin mejora funcional:

(1) La radioterapia no puede proporcionar una consolidación rápida y duradera. Además, está relacionada con un mayor riesgo de fractura patológica debido a la osteopenia resultante inducida por la radiación y a un mayor debilitamiento óseo.

(2) La cirugía radical rara vez está indicada en la enfermedad metastásica multifocal; además, la reparación quirúrgica tradicional se rige por mayores tasas de complicaciones y morbilidad, una recuperación y hospitalización más prolongadas, a la vez que se relaciona con un retraso en el tratamiento sistémico debido a la necesidad de cicatrización de la incisión quirúrgica.

2. Las técnicas de restauración ósea percutáneas incluyen cementoplastia, fijación interna con tornillos cementados (FITC) (fig. 60-1) y la osteoplastia aumentada (fig. 60-2 y tabla 60-1) (6-8):

a. La inyección independiente de polimetilmetacrilato (PMMA) es una técnica de aumento excelente para lugares como la columna vertebral donde se aplican fuerzas de compresión y tensión de carga axial, o en lugares del esqueleto periférico donde se aplican fuerzas de cizallamiento, torsión y flexión. El PMMA se rige por una capacidad de soporte estructural moderada que requiere un refuerzo adicional mediante herrajes.

b. Aparte de la localización, el tipo de hueso también es importante; la cementoplastia es un tratamiento eficaz para las fracturas/defectos de huesos planos como el techo del acetábulo, los cóndilos femorales, las placas terminales tibiales o el astrágalo.

c. Siempre que exista la necesidad de resistencia a esfuerzos de tracción y torsión o una fractura/defecto óseo en la diáfisis de un hueso largo se debe proponer la FITC u otra alternativa de osteoplastia aumentada:

(1) En la actualidad, la aplicación de tornillos canulados en el esqueleto periférico y los implantes de polímero peek en el hueso femoral se han probado y evaluado biomecánicamente, mientras que otras alternativas de implante metálico solo se han comunicado en series de casos sin evaluación experimental.

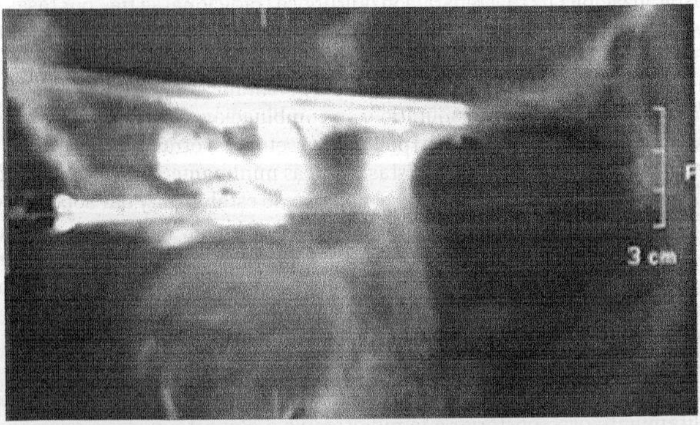

FIGURA 60-1 • Paciente masculino de 68 años con carcinoma hepatocelular solitario y metástasis lítica de gran tamaño que afecta el hueso ilíaco y el acetábulo, tratado con crioablación percutánea seguida de fijación interna con tornillos cementados (FITC). Reconstrucción por tomografía computarizada (TC) de haz cónico tras el procedimiento, que ilustra los dos tornillos canulados y el cemento utilizado para el anclaje.

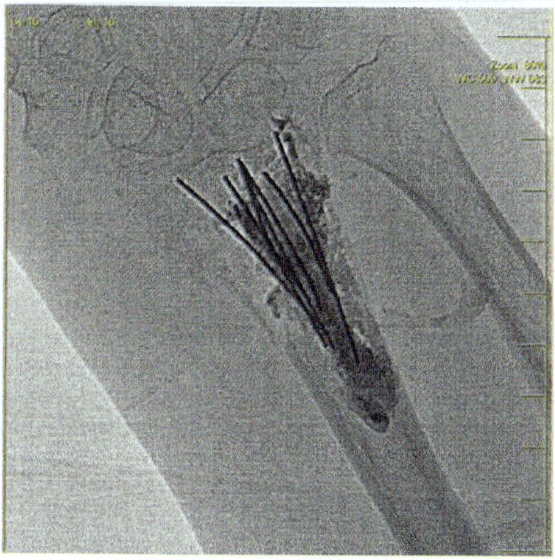

FIGURA 60-2 • Una paciente de 64 años con colangiocarcinoma y múltiples metástasis óseas fue tratada para la reducción paliativa del dolor con osteoplastia aumentada del radio. La sesión terapéutica incluyó ablación por microondas seguida de inserción percutánea de una malla para microagujas metálicas seguida de inyección de cemento.

(2) La presencia de fracturas, así como la preocupación por la extravasación de cemento, convierten a la FITC en un abordaje ideal para el soporte estructural y la restauración de la integridad ósea y la estabilidad.

d. Los distintos tipos de hueso afectados y la variedad de morfología, localización y etiología de las fracturas exigen un abordaje centrado en el paciente y en la lesión.

3. Combinación de ablación percutánea + técnicas de restauración ósea (7):
   a. Siempre que el objetivo terapéutico incluya el control local del tumor.
   b. La ablación de la lesión objetivo se combinará con apoyo estructural y aumento, necesarios debido a la necrosis y debilitamiento óseos posteriores a la ablación.
   c. La polimerización del PMMA producirá una reacción exotérmica con un pico de temperatura que alcanzará transitoriamente los 80 °C.
   d. Cuando se considere el tratamiento profiláctico de una fractura patológica inminente, pueden utilizarse puntuaciones quirúrgicas como la puntuación de Mirels para los huesos largos o los sistemas de clasificación de Harrington (o Levy) para el acetábulo; en el resto del esqueleto periférico, el dolor y la destrucción cortical significativa podrían considerarse factores predictivos de una fractura inminente:

Tabla 60-1 Técnicas de restauración ósea

Cementoplastia percutánea	Inyección autónoma de cemento en hueso debilitado para la consolidación trabecular interna y la reducción de la estimulación nerviosa perióstica, con la consiguiente reducción del dolor y restauración funcional
Fijación interna con tornillos cementados (FITC)	Se insertan tornillos canulados metálicos a través de pequeñas incisiones en la línea de fractura o defecto óseo, seguidos de una cementoplastia percutánea
Osteoplastia percutánea aumentada	La inyección de cemento se combina con implantes o implantes metálicos alternativos, como mallas para microagujas o agujas de Kirshner

(1) La puntuación de Mirels evalúa la presencia de dolor y el tipo, tamaño y localización de la lesión; cualquier lesión con una puntuación > 9 se considera de alto riesgo de fractura y, por tanto, debe considerarse la estabilización.

e. Siempre que una lesión benigna de gran tamaño, como un quiste óseo aneurismático o un osteoblastoma, ponga en peligro la integridad ósea debido a su tamaño y a la alteración cortical asociada, puede combinarse la inyección de cemento con la ablación percutánea (o cualquier otra técnica preferida):

(1) Debido a que los pacientes suelen ser pediátricos (en la inmensa mayoría de estos casos) y a la ausencia de sustrato maligno (por lo que no son necesarias las altas temperaturas producidas por la reacción exotérmica durante la polimerización del PMMA), puede inyectarse un sustituto sintético del injerto óseo que consiste en hidroxiapatita y sulfato cálcico. Estos injertos óseos promueven la formación de nuevo hueso a través del material, que se remodela completamente en el hueso huésped en un plazo de 6 a 12 meses. Esto, combinado con la capacidad del injerto para soportar cargas, produce una reducción significativa del riesgo de fractura o de seudoartrosis.

4. Indicaciones:

a. Lesión metastásica osteolítica dolorosa.

b. Metástasis osteoblásticas sintomáticas (si el hueso no es demasiado denso o si hay fisuras).

c. Fractura patológica o por insuficiencia en pacientes con cáncer.

d. Refuerzo posterior a la ablación para soporte estructural debido a la necrosis ósea y el debilitamiento.

e. Prevención de fracturas en pacientes con cáncer.

f. Lesiones óseas benignas que ponen en peligro la integridad ósea debido a su tamaño y a la alteración cortical asociada (p. ej., quiste óseo aneurismático, osteoblastoma).

5. Contraindicaciones:

a. Las contraindicaciones absolutas de las técnicas de restauración ósea incluyen:

(1) Presencia de infección sistémica o local concurrente:

(a) En presencia de infección, el refuerzo óseo debe posponerse hasta que el paciente reciba tratamiento antibiótico completo, no presente fiebre y sus análisis de laboratorio muestren valores normales de leucocitos y hemocultivos negativos.

(2) Diátesis hemorrágica no corregible:

(a) Debe interrumpirse cualquier tipo de anticoagulación; la duración de la interrupción debe ajustarse a las normas internacionales para cada medicamento.

(3) Alergia al cemento o a cualquier otro material utilizado.

(4) Estado cardiopulmonar insuficiente para tolerar la sedación.

b. Las contraindicaciones relativas incluyen:

(1) Factores que aumentan técnicamente la dificultad del procedimiento sin llegar a hacerlo imposible.

(2) La presencia de vasos, nervios o vísceras en la trayectoria prevista del trocar debe evaluarse cuidadosamente antes de realizar cualquier técnica de restauración ósea:

(a) El radiólogo intervencionista debe estar familiarizado con la anatomía y la función nerviosas para disminuir o evitar las lesiones nerviosas con consecuencias clínicas.

(3) La presencia de hueso esclerótico podría requerir dispositivos de acceso óseo específicos (p. ej., sistemas eléctricos de perforación de alta potencia) para lograr un acceso satisfactorio y preciso.

(4) Esperanza de vida < 3 meses y mal estado funcional.

6. Preparación previa al procedimiento:

a. Debe definirse claramente el objetivo terapéutico (control local del tumor, paliación del dolor, estabilidad de la fractura que lo impide).

b. La localización, el tamaño y el tipo de lesión, junto con el tipo de hueso afectado, son factores importantes que determinan la elección de una técnica de restauración específica.

c. La selección de materiales específicos está determinada por los mismos factores (p. ej., necesidad de un aparato eléctrico de perforación de alta potencia, longitud y tipo de tornillos canulados).
d. Una tomografía computarizada (TC) de referencia proporcionará información muy valiosa sobre la técnica adecuada y la selección del material:
    (1) La evaluación preoperatoria cuidadosa de la trayectoria del trocar y su relación con las estructuras de riesgo contribuye a reducir al mínimo el riesgo de heridas vasculares, nerviosas o viscerales.
e. Debe revisarse la anamnesis del paciente para excluir la anticoagulación, infección u otra enfermedad que pueda aumentar la morbimortalidad del procedimiento.
f. Los análisis de laboratorio deben incluir recuento completo de células sanguíneas, evaluación de la coagulación y análisis del perfil metabólico básico.
g. La electrocardiografía, la radiografía de tórax y la evaluación anestesiológica se realizan de acuerdo con las normas prácticas locales.
h. En el caso de un paciente con neuralgia, la evaluación neurológica puede proporcionar información muy valiosa.
i. Lo ideal es suspender todos los fármacos anticoagulantes; la duración de la interrupción debe determinarse por las normas de la sociedad determinada específicas para cada medicamento.
j. En caso de infección, las técnicas de restauración ósea deben posponerse hasta que el paciente termine un tratamiento antibiótico completo, no tenga fiebre y su análisis de laboratorio demuestre valores normales de leucocitos; lo ideal sería realizar una biopsia percutánea para cultivo, lo que proporcionaría una seguridad adicional.
k. La exploración física es fundamental para la selección adecuada de los pacientes. La mayoría de los pacientes oncológicos tendrán más de una metástasis; sin embargo, solo deben tratarse las lesiones sintomáticas. En caso de lesiones metastásicas dolorosas, los radiólogos intervencionistas deben distinguir entre el dolor mecánico y el neuropático para proporcionar el tratamiento adecuado.
l. Los antibióticos intravenosos preoperatorios deben administrarse entre 45 min y 60 min antes de la intervención.

7. Procedimiento:
    a. Con técnica estéril precisa, cuidados anestesiológicos, monitorización cardiovascular y guía por imagen, se obtiene acceso directo al objetivo de la fractura/defecto óseo a través del hueso normal con agujas de acceso óseo.
    b. Para reducir al mínimo el riesgo de punción vascular inadvertida y la hemorragia resultante, deben seguirse trayectorias específicas durante la inserción del trocar; además, las exploraciones de control (TC o TC de haz cónico en 3 dimensiones) durante el procedimiento reducen al mínimo el riesgo de heridas vasculares, nerviosas o viscerales.
    c. El avance de la aguja se puede realizar utilizando guía fluoroscópica en múltiples proyecciones, incluyendo vistas anteroposterior, lateral y de «punto de mira», así como reconstrucciones con TC de haz cónico.
    d. En la cementoplastia percutánea, pueden colocarse múltiples agujas de acceso óseo (2-3) por lesión, con el objetivo de crear una cobertura suficiente en orientación medial/lateral y craneal/caudal:
        (1) Una alternativa a la técnica original de cementoplastia es la adición del inflado del balón con el fin de crear un espacio más contenido para la inyección de cemento; en teoría, este paso adicional disminuye las filtraciones de cemento y ofrece un bloque de cemento compacto de gran tamaño.
        (2) La inyección simultánea de PMMA por dos agujas produce un bloque de cemento más compacto y sólido, lo que reduce la exposición a la radiación y evita filtraciones por el trayecto de la primera aguja (fig. 60-3).
        (3) En la FITC, una vez que la aguja de acceso óseo está en posición, se introduce coaxialmente una aguja Kirshner sobre la que se inserta el tornillo canulado utilizando un destornillador manual o un sistema eléctrico de perforación.
    e. Para cualquier técnica de restauración ósea alternativa mencionada en la literatura se utilizan principios similares. La TC de haz cónico o la TC estándar se utilizan para evaluar la posición del implante tras el tratamiento.

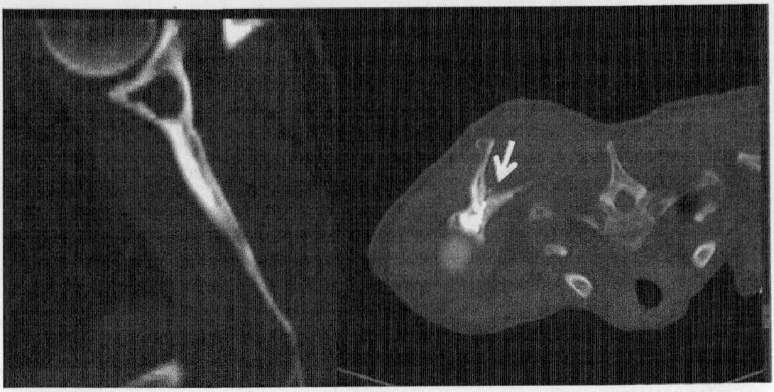

FIGURA 60-3 • Paciente masculino de 58 años con carcinoma de células renales y metástasis lítica de la glenoides en la escápula (imagen izquierda). El paciente fue tratado con ablación por microondas seguida de cementoplastia percutánea. La tomografía computarizada (imagen derecha) ilustra la distribución del cemento y el relleno de la lesión con una pequeña filtración extraósea a lo largo del trayecto de la aguja.

8. Manejo posterior al procedimiento:
   a. El paciente pasa la noche en el hospital y luego recibe el alta.
   b. En función de la localización, el tipo de hueso y extensión de la enfermedad, el paciente debe permanecer confinado en cama durante las primeras 4 h a 8 h.
   c. Durante la inserción del tornillo, deben suministrarse analgésicos parenterales para evitar el dolor relacionado con lesiones musculares.
   d. Deben administrarse antibióticos intravenosos durante la hospitalización y por vía oral durante 5 días más tras el alta.
9. Resultados:
   a. Las diferentes tasas de éxito de las distintas técnicas utilizadas determinan la forma de aplicar las técnicas de restauración ósea (8):
      (1) La cementoplastia percutánea para lesiones con una puntuación de Mirels > 9 produce una reducción significativa del dolor, así como restauración funcional.
      (2) La técnica está limitada por una probabilidad de fractura patológica posterapéutica que oscila entre el 0 % y el 40.6 %; el tamaño de la lesión y el diámetro del defecto cortical son factores de riesgo significativos.
      (3) En casos de fracturas patológicas inminentes, la FITC es un tratamiento preventivo seguro y duradero con una tasa de eficacia de consolidación a largo plazo del 98 %.
      (4) La FITC en pacientes oncológicos con defectos óseos o fracturas, así como en casos de fractura pélvica tras un traumatismo de alta energía, presenta tasas de éxito elevadas similares.
      (5) Por el momento, la literatura científica se limita a estudios observacionales o informes de casos, y carece de una evaluación biomecánica *in vitro* en profundidad; sin embargo, en series de casos con seguimientos de más de 3 años se ha informado de que la estructura de cemento mezclado con una malla para microagujas metálicas (concepto de armazón) podría proporcionar consolidaciones a largo plazo.
10. Complicaciones:
    a. Los riesgos y complicaciones generales incluyen dolor, hemorragia y lesiones arteriales, neuralgia y complicaciones de lesiones nerviosas relacionadas con la colocación del paciente, infección, colocación errónea o incompleta del implante utilizado, fallo del material, filtración de cemento y retracción del tornillo (9).
    b. El dolor muscular se observa con mayor frecuencia como resultado de un daño muscular durante la colocación del tornillo, que provoca el desgarro de las fibras a lo largo del trayecto hasta el hueso.

c. Pueden producirse lesiones arteriales, nerviosas o viscerales como resultado de la lesión por trocar. Al igual que con otras técnicas percutáneas, debe tenerse precaución al colocar al paciente, especialmente si está bajo anestesia general, para evitar lesiones nerviosas transitorias o permanentes.
d. Al igual que en los abordajes quirúrgicos tradicionales, la infección es una complicación grave, especialmente cuando está relacionada con la colocación de un implante permanente; por tanto, deben seguirse todas las medidas preventivas, incluida la esterilidad local adecuada y antibióticos profilácticos, de acuerdo con las normas existentes.
e. El desprendimiento de la cabeza de un tornillo o la rotura del propio tornillo son complicaciones poco frecuentes, especialmente cuando se realiza una selección adecuada del material en cuanto a grosor y diámetro.
f. Las filtraciones de cemento son muy frecuentes, especialmente con la cementoplastia percutánea; el tamaño del defecto cortical y la presencia de una fractura son factores de riesgo significativos.
g. Las complicaciones y el riesgo relacionados con el estadio del cáncer y el estado funcional del paciente incluyen progresión del tumor o de las fracturas, insuficiencia ósea y atrofia muscular, así como trombosis venosa o émbolo pulmonar.

11. Manejo de las complicaciones:
a. El dolor muscular posterior al tratamiento es más prominente durante las primeras 48 h, por lo que deben administrarse analgésicos no opioideos o una bomba de analgesia controlada por el paciente (ACP).
b. La hemorragia suele ser autolimitada; sin embargo, si hay extravasación activa persistente debido a lesión arterial, debe realizarse embolización o trombosis percutánea.
c. Para evitar infecciones, deben administrarse antibióticos profilácticos desde la mañana de la intervención hasta 5 días después; sin embargo, la práctica difiere en función de los hábitos locales.
d. Si el procedimiento no proporciona una estabilidad completa, pueden ser necesarios dispositivos de apoyo (muletas, bastón, etc.) para la marcha.
e. Si el hueso es denso, se prefieren los tornillos de acero inoxidable al titanio para reducir al mínimo las posibilidades de desprendimiento de la cabeza del tornillo o de rotura de este.
f. De forma similar a cualquier otra técnica de aumento que implique la aplicación de cemento, la inyección del polímero debe realizarse bajo fluoroscopia continua en proyecciones correctas para reducir al mínimo el riesgo de extravasación/filtración de cemento; además, los cementos de alta viscosidad con tiempos de trabajo prolongados contribuyen a un rendimiento adecuado (10):
(1) Otra alternativa es inflar el balón para crear un espacio contenido para la inyección a baja presión.
(2) El cemento debe anclar el tornillo en su posición final sobre la fractura/defecto óseo para evitar la retracción.

Referencias bibliográficas

1. Deschamps F, De Baere T. Cementoplasty of bone metastases. *Diagn Interv Imaging*. 2012; 93(9): 685–689.
2. Deschamps F, de Baere T, Hakime A, et al. Percutaneous osteosynthesis in the pelvis in cancer patients. *Eur Radiol*. 2016;26(6):1631–1639.
3. Roux C, Tselikas L, Yevich S, et al. Fluoroscopy and cone-beam CT-guided fixation by internal cemented screw for pathologic pelvic fractures. *Radiology*. 2019;290(2):418–425.
4. Cazzato RL, Koch G, Buy X, et al. Percutaneous image-guided screw fixation of bone lesions in cancer patients: double-centre analysis of outcomes including local evolution of the treated focus. *Cardiovasc Interv Radiol*. 2016;39(10):1455–1463.
5. Yevich S, Odisio B, Sheth R, et al. Integrated CT-fluoroscopy equipment: improving the interventional radiology approach and patient experience for treatment of musculoskeletal malignancies. *Semin Interv Radiol*. 2018;35(4):229–237.

6. Yevich S, Tselikas L, Gravel G, et al. Percutaneous cement injection for the palliative treatment of osseous metastases: a technical review. *Semin Interv Radiol.* 2018; 35(4):268–280.
7. Kelekis A, Filippiadis D, Anselmetti G, et al. Percutaneous augmented peripheral osteoplasty in long bones of oncologic patients for pain reduction and prevention of impeding pathologic fracture: the rebar concept. *Cardiovasc Interv Radiol.* 2016;39(1):90–96.
8. Key BM, Scheidt MJ, Tutton SM. Advanced interventional pain management approach to neoplastic disease outside the spine. *Tech Vasc Interv Radiol.* 2020;23(4):100705.
9. Lea WB, Neilson JC, King DM, et al. Minimally invasive stabilization using screws and cement for pelvic metastases: technical considerations for the pelvic "screw and glue" technique. *Semin Interv Radiol.* 2019;36(3):229–240. doi: 10.1055/s-0039-1693982
10. Filippiadis DK, Tselikas L, Bazzocchi A, et al. Percutaneous management of cancer pain. *Curr Oncol Rep.* 2020;22(5):43.

61 Dolor musculoesquelético y procedimientos paliativos

Brandon M. Key, MD y Sean M. Tutton, MD, FSIR, FCIRSE

Inyecciones vertebrales

Introducción

La inyección epidural de esteroides (IEE) es la intervención más utilizada para el tratamiento del dolor vertebral asociado a debilidad sensitiva o motora secundaria a hernias discales o estenosis neuroforaminal (1). Los avances en las tecnologías de imagen han permitido que estas inyecciones se realicen con precisión a través de múltiples abordajes diferentes bajo fluoroscopia, tomografía computarizada (TC) o TC de haz cónico.

Indicaciones

1. Radiculopatía persistente secundaria a hernia discal, estenosis espinal, lumbalgia axial y poscirugía lumbar a pesar de tratamiento médico conservador (1).
2. Evaluación diagnóstica del dolor de espalda.

Contraindicaciones

1. **Absolutas**: cociente internacional normalizado ≥ 1.5, recuento de plaquetas < 50 000 e infección activa.
2. **Relativas**: alergia a medicamentos, clopidogrel (requiere una retención de 5 días) y anticoagulantes.

Preparación previa al procedimiento

1. Evaluación del paciente:
   a. Obtención de imágenes: revisar las imágenes transversales disponibles antes del procedimiento para determinar el abordaje de inyección ideal e identificar posibles obstáculos.
   b. Abordajes (1):
      (1) Interlaminar: hernias discales centrales/paracentrales.
      (2) Transforaminal: hernias de la zona foraminas o extraforaminal.
      (3) Caudal: adherencias posteriores a una laminectomía y estenosis espinal.
   c. Selección de la modalidad de imagen: fluoroscopia frente a TC de haz cónico frente a TC en función de la anatomía del paciente y la preferencia del operador. En la institución de los autores, las inyecciones cervicales se realizan mediante TC con ecografía complementaria según sea necesario. El bloqueo selectivo de la raíz nerviosa (BSRN) lumbar y sacra/IEE se suele realizar con TC de haz cónico o fluoroscopia.

d. Anamnesis y exploración física: énfasis en la exploración física para la evaluación de las características del dolor y la correlación con los hallazgos de imagen.
e. Consentimiento informado: discusión de riesgos, beneficios y alternativas:
  (1) Pruebas de laboratorio: cociente internacional normalizado y plaquetas en un plazo de 30 días.
  (2) Sedación durante el procedimiento: sedación moderada:
    (a) Inyectables:
      i. La dexametasona se utiliza para todas las inyecciones vertebrales en la institución de los autores debido a la preocupación por la isquemia espinal con el uso de esteroides que contienen partículas (2).
      ii. Dosis máxima de IEE limitada a 15 mg de dexametasona y no más de tres IEE en un período de 6 meses (3).
      iii. Lidocaína sin conservantes al 1 % o bupivacaína al 0.25 %.
      iv. Agente de contraste: iopamidol.

Procedimiento

1. **Inyección epidural de esteroides cervical:**
  a. Se realiza principalmente bajo guía con TC. La ecografía puede utilizarse en combinación cuando la trayectoria prevista de la aguja está cerca de la vasculatura.
  b. El paciente se coloca en decúbito supino sobre la mesa y se obtiene una TC exploratoria.
  c. A partir de las imágenes, se determina una trayectoria anterolateral segura dirigida al margen anterosuperior del proceso transverso del nivel objetivo.
  d. Anestesiar la piel suprayacente con lidocaína al 1 %.
  e. Avanzar una aguja espinal de calibre 22 o 25 bajo guía por imagen directa hasta el proceso transverso objetivo.
  f. Con la punta de la aguja, recorrer la superficie anterior y penetrar en el foramen (fig. 61-1).
  g. Inyectar 1 mL de iopamidol diluido para confirmar la posición dentro del espacio epidural.
  h. Inyectar anestésico y esteroide (tabla 61-1).
2. **Inyección epidural de esteroides lumbar transforaminal/bloqueo selectivo de la raíz nerviosa:**
  a. Colocar al paciente en decúbito prono sobre la camilla.
  b. Preparar y cubrir la parte inferior de la espalda de la forma estéril habitual.
  c. Inclinar el arco en C para obtener una vista anteroposterior verdadera con el proceso espinoso situada en la línea media entre los pedículos. Colocar el haz de rayos X en ángulo craneal o caudal hasta que quede paralelo al espacio intervertebral.
  d. Rotar el arco en C a una posición oblicua ipsilateral creando la vista de «perrito escocés» (*Scotty dog*) (fig. 61-2). Para las inyecciones L5-S1 debe considerarse una angulación adicional para formar una ventana triangular delimitada por el proceso transverso de L5, el proceso articular superior de S1 y la cresta ilíaca.
  e. Anestesiar la piel con lidocaína al 1 %.
  f. Avanzar una aguja espinal de calibre 22 bajo guía fluoroscópica hacia la cara inferolateral del pedículo y dentro del triángulo seguro (fig. 61-2).

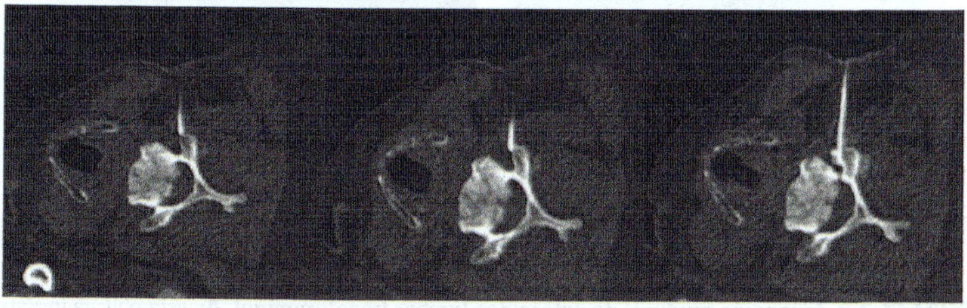

FIGURA 61-1 • Inyección epidural de esteroides cervical. Imágenes secuenciales de tomografía computarizada (TC) que demuestran el recorrido de la aguja por la cara anterior del proceso transverso.

Tabla 61-1 Volúmenes y dosis habituales para inyecciones epidurales de esteroides en la columna vertebral

	Cervical		Lumbar		
	Transforaminal	**Interlaminar**	**Transforaminal**	**Interlaminar**	**Caudal**
Medio de contraste	Iopamidol 1 mL	Iopamidol 1-2 mL	Iopamidol 1-2 mL	Iopamidol 1-2 mL	Iopamidol 1-2 mL
Anestesia	Volumen: 1 mL Bupivacaína al 0.25 % o lidocaína al 1 %	Volumen: 1 mL Bupivacaína al 0.25 % o lidocaína al 1 %	Volumen: 1 mL Bupivacaína al 0.25 % o lidocaína al 1 %	Volumen: 1.5 mL Bupivacaína al 0.25 % o lidocaína al 1 %	Volumen: 5 mL Bupivacaína al 0.25 % o lidocaína al 1 %
Esteroides	Dexametasona 10 mg	Dexametasona 10 mg	Dexametasona 10 mg	Dexametasona 10 mg	Dexametasona 10 mg

g. Rotar la vista lateral y avanzar la punta de la aguja hasta que el paciente experimente molestias en su distribución típica del dolor, o la punta de la aguja alcance la corteza posterior del cuerpo vertebral.
h. Inyectar 1 mL de iopamidol diluido. El medio de contraste debe visualizarse a lo largo del introductor de la raíz nerviosa o dentro del espacio epidural.
i. Inyectar anestésico y esteroide (tabla 61-1).

3. **Inyección epidural de esteroides interlaminar:**
   a. Colocar al paciente en decúbito prono sobre la camilla.
   b. Preparar y cubrir la parte inferior de la espalda de la forma estéril habitual.
   c. Inclinar el arco en C para apuntar al espacio interlaminar.
   d. Anestesiar la piel suprayacente con lidocaína al 1 %.
   e. Avanzar una aguja espinal de calibre 22 bajo guía fluoroscópica en proyecciones anteroposterior y lateral hasta que la punta alcance la porción media del proceso espinoso.
   f. Conectar el tubo de conexión y una jeringa llena de solución salina estéril al centro de la aguja.
   g. Bajo fluoroscopia lateral, avanzar la aguja lentamente con una ligera presión continua sobre el émbolo de la jeringa. Se producirá una pérdida brusca de resistencia cuando la punta de la aguja salga del ligamento y entre en el espacio epidural (fig. 61-3).
   h. Inyectar 1 mL de iopamidol diluido para confirmar la posición dentro del espacio epidural.
   i. Inyectar anestésico y esteroide (tabla 61-1).

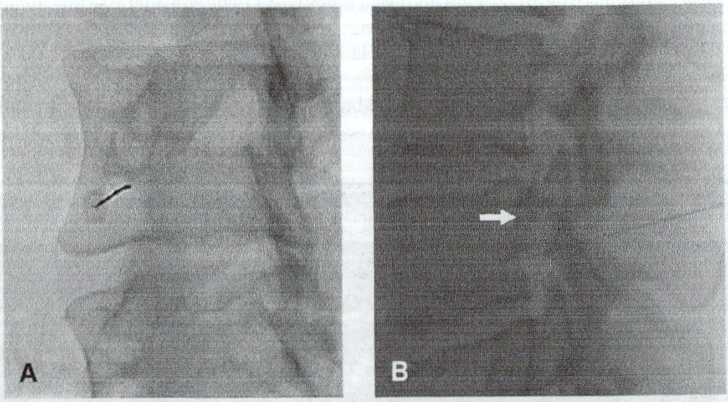

FIGURA 61-2 • Inyección epidural de esteroides lumbar transforaminal. A: vista oblicua ipsilateral de «perrito escocés» (*Scotty dog*) de L4 con la aguja espinal entrando en el triángulo seguro. **B:** proyección lateral que muestra la disposición en capas del medio de contraste en el espacio epidural (*flecha*).

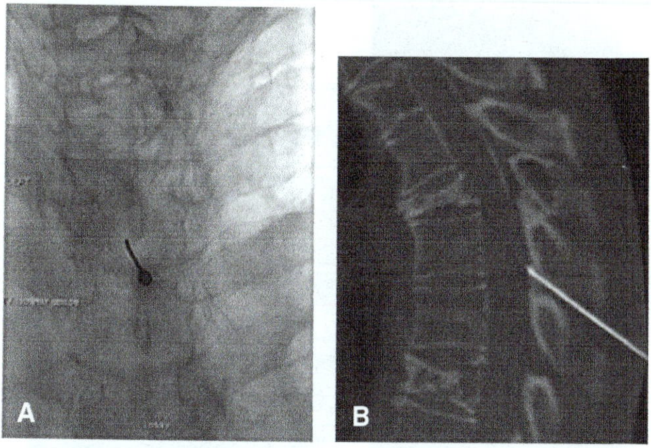

FIGURA 61-3 • Inyección epidural de esteroides interlaminar torácica. A: proyección anteroposterior de la columna torácica con aguja espinal de calibre 22 proyectándose sobre el espacio interlaminar. **B**: tomografía computarizada (TC) de haz cónico que muestra la punta de la aguja en el espacio epidural.

4. **Inyección epidural de esteroides caudal:**
   a. Colocar al paciente en decúbito prono sobre la camilla.
   b. Preparar y cubrir la parte inferior de la espalda de la forma estéril habitual.
   c. Localizar el hiato sacro mediante ecografía, fluoroscopia o palpación.
   d. Anestesiar la piel suprayacente con lidocaína al 1 %.
   e. Introducir una aguja espinal de calibre 22 a través del hiato sacro con un ángulo cefálico pronunciado.
   f. Conectar el tubo de conexión y una jeringa llena de solución salina estéril al centro de la aguja.
   g. Avanzar la aguja en la proyección lateral con una ligera presión continua sobre el émbolo de la jeringa. Se producirá una pérdida brusca de resistencia cuando la punta de la aguja atraviese el ligamento sacrococcígeo y penetre en el espacio epidural (fig. 61-4).
   h. Inyectar 1 mL de iopamidol diluido para confirmar la posición dentro del espacio epidural.
   i. Inyectar anestésico y esteroide en un volumen suficiente para el nivel objetivo (tabla 61-1).

Manejo posterior al procedimiento

1. Monitorización posterior al procedimiento durante al menos 30 min antes del alta.
2. Vigilar la posible persistencia de la anestesia. El paciente con anestesia persistente debe recibir una prueba miccional antes del alta o a una exploración de la vejiga para evaluar la retención urinaria.
3. Los pacientes deben ponerse en contacto con la clínica si los síntomas empeoran tras el alta.

Resultados (1)

1. Los bloqueos diagnósticos son efectivos en cuestión de minutos y pueden proporcionar hasta 7 días de alivio.
2. La duración media del efecto de las inyecciones terapéuticas es de 3 a 6 meses. Los pacientes pueden experimentar una reaparición de los síntomas entre el momento en que desaparece el efecto de los anestésicos locales y el de los esteroides.
3. El abordaje IEE transforaminal > interlaminar > caudal es el más eficaz.

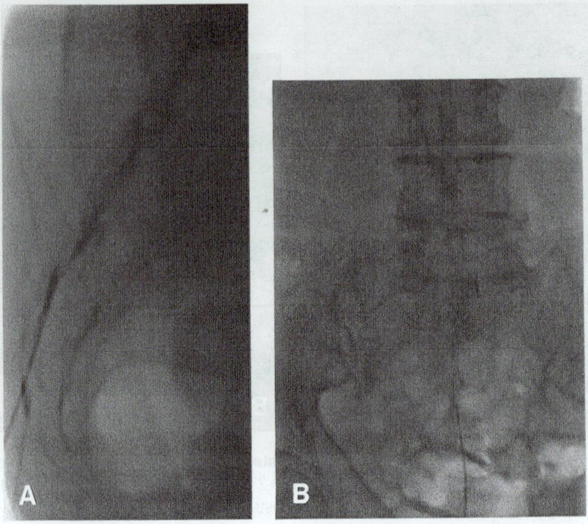

FIGURA 61-4 • Inyección epidural caudal. A: proyección lateral del sacro con aguja espinal de calibre 22 atravesando el hiato sacro con contraste en el espacio epidural. **B:** proyección anteroposterior del sacro, con contraste en el espacio epidural que se extiende en dirección craneal.

Complicaciones

Hemorragia, infección, cefalea transitoria, isquemia espinal, punción de la duramadre, inyección intratecal o debilidad transitoria de los miembros inferiores, parestesia o disfunción autónoma.

Tratamiento de las complicaciones

1. Cuidados sintomáticos y de apoyo.
2. Antibióticos para la infección.
3. Hemorragia epidural que provoca la compresión de la raíz nerviosa o de la médula y puede requerir una intervención neuroquirúrgica.

Bloqueos nerviosos paliativos, neurólisis y ablaciones

Bloqueos ganglionares/neurólisis

Introducción

Las aferencias simpáticas de los ganglios celíacos, los ganglios hipogástricos superiores y el ganglio impar contribuyen a diversos procesos de dolor abdominopélvico, incluido el dolor relacionado con tumores malignos. El bloqueo/neurólisis de estos ganglios puede realizarse de forma segura y tener un profundo impacto en la calidad de vida del paciente, su estado mental y su capacidad para tolerar el tratamiento (4). Además, el bloqueo de estos ganglios puede utilizarse como complemento para el tratamiento del dolor periprocedimiento.

Indicaciones

1. Plexo celíaco (5):
   a. Dolor debido a patología esofágica, pancreática, hepática, biliar o retroperitoneal.
2. Plexo hipogástrico superior (6):
   a. Dolor debido a enfermedad vesical, distal del intestino grueso o genital.
   b. Control del dolor antes de la embolización de la arteria uterina.

3. Ganglio impar (7):
   a. Dolor debido a enfermedad perineal, distal del recto, ano, distal de la uretra, vulva, escroto, distal de la vagina o coccigodinia.

Contraindicaciones

1. **Absolutas:** coagulopatía no corregible, trombocitopenia.
2. **Relativas:**
   a. Dolor somático en la distribución del bloqueo previsto/neurólisis.
   b. Infección activa en el lugar de la inyección.
   c. Invasión tumoral extensa que oculta la anatomía relevante.
   d. Aneurisma aórtico abdominal específico del plexo celíaco, diarrea existente y obstrucción intestinal (5).

Preparación previa al procedimiento

1. Imágenes de evaluación del paciente:
   a. Imágenes transversales previas al procedimiento obtenidas idealmente dentro de las 4 semanas anteriores a la fecha prevista para el procedimiento.
   b. Consulta/evaluación:
      (1) Anamnesis y exploración física: énfasis en la exploración física para la evaluación de las características del dolor y la correlación con los hallazgos de las pruebas de imagen.
      (2) Consentimiento informado: discusión de riesgos, beneficios y alternativas.
2. Pruebas de laboratorio: cociente internacional normalizado y plaquetas en 30 días.
3. Sedación durante el procedimiento: sedación moderada.

Procedimiento

1. Plexo celíaco:
   a. El abordaje anterior frente al posterior y la selección de la modalidad de imagen dependen del paciente y del operador.
   b. El abordaje antecrural anterior puede realizarse mediante TC, fluoroscopia, TC de haz cónico o ecografía con la utilización de una o dos agujas. Si es necesario, con un abordaje de una sola aguja puede utilizarse una aguja Pakter (Cook Medical, Bloomington, IN) para administrar anestesia o alcohol al ganglio contralateral.
   c. El abordaje antecrural posterior puede ser unilateral o bilateral. Diversos abordajes incluyen paravertebral, transaórtico, disco transintervertebral e infiltración tumoral directa.
   d. Colocar al paciente, prepararlo y cubrirlo de la forma estéril habitual.
   e. Anestesiar la piel suprayacente con lidocaína al 1 %.
   f. Avanzar una aguja tipo Chiba de calibre 22 hasta el espacio antecrural inmediatamente inferior al tronco celíaco (fig. 61-5).
   g. Inyectar un pequeño volumen de medio de contraste diluido para confirmar la correcta posición antecrural de la aguja y evaluar la adecuada difusión del contraste a ambos lados del tronco celíaco y la superficie anterior de la aorta. Si la cobertura es inadecuada, se avanza una aguja de Pakter en dirección coaxial para alcanzar el ganglio contralateral o se coloca una segunda aguja.
   h. Inyección:
      (1) Bloqueo diagnóstico: inyectar 10 mL de bupivacaína al 0.5 %.
      (2) Neurólisis: inyectar 6 mL de anestésico con un total de 30 mL a 40 mL de etanol (30 mL para una sola aguja y 20 mL por aguja para acceso bilateral).
2. Ganglio hipogástrico superior:
   a. El abordaje anterior frente al posterior y la selección de la modalidad de obtención de imágenes dependen del paciente y del operador. En la literatura se han descrito abordajes anterior, paravertebral posterior y transintervertebral posterior con TC y fluoroscopia.

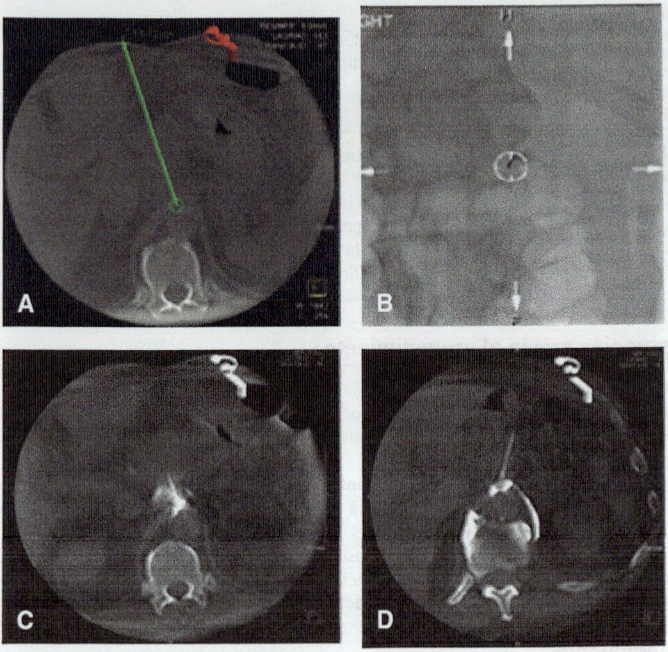

FIGURA 61-5 • **Bloqueo del plexo celíaco. A:** abordaje anterior utilizando tomografía computarizada (TC) de haz cónico e iGuide (Siemens Healthcare AG, Forchheim, Alemania) para la planificación de la trayectoria de la aguja. **B:** vista objetivo de iGuide que demuestra el avance de la aguja a lo largo de la trayectoria prevista. **C,D:** TC de haz cónico realizada tras la inyección de medio de contraste, que confirma la posición de la punta de la aguja.

b. El abordaje interior con fluoroscopia o con TC de haz cónico es el principal en la literatura.
c. Preparar y cubrir la parte inferior del abdomen del paciente de la forma estéril habitual.
d. Angular el arco en C para obtener una vista anteroposterior real de L5.
e. Angular el haz de rayos X en dirección craneal o caudal hasta que el fascículo sea paralelo al espacio intervertebral.
f. Anestesiar la piel suprayacente con lidocaína al 1 %.
g. Avanzar una aguja tipo Chiba de calibre 22 bajo guía fluoroscópica hasta la corteza anterior de la placa terminal superior de L5, justo a la **derecha de la línea media**.
h. Inyectar un pequeño volumen de medio de contraste diluido en la proyección lateral. El contraste debe verse en capas en el espacio prevertebral (fig. 61-6).
i. Inyección:
   (1) Bloqueo diagnóstico: 6 mL de bupivacaína al 0.5 %.
   (2) Neurólisis: 6 mL de bupivacaína al 0.5 % y 15 mL de etanol.
j. Volver a colocar el arco en C en la posición anteroposterior. Retraer parcialmente la aguja.
k. Avanzar la aguja bajo guía fluoroscópica hasta la corteza anterior de la placa terminal superior de L5, justo a la izquierda de la línea media.
l. Repetir los pasos 8 y 9.

3. Ganglio impar:
   a. El abordaje transsacrococcígeo bajo guía fluoroscópica es el método principal en la literatura.
   b. Colocar al paciente en decúbito prono sobre la camilla.

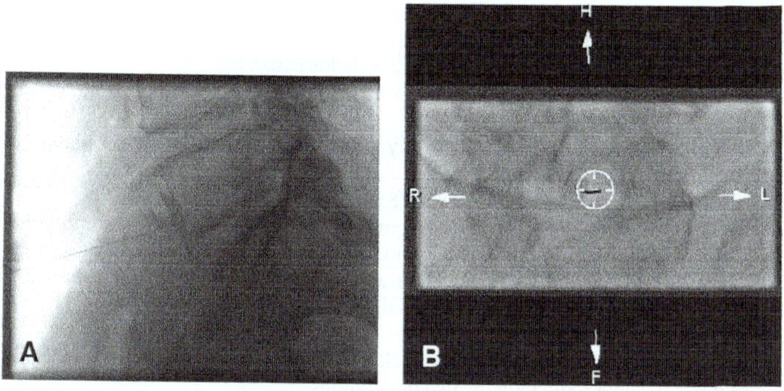

FIGURA 61-6 • Bloqueo del ganglio hipogástrico superior. A: proyección lateral que muestra el contraste en el espacio prevertebral en L5. **B:** proyección anteroposterior con sistema de navegación iGuide para la colocación de la aguja.

c. Preparar y cubrir la parte inferior de la espalda y la hendidura glútea superior de forma estéril normal.
d. Localizar la unión sacrococcígea en la proyección anteroposterior.
e. Rotar el arco en C a la proyección lateral para determinar la trayectoria craneocaudal adecuada.
f. Anestesiar la piel suprayacente con lidocaína al 1 %.
g. Avanzar una aguja tipo Chiba de calibre 22 o una aguja de micropunción de calibre 21 bajo fluoroscopia anteroposterior y lateral hasta que la punta sobrepase el margen anterior de la unión sacrococcígea.
h. Inyectar una pequeña cantidad de medio de contraste, que debe visualizarse en capas a lo largo de la superficie anterior de la unión sacrococcígea y no difundirse lateralmente (fig. 61-7).
i. Inyectar de 4 mL a 6 mL de bupivacaína al 0.5 % seguido de 15 mL de etanol.

Manejo posterior al procedimiento

1. Monitorizar durante al menos 2 h antes del alta si se realiza de forma ambulatoria.
2. Ingresar en observación si hay complicaciones inmediatas tras el procedimiento.

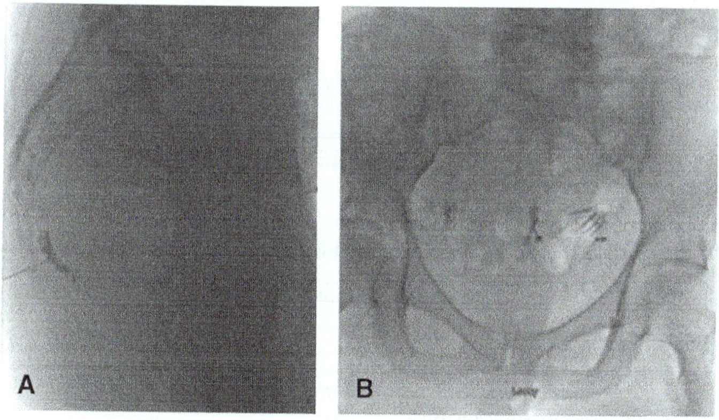

FIGURA 61-7 • Bloqueo del ganglio impar. A: proyecciones lateral y (**B**) posteroanterior del sacro, en el que se observa cómo una aguja de micropunción de calibre 21 cruza la unión sacrococcígea, con el medio de contraste dispuesto en capas anterior a la unión sacrococcígea.

Resultados

1. Neurólisis del plexo celíaco (5):
   a. Complicaciones mayores en menos del 2 % de los casos.
   b. Entre el 70 % y el 90 % de los pacientes obtienen beneficios duraderos independientemente del abordaje.
   c. Reducir el uso de analgésicos opioides y los efectos secundarios relacionados con los fármacos.
2. Bloqueo hipogástrico superior/neurólisis (8):
   a. La neurólisis para el dolor relacionado con neoplasias demuestra un alivio significativo del dolor y una reducción del uso de opioides en la mayoría de los pacientes.
   b. El bloqueo para la embolización de las arterias uterinas demostró una tasa de éxito técnico del 100 %, con un mejor control del dolor tras el procedimiento.
3. Ganglio impar (7):
   a. Dolor relacionado con el cáncer: reducción de la puntuación en la escala visual analógica hasta 6-7, con reducción del uso de opioides.
   b. Coccigodinia: eficacia clara; la literatura actual apoya la anestesia en combinación con corticoesteroides o termocoagulación.

Complicaciones

1. Disfunción autónoma en la región del bloqueo/neurólisis.
2. Plexo celíaco: dolor de espalda, diarrea transitoria o dolor de hombros referido, hipotensión (5).
3. Plexo hipogástrico superior: lesión de la arteria ilíaca, vejiga o intestino.
4. Lesión ganglionar impar rectal, pinzamiento del nervio ciático o disfunción vesical, intestinal o sexual (6).

Tratamiento de las complicaciones

1. Cuidados sintomáticos y de apoyo.
2. Rehidratación para la hipotensión.

Neurólisis simpática (9)

Introducción

Antes del desarrollo de los procedimientos endovasculares y quirúrgicos contemporáneos, la simpatectomía lumbar era el pilar del tratamiento de la enfermedad arterial periférica oclusiva y vasoespástica. La neurólisis simpática lumbar percutánea mínimamente invasiva guiada por imagen ha reemplazado desde entonces a la simpatectomía quirúrgica, aunque solo se realiza en casos de dolor en los miembros inferiores cuando no existen opciones endovasculares o quirúrgicas disponibles.

Indicaciones

1. Dolor isquémico en reposo en pacientes con enfermedad oclusiva arterial no reconstruible.
2. Síndrome de dolor regional complejo.
3. Neuralgia periférica.
4. Trastornos vasoespásticos.

Contraindicaciones

1. **Absolutas**: cociente internacional normalizado ≥ 1.5, recuento de plaquetas < 50 000 e infección activa.
2. **Relativas**: alergia relativa a medicamentos y anticoagulantes.

Preparación previa al procedimiento

1. Evaluación del paciente:
   a. Consulta/evaluación previa al procedimiento:
      (1) Anamnesis y exploración física.
      (2) Debe darse preferencia a un enfoque multidisciplinar con participación de cirugía vascular, cuidados paliativos o ambos.
      (3) Consentimiento informado: discusión de riesgos, beneficios y alternativas.

2. Pruebas de laboratorio: cociente internacional normalizado y plaquetas en 30 días.
3. Sedación durante el procedimiento: sedación moderada, a menos que el dolor sea intenso y justifique cuidados anestésicos monitorizados o anestesia general.

Procedimiento

1. Colocar al paciente en decúbito prono sobre la camilla.
2. Preparar y cubrir la parte inferior de la espalda de la forma estéril habitual.
3. Identificar el nivel vertebral L2 ipsilateral.
4. Inclinar el arco en C para obtener una vista anteroposterior con el proceso espinoso situado en la línea media entre los pedículos. Colocar el haz de rayos X en ángulo craneal o caudal hasta que quede paralelo al espacio intervertebral.
5. Rotar el arco en C a una posición oblicua ipsilateral creando la vista de «perrito escocés» (*Scotty dog*).
6. Anestesiar la piel con lidocaína al 1 % aproximadamente a 7 cm lateral de la línea media.
7. Con proyecciones oblicua y lateral ipsilaterales, introducir una aguja espinal de 15 cm y calibre 20-22 por debajo del proceso transverso, apuntando a la cara anterolateral del cuerpo vertebral.
8. Avanzar la punta de la aguja hasta el margen anterior del cuerpo vertebral en la proyección lateral.
9. Inyectar un pequeño volumen de medio de contraste en la proyección lateral. Este debe visualizarse en capas longitudinales en dirección craneocaudal (fig. 61-8).
10. Inyectar ~3 mL de bupivacaína al 0.5 %.
11. Repetir los niveles L3 y L4.
12. Una vez colocadas todas las agujas, inyectar lentamente 5 mL de alcohol en cada nivel.

Manejo posterior al procedimiento

1. Monitorización posterior al procedimiento durante un mínimo de 2 h antes del alta tras la neurólisis.
2. Exámenes neurológicos frecuentes para vigilar la aparición de complicaciones no deseadas/centrales.

Resultados

1. Se espera un alivio del dolor isquémico en reposo entre el 59 % y el 72 %.
2. Puede esperarse un mayor alivio sintomático en pacientes con un índice tobillo-brazo (ITB) superior a 0.3.

Complicaciones: hemorragia, neuralgia genitofemoral, lesión central e infección.

Tratamiento de las complicaciones

1. Cuidados sintomáticos y de apoyo.
2. Antibióticos para la infección.
3. Hemorragia epidural para la compresión de la raíz nerviosa o de la médula; puede requerir una intervención neuroquirúrgica.

Bloqueos de nervios periféricos y neurólisis

Introducción

Pueden realizarse fácilmente diversos bloqueos nerviosos periféricos (BNP) para el control del dolor periprocedimiento, la paliación del dolor o con fines diagnósticos. La mayoría de los BNP se realizan rápidamente bajo control ecográfico o fluoroscópico con un riesgo mínimo para el paciente. Además, si el alivio del dolor es significativo tras un BNP, puede realizarse radiofrecuencia (RF) o crioneurólisis para la paliación del dolor a largo plazo.

Indicaciones

1. Control del dolor periprocedimiento:
   a. Bloqueos tibiales para intervenciones en el pie (malformaciones arteriovenosas, ablaciones).

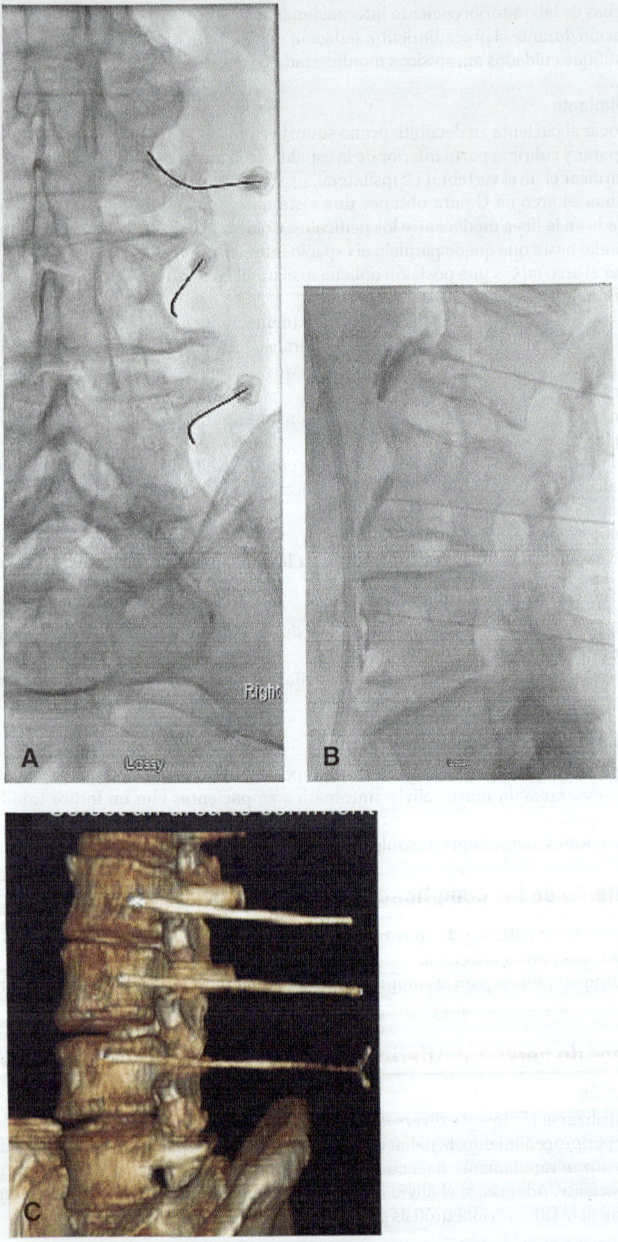

FIGURA 61-8 • Neurólisis simpática lumbar. A: proyecciones anteroposterior y (**B**) lateral de L2-L4 que muestran la colocación de la aguja para la neurólisis simpática lumbar. Obsérvese la disposición en capas del contraste en el espacio prevertebral. **C:** reconstrucción en 3D que constata la colocación de la aguja. (*Continúa*)

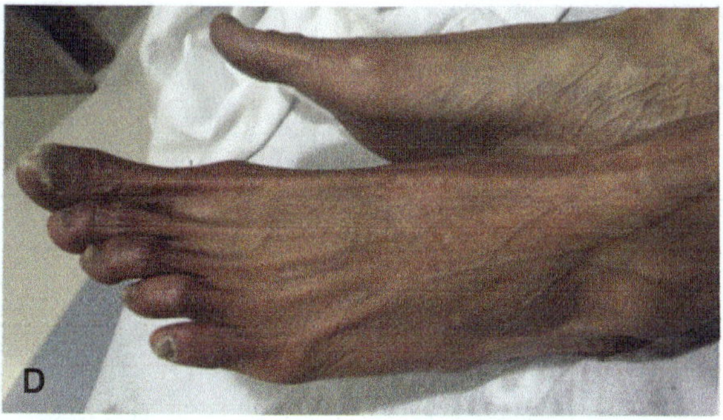

FIGURA 61-8 • (*Continuación*) **D:** foto posterior a una neurólisis del pie que demuestra hiperemia.

b. Bloqueo interescalénico para ablación de miembros superiores, intervenciones de acceso arteriovenoso.
2. Síndrome de dolor en la distribución de un nervio periférico.
3. Bloqueo diagnóstico para confirmar la fuente neurógena del dolor.

Contraindicaciones

1. **Absolutas:** ninguna.
2. **Relativas:** alergia a medicamentos, coagulopatía, infección activa.

Preparación previa al procedimiento

1. Revisión de imágenes transversales relevantes.
2. Evaluación del paciente:
   a. Consulta/evaluación previa al procedimiento:
      (1) Anamnesis y exploración física: énfasis en la exploración física para evaluar las características y la distribución del dolor.
      (2) Consentimiento informado: discusión de riesgos, beneficios y alternativas.
3. Pruebas de laboratorio: ninguna.
4. Sedación durante el procedimiento: la mayoría de los BNP pueden realizarse sin sedación. La utilización y profundidad de la sedación están determinadas por factores del paciente (p. ej., intensidad del dolor, dificultad de posicionamiento, ansiedad).

Procedimiento (figs. 61-9 a 61-11)

1. La posición del paciente debe determinarse por el nervio objetivo. La mayoría puede realizarse en decúbito supino.
2. Preparar y cubrir la región objetivo de la forma estéril habitual.
3. Anestesiar la piel suprayacente con lidocaína al 1 %.
4. Avanzar una aguja de calibre 20 a 25 bajo guía directa ecográfica, tomográfica o fluoroscópica.
5. Inyectar un pequeño volumen de contraste, según sea necesario, para confirmar la localización.
6. Inyectar de 4 mL a 6 mL de bupivacaína alrededor del nervio objetivo apuntando al epineurio.
7. La neurólisis puede realizarse con 10 mL a 15 mL de etanol, pero la ablación por radiofrecuencia o la crioneurólisis son más selectivas.

Manejo posterior al procedimiento

1. La recuperación depende de la sedación utilizada para el procedimiento.
2. Exámenes vasculares si el bloqueo se realiza cerca de una arteria.

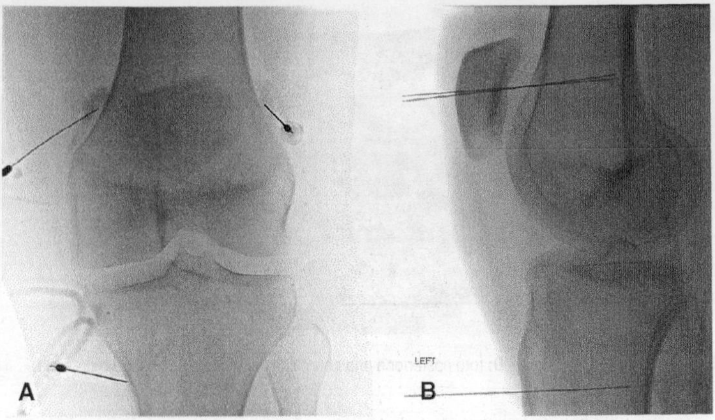

FIGURA 61-9 • Bloqueo del nervio genicular. Útil para el dolor crónico de rodilla. La ablación por radiofrecuencia (ARF) puede realizarse de forma similar si el paciente responde al bloqueo nervioso. **A:** proyección anteroposterior de la rodilla que muestra las agujas en las uniones metadiafisarias del fémur distal bilateralmente y de la tibia proximal medialmente. **B:** proyección lateral que muestra la proyección de la punta de la aguja sobre el tercio posterior del fémur y la tibia.

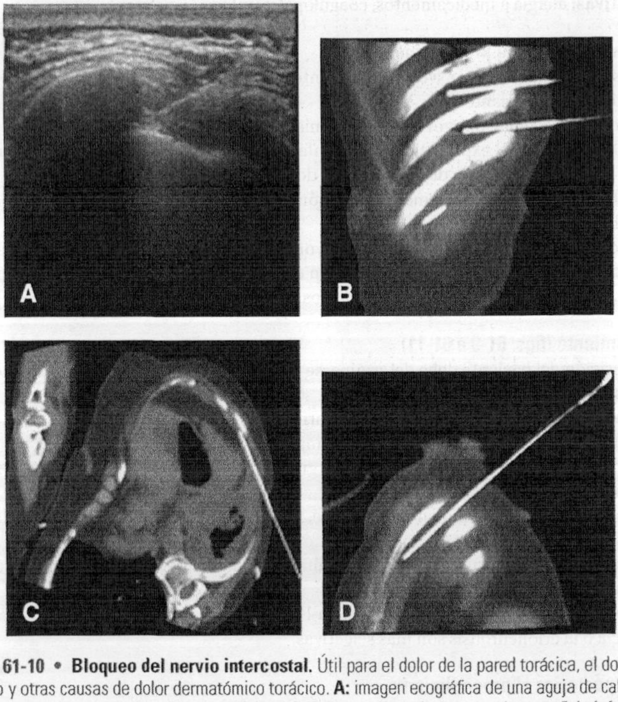

FIGURA 61-10 • Bloqueo del nervio intercostal. Útil para el dolor de la pared torácica, el dolor pleurítico y otras causas de dolor dermatómico torácico. **A:** imagen ecográfica de una aguja de calibre 25 colocada adecuadamente para el bloqueo del nervio intercostal con la punta en la superficie inferior de la costilla. **B-D:** reconstrucciones multiplanares de una técnica de neurólisis intercostal sin contacto.

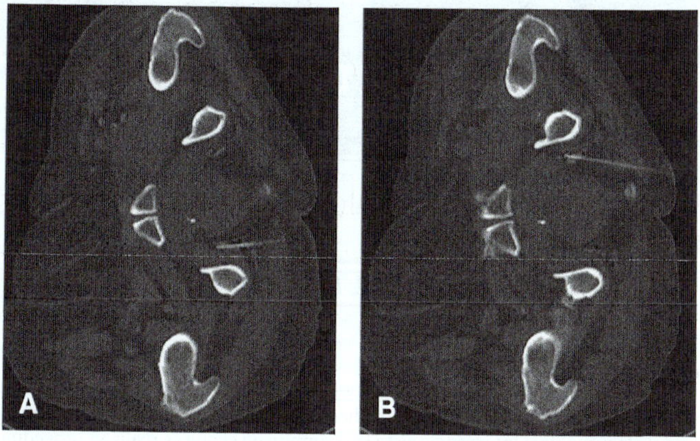

FIGURA 61-11 • Bloqueo bilateral del nervio pudendo. Útil para afecciones de dolor pélvico como dolor vaginal, peneano, perineal o escrotal. **A** y **B**: imágenes axiales de tomografía computarizada (TC) de agujas tipo Chiba de calibre 22 en los canales pudendos, situados caudal y medialmente a la espina isquiática y medialmente al músculo obturador interno.

Resultados

1. Parestesia/anestesia en la distribución del nervio objetivo durante la duración farmacológica del anestésico utilizado.
2. Los BNP reducen el riesgo de complicaciones perioperatorias por medio de la reducción de las reacciones adversas relacionadas con los opioides (8).

Complicaciones: infección, hemorragia o neumotórax (bloqueo/ablación intercostal).

Tratamiento de las complicaciones

1. Cuidados sintomáticos y de apoyo.
2. Antibióticos para la infección.

Referencias bibliográficas

1. Shim E, Lee JW, Lee E, et al. Fluoroscopically guided epidural injections of the cervical and lumbar spine. *Radiographics.* 2017;37(2):537–561. doi:10.1148/rg.2017160043
2. Dietrich TJ, Sutter R, Froehlich JM, et al. Particulate versus non-particulate steroids for lumbar transforaminal or interlaminar epidural steroid injections: an update. *Skeletal Radiol.* 2015;44(2):149–155. doi:10.1007/s00256-014-2048-6
3. Schilling LS, Markman JD. Corticosteroids for pain of spinal origin. Epidural and intraarticular administration. *Rheum Dis Clin North Am.* 2016;42(1):137–155. doi:10.1016/j.rdc.2015.08.003
4. Ferreira F, Pedro A. Ganglion impar neurolysis in the management of pelvic and perineal cancer-related pain. *Case Rep Oncol.* 2020;13(1):29–34. doi:10.1159/000505181
5. Kambadakone A, Thabet A, Gervais DA, et al. CT-guided celiac plexus neurolysis: a review of anatomy, indications, technique, and tips for successful treatment. *Radiographics.* 2011;31(6):1599–1621. doi:10.1148/rg.316115526
6. Gunduz OH, Kenis-Coskun O. Ganglion blocks as a treatment of pain: current perspectives. *J Pain Res.* 2017;10:2815–2826. doi:10.2147/JPR.S134775
7. Scott-Warren JT, Hill V, Rajasekaran A. Ganglion impar blockade: a review. *Curr Pain Headache Rep.* 2013;17(1):306. doi:10.1007/s11916-012-0306-7
8. Midia M, Dao D. The utility of peripheral nerve blocks in interventional radiology. *Am J Roentgenol.* 2016;207(4):718–730. doi:10.2214/AJR.16.16643
9. Zechlinski JJ, Hieb RA. Lumbar sympathetic neurolysis: how to and when to use? *Tech Vasc Interv Radiol.* 2016;19(2):163–168. doi:10.1053/j.tvir.2016.04.008

SECCIÓN V
CONTROL DEL PACIENTE DURANTE EL PROCEDIMIENTO

62 Seguridad en radiología intervencionista

Rathachai Kaewlai, MD y
Hani H. Abujudeh, MD, MBA, FSIR, FACR, FASER

Introducción

La seguridad es primordial tanto para los médicos como para los pacientes, especialmente en el entorno de la radiología intervencionista (RI), ámbito en el que se realizan procedimientos invasivos. Pueden tomarse medidas para reducir al mínimo los riesgos, que incluyen, entre otros, los riesgos para la salud ocupacional, radiación y hemorragia, mediante el uso de guías y listas estandarizadas para el control durante el procedimiento. La Society of Interventional Radiology (SIR) ha publicado múltiples guías de seguridad y conjuntos de herramientas, que pueden consultarse en su sitio web (1). En este capítulo, los autores analizan uno de los riesgos más importantes de la RI: los errores de sitio equivocado, procedimiento equivocado y paciente equivocado (WSWPWP, *wrong site, wrong procedure, and wrong patient*). Los WSWPWP provocan lesiones devastadoras al paciente, atraen la atención negativa de los medios de comunicación, socavan la confianza del público en el sistema sanitario y desvalorizan y desmoralizan a los médicos. En general, estos errores son poco frecuentes (1 de cada 50 000 a 100 000 intervenciones), pero son más frecuentes en las intervenciones relacionadas con la lateralidad (2,3) y probablemente se producen por igual en intervenciones no quirúrgicas y en disciplinas quirúrgicas (4). Con frecuencia se deben a *factores humanos* (como la evaluación de la competencia y la supervisión del personal), al *liderazgo* (como el establecimiento de prioridades y la resolución de quejas) y a *fallos en la comunicación* (entre el personal, la administración o los pacientes y familiares) (5). También influyen la cultura organizativa y las rígidas estructuras jerárquicas en la sala de procedimientos (3,6). Para prevenir estos errores y mejorar la seguridad de los pacientes, la Joint Comission (JC; en vigor desde 2004) exige el establecimiento de un *Protocolo Universal* en todos los hospitales, centros de asistencia ambulatoria y centros de cirugía ambulatoria que soliciten la acreditación. En 2008, la SIR publicó guías complementarias para cumplir este requisito, que el comité de seguridad y salud de la SIR sigue considerando actualizadas en 2016 (7). La última revisión del *Protocolo Universal* de la JC entró en vigor el 1 de enero de 2010 (8). Sin embargo, incluso con dicho protocolo, la prevalencia de los WSWPWP sigue siendo significativa e inaceptable. Se requiere una estrategia multidisciplinaria (*Protocolo Universal*, lista de verificación de seguridad quirúrgica de la Organización Mundial de la Salud [OMS], formación del equipo médico, oportunidades de aprendizaje entre pares) para eliminar estos errores (9,10).

Protocolo Universal

1. El *Protocolo Universal*, un proceso de tres pasos, incluye múltiples estrategias para prevenir los WSWPWP:
   a. Verificación antes del procedimiento.
   b. Marcaje del sitio.
   c. Tomarse el tiempo para hacer la verificación.
2. Todos los pasos del *Protocolo Universal* se complementan entre sí y están diseñados para introducir redundancias en la práctica para confirmar el sitio, el procedimiento y el paciente correctos (6).
3. Es poco probable que se reduzca la incidencia de errores WSWPWP utilizando un solo paso (6).

Indicaciones

Todos los procedimientos invasivos, ya sean quirúrgicos o no, que exponen a los pacientes a un riesgo más que mínimo:

1. La JC define los «procedimientos invasivos» como aquellos que consisten en la «punción o incisión de la piel, inserción de un instrumento o introducción de material extraño en el cuerpo. Los procedimientos invasivos pueden realizarse con fines diagnósticos o terapéuticos».
2. Los procedimientos frecuentes, como la colocación de un catéter central de inserción periférica (CCIP), así como una vía central y un tubo de tórax, deben cumplir con los requisitos del *Protocolo Universal.*

Excepciones al *Protocolo Universal*

1. Los procedimientos «menores» habituales correspondientes a la RI son:
   a. Punción de venas periféricas pequeñas.
   b. Colocación de vía intravenosa periférica.
   c. Colocación de una sonda nasogástrica o una sonda vesical.
   d. Litotricia.
   e. Diálisis (no incluye un catéter para diálisis).
   f. Procedimientos menores que representan un riesgo mínimo para el paciente, cuya necesidad se detecta durante una consulta, por ejemplo, drenaje de un seroma/quiste recién descubierto.
2. Relacionados con el paciente:
   a. Paciente muy inestable.
   b. Paciente con paro cardiorrespiratorio.

Verificación previa al procedimiento

1. Aspectos básicos:
   a. Los objetivos de una verificación antes del procedimiento son: (1) garantizar la disponibilidad de todos los documentos, la información y el equipo pertinentes; (2) hacer comprender al paciente todo lo relacionado sobre el procedimiento que se realizará; (3) todos los integrantes del área de operaciones o de procedimientos deben identificar de forma correcta al paciente y el procedimiento que realizarán.
   b. En cada etapa debe confirmarse el *sitio*, el *procedimiento* y el *paciente correctos* desde que se toma la decisión de realizar el procedimiento hasta que el individuo es sometido a este. Esta verificación puede realizarse más de una vez y ocurrir en más de un lugar antes del procedimiento.
   c. El paciente debe estar involucrado en la verificación, ya que debe estar despierto y consciente durante el procedimiento en la medida de lo posible.
   d. Puede emplearse una lista estandarizada en el proceso de verificación. Dicha lista permite verificar que toda la información, los documentos pertinentes y el equipo necesario:
      (1) Estén disponibles antes del procedimiento.
      (2) Tengan una identificación y etiqueta correctas que correspondan con los identificadores del paciente.
      (3) Estén revisados y correspondan con las expectativas del paciente y con la comprensión por parte del equipo del paciente del procedimiento y el sitio previstos.
2. Cuándo:
   a. En el momento en el que se programa el procedimiento.
   b. En el momento de realizar las pruebas y la evaluación antes del ingreso.
   c. En el momento del ingreso al centro para el procedimiento, ya sea programado o de urgencia.
   d. Antes de que el paciente salga del área preprocedimiento o de que ingrese en el quirófano.
   e. En todo momento en el que la responsabilidad de la atención recae en otro integrante del equipo.
3. Cómo:
   a. Identificación del paciente (brazalete), etiquetado correcto de los elementos relacionados con el paciente y confirmación cruzada al verificar las historias clínicas, como los

estudios por imagen, lo cual se realiza con una lista estandarizada (antes llamada «lista de control»):

(1) Una lista estandarizada contrarresta las omisiones o los errores humanos.

(2) Una lista estandarizada útil incluye información simple claramente definida que los médicos necesitan y que los instan a acatar las medidas de seguridad en la práctica diaria.

(3) Una lista de seguridad eficaz estandarizada mejora la comunicación y la continuidad de la atención, ya que disminuye las tasas de complicaciones y de mortalidad. En un estudio prospectivo multinacional de 7 688 pacientes, la tasa de complicaciones de cualquier tipo bajó de una cifra inicial del 11 % al 7 %, mientras que la mortalidad hospitalaria disminuyó del 1.5 % al 0.8 % después de implementar una lista estandarizada.

b. Lista estandarizada:

(1) Puede ser en papel, en formato electrónico o en otro soporte (p. ej., una pizarra en la pared).

(2) Permite revisar y verificar que todos los elementos estén disponibles y que de hecho se correspondan con las necesidades del paciente:

(a) Confirmación del *paciente correcto* con dos identificadores: (a) si el paciente no tiene brazalete de identificación, utilizar el nombre completo y la fecha de nacimiento, (b) si lo tiene, emplear el nombre completo y el número de historia clínica.

(b) Confirmación del *procedimiento* y *sitio correctos* con un informe verbal o autoinforme del paciente o familiar.

(c) Otra verificación del procedimiento y sitio correctos con una nota sobre los antecedentes y la exploración física, una nota de la evaluación del personal de enfermería o una nota del progreso.

(d) Formulario del consentimiento del procedimiento llenado y firmado de manera correcta.

(e) Verificación de los resultados de laboratorio y radiología del paciente (poner especial atención en las proyecciones obtenidas [anterior o posterior], de manera que no se confunda la lateralidad), hemoderivados requeridos (que correspondan y se hayan verificado), implantes, dispositivos y equipo especial (estéril y que no haya caducado) necesarios para el procedimiento.

c. Proceso de consentimiento (*v.* cap. e-97):

(1) El consentimiento debe obtenerse mientras el paciente está despierto y alerta, antes de cualquier sedación, ya que debe entender los detalles y las implicaciones del procedimiento.

(2) El consentimiento debe estar redactado en una lengua que el paciente comprenda (o emplear un intérprete).

(3) El formulario de consentimiento debe incluir una descripción clara del procedimiento que se va a realizar y el sitio donde se va a realizar.

(4) El formulario de consentimiento no es necesario en casos urgentes con riesgo de perder la vida o un miembro.

Marcaje del sitio

1. Aspectos básicos:

a. Se requiere el marcaje del sitio para cualquier procedimiento que implique una incisión, una punción percutánea o la inserción de un instrumento antes del procedimiento (*v.* las excepciones más adelante):

(1) Como mínimo, debe marcarse el sitio cuando exista más de una ubicación posible para el procedimiento y la realización de este en un sitio diferente que pueda perjudicar al paciente (8).

(2) Cuando tanto las estructuras del lado derecho como las del izquierdo son anormales, la SIR recomienda que se realice un marcaje cutáneo incluso si se va a emplear el diagnóstico por imagen intraprocedimiento (7).

(3) La JC recomienda, pero no exige, que se marque el sitio de los procedimientos bilaterales (para un mismo procedimiento, equipo y aparatos).

   b. El sitio por marcar no debe ser ambiguo y debe estar claramente visible y en el sitio del procedimiento actual o próximo. Si un sitio no corresponde con el procedimiento, no debe marcarse a menos que sea necesario por algún otro aspecto de la atención.
   c. De ser posible, las marcas se realizan con el paciente despierto y consciente.
   d. En circunstancias específicas (p. ej., pacientes o niños que no hablan, que están en coma o que son incompetentes), el proceso de marcas en el sitio debe manejarse de forma similar al del consentimiento informado.
2. Cuándo:
   a. El sitio del procedimiento se marca al principio, antes de trasladar al paciente al sitio donde se realizará el procedimiento.
3. Excepciones del marcaje del sitio:
   a. Procedimientos intervencionistas para los que no existe un sitio predeterminado de inserción (p. ej., angiografía, colocación de vía central). Lo anterior se debe a que (7):
      (1) El lado es irrelevante para el procedimiento.
      (2) La guía por imagen es una parte inherente del procedimiento.
      (3) En caso de procedimientos angiográficos, de acuerdo con la SIR, el acceso vascular es simplemente una forma de proporcionar una vía para realizar un procedimiento o un acceso a las venas centrales. No es necesario marcar la piel en el acceso vascular. En el caso de los procedimientos de angioplastia, la SIR recomienda confirmar el costado (izquierdo o derecho) de la intervención con imágenes adecuadas durante el procedimiento.
   b. Cuando sea técnica o anatómicamente imposible o poco práctico marcar el sitio.
   c. Procedimientos con abordaje en la línea media destinados a tratar un único órgano o lesión en este sitio.
   d. Endoscopia sin lateralidad prevista.
   e. El paciente se niega a marcar el sitio. Esta situación debe manejarse igual que otras (es decir, una breve explicación y documentación) en las cuales un paciente se niegue a un cuidado, tratamiento o servicio, utilizando el proceso alternativo por escrito de la organización para garantizar que se realiza en el sitio correcto. Según el *Protocolo Universal*, no es necesario cancelar el procedimiento por esta negativa.
   f. Pacientes pediátricos prematuros en los cuales esta marca podría tatuarse de forma permanente en la piel inmadura.
   g. Para los procedimientos en los cuales no es necesario marcar el sitio aún son aplicables los otros requisitos del *Protocolo Universal*.
4. Marcaje en dos fases:
   a. Procedimientos raquídeos o espinales:
      (1) El nivel general del procedimiento (cervical, torácico o lumbar) debe marcarse antes de la operación.
      (2) Si el procedimiento consiste en un abordaje anterior frente a uno posterior o uno derecho frente a uno izquierdo, la marca debe indicarlo.
      (3) El interespacio preciso a tratar debe marcarse con precisión mediante una técnica radiográfica habitual durante el procedimiento.
5. Marcaje en dos sitios:
   a. Cuando el paciente tiene dos procedimientos en dos sitios distintos (es decir, un bloqueo con anestesia regional antes de un procedimiento intervencionista), se harán dos marcas diferentes.
6. ¿Quién realiza el marcaje?:
   a. El *intervencionista* que realizará el procedimiento, como profesional autorizado por el hospital, deberá marcar el sitio.
   b. El marcaje del sitio puede delegarse a otra persona en algunos casos: el intervencionista puede delegar esta tarea a un *profesional autorizado* (un médico residente, un miembro del personal de enfermería o un auxiliar médico). Esta persona debe conocer al paciente y participar activamente durante el procedimiento.
   c. Incluso cuando el marcaje del sitio se delega en otro profesional, el intervencionista sigue siendo responsable de todos los aspectos del procedimiento.
   d. Toda delegación de responsabilidad en materia de marcaje de sitio deberá ser conforme con las leyes y reglamentos aplicables (7).

7. Cómo:
   a. Utilizar un *marcador permanente* de manera que la tinta no desaparezca durante la preparación del sitio. Los marcadores de sitio adhesivos no deben utilizarse como único medio de marcaje (7).
   b. La marca debe ser *claramente visible después* de que el paciente se colocó en la posición final sobre la mesa, la piel se preparó y se colocó un campo quirúrgico estéril.
   c. Tipos de marcaje:
      (1) El *Protocolo Universal* no especifica el tipo de marcaje, sino que permite que la institución lo decida. No obstante, la marca debe ser inequívoca y sistemática en toda la institución.
      (2) Generalmente se utiliza la palabra *SÍ* y las iniciales del intervencionista que realizará el procedimiento, o una flecha que apunte al sitio.
      (3) No debe utilizarse una equis (X) porque podría denotar un sitio que no debe operarse y causar confusión.

Tiempo muerto quirúrgico (*time out*) para verificación

1. Aspectos básicos:
   a. El *tiempo muerto quirúrgico (time out)* es una breve pausa justo antes de que comience el procedimiento para *CONFIRMAR que el sitio es el correcto, el procedimiento es el correcto y el paciente es el correcto.* El procedimiento no se inicia hasta que se hayan resuelto todas las dudas o preocupaciones.
   b. Este momento es una oportunidad para:
      (1) Identificar cualquier sitio erróneo, paciente erróneo o procedimiento erróneo.
      (2) Garantizar la posición correcta del paciente.
      (3) Garantizar la disponibilidad de los instrumentos y equipos necesarios.
      (4) Fomentar la comunicación entre los miembros del equipo.
      (5) Aclarar cualquier incoherencia o preocupación de cualquier miembro del equipo:
         (a) Los miembros del equipo deben ponerse de acuerdo sobre la identidad correcta del paciente, el sitio correcto y el procedimiento a realizar.
         (b) El diseño y despliegue del proceso de *time out* para verificación depende de cada institución. Es obligatorio documentar el cumplimiento del *Protocolo Universal* y de dicho proceso.
2. Cuándo:
   a. Justo antes de iniciar el procedimiento, cuando el paciente se encuentre en la posición adecuada, sin importar el sitio donde se realice: sala de intervenciones, sala de tomografía computarizada (TC) o en la cabecera del paciente con guía ecográfica (7).
3. Quién:
   a. El intervencionista (persona que realizará el procedimiento) inicia el *time out.*
   b. El *time out* no debe transcurrir sin la presencia de la persona que realiza el procedimiento.
4. Cómo:
   a. El *time out* debe ser *verbal e interactivo* con todos los miembros del equipo que participan en el procedimiento. El intervencionista confirma:
      (1) Que la identidad del paciente sea la correcta.
      (2) Que el formulario de consentimiento sea el preciso y que esté firmado.
      (3) Que el procedimiento se realice según lo acordado.
      (4) Que la posición del paciente sea la correcta.
      (5) Que la marca se haga en el lado y el sitio correctos.
      (6) Que las imágenes relevantes y los resultados correspondientes estén adecuadamente identificados y se desplieguen de manera apropiada.
      (7) Que los antibióticos administrados o los líquidos para irrigación sean los adecuados.
      (8) Que se tomen las precauciones especiales de seguridad, dada la salud y los antecedentes del paciente.
   b. Durante el *time out*, se suspenden todas las actividades innecesarias (aquellas que no afecten la seguridad del paciente) dentro del quirófano.
   c. Todos los miembros del equipo deben estar de acuerdo antes de proceder con la incisión o punción en la piel.

Formulario de verificación previa al procedimiento intervencionista con el *Protocolo Universal*

1. Llegada *A cumplimentar por el RSR o el técnico que recibe.*

1. Confirmar la identidad del paciente	❐
2. Confirmación de que la intervención está programada	❐
3. Confirmar el brazalete de identificación del hospital	❐
4. Evaluación completada	❐

Firma/Título	Nombre	Fecha	Hora

2. Antes del procedimiento
A cumplimentar por cualquier integrante del personal involucrado en el procedimiento. Algunas áreas en blanco pueden no corresponder.

1. Confirmar la identidad del paciente	❐
2. Confirmar el procedimiento previsto	❐
3. Revisar los resultados de las pruebas diagnósticas y radiológicas, según necesidad	❐
4. Confirmar la disponibilidad de los hemoderivados, materiales, etc. necesarios	❐
5. Revisar la medicación del paciente	❐
6. Un radiólogo o profesional autorizado* ha realizado el marcaje en el sitio del procedimiento	❐
7. Revisar los problemas de seguridad específicos del procedimiento (p. ej., alergias, diabetes)	❐

*Pueden realizarse otras marcas en el sitio.

8. Verificar que el paciente esté alerta y sea capaz de tolerar el procedimiento	❐
9. El paciente ha firmado el formulario de consentimiento debidamente completado	❐
10. Se ha preguntado a mujeres de entre 12 y 60 años sobre un posible embarazo	❐
Si va a emplearse sedación o anestesia	
11. El personal de enfermería realizó y revisó la evaluación	❐
Si va a emplearse anestesia general	
12. Se ha completado y revisado la evaluación preanestésica	❐
13. Se ha llenado y firmado el consentimiento anestésico	❐
Si van a tomarse muestras	
14. Se ha confirmado la identificación de la muestra	❐

Firma/Título	Nombre	Fecha	Hora

3. Tiempo muerto quirúrgico
A cumplimentar por cualquier integrante del personal que participe en el procedimiento. Algunas áreas en blanco pueden no corresponder.

1. Confirmar la identidad del paciente	❐
2. El equipo y el paciente están de acuerdo con el procedimiento a realizar	❐
3. Confirmar el lado, el sitio y la posición correctos	❐
4. Administración de antibióticos antes del procedimiento	❐

Firma/Título	Nombre	Fecha	Hora

FIGURA 62-1 • Ejemplo de lista de control del *Protocolo Universal* (adaptada del Departamento de Radiología del Massachusetts General Hospital).

d. El *time out* puede mejorar cuando el equipo (a) conoce un modelo ideal de un buen *time out*, (b) tiene una cultura que recompensa la seguridad, (c) no permite desviaciones con respecto al *time out* estándar y (d) expresa constantemente sus inquietudes y comentarios.

5. Dos tiempos de espera:
   a. Cuando equipos distintos vayan a llevar a cabo dos o más procedimientos sobre el mismo paciente, el *time out* deberá completarse antes de cada procedimiento:
      (1) Por ejemplo: cuando el anestesista realiza la epidural y después el obstetra realiza la cesárea.

(2) La excepción es cuando el mismo equipo realiza varios procedimientos en una sola intervención.

b. Cuando la política del hospital, las leyes o los reglamentos exigen dos consentimientos distintos.

Registro

1. Debe completarse el registro del *Protocolo Universal* e incluirse en la historia clínica del paciente:
   a. Un registro adecuado incluye una casilla de verificación o nota breve con respecto a que el *time out* transcurrió de manera exitosa, y debe estar ubicada de manera coherente en la historia clínica. No es necesario documentar cada paso del *time out* si todo el contenido se especifica en otro lugar (política, procedimiento manual, etc.).
2. Cualquier miembro del equipo que haya participado directamente en el procedimiento puede cumplimentar la documentación del *Protocolo Universal.*
3. En la figura 62-1 se ofrece un ejemplo de lista de control del *Protocolo Universal.*

Referencias bibliográficas

1. Society of Interventional Radiology. Steps toward physician and patient safety. https://www.sirweb.org/practice-resources/toolkits/quality-and-safety-toolkit/radiation-safety/ Accessed March 19, 2021.
2. Kwaan MR, Studdert DM, Zinner MJ, et al. Incidence, patterns, and prevention of wrong-site surgery. *Arch Surg.* 2006;141(4):353–358.
3. Seiden SC, Barach P. Wrong-side/wrong-site, wrong-procedure, and wrong-patient adverse events: are they preventable? *Arch Surg.* 2006;141(9):931–939.
4. Stahel PF, Sabel AL, Victoroff MS, et al. Wrong-site and wrong-patient procedures in the universal protocol era: analysis of a prospective database of physician self-reported occurrences. *Arch Surg.* 2010;145(10):978–984.
5. Sentinel event data: root causes by event type, 2004–2015. The Joint Commission Perspectives web site. http://info.jcrinc.com/rs/494-MTZ-066/images/Sentinel39.pdf. Accessed: March 19, 2021.
6. World Alliance for Patient Safety. World Health Organization web site. http://whqlibdoc.who.int/publications/2009/9789241598552_eng.pdf. Accessed November 15, 2014.
7. Angle JF, Nemcek AA Jr, Cohen AM, et al. Quality improvement guidelines for preventing wrong site, wrong procedure, and wrong person errors: application of The Joint Commission "Universal Protocol for Preventing Wrong Site, Wrong Procedure, Wrong Person Surgery" to the practice of interventional radiology. *J Vasc Interv Radiol.* 2008;19(8):1145–1151.
8. Facts about the Universal Protocol. The Joint Commission Web site. https://www.jointcommission.org/standards/universal-protocol/. Accessed July 2, 2022.
9. Adelman J, Chelcun J. Evidence-based safe surgical practices as adjuncts to the universal protocol. *Arch Surg.* 2011;146(4):489.
10. Higgins MCSS, Herpy JP. Medical error, adverse events, and complications in interventional radiology: liability or opportunity? *Radiology* 2021;298(2):275–283.

63 Sedación, analgesia y anestesia

John Crowe, MD y Marcus A. Lehman, MD, MBA

Introducción

Es frecuente que en radiología vascular e intervencionista deban administrarse medicamentos para aliviar la ansiedad, proporcionar sedación y reducir al mínimo el malestar. Por desgracia, la administración de anestésicos locales, sedantes y opioides puede suponer un elemento adicional de riesgo para los pacientes, lo que obliga a tener cuidado en la preparación del paciente, el seguimiento y el alta de la sala de radiología (1).

Con la creciente complejidad de la asistencia y la urgencia en el tratamiento de los pacientes, los sistemas hospitalarios han descubierto las ventajas de incluir servicios de anestesia para muchos procedimientos que antes podrían haberse realizado sin estos. Añadir una evaluación preoperatoria por parte de los proveedores de anestesia también puede ayudar a reducir los riesgos y las complicaciones inesperadas para la atención y el flujo de trabajo. Los autores recomiendan encarecidamente que se revisen los protocolos de sedación y anestesia y la estrategia con los proveedores de anestesiología para crear un algoritmo sólido y un sistema de trabajo estándar para los pacientes en la sala de radiología.

Analgesia y anestesia: opciones e indicaciones

1. **Anestesia local.** Infiltración de la piel y los tejidos subyacentes en el sitio del procedimiento. Para procedimientos diagnósticos breves en los que se espera un malestar mínimo más allá del sitio de punción local en pacientes adultos que cooperan y toleran la infiltración de anestesia local inicial en el sitio de punción.
2. **Anestesia local con sedación**:
   a. **Anestesia local con sedación administrada por el equipo de atención de radiología:**
      (1) Resulta adecuada en la mayoría de los pacientes sometidos a procedimientos diagnósticos e intervencionistas.
      (2) Es posible que se deba consultar con un anestesista con respecto a la elección del medicamento y la dosis adecuada en ciertas poblaciones, como las pacientes en el primer trimestre de embarazo.
   b. **Anestesia local con sedación administrada por el equipo de cuidados anestésicos (cuidados anestésicos monitorizados):**
      (1) Con pacientes de alto riesgo, en estado crítico o difíciles. A menudo, los pacientes difíciles de tratar tienen antecedentes de poca tolerancia a los procedimientos invasivos, generalmente como consecuencia de una analgesia y sedación inadecuadas.
      (2) Cuando se requiera analgesia intensa o niveles profundos de sedación.
      (3) Cuando el procedimiento o la posición puedan comprometer las vías respiratorias.
      (4) Cuando el procedimiento pueda requerir o verse facilitado por una rápida elevación o descenso de la presión arterial sistémica, como en el caso de pacientes con malformaciones arteriovenosas.
      (5) Cualquier situación en la que la seguridad del paciente y el éxito del procedimiento se beneficiarían de la experiencia del personal de anestesia.
3. **Anestesia neuroaxial o regional.** Inducción de anestesia segmentaria y relajación muscular con anestésicos locales administrados mediante aguja o catéter (p. ej., anestesia espinal o epidural):
   a. Se realiza un bloqueo neuroaxial por vía raquídea o epidural cuando es necesario un alto nivel de analgesia durante y después del procedimiento sin emplear opioides de forma excesiva (p. ej., anestesia raquídea o epidural).
   b. Cuando se desea o necesita la relajación muscular.
4. **Anestesia general.** Inducción y mantenimiento de un estado controlado de inconsciencia caracterizado por la pérdida de reflejos protectores en las vías respiratorias, ausencia de respuesta a estímulos dolorosos e incapacidad para recordar el procedimiento:

a. Adecuada para pacientes que no cooperan o que se niegan a la anestesia local o regional, o que no puede tolerar el procedimiento de otro modo.
b. Cuando exista la posibilidad de obstrucción de las vías respiratorias como resultado del procedimiento o cuando un sedante puede afectar la permeabilidad o la protección de estas estructuras.

Evaluación del paciente

1. Evaluación previa al procedimiento:
   a. *Estado de ayuno total.* El paciente debe ser evaluado con las guías de la American Society of Anesthesiology o de la sociedad pertinente para el estado de ayuno total. Por ejemplo, pueden ingerirse líquidos claros hasta 2 h antes de los procedimientos. Hasta 6 h antes de los procedimientos puede ingerirse una comida ligera (tostadas), y todo lo demás debe tener un tiempo mínimo de ayuno de 8 h antes de los procedimientos. Aunque a los pacientes les resulte más fácil seguir las normas diciéndoles que no coman nada después de medianoche la noche anterior a la intervención, hay que tener en cuenta otras cuestiones, como la glucemia y la comodidad del paciente, sobre todo en las intervenciones programadas a última hora del día.
   b. *Anamnesis y exploración física:*
      (1) Edad. La edad avanzada altera los requisitos de dosis y la eliminación de muchos medicamentos. En el caso de los sedantes y analgésicos, los pacientes adultos mayores suelen requerir incrementos más pequeños e intervalos de dosificación menos frecuentes, en comparación con los adultos más jóvenes. Una reducción del 30 % al 50 % es un abordaje práctico para la administración de la dosis inicial. Tanto el metabolismo como la eliminación del fármaco son más lentos en los adultos mayores, lo que puede provocar una sedación excesiva tras el procedimiento y retrasar la recuperación (2). Los pacientes de edad avanzada suelen requerir una preparación más exhaustiva para los procedimientos y presentan un mayor riesgo de complicaciones periprocedimiento debido a la presencia de importantes enfermedades concurrentes y al deterioro de las funciones cardiovascular, hepática y renal relacionado con la edad (2).
      (2) Enfermedad cardiovascular. La arteriopatía coronaria, la insuficiencia cardíaca congestiva (ICC), la enfermedad cerebrovascular, la diabetes de tipo 1 y la creatinina sérica > 2.0 son factores importantes asociados a un mayor riesgo de complicaciones cardíacas perioperatorias. Además, la capacidad informada para realizar ejercicio (particularmente la capacidad para subir dos tramos de escaleras) sigue siendo una herramienta de detección sistemática eficaz, que se relaciona de forma independiente con el riesgo de episodios cardiovasculares adversos. La hipertensión bien controlada no presenta un riesgo importante (3).
      (3) Enfermedad pulmonar. El hábito tabáquico es una causa importante de morbimortalidad respiratoria perioperatoria. Antes de una intervención debe fomentarse el abandono del hábito. Otros factores de riesgo importantes relacionados con el paciente incluyen mala capacidad aeróbica, enfermedad pulmonar obstructiva crónica, exacerbaciones agudas de asma (4).
      (4) Obesidad. Es fundamental reconocer problemas de obesidad asociados, dado que la prevalencia de esta enfermedad sigue aumentando. Las personas con obesidad tienen un mayor riesgo de padecer arteriopatía coronaria, apnea obstructiva del sueño (AOS), hipertensión, diabetes y reflujo gastroesofágico. En general, el riesgo aumenta con el aumento de peso, especialmente con un índice de masa corporal (IMC) > 40, y a menudo de forma no lineal. La evaluación de la tolerancia al ejercicio puede resultar difícil debido a la constitución corporal. La reserva pulmonar limitada y la AOS contribuyen al riesgo sustancial de hipoventilación y obstrucción causada por la sedación. Las directrices prácticas de la American Society of Anesthesiologists pueden ayudar a determinar la gravedad y el tratamiento perioperatorio adecuado de los pacientes con AOS (5). Además, existen alteraciones farmacocinéticas en el paciente con obesidad. En general, la dosis de carga depende del volumen de distribución y la dosis de mantenimiento de la depuración; sin

embargo, en la población con obesidad, la información publicada sobre dosificación puede no ser adecuada (6). Se ha sugerido que la posología de los medicamentos, en particular los opioides, debe basarse en la masa corporal magra y no en el peso real (6). Un anestesista experimentado debe administrar y monitorizar a los pacientes con obesidad mórbida que requieran sedación profunda.

(5) Hepatopatía. La reducción de la masa hepática se asocia con una menor producción de proteínas de coagulación y de unión a fármacos (p. ej., albúmina). Las dosis iniciales de medicamentos sedantes y analgésicos deben reducirse porque la alteración de la unión fármaco-proteína puede permitir la entrada de un exceso de fármaco «libre» (es decir, no unido) en el sistema nervioso central (SNC). Además, el metabolismo del fármaco puede ralentizarse notablemente, lo que provoca una sedación prolongada tras el procedimiento (2).

(6) Nefropatía. El deterioro de la función renal disminuye el ritmo de eliminación de muchos fármacos y, aunque es posible no reducir las dosis iniciales y de mantenimiento, puede ser necesario prolongar los intervalos de dosificación. La filtración glomerular (FG) es la mejor prueba de laboratorio disponible para determinar el estado general de la función renal (7). En pacientes con insuficiencia renal, debe tenerse especial cuidado con la administración de meperidina, ya que, su metabolito primario (ormeperidina) puede acumularse y provocar la estimulación del SNC, excitación y convulsiones).

c. *Antecedentes de medicamentos.* La evaluación de los patrones de uso de medicamentos y las reacciones adversas a estos son esenciales para una atención segura del paciente. A menudo, un efecto secundario (p. ej., náusea) se describe como una alergia. Las verdaderas reacciones alérgicas a la anestesia local del grupo de las amidas (lidocaína y bupivacaína) o benzodiazepinas (diazepam y midazolam) son poco frecuentes:

(1) La medicación cardiovascular de mantenimiento debe continuarse antes del procedimiento. Debe prestarse atención a los efectos beneficiosos de continuar con el tratamiento crónico perioperatorio con β-bloqueadores, aunque iniciar este tratamiento justo antes de la intervención puede aumentar el riesgo de complicaciones y ya no es rutinario (3). Obsérvese que pueden administrarse con sorbos de agua mientras se mantiene al paciente en ayunas.

(2) Es necesario tener especial precaución con los pacientes con diabetes de tipo 1. En estos pacientes, los estudios electivos deben programarse a primera hora del día. En general, el día del procedimiento se administra la mitad de la dosis matutina habitual de insulina y se inicia una infusión de dextrosa al 5 %. En caso de procedimientos más extensos, deben realizarse pruebas frecuentes de glucemia y considerarse la infusión de insulina.

(3) En pacientes adultos mayores, los efectos adversos derivados de la medicación prescrita son frecuentes, pero a menudo prevenibles. Debe tenerse mucha precaución al momento de revisar la lista de medicamentos actuales, de manera que pueda realizarse una monitorización adecuada de los efectos adversos. En concreto, los fármacos cardiovasculares, diuréticos, analgésicos no opioideos, hipoglucemiantes orales y anticoagulantes son categorías de medicación comunes asociadas a efectos adversos prevenibles (8).

2. Pruebas de laboratorio:

a. Visión general. Las pruebas de laboratorio antes del procedimiento son costosas y contribuyen poco al cuidado del paciente. Cuando se solicitan pruebas por protocolo sin indicaciones específicas, se detectan pocas anomalías importantes, y muchas de estas pruebas pueden eliminarse sin reducir demasiado la seguridad del paciente.

b. Indicaciones:

(1) Evaluación del riesgo de embarazo (p. ej., hormona gonadotropina coriónica humana β en orina o suero).

(2) Evaluación del riesgo de morbilidad cardiovascular (p. ej., electrocardiograma [ECG]).

(3) Evaluación del riesgo de complicaciones hemorrágicas.

(4) Evaluación de la función hepática y renal.

(5) Guía para el tratamiento médico previo al procedimiento (p. ej., transfusión, reposición de electrólitos, consulta médica adicional).

Monitorización recomendada (tabla 63-1)

1. Es necesaria la monitorización continua por parte de un médico o personal de enfermería durante todo el procedimiento. El miembro del personal de enfermería que evalúa las respuestas del paciente a los sedantes y analgésicos administrados puede no ser la persona que realiza el procedimiento, pero puede ayudar con breves medidas de apoyo interrumpibles. El médico y el personal de enfermería responsables deben estar presentes en todo momento y tener acceso visual o físico inmediato e ilimitado al paciente.
2. Sus responsabilidades incluyen:
   - **a.** Identificar y confirmar que el médico responsable del procedimiento está inmediatamente disponible.
   - **b.** Mantener un acceso intravenoso continuo.
   - **c.** Administrar los sedantes y analgésicos ordenados por el médico responsable para una sedación moderada.
   - **d.** Monitorizar y documentar el estado del paciente.
   - **e.** El miembro del personal de enfermería titulado debe firmar el registro intraprocedimiento y revisar la evaluación de sedación previa al procedimiento.
   - **f.** La dosis, vía y hora de administración de todos los fármacos y agentes administrados deben documentarse en el momento de su administración.
   - **g.** Poder identificar y administrar una intervención de urgencia o de activar dicha ayuda si surgen complicaciones.
3. Los siguientes elementos deben evaluarse y documentarse al menos cada 5 min y con mayor frecuencia cuando el estado del paciente lo justifique. Durante la recuperación, la frecuencia de las evaluaciones puede disminuir a cada 15 min en función del curso de recuperación del paciente (9,10):
   - **a.** Saturación de oxígeno (SpO_2):
     - **(1)** El valor de SpO_2 antes de la sedación debe registrarse antes del procedimiento.
     - **(2)** Sin excepción ni interrupción, la SpO_2 debe controlarse continuamente durante todo el procedimiento.
   - **b.** Frecuencia respiratoria.
4. Al mismo tiempo que evalúa la frecuencia respiratoria, la persona que monitoriza al paciente también debe evaluar la adecuación general de las vías respiratorias y la ventila-

Tabla 63-1 Parámetros de monitorización recomendados para diversas formas de anestesia

		Opción anestésica			
Parámetro	**Monitor**	**Solo local**	**Local con Sedación**	**Regional**	**General**
Circulación	Presión arterial	x	x	x	x
Ritmo cardíaco	Electrocardiograma	x	x	x	x
Oxigenación	Pulsioxímetro	x	x	x	x
Depresión respiratoria	Frecuencia respiratoria		x	x	x
Ventilación	$EtCO_2$		x	x	x
Temperatura			x	x	x
Extensión del bloqueo	Nivel sensorial			x	

$EtCO_2$, dióxido de carbono telespiratorio.

ción espontánea del paciente, con búsqueda específica de signos de obstrucción de las vías respiratorias o hipoventilación:

a. Dióxido de carbono telespiratorio ($EtCO_2$):
   (1) Sin excepción ni interrupción, si se administra sedación debe monitorizarse el $EtCO_2$ durante todo el procedimiento.
   (2) El $EtCO_2$ debe documentarse cada 5 min durante la sedación y cada 15 min durante la recuperación de la sedación profunda hasta que el paciente alcance su puntuación de Aldrete previa al procedimiento.
b. Presión arterial sistólica y diastólica:
   (1) En pacientes pediátricos, el intervalo de monitorización de la presión arterial puede ajustarse según las necesidades individuales del paciente y documentarse en el registro de sedación-analgesia. La administración de la sedación debe incluir el conocimiento de parámetros especializados en este grupo de edad, así como medidas de reanimación coherentes con los cuidados de un paciente pediátrico.
   (2) Por lo general, la presión arterial debe comprobarse en los 2 min o 3 min siguientes a la administración de un sedante-analgésico adicional, a menos que esté claro que el estado del paciente no ha cambiado o que la medición de la tensión arterial alteraría el procedimiento.
c. Pulso (frecuencia cardíaca).
d. El nivel de consciencia (considérese el uso de la escala de agitación y sedación de Richmond [RASS]), así como la puntuación del dolor, deben realizarse antes de la sedación, en caso de cambio de estado y al finalizar el procedimiento previsto.
e. Cantidad de oxígeno que se administra al paciente.
f. Todos los líquidos (incluida la sangre) administrados al paciente.

Puntuación de agitación y sedación de Richmond (RASS)

+4	Combativo, violento, peligroso para el personal
+3	Intenta retirarse las sonda(s) o catéteres; agresivo
+2	Movimientos frecuentes no intencionados, lucha/desincronización con el ventilador
+1	Ansioso, aprensivo, pero no agresivo
0	Alerta y tranquilo
−1	Despierta con la voz y mantiene los ojos abiertos >10 s
−2	Sedación ligera, se despierta brevemente con la voz, pero durante <10 s
−3	Se mueve o abre los ojos con la voz, pero no establece contacto visual
−4	No responde con la voz, pero responde a la estimulación física
−5	No puede estimularse, no responde a la voz ni a la estimulación física

Equipo de reanimación necesario

1. En el quirófano:
   a. Pulsioxímetro.
   b. Tensiómetro.
   c. Sistemas de suministro de oxígeno, máscaras de varios tamaños.
   d. Tubos respiratorios por boca y nariz de varios tamaños.
   e. Monitor cardíaco.
   f. Fuente de suministro de oxígeno capaz de suministrar oxígeno al 100 %.
   g. Balón de reanimación de presión positiva y máscaras de varios tamaños.
   h. Equipo para la monitorización continua del $EtCO_2$.
   i. Fuente de aspiración, tubos y selección adecuada del tamaño de los catéteres.
   j. Mango de aspiración Yankaeur.
   k. Catéter intravenoso colocado.
   l. Soluciones intravenosas.
   m. Etiquetas de medicamentos.
   n. Fármacos de reversión: naloxona y flumazenil.

o. Tomas eléctricas con alimentación de urgencia.
p. Teléfono.
q. Carro de reanimación inmediatamente disponible, con equipo de urgencia para vías respiratorias.

2. En la sala de radiología:
a. Equipo de intubación (p. ej., laringoscopios, tubos endotraqueales).
b. Desfibrilador.
c. Medicamentos de soporte vital avanzado (p. ej., epinefrina, lidocaína, amiodarona, norepinefrina y dopamina).
d. Disponibilidad de personal de asistencia con conocimientos de manejo urgente de las vías respiratorias.

Medicación antes del procedimiento

1. **Pautas**. La administración de medicación antes de un procedimiento nunca debe ser sistemática. La elección del fármaco, la dosis y la vía de administración deben personalizarse. Tras la administración oral e intramuscular (i.m.), puede ser necesario un tiempo suficiente (30-60 min) para que el fármaco se absorba y se obtengan los efectos deseados. Si no puede proporcionarse una observación continua del paciente tras una inyección i.m., se recomienda la administración intravenosa (i.v.) de la medicación justo antes del procedimiento (con monitorización del paciente). Los medicamentos utilizados para la sedación varían con el tiempo, según la región y según la experiencia de los proveedores con esos medicamentos. Lo ideal es que los profesionales elijan la medicación en función de la información disponible, incluidos, entre otros, los factores del paciente, además de la duración, el alcance, la intensidad, los requisitos y el dolor del procedimiento.

2. A continuación se listan algunos de los fármacos más utilizados:
a. **Midazolam**:
(1) Indicaciones: ansiólisis, inducción de la sedación y amnesia.
(2) Dosis/vía de administración: 2-7 mg i.m. o 1-3 mg i.v. Disminuir la dosis entre un 25 % y un 50 % si se administran opioides simultáneamente.
(3) Efectos adversos: sedación profunda en pacientes mayores de 70 años. En pacientes de 60 a 69 años, el midazolam (2-3 mg i.m.) suele ser bastante eficaz.
(4) Los efectos pueden durar más allá del plazo de los procedimientos más cortos.
(5) Contraindicación: primer trimestre de embarazo, glaucoma agudo de ángulo estrecho.
b. **Droperidol**:
(1) Indicaciones: prevención y tratamiento de náusea y vómito.
(2) Dosis/vía de administración: 2.5-5.0 mg i.m. o 0.625-1.250 mg i.v.
(3) Efectos adversos: sedación prolongada con la administración i.m., hipotensión, síntomas extrapiramidales y exacerbación de la enfermedad de Parkinson.
(4) Contraindicación: prolongación del intervalo QT corregido.
c. **Hidroxizina**:
(1) Indicaciones: prevención de náusea y vómito, prurito, ansiólisis.
(2) Dosis/vía de administración: 25-100 mg i.m.
(3) Efectos adversos: sedación excesiva, sequedad de boca.
(4) Contraindicación: glaucoma de ángulo estrecho.
d. **Difenhidramina**:
(1) Indicaciones: sedación, profilaxis de la reacción al medio de contraste.
(2) Dosis/vía de administración: 25-50 mg por vía oral (v.o.), 25-50 mg i.m., o 12.5-25 mg i.v.
(3) Efectos adversos: sedación excesiva, mareos, sequedad de boca, dificultad para orinar, espesamiento de las secreciones bronquiales.
(4) Contraindicación: asma aguda, glaucoma de ángulo estrecho.
e. **Sulfato de morfina**:
(1) Indicaciones: analgesia, sedación.
(2) Dosis/vía de administración: 2-10 mg i.m. o 1-3 mg i.v.
(3) Efectos adversos: depresión respiratoria, hipotensión, náuseas, vómito, prurito, espasmo biliar.

f. **Citrato de fentanilo:**
   (1) Indicaciones: analgesia.
   (2) Dosis/vía de administración: 25-50 μg i.v.
   (3) Efectos adversos: **depresión respiratoria**, bradicardia, náusea, vómito, rigidez muscular, espasmo biliar.

g. **Clorhidrato de nalbufina:**
   (1) Indicación: analgesia, sedación.
   (2) Dosis/vía de administración: 5-10 mg i.m. o 1-5 mg i.v.
   (3) Efectos adversos: sedación excesiva, náusea, vómito, mareo, analgesia limitada, inquietud, reversión de la analgesia producida por otros opioides.
   (4) Vía biliar: menor elevación de la presión biliar que el fentanilo y el butorfanol.

h. **Ketorolaco:**
   (1) Indicación: analgesia sin depresión respiratoria; puede utilizarse en combinación con opioides.
   (2) Dosis/vía de administración: 15-60 mg i.m./i.v.
   (3) Efectos adversos: disfunción plaquetaria reversible (24-48 h después de la interrupción del fármaco), gastritis, ulceración péptica e inhibición de la autorregulación renal.

   Se ha descrito *insuficiencia renal aguda* en pacientes tras una dosis de ketorolaco debido a su efecto sobre la autorregulación renal, por lo que *debe utilizarse con precaución durante procedimientos en los que se administre una carga elevada de medio de contraste* (11).

i. **Propofol:**
   (1) **Indicación:** sedación para cuidados anestésicos monitorizados, sedación con anestesia neuroaxial, inducción y mantenimiento de la anestesia general, sedación de pacientes intubados y ventilados mecánicamente en la unidad de cuidados intensivos (UCI).
   (2) **Dosis/vía de administración:** 1-2 mg por kg en bolo i.v. para la inducción de la anestesia general; infusión i.v. de mantenimiento de 25-200 (μg/kg)/min en función de la profundidad de sedación deseada.
   (3) **Efectos adversos:** hipotensión, depresión cardiovascular, apnea. Escozor en el punto de inyección. Reacción anafiláctica a la emulsión; precaución en pacientes alérgicos al huevo y a la soja. **Debe ser utilizado solo por proveedores capaces de rescatar a los pacientes de un nivel de sedación más profundo que el previsto** (12).

j. **Dexmedetomidina:**
   (1) Indicación: sedación o sedación suplementaria, a menudo en el entorno de cuidados intensivos para pacientes intubados; mantiene la respiración espontánea.
   (2) Dosis/vía de administración: 0.5-1.0 μg/kg i.v. en dosis de carga de 10 min, seguido de 0.2-1.0 (μg/kg)/h i.v. durante un máximo de 24 h.
   (3) Efectos adversos: bradicardia, hipotensión.

k. **Prednisona:**
   (1) Indicación: profilaxis de la reacción al medio de contraste.
   (2) Dosis/vía de administración: 50-75 mg v.o. la víspera y 1-2 h antes del examen.
   (3) Efectos adversos: hiperglucemia, hipertensión, retención de líquidos.

l. **Metilprednisolona:**
   (1) Indicación: profilaxis de la reacción al medio de contraste.
   (2) Dosis/vía de administración: 32 mg v.o. la víspera y 1 h o 2 h antes del examen.
   (3) Efectos adversos: hiperglucemia, hipertensión, retención de líquidos.

Técnicas de sedación, analgesia y anestesia durante el procedimiento

Anestesia local

1. **Indicaciones:** anestesia en el sitio de punción.
2. **Clasificación de los medicamentos:**
   a. **Amidas:** lidocaína (xilocaína), mepivacaína (carcocaína), bupivacaína (marcaína, sensorcaína).
   b. **Ésteres:** cloroprocaína (nesacaína), procaína (novocaína).

3. **Elección del fármaco.** Los fármacos más utilizados son los anestésicos locales del grupo amida. Es preferible emplear anestesia local en lugar de ésteres por su mayor potencia, duración prolongada y muchas menos reacciones alérgicas documentadas. En procedimientos radiológicos, la lidocaína (1-1.5 %) es el anestésico local del grupo amida más utilizado, ya que tiene un inicio de acción rápido y una duración de 1 h a 1.5 h. Sin embargo, la acción tanto de la mepivacaína (1.0-1.5 %) como de la bupivacaína (0.5 %) es más prolongadas (1.5-4 h).
4. **Alcalinización de los anestésicos locales.** La infiltración subcutánea (s.q.) e intradérmica de anestésicos locales puede ser dolorosa. Sin embargo, la alcalinización de los anestésicos locales (con la adición de bicarbonato sódico) puede disminuir las molestias asociadas a la infiltración cutánea y subcutáneas (13). Para la lidocaína, se añade 1 mEq de bicarbonato sódico a 10 mL de anestésico. No se recomienda la alcalinización de la bupivacaína porque incluso pequeñas cantidades de bicarbonato sódico pueden provocar la precipitación del anestésico local.
5. **Dosis y técnica de inyección.** Para evitar inyecciones intravasculares de anestésicos locales se requiere una colocación cuidadosa de la aguja, aspiración antes de la inyección y después de cada 3 mL a 5 mL, y observación frecuente del paciente durante la infiltración. La inyección intravenosa rápida de anestésicos locales puede causar manifestaciones tóxicas. La dosis total de lidocaína no debe exceder de 4 mg/kg a 5 mg/kg (adulto sano), mientras que las dosis de bupivacaína no deben superar los 3 mg/kg. Se recomienda una reducción de la dosis del 30 % al 50 % en pacientes adultos mayores y en aquellos con disfunción hepática e ICC, mientras que las dosis máximas en la población con obesidad deben basarse en el peso corporal magro (6). Las dosis excesivas de anestésicos locales, que dan lugar a concentraciones séricas elevadas, pueden provocar letargia prolongada tras los procedimientos radiológicos, especialmente en la población pediátrica.

Anestesia local con sedación/analgesia

1. Indicaciones:
   a. Paciente ansioso.
   b. Procedimientos que producen molestias lejos del sitio de punción.
2. Consulta con el servicio de anestesia:
   a. Extremos de edad.
   b. Paciente con inestabilidad hemodinámica.
   c. Enfermedad cardiovascular o pulmonar grave.
   d. Varios medicamentos de mantenimiento (especialmente inhibidores de la monoaminooxidasa [MAO], uso crónico de opioides, medicamentos para la insuficiencia cardíaca e hipoglucemiantes).
   e. Embarazo.
3. Asistencia anestésica:
   a. Pacientes en estado crítico.
   b. Procedimientos que requieren analgesia intensa o niveles profundos de sedación (p. ej., drenaje biliar percutáneo o nefrostomía difíciles).
   c. Procedimientos o posicionamientos que pueden afectar las vías respiratorias.
   d. Procedimientos que requieren, o pueden facilitarse, por una estrecha monitorización de la presión arterial y la capacidad de valorar los medicamentos vasoactivos.
4. Sedantes:
   a. Midazolam: 0.5-2.0 mg i.v. cada 30-60 min.
   b. Difenhidramina: 12.5-25.0 mg i.v. cada 1-2 h.
5. Analgésicos opioideos:
   a. Fentanilo: 25-75 µg i.v. cada 15-60 min.
   b. Morfina: 1-5 mg i.v. cada 30-60 min.
   c. Nalbufina: 1-5 mg i.v. cada 30-60 min.
   d. Dilaudid: 0.5-1 mg i.v. cada 2-3 h.
6. Procedimientos biliares. Puede ser útil el uso de nalbufina para la analgesia sin elevaciones marcadas de las presiones de las vías biliares y de la resistencia al flujo biliar. El ketorolaco i.m. o i.v. puede proporcionar un alivio adicional del dolor cuando se utiliza

en combinación con la nalbufina, lo que mejora la comodidad del paciente durante estos procedimientos.

7. Coadministración de benzodiazepinas y opioides. Debe tenerse extrema precaución al administrar estos medicamentos en combinación. Pueden presentarse hipoxemia y apnea. Debe administrarse oxígeno complementario a estos pacientes, y debe haber disponible personal capacitado en el control de las vías respiratorias (14).
8. Analgesia controlada por el paciente (ACP) y sedación controlada por el paciente (SCP). Este método de administración de fármacos puede aumentar la satisfacción del paciente y disminuir la dosis total necesaria para controlar el dolor agudo. Con la ACP, el paciente puede autoadministrarse pequeñas dosis de analgésico opioideo mediante una infusión controlada por computadora por vía i.v., s.q. o epidural. En comparación con los opioides i.m. administrados en intervalos «según necesidad», las dosis autoadministradas proporcionan una analgesia más eficaz, sostenida y satisfactoria (15). El dispositivo de ACP puede programarse para controlar la dosis administrada, el tiempo entre dosis (intervalo de bloqueo), el límite de dosis total en un período de 1 h o de 4 h (máximo de 4 h) y la infusión continua basal. Estos parámetros se ajustan para proporcionar una comodidad y seguridad óptimas al paciente. No obstante, pueden producirse efectos secundarios, como exceso de sedación y depresión respiratoria. La bomba de ACP también puede utilizarse para proporcionar sedación durante intervenciones quirúrgicas con anestesia local o regional (16). Los fármacos utilizados para esta técnica incluyen propofol, alfentanilo y fentanilo (tabla 63-2). Con los métodos controlados por el paciente, se ha demostrado que el midazolam y el propofol proporcionan sedación y amnesia para la inyección de anestésicos locales antes de la cirugía dental (16).
9. Consideraciones no farmacológicas. Los procedimientos realizados mientras el paciente está despierto lo exponen a estímulos visuales y auditivos que pueden provocar ansiedad. Escuchar música con audífonos puede ser una distracción relajante y un eficaz coadyuvante en un plan integral de sedación, lo cual disminuye la necesidad de sedación y analgesia.

Anestesia neuroaxial

1. Indicaciones:
   a. Cuando se requiera analgesia intensa para el procedimiento sin uso excesivo de medicación opioidea.
   b. Para lograr la relajación muscular regional.
   c. Con el fin de controlar el dolor posprocedimiento.
2. Epidural torácica y lumbar: la anestesia epidural puede utilizarse en procedimientos del abdomen superior (hepatobiliar) e inferior, renales o pélvicos (17):
   a. Sitios de colocación sugeridos para procedimientos radiológicos:
      (1) Procedimientos en el abdomen superior en T4-L1.

Tabla 63-2 Fármacos y dosis intravenosas recomendadas para la analgesia controlada por el paciente (ACP) y la sedación controlada por el paciente (SCP) (adulto de 70 kg)

Fármaco	Dosis intermitente	Frecuencia (Bloqueo, min)	Sistema	Tasa de infusión basal habitual
Hidromorfona	0.2-0.5 mg	6-10	ACP	0.2-0.5 mg/h
Meperidina	10-15 mg	6-10	ACP	15-50 mg/h
Morfina	1-2 mg	6-10	ACP	0.5-1 mg/h
Fentanilo	10-25 μg	2-5	ACP	25-50 μg/h
Alfentanilo	0.01-0.03 mg	1-3	ACP	No recomendado
Propofol	5-20 mg	1-3	SCP	No recomendado

(2) Procedimientos renales en T6-L1.
(3) Abdomen inferior, pelvis y miembros inferiores en T10-L3.

b. Elección y dosificación de los fármacos:
(1) La elección de la anestesia local depende de la duración del procedimiento. En los procedimientos prolongados (> 2 h), puede utilizarse bupivacaína, mientras que la lidocaína resulta más adecuada para los procedimientos más cortos.
(2) La dosis y el área de cobertura anestésica pueden ajustarse durante el procedimiento mediante dosis intermitentes a través de un catéter epidural. Mediante la administración epidural de opiáceos, puede obtenerse analgesia posprocedimiento sin debilidad muscular.

c. Complicaciones/efectos secundarios:
(1) Bloqueo motor.
(2) Hipotensión.
(3) Prurito.
(4) Retención urinaria.
(5) Cefalea por punción posdural.
(6) Inyección intravascular (vena epidural).
(7) Inyección intratecal (raquídea «total»).

Anestesia general

1. Indicaciones:
   a. Si el procedimiento puede comprometer las vías respiratorias del paciente.
   b. Pacientes muy ansiosos que rechazan la anestesia local con sedación o la anestesia regional.
   c. Pacientes que no pueden cooperar y potencialmente combativos debido a una discapacidad mental o trastorno agudo.
2. Desventajas:
   a. Los riesgos son los inherentes a la anestesia general.
   b. Es necesario disponer de cobertura anestésica y transportar el equipo al área de radiología.
   c. Aumento de los costes de atención.
   d. La anestesia inhalatoria tiene efectos vasodilatadores que reducen la circulación sanguínea renal y la filtración glomerular, lo que puede incrementar la susceptibilidad a la nefropatía inducida por radiocontraste. Por tanto, se debe prestar atención a la correcta hidratación de estos pacientes, ya que se espera que reciban un volumen importante de radiocontraste (18).

Otras consideraciones del procedimiento

1. **Criterios del Proyecto de mejora de la atención quirúrgica.** Según el Proyecto de mejora de la atención quirúrgica (SCIP, *Surgical Care Improvement Project*), es obligatorio considerar la administración oportuna de antibióticos, monitorizar la glucosa y supervisar y controlar la temperatura durante el procedimiento (10). De igual manera, debe estar disponible un equipo adicional para administrar antibióticos y un calentamiento activo (calentadores de líquidos y mantas térmicas) para emplearse según la necesidad. En la planificación del procedimiento debe considerarse este equipo, por ejemplo, el calentamiento activo mientras se realiza una gammagrafía.
2. **Posición.** Durante los procedimientos que incluyen sedación, un paciente no podrá ajustar la posición del cuerpo y los miembros en respuesta a una reducción de la circulación sanguínea a causa de la compresión por un período prolongado. Los miembros y las partes del cuerpo deben colocarse considerando esto para reducir al mínimo la flexión y extensión extrema de los miembros y proteger áreas particularmente susceptibles, como el nervio cubital que pasa por el surco cubital detrás del epicóndilo medial del húmero (19).
3. **Pacientes de la unidad de cuidados intensivos (UCI).** Algunos pacientes en la UCI que se encuentran intubados y sedados pueden requerir procedimientos de radiología intervencionista. En estos casos, existe una línea muy delgada entre la sedación moderada y la anestesia general, ya que los sedantes y dispositivos para las vías respiratorias ya están

colocados. Muchos de estos medicamentos pueden aumentar el nivel de sedación más allá del deseado, incluida la anestesia general, con las respectivas consecuencias concomitantes hemodinámicas y respiratorias. Se recomienda incluir profesionales capaces de manejar dichas consecuencias, así como otras complicaciones de estos medicamentos y dispositivos.

Manejo posterior al procedimiento

1. **Monitorización.** Las constantes vitales del paciente deben monitorizarse en el área de recuperación, así como observarse para detectar complicaciones tras procedimientos intervencionistas realizados con medicación sedante/opioidea, anestesia regional o general. Cabe destacar que cualquier paciente que haya recibido naloxona o flumazenil en cualquier momento durante o después de la sedación/analgesia deberá tener monitorización en recuperación durante un mínimo de 1 h después de la administración de la última dosis del fármaco de reversión en recuperación para asegurar que el paciente está continuamente despierto y alerta.
2. **Criterios para el alta de pacientes ambulatorios:**
   a. Las constantes vitales deben volver a los valores previos al procedimiento y mantenerse estables durante 1 h. Considerar un tiempo adicional de 1 h a 2 h para pacientes con AOS (5).
   b. Los pacientes deben estar recuperados de los sedantes o somníferos lo suficiente para que deambulen con asistencia.
   c. Debe volver al estado mental basal.
   d. Los pacientes deben ser capaces de orinar y tolerar líquidos por vía oral.
3. **Instrucciones para el alta para pacientes ambulatorios:**
   a. Las instrucciones deben estar por escrito y entregarse al acompañante responsable del paciente.
   b. Los problemas esperados deben indicarse en una lista.
   c. Los pacientes deben tener un número telefónico o de localizador para llamar en caso de dudas o complicaciones.
4. **Seguimiento:**
   a. Pacientes hospitalizados. Todos los pacientes deben ser evaluados después de un procedimiento intervencionista. Se recomienda documentar en la historia clínica la eficacia de la sedación o anestesia empleada y todas las complicaciones del procedimiento. Estos comentarios pueden ser muy valiosos al momento de planificar procedimientos futuros de radiología intervencionista y quirúrgicos.
   b. Pacientes ambulatorios. El seguimiento de los pacientes ambulatorios también es importante y puede efectuarse mediante un cuestionario vía telefónica o correo electrónico.

Referencias bibliográficas

1. Lind LJ, Mushlin PS. Sedation, analgesia, and anesthesia for radiologic procedures. *Cardiovasc Intervent Radiol.* 1987;10:247–253.
2. Lind LJ. Anesthetic management in surgical care of the elderly. *Oral Maxillofac Surg Clin North Am.* 1996;8(2):235–243.
3. Fleisher LA, Fleischmann KE, Auerbach AD, et al. 2014 ACC/AHA Guideline on perioperative cardiovascular evaluation and management of patients undergoing non-cardiac surgery. A Report of the American College of Cardiology/American Heart Association Task Force on Practice Guidelines *J Am Coll Cardiol.* 2014;64:e77–e137.
4. Smetana GW. Preoperative pulmonary evaluation. *N Engl J Med.* 1999;340:937–944.
5. Gross JB, Bachenberg KL, Benumof JL, et al. Practice guidelines for the perioperative management of patients with obstructive sleep apnea: a report by the American Society of Anesthesiologists Task Force on Perioperative Management of patients with obstructive sleep apnea. *Anesthesiology.* 2006;104:1081–1093.
6. Casati A, Putzu M. Anesthesia in the obese patient: pharmacokinetic considerations. *J Clin Anesth.* 2005;17(2):134–145.

7. Stevens LA, Coresh J, Greene T, et al. Assessing kidney function—measured and estimated glomerular filtration rate. *N Engl J Med.* 2006;354(23):2473–2483.
8. Gurwitz JH, Field TS, Harrold LR, et al. Incidence and preventability of adverse drug events among older persons in the ambulatory setting. *JAMA.* 2003;289(9):1107–1116.
9. Tobin MJ. Respiratory monitoring. *JAMA.* 1990;264:244–251.
10. Specifications Manual for National Hospital Inpatient Quality Measures. https://manual.jointcommission.org/releases/archive/TJC2010B/SurgicalCareImprovementProject.html
11. Quan DJ, Kayser SR. Ketorolac induced acute renal failure following a single dose. *J Toxicol Clin Toxicol.* 1994;32(3):305–309.
12. Garnier M, Bonnet F. Management of anesthetic emergencies and complications outside the operating room. *Curr Opin Anaesthesiol.* 2014;27(4):437–441.
13. Ferrante FM, Steinbrook RA, Hughes N, et al. 1% lidocaine with and without sodium bicarbonate for attenuation of pain of skin infiltration and intravenous catheterization. *Anesthesiology.* 1991;75:A736.
14. Bailey PL, Pace NL, Ashburn MA, et al. Frequent hypoxemia and apnea after sedation with midazolam and fentanyl. *Anesthesiology.* 1990;73:826–830.
15. Etches RC. Patient controlled analgesia. *Surg Clin North Am.* 1999;79:297–312.
16. Torpe SJ, Balakrishnan VR, Cook LB. The safety of patient-controlled sedation. *Anaesthesia.* 1997;52(12):1144–1150.
17. Cousins MJ, Veering BT. Epidural neural blockade. In: Cousins MJ, Bridenbaugh PO, eds. Neural Blockade in Clinical Anesthesia and Pain Management. 3rd ed. Lippincott-Raven; 1998:243–322.
18. Brar SS, Shen AY, Jorgensen MB, et al. Sodium bicarbonate vs sodium chloride for the prevention of contrast medium-induced nephropathy in patients undergoing coronary angiography: a randomized trial. *JAMA.* 2008;300(9):1038–1046.
19. Winfree CJ, Kline DG. Intraoperative positioning nerve injuries. *Surg Neurol.* 2005;63(1):5–18.

64 Administración de medicamentos

Denise Hegemann, BSN, RN, CRN

Consideraciones previas al procedimiento

Todas las indicaciones/administraciones de medicación deben individualizarse teniendo en cuenta la edad, el peso, el estado médico y físico, el nivel de ansiedad, los antecedentes de alergias, las reacciones farmacológicas previas, la tolerancia o el abuso de fármacos, los datos de laboratorio y la duración y el tipo de procedimiento del paciente (1,2).

Hay muchos pasos y factores previos a la administración de medicamentos y, más concretamente, a la administración de sedantes:

1. Antes de administrar cualquier medicación, deben revisarse y documentarse las constantes vitales, incluida la oxigenación, la clasificación de la American Society of Anesthesiologists (ASA), la edad, la estatura, el peso, los antecedentes médicos y quirúrgicos, la medicación actual y las alergias. El confort, la ansiedad, el nivel de conciencia y la orientación deben evaluarse utilizando criterios hospitalarios (2,3).
2. Hay que tener en cuenta cuáles son los requisitos de sedación para el procedimiento que se va a realizar. Por ejemplo, ¿es suficiente un anestésico local como una inyección de lidocaína? ¿requiere el paciente sedación moderada, sedación profunda o anestesia general? (2,4):
   a. La consulta con un anestesiólogo puede ser necesaria en determinados casos, como cuando el paciente no ha tolerado o ha fallado la sedación en el pasado; cuando es poco probable que el paciente tolere el procedimiento solo con sedación; cuando el paciente tiene antecedentes de vías respiratorias complicadas; o cuando el paciente está demasiado grave (estado ASA) para tolerar la sedación durante el procedimiento. Si el paciente está muy enfermo o no puede tolerar la posición, la duración o las molestias

del procedimiento, debe realizarse una consulta de anestesiología para evaluar al paciente y proporcionarle cuidados directos durante el procedimiento (3).

b. Antes de administrar cualquier sedación intravenosa, es necesario tener en cuenta el estado de ayuno total del paciente. Para cualquier nivel de sedación superior a la anestesia local, los requisitos suelen oscilar entre 2 h y 8 h. Deben consultarse las políticas de cada institución para obtener más información sobre los requisitos (2,4).

c. Un proveedor de radiología autorizado e independiente (médico, becario, residente, asistente médico, enfermero practicante) debe evaluar al paciente antes del procedimiento. Antes de administrar la sedación, debe obtenerse y documentar una anamnesis y una exploración física específicas que incluyan evaluaciones cardíaca, pulmonar y de las vías respiratorias. También deben revisarse los datos de laboratorio actuales, los electrocardiogramas (ECG) y los estudios de imagen pertinentes. El médico, formado en sedación procesal y responsable de la atención y el tratamiento del paciente, hablará con este sobre la sedación durante el procedimiento. Debe comprobarse la política de cada institución en cuanto a credenciales/certificaciones necesarias para la administración de sedación moderada (3).

3. Se iniciará una vía intravenosa periférica o se confirmará la existencia de un acceso que funcione correctamente para administrar los medicamentos intravenosos necesarios durante la intervención. Si es necesario realizar alguna analítica pertinente antes del inicio de la intervención, puede hacerse en el momento de iniciar la vía intravenosa o un flebotomista puede realizarla por separado.

4. El consentimiento informado para el procedimiento y la sedación requerida debe obtenerse y documentarse en la historia clínica antes de la administración de la sedación. El consentimiento informado debe incluir la discusión de los riesgos y beneficios del procedimiento y la sedación, y los tratamientos alternativos. Debe confirmarse el estado del paciente y cualquier indicación de no reanimar/no intubar, si existe.

Además de la administración de sedantes, existen otras medicaciones y situaciones previas al procedimiento que puede ser necesario abordar o tener en cuenta:

1. Los pacientes con antecedentes de reacción al medio de contraste pueden necesitar premedicación para prevenir una reacción adversa o anafilaxia a dicho medio de contraste. Es preferible una preparación estándar de 13 h antes del procedimiento si se trata de un caso programado. Los procedimientos programados pueden retrasarse o reprogramarse para que el paciente reciba la preparación completa de 13 h. Véase el capítulo 65 para información adicional sobre premedicación y tratamiento de la alergia al medio de contraste.
2. La profilaxis antimicrobiana para la prevención de infecciones puede ser necesaria antes de la punción, antes del despliegue del dispositivo (es decir, endoprótesis) o antes del cierre, en función del procedimiento y si hay complicaciones. La necesidad de antimicrobianos debe abordarse en el tiempo de espera previo al inicio de cada procedimiento con el fin de verificar si se necesita uno y, en caso afirmativo, asegurarse de que se ha pedido/administrado la medicación adecuada (5).
3. Pueden solicitarse antieméticos en la fase previa al procedimiento en función del tipo de procedimiento que vaya a realizarse y de si van a administrarse medicamentos adicionales que causen náusea durante el procedimiento (es decir, quimioterapia). Además, si el paciente llega al centro con náusea, debe considerarse la posibilidad de administrar un antiemético (oral o intravenoso) antes del procedimiento. La profilaxis antiemética puede recomendarse también para los pacientes que experimentan náusea o vómito tras el procedimiento o la sedación (2).
4. Antes de la fecha de la intervención, el médico encargado de la misma, en colaboración con el médico o el equipo que controla la anticoagulación del paciente, debe establecer un plan de cuidados para el uso de anticoagulantes y la necesidad de anticoagulación perioperatoria. La duración de la interrupción de la anticoagulación antes del procedimiento o la necesidad de anticoagulación perioperatoria dependerá del procedimiento que vaya a realizarse y de la indicación inicial de anticoagulación (6).
5. Debe considerarse la necesidad de hidratación antes del inicio del procedimiento o durante la recuperación posterior a este. Debe evaluarse el estado cardiopulmonar del paciente para determinar la tolerancia si van a administrarse grandes volúmenes o

tasas de líquidos, es decir, un paciente con ICC puede no ser capaz de tolerar un gran volumen de líquidos.

Consideraciones durante el procedimiento

1. A cada paciente se le asigna un miembro cualificado del personal de enfermería (con certificación en la administración de sedación durante el procedimiento) para que reciba una atención personalizada y monitorización durante el tiempo que se encuentra en el área especial de procedimientos. Es imprescindible hacer una inspección completa de seguridad antes de atender al paciente. El equipo de reanimación de urgencia, los suministros y los medicamentos deben estar a la mano. Todas las salas de procedimientos deben estar equipadas con lo siguiente (1):
   a. Carro de reanimación.
   b. Desfibrilador con almohadillas multifuncionales, paletas y marcapasos externo.
   c. Equipo completo de monitorización completo, que incluya monitor cardíaco, tensiómetro con manguitos de distintos tamaños, diversos sistemas de administración de oxígeno, pulsioxímetro, capnografía (si la institución lo requiere), linterna, estetoscopio y termómetro.
   d. Diversas vías aéreas bucales y nasofaríngeas, balón de reanimación y un equipo de aspiración.
   e. Equipos de reacción al contraste: antagonistas farmacológicos específicos y fármacos de reversión para el tipo de sedación a utilizarse. Asimismo, equipos de reacción al medio de contraste o medicamentos individuales.
   f. Todos los equipos deben ser inventariados y mantenidos periódicamente de acuerdo con las políticas establecidas por cada institución.
2. A la llegada del paciente a la sala de procedimientos, y en caso de que se administren sedantes, deberá estar disponible un proveedor independiente autorizado.
3. La medicación para la sedación del procedimiento se ajustará al efecto deseado mientras se mantiene una oxigenación y un estado hemodinámico adecuados (1,2,3):
   a. La presión arterial, la frecuencia y el ritmo cardíacos, la frecuencia respiratoria, la oxigenación y la capnografía (si las políticas de la institución lo requieren) y los niveles de sedación deben monitorizarse y documentarse como mínimo cada 15 min (o según las políticas de la institución) durante el procedimiento y durante 30 min después de la última dosis de sedación para el procedimiento.
   b. El oxígeno suplementario, considerado un medicamento, debe ser prescrito por un proveedor de salud con parámetros específicos para su uso.
   c. La monitorización hemodinámica arterial puede emplearse según sea necesario en procedimientos específicos seleccionados.
4. En las salas de procedimiento, el uso de medicamentos adicionales dependerá del estado y necesidades del paciente. Esto incluye medicación para controlar la presión arterial, anticoagulación, trombólisis, entre otros, durante el procedimiento. Si se anticipa la necesidad de un medicamento específico no habitual antes de un procedimiento, es importante solicitarlo y confirmar su disponibilidad con antelación.

Recuperación y cuidados después del procedimiento

Durante el período de recuperación, y dependiendo de la institución, el procedimiento realizado y la cantidad de sedación del procedimiento, los parámetros fisiológicos deben monitorizarse como mínimo cada 15 min, durante 30 min, o hasta que el paciente alcance el estado fisiológico basal (antes de la administración de sedación).

Cualquier paciente que reciba fármacos de reversión requiere un período de recuperación mínimamente prolongado de 2 h después de la última dosis de dichos fármacos o hasta que el paciente alcance el nivel basal, según lo establecido. Siga las políticas de su institución cuando utilice fármacos de reversión (3).

Los pacientes ambulatorios deben recibir instrucciones de alta por escrito y números de teléfono de contacto de guardia. Se recomienda un seguimiento telefónico a las 24 h para evaluar y corregir, si es necesario, los resultados del procedimiento o la medicación.

Tabla 64-1 Abreviaturas y equivalentes de las unidades comunes

	Abreviaturas	Equivalentes
Microgramo	μg	1 000 μg = 1 mg
Miligramo	mg	1 000 mg = 1 g
Gramo	g	1 000 g = 1 kg
Kilogramo	kg	1 kg = 2.2 lb
Microgota	μgtt	60 μgtt = 1 mL
Mililitros	mL	1 000 mL = 1 L

Los cinco derechos de la administración de medicamentos:

1. Paciente adecuado.
2. Medicación correcta.
3. Dosis correcta.
4. Vía correcta.
5. Momento/frecuencia de administración adecuados.

Cálculo de la dosis

Unidades (tabla 64-1)

1. El *peso corporal* se mide en kilogramos (kg).
2. La *concentración del fármaco* se mide en microgramos por mililitro (μg/mL).
3. La *dosis* se mide en microgramos por kilogramo (de peso corporal) por minuto ([μg/kg]/min).

Cálculo de las dosis de infusión

1. Dosis en microgramos por minuto: dosis ([μg/kg]/min) × peso corporal (kg).
2. Dosis en mililitros por minuto: dosis (μg/min)/concentración (μg/mL).

Referencias bibliográficas

1. Cornelis FH, Monard E, Moulin ME, et al. Sedation and analgesia in interventional radiology: where do we stand, where are we heading and why does it matter? *Diagn Interv Imaging*. 2019;100(12):753–762.
2. Johnson S. Sedation and analgesia in the performance of interventional procedures. *Semin Interv Radiol.* 2010;27(4):368–373.
3. Gross JB, Bailey PL, Connis RT, et al. Practice guidelines for sedation and analgesia by non-anesthesiologists. An Updated Report by the American Society of Anesthesiologists Task Force on Sedation and Analgesia by Non-Anesthesiologists. *Anesthesiology*. 2002;96(4):1004–1017.
4. Practice guidelines for preoperative fasting and the use of pharmacologic agents to reduce the risk of pulmonary aspiration: application to healthy patients undergoing elective procedures. An Updated Report by the American Society of Anesthesiologists Task Force on preoperative fasting and the use of pharmacologic agents to reduce the risk of pulmonary aspiration. *Anesthesiology*. 2017;126:376–393.
5. Chehab MA, Thakor AS, Tulin-Silver S, et al. Adult and pediatric antibiotic prophylaxis during vascular and IR procedures: a Society of Interventional Radiology Practice Parameter Update endorsed by the Cardiovascular and Interventional Radiology Society of Europe and the Canadian Association for Interventional Radiology. *JVIR*. 2018;29(11):1483–1501.
6. Davidson JC, Rahim S, Hanks SE, et al. Society of Interventional Radiology Consensus Guidelines for the periprocedural management of thrombotic and bleeding risk in patients undergoing percutaneous image-guided interventions–Part I: Review of anticoagulation agents and clinical considerations: endorsed by the Canadian Association for Interventional Radiology and the Cardiovascular and Interventional Radiology Society of Europe. *J Vasc Interv Radiol.* 2019;30(8):1155–1167.

65 Reacciones a los medios de contraste: tratamiento y reducción del riesgo

Michael A. Bettmann, MD, FSIR, FACR, FAHA

Principios generales (1,2)

1. El radiólogo debe tener la pericia, la experiencia y el equipamiento para tratar la mayoría de las reacciones a los medios de contraste (que no ponen en peligro la vida) sin ayuda.
2. Para responder de manera eficaz a las reacciones potencialmente mortales, el equipo debe estar compuesto por personal totalmente capacitado y certificado en soporte vital cardíaco avanzado, y contar con un carro y equipo para reanimación (1).
3. Todo el material necesario para tratar todas las reacciones, desde las leves hasta las potencialmente mortales, debe estar disponible y actualizarse periódicamente (2,3). Esto incluye medicamentos pertinentes (difenhidramina, inhaladores β-agonistas, atropina y epinefrina) y el equipo (tubos endotraqueales, laringoscopio, monitor, marcapasos externo y desfibrilador). Si no está en la sala, este material debe colocarse en un lugar accesible en segundos en el área en la cual se administra el contraste.
4. El tiempo de respuesta al tratamiento debe ser mínimo (1). No todas las reacciones al medio de contraste se presentan con signos y síntomas típicos. No tener en cuenta y reconocer que un paciente está experimentando realmente una reacción adversa puede retrasar el tratamiento adecuado (3).
5. Existen tres requisitos básicos para tratar a todos los pacientes:
   a. Conocer al paciente.
   b. Reconocer que existe un problema.
   c. Estar preparado para administrar el tratamiento y pedir ayuda con rapidez (se debe conocer bien la reanimación cardiopulmonar para el soporte vital básico [SVB]: vías aéreas/evaluación, respiración y circulación, ABC en inglés).

Conocer al paciente

1. Antes del procedimiento, debe preguntarse sobre cualquier exposición previa al medio de contraste yodado, reacciones adversas previas y antecedentes pertinentes relacionados:
   a. ¿Tiene el paciente antecedentes de *asma*? En caso afirmativo, ¿tiene sibilancias? ¿Toma broncodilatadores? Los medios de contraste pueden provocar broncoespasmo y empeorar la constricción preexistente de las vías respiratorias.
   b. ¿Tiene el paciente antecedentes importantes de *alergias múltiples o graves?* Esto aumenta el riesgo de una reacción adversa a los medios de contraste.
   c. ¿Tiene el paciente antecedentes de coronariopatía u otro problema cardíaco significativo? El material de contraste puede comprometer la función cardíaca (4,5).
   d. ¿El paciente está en tratamiento por *insuficiencia cardíaca congestiva?* El material de contraste aumentará el volumen circulante efectivo y puede causar edema pulmonar en pacientes descompensados.
   e. ¿Existe alguna razón por la que el paciente pueda tener *insuficiencia renal*? (*v.* cap. 66). Esto incluye disfunción renal conocida, obstrucción de la salida de la vejiga, diabetes y cálculos renales o infecciones recurrentes en las vías urinarias.
2. El radiólogo que realiza el procedimiento debe conocer la **medicación** habitual del paciente. Algunos medicamentos pueden ocultar los síntomas de una reacción al medio de contraste:
   a. Los β-**bloqueadores** disminuyen la frecuencia cardíaca y bloquean la respuesta taquicárdica al estrés fisiológico. El β-bloqueador atenúa los efectos de la epinefrina (agonistas α y β), lo cual hace necesario una dosis mayor para lograr un efecto fisiológico similar. Una vez superado el efecto β-bloqueador, predomina un efecto α-adrenérgico sin oposición de la epinefrina, con un marcado aumento de la resistencia vascular periférica y una respuesta hipertensiva posterior.

Además, las reacciones vasovagales se caracterizan por causar hipotensión y bradicardia. En pacientes en tratamiento con β-bloqueadores, una reacción anafilactoide puede confundirse con una reacción vagal debido a la ausencia de taquicardia.

b. Los **antagonistas del calcio** se prescriben con frecuencia para la hipertensión, la insuficiencia coronaria y las arritmias. Son vasodilatadores periféricos; la corrección de la hipotensión mediante rehidratación puede ser más difícil debido a la vasodilatación periférica persistente.

c. La **metformina**, un hipoglucémico oral, casi nunca provoca acidosis láctica, que es mortal en un alto porcentaje de pacientes. El riesgo de acidosis láctica aumenta en pacientes con alteración de la función renal (4). La guía actualizada ha disminuido la precaución de la metformina y el medio contraste. La principal preocupación no es el medio de contraste, sino una filtración glomerular estimada (FGe) reducida (*v.* cap. 66). En pacientes con una FG < 30 debe suspenderse la metformina en el momento del procedimiento y reiniciarse a las 48 h si no hay alteración de la función renal por el estudio realizado.

d. El uso de antiinflamatorios no esteroideos (AINE) está muy generalizado. Algunos consideran que el uso de dosis altas de AINE puede predisponer a nefropatía inducida por contraste, aunque no hay estudios que lo respalden.

Reconocer que existe un problema

1. Deben buscarse los signos típicos y más sutiles que indiquen una reacción adversa:
   a. En primer lugar, debe hablarse con el paciente y evaluar su estado ABC, mencionado anteriormente. Muchas «reacciones» pueden ser simplemente manifestaciones de *ansiedad*, con taquipnea y aturdimiento resultantes.
   b. *Reacciones dérmicas:* urticaria, prurito, eritema difuso, rubor cutáneo. Solo pueden observarse si se buscan específicamente (6).
   c. El «*angioedema*» puede presentarse con aumento de la producción de lágrimas, dificultad para tragar, congestión nasal o edema laríngeo con ronquera. También puede producirse edema facial, aunque es poco frecuente.
   d. El *broncoespasmo* se produce casi exclusivamente en pacientes con *asma*. Se caracteriza por disnea, a veces taquipnea y *sibilancias al final de la espiración*. En cambio, *el laringoespasmo* es menos frecuente y más preocupante. Se caracteriza por estridor o *sibilancias inspiratorias*.
   e. La *pérdida repentina de consciencia* puede deberse a reacciones del sistema nervioso central (SNC), cardíacas o pulmonares. Es fundamental que se evalúen las constantes vitales para intentar distinguir la causa, de modo que pueda administrarse de inmediato el tratamiento adecuado.
   f. Las *reacciones vagales* se caracterizan por mareo, sensación de ansiedad, diaforesis, hipotensión y bradicardia. Las *reacciones anafilactoides* completas, mucho menos frecuentes que las vagales, se caracterizan por *hipotensión, taquicardia* y, a menudo, *pérdida de la consciencia*.
   g. Otros *cambios del estado mental*, como la confusión, son poco frecuentes, no suelen estar relacionados con un medio de contraste y casi siempre se deben a la sedación u otra medicación, o a un evento cerebral.
2. Todos los pacientes en el área intervencionista y de angiografía deben tener una monitorización continua de la presión arterial (PA). Los pacientes que reciben medio de contraste para procedimientos guiados por tomografía computarizada (TC) o urografía intravenosa no requieren una monitorización tan frecuente. La persona que atienda al paciente (radiólogo, miembros del personal de enfermería acreditados o terapeuta respiratorio) se basará en los signos físicos y los síntomas del paciente para determinar si está experimentando una reacción adversa. Por tanto, siempre será necesaria, como mínimo, una observación minuciosa.

Estar preparado para administrar el tratamiento y pedir ayuda con rapidez

Debe evaluarse la situación, clasificar el tipo de reacción adversa y el estado del paciente, y determinar:

1. ¿Es necesario un tratamiento inmediato y, en caso afirmativo, cuál en concreto?
2. ¿Es apropiado un seguimiento continuado por sí solo?

Independientemente de que el paciente reciba monitorización o tratamiento, hay que reevaluarlo con frecuencia y decidir si la situación empeora, se mantiene estable o mejora. Hay que documentar la situación con la mayor prontitud y minuciosidad posibles, y esto debe ser continuo hasta que se resuelva la reacción.

Tratamiento de las reacciones adversas (tabla 65-1)

1. Cutáneas:

a. Urticaria: a menudo, pero no siempre, se relaciona con prurito, y la mayoría de las veces es de resolución espontánea. La incidencia aumenta si se buscan signos (es decir, a menudo es asintomática y se encuentra solo al mirar bajo la ropa del paciente). Tratar los síntomas con difenhidramina en dosis de 25 mg a 50 mg, por vías oral o intravenosa. Advertir a los pacientes que no conduzcan después de este tratamiento. La urticaria **no es** un buen factor de predicción de una reacción recurrente, especialmente de una más grave.

b. Exantema generalizado: poco frecuente. Puede asociarse con colapso cardiovascular (es decir, una reacción anafilactoide grave y completa). Se trata de manera sintomática; contraste, aunque no hay estudios que lo respalden.

Tabla 65-1 Tratamiento de las principales reacciones adversas

Síntomas	Tratamiento (en orden creciente de gravedad)
Urticaria sintomática	25-50 mg de difenhidramina i.m. o i.v.
Broncoespasmo	1. Oxígeno nasal, acceso i.v., monitorizar electrocardiograma y saturación de oxígeno 2. Inhalador β-agonista (metaproterenol, terbutalina, albuterol) 3. Epinefrina 1:1 000, 0.1-1.0 mL s.c. o 4. Epinefrina 1:10 000, 1.0-3.0 mL i.v.
Edema laringotraqueal o edema facial sintomático	1, 3, luego 4 (NO un inhalador β-agonista)
Edema pulmonar	1. Oxígeno, acceso i.v.; monitorizar electrocardiograma y saturación de oxígeno 2. Elevar la cabeza; aplicar torniquetes rotatorios en los miembros 3. Furosemida 40 mg i.v. lenta (monitorizar cuidadosamente el estado respiratorio y la presión arterial) 4. Morfina 1-10 mg i.v. lenta
Reacción vagal (hipotensión y bradicardia)	1. Controlar las constantes vitales, asegurar el acceso intravenoso 2. Elevar las piernas (más eficaz que la posición de Trendelenburg) 3. Líquidos intravenosos 4. Según sea necesario para estabilizar la presión arterial y el pulso, atropina 0.6-2.0 mg i.v. lenta (incrementos de 0.5 mg) 5. Una consideración decisiva para evitar complicaciones significativas es la observación y el tratamiento hasta que los signos vitales vuelvan a los niveles basales
Convulsión	1. Diazepam 1-10 mg i.v., en incrementos de 1 mg 2. Controlar las constantes vitales 3. Obtener consulta neurológica
Parada cardiopulmonar	1. Controlar las constantes vitales y el electrocardiograma 2. Asegurar el acceso i.v. 3. Garantizar la función de las vías respiratorias 4. Iniciar la reanimación 5. Llamar al equipo de reanimación (*intentar hacer los puntos 1 a 5 a la vez*) 6. Epinefrina 1:10 000, i.v. 1-3 mL

i.m., vía intramuscular; i.v., vía intravenosa, s.c., vía subcutánea.

si se asocia con hipotensión y taquicardia, requerirá epinefrina 1:10 000 por vía intravenosa.

c. Reacciones tardías: la incidencia alcanza el 9 %, pero a menudo no se reconocen, ya que pueden producirse de 24 h a 10 días después de administrar el medio de contraste, y a menudo se atribuyen a otras causas, como clopidogrel, warfarina o el uso de un nuevo detergente para la ropa. Se presentan de diferentes formas, pero la más frecuente es la erupción maculopapular. Tienden a reaparecer tras la exposición a un medio de contraste, especialmente con el mismo; parecen estar claramente mediadas por linfocitos T. En ocasiones infrecuentes pueden ser graves y potencialmente mortales (síndrome de Stevens-Johnson). El tratamiento es sintomático, con esteroides tópicos o, en caso necesario, sistémicos. Debe considerarse una consulta dermatológica (6).

d. Extravasación del medio de contraste: no suele ser causa de gran preocupación o complicaciones, sobre todo con medios de contraste de baja osmolalidad y volumen limitado. Puede ser preocupante en la edad pediátrica, en personas con diabetes con neuropatía o vasculopatía, o si el volumen de extravasación es muy grande. El tratamiento es sintomático, con compresas frías o calientes; raramente se requiere consulta quirúrgica para la liberación de presión. El síndrome compartimental es posible, pero casi nunca se produce (7).

2. Pulmonares:

a. Broncoespasmo: suele observarse en pacientes con asma activa; casi nunca se presenta en otro tipo de pacientes. Se trata de manera sintomática, según sea necesario. Casi siempre suele bastar con la administración de inhaladores β-agonistas, monitorización de la pulsioximetría y oxígeno suplementario, según sea necesario. En ocasiones puede ser necesaria la administración de epinefrina (0.1-0.3 mL de 1:1 000 por vía subcutánea o 1-3 mL de 1:10 000 por vía intravenosa).

b. Laringoespasmo: infrecuente; puede ser un componente del edema generalizado. Si es sintomático, se trata con mascarilla con reserva adicional de O_2, epinefrina por vía intravenosa (dilución 1:10 000) y observación hasta que los síntomas y signos (es decir, estridor, sibilancias inspiratorias) desaparezcan por completo.

d. Taquipnea: reacción de ansiedad frecuente. No suele asociarse con ningún otro signo o síntoma y solo requiere que el paciente esté tranquilo y sedación ocasional. El oxígeno nasal puede ser útil.

3. Sistémicas generalizadas

Todas estas reacciones, incluido el eritema difuso, deben considerarse potencialmente mortales. Los pacientes deben ser observados y evaluados con el ABC del SVB:

a. Reacciones vasovagales: más frecuentes que las reacciones anafilactoides; pueden ser difíciles de diagnosticar. Se caracterizan por ansiedad, diaforesis, hipotensión y bradicardia. No son verdaderas reacciones al medio de contraste, y suelen estar relacionadas con la ansiedad general. Suelen tener un curso benigno, pero **DEBEN** *seguirse y tratarse hasta su completa resolución.* Tratamiento: elevar las piernas (más eficaz que la posición de Trendelenburg para aumentar el volumen intravascular), líquidos intravenosos y atropina según sea necesario (0.6-1.0 mg por vía intravenosa, repetir según sea necesario).

b. Respiratorias: mascarilla con reserva de O_2, inhalador β-agonista (metaproterenol o similar) para el broncoespasmo, epinefrina por vía subcutánea (1:1 000; 0.1-0.3 mL) o intravenosa (1:10 000: 1-3 mL) si el broncoespasmo no responde al tratamiento y en caso de laringoespasmo o edema laríngeo.

c. Cardiovasculares:

(1) Vasovagales (*v.* anteriormente): líquidos, elevación de piernas, atropina (mínimo 0.6-1.0 mg) por vía intravenosa.

(2) Anafilácticas: hipotensión, taquicardia y a menudo pérdida de la consciencia. El tratamiento es sintomático: líquidos, sobre todo si hay afectación vascular (p. ej., hipotensión grave), soporte vascular general; utilizar epinefrina 1:10 000, de 1 mL a 3 mL por vía intravenosa, según sea necesario. Llamar al equipo de reanimación (¡mejor hacerlo más temprano que tarde!).

(3) Taquicardia o fibrilación ventriculares: llamar al equipo de reanimación e iniciar cardioversión.

(4) Edema pulmonar: de nuevo, puede estar causado no por el medio contraste en sí, sino por una descompensación cardíaca aguda con o sin expansión aguda de volumen. Puede ser indicativo de un infarto agudo de miocardio.

d. Convulsiones: 1 mg de diazepam por vía intravenosa en incrementos hasta el efecto, con monitorización cuidadosa del estado respiratorio.

4. Recordar:
   a. Hipotensión + bradicardia = reacción vasovagal.
   b. Hipotensión + taquicardia = reacción anafilactoide o cardíaca. *Nota*: si el paciente está tomando un β-bloqueador, la respuesta taquicárdica puede reducirse o no presentarse.
   c. Dificultad respiratoria con tos húmeda y esputo espumoso de color rosado = edema pulmonar. Considerar: ¿está sufriendo este paciente un infarto agudo de miocardio? Tratar con O_2, torniquetes rotatorios, morfina y furosemida.
   d. Los corticoesteroides y la difenhidramina no tienen ningún papel en el tratamiento agudo de las reacciones al medio de contraste, debido tanto a la fisiopatología de la reacción como a la acción tardía de estos medicamentos en un contexto agudo. Los tratamientos clave a considerar son líquidos intravenosos, epinefrina y atropina.
   e. La epinefrina es un medicamento muy potente, con una relación tóxico-terapéutica relativamente estrecha. Debe utilizarse solo con precaución. En segundo lugar, en caso de necesidad, especialmente con colapso cardiovascular, la administración subcutánea puede no absorberse de manera eficaz en el momento oportuno.

Profilaxis de las reacciones a los medios de contraste (8)

La mayoría consideraría que tener antecedentes de reacciones a medios de contraste de la misma clase es el factor de riesgo más significativo para desarrollar reacciones a estos medios. Otros factores de riesgo incluyen asma, alergias a otras sustancias y diversas condiciones atópicas. Aunque no existe evidencia de nivel I de que la profilaxis prevenga las reacciones en pacientes de alto riesgo, la mayoría de los centros administran premedicación. El más común es el Protocolo de Greenberger modificado. Este protocolo consiste en la administración de 50 mg de prednisona por vía oral 13 h, 7 h y 1 h antes de la administración del medio contraste; la última dosis se administra en combinación con 50 mg de difenhidramina por vías intravenosa u oral. Otras opciones son el Protocolo Lasser, que consiste en 32 mg de metilprednisolona oral 12 h y 2 h antes. Algunos expertos añaden 50 mg de difenhidramina a la última dosis. Otra alternativa para situaciones de urgencia consiste en utilizar 200 mg de hidrocortisona por vía intravenosa inmediatamente y luego cada 4 h antes de la administración del medio contraste, con 50 mg de difenhidramina por vía intravenosa 1 h antes.

Referencias bibliográficas

1. Merchant RM, Topjian AA, Panchal AR, et al. Adult Basic and Advanced Life Support, Pediatric Basic and Advanced Life Support, Neonatal Life Support, Resuscitation Education Science, and Systems of Care Writing Groups. Part 1: Executive Summary: 2020 American Heart Association Guidelines for Cardiopulmonary Resuscitation and Emergency Cardiovascular Care. *Circulation*. 2020;142(16_suppl_2):S337–S357. doi: 10.1161/CIR.0000000000000918
2. Wang CL, Soloff EV. Contrast reaction readiness for your department or facility. *Radiol Clin North Am*. 2020;58(5):841–850. doi: 10.1016/j.rcl.2020.04.002
3. Jacquet GA, Hamade B, Diab KA, et al. The emergency department crash cart: a systematic review and suggested contents. *World J Emerg Med*. 2018;9(2):93–98. doi:10.5847/wjem.j.1920-8642.2018.02.002
4. Bush WH Jr. Treatment of acute contrast reactions. In: Bush WH Jr, Krecke KN, King BF Jr, et al., eds. Radiology Life Support. Oxford University Press, 1999:31–51.
5. Fleetwood G, MA. The effects of radiographic contrast media on myocardial contractility and coronary resistance in the isolated rat heart model. *Invest Radiol*. 1990;25(3):254–260.
6. Tasker F, Fleming H, McNeill G, et al. Contrast media and cutaneous reactions. Part 2: Delayed hypersensitivity reactions to iodinated contrast media. *Clin Exp Dermatol*. 2019;44(8):844–860. doi: 10.1111/ced.13991
7. Sonis JD, Gottumukkala RV, Glover M IV, et al. Implications of iodinated contrast media extravasation in the emergency department. *Am J Emerg Med*. 2018;36(2):294–296. doi: 10.1016/j.ajem.2017.11.012
8. Davenport MS, Cohan RH. The evidence for and against corticosteroid prophylaxis in at-risk patients. *Radiol Clin North Am*. 2017;55(2):413–421.

66 Nefropatía inducida por contraste: prevención y tratamiento

Michael A. Bettmann, MD, FSIR, FACR, FAHA

Introducción

La nefropatía inducida por contraste (NIC) puede producirse tras la administración de cualquier medio de contraste yodado. No suele conducir a la necesidad de tratamiento de reemplazo renal temporal o permanente, pues suele limitarse a una disminución transitoria de la función renal, con retorno a los valores basales o próximos a estos al cabo de 2 a 4 semanas. La NIC clínicamente relevante se produce esencialmente solo en pacientes con una afectación de base de la función renal. La importancia de la NIC no radica en la necesidad ocasional de tratamiento de reemplazo renal (es decir, diálisis), sino en que su desarrollo se asocia a un aumento de la morbimortalidad por todas las causas. El criterio diagnóstico más utilizado en la actualidad es un aumento de la creatinina sérica del 25 % o 50 % ≤ 48 h después de la administración del medio contraste. Siguen existiendo muchos interrogantes sobre la incidencia y la fisiopatología, pero los estudios han mejorado la comprensión de la relevancia clínica y los abordajes de tratamiento (1-3).

Fisiopatología

En el pasado, se creía que la NIC estaba causada por alteraciones del flujo sanguíneo a los riñones, algo que se ha refutado en gran parte gracias a los resultados de diversos estudios sobre profilaxis. En la actualidad se cree que la NIC se debe a alteraciones en la región de la rama ascendente del asa de Henle en la médula externa, una zona en la que la tensión de oxígeno suele estar al borde de la isquemia y es más baja que en otras partes de los túbulos. Es probable que esta región se vuelva hipóxica debido al efecto de la administración de medio de contraste. Esto conduce a la formación de radicales libres de oxígeno y al consiguiente daño celular. La razón exacta de la hipoxia se desconoce; varias teorías han hipotetizado un efecto causal de hipertonicidad, hiperviscosidad, espasmo vascular y toxicidad tisular directa (1,4).

Diagnóstico

La mayoría de las veces, la NIC se define como un aumento del 25 %, del 50 % o, lo que es menos relevante, de 0.5 mg/dL en la creatinina sérica. A veces incluso se han modificado las definiciones utilizadas para ayudar a respaldar una hipótesis que no se ve apoyada estadísticamente por las definiciones más habituales. La filtración glomerular estimada (FGe) es útil para definir mejor el riesgo, pero no es del todo exacta para definir la incidencia de NIC, por las tres razones siguientes: (1) la creatinina sérica puede variar bastante de un día a otro, lo que altera significativamente la FG calculada; (2) el aumento de la creatinina se retrasa de 1 a 3 días con respecto a una lesión, por lo que los cambios agudos de la función renal no se reflejarán necesariamente en la FGe; y, (3) aunque el riesgo real de NIC se define mejor utilizando una FGe derivada de las fórmulas de Cockroft-Gault o de modificación de la dieta en enfermedad renal, que tienen en cuenta la edad, el sexo y la masa corporal, ninguna de las dos fórmulas ha sido completamente validada en grandes poblaciones con distintos niveles de función renal (5,6). Ninguna de las dos fórmulas ha sido bien validada para los cambios agudos de la función renal, ni se han utilizado ampliamente en estudios relacionados con la NIC.

Los estudios sugieren que, aunque la lesión renal se produce con bastante rapidez, la creatinina sérica puede no aumentar hasta pasadas entre 24 h y 48 h. Es evidente que se necesita una medición más fiable de la lesión renal aguda (7). La cistatina C se ha utilizado en algunos estudios, pero su validación y disponibilidad siguen sin estar claras (8). Por ahora, el mejor enfoque para hacer un diagnóstico clínicamente relevante de NIC es obtener los valores de creatinina sérica y FGe basales, seguido de los mismos valores a las 24 h o 48 h en los pacientes de riesgo, con mediciones repetidas durante 7 a 14 días si se observa un aumento inicial.

Aunque actualmente se ha demostrado que el mejor factor predictivo de NIC es un aumento de la creatinina sérica a las 24 h (9), una sola medición de este tipo puede no ser lo bastante sensible ni lo bastante exacta, debido principalmente a las variaciones diarias normales de la creatinina sérica.

Incidencia

La incidencia depende de los factores de riesgo, de la definición de NIC y, quizá de forma algo sorprendente, de la vía de administración. Todos los medios de contraste yodados se distribuyen rápidamente por el espacio intravascular tras la inyección. Se excretan por filtración glomerular sin reabsorción ni excreción tubular y tienen una semivida inferior a 1 h. La incidencia de NIC se aproxima a cero en pacientes con función renal normal o enfermedad renal crónica leve (estadios 1 a 3a). En los pacientes con enfermedad renal crónica en estadio 3b o peor (FG < 45 mL/min/1.73 m^2), la incidencia puede llegar a ser del 20 % al 40 %. La incidencia precisa también es difícil de establecer por otras razones: por ejemplo, especialmente entre los pacientes hospitalizados, existen muchos factores de riesgo potencialmente nefrotóxicos, como la cirugía, la hipotensión, la insuficiencia cardíaca congestiva (ICC) y una gran variedad de medicamentos. Muchos pacientes adultos mayores con creatinina sérica normal tienen una función renal disminuida. La FG disminuye con la edad, al igual que la masa muscular. Dado que el músculo esquelético es la fuente de creatinina sérica, en los pacientes adultos mayores de constitución pequeña, una creatinina sérica normal puede correlacionarse en realidad con una disminución significativa de la FG. Por tanto, a menudo es difícil asegurar que un aumento transitorio específico de la creatinina sérica esté relacionado única o principalmente con la administración de medio contraste (3,10,11).

Evolución natural

En la mayoría de los casos, la NIC se desarrolla con un aumento de la creatinina sérica en los días 1 a 7 tras la administración del medio de contraste, con un retorno a la función renal basal en 2 a 4 semanas. El desarrollo de enfermedad renal terminal es infrecuente, incluso en pacientes con afectación significativa de la función renal (enfermedad renal crónica en estadio > 3a) (3,10). La verdadera preocupación, por tanto, como se ha demostrado en varios estudios longitudinales de gran tamaño (2,3), es que se produce un aumento de la morbimortalidad cardiovascular y por todas las causas entre los que desarrollan NIC, en comparación con los controles. Es poco frecuente que se precise tratamiento de reemplazo renal (diálisis aguda o crónica), del orden del 1 % incluso en las personas de riesgo (9), y la incidencia de morbimortalidad mayor tardía varía en función de los factores de riesgo asociados, como la edad y las comorbilidades cardiovasculares (11).

Factores de riesgo

1. En pacientes con función renal normal verdadera (es decir, no solo creatinina sérica normal, sino también FGe normal) el riesgo es muy bajo, probablemente incluso inexistente. No obstante, consúltese más adelante la advertencia relativa a los cambios agudos de la función renal debidos a cambios en la perfusión renal.
2. Los pacientes con disfunción renal preexistente se consideran pacientes en riesgo. Aunque es lógico pensar que dicho riesgo aumenta con el incremento del grado de enfermedad renal crónica, no está claro que esto sea cierto. La razón es que es probable que otros numerosos factores de riesgo desempeñen un papel en la incidencia y gravedad de la NIC (p. ej., medicamentos nefrotóxicos o deterioro del gasto cardíaco).
3. El riesgo se multiplica aproximadamente por 2 en los pacientes con diabetes *mellitus* (11). Una vez más, el riesgo parece limitarse a aquellos con una FG ≤ 60 mL/min/1.73 m^2. Este riesgo se ha demostrado casi exclusivamente en pacientes con diabetes de tipo 1; el riesgo entre la creciente población con diabetes de tipo 2 no está claramente definido. Es probable que exista un mayor riesgo, en función de la duración y la gravedad de la diabetes.
4. Una mayor edad también es un factor de riesgo, de nuevo solo en aquellos con alteración de la función renal. Es importante recordar que la función renal normalmente disminuye con la edad, como se refleja en la FGe, pero NO necesariamente en la creatinina sérica.

5. Se supone que la deshidratación es un factor de riesgo importante. Muchos pacientes de edad avanzada están relativamente deshidratados al inicio de la intervención. Además, por desgracia, es una práctica habitual mantener a los pacientes en ayuno total durante 12 h o más antes de los procedimientos, lo que empeora la deshidratación. Esto es así en gran parte por razones olvidadas (quizá relacionadas con el miedo a la náusea, el vómito y la aspiración tras la administración del medio de contraste). El estado de ayuno total no suele ser necesario, a menos que existan otras razones de peso. Incluso en pacientes que van a recibir sedación, no es necesario evitar la ingesta de líquidos durante más de 3 h a 4 h antes del procedimiento.
6. Una mala perfusión renal también es motivo de preocupación, y esto puede suceder en presencia de insuficiencia cardíaca, traumatismo grave con pérdida importante de sangre u otras causas de hipotensión o pérdida de volumen (p. ej., cirugía mayor). Estas situaciones pueden conducir a una disminución aguda de la función renal que no necesariamente se refleja en la creatinina sérica.
7. Se cree que varios medicamentos predisponen a la NIC. Entre estos figuran los aminoglucósidos (conocidos por ser nefrotóxicos), los inhibidores de la enzima convertidora de angiotensina (IECA), los β-bloqueadores y los diuréticos. Hasta la fecha, hay motivos que justifican la preocupación por ciertas nefrotoxinas conocidas (aminoglucósidos, ciertos antineoplásicos), pero no con la mayoría de los fármacos. Los antiinflamatorios no esteroideos (AINE) bloquean las prostaciclinas que son importantes en la vasodilatación intrarrenal. En presencia de vasoconstricción, como en la insuficiencia cardíaca, el uso de dosis elevadas de AINE puede precipitar la insuficiencia renal. Sin embargo, no se cree que la vasoconstricción sea un factor importante en la etiología de la NIC, por lo que es probable que el uso de AINE no sea, en general, un factor importante en el desarrollo de la NIC.
8. La *metformina* debe considerarse aparte. No es directamente nefrotóxica. Sin embargo, puede haber una incidencia muy rara de acidosis láctica asociada que puede ser mortal hasta en un 50 %. Debido al metabolismo hepático y a la excreción renal, el efecto de la metformina se prolonga en presencia de insuficiencia renal (o hepática). Por tanto, la metformina está contraindicada en pacientes con enfermedad hepática grave o mala perfusión hepática o renal (como en la ICC crónica). Las recomendaciones sobre la interrupción de la metformina antes de la administración del medio de contraste han evolucionado y los organismos competentes han rebajado la preocupación (12). El American College of Radiology Manual on Contrast Media, 2022 (13) recomienda:
   a. En pacientes con FG < 30 conocida, o que están recibiendo pruebas con catéter arterial que podrían dar lugar a émbolos en las arterias renales, la metformina debe suspenderse en el momento del procedimiento y reiniciarse después de 48 h si no hay afectación de la función renal.
   b. En pacientes sin evidencia de lesión renal aguda y con FGe ≥ 30 mL/min, no es necesario suspender la metformina ni antes ni después de la administración intravenosa de medios de contraste yodados, ni es obligatorio reevaluar la función renal del paciente tras la prueba o procedimiento.
   c. Los pacientes que toman metformina no corren un riesgo mayor que otros pacientes de sufrir una lesión renal aguda posterior a la administración del medio de contraste.
9. Las paraproteinemias, como el mieloma múltiple, también constituyen un problema aparte. La insuficiencia renal relacionada con estas enfermedades se produce debido a la deshidratación subyacente, con la consiguiente precipitación de proteínas en los túbulos renales y la consiguiente insuficiencia renal, a menudo irreversible. La preocupación en estos pacientes no son los medios de contraste; el uso de medio de contraste es seguro siempre y cuando los pacientes estén bien hidratados antes, durante y después de la administración.

Preparación del paciente

Antes de la administración de medio de contraste, es importante determinar si existen o no factores de riesgo, principalmente disfunción renal subyacente. En individuos sanos y jóvenes, esto puede lograrse con una buena anamnesis. Las preguntas cruciales son:

1. ¿Tiene diabetes?

2. ¿Tiene problemas renales?
3. ¿Tiene antecedentes de cálculos renales, infecciones de las vías urinarias o problemas de próstata o vejiga?
4. ¿Qué medicamentos toma?

También es importante evaluar a los pacientes en busca de deshidratación (turgencia cutánea, presión arterial, antecedentes) e intentar alcanzar y mantener un volumen intravascular adecuado, mediante hidratación tanto oral como parenteral antes, durante y después de la administración del medio de contraste.

Profilaxis

Actualmente no existen medios eficaces para tratar la NIC una vez que se ha desarrollado. Sin embargo, se han producido importantes avances en la prevención (14-16). El abordaje mejor respaldado por la evidencia y más ampliamente aceptado es la *hidratación*. Los estudios sugieren que:

1. La hidratación intravenosa es más eficaz que la oral (quizá solo porque es más fiable).
2. La solución fisiológica es más eficaz que la solución salina al 0.45 %.
3. La solución fisiológica es más eficaz después de 12 h y no 4 h.

El protocolo habitual, de ser viable, consiste en hidratación previa durante 12 h con solución fisiológica a 1 (mL/kg)/h, seguido de hidratación continua al mismo ritmo durante y después del procedimiento, durante 6 h a 12 h. Obviamente, este régimen no es práctico para la mayoría de los pacientes ambulatorios, en quienes debe fomentarse la hidratación oral abundante, además de explicarles bien este procedimiento. Además, debe iniciarse la hidratación intravenosa lo antes posible. La deshidratación debe evitarse en la medida de lo posible, y debe reconocerse la posibilidad de que los pacientes pueden necesitar estar en ayuno total durante 3 h o 4 h antes de la sedación (en función de las normas locales).

Se han probado muchos otros métodos de la profilaxis, esencialmente con algún protocolo de hidratación, con resultados contradictorios. Entre estos métodos se incluyen el uso de furosemida (17), dopamina, fenoldopam (un agonista de la dopamina), péptido natriurético auricular, un análogo de la prostaciclina, ácido salicílico y estatinas (18). La teofilina es prometedora, pero tiene una relación tóxico-terapéutica relativamente estrecha, lo que dificulta su uso (19). También se han utilizado hemofiltración y hemodiálisis aguda, con resultados desiguales, varios riesgos asociados y un coste considerable (20). Además de la hidratación salina, las dos herramientas profilácticas más ampliamente investigadas y utilizadas son la *N*-acetilcisteína (NAC) y la hidratación con bicarbonato sódico ($NaHCO_3$). La NAC es la más utilizada en el tratamiento de la sobredosis de paracetamol:

1. NAC: se han realizado numerosos estudios relacionados, así como varios metaanálisis de gran tamaño (18-20). El mayor ensayo prospectivo aleatorizado no mostró ningún beneficio frente al placebo (21), pero la conclusión es que algunos médicos consideran que la NAC puede ser eficaz, con resultados que dependen del momento, la vía de administración (oral frente a intravenosa) y la dosis total. La dosis habitual de NAC ha sido de 600 mg por vía oral dos veces el día anterior y dos veces el día de la administración del medio de contraste. Cuatro dosis orales de 1 200 mg con la misma pauta de administración han demostrado ser más efectivas (22). Esta dosis doble se justifica porque la medicación es barata, segura, en general bien tolerada (salvo por un olor poco agradable), así como puede ser útil.
2. $NaHCO_3$: se ha utilizado ampliamente, pero su eficacia sigue sin estar clara. Aunque los primeros estudios mostraron su eficacia, otros no han mostrado ningún beneficio sobre la solución salina (21). Se ha sugerido un efecto aditivo con el uso tanto de NAC como de $NaHCO_3$, en comparación con cualquiera de los dos por separado (23). Se desconoce el mecanismo de acción del $NaHCO_3$, pero se cree que está relacionado con la prevención del desarrollo de un pH muy ácido y la consiguiente formación de radicales libres y daño tisular en los túbulos de la región medular externa de los riñones. Al igual que la NAC, el $NaHCO_3$ suele ser seguro y bien tolerado, barato, bastante fácil de usar y posiblemente eficaz (23,24). El protocolo de uso más común son tres viales de $NaHCO_3$ (aproximadamente 1 000 mEq) en 1 000 mL de solución glucosada al 5 %, administrados a 3 mL/kg durante 1 h antes del procedimiento, seguido de 1 (mL/kg)/h durante 6 h después del procedimiento.

3. Se han investigado muchas otras formas de profilaxis. Algunos, como el tratamiento con estatinas, son prometedores (16,24), pero su eficacia aún no se ha demostrado de forma concluyente.

Papel de los medios de contraste específicos

Los medios de contraste tradicionales de alta osmolalidad, ampliamente utilizados en el pasado, se emplean solo, y no de manera habitual, para estudios no vasculares en el primer mundo. No aumentan el riesgo de NIC en pacientes con función renal normal, pero dan lugar a una mayor incidencia en pacientes con disfunción renal subyacente. En un estudio muy amplio, la incidencia de NIC con medios de contraste de alta osmolalidad (MCAO) frente a los de baja osmolalidad (MCBO) fue igual en los pacientes con creatinina sérica normal, ligeramente superior en los pacientes con creatinina elevada sin diabetes, y mucho mayor en los pacientes con creatinina elevada y diabetes (25). Sigue siendo tema de debate en la literatura médica si existe o no una diferencia en la incidencia de NIC entre la mayoría de los MCBO y el único medio de contraste isotónico disponible, el iodixanol (Visipaque®, GE Healthcare, Princeton, NJ). Varios estudios han sugerido que el iodixanol es menos nefrotóxico, mientras que otros no han mostrado ningún beneficio. Más recientemente, parecen haberse acumulado datos que sí confirman el beneficio del iodixanol, aunque puede no ser grande (25-27). El principal inconveniente de su uso es que es más costoso. En consecuencia, puede ser útil utilizar iodixanol en pacientes con disfunción renal (FRe < 60 [mL/min]/1.73 m^2), sobre todo si se prevé el uso de un gran volumen de medio de contraste (>100 mL).

Otras consideraciones

1. Pacientes bajo tratamiento de reemplazo renal agudo o crónico (hemodiálisis, diálisis peritoneal).
   Estos pacientes no parecen tener un riesgo añadido por la nefrotoxicidad de los medios de contraste. Hay que tener en cuenta, sin embargo, que estos pacientes suelen tener alguna función renal residual, y cuanto más se preserve, menor será la morbimortalidad global. Es importante, por tanto, limitar al máximo el volumen de medio contraste en estos pacientes. La profilaxis, más allá de la hidratación, no suele considerarse. Sin embargo, hay que tener en cuenta que el aumento del volumen intravascular suele ser motivo de preocupación.
2. Pacientes con insuficiencia cardíaca o bajo gasto cardíaco. Estas personas pueden tener un mayor riesgo tanto de sobrecarga de volumen como de perfusión renal deficiente que puede conducir a una disminución de la función renal. Deben adoptarse los abordajes profilácticos habituales, de nuevo con la condición de que el volumen de líquidos puede ser una preocupación real.
3. El uso de dióxido de carbono como medio de contraste se considera seguro (28), barato y eficaz, para determinadas situaciones intraarteriales, y no es nefrotóxico. Se ha pensado que algunos medios de contraste a base de gadolinio (grupo II) pueden causar fibrosis sistémica nefrógena en pacientes con enfermedad renal crónica, particularmente en aquellos con FGe ≤ 30 (mL/min)/1.73 m^2. Pueden ser un desencadenante más que una causa, y el riesgo es bajo y probablemente no se limita a aquellos con disfunción renal. No obstante, en general los medios de contraste basados en gadolinio deben evitarse en pacientes con FGe baja (29,30).
4. Otras causas de nefrotoxicidad.
   Como se ha señalado, hay muchas causas. Esto ha llevado a algunos a preguntarse si la NIC es o no un problema clínico real; hay pocas dudas de que se produce con el uso intracardíaco u otro uso intraarterial, pero la incidencia con el uso intravenoso sigue siendo dudosa (31). Aunque es muy probable que se produzca, las comorbilidades son tan difíciles de excluir que sigue siendo una verdadera incógnita. En cualquier caso, siempre que se considere la administración de medio contraste, es importante responder a tres preguntas:
   a. ¿Es realmente necesaria la administración de medio de contraste?

b. ¿Existen riesgos que puedan predisponer a un empeoramiento de la disfunción renal? Medicamentos, deshidratación, ICC, cirugía.

c. ¿Es la profilaxis una consideración práctica?

Las respuestas dependen de cada paciente y del entorno clínico. La ecografía o la resonancia magnética (RM) pueden no ser alternativas viables. En presencia de un traumatismo agudo con riesgo vital, no suele ser apropiado retrasar una tomografía computarizada (TC) con medio de contraste para permitir la administración de hidratación profiláctica y NAC. Por último, es importante ser consciente de que otros factores distintos de la administración de medio de contraste, como otras medicaciones o émbolos de colesterol relacionados con un procedimiento angiográfico o quirúrgico, pueden ser la verdadera causa del empeoramiento de la función renal (32).

Referencias bibliográficas

1. Bettmann MA. Contrast medium-induced nephropathy: critical review of the existing clinical evidence. *Nephrol Dial Transplant.* 2005;20(suppl 1):i12–i17.
2. Rihal CS, Textor SC, Grill DE, et al. Incidence and prognostic importance of acute renal failure after percutaneous coronary intervention. *Circulation.* 2002;105(19):2259–2264.
3. Mehran R, Dangas GD, Weisbord SD. Contrast-associated acute kidney injury. *N Engl J Med.* 2019;380(22):2146–2155. doi: 10.1056/NEJM
4. Vlachopanos G, Schizas D, Hasemaki N, et al. Pathophysiology of contrast-induced acute kidney injury (CIAKI). *Curr Pharm Des.* 2019;25(44):4642–4647. doi: 10.2174/1381612825666191210152944
5. Michels WM, Grootendorst DC, Verduijn M, et al. Performance of the Cockcroft-Gault, MDRD, and new CKD-EPI formulas in relation to GFR, age, and body size. *Clin J Am Soc Nephrol.* 2010;5(6):1003–1009. doi: 10.2215/CJN.06870909
6. Inker LA, Schmid CH, Tighiouart H, et al. Estimating glomerular filtration rate from serum creatinine and cystatin C. *N Engl J Med.* 2012;367(1):20–29. doi: 10.1056/NEJMoa1114248. Erratum in: N Engl J Med. 2012 Aug 16;367(7):681. Erratum in: N Engl J Med. 2012 Nov 22;367(21):2060.
7. Khan MS, Bakris GL, Shahid I, et al. Potential role and limitations of estimated glomerular filtration rate slope assessment in cardiovascular trials: a review. *JAMA Cardiol.* 2022. doi:10.1001/jamacardio.2021.5151
8. Ferguson TW, Komenda P, Tangri N. Cystatin C as a biomarker for estimating glomerular filtration rate. *Curr Opin Nephrol Hypertens.* 2015;24(3):295–300. doi: 10.1097/MNH.0000000000000115
9. Vanmassenhove J, Kielstein J, Jörres A, et al. Management of patients at risk of acute kidney injury. *Lancet.* 2017;389(10084):2139–2151. doi: 10.1016/S0140-6736(17)31329-6
10. Valdenor C, McCullough PA, Paculdo D, et al. Measuring the variation in the prevention and treatment of CI-AKI among interventional cardiologists. *Curr Probl Cardiol.* 2021;46(9):100851. doi: 10.1016/j.cpcardiol.2021.100851
11. Mehran R, Owen R, Chiarito M, et al. A contemporary simple risk score for prediction of contrast-associated acute kidney injury after percutaneous coronary intervention: derivation and validation from an observational registry. *Lancet.* 2021;398(10315):1974–1983. doi: 10.1016/S0140-6736(21)02326-6
12. https://www.fda.gov/drugs/fda-drug-safety-podcasts/fda-drug-safety-podcast-fda-revises-warnings-regarding-use-diabetes-medicine-metformin-certain.
13. American College of Radiology Manual on Contrast Media. 2022. https://www.acr.org/-/media/acr/files/clinical-resources/contrast_media.pdf.
14. Pistolesi V, Regolisti G, Morabito S, et al. Contrast medium induced acute kidney injury: a narrative review. *J Nephrol.* 2018;31(6):797–812. doi: 10.1007/s40620-018-0498-y
15. Faucon AL, Bobrie G, Clément O. Nephrotoxicity of iodinated contrast media: from pathophysiology to prevention strategies. *Eur J Radiol.* 2019;116:231–241. doi: 10.1016/j.ejrad.2019.03.008
16. Evidence review for preventing contrast-induced acute kidney injury: Acute kidney injury: prevention, detection and management. National Institute for Health and Care Excellence (NICE); 2019.
17. Hu M, Yan G, Tang H, et al. Effect of combining furosemide with standard hydration therapy on contrast-induced acute kidney injury following coronary angiography or intervention in a high-risk population. *Angiology.* 2021;72(2):138–144. doi: 10.1177/0003319720959968
18. Xinwei J, Xianghua F, Jing Z, et al. Comparison of usefulness of simvastatin 20 mg versus 80 mg in preventing contrast-induced nephropathy in patients with acute coronary syndrome undergoing percutaneous coronary intervention. *Am J Cardiol.* 2009;104(4):519–524.
19. Bagshaw SM, Ghali WA. Theophylline for prevention of contrast-induced nephropathy: a systematic review and meta-analysis [Review]. *Arch Intern Med.* 2005;165(10):1087–1093.

20. Hölscher B, Heitmeyer C, Fobker M, et al. Predictors for contrast media-induced nephropathy and long-term survival: prospectively assessed data from the randomized controlled Dialysis-Versus-Diuresis (DVD) trial. *Can J Cardiol.* 2008;24(11):845–850.
21. Weisbord SD, Gallagher M, Jneid H, et al. Outcomes after angiography with sodium bicarbonate and acetylcysteine. *N Engl J Med.* 2018;378(7):603e14.
22. Briguori C, Airoldi F, D'Andrea D, et al. Renal insufficiency following contrast media administration trial (REMEDIAL): a randomized comparison of 3 preventive strategies. *Circulation.* 2007;115(10): 1211–1217.
23. Recio-Mayoral A, Chaparro M, Prado B, et al. The reno-protective effect of hydration with sodium bicarbonate plus N-acetylcysteine in patients undergoing emergency percutaneous coronary intervention: the RENO study. *J Am Coll Cardiol.* 2007;49(12):1283–1288.
24. Su X, Xie X, Liu L, et al. Comparative effectiveness of 12 treatment strategies for preventing contrast-induced acute kidney injury: a systematic review and Bayesian network meta-analysis. *Am J Kidney Dis.* 2017;69(1):69–77. doi: 10.1053/j.ajkd.2016.07.033
25. Rudnick MR, Goldfarb S, Wexler L, et al. Nephrotoxicity of ionic and nonionic contrast media in 1196 patients: a randomized trial. The Iohexol Cooperative Study. *Kidney Int.* 1995;47(1):254–261.
26. Reed M, Meier P, Tamhane UU, et al. The relative renal safety of iodixanol compared with low-osmolar contrast media: a meta-analysis of randomized controlled trials. *JACC Cardiovasc Interv.* 2009;2(7):645–654.
27. Han XF, Zhang XX, Liu KM, et al. Contrast-induced nephropathy in patients with diabetes mellitus between iso- and low-osmolar contrast media: a meta-analysis of full-text prospective, randomized controlled trials. *PLoS One.* 2018;13(3):e0194330. doi: 10.1371/journal.pone.0194330
28. Hawkins IF, Cho KJ, Caridi JG. Carbon dioxide in angiography to reduce the risk of contrast-induced nephropathy. *Radiol Clin North Am.* 2009;47(5):813–825, v–vi. doi: 10.1016/j.rcl.2009.07.002
29. Woolen SA, Shankar PR, Gagnier JJ, et al. Risk of nephrogenic systemic fibrosis in patients with stage 4 or 5 chronic kidney disease receiving a group II gadolinium-based contrast agent: a systematic review and meta-analysis. *JAMA Intern Med.* 2020;180(2):223–230. doi: 10.1001/jamainternmed.2019.5284
30. Leyba K, Wagner B. Gadolinium-based contrast agents: why nephrologists need to be concerned. *Curr Opin Nephrol Hypertens.* 2019;28(2):154–162. doi: 10.1097/MNH.0000000000000475
31. Goulden R, Rowe BH, Abrahamowicz M, et al. Association of intravenous radiocontrast with kidney function: a regression discontinuity analysis. *JAMA Intern Med.* 2021;181(6):767–774. doi: 10.1001/jamainternmed.2021.0916
32. Olin JW. Atheroembolic renal disease: underdiagnosed and misunderstood. *Catheter Cardiovasc Interv.* 2007;70(6):789–790.

SECCIÓN VI
EVALUACIÓN NO INVASIVA Y DIAGNÓSTICO POR IMAGEN

67 Evaluación fisiológica no invasiva: arterias de los miembros inferiores

Joseph F. Polak, MD, MPH, FAIUM, FACR

Mediciones de la presión segmentaria del miembro inferior: índice tobillo-brazo y prueba de esfuerzo

Indicaciones (1,2)

1. Antecedentes de claudicación.
2. Hallazgos clínicos de insuficiencia arterial.
3. Indicador de pronóstico para la curación de lesiones cutáneas de los dedos de los pies o de los pies.
4. Monitorización postoperatoria de los injertos de derivación infrainguinal (tradicional).
5. Seguimiento a corto y largo plazo de las intervenciones endovasculares, incluidas trombólisis, angioplastia con balón y colocación de endoprótesis vasculares.

Contraindicaciones

1. Heridas abiertas.
2. Cirugía reciente.
3. Injerto de derivación o endoprótesis a nivel de la colocación del manguito de presión.

Preparación previa al procedimiento (*bypass*)

Ninguna.

Procedimiento

1. **Presión segmentaria:** los manguitos de presión se colocan alrededor de la parte superior e inferior del muslo y de la parte superior e inferior de la pantorrilla. Estos son los segmentos del miembro inferior que pueden ocupar: parte superior del muslo, por encima de la rodilla, por debajo de la rodilla y tobillo. Lo más habitual es utilizar manguitos de 10 cm a 12 cm de diámetro, con cámaras de aire expandibles lo suficientemente largas como para rodear el miembro. En ocasiones se utiliza un manguito para el muslo.
2. Las señales Doppler se detectan en la arteria dorsal del pie o en la arteria tibial posterior.
3. Cada manguito de presión arterial (PA) se infla y luego, a su vez, se desinfla lentamente hasta el retorno de la señal Doppler, que se detecta en la arteria dorsal del pie o tibial posterior. Esta es la presión sistólica segmentaria.
4. Se realiza una medición de la PA sistólica de ambos brazos en la arteria braquial. Por convención, se utiliza el mayor de los dos valores de presión sistólica para calcular el índice de presión de ambas piernas. Una diferencia superior a 10 mm Hg en las presiones sistólicas braquiales justifica la investigación de las arterias de los miembros superiores.
5. **Índice tobillo-brazo (ITB):** es un cociente que se calcula dividiendo las presiones sistólicas del tobillo por la presión sistólica braquial.
6. **Índice dedo del pie-brazo (IDB):** el IDB se mide con fotopletismografía utilizando un sensor y un manguito de presión del dedo del pie (normalmente el dedo gordo). La presión en los dedos se corresponde con la reaparición de una señal de fotopletismografía cuando se desinfla el manguito de presión. La presión braquial se mide como se ha indicado anteriormente.

7. La **prueba de esfuerzo** se utiliza para evaluar la presencia de claudicación cuando el ITB es limítrofe (0.9-1.0) o casi normal (> 1.0):
   a. La prueba de esfuerzo se realiza con el paciente caminando a 3 km/h en una cinta sin fin con una inclinación de 12°. Se colocan manguitos de PA en los tobillos. Durante el examen puede realizarse una monitorización del electrocardiograma (ECG).
   b. El paciente hace ejercicio durante 5 min o hasta que se reproducen los síntomas. Las presiones secuenciales del tobillo y braquial se miden a intervalos de 30 s durante los primeros 4 min y luego cada minuto hasta que la medición de la presión vuelva a la normalidad o al nivel previo al ejercicio.

Manejo posterior al procedimiento

Ninguno.

Resultados

1. ITB (3-6):
   a. Normal: ITB ≥ 1.0 o ligeramente superior. Valores ≥ 1.4 indican arterias no comprimibles.
   b. En el límite: ITB ≥ 0.9, pero < 1.0.
   c. Arteriopatía leve: ITB = 0.7-0.9.
   d. Arteriopatía moderada: 0.5-0.7.
   e. Arteriopatía grave: 0.3-0.5.
   f. Dolor en reposo/arteriopatía muy grave: ITB < 0.3.
2. Pronóstico de curación de las lesiones cutáneas de dedos y pies: la probabilidad de curación en pacientes con y sin diabetes se ofrece en la tabla 67-1.
3. Una caída de 15 mm Hg a 30 mm Hg o superior en la presión sistólica máxima entre los diferentes segmentos se considera anómala, lo que indica una lesión significativa localizada entre los dos manguitos.
4. Si la PA segmentaria a un nivel determinado tiene una discrepancia de al menos 20 mm Hg menor que el miembro opuesto medido al mismo nivel, se dice que existe un gradiente de presión «horizontal». Esto es indicativo de una lesión hemodinámicamente significativa proximal al manguito del miembro con la presión más baja.
5. Una presión en la parte superior del muslo de menos de 20 mm Hg por encima de la presión braquial se considera anómala y compatible con:
   a. Estenosis u obstrucción de la aorta, la arteria ilíaca o la arteria femoral común.
   b. Enfermedad de la arteria femoral superficial combinada con estenosis u obstrucción de la arteria femoral profunda. Los registros de intensidad de pulso (RVP, *pulse volume recordings*) deberían ayudar en el diagnóstico diferencial (*v.* Registros de intensidad de pulso).
6. Un IDB normal es de 0.7 o superior. La enfermedad leve se corresponde con cifras de 0.5 a 0.7 y la moderada, de 0.2 a 0.5. Un IDB de 0.2 o menos, o una presión absoluta en los dedos del pie de 30 mm Hg o menos son indicativos de una mala cicatrización de la herida. Una presión en los dedos del pie > 55 mm Hg indica una buena probabilidad de cicatrización de la herida.
7. La respuesta normal al ejercicio se refleja con una elevación leve o sin cambios en el ITB. Un descenso del ITB a 0.9 o menos indica una arteriopatía significativa. La gravedad de la

Tabla 67-1 Pronóstico de la curación de lesiones cutáneas de dedos y pies

	Probabilidad de curación (%)	
Presión en el tobillo (mm Hg)	**Pacientes sin diabetes**	**Pacientes con diabetes**
Por debajo de 55	0	0
55-90	85	45
Por encima de 90	100	85

Tabla 67-2 Categorías clínicas de la isquemia crónica de los miembros

Grado	Categoría	Hallazgos clínicos típicos	Criterios objetivos
	0	Sin síntomas, sin enfermedad hemodinámicamente significativa	Resultados normales en la prueba de esfuerzo en cinta sin fin[a]
I	1	Claudicación leve	Ejercicio en cinta sin fin completado ITB posterior al ejercicio < 0.9. PT tras el ejercicio > 50 mm Hg, pero al menos 25 mm Hg por debajo de la basal
	2	Claudicación moderada	Síntomas entre los de las categorías 1 y 3
	3	Claudicación grave	No puede completarse la prueba de esfuerzo en cinta sin fin; PT posterior al ejercicio < 50 mm Hg
II	4	Dolor isquémico en reposo	PT en reposo de ≤ 40 mm Hg; trazado pletismográfico del tobillo o metatarso plano o apenas pulsátil; presión en los dedos del pie < 30 mm Hg
III	5	Pérdida tisular menor: úlcera que no cicatriza, gangrena focal con isquemia pedal difusa	PT en reposo de < 60 mm Hg; trazado pletismográfico del tobillo o metatarso plano o apenas pulsátil; presión de los dedos del pie < 40 mm Hg
	6	Pérdida tisular importante: se extiende por encima del nivel transmetatarsiano; el pie funcional ya no es rescatable	Igual que para la categoría 5

[a]5 min a 3 km/h en una pendiente de 12°.
PT, presión en el tobillo; ITB, índice tobillo-brazo.

enfermedad está determinada por el descenso del ITB y el tiempo que tardan las presiones en volver a los niveles previos a la prueba:

   a. Un solo nivel de enfermedad: 2-6 min.
   b. Múltiples niveles de enfermedad: 6-12 min.
   c. Enfermedad obstructiva grave: hasta 30 min o más.

8. Las presiones del tobillo durante el ejercicio y el reposo se utilizan como criterios objetivos que confirman las categorías clínicas de la isquemia crónica de los miembros (tabla 67-2).
9. Una disminución del ITB igual o superior a 0.15 se considera un cambio significativo.
10. Un aumento del ITB superior a 0.15 como criterio independiente se define como mejora hemodinámica. Un aumento de 0.10, si se asocia a una mejora de la categoría clínica (*v.* tabla 67-2) también se define como mejora hemodinámica.

Complicaciones

Ninguna.

Limitaciones y artefactos

1. Los pacientes con diabetes suelen presentar un ITB superior al esperado, dada la elevada prevalencia de calcificación difusa de la pared arterial. Esto sucede debido a que el vaso no es comprimible. En algunos casos, las arterias son tan rígidas que no pueden obtenerse mediciones de la presión.
2. Las señales venosas pulsátiles presentes en pacientes con insuficiencia cardíaca congestiva pueden confundirse con señales arteriales.

3. La obesidad extrema puede distorsionar las mediciones de la presión.
4. La ausencia de señales Doppler podal debido a una disminución grave del flujo o a una obstrucción completa puede impedir las mediciones.

Registro de la intensidad del pulso

Indicaciones

1. Complementar las mediciones de presión en la evaluación de enfermedades arteriales.
2. Ayudar a evaluar la presencia de síndromes de compresión como los síndromes de la abertura torácica superior o de atrapamiento poplíteo.
3. Ayudar a evaluar la presencia de arteriopatía cuando las arterias calcificadas no compresibles limitan la obtención de una medición fiable de la presión.
4. Ayudar a realizar la localización anatómica de lesiones vasculares periféricas hemodinámicamente significativas.

Contraindicaciones

1. Heridas abiertas.
2. Cirugía reciente.
3. Presencia de endoprótesis arteriales o injertos de derivación en la ubicación de un manguito de presión (contraindicación relativa).

Preparación previa al procedimiento

Ninguna.

Procedimiento

1. Los estudios pueden realizarse en reposo o antes y después del ejercicio.
2. Los manguitos para el registro de la intensidad del pulso se colocan alrededor de los muslos, las pantorrillas y los tobillos de ambas piernas.
3. Los manguitos se inflan hasta alcanzar una presión determinada (65 mm Hg) y con una buena aposición del manguito a la piel.
4. Los manguitos están calibrados de forma que un cambio de presión de 1 mm Hg en el manguito proporciona una desviación del gráfico de 20 mm.
5. Los cambios de presión del manguito son proporcionales a sus cambios de volumen, que a su vez están relacionados con los cambios instantáneos de volumen de los miembros.

Resultados (6,7)

1. Las ondas de intensidad de pulso normales y anómalas se muestran en la figura 67-1.
2. La interpretación del registro de la intensidad del pulso es principalmente subjetiva.
3. Los datos de registro de la intensidad del pulso se han clasificado en cinco categorías (tabla 67-3).
4. Se ha observado que las amplitudes de intensidad del pulso son muy reproducibles en un paciente determinado si se utilizan los mismos volúmenes y presiones de manguito. Los cambios significativos se correlacionan bien con la aparición de lesiones vasculares obstructivas importantes.
5. Las amplitudes de la intensidad del pulso variarán con las alteraciones del volumen sistólico ventricular, la PA, el tono vasomotor y el volumen.
6. Ejercicio: la respuesta normal al ejercicio es un aumento de la amplitud. Los pacientes con arteriopatía obstructiva muestran siempre una disminución de la intensidad del pulso en el tobillo tras el ejercicio.
7. Otros indicios de arteriopatía significativa indicados por el contorno del registro de la intensidad del pulso son:
   a. Aplanamiento de la elevación anacrótica.
   b. Redondeo y retraso en la cresta del pulso.
   c. Disminución de la velocidad de caída catacrótica.
   d. Ausencia de la onda diastólica reflejada.
8. Los resultados de la evaluación por categoría de registro de la intensidad del pulso se presentan en la tabla 67-4:
   a. El dolor en reposo puede evaluarse para determinar la probabilidad de que el dolor sea de etiología vascular.

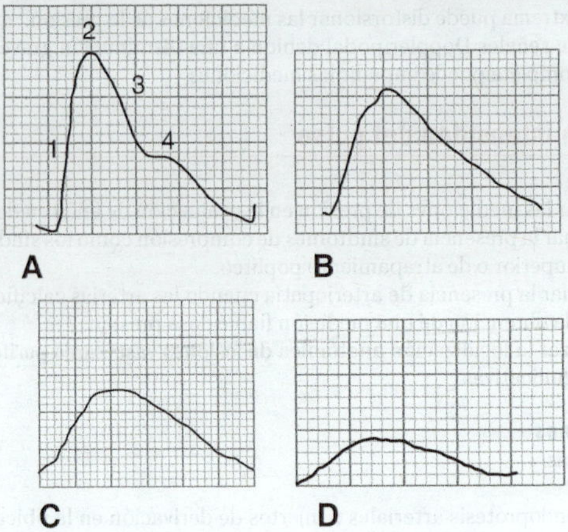

FIGURA 67-1 • Registro de la intensidad del pulso. **A:** forma de onda normal que muestra: (*1*) ascenso anacrótico, (*2*) cresta del pulso, (*3*) descenso catacrótico y (*4*) onda diastólica reflejada tras una incisura. **B:** pérdida de la incisura dicrótica. **C:** redondeo del pico y cierto retraso de la velocidad de ascenso. **D:** pérdida grave del ascenso y de la amplitud.

Tabla 67-3 Categorías de registro de la intensidad del pulso por cantidad de desviación del gráfico[a]

	Desviación del gráfico (mm)	
Categoría de registro de la intensidad del pulso	**Muslo y tobillo**	**Ternera**
1	> 15[b]	> 20[b]
2	> 15[c]	> 20[c]
3	5-15	5-20
4	< 5	< 5
5	Plano	Plano

[a]Raines J, Traad E. Noninvasive evaluation of peripheral arterial disease. *Med Clinics NA.* 1980;64(2):283-304.
[b]Con onda reflejada.
[c]Sin onda reflejada.

Tabla 67-4 Resultados por categoría de registro de la intensidad del pulso para dolor en reposo, dolor tras el ejercicio y curación de la lesión

	Poco probable	**Probable**	**Muy probable**
Probabilidad de que el dolor en reposo se deba a una etiología vascular (pacientes con y sin diabetes)	1-3	3, 4	4, 5
Probabilidad de que el dolor posterior al ejercicio (por claudicación limitante) se deba a una etiología vascular	2, 3	4	4, 5
Probabilidad de curación de la lesión (pacientes con y sin diabetes)	4, 5	3	1-3

b. La claudicación limitante puede evaluarse para determinar la probabilidad de que el dolor del ejercicio sea de etiología vascular.
c. La curación de la lesión puede predecirse según la categoría de registro de la intensidad del pulso (tabla 67-4).

Complicaciones
Ninguna.

Referencias bibliográficas

1. Raines JK, Darling RC, Buth J, et al. Vascular laboratory criteria for the management of peripheral vascular disease of the lower extremities. *Surgery*. 1976;79(1):21–29.
2. Rose SC. Noninvasive vascular laboratory for evaluation of peripheral arterial occlusive disease: part II—clinical applications: chronic, usually atherosclerotic, lower extremity ischemia. *J Vasc Interv Radiol.* 2000;11(10):1257–1275.
3. Gerhard-Herman MD, Gornik HL, Barrett C, et al. 2016 AHA/ACC guideline on the management of patients with lower extremity peripheral artery disease: a report of the American College of Cardiology/American Heart Association Task Force on Clinical Practice Guidelines. *J Am College Cardiol.* 2017;69(11):e71–e126.
4. Rutherford RB, Becker GJ. Standards for evaluating and reporting the results of surgical and percutaneous therapy for peripheral arterial disease. *J Vasc Interv Radiol.* 1991;2(2):169–174.
5. Ahn SS, Rutherford RB, Becker GJ, et al. Reporting standards for lower extremity arterial endovascular procedures. Society for Vascular Surgery/International Society for Cardiovascular Surgery. *J Vasc Surg.* 1993;17(6):1103–1107.
6. Stoner MC, Calligaro KD, Chaer RA, et al. Reporting standards of the society for vascular surgery for endovascular treatment of chronic lower extremity peripheral artery disease. *J Vasc Surg.* 2016;64(1):e1–e21.
7. Darling RC, Raines JK, Brener BJ, et al. Quantitative segmental pulse volume recorder: a clinical tool. *Surgery.* 1972;72(6):873–877.

68 Ecografía dúplex-Doppler de las arterias carótidas y periféricas

Joseph F. Polak, MD, MPH, FAIUM, FACR

Arteriopatía carotídea

Indicaciones
1. Detectar la presencia y el grado de estenosis de la arteria carótida en pacientes con síntomas neurológicos.
2. Evaluar a personas con soplos carotídeos.
3. Detectar estenosis recurrentes tras una endarterectomía carotídea o la colocación de una endoprótesis carotídea.
4. Controlar la progresión de la enfermedad en pacientes con estenosis carotídea conocida.
5. Evaluar a pacientes antes de procedimientos cardíacos extensos para descartar enfermedad significativa asintomática de la arteria carótida.

Contraindicaciones
Heridas abiertas.

Preparación previa al procedimiento
Ninguna.

Procedimiento

1. Equipo: un transductor de matriz lineal de 5 MHz o más, idealmente de 7 MHz o más, con frecuencia Doppler en color de 3 MHz o más.
2. El examen se realiza con el paciente en decúbito supino y la cabeza rotada en sentido contrario al lado evaluado.
3. El transductor se coloca en el plano transversal y se desplaza desde la parte baja de la arteria carótida común hasta por encima de la bifurcación de las arterias carótidas interna y externa. Esto se utiliza para estudiar la anatomía de la arteria carótida e identificar puntos de referencia clave.
4. El transductor se coloca en dirección longitudinal, en paralelo a la arteria. La ventana Doppler en color se inclina 20° en cualquier dirección o verticalmente, en función del ángulo entre la superficie del transductor y la arteria. La escala de velocidad del Doppler en color suele ajustarse entre 20 cm/s y 30 cm/s. El transductor se desplaza secuencialmente para evaluar toda la longitud de las arterias carótida común e interna. La arteria carótida externa se evalúa en su porción proximal.
5. El examen comienza en la arteria carótida común e incluye trazados Doppler de la arteria carótida común inferior y superior; la arteria carótida externa; y las arterias carótidas internas proximal, media y distal. Las formas de onda de velocidad Doppler se obtienen en los puntos de señal de color anómalo (aumento de la velocidad). Las velocidades Doppler se miden antes, en e inmediatamente distal al lugar de la velocidad anómala del flujo sanguíneo. Se calcula una relación de velocidades a partir de la velocidad sistólica pico (VSP) en el punto de mayor velocidad de la arteria carótida interna (VSP ACI) dividida por la VSP de la arteria carótida común (VSP ACC), medida de 2 cm a 4 cm proximal al seno carotídeo común.
6. La ausencia aparente de señales de flujo sanguíneo se confirma con imágenes Doppler de potencia porque es más sensible a las señales de baja velocidad que el Doppler en color.
7. Tras una endarterectomía carotídea o la colocación de una endoprótesis a través de un acceso arterial femoral o carotídeo, las imágenes deben incluir el segmento arterial situado por debajo del lugar de la intervención, un muestreo exhaustivo de la zona de la intervención y el segmento arterial situado posteriormente al lugar.

Manejo posterior al procedimiento

Ninguno.

Resultados

1. El grado de estrechamiento carotídeo se estima utilizando los valores de velocidad Doppler (fig. 68-1) calibrados con el grado de estenosis medido en la arteriografía según el método del *North American Symptomatic Carotid Endarterectomy Trial* (NASCET) (luz residual en la estenosis comparada con el diámetro de la ACI distal a la estenosis) (1). Los criterios ecográficos dúplex comúnmente aceptados para el grado de estenosis se enumeran en la tabla 68-1, aunque sigue habiendo cierto debate sobre la correlación de los valores medidos con el grado de estenosis.
2. Las estenosis de muy alto grado de la ACI pueden causar una disminución de las velocidades y un patrón de baja resistencia (forma de onda *tardus-parvus* [amplitud disminuida y velocidad de ascenso lenta]) distal a la lesión. El Doppler en color y el Doppler de potencia se utilizan entonces para confirmar la presencia de una luz residual muy estrecha. Distinguir entre una obstrucción subtotal y una obstrucción total puede ser difícil y puede requerir la confirmación mediante angiografía por resonancia magnética (ARM) o angiografía por tomografía computarizada (ATC) (2).
3. Las velocidades del flujo sanguíneo pueden ser moderadamente elevadas hasta 1 año después de una endarterectomía carotídea *estándar*. Tras la endarterectomía con parche, la luz de la arteria puede agrandarse hasta el punto de que se produzcan zonas de estancamiento del flujo sanguíneo.
4. La presencia de una endoprótesis carotídea suele asociarse a un aumento artificial de las velocidades del flujo sanguíneo. La graduación de la estenosis de la endoprótesis puede basarse en un cociente de velocidades superior a 2.7 o una VSP superior a 220 cm/s para una estenosis del 50 % y valores superiores, como una VSP de 340 cm/s para una reintervención en una estenosis superior al 80 % de estenosis (3).

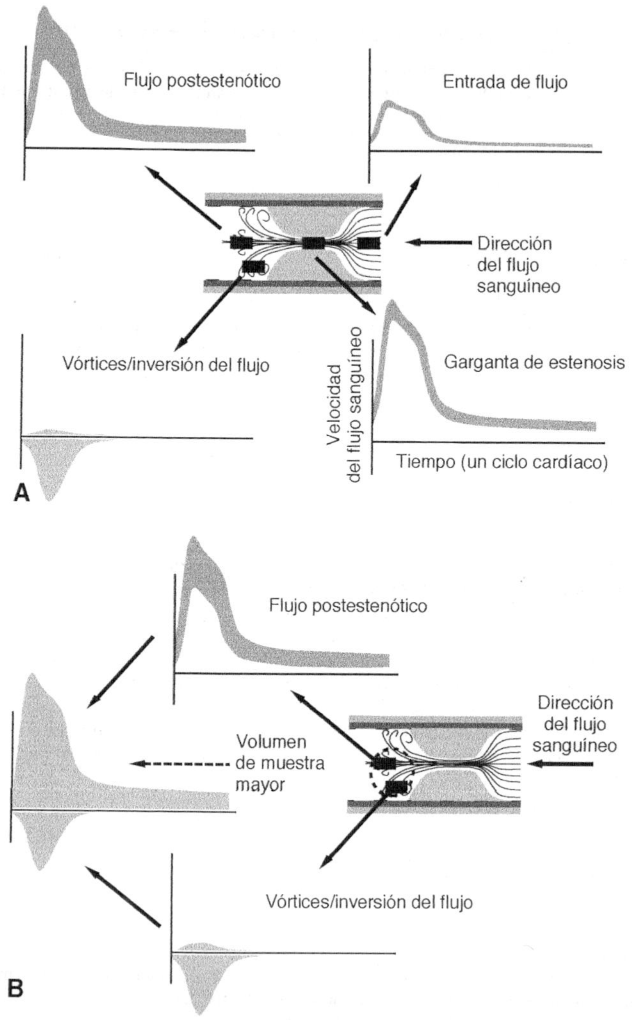

FIGURA 68-1 • **A:** el flujo sanguíneo proximal a una estenosis de alto grado es generalmente laminar. En la propia estenosis, los eritrocitos tienden a moverse a la misma velocidad, creando un perfil de flujo romo. Como resultado, el espectro Doppler es más estrecho que en la arteria proximal a la estenosis y presenta una amplitud mayor, debido a que todos los eritrocitos deben pasar por el área estrecha. Distal de la estenosis, se forma un chorro más definido de flujo sanguíneo con velocidades incrementadas rodeado de una zona de inversión del flujo. Este suele ser asimétrico y golpear una de las paredes arteriales, en vez de fluir hacia el centro de la arteria. En la zona de inversión del flujo, las corrientes de Foucault provocan que la sangre fluya en sentido contrario. A medida que el chorro se expande y disipa energía, su radio efectivo aumenta. Cuando se alcanza una velocidad y un radio efectivos adecuados, se genera turbulencia. **B:** distal a la estenosis, pueden observarse eritrocitos moviéndose tanto hacia adelante como hacia atrás. Si la ventana de muestreo es lo suficientemente amplia y se sitúa en la interfaz entre la zona de inversión del flujo y el flujo de alta velocidad, se detectará un patrón de flujo sanguíneo complejo. (Reimpresa con permiso de Polak JF. *Peripheral Vascular Sonography*. 2nd ed. Lippincott Williams & Wilkins; 2004).

Tabla 68-1 Criterios del dúplex carotídeo para la estenosis carotídea (1)

Grado de estenosis (%)	Velocidad sistólica pico (VSP) de la arteria carótida interna (cm/s)	Relación VSP arterias carótidas interna/común	Velocidad telediastólica de la arteria carótida interna
Normal	< 125	< 2.0	< 40
≥ 50%	125-229	2-4	> 40
≥ 70%	≥ 230	≥ 4.0	> 100
Casi obstrucción	Flujo leve	N/A	N/A
Obstrucción	Flujo no detectable	N/A	N/A

Reimpresa con permiso de Grant EG, Benson CB, Moneta GL, et al. Carotid artery stenosis: gray-scale and Doppler US diagnosis-Society of Radiologists in Ultrasound Consensus Conference. *Radiology*. 2003; 229:340-346.

Complicaciones
Ninguna.

Arteriopatía periférica

Indicaciones
1. Diferenciar una estenosis de una obstrucción en pacientes sintomáticos.
2. Determinar el grado de estenosis y la longitud de una lesión.
3. Para determinar la longitud de una obstrucción.
4. Evaluar las lesiones arteriales yatrógenas.
5. Confirmar la adecuación técnica a corto plazo de la intervención endovascular.
6. Realizar el seguimiento a largo plazo de las lesiones tras la intervención endovascular.
7. Evaluar aneurismas periféricos.
8. Evaluar la idoneidad de las arterias radiales para la colocación de fístulas arteriovenosas (AV), la extracción o como lugar de acceso para procedimientos endovasculares.

Contraindicaciones
Heridas abiertas o ulceraciones.

Preparación previa al procedimiento
Ninguna.

Procedimiento
1. Equipo: un transductor de matriz lineal de 5 MHz o más, idealmente de 7 MHz o más, con frecuencias Doppler en color y Doppler pulsado de 3 MHz o más.
2. El examen se realiza con el paciente en decúbito supino.
3. El transductor se coloca longitudinalmente, paralelo a la arteria. La ventana Doppler en color se inclina 20° en cualquier dirección o verticalmente, en función del ángulo entre la sonda ecográfica y la arteria.
4. Evaluación por encima de la rodilla: el examen comienza en la arteria femoral común y termina en la arteria poplítea distal. El transductor se desplaza a lo largo del recorrido de la arteria femoral superficial, y todas las zonas de señal de color anómalo (aumento de la velocidad) se muestrean con el análisis espectral Doppler. Se calcula una relación a partir de la VSP en el punto de aumento de velocidad dividida por la velocidad sistólica medida en un segmento de 2 cm a 4 cm proximal al lugar de la anomalía del flujo sanguíneo.
5. Pueden realizarse exploraciones dirigidas en las arterias ilíaca y tibioperonea en función de la indicación.
6. Deben evaluarse las zonas de intervención previa (aterectomía, angioplastia o colocación de endoprótesis). Las imágenes deben incluir el segmento arterial por encima del

lugar de la intervención, un muestreo exhaustivo de la zona de la intervención y el segmento arterial posterior al lugar.

7. Los aneurismas se evalúan con y sin imágenes Doppler en color. El diámetro del aneurisma y la estimación de la cantidad de trombo se realizan con imágenes en escala de grises (2). Se documenta la extensión proximal y distal del aneurisma y se registran los diámetros del vaso (pared externa a pared externa). Las imágenes Doppler en color y el análisis espectral Doppler se utilizan para confirmar el flujo dentro del aneurisma.
8. Los seudoaneurismas tras una lesión yatrógena se evalúan de forma similar. Debe evaluarse la longitud y anchura del conducto que va de la arteria al aneurisma. Las formas de onda Doppler muestreadas en el cuello suelen revelar un flujo bidireccional de entrada y salida del saco del seudoaneurisma, el denominado signo de «yin-yang» (fig. 68-2).
9. Las fístulas AV yatrógenas se evalúan con Doppler en color para confirmar la conexión entre la arteria y la vena, y con análisis de forma de onda Doppler para demostrar la pulsatilidad en la vena de drenaje y el flujo diastólico de baja resistencia en la arteria nutricia. Las fístulas AV pueden asociarse a seudoaneurismas.
10. Una disección tendrá un *flap* intimal diferenciado en la luz del vaso o se mostrará como una estenosis u obstrucción.
11. El uso de un dispositivo de cierre puede asociarse a un seudoaneurisma, una estenosis o una obstrucción en el lugar de colocación. Todas pueden evaluarse con ecografía Doppler.
12. La medición del diámetro de la arteria radial predice el fracaso de la fístula AV en diálisis (4). Antes de la punción de la arteria radial, debe confirmarse la evaluación del diámetro, la presencia de un asa radial y el lugar de origen desde la arteria braquial.

Manejo posterior al procedimiento

Ninguno.

Resultados

1. Los criterios para las estenosis focales significativas de un estrechamiento del diámetro superior al 50 % son el aumento de las velocidades de flujo Doppler en color y la correspondiente duplicación de la VSP (una relación VSP superior a 2) (5,6). Una relación VSP superior a 3 corresponde a una estenosis superior al 75 % de estrechamiento del diámetro de la luz. La precisión se ha estimado en cerca de un 90 %.
2. La ecografía arterial puede utilizarse para estudiar la extensión y gravedad de la enfermedad ateroesclerótica nativa o de un modo dirigido.
3. La monitorización de las localizaciones arteriales tras la angioplastia y la colocación de endoprótesis puede realizarse con precisión, pero es imperativo modificar los umbrales de velocidad Doppler (7,8). Un umbral de velocidad sistólica común es ≥ 180 cm/s para una estenosis del 50 % al 79 % y ≥ 300 cm/s para una estenosis superior al 80 % (7).
4. Los aneurismas poplíteos se evalúan con imágenes Doppler en escala de grises y en color. Un aumento relativo del diámetro del segmento arterial igual o superior al 20 % sirve de criterio funcional para la formación precoz de un aneurisma (ectasia). Un umbral muy específico de un aumento del diámetro del 50 % se considera un criterio específico para la presencia de un aneurisma.
5. La ecografía Doppler se considera el estudio de primera línea para la evaluación de lesiones arteriales yatrógenas como seudoaneurismas, fístulas AV, estenosis, obstrucciones, disecciones y disfunciones de dispositivos de cierre.

Complicaciones

Ninguna.

Injertos de derivación (*bypass*) de miembros inferiores

Indicaciones

1. Detectar lesiones estenóticas precoces y permitir intervenciones que preserven la permeabilidad del injerto mediante evaluaciones programadas de injertos de derivación de vena safena en pacientes *asintomáticos*. Las estenosis tempranas debidas a hiperplasia de la

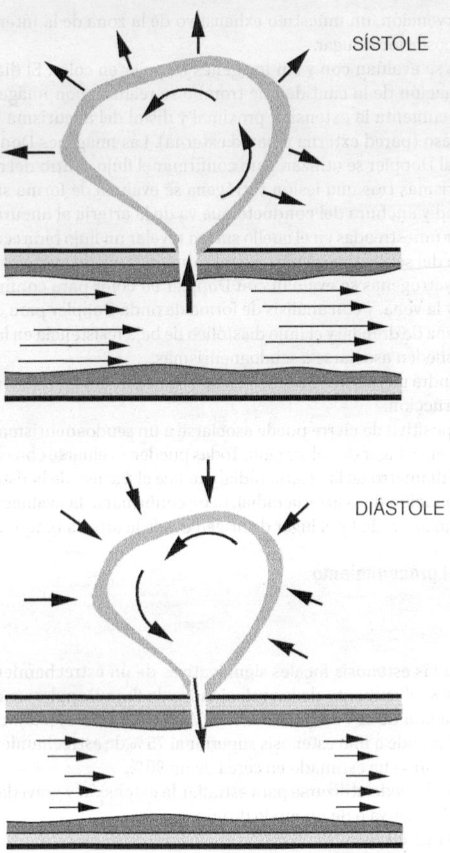

FIGURA 68-2 • La naturaleza flexible de los tejidos blandos que rodean y contienen un seudoaneurisma es la razón del patrón de flujo sanguíneo persistente que se forma dentro del mismo y en su conexión con la arteria nativa. Durante la sístole, la sangre se dirige hacia el seudoaneurisma debido a la presión más alta en el interior de la arteria. Esta presión comprime los tejidos blandos circundantes y almacena energía en ellos. Durante la diástole, la energía almacenada se libera cuando la presión dentro de la arteria disminuye, y es menor que la generada por la recuperación elástica de los tejidos blandos, lo que impulsa el flujo de sangre de vuelta hacia la arteria. Este patrón arremolinado de flujo sanguíneo normalmente se mantiene durante todo el ciclo cardíaco. Un canal comunicante más largo puede aumentar la resistencia al flujo y alterar el estado estacionario que mantiene este movimiento constante. (De Polak JF. *Peripheral Vascular Sonography*. 2nd ed. Lippincott Williams & Wilkins; 2004, con permiso).

fibroíntima pueden detectarse con pruebas de imagen durante los 2 primeros años tras la intervención. Pueden realizarse exámenes anuales y bianuales adicionales para evaluar la progresión de la enfermedad ateroesclerótica.

2. Confirmar el origen de los cambios isquémicos *sintomáticos* tras el injerto de derivación mediante la detección de área(s) de estenosis intrainjerto o anastomótica.
3. Detectar fístulas venosas persistentes tras la colocación de un injerto de derivación venosa *in situ*.
4. Detectar estenosis anastomóticas en injertos de derivación sintéticos.

Contraindicaciones

Heridas quirúrgicas abiertas o ulceraciones.

Preparación previa al procedimiento

Ninguna.

Procedimiento

1. Equipo: un transductor de matriz lineal de 5.0 MHz o superior, idealmente superior a 7 MHz, con frecuencia Doppler de 3 MHz o superior. La imagen Doppler en color es el componente clave del estudio.
2. El transductor se mantiene paralelo al injerto mientras se visualiza la anastomosis proximal. La presencia de flujo sanguíneo se confirma tanto mediante imágenes Doppler en color como mediante el análisis de la forma de onda Doppler.
3. El transductor permanece orientado en paralelo al tubo del injerto. El transductor avanza en incrementos sucesivos iguales a la longitud de la sonda. La ventana de color se mantiene en un ángulo de 20° con respecto a la luz del injerto para realzar las señales Doppler. La escala de color se ajusta a una velocidad media máxima entre 20 cm/s y 40 cm/s para visualizar los patrones de flujo sanguíneo dentro del injerto. No debe haber distorsión. La anastomosis distal del injerto se identifica con imágenes Doppler en color y se muestrean las formas de onda Doppler.
4. Las formas de onda Doppler se muestrean de cualquier zona con señales Doppler en color anómalas. Las mediciones de velocidad Doppler se realizan cada 10 cm, aunque las señales Doppler en color sean normales.
5. La ausencia de señales Doppler en color dentro del injerto se confirma con imágenes Doppler de potencia y adquisición de forma de onda Doppler para confirmar la trombosis del injerto.
6. Debe observarse y anotarse especialmente la VSP en el punto del injerto de menor diámetro.

Manejo posterior al procedimiento

Ninguno.

Resultados

1. El examen dura entre 20 min y 30 min.
2. La duplicación de la VSP Doppler en un lugar de señal Doppler en color anómala se considera indicativa de un estrechamiento de la luz superior al 50 %. Este método tiene una sensibilidad del 95 % y una especificidad del 100 %. Las relaciones de velocidad iguales o superiores a 3 indican una estenosis superior al 75 % y una lesión que probablemente requiera intervención.
3. Una VSP de menos de 40 cm/s a 45 cm/s (9) o una disminución de más de 30 cm/s en comparación con las evaluaciones anteriores justifica la investigación adicional de una lesión estenótica. Estos injertos suelen fracasar entre 3 y 9 meses después del examen. Sin embargo, este método es limitado en los injertos de gran diámetro porque suelen tener velocidades de flujo sanguíneo bajas.

Complicaciones

Ninguna.

Referencias bibliográficas

1. Grant EG, Benson CB, Moneta GL, et al. Carotid artery stenosis: gray-scale and Doppler US diagnosis—society of radiologists in ultrasound consensus conference. *Radiology*. 2003;229(2):340–346.
2. Pellerito JS, Polak JF. Introduction to Vascular Ultrasonsongraphy. 7th ed. Elsevier; 2019.
3. Lal BK, Hobson RW II, Tofighi B, et al. Duplex ultrasound velocity criteria for the stented carotid artery. *J Vasc Surg*. 2008;47(1):63–73.
4. Parmar J, Aslam M, Standfield N. Pre-operative radial arterial diameter predicts early failure of arteriovenous fistula (AVF) for haemodialysis. *Eur J Vasc Endovasc Surg*. 2007;33(1):113–115.

5. Polak JF, Karmel MI, Meyerovitz MF. Accuracy of color Doppler flow mapping for evaluation of the severity of femoropopliteal arterial disease: a prospective study. *J Vasc Interv Radiol.* 1991;2(4):471–479.
6. Mittleider D. Noninvasive arterial testing: what and when to use. *Semin Intervent Radiol.* 2018;35(5): 384–392.
7. Baril DT, Marone LK. Duplex evaluation following femoropopliteal angioplasty and stenting: criteria and utility of surveillance. *Vasc Endovascular Surg.* 2012;46(5):353–357.
8. Shrikhande GV, Graham AR, Aparajita R, et al. Determining criteria for predicting stenosis with ultrasound duplex after endovascular intervention in infrainguinal lesions. *Ann Vasc Surg.* 2011;25(4): 454–460.
9. Tinder CN, Bandyk DF. Detection of imminent vein graft occlusion: what is the optimal surveillance program? *Semin Vasc Surg.* 2009;22(4):252–260.

69 Ecografía dúplex-Doppler de los vasos abdominales

Ajay K. Singh, MD y Rathachai Kaewlai, MD

Introducción

La ecografía dúplex-Doppler es un método no invasivo para evaluar la anatomía y la dinámica del flujo sanguíneo de aneurismas, estenosis u obstrucciones vasculares. También puede guiar al radiólogo intervencionista durante la colocación de agujas o catéteres. Comprender los puntos fuertes y débiles de esta modalidad es crucial para una utilización clínica óptima. La ecografía dúplex-Doppler proporciona imágenes en tiempo real e información fisiológica sin exponer al paciente a radiación ionizante. En este capítulo se describen seis indicaciones comunes de la ecografía dúplex-Doppler abdominal relacionadas con procedimientos vasculares intervencionistas, a saber, aneurismas aórticos abdominales (AAA), derivaciones portosistémicas intrahepáticas transyugulares (TIPS, *transjugular intrahepatic portosystemic shunt*), trasplante hepático, trasplante renal y examen de arterias renales y viscerales nativas.

Aneurisma aórtico abdominal

1. El AAA es el aneurisma de vasos grandes más frecuente en la práctica vascular. En Estados Unidos, se reembolsa la detección rutinaria mediante ecografía para el diagnóstico de AAA en hombres de 65 a 75 años, fumadores o con familiares de primer grado con AAA.
2. El AAA se diagnostica cuando (a) existe una dilatación focal ≥ 3 cm o (b) el diámetro aórtico es igual o superior a 1.5 veces su diámetro normal esperado (1). La mayoría de los AAA son aneurismas infrarrenales, fusiformes y «verdaderos», causados por cambios degenerativos en la pared aórtica.
3. A los pacientes con AAA de 4.0 cm o menos, de 4.1 cm a 4.9 cm y, en los hombres, de 5.0 cm a 5.4 cm se les aconseja un seguimiento a los 36, 12 y 6 meses, respectivamente. Un aneurisma de 5.0 a 5.4 cm en mujeres y ≥ 5.5 cm en ambos sexos requiere intervención.
4. La ecografía se utiliza para detectar, confirmar el diagnóstico y controlar el tamaño del AAA (fig. 69-1):
   a. En situación no aguda, se requieren 8 h de ayuno antes de la ecografía dúplex-Doppler abdominal para reducir la cantidad de gas intestinal.
   b. La aorta abdominal se investiga desde el nivel del hiato aórtico hasta la bifurcación con visualización de las arterias ilíacas comunes bilaterales. Debido a la profundidad de la aorta desde la pared anterior del abdomen, habitualmente se utiliza un transductor curvo de baja frecuencia.
   c. La aorta y las arterias ilíacas comunes se miden de forma rutinaria en diámetros anteroposterior y transversal desde su pared externa. La aorta se mide a nivel del diafragma, del origen de la arteria mesentérica superior (AMS) y justo por encima de la bifurcación.

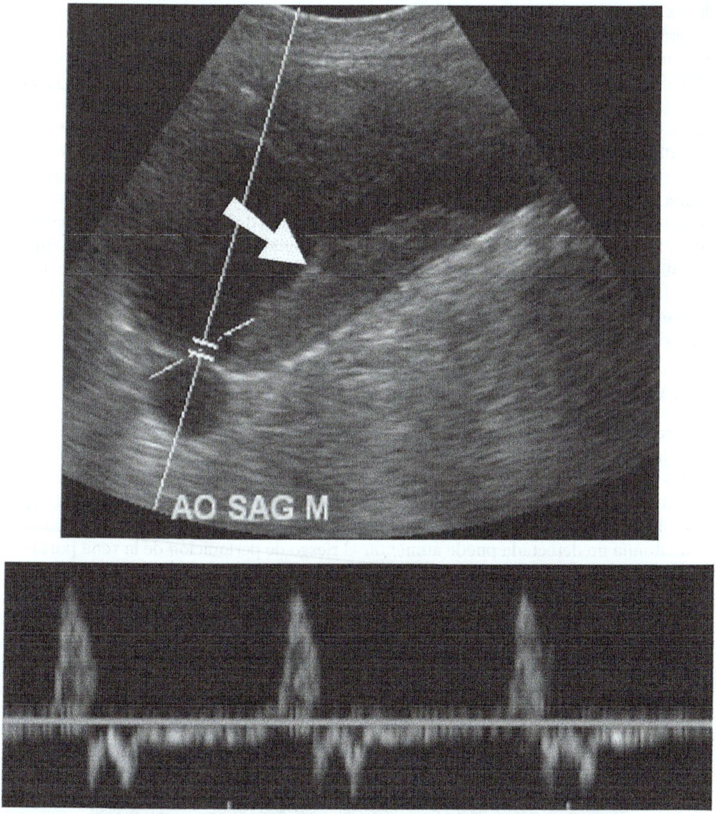

FIGURA 69-1 • Aneurisma aórtico abdominal. La ecografía sagital muestra un aneurisma aórtico con trombo intraluminal (*flecha*). En la luz de la aorta se identifica la forma de onda espectral.

Se mide la distancia desde la arteria renal o el origen de la AMS hasta la extensión más proximal del aneurisma (cuello proximal no aneurismático).

5. La obtención de imágenes de seguimiento a lo largo de toda la vida útil de los injertos aórticos o las endoprótesis es imperativa para detectar posibles complicaciones (las dos más frecuentes son la endofuga y la oclusión de la rama). Las imágenes de seguimiento habituales tras la implantación de una endoprótesis aórtica se realizan al mes. Si no hay endofuga ni expansión del saco, el siguiente seguimiento se realiza a los 12 meses y después, cada 1 año. Si se detecta una endofuga o una expansión del saco al mes, se recomienda realizar un estudio de imagen a los 6 meses del implante. En la mayoría de las instituciones, la angiografía por tomografía computarizada (ATC) se considera el patrón de referencia para la evaluación tras la reparación de un AAA; sin embargo, la ecografía dúplex-Doppler realizada por operadores experimentados es útil en pacientes que no pueden recibir medios de contraste yodados o desean evitar la radiación:
   a. Hay cinco tipos de endofuga: tipo I (sellado deficiente de cualquiera de los extremos de la endoprótesis con la pared aórtica nativa), tipo II (llenado retrógrado del saco aneurismático a través de una rama aórtica), tipo III (fuga a través de un defecto o desgarro en el injerto), tipo IV (filtración de sangre en el saco aneurismático debido a la porosidad del injerto) y tipo V (expansión significativa del saco aneurismático sin fuga visible).

b. La oclusión de la rama se evidencia como una falta de flujo en la(s) rama(s) de la endoprótesis cubierta.

6. En comparación con la ATC, la ecografía dúplex-Doppler tiene un amplio intervalo de sensibilidad en la detección de endofugas, del 64 % al 86 %, con una sensibilidad conjunta del 77 % (2). Una endofuga se identifica en la ecografía dúplex-Doppler como un flujo en color fuera de la endoprótesis endovascular con un aspecto Doppler en color uniforme y reproducible que presenta formas de onda Doppler espectrales sincrónicas con el ciclo cardíaco.
7. La ecografía con contraste supera las limitaciones de la ecografía convencional y la ecografía digital al proporcionar una mejor delimitación del AAA y la detección de endofugas. Mejora la caracterización de la endofuga con el análisis de la velocidad y la dirección del flujo. Los metaanálisis (2) han informado de sensibilidades y especificidades agrupadas del 89 % al 98 % y del 86 % al 88 %, respectivamente. La European Federation of Societies for Ultrasound in Medicine and Biology recomienda actualmente la ecografía con contraste para la detección y caracterización de endofugas y el seguimiento de las endofugas conocidas (3).

Derivación portosistémica intrahepática transyugular

La ecografía es una modalidad muy útil para evaluar la vascularización hepática antes y después de la colocación de una TIPS:

1. Antes de la intervención, la permeabilidad y el flujo de las venas porta, esplénica, mesentérica superior, hepática y yugular interna se documentan mediante ecografía dúplex-Doppler. Se evalúa la localización de la bifurcación de la vena porta; una variación de la anatomía no detectada puede aumentar el riesgo de perforación de la vena porta en la cavidad peritoneal durante el procedimiento de TIPS.
2. Tras la colocación de la TIPS, la ecografía dúplex-Doppler se realiza de forma rutinaria en un plazo de 24h a 48 h, a los 3 meses y después cada 6 meses, con el objetivo de evaluar la permeabilidad y la función de las derivaciones. La endoprótesis de la TIPS se observa como dos líneas curvilíneas paralelas, con aspecto ondulado en la pared, que conectan las venas hepática y porta (fig. 69-2). Aunque la endoprótesis de una TIPS suele tener un

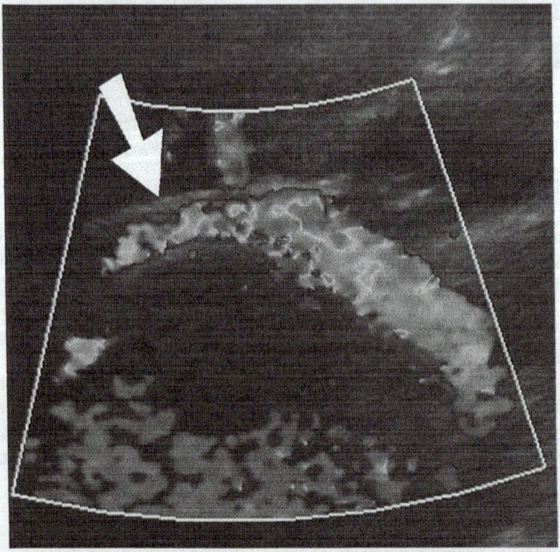

FIGURA 69-2 • Anatomía normal de la derivación portosistémica intrahepática transyugular (TIPS). La ecografía dúplex-Doppler en color muestra el flujo sanguíneo de la vena porta a la vena hepática (*flecha*).

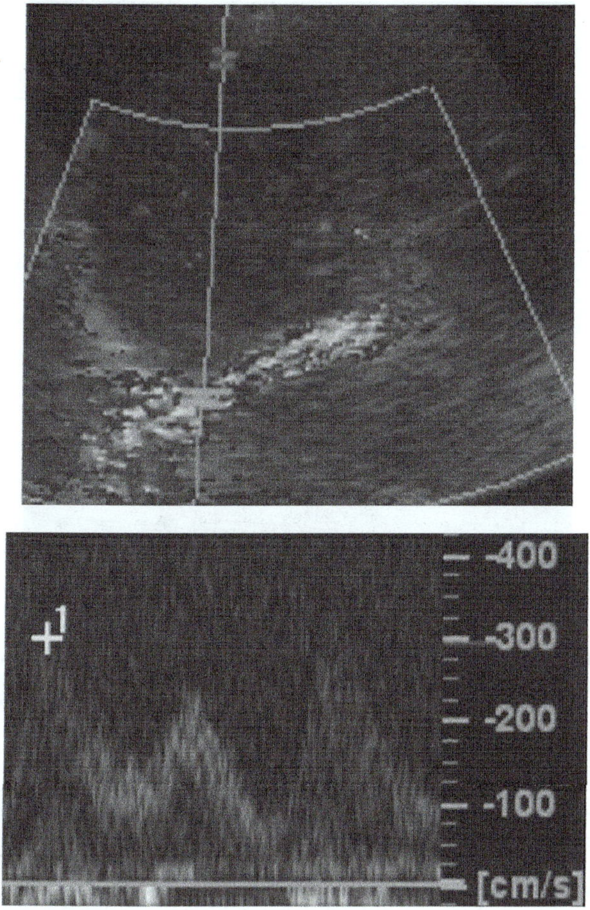

FIGURA 69-3 • Estenosis de la derivación portosistémica intrahepática transyugular (TIPS). La forma de onda Doppler espectral muestra una velocidad sistólica elevada, de 298 cm/s, en el extremo de la vena hepática de la TIPS (*cruz*), lo que sugiere estenosis.

diámetro de 10 mm, el observado *in vivo* es de 8 mm a 9 mm debido al retroceso del tejido hepático circundante (4). Los extremos venosos portal y hepático de la endoprótesis suelen estar ligeramente ensanchados y deben quedar dentro de la luz de las venas hepática y portal, respectivamente. Las endoprótesis recubiertas de politetrafluoroetileno (PTFE) se utilizan de forma rutinaria y pueden contener algo de gas (aire) que causa sombra durante varios días hasta que se absorbe. La forma de onda espectral dentro de la TIPS es monofásica y ligeramente pulsátil. La velocidad sistólica pico (VSP) normal es similar en toda la derivación, entre 90 cm/s y 120 cm/s, pero no debe ser inferior de 50 cm/s a 60 cm/s.

3. Los criterios para el diagnóstico de estenosis de la TIPS incluyen (fig. 69-3):
   a. Estrechamiento visible de la derivación.
   b. Velocidad inferior a 50 cm/s a 60 cm/s en cualquier parte de la derivación.
   c. Aumento de una velocidad pico superior a 100 cm/s en el segmento estrechado, en comparación con un segmento normal, de la derivación.

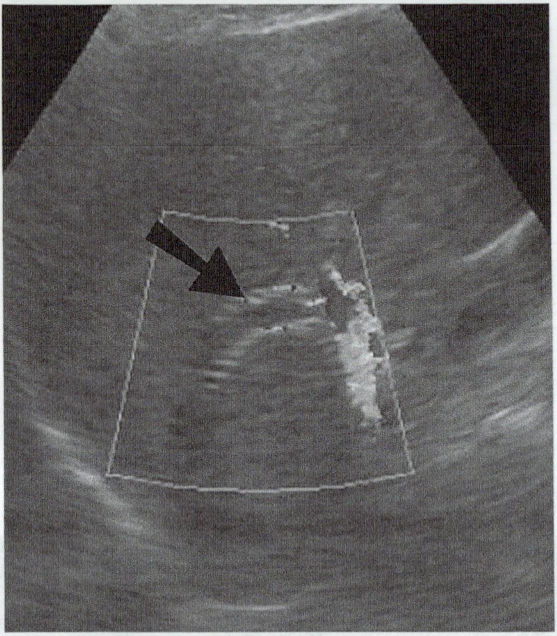

FIGURA 69-4 • Oclusión de la derivación portosistémica intrahepática transyugular (TIPS). La ecografía dúplex-Doppler en color muestra falta de flujo sanguíneo en la derivación (*flecha*).

   d. Flujo continuo y no pulsátil dentro de la derivación.
   e. Velocidad venosa portal lenta de menos de 30 cm/s.
4. El uso de endoprótesis recubiertas de tela ha reducido la prevalencia de defectos anatómicos en la TIPS, especialmente las estenosis a lo largo de la porción central de la TIPS.
5. Es fundamental identificar la oclusión de la TIPS (fig. 69-4), ya que requiere una intervención correctiva urgente (5). La sospecha de oclusión de la TIPS en la ecografía dúplex-Doppler debe confirmarse mediante TC o angiografía por catéter.

Evaluación del trasplante de hígado

La ecografía en escala de grises se utiliza en la evaluación postoperatoria del trasplante hepático para identificar hematomas, colecciones de líquido, infartos hepáticos u obstrucciones biliares. La prueba se utiliza para confirmar la permeabilidad de las arterias hepáticas, las venas portales, las venas hepáticas y la vena cava inferior (VCI):

1. La ecografía dúplex-Doppler basal se realiza entre 24 h y 48 h después del trasplante hepático (6):
   a. Una arteria hepática normal debe tener un ascenso sistólico brusco, una velocidad diastólica continua elevada y un índice de resistencia (IR) de 0.5 a 0.8. El tiempo de aceleración sistólica es inferior a 0.1 s. En el postoperatorio inmediato, el IR puede estar elevado (superior a 0.8) como consecuencia del edema de reperfusión. Por otra parte, la disminución del IR o la forma de onda *tardus-parvus* (amplitud disminuida y velocidad de ascenso lenta) en este período deben hacer sospechar una trombosis o estenosis proximal (7).
   b. Una vena porta normal es más fácil de visualizar debido a su gran tamaño (fig. 69-5). Hay que tener cuidado de no confundir con una estenosis una reducción anatómica del calibre del vaso en la anastomosis de la vena porta. Esto se produce debido a la discrepancia

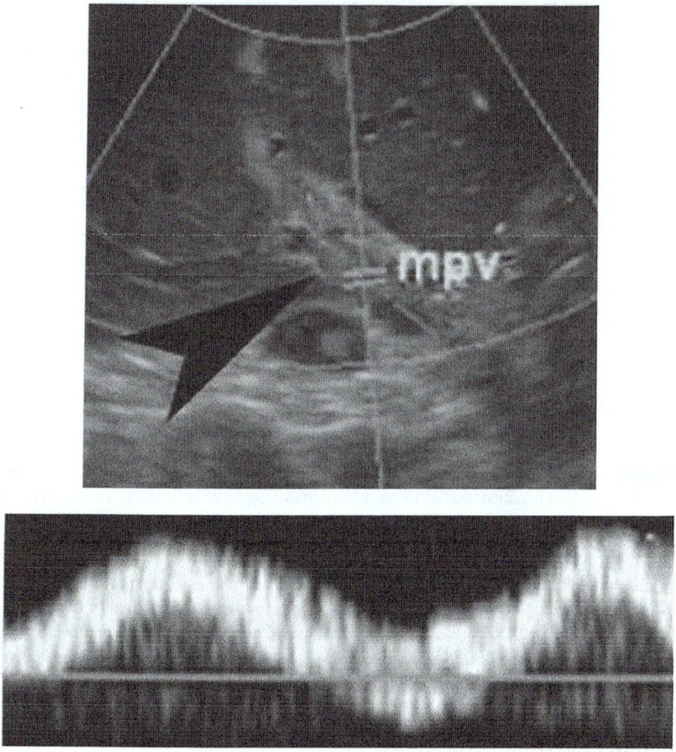

FIGURA 69-5 • Formas de onda Doppler espectral de la vena porta. Una vena porta normal (*punta de flecha*) presenta un flujo con una forma de onda ondulada. *mpv*, vena porta principal.

de tamaño entre las venas porta donante y receptora. El flujo venoso portal normal es hepatopetal (hacia el hígado), con una velocidad inferior a 50 cm/s.

c. Las venas hepáticas normales y la VCI tienen un patrón de flujo multifásico debido a la pulsación cardíaca.

2. Complicaciones vasculares del trasplante hepático:
   a. La trombosis de la arteria hepática suele producirse dentro de las primeras 6 semanas a 3 meses de la cirugía. La ecografía dúplex-Doppler puede diagnosticar una trombosis arterial hepática con una sensibilidad del 60 % al 80 % (6), manifestada por una ausencia de señal arterial en la arteria hepática y sus ramas. El trombo real puede visualizarse en la ecografía en escala de grises.
   b. La estenosis de la arteria hepática suele producirse en el lugar de la anastomosis y se caracteriza por una VSP elevada (superior a 200 cm/s o tres veces la del segmento previo a la estenosis) en el punto de estenosis, con turbulencia posterior a la estenosis. Las arterias intrahepáticas pueden mostrar una forma de onda *tardus-parvus*, un IR bajo (inferior a 0.5) y un tiempo de aceleración sistólica tardía superior a 0.1 s.
   c. El seudoaneurisma de la arteria hepática puede visualizarse en la ecografía en escala de grises como una acumulación redonda de líquido anecoico adyacente a la arteria hepática (6) (fig. 69-6). Los seudoaneurismas intrahepáticos suelen estar relacionados con intervenciones biliares, pero los extrahepáticos plantean la posibilidad de una infección micótica. Si no está trombosado, en la ecografía dúplex-Doppler se observa un patrón de onda bidireccional dentro del aneurisma.

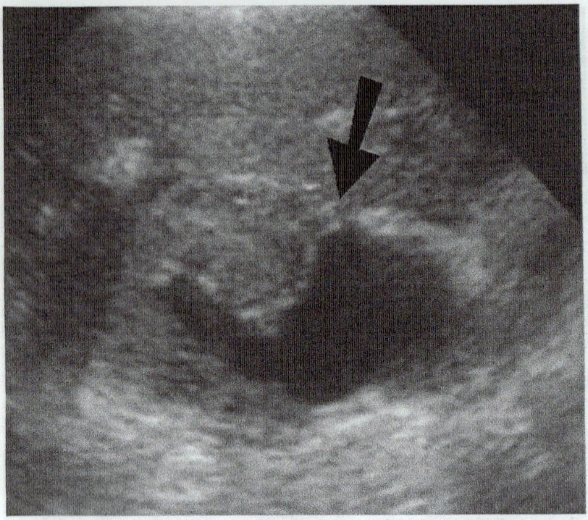

FIGURA 69-6 • Aneurisma fusiforme de la arteria hepática común. La ecografía muestra una lesión quística compleja en el hilio hepático (*flecha*). La ecografía dúplex-Doppler en color (no mostrada) reveló flujo sanguíneo en el aneurisma con trombo en la pared (*a la derecha de la flecha*).

d. La estenosis de la vena porta suele producirse en la anastomosis donante-receptor. El estrechamiento focal de la vena porta, el solapamiento (espectral) y el aumento de la velocidad del flujo en el lugar de la estenosis son hallazgos típicos en la ecografía dúplex-Doppler. Cuando el gradiente de velocidad aumenta de tres a cuatro veces en relación con un segmento previo a la estenosis, se considera hemodinámicamente significativo (6). La trombosis de la vena porta se caracteriza por la ausencia de flujo.

Evaluación del trasplante renal

1. De forma similar a la evaluación del trasplante hepático, la ecografía en escala de grises y la ecografía dúplex-Doppler se utilizan en el período postoperatorio para identificar la acumulación de líquido peritransplante, la hidronefrosis, la permeabilidad y la dirección del flujo de la arteria renal, la anastomosis y la vena renal, así como para la evaluación de las arterias intrarrenales.
2. Complicaciones vasculares del trasplante renal (8):
   a. Con frecuencia se produce una estenosis de la arteria renal en el sitio de la anastomosis, aproximadamente entre 3 y 12 meses después del trasplante. Se caracteriza por una velocidad elevada (superior a 250 cm/s o 1.8 veces la de la arteria ilíaca externa) y solapamiento (espectral) focal en el punto de estenosis. La arteria intrarrenal puede mostrar una forma de onda *tardus-parvus* y un IR bajo.
   b. La trombosis/infarto de la arteria renal puede producirse desde la arteria renal principal hasta las arterias segmentarias. Si la arteria renal principal está completamente ocluida, en la ecografía dúplex-Doppler no se observa flujo parenquimatoso en todo el riñón trasplantado. La ausencia de flujo parenquimatoso segmentario puede ser más difícil de detectar. El Doppler de potencia o la ecografía con contraste mejoran la tasa de detección.
   c. La trombosis de la vena renal es una complicación infrecuente. Suele aparecer en las 2 semanas siguientes al trasplante. La combinación de visualización directa del trombo en la vena renal principal, ausencia de flujo o inversión del flujo diastólico es diagnóstico en la ecografía dúplex-Doppler.
3. Complicaciones vasculares tras procedimientos intervencionistas (8):
   a. La fístula arteriovenosa (FAV) suele producirse tras la biopsia percutánea del trasplante. Se observan formas de onda focales turbulentas de alta velocidad y baja resistencia con

artefacto de reverberación tisular. En la ecografía en escala de grises no se visualiza ninguna bolsa hipoecoica, a diferencia de lo que ocurre en el seudoaneurisma. Más del 70 % de las FAV yatrógenas remiten espontáneamente.

b. El seudoaneurisma se observa como una estructura redonda u oval anecoica/hipoecoica en la ecografía en escala de grises y con movimiento en remolino (signo del yin-yang) en la ecografía dúplex-Doppler. Debe evaluarse la conexión del saco con la arteria y la anchura/longitud del cuello del seudoaneurisma.

Evaluación de la arteria renal

1. Las arterias renales normales presentan un patrón de onda de baja resistencia con una fase sistólica amplia y un flujo de avance continuo durante toda la diástole. La VSP, el tiempo de aceleración y el IR se obtienen en el origen y en las porciones proximal, media y distal de cada arteria renal. Las formas de onda arteriales intrarrenales y el IR se evalúan dentro de las arterias segmentarias en el polo superior, la porción media y el polo inferior de los riñones.
2. Aproximadamente entre el 20 % y el 30 % de los pacientes remitidos para una evaluación Doppler se consideran sujetos no apropiados debido a razones técnicas, como la obesidad o las calcificaciones arteriales (9).
3. La estenosis de la arteria renal (fig. 69-7) se manifiesta en la ecografía dúplex-Doppler como un aumento de la VSP de más de 180 cm/s a 200 cm/s, una relación renal/aórtica (VSP en la porción estenótica dividida por la de la aorta en el origen de la arteria renal) de más de 3.3 o 3.5, un tiempo de aceleración prolongado de más de 0.07 s y una alteración del flujo posterior a la estenosis. El amortiguamiento de la forma de onda arterial intrarrenal (*tardus-parvus*) es un signo indirecto sugestivo, pero no específico, de estenosis de la arteria renal.

Evaluación de las arterias viscerales

1. El examen Doppler de las arterias esplácnicas es un método útil para diagnosticar estenosis y realizar el seguimiento de los pacientes tras la intervención:
   a. La aorta abdominal se mide a nivel de las arterias mesentéricas para determinar las velocidades basales (VSP). Las VSP de los adultos normales se sitúan entre 70 cm/s y 100 cm/s. Posteriormente, se obtienen las VSP en los orígenes y los segmentos proximal y medio del tronco celíaco, la AMS y la arteria mesentérica inferior (AMI).
   b. El tronco celíaco normal muestra una resistencia vascular baja (órgano específico) que no difiere antes y después de las comidas.
   c. La AMS normal muestra una resistencia vascular intestinal elevada en estado preprandial (fig. 69-8). Existe una forma de onda trifásica con un componente sistólico máximo, un flujo diastólico bajo y un flujo de inversión telesistólico. Se produce un aumento significativo del flujo de la AMS en el período posprandial, con aumento de las velocidades sistólica y telediastólica, y pérdida de su inversión de flujo.
   d. La estenosis (fig. 69-8) se diagnostica principalmente en la ecografía como aumento de la VSP, valor anómalo en la relación entre la VSP de la arteria mesentérica y la aorta (MAR), y presencia de formas de onda *tardus-parvus*. El área focal de estrechamiento luminal, el solapamiento (espectral) del flujo en color, la turbulencia posterior a la estenosis y la presencia de vasos colaterales son signos secundarios útiles.
2. El umbral de estenosis hemodinámicamente significativa de la arteria celíaca es una VSP de más de 200 cm/s y un MAR de más de 3 a 3.5.
3. En la AMS, una VSP de 275 cm/s o superior se correlaciona con estenosis significativa, con una sensibilidad del 89 % al 100 % y una especificidad del 92 % al 98 % (10). Un MAR de 3 a 3.5 o mayor sugiere la presencia de una estenosis significativa de la AMS:
   a. Si los tres vasos (tronco celíaco, AMS, AMI) muestran un aumento de la VSP, esto podría deberse a un estado de alto rendimiento. Por otro lado, una VSP baja en los tres vasos sugieren un estado de bajo gasto. Una VSP elevada en todo el trayecto de un vaso podría explicar un flujo compensatorio debido a la obstrucción/estenosis de las arterias mesentéricas adyacentes.

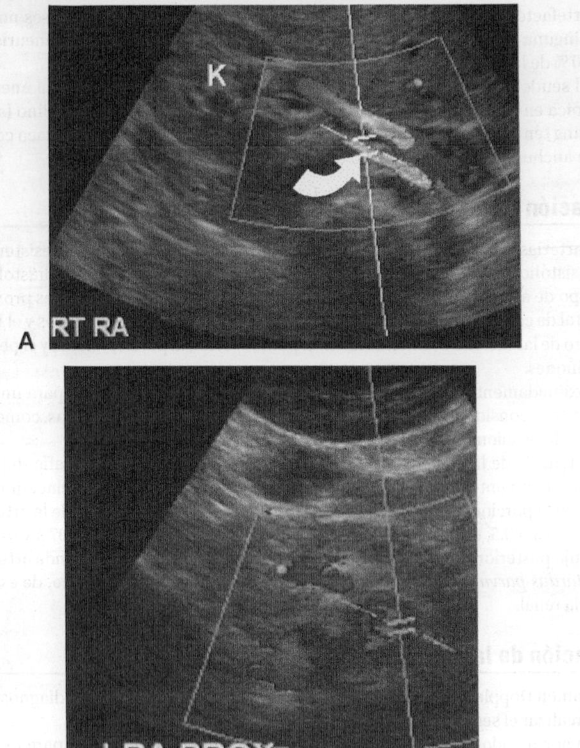

FIGURA 69-7 • Estenosis de la arteria renal. **A:** la ecografía dúplex-Doppler en color a lo largo del eje del vaso muestra la arteria renal (*flecha curva*) ubicada adyacente a la vena renal. Se observa un posible estrechamiento más cerca de su origen. **B:** Doppler espectral (orientación transversal) del origen de la arteria renal, que muestra un patrón *tardus-parvus* (amplitud disminuida y velocidad de ascenso lenta) secundario a una estenosis del *ostium*. *K*, riñón.

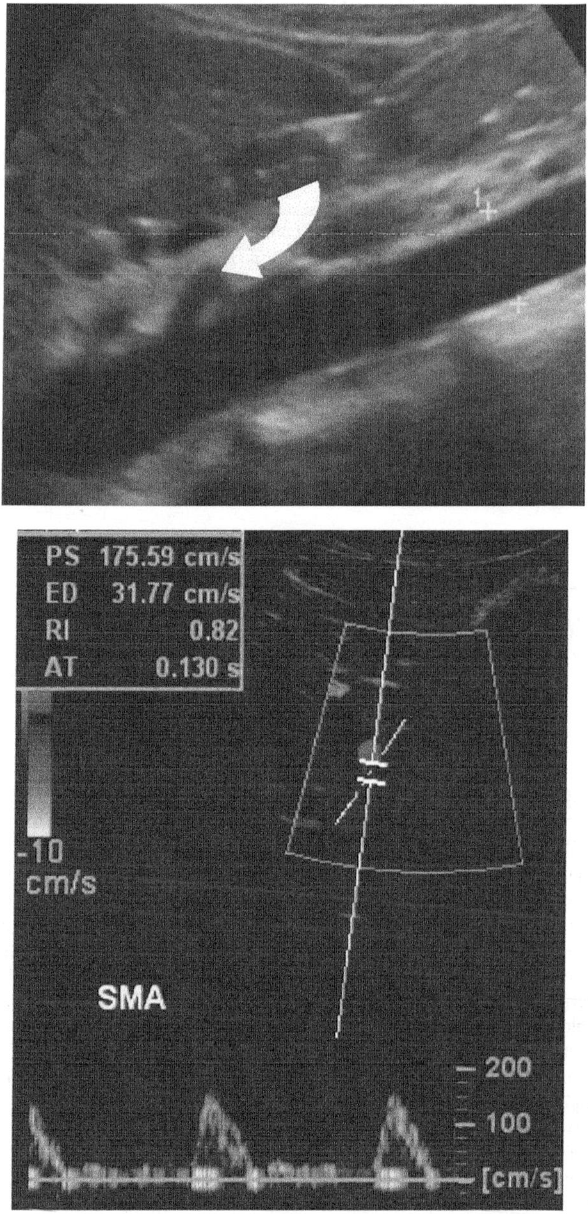

FIGURA 69-8 • Arteria mesentérica superior con estenosis hemodinámicamente no significativa. **A:** ecografía en escala de grises que muestra la AMS (*flecha curva*) saliendo de la aorta abdominal proximal. **B:** la forma de onda del Doppler espectral muestra una velocidad sistólica pico de 176 cm/s y un ascenso sistólico retardado. La relación entre la velocidad sistólica de la AMS (SMA en la figura) y la de la aorta (2,2) fue inferior a 3, por lo que no cumple el criterio de estenosis hemodinámicamente significativa.

Referencias bibliográficas

1. Chaikof EL, Dalman RL, Eskandari MK, et al. The Society for Vascular Surgery practice guidelines on the care of patients with an abdominal aortic aneurysm. *J Vasc Surg.* 2018;67(1):2–77.e2.
2. Gummadi S, Eisenbrey JR, Lyshchik A. A narrative review on contrast-enhanced ultrasound in aortic endograft endoleak surveillance. *Ultrasound Q.* 2018;34(3):170–175.
3. Piscaglia F, Nolsøe C, Dietrich CF, et al. The EFSUMB guidelines and recommendations on the clinical practice of contrast enhanced ultrasound (CEUS): update 2011 on non-hepatic applications. *Ultraschall Med.* 2012;33(1):33–59.
4. Brehmer WP, Saad WE. Dysfunctional transjugular intrahepatic portosystemic shunt: anatomic defects and Doppler ultrasound evaluation. *Ultrasound Clin.* 2013;8(4):125–135.
5. Colombato L. The role of transjugular intrahepatic portosystemic shunt (TIPS) in the management of portal hypertension. *J Clin Gastroenterol.* 2007;41(Suppl 3):S344–S351.
6. Ackerman SJ, Irshad A, Lewis M. Update on the role of sonography in liver transplantation. *Ultrasound Clin.* 2014;9:641–652.
7. Garcia-Criado A, Gilabert R, Salmeron JM, et al. Significance of and contributing factors for a high resistive index on Doppler sonography of the hepatic artery immediately after surgery: prognostic implications for liver transplantation recipients. *AJR Am J Roentgenol.* 2003;181:831–838.
8. Zarzour JG, Lockhart ME. Ultrasonography of the renal transplant. *Ultrasound Clin.* 2014;9:683–695.
9. Moukaddam H, Pollak J, Scoutt LM. Imaging renal artery stenosis. *Ultrasound Clin.* 2007;2:455–475.
10. Lim HK, Lee WJ, Kim SH, et al. Splanchnic arterial stenosis or occlusion: diagnosis at Doppler US. *Radiology.* 1999;211:405–410.

70 Doppler en color y ecografía de venas periféricas

Joseph F. Polak, MD, MPH, FAIUM, FACR

Venas del miembro inferior

Indicaciones

1. Evaluar a los pacientes con aparición aguda de edema o dolor en los miembros inferiores, que despierten la sospecha clínica de trombosis venosa profunda (TVP) aguda.
2. Monitorizar las venas de los pacientes asintomáticos de alto riesgo. La definición de «alto riesgo» es amplia e incluye a adultos mayores, pacientes encamados, pacientes tras una intervención quirúrgica (especialmente tras una prótesis de cadera o procedimientos neuroquirúrgicos) o pacientes tras un traumatismo.
3. Establecer un estudio de referencia tras la finalización de la anticoagulación. Esto permitirá detectar episodios recurrentes de TVP o aparición de reflujo venoso.
4. Evaluar a pacientes con disnea y sospecha de embolia pulmonar, aunque el rendimiento diagnóstico es bajo.
5. Supervisar los programas de control de calidad intrahospitalarios destinados a la profilaxis de la TVP, en particular en los grupos de pacientes de alto riesgo.
6. Cartografía de las venas safena interna y externa antes de procedimientos quirúrgicos o endovasculares.
7. Detección y análisis segmentario del reflujo venoso en pacientes con:
   a. Varices.
   b. Varices recurrentes después de la intervención.
   c. Ulceración cutánea.
   d. Síntomas graves de estasis venosa con o sin induración subcutánea.

Contraindicaciones

Relativas

1. La dificultad del examen depende de la constitución corporal y del transductor utilizado (5.0 MHz o superior).
2. Heridas en los lugares que van a inspeccionarse.
3. Dolor en la zona a evaluar.

Preparación previa al procedimiento

1. No es necesario preparar al paciente.
2. Los pacientes en cuidados intensivos pueden ser examinados con unidades portátiles.
3. Equipo:
   a. Inferior al ligamento inguinal, imagen en escala de grises de alta resolución con un transductor de matriz lineal equipado con Doppler en color y capacidad de imagen dúplex. Frecuencia en escala de grises de al menos 5 MHz, idealmente superior a 7 MHz, con frecuencia Doppler de 3 MHz o superior. Las imágenes Doppler en color y el análisis de la forma de onda Doppler se utilizan para evaluar los patrones de flujo sanguíneo.
   b. Se utiliza un transductor de matriz sectorial o curvo por encima del ligamento inguinal, en las venas ilíacas y en la vena cava inferior (VCI). Las frecuencias de imagen y Doppler son más bajas que en los miembros. La ganancia se ajusta de modo que la luz de un vaso normal esté libre de ecos internos. La arteria acompañante se utiliza como referencia.
   c. Las imágenes Doppler en color y las formas de onda Doppler se utilizan para confirmar la obstrucción venosa y confirmar la presencia de un trombo no obstructivo. También se utilizan para detectar el reflujo venoso.
   d. Las mesas basculantes o las camillas reclinables mantenidas en posición de Trendelenburg inversa (con los pies hacia abajo) pueden ayudar a evaluar a los pacientes con poca movilidad y a los pacientes con reflujo venoso.

Detección de trombosis venosa profunda

Procedimiento

1. La **compresibilidad** de las paredes venosas es el criterio más importante para descartar la presencia de un trombo agudo (figs. 70-1 a 70-3):
   a. El examen de las venas comienza a nivel del ligamento inguinal, aproximadamente en el pliegue de la ingle, y continúa hasta incluir las venas de la pantorrilla.
   b. Examen de las venas femorales: el paciente se coloca en decúbito supino con la pierna a examinar en ligera rotación externa. La cabeza/torso del paciente puede elevarse de 15° a 20° (o colocarse en Trendelenburg inverso) para facilitar el llenado venoso. El examen incluye Doppler de las venas femoral y femoral común, incluida la porción proximal de la vena safena interna en la unión safeno-femoral, justo por debajo del ligamento inguinal.
   c. El transductor se mantiene transversal al eje de la vena y centrado en el segmento venoso mientras se aplica presión sobre la piel para comprimir las paredes de la vena. Las paredes de un segmento venoso normal se colapsan y se unen con una presión mínima. La falta de compresión completa de la vena indica la presencia de un trombo intraluminal.
   d. La maniobra de compresión se lleva a cabo a lo largo de la vena, requiriendo que el operador desplace el transductor cada 2 cm o 3 cm. Durante este proceso, el operador mantiene el transductor centrado en la vena y aplica presión sobre la piel.
   e. La vena femoral puede ser difícil de comprimir a su paso por el conducto de los aductores. Este puede ser el sitio de un estudio falso positivo; las imágenes complementarias con Doppler en color pueden ayudar a evaluar la permeabilidad del segmento venoso o confirmar la presencia de un trombo.
   f. La unión safeno-femoral puede ser difícil de comprimir. Es importante examinar esta área con detalle, ya que un trombo en la vena safena interna cerca de la unión femoral puede extenderse a la vena femoral común. Este fenómeno puede resultar en la formación de un trombo venoso profundo.

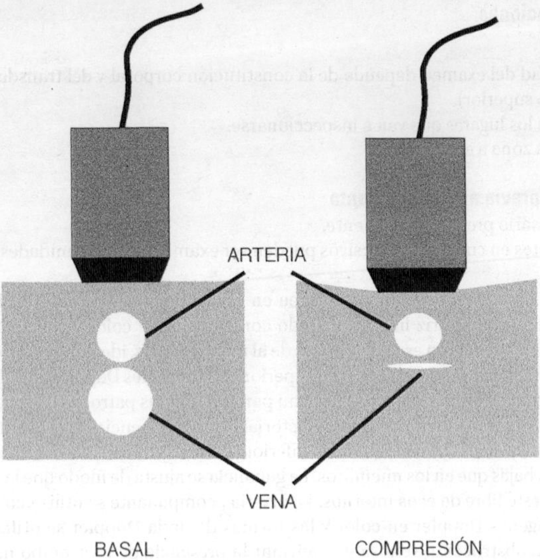

FIGURA 70-1 • La maniobra de compresión se realiza con el transductor colocado transversalmente a la vena. Se aplica presión a la superficie de la piel a través del transductor. Esta se transmite a las estructuras más profundas y provoca el colapso de las paredes de la vena. En las imágenes en tiempo real, la repetición de esta maniobra hace que la vena parpadee. La maniobra mostrada aquí se aplicó a la vena femoral, que se encuentra en profundidad con respecto a la arteria. La arteria no debe deformarse antes que la vena. En ocasiones infrecuentes, los autores han observado que la arteria se colapsa antes que la vena en pacientes con un músculo sartorio prominente. Reorientando el transductor más medialmente en el interior de la pierna y repitiendo la maniobra de compresión podrá obtenerse una respuesta normal. (Reimpresa con permiso de Polak JF. *Peripheral Vascular Sonography*. 2nd ed. Lippincott Williams & Wilkins; 2004, con permiso).

g. La vena poplítea se examina con la pierna ligeramente flexionada. Como otra opción, el paciente puede ser examinado en decúbito prono con la pantorrilla elevada aproximadamente 30°, con una toalla o almohada debajo de la espinilla para evitar el colapso espontáneo de la vena. El paciente también puede ser examinado en decúbito o decúbito prono.

h. La vena poplítea se comprime desde el hiato del aductor hasta el nivel de las venas de la pantorrilla.

i. El transductor rara vez se coloca sobre el compartimento anterior para evaluar el par de venas tibiales anteriores. La trombosis aislada de las venas tibiales anteriores es muy poco frecuente.

j. Las venas pares tibial posterior y peronea se encuentran en el compartimento posterior y pueden localizarse con el desplazamiento del transductor en dirección medial y posterior a la tibia. La arteria tibial posterior y las venas pares que la acompañan se encuentran en posición medial y posterior a la tibia. La arteria peronea y las venas acompañantes se encuentran a mayor profundidad, en la parte superior del peroné.

k. Las venas pares del gastrocnemio acompañan a la arteria gastrocnemio en el músculo gastrocnemio. La compresibilidad se utiliza principalmente para el diagnóstico de la trombosis.

l. Las venas musculares (principalmente del sóleo) se encuentran en los músculos profundos de la pantorrilla y suelen comunicarse con las venas peroneas y tibiales posteriores. La compresibilidad se utiliza principalmente para el diagnóstico de trombosis.

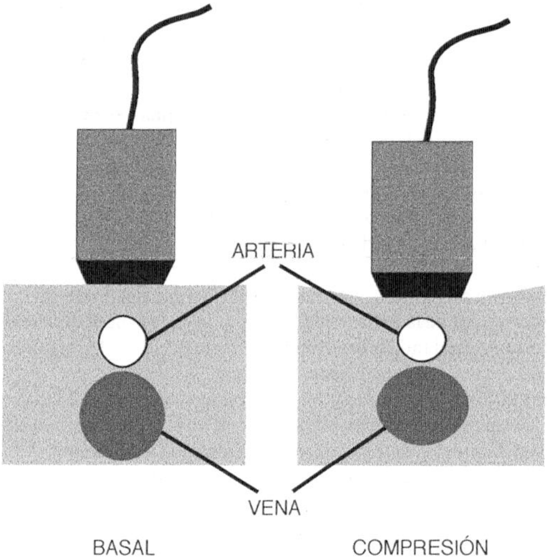

FIGURA 70-2 • La ultrasonografía de compresión anómala se define como un fallo en la aposición de las paredes de la vena profunda mientras se aplica presión sobre la piel a través del transductor. Se ejerce una presión suficiente para que la pared arterial se deforme ligeramente. Un hallazgo adicional de la presencia de trombosis venosa profunda (TVP) es la distensión de la vena. La presencia adicional de material ecogénico en la luz de la vena refuerza el diagnóstico. (Reimpresa con permiso de Polak JF. *Peripheral Vascular Sonography*. 2nd ed. Lippincott Williams & Wilkins; 2004, con permiso).

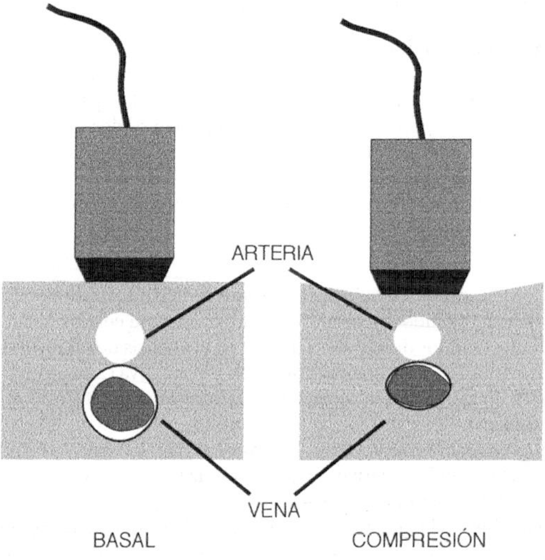

FIGURA 70-3 • La ultrasonografía de compresión también permite detectar la presencia de trombos con obstrucción parcial. Las paredes de la vena no se oponen completamente durante la maniobra de compresión. La vena no está distendida. No es necesario visualizar una estructura ecogénica en la luz de la vena. (Reimpresa con permiso de Polak JF. *Peripheral Vascular Sonography*. 2nd ed. Lippincott Williams & Wilkins; 2004, con permiso).

m. La compresión de las venas de la pantorrilla puede requerir más fuerza que en las regiones poplítea y femoral en función de la posición del cuerpo. Un segmento venoso no compresible, a menudo dilatado, es diagnóstico de trombosis venosa.

2. Las **formas de onda Doppler** se utilizan para evaluar:
   a. Flujo sanguíneo venoso espontáneo. Las señales Doppler se detectan fácilmente en las grandes venas, pero la detección del flujo sanguíneo puede requerir apretar la pantorrilla para aumentar el retorno venoso en las más pequeñas.
   b. Modulación respiratoria: variación cíclica del flujo sanguíneo venoso medido en la vena femoral común que es paralela al ciclo respiratorio. Un flujo sanguíneo venoso continuo, monofásico y de baja velocidad es compatible con una obstrucción venosa proximal (pélvica o superior).
   c. Aumento venoso: aumento transitorio de la velocidad del flujo sanguíneo causado por la compresión distal de la pantorrilla y el vaciado de la sangre de las venas de la región. Una respuesta normal indica la ausencia de obstrucción entre el punto de compresión distal y la ubicación del transductor.
3. El **Doppler en color** es útil cuando los resultados de la ecografía con compresión son ambiguos o el examen se ve comprometido por factores técnicos como el gran tamaño del paciente, episodios previos de TVP o dolor al intentar la compresión:
   a. La ganancia de color y la sensibilidad se ajustan para mejorar la detección del flujo sanguíneo de baja velocidad.
   b. La evaluación de las venas de los miembros inferiores se realiza en los planos transversal y longitudinal.
   c. El estudio se considera positivo para trombo cuando se observa una pérdida de señal Doppler en color en la luz del vaso y negativo si la luz está repleta de señales Doppler en color.
   d. La TVP crónica puede causar una luz estrecha de color irregular con engrosamiento de la pared o presencia de numerosos canales colaterales venosos.
4. La **visualización del trombo** dentro de la luz de la vena es el criterio más específico para determinar la presencia de TVP. Puede resultar difícil cuando la ecogenicidad del trombo reciente es similar a la de la sangre. Por tanto, un trombo reciente puede escapar a la detección si solo se utilizan imágenes en escala de grises.

Manejo posterior al procedimiento

Los pacientes que presentan una trombosis en la vena de la pantorrilla y no están bajo tratamiento anticoagulante necesitan un seguimiento cada 5 a 7 días para detectar si el trombo se ha extendido a la vena poplítea (1). Asimismo, los pacientes de alto riesgo cuyos estudios iniciales no muestran trombosis por encima de la rodilla deben recibir una nueva evaluación en un período de 5 a 7 días para identificar casos (aproximadamente el 20 %) en los que un trombo en la vena de la pantorrilla podría haberse extendido a la vena (por encima de la rodilla) (1).

Resultados

1. La ecografía con compresión (sin incluir las venas de la pantorrilla) tiene una alta sensibilidad y especificidad cuando se correlaciona originalmente con los hallazgos de la flebografía ascendente. Su valor diagnóstico se basa en el análisis de los resultados y en la baja tasa de recidiva de la TVP tras una ecografía venosa negativa (2,3).
2. La obtención de imágenes de las venas de la pantorrilla requiere de 10 min a 20 min adicionales de examen:
   a. En pacientes con síntomas aislados en la vena de la pantorrilla y estudios ecográficos por encima de la rodilla negativos, la precisión de las imágenes de la vena de la pantorrilla es muy alta (superior al 95 %) (4).
   b. La sensibilidad para detectar trombos aislados en la vena de la pantorrilla en grupos hospitalizados sin síntomas y de alto riesgo es muy variable, y oscila entre el 13 % y el 85 %.
3. Los estudios que incluyen la longitud completa del miembro inferior tienen una alta precisión cuando los resultados se evalúan a los 3 meses (3,4).
4. En caso de ser negativos, los exámenes de dos puntos (compresión de las venas femoral común y poplítea únicamente) deben repetirse entre 5 y 7 días después (1).

Complicaciones (poco frecuentes)

El desprendimiento de un coágulo de sangre durante la compresión que causa una embolia pulmonar es muy poco frecuente.

Cartografiado de la vena safena antes de procedimientos de *bypass* con vena infrainguinal (5-7)

1. Equipo: transductor de matriz lineal con frecuencia de escala de grises superior a 5 MHz, preferiblemente superior a 7 MHz, y frecuencia Doppler de 3 MHz o superior.
2. Colocar el miembro a explorar en posición pendiente para maximizar la distensión. La exploración se realiza con el paciente de pie o en posición de Trendelenburg inversa de 15° a 30° con la rodilla ligeramente flexionada (6,7).
3. Comenzar el examen en la unión safeno-femoral, justo por debajo del ligamento inguinal, con el transductor en orientación transversal. Se utilizan principalmente imágenes en escala de grises y se añade Doppler en color según sea necesario.
4. La vena safena interna se mantiene centrada bajo el transductor, que se sostiene perpendicular a la superficie de la piel. Se sigue el curso de la vena y, si es necesario, se utiliza un marcador para dibujar el trayecto de la vena en la superficie de la piel. Se anota el diámetro de la vena, cualquier duplicación/tributarias, varices y cualquier válvula de aspecto anómalo. Se realiza un examen de compresión para confirmar la permeabilidad de la vena.
5. El mismo procedimiento puede utilizarse para la vena safena externa, que se origina lateralmente en el tobillo y se une con mayor frecuencia a la vena poplítea en la fosa poplítea. La comunicación con la vena de Giacomini puede ser importante en el tratamiento endovascular, por lo que debe tenerse en cuenta.
6. La compresión proximal puede utilizarse para distender las venas (6).

Resultados

1. La cartografía de la vena safena interna revela diversas variaciones anatómicas: sistema venoso doble completo, sistema doble con ramificaciones y tronco único medial dominante estándar en el muslo con una vena dominante anterior en la pantorrilla.
2. En la mayoría de los casos se obtienen buenas estimaciones de los diámetros de las venas (7).

Detección y evaluación segmentaria del reflujo venoso

1. Equipo: superior a 5 MHz, preferiblemente superior a 7 MHz, transductor de imágenes en escala de grises con frecuencias Doppler pulsadas y en color de 3 MHz o superiores.
2. La parte superior de la pierna se examina con el paciente de pie, idealmente en un taburete y con un medio de apoyo, como una silla o un andador ortopédico. Otra opción es usar una camilla en Trendelenburg inverso de 15° a 30°. La pantorrilla puede examinarse con el paciente sentado, con la pierna colgando o apoyada en el muslo del examinador.
3. Se identifica la unión safeno-femoral y se coloca la ventana de muestreo Doppler en la vena femoral común, justo por encima de esta, y se registra la respuesta a una maniobra de Valsalva. La inversión del flujo sanguíneo debe ser mínima.
4. Después, se registra la respuesta Doppler en varios segmentos venosos tras el aumento, ya sea mediante compresión manual de la pantorrilla o con un inflador automático. El manguito se infla durante 1 s a 3 s; la presencia de reflujo se evalúa tras el desinflado del manguito. Se registra la duración del flujo sanguíneo retrógrado. La inversión normal del flujo sanguíneo puede durar entre 0.5 s y 0.7 s.
5. Se realizan registros en la femoral común superior, la femoral proximal, la femoral profunda proximal, la femoral distal y las venas poplíteas superior e inferior. También se realiza para la vena safena interna a 4 cm de la unión safeno-femoral, la vena safena interna en la parte distal del muslo y la parte superior de la pantorrilla. Otras venas que pueden estudiarse en función de la situación clínica son la safena externa justo por debajo de la unión safeno-poplítea y las venas de la pantorrilla.
6. La imagen en escala de grises se utiliza para localizar las venas perforantes. El transductor se desplaza en el plano transversal a lo largo de las venas superficiales. Las perforantes atraviesan la fascia y son difíciles de identificar si son normales. Su evaluación incluye la

toma de muestras de la dirección del flujo sanguíneo (lo normal es desde la piel hacia las venas profundas) y la medición de su diámetro (lo normal es < 2 mm; casi siempre hay insuficiencia venosa cuando el diámetro alcanza los 3 mm).

7. Dado que el estado de las venas profundas es a menudo impredecible a partir de la exploración física o la presentación clínica, se recomienda un examen completo de las venas profundas y superficiales. El estado del sistema profundo puede tener efectos profundos en la orientación del tratamiento de la enfermedad por reflujo venoso superficial.

Manejo posterior al procedimiento

Ninguno.

Resultados

1. La inversión normal del flujo sanguíneo (reflujo) es < 0.5 s en el sistema superficial, pero puede ser de hasta 1 s en la vena poplítea (8).
2. La insuficiencia venosa puede ser segmentaria. Este conocimiento y la evaluación cuidadosa de los segmentos afectados permiten intervenciones quirúrgicas y percutáneas más específicas.
3. El reflujo venoso superficial y la insuficiencia de las perforantes contribuyen a la patogenia de la ulceración venosa y ambos son fácilmente documentables mediante ecografía.
4. Las imágenes en escala de grises y Doppler en color se han utilizado para guiar la ablación endovenosa, delimitar los puntos de inyección para la escleroterapia venosa, y para evaluar el éxito de dichos tratamientos.

Complicaciones

Ninguna.

Venas del miembro superior

Indicaciones

1. Edema inexplicable del miembro superior.
2. Sospecha de trombosis venosa asociada a un catéter venoso central (9).
3. Evaluación previa y durante el tratamiento endovascular de coágulos.
4. Cartografiado previo a la creación de la fístula de diálisis quirúrgica o endovascular.
5. Evaluación de pacientes con disnea y sospecha pulmonar, aunque el rendimiento diagnóstico es bajo.

Contraindicaciones

Ninguna.

Preparación previa al procedimiento

Ninguna.

Procedimiento

1. El paciente se coloca en decúbito supino o en ligera posición de Trendelenburg para distender las venas de los miembros superiores. Las venas yugular y subclavia se examinan con el brazo del paciente en el costado; las venas axilar y braquial se examinan con el brazo del paciente ligeramente abducido, con la palma de la mano dirigida hacia arriba. El examinador se sitúa a la altura de la cabeza o del lado del paciente.
2. Equipo: transductor de matriz lineal de 5.0 MHz o superior, preferiblemente superior a 7 MHz, con capacidad para Doppler en color y de onda de pulso (3 MHz o superior). El Doppler en color se utiliza de forma intermitente durante el examen porque la presencia de trombos provoca un defecto de flujo.
3. El examen comienza en la vena yugular, en la parte media y superior del cuello. La vena se identifica fácilmente junto a la arteria carótida. Se comprime la vena. El Doppler en color confirma la permeabilidad de la vena. Las formas de onda Doppler se utilizan para confirmar la presencia de pulsatilidad cardíaca y de variación respiratoria cíclica. La vena se visualiza en orientación longitudinal y transversal.

4. En la orientación transversal, el transductor se desplaza por la vena yugular hasta la clavícula. Primero se encuentra la unión de la arteria carótida común y la arteria braquiocefálica. A continuación, caudal a la arteria, se encuentra la unión de la vena yugular, la vena braquiocefálica y la vena subclavia. Para alcanzar este nivel, el transductor puede tener que angularse en dirección caudal y presionarse en la fosa supraclavicular. Se examina esta zona para detectar la presencia de trombos y se registra una imagen Doppler en color.
5. La cara medial de la parte superior del brazo se explora con Doppler en color y ecografía en escala de grises. La exploración por compresión se realiza hasta el interior de la axila. Se utiliza un abordaje infraclavicular para obtener imágenes del segmento de la vena axilar y subclavia no visualizado en las orientaciones anteriores.
6. Mientras se obtienen imágenes sobre la vena subclavia en orientación transversal, se solicita al paciente que inhale enérgicamente. La respuesta normal es una disminución del diámetro de la vena.
7. La presencia de catéteres venosos se documenta, así como su efecto en la dinámica del flujo sanguíneo dentro de la vena.

Manejo posterior al procedimiento

Ninguno.

Resultados (10)

1. El examen de la compresión, el aumento y la variación respiratoria son menores que en la evaluación del miembro inferior. La pulsatilidad cardíaca es un buen indicador de la permeabilidad de la vena central.
2. Existe una buena precisión cuando se comparan los resultados de la ecografía venosa con los de la flebografía.

Complicaciones

Ninguna comunicada.

Referencias bibliográficas

1. Bernardi E, Camporese G, Büller HR, et al. Serial 2-point ultrasonography plus D-dimer vs whole-leg color-coded Doppler ultrasonography for diagnosing suspected symptomatic deep vein thrombosis: a randomized controlled trial. *JAMA.* 2008;300(14):1653–1659.
2. Cornuz J, Pearson SD, Polak J. Deep venous thrombosis: complete lower extremity venous US evaluation in patients without known risk factors—outcome study. *Radiology.* 1999;211:637–641.
3. Schellong SM, Schwarz T, Halbritter K, et al. Complete compression ultrasonography of the leg veins as a single test for the diagnosis of deep vein thrombosis. *Thromb Haemost.* 2003;89(2):228–234.
4. Simons GR, Skibo LK, Polak JF, et al. Utility of leg ultrasonography in suspected symptomatic isolated calf deep venous thrombosis. *Am J Med.* 1995;99(1):43–47.
5. van Dijk LC, Wittens CH, Pieterman H, et al. The value of pre-operative ultrasound mapping of the greater saphenous vein prior to 'closed' in situ bypass operations. *Eur J Radiol.* 1996;23(3):235–237.
6. Hoballah JJ, Corry DC, Rossley N, et al. Duplex saphenous vein mapping: venous occlusion and dependent position facilitate imaging. *Vasc Endovascular Surg.* 2002;36(5):377–380.
7. Cruz CP, Eidt JF, Brown AT, et al. Correlation between preoperative and postoperative duplex vein measurements of the greater saphenous vein used for infrainguinal arterial reconstruction. *Vasc Endovascular Surg.* 2004;38(1):57–62.
8. Labropoulos N, Tiongson J, Pryor L, et al. Definition of venous reflux in lower-extremity veins. *J Vasc Surg.* 2003;38:793–798.
9. Luciani A, Clement O, Halimi P, et al. Catheter-related upper extremity deep venous thrombosis in cancer patients: a prospective study based on Doppler US. *Radiology.* 2001;220(3):655–660.
10. Pater, Payal, Braun C, Patel, Parth, et al. Diagnosis of deep vein thrombosis of the upper extremity: a systematic review and meta-analysis of test accuracy. *Blood Advance.* 2020; 4(11):2516–22.

71 Angiografía por resonancia magnética

Nanda Deepa Thimmappa, MD y Martin R. Prince, MD, PhD, FACR

Introducción

Al igual que con la angiografía convencional, es esencial conocer todos los aspectos del funcionamiento del equipo de resonancia magnética (RM) para seleccionar la bobina y las secuencias de imagen adecuadas. Es importante evaluar a los pacientes antes de la obtención de imágenes para determinar los problemas clínicos específicos que deben abordarse y evaluar el grado de cooperación del paciente para detener la respiración durante un momento y permanecer quieto durante las exploraciones. Es especialmente importante determinar la extensión de la anatomía vascular que va a examinarse, ya que no se corresponde necesariamente con las regiones anatómicas de la RM tradicional, basada en órganos. Los técnicos no siempre están familiarizados con las regiones de cobertura necesarias para los estudios vasculares y pueden necesitar orientación del radiólogo sobre la anatomía de interés.

Preparación previa al procedimiento

1. **Comprobación de seguridad**: antes de reconocer que un paciente puede recibir una RM, debe realizarse una comprobación rápida de las principales contraindicaciones (p. ej., marcapasos, implantes cocleares y clips para aneurismas cerebrales). El técnico debe detectar otras contraindicaciones menos frecuentes, como cuerpos extraños metálicos en las órbitas y determinados implantes médicos. La mayoría de los clips quirúrgicos fuera del cerebro, el material ortopédico, las endoprótesis, los *coils* y los filtros de vena cava, especialmente si no son ferromagnéticos y están alejados de la zona de obtención de imágenes, no suelen suponer un riesgo para la seguridad, pero pueden crear artefactos si se incluyen en el campo de obtención de imágenes.
2. **Depósito de gadolinio y fibrosis sistémica nefrógena (FSN)**: durante muchos años los autores han comprobado la filtración glomerular (FG) (visítese www.MDRD.com para acceder a una calculadora de la FG) antes de utilizar medios de contraste basados en gadolinio (MCBG). Sin embargo, casi todos los MCBG lineales que tienen mayor riesgo de FSN han sido retirados del mercado y se cree que los macrocíclicos tienen un riesgo insignificante o nulo de FSN, por lo que existe menos controversia sobre el uso de MCBG en pacientes con compromiso renal (1). Los dos MCBG lineales que siguen comercializándose, gadobenato de dimeglumina y gadoxetato, se unen a las proteínas y se excretan por vía biliar, lo que también parece reducir el riesgo de FSN. Si la FG es inferior a 30 mL/min, deben evitarse las dosis altas de MCBG y considerar las técnicas de angiografía por resonancia magnética (ARM) sin contraste. Los pacientes con insuficiencia renal aguda no deben recibir gadolinio hasta que la creatinina sérica recupere sus valores normales o se establezca la hemodiálisis. Debe preguntarse a los pacientes ambulatorios si están en diálisis o a punto de comenzarla. Todos los pacientes en diálisis deben recibir una RM programada justo antes (dentro de las 24 h) de la siguiente sesión de tratamiento de diálisis. Los medios de contraste macrocíclicos incluyen gadobutrol, gadoteridol o gadoterato de meglumina. Medios con excreción biliar, además de renal, incluyen gadobenato de dimeglumina y gadexetato disódico.
3. **Ropa**: lo ideal es que la ropa de los pacientes no tenga cremalleras metálicas, broches, ganchos o botones u otros elementos metálicos. De este modo, el paciente puede reducir al mínimo el tiempo que pasa en el interior de la instalación de RM y evitar el vestuario para reducir el riesgo de COVID-19. Sin embargo, si existe alguna duda sobre el uso de metal, se recomienda quitar toda la ropa (incluidos los sujetadores) con *componentes metálicos* como cremalleras, broches, etc. *El paciente debe llevar una bata de hospital.* Se retiran las horquillas y las joyas metálicas. Los anillos de oro y plata no magnéticos no deben quitarse para que no se pierdan, pero no deben estar cerca o dentro del campo de interés. Si existe alguna duda sobre la seguridad, todo posible material metálico debe testearse con un pequeño imán de mano para verificar que no es magnético. En caso contrario, debe retirarse.

4. **Sedación:** los pacientes con *claustrofobia* tendrán una mejor experiencia si son explorados en un escáner de RM más grande, de 70 cm de diámetro interior. Como otra opción, puede administrarse diazepam en dosis de 5-10 mg por vía oral o lorazepam en dosis de 1-2 mg por la misma vía, 20-30 min antes de la RM. Debido al riesgo de retraso, el paciente no debe recibir el sedante hasta que esté en el escáner. Los pacientes sedados necesitan la compañía de un adulto responsable para volver a casa.
5. **Líneas intravenosas:**
   a. Para la ARM mejorada con gadolinio (ARM-Gd), se prefiere un acceso intravenoso en el brazo derecho porque proporciona la ruta más directa a la circulación central. Es aceptable utilizar un acceso intravenoso de calibre pequeño (calibre 22 como mínimo o calibre 24 de alto flujo) en la fosa antecubital, la mano o la muñeca. Sin embargo, si el acceso intravenoso es tenue, debe considerarse la posibilidad de utilizar un preparado de contraste de Gd no iónico de baja osmolaridad para evitar el posible dolor causado por la extravasación de preparados de Gd iónicos de alta osmolaridad. El medio de contraste no iónico tiende a ser de menor viscosidad, ya que los MCBG iónicos se disocian en especies cargadas positiva y negativamente, lo que duplica el número de partículas en solución.
   b. Para la inyección manual de MCBG, se considera el uso de un tubo lo suficientemente largo como para alcanzar fácilmente el orificio del escáner de RM y contener todo el bolo de MCBG de modo que la inyección de lavado haga avanzar el MCBG en el paciente en un empuje continuo. En caso de tener que cambiar una jeringa con MCBG por una jeringa con solución salina en mitad de la inyección, puede crearse un hueco en el bolo que creará un artefacto de anillo en las imágenes. Se recomienda precaución al usar inyectores eléctricos, ya que tienen una mayor tendencia a errores en la administración y extravasación, lo que incrementa el riesgo para el paciente en situaciones de reacción adversa al medio de contraste. Esta preocupación se debe, en parte, a que la bomba del inyector se opera de manera remota desde la sala de control, lo que podría dificultar una respuesta rápida en caso de complicaciones, en comparación con la inyección manual, donde el control es más directo.
6. **Selección de la bobina:** la selección de la bobina debe optimizarse porque determina el campo de visión (FOV, *field-of-view*) disponible y la relación señal-ruido (SNR, *signal-to-noise ratio*), dos factores que afectan significativamente la calidad de la imagen. Debido a la complejidad de la selección de la bobina, muchos radiólogos la dejan a discreción del técnico. Sin embargo, es importante conocer los *principios básicos*, ya que los técnicos suelen elegir la bobina que hace que el examen sea más fácil de realizar, en lugar de la que produce la mejor calidad de imagen:
   a. Utilizar la bobina más pequeña posible que siga cubriendo la anatomía de interés.
   b. Seleccionar bobinas que se utilicen habitualmente y que sean de confianza, como las bobinas de cabeza, rodilla, torso y cuerpo, o matrices de gran FOV, compuestos por múltiples bobinas pequeñas agrupadas con alta densidad, como el sistema de bobina de aire a matriz total de imágenes (TIM, *total imaging matrix*). Debe tenerse en cuenta que las bobinas circunferenciales con estructura de «jaula de pájaro» (bobinas de cabeza, cuerpo y rodilla) suelen presentar una sensibilidad más homogénea a la señal de RM y es menos probable que produzcan manchas brillantes u oscuras que puedan generar confusión en las imágenes.
   c. Cuando se utilicen matrices de bobinas, hay que verificar que todos los elementos funcionan correctamente. Un elemento defectuoso puede reducir la señal vascular en la zona afectada y, con ello, generar una falsa impresión de enfermedad.

Procedimiento

Es esencial que el tiempo de exploración sea lo más breve posible para que el paciente pueda tolerar y permanecer quieto durante toda la exploración. Intentar que el tiempo total de obtención de imágenes sea inferior a 25 min para que el examen pueda completarse en 45 min:

1. Protocolos:
   a. Secuencias de exploración: cuando se seleccionan protocolos para exámenes de ARM, es útil comenzar con una secuencia de exploración en 3 planos de gran FOV y baja

resolución para guiar la prescripción de secuencias posteriores de FOV más pequeño confinadas a la anatomía vascular de interés (2-4):

(1) El eco de espín rápido en disparo único (SSFSE) (General Electric, Milwaukee, WI) *o* las adquisiciones de Fourier parcial (*Half-Fourier*) con eco de turboespín en disparo único (HASTE) (Siemens, Erlangen, Alemania) también son útiles como secuencias de exploración de «sangre negra».

(2) Las secuencias de precesión libre en estado estacionario (SSFP, *steady state free precession*) tridimensionales y no sincronizadas son idóneas para localizar «sangre blanca». Son muy útiles porque tienen una SNR alta y, sin embargo, son lo suficientemente rápidas como para reducir al mínimo el posible artefacto de movimiento y cubrir, con múltiples cortes, un gran FOV en poco tiempo.

b. Imágenes en varios planos: puede aprovecharse la capacidad de la imagen en varios planos de la RM para optimizar la visualización de la anatomía en tantas orientaciones diferentes como sea posible. Por este motivo, se intenta disponer de al menos una secuencia en cada plano principal: axial, coronal y sagital.

c. Mecanismos de contraste: la RM dispone de numerosos mecanismos de contraste que pueden optimizarse para visualizar la anatomía y la anatomopatología de diversas formas. Algunos de los mecanismos de contraste más populares para los estudios de ARM incluyen:

(1) Ponderación en T1 (T1W, *T1-weighted*): alta SNR con sangre negra. Es importante destacar que el efecto de sangre negra puede acentuarse con un tiempo de eco (TE) más largo, de hasta 20 ms. Asegurarse de no utilizar la anulación del momento del gradiente, ya que esto reduce la pérdida de la señal de la sangre relacionada con el flujo.

(2) Densidad de protones: mayor SNR que T1W y sangre negra.

(3) Ponderación en T2 (T2W, *T2-weighted*): los tumores, la inflamación y otras lesiones son brillantes, mientras que la sangre de flujo rápido es negra. La sangre de flujo lento en hemangiomas o malformaciones vasculares de flujo lento puede ser brillante. Esta secuencia suele realizarse con saturación grasa.

(4) Secuencia STIR (*short-tau inversion-recovery*): como la T2W con saturación grasa, pero sin la degradación debida a la falta de homogeneidad del campo. Las venas y, en especial, las malformaciones vasculares, suelen ser muy brillantes debido al flujo lento.

(5) SSFSE o HASTE: estas secuencias son inmunes a los artefactos de movimiento, pero pueden tener errores de registro de cortes, por lo que en el tórax y el abdomen hay que intentar obtener todo el conjunto de cortes en una sola respiración.

(6) SSFP: alta SNR, ARM de sangre blanca susceptible a artefactos, particularmente en FOV grandes. Sin embargo, la ARM renal en FOV pequeños (InHance, Timeslip, Native TrueFISP, B-Trance) suelen ofrecer resultados excelentes. Es importante mantener un tiempo de repetición (TR) corto (menor a 4 ms) para maximizar la SNR.

(7) ARM-Gd tridimensional (3D): proporciona una secuencia de ARM de sangre blanca robusta similar a la angiografía convencional; menos propensa a los artefactos.

(8) Tiempo de vuelo (TOF, *time of flight*): secuencia de ARM de sangre blanca sujeta a artefactos de flujo y movimiento. La sincronización con el electrocardiograma (ECG) reduce los artefactos debidos a la pulsación arterial. Requiere anulación del momento de gradiente. En el caso de las arterias periféricas, utilizar un intervalo de saturación de 1 cm.

(9) SSFP-cine: imágenes SSFP adquiridas en múltiples momentos a lo largo del ciclo cardíaco y reproducidas como una secuencia cinematográfica para visualizar las diferencias entre la sístole y la diástole. Es ideal para la obtención de imágenes del corazón.

(10) ARM por contraste de fase (ARM-PC [*phase contrast*]): permite cuantificar el flujo sanguíneo intraluminal y evidenciar las alteraciones del flujo. La versión más reciente, que mide el flujo en todas las direcciones a medida que cambia de la sístole a la diástole a lo largo de un volumen en 3D completo de interés, es conocida como flujo en 4D.

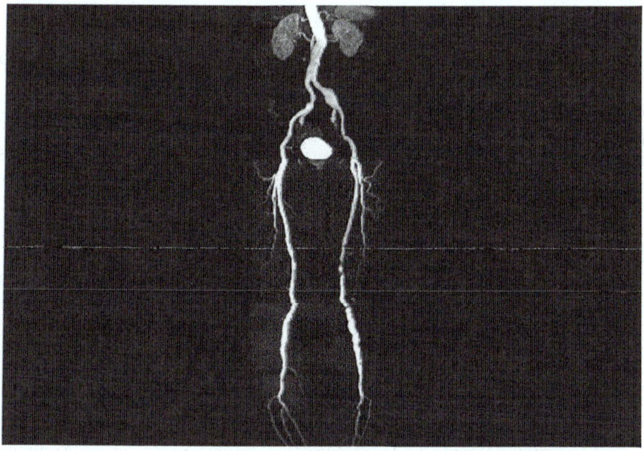

FIGURA 71-1 • ARM-Gd 3D que muestra aneurismas bilaterales de las arterias ilíaca común y poplítea.

(11) Etiquetado de espín arterial: la sangre se excita proximalmente a la región de interés y se visualiza después de fluir hacia el interior de dicha región.
(12) Imágenes de sangre roja: las imágenes sincronizadas con la sístole se sustraen de las imágenes sincronizadas con la diástole para mostrar las arterias sin Gd.
(13) *TimeSlip*: técnica adecuada para arterias renales en pacientes con flujo sanguíneo rápido. No es necesaria la inyección de Gd.
(14) ARM sin contraste QISS (*quiescent interval slice-selective*): una técnica de ARM basada en SSFP, robusta, de gran FOV y activada por ECG, optimizada para la obtención de imágenes de arterias periféricas.

2. Secuencias de pulsos en ARM:
   a. ARM-Gd 3D: es la secuencia más consistente para evaluar la anatomía y anatomopatología vasculares. En la figura 71-1 se muestra la técnica desde la aorta abdominal hasta la región proximal de la pantorrilla. La imagen ilustra la capacidad de la técnica para demostrar aneurismas bilaterales de las arterias ilíaca común y poplítea. La ARM-Gd 3D se realiza de forma similar a la angiografía por TC, mediante la adquisición de una secuencia en 3D eco de gradiente con interferencia (o destrucción) del estado de equilibrio (SPGR 3D, *spoiled gradient echo*) durante la fase arterial de un bolo de contraste (5) o TRICKS (*time resolved imaging of contrast kinetics*) durante las fases arterial y venosa. Se utiliza el TR y el TE más breves posibles, con cuidado de que el ancho de banda no sea demasiado elevado. Un ángulo de inversión de unos 30° es adecuado para la fase arterial máxima, pero debería ser menor para las fases venosa y de equilibrio cuando la concentración de Gd ha disminuido. La duración del bolo debe ser igual a la mitad de la duración de la exploración, programada para que la «opacificación» de la concentración arterial máxima de Gd coincida con la adquisición del centro del espacio *k*. La dosis de medio de contraste no debe superar los 0.1 mL/kg en ningún paciente con riesgo de FSN (FG < 30). Los escáneres de RM más avanzados y de última generación suelen poder realizar ARM de alta calidad con dosis más bajas de Gd. *Temporización del bolo para adquisiciones largas:* para adquisiciones largas, de más de 100 s de duración, la sincronización es fácil porque los errores de 10 s a 15 s son pequeños en relación con la duración total de la exploración:
      (1) Utilizar la ordenación secuencial del espacio *k*, de modo que el centro del espacio *k* se obtenga durante la mitad de la adquisición.
      (2) Comenzar a inyectar el Gd justo después de iniciar la formación de imágenes. Terminar la inyección justo después del punto medio de la adquisición, con cuidado de mantener la velocidad máxima de inyección durante aproximadamente 10 s a 30 s antes de la mitad de la adquisición. Esto asegurará un realce arterial máximo

durante la mitad de la adquisición, cuando se recogen los datos del *espacio k* central.

(3) Para asegurar el uso completo de toda la dosis de medio de contraste, es útil lavar el tubo intravenoso con 20 mL de solución salina normal.

b. *Temporización del bolo para exploraciones rápidas (contención de la respiración):* para exploraciones rápidas, de menos de 30 s de duración, la temporización del bolo de contraste es más crítica y desafiante, pues basta con errores de 15 s para arruinar una exploración de este tipo. Existen varios enfoques para determinar el tiempo óptimo del bolo para estas exploraciones rápidas. El método más sencillo, aunque menos exitoso, es decidir en función de la edad del paciente, el estado cardíaco, la presencia de enfermedad aneurismática aórtica y la ubicación del acceso intravenoso:

(1) Para una *exploración con contención de la respiración*, con una duración de 30 s a 40 s, de un paciente razonablemente sano con una vía intravenosa en la vena antecubital, es apropiado un retraso de aproximadamente 10 s a 12 s. Por tanto, en este contexto, se comienza la inyección y, 10 s después, se inicia la obtención de imágenes mientras el paciente suspende la respiración. Si no se dispone de un reloj adecuado para cronometrar este retraso, se hace uso del ritmo natural de la respiración del paciente. Una inspiración profunda seguida de una espiración profunda dura aproximadamente 4 s. Dos respiraciones duran 8 s, seguidas de una inspiración profunda (10 s), lo que representa el retraso óptimo entre el inicio de la inyección y el comienzo de la exploración.

(2) Si el paciente es mayor y tiene antecedentes de aneurisma cardíaco o aórtico, se añaden una o dos respiraciones adicionales al retraso. Además, si la vía intravenosa se encuentra en la muñeca, se añade una respiración adicional más.

(3) Si el paciente es un corredor de maratón o se está inyectando a través de una vía central, puede ser adecuado utilizar solo 1.5 respiraciones de retraso, o 6 s.

(4) Se requiere una inyección rápida para mantener el medio de contraste como un bolo concentrado. Sin embargo, si la inyección es demasiado vigorosa, puede romper la vena y causar extravasación del medio de contraste. La inyección manual proporciona un flujo adecuado y reduce al mínimo el riesgo de extravasación.

c. *Otras técnicas de temporización del bolo:* existen otras técnicas más sofisticadas, fiables y precisas para determinar el tiempo de recorrido del medio de contraste, que incluyen:

(1) Utilización de un bolo de prueba para medir con precisión el tiempo de recorrido del medio de contraste (6).

(2) Utilización de una secuencia de pulsos automática (7) que monitorice la señal en la aorta; luego, iniciar la obtención de imágenes después de detectar la llegada de medio contraste a la aorta (activación fluoroscópica o automática).

(3) La adquisición de imágenes es tan rápida que la temporización del bolo pasa a ser irrelevante, algo que puede lograrse, por ejemplo, con la ARM con resolución temporal (8,9). Estas técnicas son cada vez más populares y se conocen como TRICKS en 3D, TWIST y Keyhole. Se están desarrollando métodos avanzados de sobremuestreo del centro del espacio *k* que permiten adquirir volúmenes en 3D con una resolución temporal de subsegundos, como VIPR (*vastly undersampled isotropic projection reconstruction*) y LAVA (*liver accelerated volume acquisition*) espiral.

d. Tiempo de vuelo: el efecto de sangre blanca adquirido con esta secuencia puede maximizarse mediante:

(1) Adquisición de imágenes perpendiculares al vaso de interés (normalmente en el plano axial).

(2) Utilizando cortes finos.

(3) Utilizar un TR suficientemente prolongado como para que haya tiempo para la entrada de espines frescos y no saturados entre los pulsos (normalmente 10 ms por 1 mm de grosor de corte).

(4) Utilización de la anulación del momento de gradiente (compensación del flujo).

(5) El artefacto de pulsatilidad puede reducirse al mínimo mediante la sincronización del ECG o la reducción del ángulo de inversión.

e. SSFP: esta secuencia de sangre blanca ha revolucionado la obtención de imágenes vasculares al utilizar gradientes «rebobinadores» que obtienen la señal residual de cada pulso y la superponen a la señal del pulso siguiente. De este modo, la señal se acumula

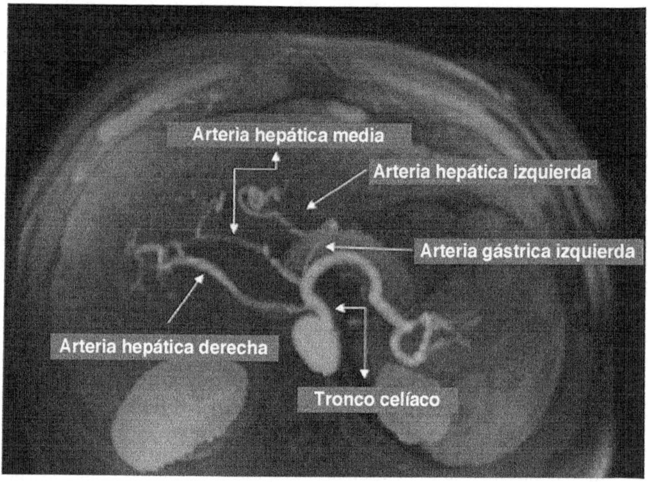

FIGURA 71-2 • La secuencia axial de LAVA espiral dinámica de alta resolución, con técnica SPGR 3D, revela variaciones en la anatomía de la arteria hepática. En esta imagen, se observa que la arteria hepática derecha se origina de manera anómala en el tronco celíaco, mientras que la arteria hepática izquierda surge de la arteria gástrica izquierda. Además, se identifica una arteria hepática media atípica que irriga el segmento 4 del hígado y que emerge de manera independiente del tronco celíaco.

en varios pulsos para obtener una SNR elevada. Dado que la sangre es un líquido con un T2 largo, puede acumularse una SNR alta a lo largo de muchos pulsos sin necesidad de que entren espines no saturados. El «rebobinado» preciso requiere un TR corto (< 4 ms) y una buena homogeneidad de campo. Puede no funcionar en el contexto de clips metálicos y otras fuentes de susceptibilidad. La calidad de la imagen mejora con un ajuste localizado del campo magnético sobre la región de interés. Las secuencias SSFP pueden utilizarse para adquirir exploraciones bidimensionales (2D) rápidas con localizador sin sincronización o, con sincronización, para mostrar la pulsación vascular y la variación del flujo a lo largo de un ciclo cardíaco. En un modo en 3D con «contención de la respiración» o de navegación, la SSFP es útil para la obtención de imágenes de las arterias coronarias. Existe una versión en 2D con ECG, QISS (*quiescent interval slice-selective*), que es excelente para obtener imágenes de vasculopatías periféricas.

f. Contraste de fase: al añadir actividad de gradiente adicional a la técnica básica de TOF, es posible obtener un desplazamiento de fase que es proporcional a la velocidad y, a continuación, reconstruir imágenes de fase en las que la intensidad de la señal sea proporcional a la velocidad. Esta técnica puede implementarse de varias maneras, todas las cuales requieren establecer un valor de codificación de velocidad (VENC, *velocity encoding value*) a la velocidad estimada del flujo sanguíneo en la arteria de interés.
g. *TimeSlip*: en esta técnica se aplica un pulso de inversión a un corte axial que abarca los riñones. Cuando los tejidos de fondo alcanzan el punto nulo, la señal se lee mediante secuencia eco de gradiente segmentada, SSFP u otras técnicas. Los tiempos de inversión largos, normalmente de 800 ms a 1 400 ms, dejan tiempo suficiente para la entrada de sangre no saturada en el volumen de imagen. La extensión del corte grueso de inversión inferior a los riñones ayuda a inhibir las señales venosas que entran desde abajo. Implementaciones más recientes permiten dos volúmenes de inversión que pueden posicionarse para cubrir cada riñón completo y la vena cava inferior (VCI) por debajo de las arterias renales para mejorar aún más el flujo de entrada (fig. 71-2).
h. La recuperación de doble inversión (DIR, *double inversion recovery*) es una secuencia de ARM de sangre negra T1W, realizada con contención de la respiración y sincronización con el ECG. El tiempo de inversión se ajusta alrededor de unos 650 ms para que la

sangre se encuentre en el punto nulo y aparezca negra en las imágenes. Dado que el intervalo R-R tiene aproximadamente la misma duración que el tiempo de inversión óptimo, los pulsos de inversión pueden administrarse después de una primera señal de ECG, y la lectura puede realizarse en una segunda señal de ECG un intervalo R-R más tarde. El primer pulso de inversión se aplica a todo el volumen de tejido dentro de la bobina, mientras que el segundo se aplica al corte del que se obtiene la imagen. De este modo, el corte del que se está obteniendo la imagen recibe 360° (sin efecto), mientras que toda la sangre fuera del corte de imagen recibe una inversión de 180°. La lectura se produce una vez que toda la sangre dentro del corte ha sido reemplazada por sangre nula fuera del corte. La DIR proporciona detalles precisos del límite entre la luz y la pared vascular, y es especialmente útil para identificar colgajos de disección sutiles. La DIR suele ser una técnica con contención de la respiración con una imagen por adquisición. Para duplicar la velocidad de adquisición, existe una versión más avanzada que utiliza un pulso de inversión más pequeño y que puede realizarse en un único intervalo R-R.

i. LAVA (*liver accelerated volume acquisition*, también conocida como VIBE, THRIVE) es una técnica de sangre brillante que combina la imagen con contraste mejorado y de múltiples fases con alta resolución, gran cobertura, interpolación de relleno cero y supresión uniforme de grasa. Se basa en una secuencia de pulsos SPGR 3D. LAVA adquiere un conjunto de cortes superpuestos con alta resolución en el plano en una sola respiración. El protocolo habitual repite esta adquisición tres o más veces. Para acortar la duración de la contención de la respiración, se utilizan imágenes paralelas con relleno parcial de datos de Fourier y TR/TE cortos. El ángulo de inversión más bajo, normalmente de 10° a 15°, permite una mayor visualización del tejido, en comparación con la ARM en 3D con contraste estándar adquirida a ángulos de inversión más altos. Es especialmente útil para obtener imágenes tanto de la luz como de la pared de las arterias y de las características de los aneurismas, por ejemplo, la presencia de trombos, el diámetro del saco, etc. También es especialmente útil para la obtención de imágenes venosas post-Gd cuando hay una mayor dilución del contraste de Gd en todo el grupo sanguíneo, por ejemplo, para identificar la trombosis venosa profunda (TVP) en las piernas.

j. Imágenes de sangre roja (Native Space, TRANCE, Deltaflow): técnica de ARM en 3D sin contraste para la obtención de imágenes arteriales periféricas. Se basa en el eco de espín rápido en 3D con activación cardíaca; adquiere dos ecos, uno en diástole y otro en sístole. El flujo arterial lento durante la diástole da lugar a arterias brillantes en las imágenes de diástole, mientras que el flujo arterial más rápido durante la sístole da lugar a arterias oscuras en las imágenes de sístole. Una sustracción de las imágenes en sístole de las imágenes en diástole proporciona imágenes solo arteriales con una excelente supresión de la señal venosa y de fondo. La adquisición intercalada y la obtención de imágenes en paralelo con una trayectoria optimizada del espacio *k* ayudan a reducir los errores de registro del movimiento y mejoran la visualización de los vasos, respectivamente. Además, el uso de Fourier parcial (*Half-Fourier*) y la adquisición en plano coronal permiten reducir de manera considerable el tiempo de exploración.

3. Tratamiento de imágenes tras la adquisición:

a. Relleno con ceros (*zero padding*): se trata de un método excelente para aumentar la resolución de la imagen reconstruida mediante interpolación. Consiste en rellenar las líneas periféricas de los datos del espacio *k* con ceros antes de realizar la transformada de Fourier. Aunque no se requiere tiempo adicional para la recolección de datos, la transformada de Fourier reconstruirá más imágenes con un espaciado menor. Por ejemplo, con un relleno de ceros doble, si el grosor de la partición es de 3 mm, la transformada de Fourier reconstruirá imágenes adicionales que también tienen un grosor de corte de 3 mm, pero con un espaciado de 1.5 mm con un solapamiento del 50 %. Esto es útil para eliminar artefactos de promediado de volumen y lograr una visualización más suave de pequeños vasos en las imágenes de proyección de intensidad máxima (MIP, *maximum intensity projection*) reformateadas. Si está disponible, se recomienda un relleno de ceros doble en la dirección del corte.

b. ARM por sustracción digital: el medio de contraste de la imagen se puede mejorar mediante la sustracción digital de los datos de la imagen previa al contraste de aquellos obtenidos durante las fases arterial o venosa. Esta técnica puede aplicarse

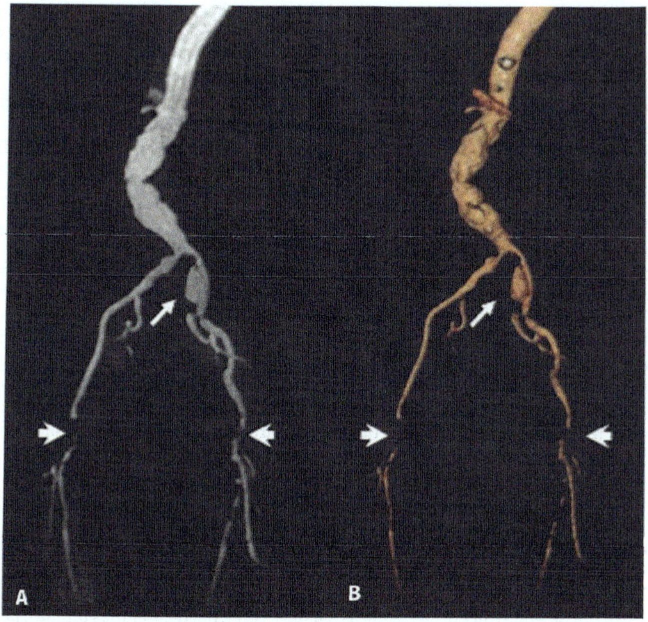

FIGURA 71-3 • Las imágenes de proyección de máxima intensidad (MIP) **(A)** y de renderizado volumétrico **(B)** revelan una aorta con trayecto tortuoso y un aneurisma en la arteria ilíaca común izquierda (*flecha*). Además, se observan estenosis ateroescleróticas focales en las arterias femorales comunes, indicadas con *puntas de flecha*. También se destaca una estenosis focal grave en el origen de la arteria ilíaca interna izquierda, así como una estenosis proximal en la arteria femoral superficial izquierda.

individualmente a cada corte o antes de la transformada de Fourier, utilizando un método de sustracción de vectores complejos. Gracias a la angiografía por sustracción digital (ASD), es posible reducir la cantidad de Gd necesaria, lo que mejora el contraste de la imagen. Sin embargo, es crucial que el paciente no cambie de posición entre las imágenes previas al contraste y las dinámicas. Este requisito de inmovilidad es más fácil de cumplir en áreas como la pelvis y las piernas, que pueden inmovilizarse con sacos de arena y correas. En cambio, mantener la estabilidad en el tórax y el abdomen es más desafiante debido a los movimientos respiratorios, cardíacos y peristálticos. Más recientemente, se ha avanzado en la eliminación de la señal de tejidos más brillantes, como la grasa, con el uso de técnicas como Dixon y otros métodos de separación de grasa y agua (p. ej., LAVA flex).

c. Reconstrucciones multiplanares: la realización de reconstrucciones multiplanares, específicamente una MIP de subvolumen, implica varios pasos detallados. Inicialmente, se carga el volumen en 3D completo de datos de imagen de la fase arterial en el *software* de análisis en 3D de la estación de trabajo. A continuación, se visualiza una imagen MIP coronal de todo el volumen, junto con una reformación axial y una vista oblicua. Durante la visualización coronal, se desplaza el icono de localización del rastreador en dirección craneal y caudal, mientras se observa simultáneamente la ventana de reconstrucción axial, lo que permite identificar las arterias renales. Posteriormente, se visualiza este subvolumen de datos sagitales como una MIP (fig. 71-3), asegurando que la MIP oblicua sea lo suficientemente gruesa para cubrir la mayor parte de la aorta y alineando el eje del subvolumen MIP de forma paralela al origen del vaso. Aunque esta imagen no muestre toda la longitud del vaso, ofrecerá una representación precisa del origen del vaso sin superposición de la aorta. El proceso se repite moviendo el icono del rastreador en la imagen axial y observando la vista oblicua, para así crear una vista sagital de las arterias celíaca y mesentérica superior. Esta técnica mejora la visualización de las arterias celíaca, mesentérica superior e inferior, así como los márgenes anterior y posterior de la aorta.

d. Renderizado volumétrico: se trata de un método de visualización en 3D en el que los tejidos pueden tener diferentes grados de transparencia que permiten la visualización a través de las estructuras superpuestas. Proporciona una mayor perspectiva tridimensional que la que ofrecen las MIP (fig. 71-3).

Exámenes de angiografía por resonancia magnética habituales (*v.* también los protocolos habituales en el apéndice D)

1. **Arco aórtico y carótidas**: accidente cerebrovascular, accidente isquémico transitorio (AIT), anatomía de grandes vasos, anomalías:
   a. Bobina: una bobina neurovascular que se extiende caudalmente hasta abarcar adecuadamente el tórax, incluido el arco aórtico, es la opción ideal para este tipo de imágenes, siempre y cuando esté disponible. En caso de no contar con dicha bobina, o una específica para cabeza y cuello, se recomienda utilizar una bobina de matriz torácica. Esta debe tener elementos colocados tanto en la parte anterior como posterior, cubriendo la parte superior del tórax y el cuello para obtener una imagen óptima.
   b. Imagen axial TOF en 2D con una técnica de saturación superior para suprimir las venas.
   c. Imagen axial T1W con saturación grasa (opcional para disección carotídea).
   d. ARN coronal en 3D con Gd (desde el arco hasta la base de cráneo).
2. **Aorta torácica**: descartar disección, aneurisma, fuente embólica, coartación, aortitis y anatomía/anomalías de grandes vasos, preoperatorio/postoperatorio:
   a. Localizador SSFP en 3 planos no conmutado.
   b. DIR axial de sangre negra: las técnicas SSFSE/HASTE pueden ser más rápidas, pero con menor resolución.
   c. SSFP-cine sagital: ofrece una vista oblicua del arco aórtico. Generalmente, se realizan entre cinco y seis cortes para cubrir completamente la aorta, con contención de la respiración en cada corte.
   d. SSFP-cine coronal: vista de la aorta ascendente, incluida la válvula aórtica.
   e. Vista axial en plano de la válvula aórtica con SSFP-cine: identifica válvulas bicúspides y estenóticas.
   f. ARM coronal en 3D con Gd y sincronización con ECG:
      i. Para buscar el síndrome de la abertura torácica (estrecho torácico) superior, puede realizarse una ARM en el plano coronal con resolución temporal. Esta técnica implica que el paciente coloque sus brazos elevados por encima de la cabeza, utilizando una dosis media de contraste y un número adecuado de fases para observar claramente el realce venoso, que generalmente requiere una resolución temporal de aproximadamente 20 s a 5 s. A continuación, se repite la ARM con resolución temporal, pero esta vez con los brazos del paciente a lo largo de los costados.
   g. LAVA coronal y axial post-Gd, con el objetivo de detectar el aumento de señal en la capa adventicia. Las imágenes ponderadas por difusión también pueden ser útiles para evaluar la actividad de la aortitis (inflamación de la pared aórtica).
3. **Arteria pulmonar**: embolia, fístula arteriovenosa (AV), aneurisma e hipertensión pulmonar:
   a. Localizador SSFP en 3 planos.
   b. ARM coronal en 3D con Gd de ambos pulmones (inyección única).
   c. LAVA/VIBE axial y coronal post-Gd.
4. **Aorta abdominal (aneurisma)**: preoperatorio, previo a la colocación de una endoprótesis cubierta, control del diámetro, disección:
   a. Localizador SSFSE y SSFP en 3 planos: utilizar un FOV grande (48 cm).
   b. ARM-Gd 3D coronal (fig. 71-1).
   c. LAVA axial y coronal post-Gd.
5. **Arteria renal**: donante/receptor de trasplante, hipertensión, insuficiencia renal, postoperatorio y cartografía preangioplastia de la anatomía arterial:
   a. *Timeslip*, InHance, Native trueFISP, B-Trance (ARM renal sin contraste).

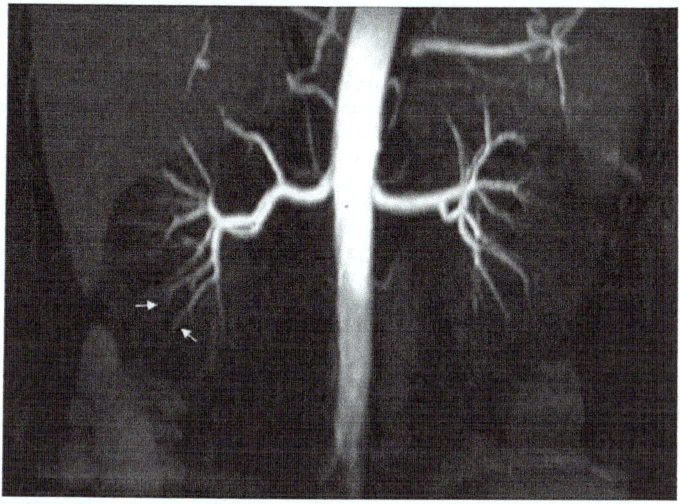

FIGURA 71-4 • Imágenes de proyección de máxima intensidad (MIP) obtenidas de la secuencia sin contraste que ilustran la arteria renal y sus ramas hasta el tercer y cuarto orden (*flechas*).

b. ARM-Gd 3D coronal.
c. Imágenes axiales 3D de PC de las arterias renales. Ajustar el VENC en función de la edad y la función renal: más alto (50-60 cm/s) en pacientes jóvenes con función renal normal y más bajo (30 cm/s) en pacientes > 60 años y con FG < 60.
d. Imagen SPGR 3D coronal retardada del sistema colector, uréteres y vejiga (urografía por RM). Las imágenes pueden mejorarse con la administración intravenosa de Lasix® (10 mg).

6. **Arteria mesentérica**: isquemia mesentérica, cartografía preoperatoria de la anatomía vascular mesentérica, pre o postrasplante de hígado. Utilizar protocolo de arteria renal (arriba), añadir colangiopancreatografía por RM, así como LAVA axial y coronal post-Gd.
7. **Tronco celíaco y arteria hepática**: cartografía pre-SIRT (*selective internal radiation therapy*) para radioembolización. Utilizar una secuencia de RM dinámica 3D de alta resolución temporal con secuencias eco de gradiente rápidas utilizando codificación espiral en el plano de imagen y codificación cartesiana a lo largo de la dirección del corte (fig. 71-4). LAVA axial y coronal post-Gd.
8. **ARM periférica**: claudicación, dolor en reposo, úlcera que no cicatriza y reparación previa con colgajo libre:
   a. QISS u otro método de ARM sin contraste.
   b. ARM con resolución temporal de pie y pantorrilla sintomáticos.
   c. ARM 3D en bolo desde el diafragma hasta el tobillo, con manguitos de presión arterial en el muslo inflados a 50-60 mm Hg para reducir la contaminación venosa.
9. **Venas de los miembros para trombosis venosa profunda (10)**:
   a. Mantener las piernas calientes, con varias mantas según sea necesario, para maximizar el flujo a las piernas; considerar la elevación de los tobillos para mejorar el retorno venoso.
   b. Utilizar localizadores SSFP no segmentados en 3 planos y TOF 2D axial para obtener imágenes desde encima de la cresta ilíaca hasta debajo de la rodilla. Esto debe realizarse en al menos dos adquisiciones por estación para evitar la adquisición de imágenes de baja calidad en la extensión inferior y superior del volumen de imagen:
      (1) Cualquier región que presente un defecto de llenado intraluminal debe someterse a imágenes adicionales con SSFP o ARM 2D de PC, con codificación de flujo de superior a inferior, para determinar si un defecto de llenado en TOF es real o un artefacto

de flujo. Ajustar el VENC como sigue: pelvis, 40 cm/s; muslo, 30 cm/s; pantorrilla, 20 cm/s.

(2) Para distinguir entre trombosis venosa aguda y crónica, son útiles las imágenes axiales T2 (con saturación grasa) y LAVA (3D T1 con saturación grasa) post-Gd. La trombosis aguda estimula una respuesta inflamatoria perivenosa que es brillante en las imágenes T2W y mejora con el contraste con Gd.

(3) TRICKS dinámico: normalmente se adquieren veinte fases para ver las fases arterial y venosa.

(4) El uso de la técnica LAVA en planos axial y coronal post-Gd, con una matriz de tamaño 512 × 192 y cortes de 3 mm a 5 mm, puede ser particularmente efectivo para la detección de TVP sutil. El gadobenato de dimeglumina, debido a su prolongada semivida intravascular en comparación con otros medios de contraste basados en Gd, es una opción preferente para la visualización detallada de las venas.

Referencias bibliográficas

1. https://www.acr.org/Clinical-Resources/Contrast-Manual. Accessed July 1, 2022.
2. Kuo AH, Nagpal P, Ghoshhajra BB, et al. Vascular magnetic resonance angiography techniques. *Cardiovasc Diagn Ther*. 2019;9(Suppl 1):S28–S36.
3. Westbrook C, Talbot J. MRI in Practice Clinical Magnetic Resonance Angiography. 5th ed. Wiley Blackwell; 2018.
4. Vessie EL, Liu DM, Forster B, et al. A practical guide to magnetic resonance vascular imaging: techniques and applications. *Ann Vasc Surg*. 2014;28(4):1052–1061.
5. Prince MR, Grist TM, Debatin JF. 3D Contrast MR Angiography. 3rd ed. Springer-Verlag; 2003.
6. McRobbie DW, Moore EA, Graves MJ, et al. MRI: From Picture to Proton. 3rd ed. Cambridge University Press; 2017.
7. Ludwig DR, Shetty AS, Broncano J, et al. Magnetic resonance angiography of the thoracic vasculature: technique and applications. *Magn Reson Imaging*. 2020;52(2):325–347.
8. Zanardo M, Sardanelli F, Rainford L, Monti CB, et al. Technique and protocols for cardiothoracic time-resolved contrast-enhanced magnetic resonance angiography sequences: a systematic review. *Clin Radiol*. 2021;76(2):156.e9–156.
9. Agrawal MD, Spincemaille P, Mennitt KW, et al. Improved hepatic arterial phase MRI with 3-second temporal resolution. *J Magn Reson Imaging*. 2013;37(5):1129–1136.
10. Lombardi P, Carr JC, Allen BD, et al. Updates in magnetic resonance venous imaging. *Semin Intervent Radiol*. 2021;38(2):202–208.

72 Angiografía por tomografía computarizada

Michael L. Martin, BMSc, MD, FRCPC

Al igual que con la angiografía dirigida por catéter y la angiografía por RM (ARM), antes de la obtención de imágenes es esencial evaluar al paciente para determinar la idoneidad de la exploración, abordar cualquier problema clínico que pueda afectar el estudio, seleccionar la zona que va a explorarse y evaluar el grado de cooperación probable del paciente. Los técnicos que no estén familiarizados con las regiones de cobertura o con las cuestiones relativas al momento de administración del bolo en los estudios vasculares necesitarán la orientación del radiólogo.

Elección de la modalidad adecuada

1. La angiografía por TC (ATC) se ha convertido en el pilar de la obtención no invasiva de imágenes arteriales en la mayoría de los escenarios clínicos en los que es necesaria la

obtención de imágenes arteriales. Sin embargo, el conocimiento y la experiencia con otras modalidades no invasivas, como la ecografía y la angiografía por RM, permitirán optimizar las estrategias de obtención de imágenes para cada paciente (1).

2. Utilizar la ARM en lugar de la ATC cuando:
   a. Existe una mayor experiencia local con la ARM.
   b. El paciente es alérgico al medio de contraste yodado.
   c. Se desean evitar las radiaciones ionizantes.
   d. Se prevé u observa una calcificación vascular excesiva.
   e. Se sospecha una endofuga y el paciente tiene una endoprótesis cubierta compatible con RM. Considerar la ARM cuando se sospeche una endofuga oculta en otras modalidades de imagen (2).

Preparación previa al procedimiento

1. Lesión renal aguda asociada a contraste (LRA-AC): los pacientes con enfermedad aguda y crónica que precisan imágenes arteriales presentan muchas veces múltiples factores de riesgo de LRA-AC. Por tanto, es esencial determinar la filtración glomerular estimada (FGe) y evitar la deshidratación. Las directrices de detección sistemática y las intervenciones para mitigar la LRA-AC se tratan en el capítulo 66.
2. Ropa: el paciente debe retirarse cualquier prenda que contenga elementos metálicos en la región del cuerpo que va a recibir el examen.
3. Sedación: la sedación rara vez es necesaria. Si se administra, los pacientes requerirán la compañía de un adulto responsable después del examen.
4. Vías intravenosas: se prefiere el acceso intravenoso del brazo derecho cuando se requiere la evaluación de la aorta torácica, las arterias de rama proximal del arco o las arterias pulmonares. El sitio de acceso intravenoso y el tamaño de la cánula se eligen para permitir una velocidad de inyección de al menos 4 mL/min. El procedimiento habitual de los autores para la mayoría de las exploraciones es una cánula de calibre 20 en la fosa antecubital derecha.

Procedimiento (*v.* los protocolos comunes de ATC en el Apéndice E)

En este capítulo se describen los principios generales. En el Apéndice E se resumen ejemplos de protocolos, aunque para cada exploración deberán desarrollarse protocolos específicos para cada escáner (3,4). La ATC de todos los lechos vasculares puede realizarse con la mayoría de los escáneres de TC modernos sin *hardware* adicional. Se recomienda la modulación automatizada de la corriente del tubo para disminuir la dosis de radiación y optimizar la calidad de la imagen (5). Aunque los protocolos de adquisición pueden variar de un escáner a otro, en general todas las regiones pueden explorarse con una adquisición de vóxel isotrópico, lo que permite la reconstrucción multiplanar y volumétrica. El artefacto de pulsación en la aorta ascendente puede eliminarse en gran medida mediante técnicas de sincronización cardíaca:

1. Protocolo de exploración:
   a. Secuencia de exploración: se realiza una radiografía digital con haz hendido para definir el área de exploración y elegir un nivel de detección de contraste para la descarga del bolo.
   b. En ciertos casos, se lleva a cabo una adquisición sin contraste en una región específica de interés. Este método se aplica frecuentemente para ilustrar la calcificación de la pared arterial, identificar hematomas intraparietales o para aumentar la precisión en la detección de hemorragias digestivas sutiles en estudios enfocados en estas.
   c. Test de bolo (si no se utiliza *bolus tracking*).
   d. Adquisición de la ATC: la adquisición de imágenes de la región de interés se realiza durante la máxima opacificación de las arterias de interés.
   e. Adquisición en fase retardada: esta adquisición (opcional) puede ser útil en determinadas circunstancias, como la evaluación de endofugas, la identificación de hemorragias digestivas, la mejora de la representación del vaso distal en casos de descarga lenta, y la evaluación de estructuras venosas.

2. Inyección de medio de contraste (6):
   a. La velocidad y la duración de la inyección determinan el tiempo y la intensidad del realce arterial. Se ajustan en función del lecho vascular que vaya a estudiarse.
   b. La administración de 1 g a 1.5 g de yodo por segundo generalmente produce un realce arterial óptimo en pacientes de tamaño promedio. Para pacientes que pesan más de 90 kg o menos de 60 kg, se aconseja ajustar la tasa y el volumen de inyección de acuerdo con el peso corporal del paciente.
   c. Normalmente, se utiliza una inyección intravenosa bifásica con una bomba inyectora: el medio de contraste yodado va seguido de un «perseguidor» de solución salina normal para conseguir un realce arterial más uniforme todo el tiempo de la prueba.
3. Temporización del bolo de contraste (7,8):
   a. La adquisición de imágenes debe producirse cuando la opacificación de los vasos de interés sea suficiente para la evaluación luminal y esté programada para coordinarse con la opacificación arterial tras la inyección de contraste intravenoso (tiempo de tránsito del medio de contraste).
   b. La variabilidad del tiempo de tránsito del medio de contraste puede compensarse de la siguiente manera:
      (1) Se inyecta un bolo de prueba (10 mL de medio de contraste) y se adquieren imágenes seriadas cada segundo, sin movimiento de la mesa, con la región de interés en la arteria de interés inmediatamente proximal a la zona a examinar. Se genera una curva de realce del contraste y se calcula el tiempo de opacificación máxima.
      (2) Técnicas de *bolus tracking*: detección automatizada de la llegada del bolo y activación de la adquisición de la exploración.
   c. En función de la región a examinar, se ajusta el tiempo de espera del escaneo, es decir, el intervalo entre el comienzo de la inyección del medio de contraste y el inicio de la adquisición de imágenes. Este ajuste se realiza para que coincida con el tiempo de tránsito del medio de contraste a través del cuerpo del paciente, o bien se selecciona dentro de un intervalo preestablecido que sigue al tiempo de tránsito del medio de contraste, con el fin de optimizar la calidad de las imágenes.
4. Procesamiento de imágenes posterior a la adquisición (3,9,10).
   Las imágenes almacenadas del examen deben incluir al menos una serie de imágenes transversales 2D. La interpretación del estudio angiográfico por TC se realiza principalmente mediante la revisión de estas imágenes. Los datos axiales reconstruidos con un grosor de corte efectivo de 2.5 mm suelen ser adecuados para las imágenes torácicas, abdominales y periféricas. Los conjuntos de datos reconstruidos submilimétricamente son útiles para la evaluación de vasos pequeños, como las arterias periféricas de los miembros superiores o inferiores, la región intracraneal o, en ocasiones, las arterias renales.

   Las imágenes avanzadas de reconstrucción de imágenes se utilizan principalmente para confirmar los hallazgos observados en el corte transversal, evaluar con más detalle lesiones complejas o segmentos vasculares tortuosos y resumir los hallazgos para los médicos remitentes. Lo ideal es crear un conjunto estandarizado de imágenes reformateadas para cada tipo de examen, que incluya al menos una serie que simule la angiografía convencional:
   a. Imágenes de proyección de intensidad máxima (MIP, *maximum intensity projection*): este algoritmo se basa en acumular los píxeles que presentan valores de atenuación superiores a un umbral predeterminado, seleccionados de una serie de cortes, para formar una imagen compuesta. Las imágenes resultantes tienen una apariencia similar a una angiografía por catéter tradicional, excepto que no se realiza sustracción. Para obtener una imagen MIP más clara, es recomendable eliminar las estructuras óseas del conjunto de datos antes de proceder con la generación de la imagen MIP.
      Limitaciones:
      (1) La generación de imágenes requiere mucho tiempo si hay que eliminar manualmente los huesos del conjunto de datos.
      (2) Durante el proceso de eliminación de estructuras óseas, existe el riesgo de que los vasos sanguíneos sean removidos de manera accidental, lo cual podría conducir a un diagnóstico incorrecto.

(3) La visualización de la luz vascular puede verse obstruida por la presencia de calcificación densa en la pared del vaso o por endoprótesis, algo que es particularmente notable en vasos de menor calibre.

b. Renderizado volumétrico: las imágenes se generan utilizando múltiples fotogramas de MIP; cada fotograma ofrece un ligero cambio en el punto de vista, lo que crea una ilusión tridimensional (3D). Esta técnica de renderizado 3D facilita una visualización efectiva y atractiva, lo que permite una exploración rápida e interactiva de los extensos conjuntos de datos proporcionados por la ATC. Mediante la selección interactiva, pueden elegirse ángulos de visión óptimos para resaltar los segmentos vasculares de interés. Además, ajustando la función de transferencia de opacidad, es posible atenuar o eliminar detalles específicos de los vasos.

Limitaciones:

(1) Las endoprótesis o las calcificaciones impiden la evaluación de la luz del vaso.

(2) La mayoría de los sistemas de comunicación y almacenamiento de imágenes (PACS, *picture archiving and communication system*) no muestran la información en color en monitores de alta resolución que operan en escala de grises.

c. Reformateos multiplanares: la realización de reformateos en los planos sagital o coronal resulta particularmente beneficiosa para estudios pulmonares y aórticos, mientras que las oblicuas son valiosas en la ATC de las arterias carótidas. La visualización simultánea de imágenes en proyecciones ortogonales es especialmente útil en vasos altamente calcificados o que contienen endoprótesis, ya que facilita una evaluación más precisa de la luz vascular. Por otro lado, los reformateos planares curvos, también conocidos como reconstrucciones de «línea central», consisten en cortes longitudinales a lo largo de un eje central vascular predefinido. Estos reformateos planares curvos son especialmente útiles para evaluar la luz en segmentos vasculares que contienen endoprótesis o presentan alta calcificación.

Limitaciones: los reformateos planares curvos son efectivos en vasos sanguíneos normales o ligeramente afectados por enfermedades. Sin embargo, esta técnica puede no ser tan eficaz en segmentos vasculares que presentan enfermedades graves o cambios anatomopatológicos significativos.

Referencias bibliográficas

1. Mittleider D. Noninvasive arterial testing: what and when to use. *Semin Interv Radiol.* 2018;35(5): 384–392.
2. Picel AC, Kansal N. Essentials of endovascular abdominal aortic aneurysm repair imaging: postprocedure surveillance and complications. *AJR Am J Roentgenol.* 2014;203(4):358–372.
3. Fleischmann D, Chin AS, Molvin L, et al. Computed tomography angiography: a review and technical update. *Radiol Clin N Am.* 2016;54 (1):1–12.
4. Cook TS. Computed tomography angiography of the lower extremities. *Radiol Clin N Am.* 2016; 54(1):115–30.
5. Kalra MK, Maher MM, Toth TL, et al. Techniques and applications of automatic tube current modulation for CT. *Radiology.* 2004;233(3):649–657.
6. Fleischmann D. Use of high-concentration contrast media in multiple-detector-row CT: principles and rationale. *Eur Radiol.* 2003;13 (5):M14–M20.
7. Bae KT. Intravenous contrast medium administration and scan timing at CT: considerations and approaches. *Radiology.* 2010;256(1):32–61.
8. Fleischmann D, Rubin GD. Quantification of intravenously administered contrast medium transit through the peripheral arteries: implications for CT angiography. *Radiology.* 2005;236(3):1076–1082.
9. Lell MM, Anders K, Uder M, et al. New techniques in CT angiography. *RadioGraphics.* 2006;26(Suppl 1): S45–S62.
10. Rubin GD, Leipsic J, Joseph Schoepf U, et al. CT angiography after 20 years: a transformation in cardiovascular disease characterization continues to advance. *Radiology.* 2014;271(3):633–652.

APÉNDICES

A Anatomía vascular

Krishna Kandarpa, MD, PhD

Segmentación de la arteria pulmonar

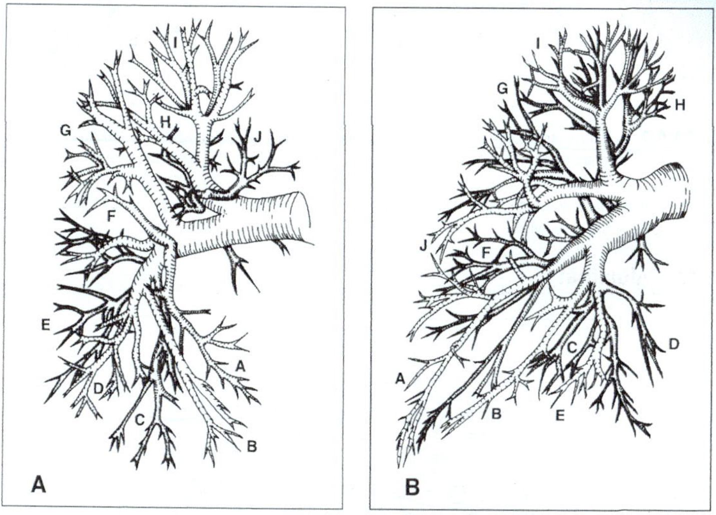

FIGURA A-1 • Arteria pulmonar derecha en proyecciones oblicua anterior derecha (**A**) y oblicua anterior izquierda (**B**). A, segmento medial del lóbulo medio derecho (LMD); B, segmento basal anterior del lóbulo inferior derecho (LID); C, segmento basal lateral del LID; D, segmento basal posterior del LID; E, segmento basal medio del LID; F, segmento lateral del LMD; G, segmento superior del LID; H, segmento posterior del lóbulo superior derecho (LSD); I, segmento apical del LSD; J, segmento anterior del LSD (cortesía de J. S. Singer, MD).

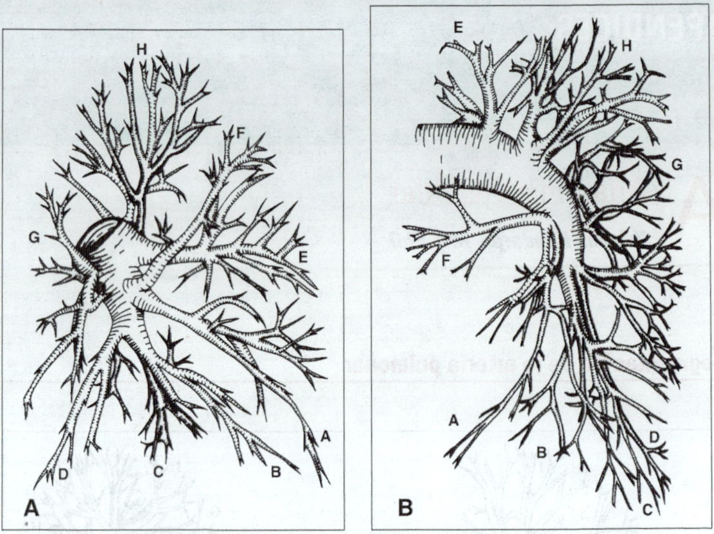

FIGURA A-2 • Arteria pulmonar izquierda en proyecciones oblicua anterior derecha (**A**) y oblicua anterior izquierda (**B**). A, segmento inferior de la língula; B, segmento basal anteromedial del lóbulo inferior izquierdo (LII); C, segmento basal lateral del LII; D, segmento basal posterior del LII; E, segmento anterior del lóbulo superior izquierdo (LSI); F, segmento superior de la língula; G, segmento superior del LII; H, segmento apical posterior del LSI (cortesía de J. S. Singer, MD).

Aorta abdominal

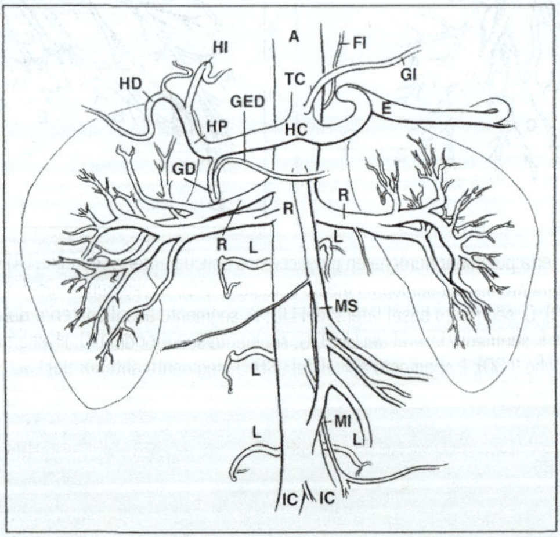

FIGURA A-3 • Esquema de la aorta abdominal y sus ramas. *Arterias*: A, aorta abdominal; TC, tronco celíaco; GI, gástrica izquierda; FI, frénica inferior; E, esplénica; HC, hepática común; GD, gastroduodenal; GED, gastroepiploica derecha; HP, hepática propia; HD, hepática derecha; HI, hepática izquierda; R, renal; MS, mesentérica superior; MI, mesentérica inferior; L, lumbares; IC, ilíaca común (con autorización de Dyer R. *Handbook of Basic Vascular and Interventional Radiology*. New York, NY: Churchill Livingstone; 1993:65) (con permiso).

Localizaciones habituales de las ramas de la aorta abdominal

Tronco celíaco	T12-L1, espacio intermedio (pared aórtica anterior)
Arteria mesentérica superior	Zona lumbar media (pared aórtica anterior)
Renales	Borde superior de L2 (paredes laterales de la aorta)
Arteria mesentérica inferior	Espacio intermedio en L2 y L3 (pared anterolateral)
Arteria de Adamkiewicz	Desde la arteria intercostal o lumbar; T8-L4 (en general, a la izquierda); la inyección de solución salina normal o de medio de contraste puede causar mielitis transversa

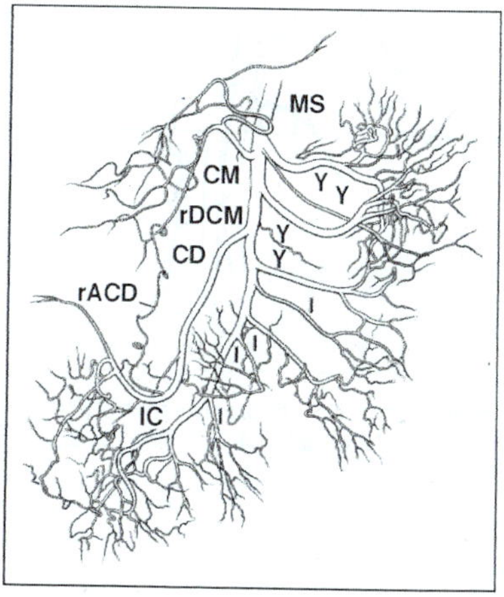

FIGURA A-4 • Esquema de la arteria mesentérica superior y sus ramas. *Arterias:* MS, mesentérica superior; CM, cólica media; rDCM, rama derecha de la cólica media; CD, cólica derecha; Y, yeyunal; I, ileal; IC, ileocólica; rACD, rama ascendente de la cólica derecha (con autorización de Dyer R. *Handbook of Basic Vascular and Interventional Radiology.* New York, NY: Churchill Livingstone; 1993:100) (con permiso).

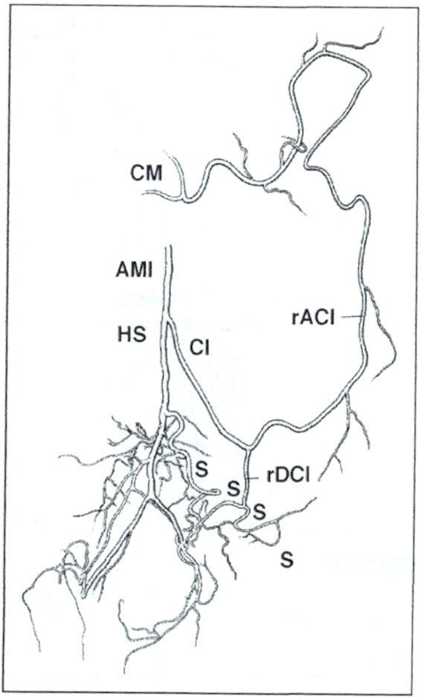

FIGURA A-5 • Esquema de la arteria mesentérica inferior. *Arterias:* AMI, arteria mesentérica inferior; CI, cólica izquierda; HS, hemorroidal superior; CM, cólica media (llenado retrógrado); rACI, rama ascendente de la cólica izquierda; rDCI, rama descendente de la cólica izquierda; S, sigmoide (con autorización de Dyer R. *Handbook of Basic Vascular and Interventional Radiology.* New York, NY: Churchill Livingstone; 1993:108) (con permiso).

Referencias bibliográficas

Delaney D. *Netter's Surgical Anatomy and Approaches*. 2nd ed. Elsevier; 2020.
Geschwind J, Dake, M. *Abrams' Angiography: Vascular and Interventional Radiology*. 3rd ed. Wolters Kluwer; 2013.

Arterias de la pelvis

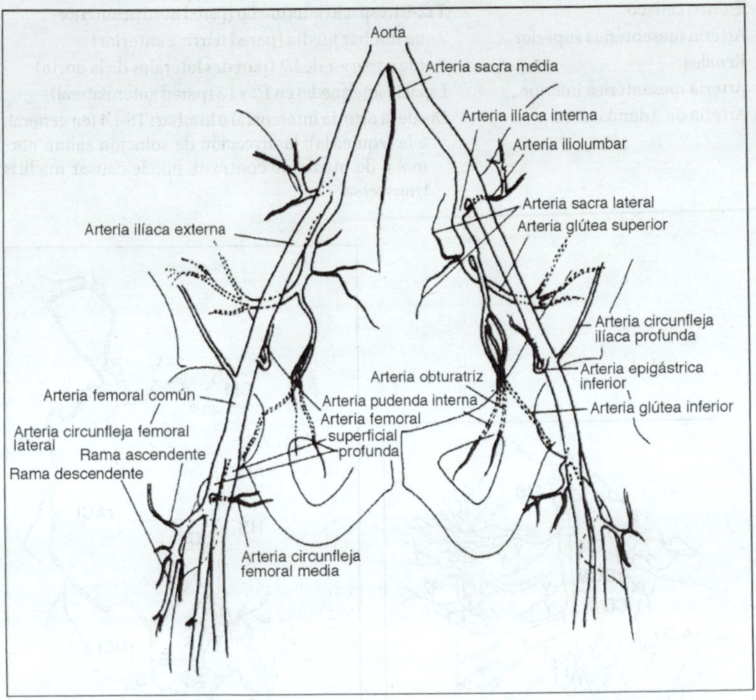

FIGURA A-6 • Anatomía arteriográfica de las ramas pélvicas y proximales de la arteria femoral (con autorización de Johnsrude IS, Jackson DC, Dunnick NR. *A Practical Approach to Angiography*. 2nd ed. Boston, MA: Little, Brown and Company; 1987) (con permiso).

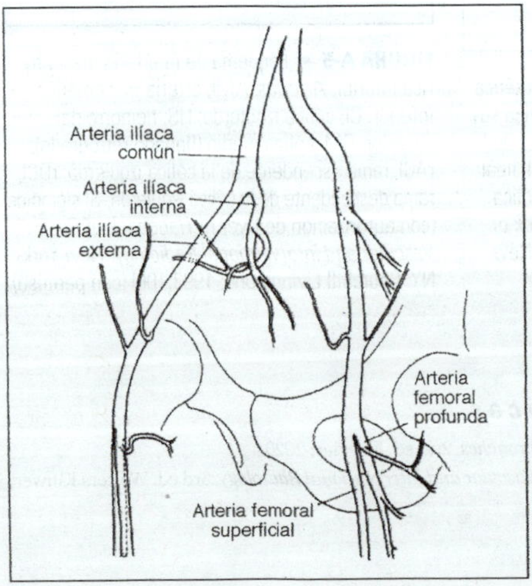

FIGURA A-7 • Proyección oblicua posterior derecha. Las bifurcaciones de la ilíaca común derecha y la femoral común izquierda se definen mejor en esta proyección. El origen de la rama de la arteria femoral profunda izquierda (femoral profunda) puede estar oculta en la proyección anteroposterior. Con el paciente en posición supina, se eleva el lado sintomático para descubrir la anomalía oculta en la femoral profunda (con autorización de Johnsrude IS, Jackson DC, Dunnick NR. *A Practical Approach to Angiography*. 2nd ed. Boston, MA: Little, Brown and Company; 1987) (con permiso).

Vías colaterales en la enfermedad oclusiva aortoiliofemoral

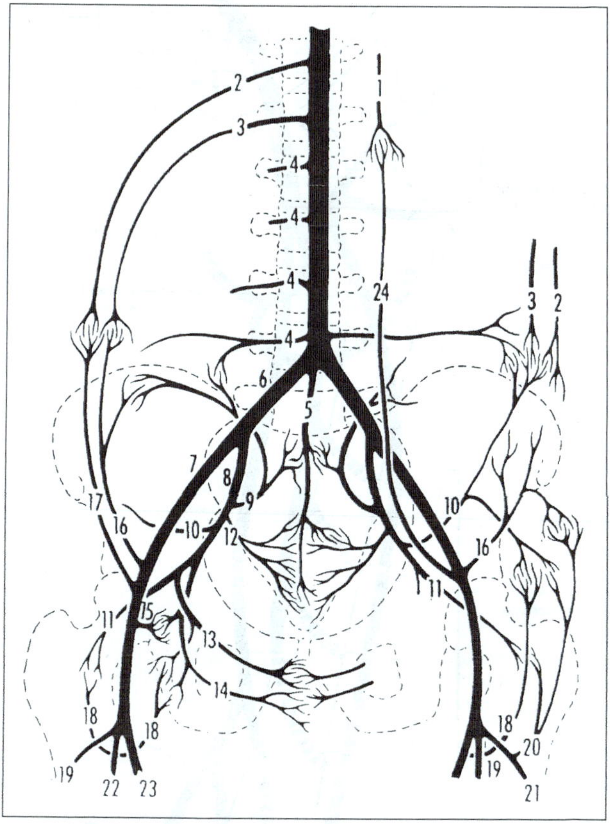

FIGURA A-8 • Esquema de las principales rutas parietales de circulación colateral potenciales en la enfermedad oclusiva aortoiliofemoral. *Arterias:* 1, epigástrica superior; 2, intercostal; 3, subcostal; 4, lumbar; 5, sacra media; 6, ilíaca común; 7, ilíaca externa; 8, ilíaca interna; 9, iliolumbar; 10, glútea superior; 11, glútea inferior; 12, sacra lateral; 13, obturatriz; 14, pudenda interna; 15, pudenda externa; 16, circunfleja ilíaca profunda; 17, circunfleja ilíaca superficial; 18, circunfleja femoral media; 19, circunfleja femoral lateral; 20, rama lateral ascendente; 21, rama lateral descendente; 22, femoral profunda; 23, femoral superficial; 24, epigástrica inferior (con autorización de Figley MM, Muller RF. *The arteries of the abdomen, pelvis, and thigh. I. Normal roentgenol anatomy, II. Collateral circulation in obstructive arterial disease. Am J Roentgenol Radium Ther Nucl Med.* 1957;77:296-311, © the American Roentgenology Society) (con permiso).

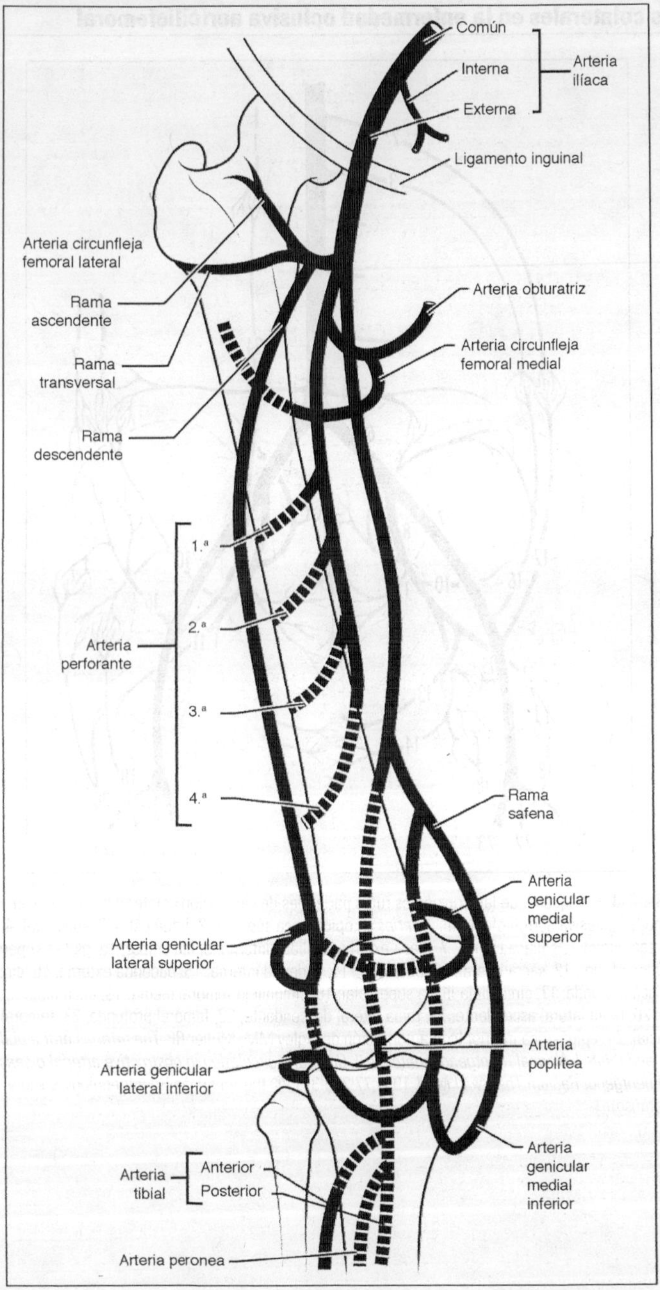

FIGURA A-9 • Esquema compuesto de la anatomía normal de la arteria femoral, sus ramas, las arterias distales de desvío y los posibles vasos colaterales.

Vías colaterales comunes

Circuitos	Colaterales
Oclusión de la AFS	AFP a poplítea
Ilíaca común a AMI	AMI a hemorroidales a ilíaca interna a ilíaca externa
AMS para AMI	Cólica media a arteria cólica izquierda y viceversa (a través de la arteria marginal de Drummond; arcada de Riolano)
Tronco celíaco a AMS	Pancreaticoduodenal
Oclusión de la arteria subclavia	Intercostales a la arteria subclavia distal
Aorta abdominal inferior u oclusión de la bifurcación aórtica	Arterias lumbares a ilíaca interna (a través de las ramas iliolumbar y glútea superior) o arteria ilíaca externa (a través de las arterias circunfleja ilíaca o epigástrica inferior) AMS o AMI a la arteria ilíaca interna (a través de las arterias hemorroidal y vesical o rectal) Mamaria interna a la arteria ilíaca externa (a través de las arterias epigástricas superior e inferior)

AFP, arteria femoral profunda; AFS, arteria femoral superficial; AMI, arteria mamaria interna; AMS, arteria mesentérica superior.

Referencias bibliográficas

Delaney D. *Netter's Surgical Anatomy and Approaches*. 2nd ed. Elsevier; 2020.

Geschwind J, Dake, M. *Abrams' Angiography: Vascular and Interventional Radiology*. 3rd ed. Wolters Kluwer; 2013.

Arterias del miembro superior

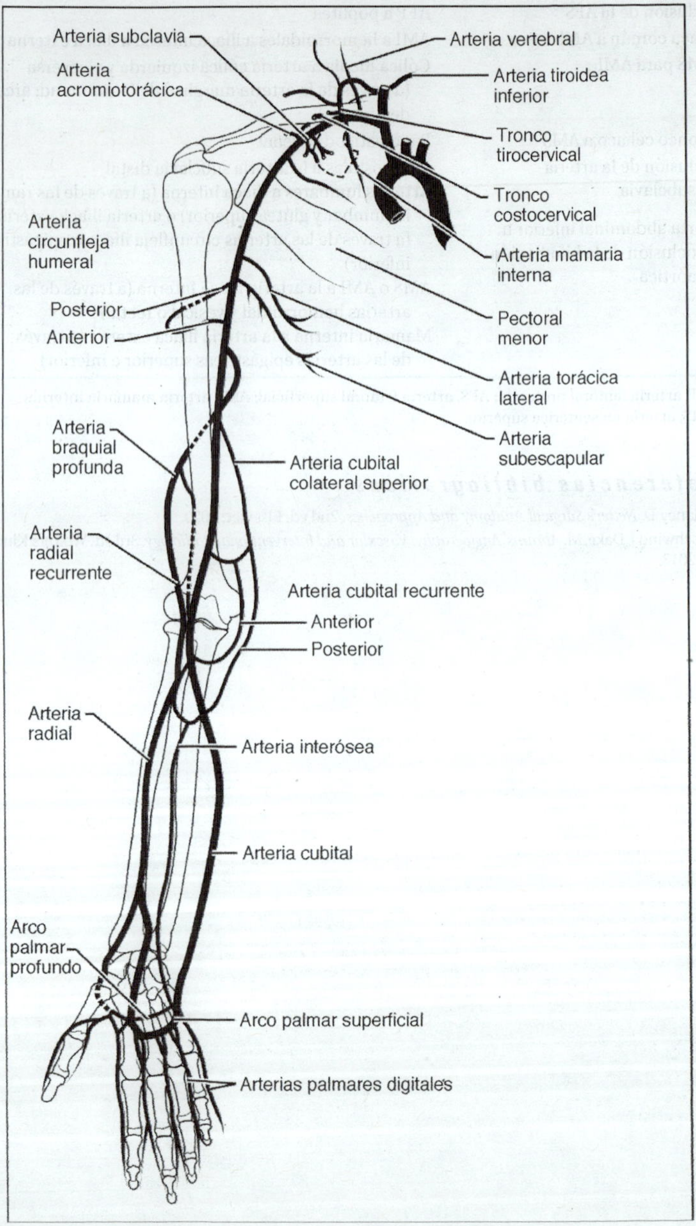

FIGURA A-10 • Anatomía de las arterias del miembro superior.

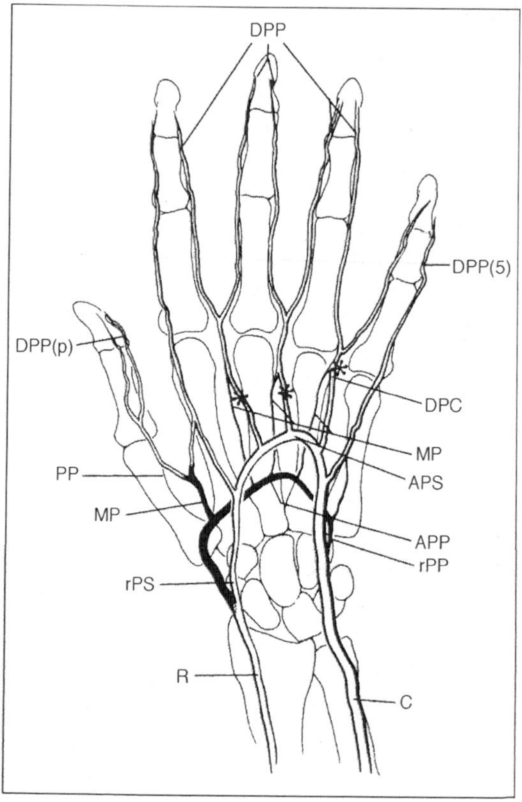

FIGURA A-11 • Anatomía arterial clásica de la mano. Las variantes anatómicas en la red vascular de la mano son frecuentes. APP, arco palmar profundo; APS, arco palmar superficial; C, arteria cubital; DPC, arterias digitales palmares comunes (del arco superficial); DPP, arterias digitales palmares propias; DPP(p), arteria digital palmar propia (pulgar) del arco palmar profundo; MP, arterias metacarpianas palmares (del arco profundo); PP, arteria principal del pulgar; DPP (5), arteria digital palmar propia (quinto dedo) del arco superficial; R, arteria radial; rPS, rama palmar superficial (de la arteria cubital); rPP, rama palmar profunda (de la arteria radial) (con autorización de Dyer R. *Handbook of Basic Vascular and Interventional Radiology*. New York, NY: Churchill Livingstone; 1993:132) (con permiso).

Arterias intracraneales

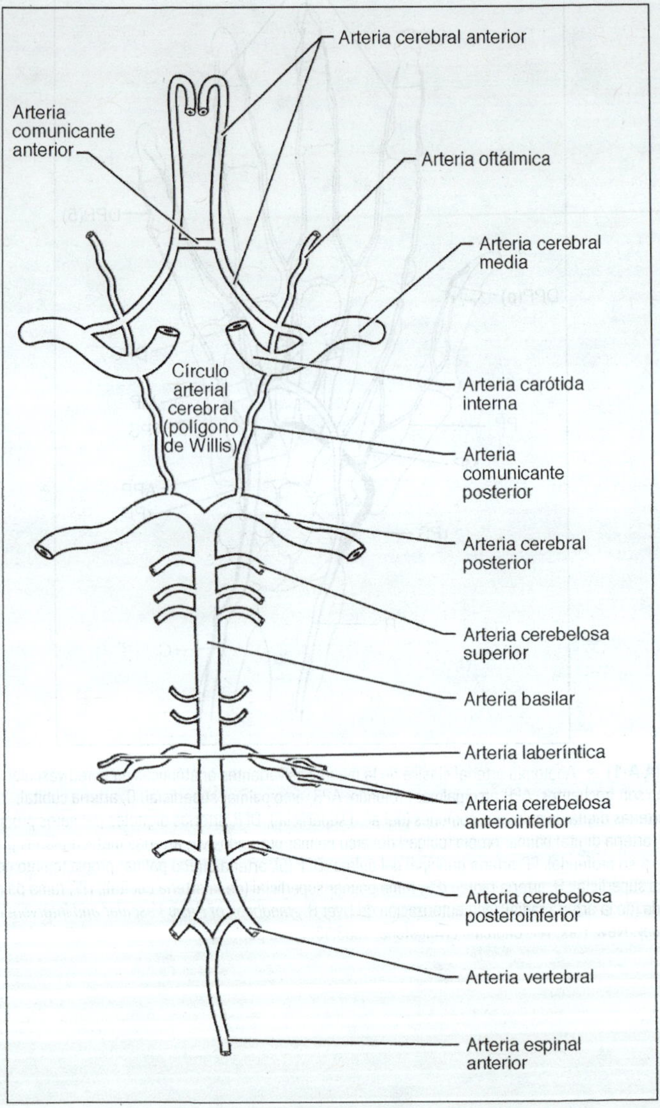

FIGURA A-12 • Ramas de las arterias intracraneales.

B Lista de verificación de enfermería

Evelyn P. Wempe, MBA, MSN, ARNP, ACNP-BC, AOCNP, CRN, DéAnn O. McNamara, MS, ACNP-BC, CRN y Krishna Kandarpa, MD, PhD

Lista de verificación para la evaluación de enfermería antes del procedimiento

Paciente ambulatorio, evaluación telefónica ☐ Revisión de la historia clínica ☐

Pruebas de laboratorio ☐ Historia clínica ☐ Solicitud firmada ☐

Nombre del paciente: __________ Núm. de Seguridad Social: __________

Núm. de tel. de casa: __________ Núm. de tel. móvil: __________

Procedimiento planificado: __________

Fecha: __________ Hora de llegada: __________

Si se necesitan ☐ hospitalización o ☐ pruebas de laboratorio, se instruye al paciente para que se presente o se registre en admisión 30 minutos antes.

☐ Paciente o persona responsable de la entrevista: __________

COMUNICACIÓN: el paciente habla o entiende ESPAÑOL ☐ Sí ☐ No

Lengua materna: __________

Servicios de INTÉRPRETE: ☐ Sí ☐ No Confirmar # __________

CONSENTIMIENTO: ¿el paciente es legalmente competente para dar su consentimiento? ☐ Sí ☐ No

Si no lo es, ¿quién acompañará al paciente para dar el CONSENTIMIENTO?

____

Relación con el paciente: __________ Núm. de teléfono: __________

TRANSPORTE: ¿está previsto el medio de viaje y el acompañante (su estancia si es necesaria)? ☐ Sí ☐ No

Ingreso en centro de cuidados ambulatorios o de rehabilitación (si aplica)

Nombre: __________ Núm. de teléfono: __________

Revisión de electrocardiografía, laboratorio, anamnesis y exploración física de institución externa revisados ☐ Sí ☐ No

¿El paciente será trasladado en ambulancia? ☐ Sí ☐ No

Compañía de AMBULANCIAS: __________ Núm. de teléfono: __________

ALERGIAS Y REACCIONES AL MEDIO DE CONTRASTE:

¿Alguna alergia conocida a fármacos? ☐ Sí ☐ No

Especificar: __________

REACCIÓN AL MEDIO DE CONTRASTE: ¿antecedentes de reacciones al medio de contraste? ☐ Sí ☐ No

En caso afirmativo, ¿qué tipo de reacción? __________

Radiólogo intervencionista/radiólogo informado de reacción PREVIA al medio de contraste:

____

Plan para la administración actual del medio de contraste: __________

OTRAS PRECAUCIONES ☐ Sí ☐ No

Especificar: ____________

LISTA DE MEDICAMENTOS: revisada con el paciente ☐ El paciente trae medicamentos de su domicilio ☐

El paciente toma un ANTICOAGULANTE: ☐ Sí ☐ No

El paciente tiene las instrucciones ☐ Sí ☐ No

¿El paciente es DIABÉTICO? ☐ Sí ☐ No

¿El paciente está tomando metformina y va a realizarse un estudio con contraste? ☐ Sí ☐ No

Si es así, ¿tiene las instrucciones? ☐ Sí ☐ No

¿El paciente recibe insulina? ☐ Sí ☐ No

Si es así, ¿tiene las instrucciones? ☐ Sí ☐ No

ANESTESIA:

PROBLEMAS CON LAS VÍAS RESPIRATORIAS: ☐ Sí ☐ No

Náuseas y vómitos postoperatorios ☐ Sí ☐ No

Cirugía previa de cabeza y cuello ☐ Sí ☐ No

Problemas respiratorios: ____________

Antecedentes con sedantes: ____________

Medicamentos para el dolor o la ansiedad ☐ Sí ☐ No

Fármaco/dosis: ____________

APNEA DEL SUEÑO: ¿el paciente tiene antecedentes de apnea del sueño? ☐ Sí ☐ No

Si es así, ¿el paciente tiene las instrucciones para el sistema BIPAP (bipresión positiva en las vías respiratorias)? ☐ Sí ☐ No

Peso: ____________ Estatura: ____________

¿Tiene dificultad para respirar cuando está acostado horizontal? ☐ Sí ☐ No

Claustrofobia ☐ Sí ☐ No

Apoyo de anestesia preparado ☐ Sí ☐ No

Consulta de anestesia ☐ Sí ☐ No

CASOS DE ACCESO VENOSO:

¿El paciente tiene antecedentes de catéter venoso central? ☐ Sí ☐ No

☐ LADO DERECHO ☐ LADO IZQUIERDO ☐ BILATERAL:

____

TUBOS/DRENAJES/VÍAS: Foley, ostomía, etc. ____________

DISPOSITIVOS INTERNOS/EXTERNOS:

Lista: ____________

PRUEBAS DE LABORATORIO:

¿La creatinina del paciente es mayor de 1.3 y recibirá un estudio con contraste? ☐ Sí ☐ No

En caso afirmativo, ¿cuál es el nombre del médico/especialista notificado?

____

¿El recuento de plaquetas es > 50 000 y el cociente internacional normalizado ≤ 1.5? ☐ Sí ☐ No

¿Las pruebas de laboratorio están actualizadas y dentro del rango aceptable para el procedimiento indicado? ☐ Sí ☐ No

¿Se han indicado pruebas de función hepática previas a procedimientos de embolia radio/quimioterápica? ☐

Biopsia hepática transyugular: indicaciones para BIOMETRÍA HEMÁTICA y coagulación para el puente ☐

Nefrostomía o drenaje biliar con tapón ☐ Consulta con el médico para indicar los estudios de laboratorio necesarios ☐

Fecha de última menstruación si procede: ______

TRANSFUSIÓN:

Si son necesarios hemoderivados antes del procedimiento, nombre de la persona notificada:
______

Plan, si es necesario, para resolver la situación: ______

CUIDADOS POSTOPERATORIOS:

¿El paciente está bajo atención domiciliaria? ☐ Sí ☐ No

¿Se necesitan cuidados domiciliarios después del procedimiento? ☐ Sí ☐ No

En caso afirmativo, el nombre y el número de teléfono de la persona a contactar:
______

Plan: ______

¿Viajes recientes? ______

¿Algo más que quisiera compartir acerca de sus antecedentes personales de salud o estado actual? ______

INSTRUCCIONES PARA EL PACIENTE:

☐ Nada por vía oral (NPO) *6 horas* antes del procedimiento, excepto sorbos de líquidos para tomar medicamentos por vía oral.

☐ Evitar llevar objetos de valor, joyas o dinero al hospital. Utilizar ropa cómoda.

☐ Tomar por vía oral todos los fármacos hipoglucemiantes, cardíacos, antihipertensivos, ansiolíticos y analgésicos.

☐ El paciente recordó traer la lista de medicamentos y/o envases de todos los fármacos necesarios durante la estancia.

☐ El paciente entiende el proceso para el procedimiento, incluida la posibilidad de una espera prolongada o un retraso.

☐ Tiempo esperado de hospitalización.

☐ INSTRUCCIONES para los familiares sobre hospital/sala de espera.

Datos en el sitio en Internet para obtener más información relacionada con el hospital, mapas, opciones de estacionamiento, hoteles, etc. El paciente recibió el número de teléfono para ponerse en contacto con el personal de enfermería de radiología intervencionista por cualquier duda o preocupación:

Verificación completada ☐ Fecha: ______ Enfermera/o titulada/o que completa la verificación: ______

Comentarios: ______

C Monitorización hemodinámica y de las presiones cardiovasculares

Michael G. Flater, RN

La monitorización hemodinámica es un componente esencial de los procedimientos angiográficos cardiopulmonares y periféricos, y permite la evaluación del estado hemodinámico mediante el control intracardíaco directo, endovascular y de la presión arterial pulmonar (PAP). El análisis de la presión cardíaca derecha se realiza a menudo durante el cateterismo cardíaco y la angiografía pulmonar. La presión arterial sistémica se analiza en el curso del cateterismo cardíaco y en la evaluación angiográfica de la vasculatura periférica, en particular cuando hay una estenosis. La identificación de las características de las formas de onda de la presión y los análisis de las desviaciones de los componentes pueden proporcionar al profesional información valiosa sobre el gasto cardíaco, las funciones ventriculares, valvulares y pulmonares, así como el estado del volumen de líquidos.

Véase el libro electrónico para una revisión general y para definir los parámetros de la monitorización.

Cateterismo cardíaco derecho

Las presiones del hemicardio derecho se obtienen con mayor frecuencia mediante el uso de catéteres con un balón en la punta dirigidos al flujo. Los sitios de inserción más habituales son las venas yugular interna, subclavia, braquial y femoral. Una técnica aséptica minuciosa es esencial para disminuir el potencial de infección nosocomial. Se recomienda la visualización fluoroscópica.

Técnica

1. Lavar la luz del catéter; purgar todo el aire del sistema con solución isotónica heparinizada.
2. Verificar la integridad del balón: sumergir la punta del catéter en la solución e inflar el balón; inspeccionar si hay fugas o defectos, como excentricidad.
3. Obtener un acceso venoso; insertar un introductor.
4. Se avanza el catéter hacia el sistema venoso central. El balón se infla con 1.5 mL de dióxido de carbono. Muchos operadores prefieren el aire ambiental por su disponibilidad, pero el balón nunca debe inflarse con aire cuando el catéter se utiliza en un paciente pediátrico, o cuando se sospecha un cortocircuito intracardíaco o intrapulmonar.
5. Empujar el catéter en la aurícula derecha (AD):
   a. Continuar el avance del catéter con el balón inflado; la AD está a unos 40 cm desde el sitio de la inserción femoral.
   b. Desinflar el balón y registrar la presión media y fásica de la AD.
6. Empujar el catéter hacia el ventrículo derecho (VD):
   a. Inflar el balón y empujar el catéter a través de la válvula tricúspide; el reflujo tricuspídeo puede impedir esta maniobra.
   b. Colocar el catéter en un sitio no arritmógeno dentro de la punta del VD; el vértice del VD está a unos 50 cm desde el lugar de la inserción femoral.
   c. Desinflar el balón y registrar la presión fásica del VD.
7. Avanzar el catéter hasta la arteria pulmonar (AP):
   a. Inflar el balón.
   b. En sentido contrario al de las agujas del reloj, se aplica fuerza de torsión al catéter hasta que el balón se dirija hacia arriba en dirección al infundíbulo o cono de salida del VD.
   c. Retirar el catéter lentamente.
   d. Avanzar el catéter utilizando la onda sistólica de eyección del VD para ayudar a dirigir el balón a través de la válvula pulmonar:

(1) Una inspiración profunda del paciente puede facilitar esta maniobra.
(2) Monitorizar el electrocardiograma (ECG) para detectar bloqueos de rama derecha:
(a) En un paciente con bloqueo de rama izquierda subyacente, puede producirse un bloqueo cardíaco completo.
(b) Quizá sea prudente la colocación profiláctica de un catéter-marcapasos ventricular temporal en pacientes con bloqueo de rama izquierda.
(c) Si se produce un bloqueo cardíaco completo, puede requerirse la colocación urgente de un electrodo marcapasos ventricular temporal.

8. Avanzar el catéter a la posición de enclavamiento capilar pulmonar (ECP):
a. Continuar el avance del catéter con el balón inflado (unos 65 cm desde el sitio de la inserción femoral) hasta que el catéter ya no esté libre en la arteria pulmonar (AP) y se observe un cambio perceptible en la forma de la onda de presión. Evitar la amortiguación excesiva en la forma de la onda de presión.
b. Se deben registrar las presiones fásica y media de enclavamiento con el balón inflado.
c. Se desinfla el balón y se retira el catéter 3-5 cm en la AP principal.
d. Se registran las presiones fásica y media de la AP.

9. La práctica de registrar las presiones del hemicardio derecho se puede acelerar introduciendo el catéter en el sistema venoso, inflando el balón y avanzándolo a la posición de ECP. Las presiones del hemicardio derecho se registran de forma continua mientras el balón se desinfla y el catéter se retira lentamente a la AD, haciendo una pausa en la AP media y de nuevo en el VD para registrar la cámara seleccionada. El transductor se abre a la presión atmosférica al principio y de nuevo al final del registro para verificar la precisión. Esta técnica no es necesaria cuando se requiere un recambio de catéter sobre una guía para la colocación de un catéter selectivo en la vasculatura pulmonar o cuando se desea la monitorización continua de la presión del árbol vascular.

Complicaciones

1. Infarto pulmonar segmentario:
a. Puede ser consecuencia de la migración distal de la punta del catéter a la vasculatura pulmonar periférica y al acuñamiento espontáneo de la punta del catéter.
b. Puede ser el resultado de la embolización gaseosa de la vasculatura pulmonar distal después de la rotura del balón en la AP, el hemicardio derecho o el sistema venoso.

2. Perforación de la arteria pulmonar:
a. Puede producirse por el inflado prolongado del balón:
(1) El tiempo de inflado del balón debe ser el mínimo.
(2) Se limita el número de mediciones de la presión de enclavamiento capilar pulmonar (PECP), así como el tiempo de inflado a dos ciclos respiratorios o 10-15 s.
(3) Existe un mayor riesgo de perforación de la AP en las pacientes de sexo femenino de edad avanzada, con anticoagulación, hipotermia o hipertensión pulmonar.
b. Puede ocurrir después de la sobredistensión de los vasos sanguíneos:
(1) El balón no debe inflarse por encima del volumen recomendado, porque la sobredistensión de los vasos puede generar un traumatismo vascular.
(2) La PAP debe controlarse antes de inflar el balón para verificar que el catéter está en la AP y no se ha desplazado en sentido distal:
(a) Suspender el inflado del balón cuando se reconoce la transición de un trazado de PAP a uno de PECP.
(b) Si el balón del catéter se infla con menos de 1.5 mL de gas, desinflar el balón y retirarlo 1-2 cm antes de volverlo a inflar.
(3) Se recomienda la evaluación fluoroscópica de la posición del catéter.
c. Vigilar al paciente para detectar signos y síntomas de perforación de la AP:
(1) Hemoptisis.
(2) Dolor.
(3) Dificultad respiratoria.

3. Embolización:
   a. Puede producirse por la formación de microtrombos por el catéter y el consecuente desplazamiento a la vasculatura pulmonar distal. Los catéteres de la AP deben lavarse con regularidad o de forma continua (3-6 mL/h) con una solución isotónica heparinizada para reducir al mínimo la formación de trombos.
   b. El riesgo de trombosis aumenta con el uso a largo plazo de catéteres centrales permanentes.
   c. Puede resultar de la introducción iatrógena de aire en la circulación venosa con migración a la vasculatura pulmonar distal. La inyección de menos de 2 mL de aire en el hemicardio derecho o la AP, como en el caso de la rotura del balón, en general no da lugar a secuelas adversas en adultos sin cortocircuito de derecha a izquierda. El sistema debe purgarse de aire antes de reenviar el lavado a la circulación venosa.
4. Arritmias cardíacas:
   a. Pueden surgir durante la inserción y el retiro del catéter.
   b. Quizá se deban al movimiento retrógrado de la punta del catéter en el VD tras desinflar el balón.
   c. La monitorización mediante ECG es esencial desde la inserción hasta el retiro del catéter:
      (1) Predominan las despolarizaciones ventriculares prematuras transitorias.
      (2) Pueden producirse arritmias ventriculares mortales.
      (3) En ocasiones aparece un bloqueo de rama derecha.
      (4) Puede presentarse un bloqueo cardíaco completo, en especial en pacientes con bloqueo de rama izquierda subyacente.
5. Infección, sepsis y endocarditis:
   a. Existe riesgo de infección nosocomial con cualquier procedimiento invasivo.
   b. El riesgo puede reducirse de modo sustancial usando una técnica aséptica apropiada durante la preparación, el acceso vascular y la inserción y el manejo del catéter:
      (1) Se afeita y prepara el sitio de la punción con un antimicrobiano (solución de yodopovidona al 1 %).
      (2) Se debe realizar el lavado de manos apropiado.
      (3) La utilización de ropa y guantes estériles es esencial.
6. Perforación del corazón o los grandes vasos: una complicación rara que puede evitarse asegurándose de que el balón esté inflado antes de empujar el catéter a través del corazón.
7. Neumotórax: una complicación rara informada tras el acceso vascular a través de las venas yugular interna y subclavia.

Hemicardio derecho y formas de la onda de presión de la arteria pulmonar

1. **Aurícula derecha:**
   a. **Presión:** presión media de la AD = 0-8 mm Hg.
   b. **Análisis de la forma de la onda** (figs. C-1 y C-2):
      (1) **Onda a:** contracción de la AD (sigue a la onda P en el ECG unos 80 ms).
      (2) **Descenso de x:** relajación de la AD y movimiento hacia abajo de la unión auriculoventricular (AV).
      (3) **Onda c:** movimiento hacia arriba de la válvula tricúspide hacia la AD en el inicio de la sístole del VD (sigue a la onda un período igual al intervalo PR en el ECG). Esta desviación no siempre está presente (se observa mejor cuando hay una prolongación del intervalo PR en el ECG).
      (4) **Onda v:** llenado venoso pasivo de la aurícula derecha durante la sístole del VD, mientras la válvula tricúspide está cerrada (se produce al final de la onda T en el ECG). El pico de la onda v se produce al final de la sístole del VD cuando la válvula tricúspide está cerrada.
      (5) **Descenso de y:** vaciado rápido auricular después de la apertura de la válvula tricúspide.

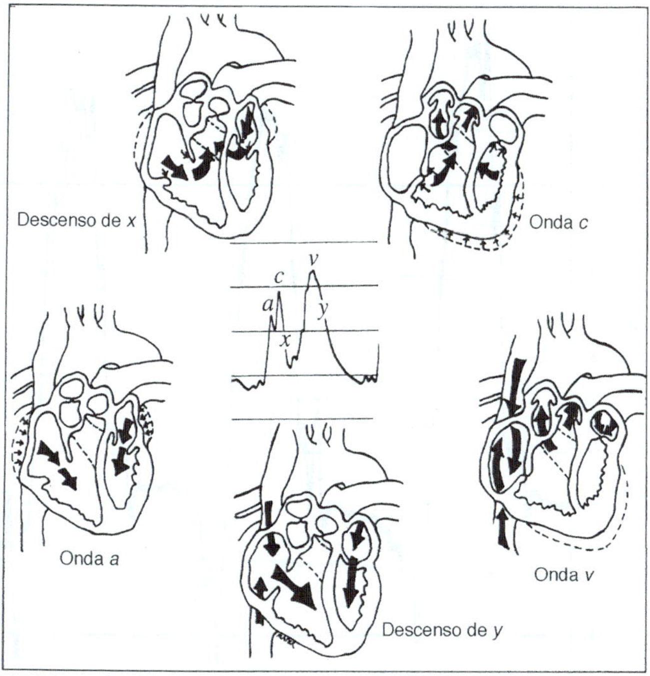

FIGURA C-1 • Desviaciones del componente auricular y el ciclo cardíaco.

2. **Ventrículo derecho**:
   a. **Presión:** presión del VD = 15-30/0-8 mm Hg:
      (1) La presión telediastólica del ventrículo derecho (PTDVD) es igual a la presión de la AD, ya que en esencia forman una cavidad común durante la diástole cuando la válvula tricúspide está abierta.
      (2) La PTDVD no es igual a la presión de la AD cuando hay valvulopatías.

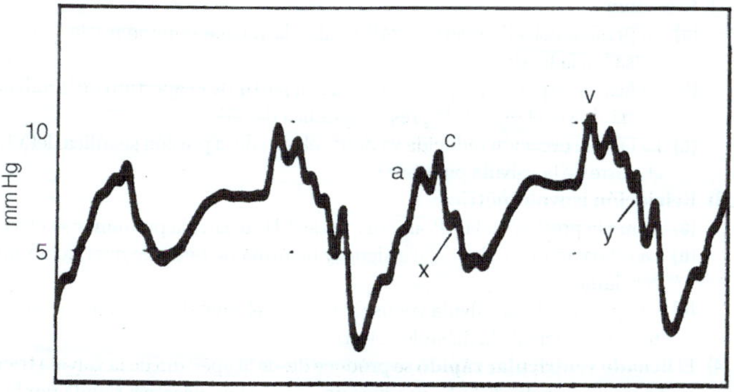

FIGURA C-2 • Trazado de la presión auricular derecha.

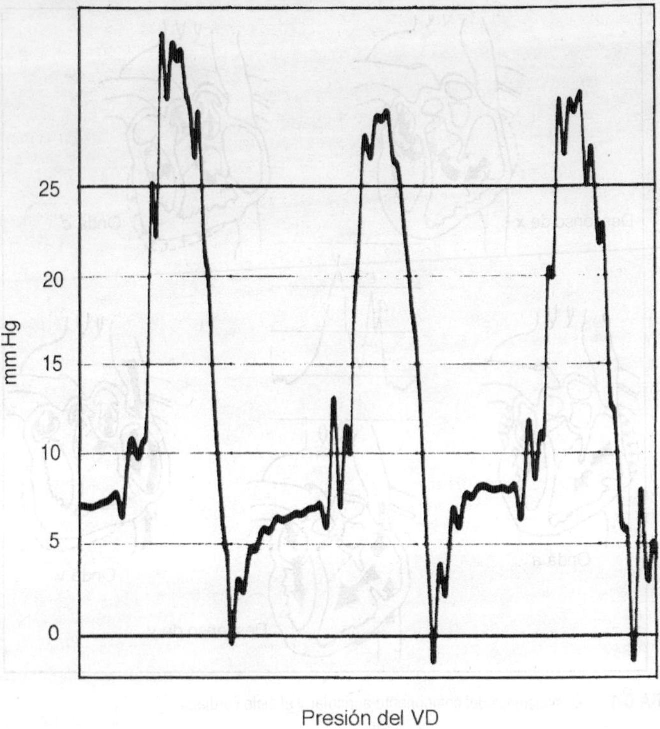

FIGURA C-3 • Trazado de la presión del ventrículo derecho.

b. **Análisis de la forma de la onda** (fig. C-3):

(1) **Contracción isovolumétrica**:

(a) El inicio de la sístole del VD se produce en el pico de la onda R del ECG.

(b) El rápido trazo ascendente del componente sistólico es el resultado de la contracción del VD contra las válvulas tricúspide y pulmonar cerradas.

(2) **Eyección**:

(a) La presión del VD supera la PAP, se abre la válvula pulmonar y la sangre se expulsa hacia la AP.

(b) La fase de expulsión rápida se produce a partir de la apertura de la válvula pulmonar hasta el pico de la presión sistólica del VD.

(c) La fase de eyección reducida va desde el pico de la presión sistólica del VD hasta el cierre de la válvula pulmonar.

(3) **Relajación isovolumétrica**:

(a) Como la presión en la AP supera a la del VD, la válvula pulmonar se cierra.

(b) La relajación isovolumétrica sigue, y la forma de onda de desviación negativa continúa.

(c) La apertura de la válvula tricúspide marca el final de la relajación isovolumétrica y el inicio de la diástole del VD.

(4) El **llenado ventricular rápido** se produce desde la apertura de la válvula tricúspide hasta alcanzar la diástole. Se produce una desviación negativa rápida por la relajación del VD.

(5) **Reducción del llenado ventricular/diástole:**
(a) El llenado lento del VD se produce hasta la sístole y se distingue por un aumento gradual de las presiones de la AD y el VD, y del volumen del VD.
(b) Se observa una línea de base estática, porque las presiones del VD y la AD son iguales en toda la fase.
(c) La PTDVD se mide en el pico de la onda T del ECG.

3. **Arteria pulmonar:**
a. **Presión:** PAP = 15-30/4-12 mm Hg; presión media de la AP = 9-18 mm Hg:
(1) La presión sistólica de la AP es igual a la presión sistólica del VD, porque, en esencia, forman una cavidad común durante la sístole, cuando la válvula pulmonar está abierta.
(2) La presión sistólica de la AP no es igual a la presión sistólica del VD cuando existe una valvulopatía pulmonar.
b. **Análisis de la forma de la onda** (fig. C-4):
(1) **Sístole:**
(a) El aumento de la PAP se genera cuando la sangre es expulsada del VD a la AP.
(b) El pico de la onda sistólica se produce durante la onda T del ECG.
(c) El VD y la PAP continúan incrementándose hasta que el VD empieza a relajarse.
(2) **Diástole:**
(a) El VD y la PAP disminuyen hasta que la presión en la AP supera la presión del VD y la válvula pulmonar se cierra. Esto produce la muesca dicrótica que marca el inicio de la relajación isovolumétrica del VD.
(b) La presión sigue reduciéndose hasta que se inicia la contracción del VD y el ciclo se repite.

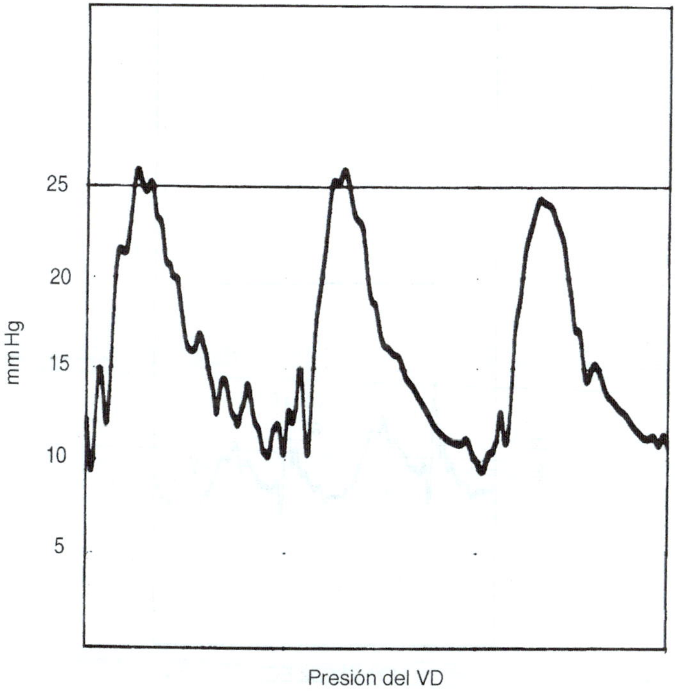

FIGURA C-4 • Trazado de la presión de la arteria pulmonar.

4. **Enclavamiento capilar pulmonar:**
   a. **Presión:** PECP media = 2-10 mm Hg:
      (1) Al inflar el balón, se ocluye una pequeña rama de la AP, lo que permite la transmisión retrógrada de la onda de presión de la aurícula izquierda (AI) a través de la vasculatura pulmonar.
      (2) La PCPE es igual a la presión de la AI cuando no hay obstáculos entre la AP y la AI en todo el ciclo cardíaco.
      (3) La PECP es igual a la presión diastólica de la arteria pulmonar (PDAP) porque durante la diástole están en equilibrio.
      (4) La PECP no es igual a la PDAP en ciertas situaciones, incluyendo el aumento de la resistencia vascular pulmonar (RVP), la ventilación con presión positiva al final de la espiración (PPFE) y algunos estados de enfermedad pulmonar difusa.
      (5) La PECP no reflejará la presión de la AI en ciertas condiciones, incluyendo el aumento de la presión alveolar, como el que se produce con la ventilación por PPFE, la obstrucción de la vena pulmonar, la venoconstricción pulmonar, la hipertensión pulmonar, el mixoma de la AI y el *cor triatriatum sinistrum.*

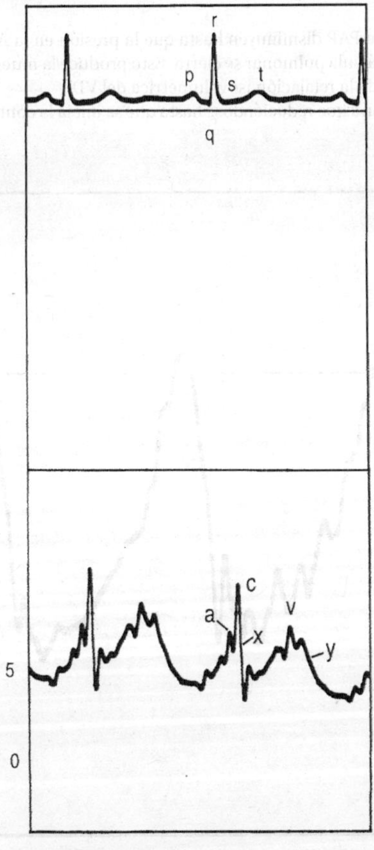

FIGURA C-5 • Trazado de la presión de enclavamiento capilar pulmonar.

b. Análisis de la forma de la onda (figs. C-1 y C-5):

(1) **Onda a:** contracción de la AI (sigue la onda P del ECG por casi 240 ms).

(2) **Descenso de x:** relajación de la AI y movimiento hacia abajo de la unión AV.

(3) **Onda c:** movimiento hacia arriba de la válvula mitral en dirección a la AI en el inicio de la sístole del ventrículo izquierdo (VI) (sigue la onda a por una duración igual al intervalo PR del ECG). Esta desviación no siempre está presente (se observa mejor cuando hay prolongación del intervalo PR en el ECG).

(4) **Onda v:** llenado venoso pasivo de la AI durante la sístole del VI mientras la válvula mitral se cierra (se produce después del trazado de la onda T en el ECG). El pico de la onda v se produce al final de la sístole ventricular, cuando la AI está en su máxima capacidad.

(5) **Descenso de y:** vaciado rápido de la AI tras la apertura de la válvula mitral.

Cateterismo del hemicardio izquierdo

Las presiones de la aorta y el VI en general se registran con un catéter de tipo *pigtail* («cola de cerdo»). La curva primaria en espiral del catéter reduce la probabilidad de traumatismo vascular y endomiocárdico (perforación del corazón o de los grandes vasos), impide el retroceso durante la inyección de contraste de alto flujo y disminuye la incidencia de despolarizaciones ventriculares ectópicas. Su diseño de orificios laterales múltiples permite la opacificación difusa de una cavidad grande con un gran volumen de contraste angiográfico a la vez que reduce la posibilidad de tinción del miocardio o la íntima.

Técnica

1. Lavar el catéter *pigtail* con una solución isotónica heparinizada antes de su introducción en el sistema arterial.
2. Considerar la anticoagulación sistémica, en especial en los casos en los que se emplea una guía que estará en contacto prolongado con la sangre (es decir, cuando atraviesa una válvula aórtica estenótica), o cuando se anticipa o tiene lugar un tiempo de procedimiento prolongado.
3. Debido a su diseño circular, el catéter *pigtail* puede empujarse sobre una guía a la aorta ascendente con guía fluoroscópica.
4. Se retira la guía y se lava la sonda con cuidado.
5. Se deben registrar la presión media de la aorta y la presión fásica.
6. Luego se avanza el catéter *pigtail* a una posición no arritmógena en el VI. Una válvula aórtica con estenosis de moderada a grave puede obstruir la progresión hacia el VI, lo cual requeriría la utilización de una guía para atravesar el espacio anular.
7. Se retira la guía y se lava la sonda con cuidado.
8. Debe registrarse la presión fásica del VI, de modo que el eje vertical (amplitud) incluya la excursión completa de la forma de onda de presión del VI (p. ej., 0-200 mm Hg). Algunos operadores también registran la presión del VI a una velocidad de barrido rápido (100 mm/s), de manera que el eje vertical abarque sólo el componente diastólico de la forma de la onda (0-40 mm Hg), a fin de facilitar la medición exacta de la presión telediastólica del ventrículo izquierdo.
9. Cuando se sospecha una estenosis mitral o submitral, se debe registrar la PECP del VI de manera simultánea y a una velocidad de barrido rápido (p. ej., 100 mm/s), de manera que el eje vertical incluya sólo los componentes de la forma de la onda de presión diastólica del VI (p. ej., 0-40 mm Hg) (fig. C-6). Lo anterior facilitará la medición precisa del gradiente de presión transvalvular mitral, que puede emplearse para calcular el área de la válvula mitral (es decir, mediante las ecuaciones de Gorlin o Hakki):
   a. La transmisión retrógrada de la onda de presión de la AI a través de la vasculatura pulmonar al sitio de oclusión con balón de la AP genera una demora en el trazo ascendente de la forma de onda de la PECP. El empleo de la PECP sin ajuste de dicha demora sobreestima el gradiente de presión transvalvular mitral y subestima el área de la válvula mitral. Este retraso es una función de la RVP y puede ajustarse por medio del

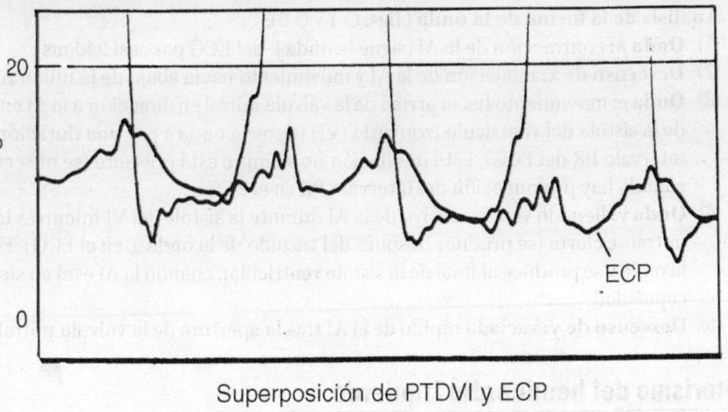

FIGURA C-6 • Los trazados de las presiones telediastólica del ventrículo izquierdo y de enclavamiento capilar pulmonar se superponen.

desplazamiento horizontal de fase (superposición de la formas de onda del VI y el ECP) para mejorar la precisión en la medición del gradiente transvalvular mitral.

b. Los registros simultáneos de las formas de onda de presión de la AI y el VI pueden realizarse con un catéter *pigtail* insertado a través de un introductor colocado en la AI a través de una punción transeptal auricular. El cateterismo transeptal es un procedimiento complejo que requiere una formación especializada y una técnica minuciosa, y se asocia con riesgos embólicos y de perforación que impiden su utilización sistemática.

10. Cuando se sospecha una estenosis aórtica o subaórtica, simultáneamente deben registrarse las presiones arterial sistémica y del VI a una velocidad de barrido rápido (p. ej., 100 mm/s), de manera que el eje vertical incluya la excursión completa de la forma de onda de presión del VI (p. ej., 0-200 mm Hg) (fig. C-7). Lo anterior facilita la medición precisa de un gradiente de presión transvalvular de la aorta, que se puede utilizar para calcular el área de la válvula aórtica (usando las ecuaciones de Gorlin o Hakki):

a. La transmisión anterógrada de la onda de presión de la aorta a través de la vasculatura sistémica origina una demora en el trazo ascendente de la onda de presión arterial sistémica. El empleo de esta última sin ajuste de tal retraso provoca una sobreestimación del gradiente de presión transvalvular aórtico y la subestimación de la zona de la válvula de la aorta. El tiempo de demora es una función de la resistencia vascular sistémica (RVS) y se puede ajustar por un desplazamiento horizontal de fase (superposición de las formas de onda arterial sistémica y de la aorta) para mejorar la precisión en la medición del gradiente transvalvular mitral.

b. La distancia de la cánula arterial sistémica desde la válvula aórtica produce un aumento periférico de las presiones sistémicas del pico sistólico y diferencial, que por artefacto sobreestima el gradiente de presión de la aorta y subestima el área de la válvula aórtica.

c. Un simple retroceso del catéter (del VI a la aorta) mientras se graba continuamente la presión del catéter proporciona registros secuenciales de las formas de onda de la presión del VI y de la aorta, sin necesitar la corrección por exceso.

d. El empleo de un catéter *pigtail* de doble luz a través de la válvula de la aorta permite registros simultáneos de las presiones aórtica y del VI sin retraso.

e. El operador puede introducir un catéter *pigtail* de 4 Fr en el ventrículo izquierdo a través de un catéter de 7 Fr de 60 cm (equipado con un adaptador Tuohy-Borst) colocado en el arco aórtico para permitir registros simultáneos de las presiones de la aorta y el VI sin retraso:

(1) Antes de registrar las presiones, se debe verificar que el adaptador de Tuohy-Borst se ha apretado para evitar la pérdida de sangre y de energía de la onda del volumen de líquido que escape del sistema cerrado.

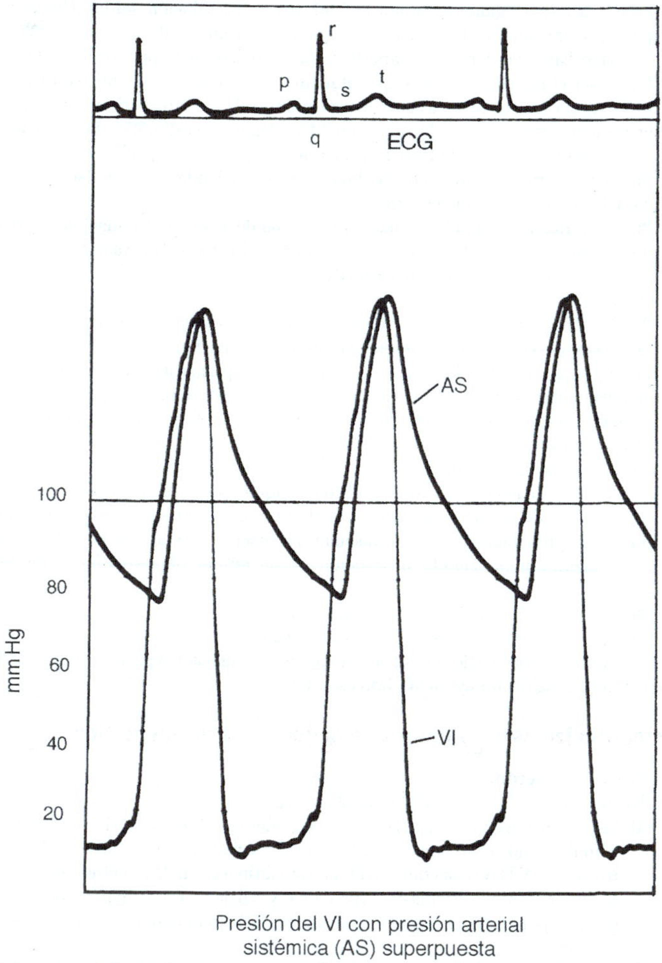

FIGURA C-7 • Trazado de la presión ventricular izquierda con trazado de la presión arterial sistémica (AS) superpuesta.

(2) Comprobar las especificaciones del fabricante (diámetro interno del catéter exterior y diámetro exterior del catéter interno) para determinar la compatibilidad coaxial.

(3) En un sistema de catéter coaxial se debe monitorizar la permeabilidad de la luz. La interrupción de flujo laminar alrededor del catéter interior favorece la estasis de la luz y el aumento de la trombogenicidad.

Complicaciones

1. Embolización:
   a. Puede dar lugar a la formación de microtrombos del catéter o de la guía y la consiguiente embolización a el cerebro, vísceras o miembros. Los catéteres arteriales deben

lavarse de forma regular o continua (3-6 mL/h) con una solución isotónica heparinizada para reducir al mínimo la formación de trombos. El contacto de la guía con sangre debe limitarse. Las guías deben limpiarse de manera cuidadosa después de retirarlas.

b. Puede ser el resultado de la fragmentación intracardíaca de trombos o de trombos intravasculares. Una técnica cuidadosa disminuye al mínimo este riesgo, pero aumenta en pacientes con arterioesclerosis conocida, valvulopatía estenótica, insuficiencia cardíaca, aneurisma del VI, infarto de miocardio reciente con sospecha de trombo mitral, fibrilación auricular o hipercoagulabilidad. Se recomienda anticoagulación sistémica para disminuir al mínimo este riesgo.

c. Puede producirse con la introducción iatrógena de aire en la circulación arterial y su migración hacia el cerebro, vísceras o miembros. El sistema debe vaciarse de aire antes de reenviar el lavado a la circulación arterial.

2. Arritmias cardíacas:
   a. Pueden tener lugar durante la inserción y el retiro del catéter. La monitorización con el ECG es esencial cuando se manipula el catéter y la guía dentro del VI.
   b. Predominan las despolarizaciones ventriculares prematuras transitorias. Pueden aparecer algunas arritmias letales, de la rama izquierda o un bloqueo fascicular. En el paciente con bloqueo de rama derecha subyacente puede producirse un bloqueo cardíaco completo.
3. Infección, sepsis y endocarditis:
   a. Existe riesgo de infección nosocomial con cualquier procedimiento invasivo.
   b. El riesgo puede reducirse sustancialmente utilizando la técnica aséptica apropiada durante la preparación, el acceso vascular, y la inserción y manipulación del catéter:
      (1) Se afeita y prepara el sitio de punción con un antimicrobiano (solución de yodopovidona al 1%).
      (2) Se debe realizar un lavado de manos apropiado.
      (3) El uso de ropa y guantes estériles es esencial.
4. Perforación del corazón o los grandes vasos: es una complicación poco frecuente; el diseño del catéter *pigtail* disminuye al mínimo este riesgo.

Hemicardio izquierdo y formas de la onda de presión aórtica

1. **Ventrículo izquierdo:**
   a. **Presión:** presión del VI = 100-140/3-12 mm Hg:
      (1) La presión telediastólica del ventrículo izquierdo (PTDVI) es un indicador de la función de dicho ventrículo. Los cambios en el volumen telediastólico del ventrículo izquierdo (VTDVI) afectan la PTDVI. Esta última altera la longitud de la fibra miocárdica durante la telediástole (precarga) y refleja la distensibilidad del miocardio del VI y, por tanto, la presión de la AI necesaria para llenar el ventrículo antes de la sístole.
      (2) La PTDVI es igual a la presión de la AI, lo cual equivale a la PECP cuando no hay obstáculos entre la AP y el VI mientras la válvula mitral esté abierta durante la diástole (fig. C-6).
      (3) La PECP no refleja la PTDVI en ciertas situaciones, incluidas la valvulopatía mitral, el aumento de la presión alveolar que se genera en la ventilación con PPFE, la obstrucción venosa pulmonar, la vasoconstricción pulmonar, la hipertensión pulmonar, el mixoma de la AI y el *cor triatriatum sinistrum*.
      (4) La presión sistólica del VI es igual a la presión sistólica de la aorta cuando no hay obstáculos entre ambas estructuras, siempre que la válvula aórtica esté abierta durante la sístole del VI.
      (5) La presión sistólica del VI no será igual a la presión sistólica de la aorta en presencia de una estenosis aórtica o una miocardiopatía obstructiva hipertrófica (hipertrofia septal asimétrica, estenosis subaórtica hipertrófica idiopática).
   b. **Análisis de la forma de las ondas:**
      (1) **Contracción isovolumétrica:**
         (a) El inicio de la sístole del VI se produce en el pico de la onda R del ECG.

(b) El trazo rápido ascendente del componente sistólico es el resultado de la contracción del VI contra la válvula mitral cerrada y la válvula aórtica.

(2) **Eyección**:

(a) La presión del VI supera la presión de la aorta, se abre la válvula aórtica y la sangre se expulsa hacia la aorta.

(b) La fase de expulsión rápida se produce desde la apertura de la válvula de la aorta al pico de la presión sistólica del VI.

(c) La fase de eyección reducida sigue desde el pico de la presión sistólica del VI con el cierre de la válvula de la aorta.

(3) **Relajación isovolumétrica**:

(a) La presión en la aorta es mayor que la del VI: la válvula aórtica se cierra.

(b) La relajación isovolumétrica sigue y la forma de onda de deflexión negativa continúa.

(c) La apertura de la válvula mitral marca el final de la relajación isovolumétrica y la aparición de la diástole del VI.

(4) El **llenado ventricular rápido** tiene lugar desde la apertura de la válvula mitral hasta que alcanza la diástole. La desviación negativa rápida se genera a partir de la relajación del VI.

(5) **Reducción del llenado ventricular/diástole**:

(a) El llenado lento del VI se produce hasta la sístole y se distingue por un aumento gradual de las presiones de la AI y el VI y del volumen del VI.

(b) La línea de base estática se inscribe cuando las presiones del VI y la AI son iguales en toda la fase.

(c) La PTDVI se mide en el pico de la onda T.

2. **Aorta central**:

a. **Presión:** la presión de la aorta es de 100-140/60-90 mm Hg; la presión media de la aorta es de 70-105 mm Hg:

(1) La presión arterial sistólica sistémica es igual a la presión sistólica de la aorta, que es igual a la presión sistólica del VI, mientras que la válvula aórtica esté abierta durante la sístole del VI.

(2) Estas presiones pueden no ser iguales en presencia de una valvulopatía aórtica, una aortopatía o una arteriopatía periférica.

b. **Análisis de la forma de las ondas** (figs. C-7 y C-8):

(1) **Sístole**:

(a) El aumento de la presión de la aorta se produce cuando la sangre es expulsada del VI a la aorta y distalmente a la vasculatura sistémica.

(b) Esto tiene lugar durante la onda T del ECG.

(c) Las presiones del VI y la aorta continúan aumentando hasta que el VI comienza a relajarse.

(2) **Diástole**:

(a) Las presiones del VI y la aorta disminuyen hasta que la presión en la aorta es mayor que la del VI y se cierra la válvula de la aorta. Esto produce la muesca dicrótica que marca el inicio de la relajación isovolumétrica del VI.

(b) La presión sigue disminuyendo hasta que se produce la contracción del VI y el ciclo se repite.

Importancia clínica de las formas de onda

Presión auricular derecha

1. Media = 0-8 mm Hg:

a. Alta:

(1) Insuficiencia del VD.

(2) Derrame pericárdico/taponamiento.

(3) Defecto septal ventricular (DSV) agudo.

(4) Estenosis tricuspídea.

(5) Embolia pulmonar.

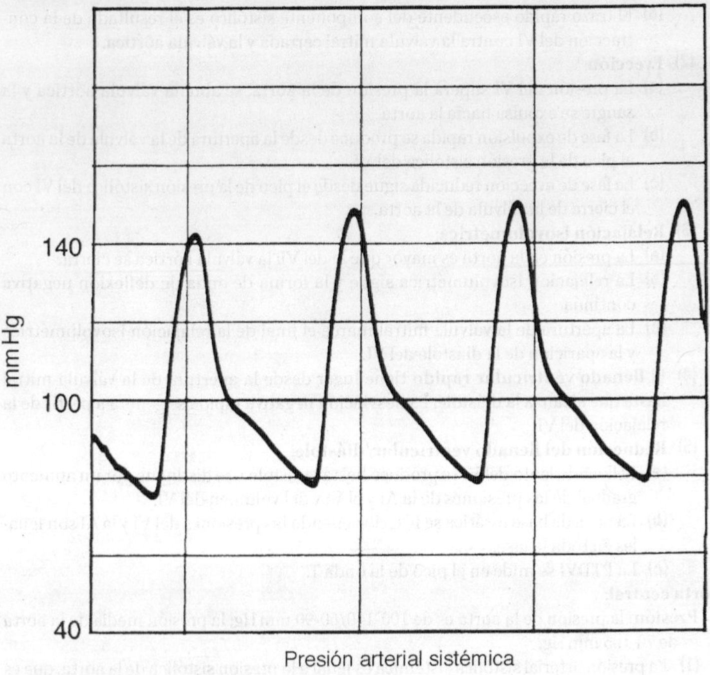

FIGURA C-8 • Trazado de la presión arterial sistémica.

(6) Hipertensión pulmonar.
(7) Hipervolemia.

b. Alta en la inspiración (signo de Kussmaul):
(1) Infarto de VD.
(2) Insuficiencia tricuspídea.
(3) Pericarditis constrictiva.

c. Disminuida: hipovolemia/deshidratación.

d. Reducida en la inspiración: derrame pericárdico.

e. Nivelación de las presiones de la AD y la AI (PECP):
(1) Defecto septal auricular (DSA) grave.
(2) Miocardiopatía constrictiva/restrictiva.

f. Igual o mayor que la PCPE: infarto agudo del VD.

g. Disociación de los componentes de las formas de onda auriculares y ventriculares: anomalía de Ebstein (auriculización del ventrículo derecho).

2. Una onda = 2-8 mm Hg:

a. Ausente:
(1) Fibrilación auricular.
(2) Aleteo auricular.
(3) Paro auricular.

b. Alta:
(1) Aumento de la resistencia al llenado del VD.
(2) Hipertensión pulmonar.
(3) Estenosis tricuspídea.
(4) Disminución de la distensibilidad del VD.
(5) Pericarditis constrictiva.

(6) Insuficiencia tricuspídea.
(7) Estenosis pulmonar.
(8) Hipertrofia del VD.

c. «Ondas en cañón» (regulares): contracción auricular contra una válvula tricúspide cerrada:
(1) Ritmos nodales.
(2) Taquicardia por reentrada del nodo AV.

d. «Ondas en cañón» (irregulares): disociación AV y la suma de la onda (diástole abreviada):
(1) Taquicardia de complejo ancho (que es muy sugerente de taquicardia ventricular).
(2) Bloqueo cardíaco completo.
(3) Estimulación ventricular.

e. «Ondas en cañón» (simples): ectopia ventricular.

f. Ondas mecánicas de aleteo: aleteo auricular (alrededor de 300 latidos/min).

3. Descenso de x prominente:
a. Derrame pericárdico.
b. Infarto del VD.
c. Tratamiento con expansión de volumen.

4. Onda v grande:
a. Insuficiencia tricuspídea.
b. Pericarditis constrictiva.
c. DSA.
d. Fibrilación auricular.
e. Hipervolemia.

5. Descenso de y:
a. Prominente/rápido:
(1) Insuficiencia tricuspídea.
(2) Pericarditis constrictiva.
(3) Infarto del VD.
(4) Tratamiento con expansión del volumen.
b. Atenuado/ausente: derrame pericárdico.

Presión ventricular derecha

1. Pico sistólico = 15-30 mm Hg:
a. Alta:
(1) Hipertensión pulmonar.
(2) Estenosis pulmonar.
(3) DSV.
b. Baja:
(1) Insuficiencia cardíaca congestiva (ICC).
(2) Taponamiento pericárdico.
(3) Hipovolemia.

2. Telediastólica = 0-8 mm Hg:
a. Alta:
(1) Insuficiencia del VD.
(2) ICC crónica.
(3) Insuficiencia pulmonar.
(4) Pericarditis constrictiva.
(5) Taponamiento pericárdico.
(6) Hipervolemia.
b. Baja:
(1) Estenosis tricuspídea.
(2) Hipovolemia.
c. Signo de la raíz cuadrada (depresión diastólica temprana rápida con una meseta mesodiastólica):
(1) Pericarditis constrictiva.

(2) Miocardiopatía restrictiva.
(3) Insuficiencia moderada a grave del VD.
(4) Bradicardia (artefactos).

d. Nivelación (PTDVD y PDAP en los 4 mm Hg):
(1) Miocardiopatía constrictiva restrictiva.
(2) *Shock.*

e. Onda a: atenuada/ausente:
(1) Estenosis tricuspídea.
(2) Insuficiencia tricuspídea (con disminución de la distensibilidad del VD).
(3) Fibrilación auricular.
(4) Aleteo auricular.
(5) Paro auricular.

Presión arterial pulmonar

1. Media = 9-17 mm Hg.
2. Pico sistólico = 15-30 mm Hg:

a. Alta:
(1) Aumento del flujo pulmonar: cortocircuito de izquierda a derecha (I-D).
(2) Incremento de la RVP:
(a) Enfermedad del parénquima pulmonar.
(b) Estenosis pulmonar.
(c) Embolia pulmonar.
(d) Hipertensión pulmonar primaria o secundaria.
(3) Aumenta con la PECP, la presión venosa pulmonar, la presión de la AI o la PTDVI:
(a) Estenosis mitral.
(b) Insuficiencia mitral.
(c) Insuficiencia del VI.

b. Disminución:
(1) Hipovolemia.
(2) Estenosis pulmonar.
(3) Anomalía de Ebstein.
(4) Síndrome del hemicardio derecho hipoplásico.
(5) Estenosis tricuspídea.
(6) Atresia tricuspídea.

3. Diastólica = 4-14 mm Hg:

a. PDAP = PECP media: trastorno pulmonar primario (PDAP-PECP) > 6 mm Hg.
b. PDAP = PECP media: insuficiencia mitral aguda.

Presión de enclavamiento capilar pulmonar/presión de la aurícula izquierda

1. La media de PECP = 2-12 mm Hg:

a. Alta:
(1) Estenosis mitral.
(2) Insuficiencia mitral.
(3) Insuficiencia del VI.
(4) Hipertrofia del VI.
(5) Disminución de la distensibilidad del VI.
(6) Aumento de la RVP.
(7) «Sobreenclavamiento» del catéter.
(8) Durante la fase de presión negativa de la PPFE/ventilación con presión positiva continua en las vías respiratorias (CPAP, *continuous positive airway pressure*).
(9) Hipervolemia.

b. Baja: hipovolemia.
c. Nivelación de PECP/presiones de AI y AD:
(1) DSA grave.

(2) Miocardiopatía constrictiva/restrictiva.

2. Onda a = 3-10 mm Hg:
   a. Ausente:
      (1) Fibrilación auricular.
      (2) Aleteo auricular.
      (3) Paro auricular.
   b. Alta: resistencia aumentada en el llenado del VI:
      (1) Hipertensión arterial sistémica.
      (2) Estenosis mitral.
      (3) Insuficiencia mitral.
      (4) Estenosis de la aorta.
      (5) Hipertrofia del VI.
   c. «Ondas en cañón» (regular): contracción auricular contra una válvula mitral cerrada:
      (1) Ritmos nodales.
      (2) Taquicardia por reentrada del nodo AV.
   d. «Ondas en cañón» (irregulares): disociación AV y suma de ondas (diástole abreviada):
      (1) Taquicardia de complejo ancho (muy sugerente de DSA).
      (2) Bloqueo cardíaco completo.
      (3) Estimulación ventricular.
   e. «Ondas en cañón» (simples): ectopia ventricular.
   f. Ondas de aleteo mecánicas: aleteo auricular (casi 300 latidos/min).
3. Onda v alta:
   a. Insuficiencia mitral.
   b. Fibrilación auricular.
   c. Pericarditis constrictiva.
   d. Hipervolemia.
4. Descenso de y:
   a. Prominente:
      (1) Insuficiencia mitral.
      (2) Pericarditis constrictiva.
   b. Atenuada/ausente: derrame pericárdico.

Presión ventricular izquierda

1. Pico sistólico = 100-140 mm Hg:
   a. Alta:
      (1) Hipertensión arterial sistémica.
      (2) Estenosis aórtica.
      (3) Insuficiencia aórtica.
   b. Baja:
      (1) Hipovolemia.
      (2) Insuficiencia cardíaca congestiva.
      (3) Taponamiento pericárdico.
2. Telediastólica = 3-12 mm Hg:
   a. Baja:
      (1) Insuficiencia del VI.
      (2) Hipertrofia del VI.
      (3) Disminución de la distensibilidad del VI:
         (a) Insuficiencia aórtica.
         (b) Pericarditis constrictiva.
         (c) Taponamiento pericárdico.
         (d) Fibrosis endocárdica.
   b. Baja:
      (1) Hipovolemia.
      (2) Estenosis mitral.
   c. Signo de la raíz cuadrada (depresión diastólica temprana rápida con una meseta mesodiastólica):
      (1) Pericarditis constrictiva.

(2) Miocardiopatía restrictiva.
(3) Insuficiencia del VI de moderada a grave.
(4) Bradicardia (artefactos).

d. Onda a: atenuación/ausencia:
(1) Insuficiencia aórtica grave.
(2) Estenosis mitral.
(3) Insuficiencia mitral.
(4) Fibrilación auricular.
(5) Aleteo auricular.
(6) Paro auricular.

Presión aórtica/presión arterial sistémica

1. Media = 70-105 mm Hg.
2. Pico sistólico = 100-140 mm Hg:
   a. Alta:
   (1) Hipertensión arterial sistémica.
   (2) Esclerosis aórtica.
   (3) Estados con catecolaminas altas.
   (4) Ansiedad.
   b. Baja:
   (1) Estenosis aórtica.
   (2) Disminución del gasto cardíaco.
   (3) *Shock*.
3. Diastólica = 60-90 mm Hg; alta: hipertensión arterial sistémica.
4. Presión del pulso:
   a. Ancha:
   (1) Hipertensión arterial sistémica.
   (2) Insuficiencia aórtica.
   (3) Cortocircuito de derecha a izquierda grande:
   (a) Conducto arterioso persistente.
   (b) Fístula aortopulmonar.
   (c) Tronco arterioso común.
   (d) Seno perforado del aneurisma de Valsalva.
   b. Angosta:
   (1) Estenosis aórtica.
   (2) ICC.
   (3) Taponamiento pericárdico.
   (4) *Shock*.
   c. Pulso arterial bisferioso o bifásico (en espiga):
   (1) Insuficiencia aórtica.
   (2) Miocardiopatía obstructiva hipertrófica (hipertrofia septal asimétrica; estenosis subaórtica hipertrófica idiopática).
   d. Pulso paradójico (disminución > 10 mm Hg de la presión sistólica durante la inspiración): taponamiento pericárdico.
   e. Pulso débil y lento (pulso débil que aumenta y disminuye lentamente): estenosis aórtica.
   f. Pulso alternante (alternancia de presión arterial fuerte y débil):
   (1) ICC.
   (2) Miocardiopatía.

Efectos respiratorios

Puede producirse una variación de las presiones intracardíacas y pulmonares con los cambios en la presión intratorácica:

1. Todas las presiones: puede haber variaciones cíclicas en la amplitud de los trazados medios y fásicos de las presiones sistémica, ventricular y de la AP. La amplitud de la presión se

puede acentuar en presencia de enfermedad pulmonar importante o insuficiencia cardíaca grave o durante la ventilación mecánica. Si es posible, las presiones deben medirse al final de la espiración, con el paciente fuera del respirador:

a. La respiración espontánea provoca una disminución de las presiones intracardíaca y endovascular durante la inspiración.
b. La ventilación con presión positiva genera un aumento en las presiones intracardíacas y endovasculares durante la inspiración.
c. Las respiraciones mecánicas y espontáneas o activadas mixtas (p. ej., ventilación mecánica intermitente, ventilación obligatoria controlada) pueden constituir un reto para determinar el final de la espiración. La palpación manual del tórax cuando sube y baja durante la monitorización hemodinámica en tiempo real y su grabación pueden ser de utilidad.

2. Presiones auriculares: la media de la AD, la media de la AI y la PECP disminuyen durante la inspiración. Las ondas «a» y «v», y el descenso de «x» y «y», son prominentes durante la inspiración.

Referencias bibliográficas

Barash PG, Cullen BF, Stoelting RK, eds. *Clinical Anesthesia*. 8th ed. Wolters Kluwer; 2017.

Kern MJ, Lim MJ, Goldstein JA, eds. *Hemodynamic Rounds: Interpretation of Cardiac Pathophysiology from Pressure Waveform Analysis*. 4th ed. Wiley; 2018.

Moscucci M, ed. *Grossman and Baim's Cardiac Catheterization: Angiography and Intervention*. 8th ed. Wolters Kluwer; 2020.

Sorajja P, Lim MJ, Kern MJ, eds. *The Cardiac Catheterization Handbook*. 7th ed. WB Saunders; 2019.

D Protocolos habituales de angiografía por resonancia magnética

Nanda Deepa Thimmappa, MD y Martin R. Prince, MD, PhD, FACR

	Arco aórtico y carótidas	Aorta torácica	Aorta abdominal	ARM periférica
Indicaciones habituales	Anatomía de los grandes vasos, anomalías, ictus, ataque isquémico transitorio	Disección, aneurisma, aortitis, origen embólico, coartación, pre/postoperatorio	Preoperatorio, antes de endoprótesis, aneurisma, disección, seguimiento	Claudicación, dolor en reposo, úlcera que no cicatriza y reparación previa de colgajo libre
Secuencias	TOF axial 2D T1W SG axial ARM-Gd coronal 3D	SSFP axial y DIR de sangre negra SSFP-cine sagital (barra de caramelo) SSFP-cine coronal SSFP-cine en el plano de la válvula aórtica ARM-Gd coronal 3D con sincronización con ECG LAVA coronal y axial post-Gd	ARM-Gd coronal 3D LAVA axial y coronal post-Gd	ARM con resolución temporal de pie y pantorrilla sintomáticos ARM 3D para control del bolo desde el diafragma hasta el tobillo con manguitos de presión arterial inflados en el muslo para reducir la contaminación venosa

ARM, angiografía por resonancia magnética; ARM-Gd 3D, ARM tridimensional mejorada con gadolinio; DIR, recuperación de doble inversión; ECG, electrocardiograma; LAVA, *liver accelerated volume acquisition*; SG, saturación de grasa; SSFP, precesión libre en estado estacionario (*steady state free precession*); T1W, ponderado en T1; TOF, tiempo de vuelo.

Arteria pulmonar	Arteria renal	Arterias mesentéricas	Celiaquía y arterias hepáticas	Imagen venosa
Embolia, fístula AV, aneurisma, hipertensión pulmonar	Donante/receptor de trasplante, hipertensión, insuficiencia renal, cartografía de la anatomía arterial previo a angioplastia, seguimiento postoperatorio	Isquemia mesentérica, cartografía preoperatoria de la anatomía vascular mesentérica, pre o postrasplante de hígado	Cartografía pre-SIRT para la cartografía previa a la radioembolización	TVP, estenosis Distinguir entre trombosis venosa aguda y crónica
ARM-Gd coronal 3D de ambos pulmones (inyección única) LAVA axial y coronal post-Gd	ARM renal sin contraste (Timeslip/InHance/ Native trueFISP, B-Trance) ARM Gd coronal 3D Contraste de fase axial 3D SPGR 3D coronal (+/– Lasix 10 mg o 2 vasos de líquido) del sistema colector (urografía por RM)	CPRM 3D Timeslip, In-Hance, Native TrueFISP ARM-Gd coronal 3D LAVA coronal y axial post-Gd	SSFSE axial/coronal LAVA dinámico de alta resolución temporal (p. ej., LAVA espiral/radial) LAVA coronal/axial post-Gd	TOF 2D axial-> defecto de llenado intraluminal: SSFP o ARM de contraste de fase 2D LAVA pre/post-Gd axial/coronal SG en T2 axial

ARM, angiografía por resonancia magnética; ARM-Gd 3D, ARM tridimensional mejorada con gadolinio; AV, arteriovenoso; CPRM, colangiopancreatografía por resonancia magnética; LAVA, *liver accelerated volume acquisition*; RM, resonancia magnética; SG, saturación de grasa; SIRT, *selective internal radiation therapy*; SPGR 3D, eco de gradiente con interferencia (o destrucción) del estado de equilibrio 3D; SSFSE, eco de espín rápido en disparo único; TOF, tiempo de vuelo; TVP, trombosis venosa profunda.

E Angiografía por tomografía computarizada

Michael L. Martin, BMSc, MD, FRCPC

Protocolos habitualmente utilizados para estudios angiográficos por tomografía computarizada estándar

Los estudios mencionados se llevaron a cabo utilizando un escáner de tomografía computarizada (TC) GE Revolution (GE Healthcare, Waukesha, WI), que cuenta con un detector de 160 mm. Para todos los estudios de angiografía por **TC** se utiliza contraste Omnipaque 300® (GE Healthcare, Oslo, Noruega) o equivalente y modulación de dosis automatizada. Para todos los estudios, se administra un «perseguidor» de 30 mL de solución salina al finalizar la inyección de medio de contraste a la misma velocidad que la administración de dicho medio de contraste.

Para todos los estudios se administra un lavado de 30 mL de solución salina al terminar la inyección de contraste a la misma velocidad que la de administración. Debe tenerse en cuenta que los protocolos por imagen son específicos para cada máquina. Los protocolos alternativos deben proporcionarlos los fabricantes de los aparatos de TC. Existen protocolos para imágenes en muchas fuentes en línea.

Estudio	Indicación	Rango
Arco a vértice	Estenosis carotídea, disección, DMF, malformación vascular	Curva menor del arco aórtico al vértice craneal
Arteria pulmonar	Embolia pulmonar, fístula AV	Vértice torácico a ángulo costofrénico inferior
Aorta completa	Disección, aneurisma, síndrome aortotorácico agudo, aortitis, origen embólica	Vértice torácico a la ingle
Aorta torácica	Estudio de seguimiento de anomalía de aórtica torácica conocida	Vértice torácico a ángulo costofrénico inferior
Aorta abdominal	Aneurisma, isquemia mesentérica	Vértice del diafragma a la ingle
Arterias renales	Hipertensión	Diafragma a cresta ilíaca
Estudio de hemorragias digestivas	Hemorragia digestiva aguda	Vértice del diafragma a la ingle
Tras EVAR (aorta torácica)	Evaluación tras la reparación endovascular de un aneurisma	Vértice torácico a ángulo costofrénico inferior
Tras EVAR (aorta abdominal)	Evaluación tras la reparación endovascular de un aneurisma	Vértice del diafragma a la ingle
Miembro inferior	Claudicación, isquemia con riesgo para los miembros, evaluación de injerto de colgajo libre	Vértice del diafragma hasta los dedos de los pies
Miembro superior	Isquemia crónica o aguda, traumatismo penetrante	Brazo afectado por encima de la cabeza, curvatura menor del arco aórtico hasta la punta de los dedos
Evaluación DIEP	Planificación preoperatoria	Proceso xifoides a sínfisis púbica

AV, arteriovenoso; DIEP, perforantes de la arteria epigástrica inferior profundo (*deep inferior epigastric perforator*); DMF, displasia fibromuscular; EVAR, reparación endovascular de aneurisma aórtico.

Contraste	Disparador	Retraso de la lectura	Fases adicionales
100 mL a 5 mL/s	Disparador automatizado de la aorta ascendente: 100 UH	4 s	N/A
100 mL a 5 mL/s	Disparador automatizado de la arteria pulmonar principal: 115 UH	7 s	N/A
120 mL a 4 mL/s	Disparador automatizado de la aorta ascendente: 100 UH	5 s	Sin contraste en el mismo intervalo para sospecha de síndrome aortotorácico agudo
90 mL a 4 mL/s	Disparador automatizado de la aorta ascendente: 100 UH	5 s	N/A
90 mL a 4 mL/s	Disparador automatizado de la aorta en T12: 100 UH	15 s	Fase venosa a los 60-90 s después del contraste para isquemia intestinal aguda
90 mL a 4 mL/s	Disparador automatizado de la aorta en T12: 100 UH	12 s	N/A
120 mL a 4 mL/s	Disparador automatizado de la aorta en T12: 100 UH	15 s	Sin contraste y fase venosa a 60 s a través del mismo rango
90 mL a 4 mL/s	Disparo automático de aorta ascendente: 100 UH	5 s	Sin contraste opcional a través del endoinjerto ± 60 s después del contraste a través del endoinjerto
90 mL a 4 mL/s	Disparador automatizado de la aorta en T12: 100 UH	15 s	Sin contraste opcional a través del endoinjerto ± 60 s después del contraste a través del endoinjerto
120 mL a 4 mL/s	Disparador automatizado de la aorta en T12: 100 UH	17 s	N/A
120 mL a 4 mL/s i.v. en brazo no afectado	Disparador automatizado de la aorta ascendente: 100 UH	6 s	N/A
120 mL a 4 mL/s	Disparador automatizado de la aorta en T12: 100 UH	15 s	N/A

F Tabla de medios de contraste

Clase	Nombre genérico	Nombre comercial/ Empresa (se supone el símbolo de marca registrada)	Disponibilidad
Alta osmolalidad: iónico	Sodio o diatrizoato de metilglucamina	Renografin/Bracco	Sí
		Hypaque/GE Medical	
	Iotalamato de sodio	Conray/Liebel-Flarsheim	Sí
Baja osmolalidad: iónico	Ioxaglato meglumina de sodio	Hexabrix/Guerbet	No en Estados Unidos
Monomérico de baja osmolalidad	Ioversol	Optiray/Guerbet	Eliminación progresiva en Estados Unidos
	Iohexol	Omnipaque/GE Healthcare	Sí
	Iopamidol	Isovue/Bracco	Sí
	Iopromida	Ultravist/Bayer	Sí
	Ioxilan	Oxilan/Guerbet	No disponible
	Iobitridol	Xenetix/Guerbet	No disponible en Estados Unidos
Dimérico de baja osmolalidad	Iodixanol	Visipaque/GE Healthcare	Sí
	Iotrolan	Isovist/Bayer	No se comercializa de manera generalizada

Concentración de yodo, mg/mL	Osmolalidad, mOsm/kg	Viscosidad, CPS a 37 °C
141-370	633-1940	10.5
200-400	100-2100	4
320	602	7.5
160-350	355-702	5.5
240-350	520-844	10.4
200-370	413-796	9.4
300-370	605-780	10
300-350	585-695	8.1
250-350		
270-320	290	11.8
300	320	8.1

G Tablas de datos de colocación de endoprótesis carotídeas

Tabla G-1 Ensayos controlados aleatorizados que comparan la endarterectomía (ACE) con la colocación de endoprótesis carotídea (CEC) en pacientes sintomáticos con estenosis carotídea

Ensayo, Año (Referencia)	Pacientes	Características principales	Muerte o cualquier ictus	OR (IC del 95 %)	Comentarios
CAVATAS-ACE, 2001 (1)	504	Multicéntrico; pacientes de cualquier edad con estenosis carotídea sintomática o asintomática aptos para endarderectomía (ACE) o endoprótesis de la arteria carótida (CEC)	ACE: 25/253 (9.9 %) CEC: 25/251 (10.0 %)	P = NS en el artículo original; OR no comunicado	Seguimiento hasta 3 años; uso relativamente bajo de endoprótesis (26 %) en el grupo de CEC
SAPPHIRE, 2004 (2)	334	Ensayo aleatorizado multicéntrico de pacientes con ≥ 80 % de estenosis carotídea asintomática (70 %) y ≥ 50 % de estenosis carotídea sintomática (30 %)	ACE: 9.3 % pacientes sintomáticos CEC: 2.1 % pacientes sintomáticos	$P = 0.18$	Finalizado antes de tiempo debido a una caída en la aleatorización
EVS-3S, 2006 (3)	527	Multicéntrico; pacientes con estenosis carotídea sintomática > 60 % en los 120 días previos a la inscripción aptos para ACE o CEC	ACE: 10/259 (3.9 %) CEC: 25/262 (9.6 %)	RR = 2.5 (1.2-5.1), $P = 0.01$	El estudio finalizó antes de tiempo debido a problemas de seguridad y futilidad; preocupación por la inexperiencia del operador en el grupo de CEC y el uso no uniforme de dispositivos de protección contra embolias

SPACE, 2006 (4)	1 183	Multicéntrico; pacientes > 50 años con estenosis carotídea sintomática > 70 % en los 180 días anteriores a la inscripción	Criterio de valoración primario de ictus isquémico ipsilateral o muerte desde el momento de la aleatorización hasta 300 días después del procedimiento; ACE: 37/584 (6.3 %) CEC: 41/599 (6.8 %)	1.19 (0.75-1.92)	Estudio finalizado antes de tiempo tras un análisis de futilidad; «preocupación por la inexperiencia del operador en el grupo de CEC y el uso no uniforme de dispositivos de protección contra embolias»
EVA-3S, seguimiento de 4 años, 2008 (5)	527	Ensayo multicéntrico, aleatorizado, abierto, cegado por evaluadores, de no inferioridad. Se compararon los resultados de la CEC con los de la ACE en 527 pacientes con estenosis carotídea de al menos el 60 % con aparición reciente de síntomas	Resultados importantes hasta los 4 años para cualquier ictus periprocedimiento o muerte: ACE: 6.2 % CEC: 11.1 %	HR para cualquier ictus o muerte periprocedimiento 1.77 (1.03-3.02) $P = 0.04$ HR para cualquier ictus o muerte 1.39 (0.96-2.00) $P = 0.08$ R para CEC frente a ACE 1.97 (1.06-3.67) $P = 0.03$	Un análisis de la función de riesgo mostró que las diferencias a 4 años en las probabilidades acumuladas de los resultados entre la CEC y la ACE se explicaban en gran medida por el mayor riesgo periprocedimiento (en los 30 días siguientes al procedimiento) de la colocación de endoprótesis en comparación con la endarterectomía. Tras el período periprocedimiento, el riesgo de ictus ipsilateral fue bajo y similar en los dos grupos de tratamiento

(*Continúa*)

Tabla G-1 **Ensayos controlados aleatorizados que comparan la endarterectomía (ACE) con la colocación de endoprótesis carotídea (CEC) en pacientes sintomáticos con estenosis carotídea (*Continuación*)**

Ensayo, Año (Referencia)	Pacientes	Características principales	Muerte o cualquier ictus	OR (IC del 95 %)	Comentarios
SPACE Seguimiento de 2 años, 2008 (6)	1 214	En este ensayo de no inferioridad se reclutó a pacientes con estenosis carotídea grave sintomática (70 %) y se les asignó de manera aleatoria, con un diseño de aleatorización por bloques, a CEC o a ACE	Población con intención de tratar: Ictus isquémicos ipsilaterales en un plazo de 2 años, incluido cualquier ictus o muerte periprocedimiento: CEC: 56 (9.5 %) ACE: 50 (8.8 %) Cualquier muerte entre la aleatorización y los 2 años: CEC: 32 (6.3 %) ACE: 28 (5.0 %) Cualquier ictus entre la aleatorización y los 2 años: CEC: 64 (10.9 %) ACE: 57 (10.1 %) Ictus isquémico ipsilateral en 31 días y 2 años: CEC: 12 (2.2 %) ACE: 10 (1.9 %) Población por protocolo: ictus isquémicos ipsilaterales en un plazo de 2 años, incluido cualquier ictus periprocedimiento o muerte: CEC: 53 (9.4 %) ACE: 43 (7.8 %) Cualquier muerte entre la aleatorización y los 2 años: CEC: 29 (6.2 %) ACE: 25 (4.9 %) Cualquier ictus entre la aleatorización y los 2 años: CEC: 61 (11.5 %) ACE: 51 (9.8 %) Ictus isquémico ipsilateral en 31 días y 2 años: CEC: 12 (2.3 %) ACE: 10 (2.0 %)	Población con intención de tratar: Ictus isquémicos ipsilaterales en un plazo de 2 años, incluido cualquier ictus o muerte periprocedimiento: HR = 1.10 (0.75-1.61) Cualquier muerte entre la aleatorización y los 2 años: HR = 1.11 (0.67-1.85) Cualquier ictus entre la aleatorización y los 2 años: HR = 1.10 (0.77-1.57) Ictus isquémico ipsilateral en 31 días y 2 años: HR = 1.17 (0.51-2.70) Población por protocolo: Ictus isquémicos ipsilaterales en un plazo de 2 años, incluido cualquier ictus o muerte periprocedimiento: HR = 1.23 (0.82-1.83) Cualquier muerte entre la aleatorización y los 2 años: HR = 1.19 (0.83-1.73) Ictus isquémico ipsilateral en 31 días y 2 años: HR = 1.18 (0.51-2.73)	Tanto en la población por intención de tratar como en la población por protocolo, la estenosis recurrente del 70 % fue significativamente más frecuente en el grupo de CEC que en el grupo de ACE, con una estimación de la tabla de vida del 10.7 % frente al 4.6 % ($P = 0.0009$) y del 11.1 % frente al 4.6 % ($P = 0.0007$), respectivamente

SAPPHIRE Seguimiento de 3 años, 2008 (7)	260	Se recogieron datos a largo plazo de 260 individuos; se incluyó una estenosis sintomática de la arteria carótida de al menos el 50 % del diámetro luminal o una estenosis asintomática de al menos el 80 %	Ictus: CEC: 15 (9.0 %) ACE: 15 (9.0 %) Ictus ipsilateral: CEC: 11 (7.0 %) ACE: 9 (5.4 %) Muerte: CEC: 31 (18.6 %) ACE: 35 (21 %) *Nota*: los datos se calcularon utilizando $n = 167$ para ambos grupos porque no se facilitaron los desgloses de CEC y ACE para $n = 260$	Ictus: $P = 0.99$ (–6.1-6.1) Muerte: $P = 0.68$ (–10.9-6.1)	
ICSS, 2010 (8)	1 713	Estudio multicéntrico. En el estudio, el grado de estenosis carotídea era del 70-99 % en el 89 % de los pacientes tratados con endoprótesis y en el 91 % de los tratados con endarterectomía. Los pacientes del estudio tenían una estenosis de la arteria carótida > 50 % medida, según los criterios NASCET	Datos de seguimiento de 120 días: CEC: 72/853 (8.5 %) ACE: 40/857 (4.7 %)	OR no disponible HR = 1.86 (1.26-2.74) $P = 0.001$	El resultado principal fue la tasa a los 3 años de ictus mortal o incapacitante en cualquier región; se han proporcionado resultados provisionales para la tasa a los 120 días de ictus, muerte o infarto de miocardio durante el procedimiento

(*Continúa*)

Tabla G-1 Ensayos controlados aleatorizados que comparan la endarterectomía (ACE) con la colocación de endoprótesis carotídea (CEC) en pacientes sintomáticos con estenosis carotídea (*Continuación*)

Ensayo, Año (Referencia)	Pacientes	Características principales	Muerte o cualquier ictus	OR (IC del 95 %)	Comentarios
CREST, 2010 (9)	2 502	En el estudio participaron 1 321 pacientes sintomáticos y 1 181 asintomáticos. Los primeros tenían una estenosis carotídea ≥ 50 % por angiografía, ≥ 70 % por ecografía o ≥ 70 % por angiogragía por TC o RM. Los segundos tenían una estenosis carotídea (los pacientes con síntomas después de 180 días se consideraron asintomáticos) ≥ 60 % por angiografía, ≥ 70 % por ecografía, o ≥ 80 % por angiografía por TC o RM	Cualquier ictus periprocedimiento o ictus ipsilateral posterior al procedimiento: Sintomáticos: CEC: 37 (5.5 ± 0.9 EE) ACE: 21 (3.2 ± 0.7 EE) Cualquier ictus periprocedimiento o muerte o ictus ipsilateral después del procedimiento: Sintomáticos: CEC: 40 (6.0 ± 0.9 EE) ACE: 21 (3.2 ± 0.7 EE)	Cualquier ictus periprocedimiento o ictus ipsilateral posterior al procedimiento: Sintomáticos: $P = 0.04$ Cualquier ictus periprocedimiento o muerte o ictus ipsilateral posterior al procedimiento: Sintomáticos: $P = 0.02$	El riesgo de resultado primario compuesto de ictus, infarto de miocardio o muerte no difirió significativamente entre los pacientes sintomáticos y asintomáticos entre la CEC y la ACE

ICSS, 2015 (10)	1713	Estudio multicéntrico. En el estudio, el grado de estenosis carotídea era del 70-99 % en el 89 % de los pacientes tratados con endoprótesis y en el 91 % de los tratados con endarterectomía. Los pacientes del estudio tenían una estenosis de la arteria carótida > 50 % medida, según los criterios NASCET	Mediana de 4.3 años de seguimiento. Eventos: Ictus mortales o incapacitantes: CEC: 52/853 (6.1 %) ACE: 49/857 (5.7 %) Cualquier golpe: CEC: 119/853 (13.9 %) ACE: 72/857 (8.4 %)	Riesgo acumulado a 5 años HR = 1.71; IC del 95 %, 1.28-2.30; $P < 0.001$; población por protocolo, riesgo acumulado a 5 años 8.9 % frente a 5.8 %, 1.53; 1.02-2.31; $P = 0.04$	Los ictus fueron más frecuentes en el grupo de CEC que en el de ACE, principalmente los no discapacitantes. La distribución de las puntuaciones de la escala Rankin modificada al año, a los 5 años o en el seguimiento final no difirió significativamente entre los grupos de tratamiento. Los resultados funcionales a largo plazo y el riesgo de ictus mortal o incapacitante son similares en la colocación de endoprótesis y la endarterectomía para la estenosis carotídea sintomática

EE, error estándar; HR, cociente de riesgos instantáneos (*hazard ratio*); IC, intervalo de confianza; NS, no significativo; OR, cociente de posibilidades (*odds ratio*); RR, reducción del riesgo.
Adaptada con permiso de Brott TG, Halperin JL, Abbara S, et al. 2011 ASA/ACCF/AHA/AANN/AANS/ACR/ASNR/CNS/SAIP/SCAI/SIR/SNIS/SVM/SVS guideline on the management of patients with extracranial carotid and vertebral artery disease: executive summary: un informe de la American College of Cardiology Foundation/American Heart Association Task Force on Practice Guidelines, y la American Stroke Association, American Association of Neuroscience Nurses, American Association of Neurological Surgeons, American College of Radiology, American Society of Neuroradiology, *Congress of Neurological Surgeons*, Society of Atherosclerosis Imaging and Prevention, Society for Cardiovascular Angiography and Interventions, Society of Interventional Radiology, Society of NeuroInterventional Surgery, Society for Vascular Medicine y Society for Vascular Surgery. Desarrollado en colaboración con la American Academy of Neurology y la Society of Cardiovascular Computed Tomography. *J Am Coll Cardiol*. 57(8):1002-1044.

Tabla G-2 Ensayos que comparan la endarterectomía (ACE) con la colocación de endoprótesis carotídea (CEC) en pacientes asintomáticos con estenosis carotídea

Ensayo, Año (Referencia)	Pacientes	Características principales	Muerte o cualquier ictus	Valor de *P*	Comentarios
SAPPHIRE, 2004 (2)	334	Ensayo aleatorizado multicéntrico de pacientes con > 50 % de estenosis carotídea sintomática (58 %) o > 80 % de estenosis carotídea asintomática (42 %) con uno o más criterios de comorbilidad[a] (grupo de alto riesgo quirúrgico)	Asintomática: ACE: 10.2 %[b] CEC: 5.4 %[b] Combinado: ACE: 9.8[b] CEC: 4.8 %[b]	0.2	Terminado antes de tiempo debido a una caída en la aleatorización
SAPPHIRE, 2008 (7)	334	Ensayo aleatorizado multicéntrico de pacientes con > 80 % de estenosis carotídea asintomática (70 %) y ≥ 50 % de estenosis carotídea sintomática (30 %)	Datos de 3 años de SAPPHIRE Ictus: ACE: 15/167 CEC: 15/197 Muerte: ACE: 35/167 CEC: 31/167	Ictus: 0.99 Muerte: 0.68 (o no comunicado)	No se observaron diferencias significativas en los resultados a largo plazo entre los pacientes que recibieron CEC con dispositivo de protección embólica y los que recibieron ACE

CREST, 2010 (9)	2 502	En el estudio participaron 1 321 pacientes sintomáticos y 1181 asintomáticos. Los pacientes sintomáticos del estudio tenían una estenosis carotídea ≥ 50 % por angiografía, ≥ 70 % por ecografía o ≥ 70 % por angiografía por TC o RM. Los pacientes asintomáticos del estudio tenían una estenosis carotídea (los pacientes con síntomas después de 180 días se consideraron asintomáticos) ≥ 60 % por angiografía, ≥ 70 % por US, o ≥ 80 % por angiografía por TC o RM	Cualquier ictus periprocedimiento o ictus ipsilateral posterior al procedimiento: Asintomática: CEC: 15 (2.5 ± 0.6 EE) ACE: 8 (1.4 ± 0.5 EE) Cualquier ictus periprocedimiento o muerte o ictus ipsilateral posterior al procedimiento: Asintomática: CEC: 15 (2.5 ± 0.6 EE) ACE: 8 (1.4 ± 0.5 EE)	Cualquier ictus periprocedimiento o ictus ipsilateral posterior al procedimiento: Asintomático: 0.15 Cualquier ictus periprocedimiento o muerte o ictus ipsilateral posterior al procedimiento: Asintomático: 0.15	El riesgo del resultado primario compuesto de ictus, infarto de miocardio o muerte no difirió significativamente entre los pacientes sintomáticos y asintomáticos entre la CEC y la ACE

EE, error estándar.

[a]Criterios de alto riesgo, como ya se ha comentado.

[b]Muerte, ictus e infarto de miocardio.

Adaptada con permiso de Brott TG, Halperin JL, Abbara S, et al. 2011 ASA/ACCF/AHA/AANN/AANS/ACR/ASNR/CNS/SAIP/SCAI/SIR/SNIS/SVM/SVS guideline on the management of patients with extracranial carotid and vertebral artery disease: executive summary: un informe de la American College of Cardiology Foundation/American Heart Association Task Force on Practice Guidelines, y la American Stroke Association, American Association of Neuroscience Nurses, American Association of Neurological Surgeons, American College of Radiology, American Society of Neuroradiology, *Congress of Neurological Surgeons,* Society of Atherosclerosis Imaging and Prevention, Society for Cardiovascular Angiography and Interventions, Society of Interventional Radiology, Society of NeuroInterventional Surgery, Society for Vascular Medicine y Society for Vascular Surgery. Desarrollado en colaboración con la American Academy of Neurology y la Society of Cardiovascular Computed Tomography. *J Am Coll Cardiol.* 57(8):1002-1044.

Referencias bibliográficas

1. Ederle J, Bonati LH, Dobson J, et al. Endovascular treatment with angioplasty or stenting versus endarterectomy in patients with carotid artery stenosis in the carotid and vertebral artery transluminal angioplasty study (CAVATAS): long-term follow-up of a randomised trial. *Lancet Neurol.* 2009;8(10):898–907.
2. Yadav JS, Wholey MH, Kuntz RE, et al. Protected carotid-artery stenting versus endarterectomy in high-risk patients. *N Engl J Med.* 2004;351(15):1493–1501.
3. Mas JL, Chatellier G, Beyssen B, et al. Endarterectomy versus stenting in patients with symptomatic severe carotid stenosis. *N Engl J Med.* 2006;355(16):1660–1671.
4. Ringleb PA, Allenberg J, Brückmann H, et al. 30 Day results from the SPACE trial of stent-protected angioplasty versus carotid endarterectomy in symptomatic patients: a randomised non-inferiority trial. *Lancet.* 2006;368(9543):1239–1247.
5. Mas JL, Trinquart L, Leys D, et al. Endarterectomy versus angioplasty in patients with symptomatic severe carotid stenosis (EVA-3S) trial: results up to 4 years from a randomised, multicentre trial. *Lancet Neurol.* 2008;7(10):885–892.
6. Eckstein HH, Ringleb P, Allenberg JR, et al. Results of the stent-protected angioplasty versus carotid endarterectomy (SPACE) study to treat symptomatic stenoses at 2 years: a multinational, prospective, randomised trial. *Lancet Neurol.* 2008;7(10):893–902.
7. Gurm HS, Yadav JS, Fayad P, et al. Long-term results of carotid stenting versus endarterectomy in high-risk patients. *N Engl J Med.* 2008;358(15):1572–1579.
8. Ederle J, Dobson J, Featherstone RL, et al. Carotid artery stenting compared with endarterectomy in patients with symptomatic carotid stenosis (International Carotid Stenting Study): an interim analysis of a randomised controlled trial. *Lancet.* 2010;375(9719):985–997.
9. Brott TG, Hobson RW II, Howard G, et al. Stenting versus endarterectomy for treatment of carotid-artery stenosis. *N Engl J Med.* 2010;363(1):11–23.
10. Bonati LH, Dobson J, Featherstone RL, et al. Long-term outcomes after stenting versus endarterectomy for treatment of symptomatic carotid stenosis: the International Carotid Stenting Study (ICSS) randomised trial. *Lancet.* 2015;385(9967):529–538.

ÍNDICE ALFABÉTICO DE MATERIAS

Los números de página *en cursiva* indican los capítulos solo en línea. Los números de página seguidos de *f* y *t* indican figuras y tablas, respectivamente.

A

E

I

M

N

O

P

Q